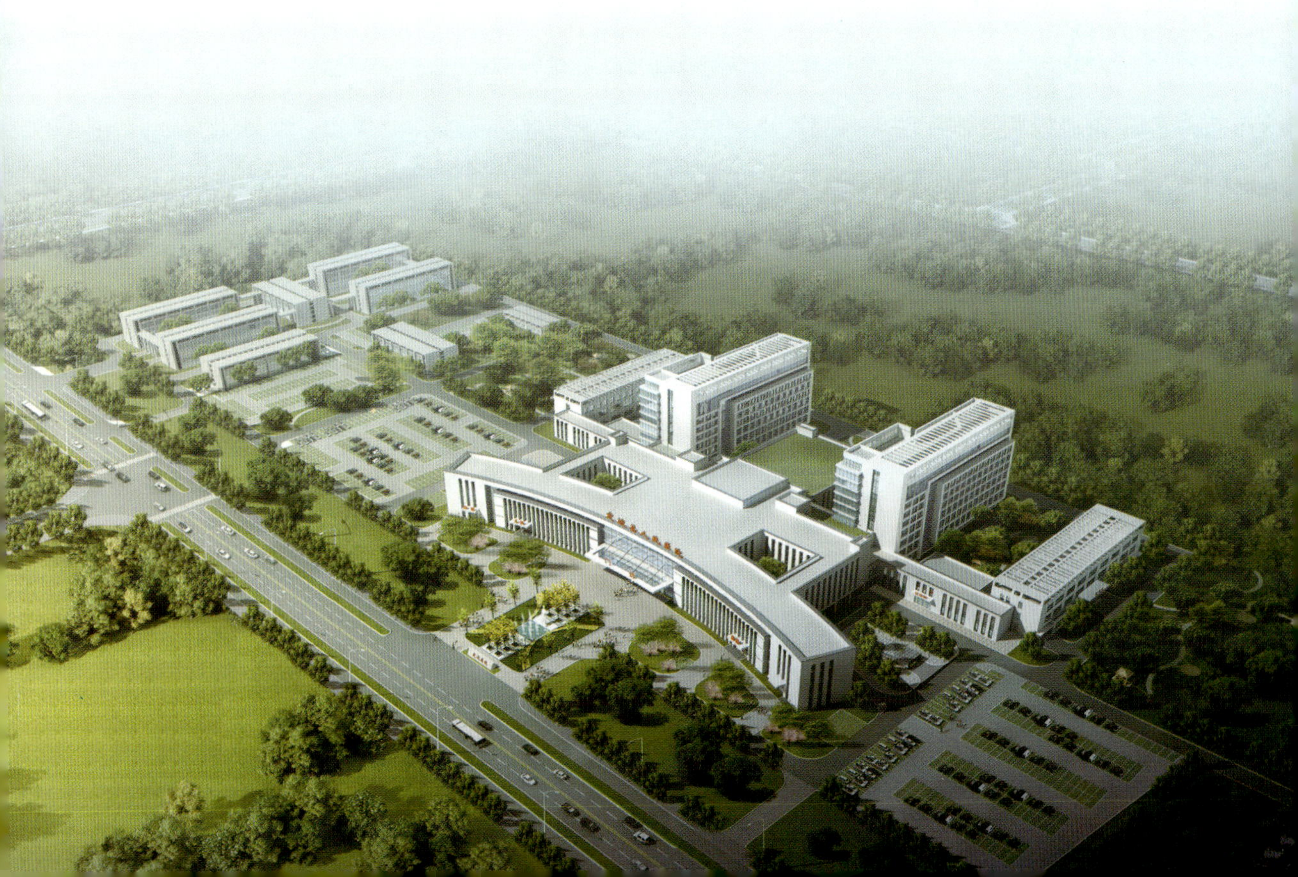

定边县人民医院城区位置图

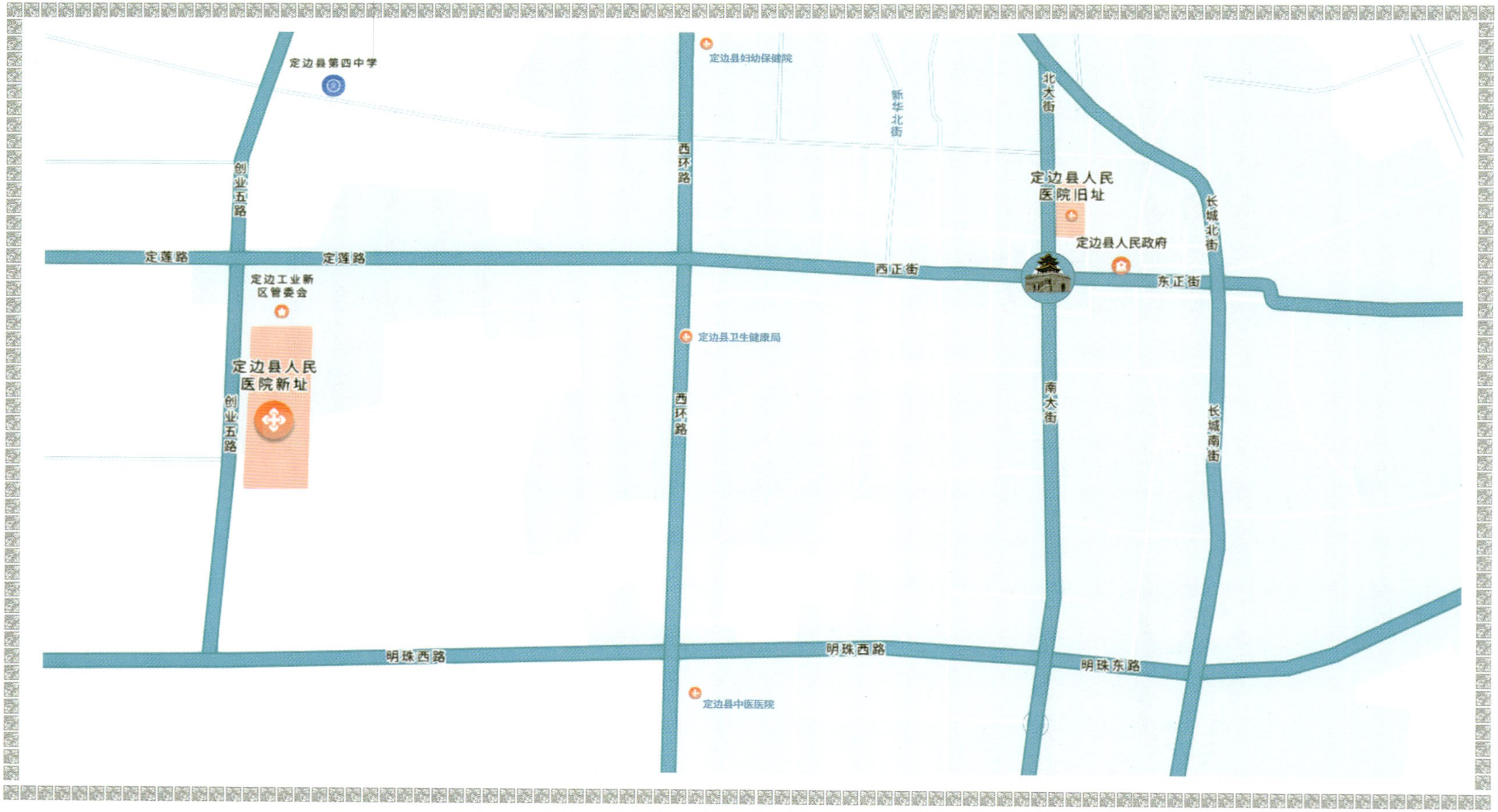

定边县人民医院志

（1941—2021）

蒋峰荣　刘世雄　曹忠明　主编

方志出版社
Publishing House of Local Records

图书在版编目（CIP）数据

定边县人民医院志：1941—2021 / 蒋峰荣，刘世雄，曹忠明主编. -- 北京：方志出版社，2024. 9. -- ISBN 978-7-5144-6208-1

Ⅰ. R199.2

中国国家版本馆CIP数据核字第2024DU9782号

责任编辑：程　倩
责任校对：张玉霞
责任印制：梅中英
出 版 者：方志出版社
地　　址：北京市朝阳区潘家园东里9号（国家方志馆4层）
邮　　编：100021
网　　址：http://www.zgfzcb.cn
发　　行：方志出版社图书营销中心（010-67110500）
印　　刷：西安市建明工贸有限责任公司
开　　本：787毫米×1092毫米　1/16
印　　张：55.5
字　　数：1187千字
版　　次：2024年9月第1版
印　　次：2024年9月第1次印刷
定　　价：416.00元

《定边县人民医院志（1941—2021）》编纂委员会

特邀顾问：丁海山

顾　　问：王　全　郭锦文　王白石　杨继张

主　　任：张少雄　丁银山

副 主 任：贺　伟　张鸿翔　姬兴军　孙春霞　何晓军

委　　员：全院时任各科室主任、护士长

《定边县人民医院志（1941—2021）》编纂工作领导小组

组　长：张少雄

副组长：丁银山

成　员：贺　伟　张鸿翔　姬兴军　孙春霞　何晓军

　　　　马建鹏　李俐霞　陈学敏　倪　芮

《定边县人民医院志（1941—2021）》编辑部

主　　　编：蒋峰荣

常务副主编：刘世雄　曹忠明

副　主　编：刘　湃　马占仓

编　　　辑：韩生燕　蒋润梅　蒋彩云　汪生儒　曹　勇

　　　　　　王彦玉　赵清卉　白　婧

绘　　　图：刘馨阳

《定边县人民医院志（1941—2021）》编纂办公室

主　　任：陈学敏

副 主 任：常　敏　杨　娜　丁　高

成　　员：屈文慧　倪　芮　王海涛　石新琰

定边县人民医院院徽

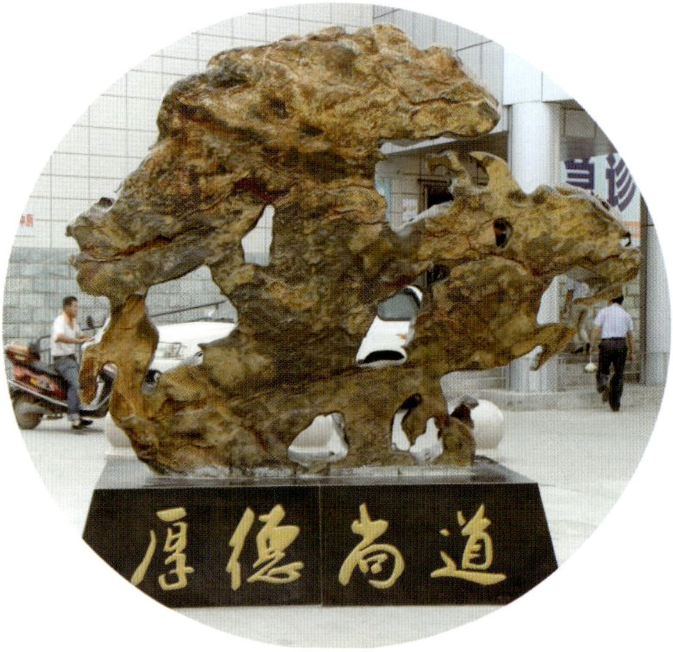

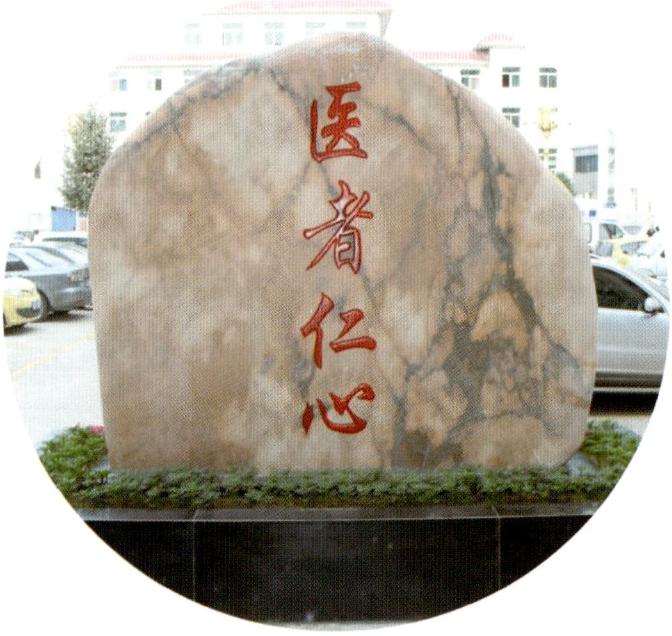

院训：厚德尚道　医者仁心

序　一

修志问道，以启未来。从1941年仅有4名员工的定边县保健药社到2021年拥有千余名医护人员的“二级甲等综合医院”，定边县人民医院走过了80年坎坷而又光辉的历程。为传承弘扬医院文化，回顾总结医院80年历史经验，激励全院干部职工奋发有为、创新进取的精神和恪尽职守、无私奉献的主人翁责任感，为医院持续发展不断做出新的贡献，经研究决定编纂《定边县人民医院志（1941—2021）》。

编纂《定边县人民医院志（1941—2021）》是一项系统的医院文化建设工程，在医院党政领导班子高度重视和大力支持下，在全院各科室的全力配合协助下，在全体编纂工作人员的辛勤伏案呕心笔耕下，这项本院史无前例浩繁巨大的文化工程圆满竣工，并报请县史志办编纂研究中心评审通过。

这本图文并茂的志书，本着“以史为鉴、承前启后”的思想主旨，力求做到思想性、科学性、资料性的有机统一，充分挖掘定边县人民医院历史文化资源，以实事求是的态度，客观记述了定边县人民医院从无到有、从小到大，80年的发展历程，全面载录了一代代定医人遵循“厚德尚道、医者仁心”的宗旨，为人民群众身体健康付出的无私大爱，真实定格了白衣天使们诸多救死扶伤、催人泪下的感人故事。功在当代，利在千秋，为定边留下一部全面系统、真实可靠、资政励志的医院史书，其宝贵的现实价值与长远的历史意义不言而喻。

80年风雨沧桑，80年峥嵘岁月。编撰在院志中的是浓缩的文字，聚焦在光影里的是难忘的场景，展示给读者的是守护生命的伟大，呈现的是定边这片热土卫生健康事业的辉煌业绩。

杏林春万树，橘井惠八方。《定边县人民医院志（1941—2021）》是一座里程碑。站在新时代的历史起点，定边县人民医院千余名医务人员将不忘“以人为本、强医为民”初心，牢记“生命至上、守护健康”使命，以无疆的大爱和回春的妙手谱写更加绚丽动人的杏林新篇。

定边县人民医院院长　张少雄

2023年1月

序　二

2021年是定边县人民医院建院80周年，为了充分挖掘医院历史文化资源，传承弘扬医院80年发展历史，把80年的足迹和历程保存下来，把80年的成就和经验总结出来，使之代代相传，存史、励志、育人是我们编纂《定边县人民医院志（1941—2021）》的初心。

定边县人民医院始建于1941年3月，命名为定边县保健药社，是县内最早的公立医疗机构，在定边光华制药厂开办。1947年4月，因战乱随地方党政机关转移至南部山区新安边一带。1949年8月迁回定边县城，更名为定边县中西药保健药社。1949年10月，更名为定边县卫生院。1955年2月，定边县卫生院从老税务局院子迁出，落址鼓楼北巷北城墙南侧庙地（现址），同年6月被提升为三等人民卫生院。1958年6月，更名为定边县人民医院。1968年9月，更名为定边县人民医院革命委员会。1977年12月，恢复定边县人民医院。1998年11月，更名为陕西省定边县医院。2002年3月，更名为定边县医院。2005年5月，恢复定边县人民医院至今。2024年，医院将整体搬迁至定边产业园区新址。

盛世修志，是中华民族的优良传统。定边县人民医院虽数次更名易址，但医者初心不改，健康使命不变。自建院以来，医院党建文化中就深深地嵌入了“救死扶伤、治病救人”的革命人道主义精神。80年来，在党的领导下，定医人爱岗敬业、无私奉献，传承发扬“以人为本，强医为民”的办院宗旨和“生命至上，守护健康”的服务理念，谱写了一曲曲“大爱无疆”的优美旋律，绘就了一幅幅“医者仁心”的美丽画卷，将“厚德尚道、医者仁心”提炼为医院历史和文化的精髓，铸造了“仁心仁术，救死扶伤，敬业奉献，务实创新”的不朽医魂；形成了体现医院党建文化精神内涵的核心价值体系，成为统领医院积极向上、奋发有为的指导思想和共同信念。

这部志书完整记录了医院1941—2021年的历史变迁和发展历程，记录了医院从无到有、从弱到强的历程，记录了新中国成立后医院的兴衰荣辱，重点记述改革开放以来，尤其是近20年来医院的发展和成就，我本人也亲身经历并见证了医院这一快速发展阶段，无论是基础设施建设，还是医疗设备更新；无论是现代医院管理，还是人才队伍建设；无论是服务质量提升，还是医疗技术创新；无论是学科建设和业务发展，还是环境改善和群众就医体验，较之以往，都发生了翻天覆地的变化，并走在了全市县级医院的前列。特别是医院整体搬迁后，将新医院建成三级乙等综合医院，能较大幅度地改善定边县及周边地区人民群众的医疗保健条件，可从根本上解决广大人民群众看病就医问题，必将对定边县卫生健康事业的发展起到巨大的推动作用。

80年峥嵘岁月，80年风雨兼程。院志将医院的整个发展历程真实地记录下来，或美好回忆，或经验教训，都是一笔极其珍贵的财富。定边县人民医院80年历史，必将成为鼓舞定医人履职尽责、担当作为的宝贵精神财富！必将成为激励定医人干事创业、积极奉献的强大精神动力！立足当前，展望未来，医院事业发展充满机遇和挑战，全院上下将踔厉奋发、勇毅前行，全面推进医院各项工作高质量发展，全力以赴将医院打造成市内一流的三级乙等现代化综合医院！

定边县人民医院党委书记　丁银山

2023年1月

凡　例

一、本志为定边县人民医院专志，以马克思列宁主义、毛泽东思想、邓小平理论、“三个代表”重要思想、科学发展观、习近平新时代中国特色社会主义思想为指导，坚持辩证唯物主义和历史唯物主义的立场、观点和方法，如实地记述定边县人民医院自建立至2021年底的医疗卫生事业发展状况。

二、本志记述时间，上限自1941年，下限至2021年。为反映事物的连贯性、完整性，特殊内容下延至2022年。

三、本志采用语体文、记述体，以记述体为主，图、表、录均随文附载，以方便查阅。中华民国成立前的纪年，使用朝代年号纪年，括注公元年份；中华民国成立后的纪年，均用公元纪年。

四、本志根据定边县人民医院《关于定边县人民医院志编纂工作方案》要求进行编写。数字用法、标点符号用法分别采用国家标准《出版物上数字用法》（GB/T 15835—2011）、《标点符号用法》（GB/T 15834—2011），计量单位采用国家技术监督局1993年12月发布的《量和单位》系列国家标准。

五、大事记本着详今略古的原则，采用编年体与纪事本末体相结合，以编年体为主，辅以纪事本末体。

六、本志记述凡涉及历次重大政治运动，均以《关于建国以来党的若干历史问题的决议》为准绳，本着“宜粗不宜细”的原则，在大事记中有所反映。

七、本志按照“在世人物不立传，凡在世人物确有可记述的事迹，应在有关篇章节目之中予以记录”的原则，列“人物”篇，对已故院领导和有影响的专家，按出生年序排列立传；简介收录省级优秀专家、历任院领导和副高级以上专业技术人员；将先进人物、医疗技术骨干中级技术人员，以及虽调离医院但在本专业上有影响者亦收录其中；简介及名录均按所任职务（称）时间先后排序。

八、党政负责人排列，先正职后副职，正副职分别按任职时间先后为序。领导任职时间表述，一般只写年月。历届党组织选举产生的委员会，以书记、副书记、委员次序排列，只记录当届选举产生的人员，中间变动情况未列入。

九、本志资料，主要来源于医院档案室文件资料、院各科室提供的材料、医院历届领导及知情人的口述材料；定边县档案馆查阅的有关资料，经考证鉴别后选用，以翔实可靠为标准。

目　录

概　述

这是一方承载农耕文化、草原文化的古老土地，这是一方以出产咸盐、皮毛、甜甘草“老三宝”而闻名并储藏丰富油气资源的宝藏之乡。秦时明月汉时关，因盛产食盐，史称“盐州”七百余年。北宋名臣范仲淹题写“底定边疆”，定边由此得名，清雍正九年（1731）置县。丹心仁术济苍生，回春妙手植安康，定边县人民医院就是这方热土上守护人民群众生命健康的忠诚卫士。

风雨沧桑天使路，数十春秋铸丰碑

追忆的底片定格在1941年，定边县人民医院的前身——定边保健药社成立。这个比中华人民共和国诞生早8年的救死扶伤之所，从无到有，从弱到强，数十年历经风雨沧桑，披荆斩棘，蓬勃发展，虽曾数次更名，但医者初心不改，健康使命不变，在区域医疗界树起了不朽丰碑。

2009年，定边县人民医院被陕西省卫生厅评审为“二级甲等综合医院”，2018年通过复审。2010年1月，被卫生部授予“全国医药卫生系统先进集体”称号。2012年4月，被陕西省妇女联合会、陕西省卫生厅授予“巾帼文明岗”称号。2012年9月，被省卫生厅评为“全省卫生系统创先争优活动先进集体”。2013年3月，被榆林市人民政府纠风办评为2012年度创建人民群众满意基层单位活动“市级优秀单位”，2013年3月被市卫生局评为2012年度全市“三好一满意”活动先进集体。2014年12月，被国家卫计委确定为重点扶持的500家县医院之一。2016年2月，被省卫计委评为“全省县级公立医院综合改革先进单位”。2016年4月，被榆林市委、市政府评为“文明单位”。2016年6月，被市卫计局评为全市医院管理先进集体。2022年3月，被国家卫健委列入首批“千县工程”县医院综合能力提升工作名单。

大医海阔解百病，厚德风正竞千帆

至2021年底，医院共有职工1151人，其中正式职工396人、临时工657人、离退休人员98人。在职卫生技术人员802人，有高级职称78人、中级职称130人，研究生学历20人。编制床位600张，实际开放床位800张。设有临床科室25个、医技科室11个、职能科室11个、护理单元21个。年门诊近50万人次，住院2万例。能开展二级甲等综合医院的所有诊疗科目，其中介入科、疼痛康复科、外科腔镜、妇科腔镜、骨科等在周边地区优势明显。每年完成心脏造影、支架等介入手术300余例；外科、妇科腔镜手术1500余例；邀请北京、西安等地专家指导开展全髋、全膝关节置换术100余例；胸痛中心通过多学科协作，使胸痛患者得到快速有效的救治。医院不断开展新技术项目，不断拓宽服务领域，不断提升服务能力，远超同行业水平。

精确洞察七经八脉，明白透视五脏六腑。美国GE64排128层CT，能开展全身各部位血管成像、心脏冠脉成像、支气管成像；美国GE磁共振能开展常规各部位检查及胰胆管水成像、头颅血管成像；眼科引进陕北唯一德国蔡司全飞秒手术治疗近视眼；还有检验、超声、X光等现代化的先进医疗设备为临床诊断提供可靠依据。

资源下沉图医改，惠民橘井更生香。按照医改要求，定边县人民医院于2015年10月试行托管白湾子镇中心卫生院，2018年7月衣食梁移民社区分院启动运行，2019年5月安边镇分院（紧密型医共体）启动运行，2020年5月驻看守所卫生所启动运行，2020年9月白湾子镇分院和定边街道办分院（紧密型医共体）启动运行，2021年8月新乐院区启动运行。通过优质医疗资源下沉，有效提升了基层医疗机构的管理水平、技术水平和综合服务能力，切实解决了当地群众“看病远、看病难、看病贵”的问题，基本形成了“小病不出乡、大病不出县、预防在基层”的医疗服务格局。

人才兴则事业兴，人才强则医院强。定边县人民医院大力实施“人才兴院”战略，为强化队伍建设，采取“请进来、送出去、加强院内培训、激励继续教育、招聘医学本科生、高薪引进高级技术人才”等方式，培养了一批学科带头人和技术骨干，打造了一支医德高尚、技术过硬、服务优良的医疗团队，越来越多的有为青年和有志之士在定边县人民医院找到了自己的发展平台与用武之地。

文化引领展宏图，妙手丹心续辉煌

以医院院长张少雄、党委书记丁银山为首的党政领导班子以远见卓识引领医院发展，传承发扬“医乃仁术、大医精诚”的中国传统医德思想，将“厚德尚道、医者仁心”提炼为医院历史和文化的精髓，全面构建精神、管理、服务、创新、载体、廉洁、安全、环境八大文化体系，创新提出了以“抓班子建设、队伍建设、制度建设、廉政建设、文化建设”为切入点，争当“学习型、敬业型、模范型、创新型、奉献型”党员的“五抓五争当”工作法，做到了抓有重点、创有目标、争有平台，组织有活动、党员有行动、工作有推动，实现了党建工作和业务工作深度融合，相互促进。

以党建引领医院高质量发展，切实提高了医疗服务质量和技术水平，提升了群众看病就医感受。通过医院网站、院报、简报、宣传栏、橱窗、标语等多渠道宣传，打造党员活动室、党风廉政室、劳模示范岗等优质平台和载体，设计了个性鲜明、寓意深刻的院徽，集中体现了医院文化精神内涵的核心价值观。同时，积极开展丰富多彩、健康文明的文体活动，充分展示全院职工积极向上、意气风发的精神面貌和天使风采，增强医院的凝聚力和向心力，激发广大干部职工干事创业、积极奉献的激情，营造“医院有生气、领导有朝气、职工有士气、专家有名气”的生机勃勃的发展环境。

定边县人民医院全体干部职工不忘医者初心、牢记健康使命，全面加强以人才、技术、重点专科为核心的医院能力建设，积极探索医改新路，不断提升医疗服务质量和技术水平，为广大人民群众提供优质高效的医疗服务。根据定边县委、县政府的总体部署，定边县人民医院整体搬迁项目于2020年6月正式开工，新建医院占地201亩，总投资6.6亿元，严格按照三级乙等医院标准建设，将于2024年竣工并投入使用。医院整体搬迁后，能较大幅度地改善定边县及周边地区人民群众的医疗服务条件，必将对定边县医疗卫生事业的发展起到巨大的推动作用。

长风破浪会有时，直挂云帆济沧海。在各级领导与社会各界的关心支持下，定边县人民医院这艘承载定边及周边地区父老乡亲健康重任的邮轮，将在习近平新时代中国特色社会主义思想的指导下，扬帆起航，劈波斩浪，驶向更加辉煌灿烂的明天。

大事记

1941年

3月，县内最早的公立医疗机构——定边县保健药社（定边县人民医院前身）成立，主任张善兼医生。

1942年

侯东海从延安分配到三边分区行政专员公署，任三边分区行政专员公署卫生所所长兼医生。

1943年

三边分区卫生所并入警备三旅医院，侯东海为第一任卫生所所长。

1944年

年初，名医崔岳瑞率先实行中西医合作，被誉为“崔岳瑞运动”。

4月2日，延安《解放日报》报道了崔岳瑞的先进事迹，三边专署授予其“反迷信模范”称号。

5月，陕甘宁边区中西医药总会在三边分区成立。

6月，定边中西医药研究会成立，阎桂枝任会长。

1945年

三边专署组建大众联合诊所（定边西街旧西门口），由王永吉主持营业，隶属于三边分区卫生所。

1946年

大众联合诊所迁至定边县城东门外，诊所与保健药社均隶属三边分区后方医院。

1947年

3月，三边分区后方医院随同党政军机关转移至南部山区新安边一带。

1948年

3月，医院将4个卫生所改编为2个，辗转于陕北、陇东、内蒙古南部一带。

1949年

1月，两个卫生所先后抵达吴起，收治部队伤病员。

6月，三边分区医院随军返回定边，除留守所驻扎定边外，两个卫生所大部人员随独立师进军宁夏。

8月，定边县保健药社更名为定边县中西药保健药社。

10月，定边县中西药保健药社更名为定边县卫生院。

10月，中华人民共和国成立后，定边县卫生行政机构增设爱国卫生运动委员会（简称爱卫会）。

1950年

年初，定边县卫生院仅有几人，管理较混乱。

1951年

定边县设立防疫卫生委员会，定边县卫生院在安边区新建卫生所，中、西医兼营。

1952年

8月，开始实施公费医疗。

12月，上级组织决定由路茂槐主持县卫生院工作。

是年，县政府三科改称文教卫生科，县卫生院受其领导；县卫生院新建立张崾先、姬塬两个区卫生所。

1953年

1月，定边县卫生院药剂员白某汉在卫生院死亡，经定边县委呈报榆林地区批准，对嫌疑人袁某、李某良、刘某国软禁审查。

3月初，路茂槐任县卫生院院长，刘文祥任副院长。

6月，武峁子区建立卫生所。

8月5日，陕西省政府主席赵寿山任命路茂槐为定边县卫生院院长。

12月，袁某以杀人罪被依法逮捕。

是年，医疗、防疫工作划归文教卫生科管理，定边县爱卫会与文教卫生科合署办公。

1954年

1月，回民区发生麻疹和百日咳疫情。

5月14—21日，陕西省卫生防疫大队第三分队10名医务人员在张子英（医师）队长带领下，辗转榆林到定边，协助定边扑灭麻疹和百日咳疫情。

5月22日，县委、县政府决定，从卫生院、卫生工作者协会和个体中医所抽人成立医疗队，配合省防疫队开展工作。

6月，院长路茂槐、副院长刘文祥主持制定《定边县卫生院组织章则》。

是年，县卫生系统成立西医诊疗所4个、中医诊疗所7个、接生站18个。

1955年

2月，县卫生院从老税务局院子迁出，落址鼓楼北巷北城墙南侧。

6月，定边县卫生院被提升为“三等人民卫生院”。

7月，国家各级卫生事业机构工作人员实行工资制和改行货币工资制。

11月8日，陕西省卫生厅文件指出，从7月起，国家各级卫生事业机构工作人员全部实行工资制和改行货币工资制，废除原来实行的包干制待遇。

1956年

1月，闫学孔任定边县人民卫生院副院长。

2月，文教卫生科分为文教和卫生两个科，爱卫会与卫生科合署办公。

6月，新建白泥井、白湾子两个区卫生所。

11月9日，定边县人民卫生院与定边县城关完小联合党支部成立，选举闫学孔为党支部书记。

1957年

5月11日，卫生院和城关镇完小联合支部召开会议，决定动员职工家属宣传农业合作化的优越性，首先向自己亲戚朋友宣传动员，让他们积极带头参加农业社。

7月，在县卫生院的帮助下，新建农村医疗卫生所15个。

1958年

3月，县文教、卫生科合并，下设地方病防治办公室。

6月，定边县卫生院更名为定边县人民医院。

11月22日，县医院编印下发《梅毒学参考资料》给全县医务工作者，要求大家学习防治知识、鉴别感染症状。

是年，定边县把教堂和各合作诊疗所全部改制。

是年，院长路茂槐外出学习两年期间，副院长闫学孔主持医院工作。

1959年

1月10日，县医院召开干部会议，讨论关于怎样在县医院掀起西医学习中医的高潮。

8月18日，召开党团支部扩大会议，讨论关于反右斗争的问题。

10月3日，县医院形成《认真贯彻党的中医政策，大搞中西合流》的报告，提出中西医结合起来为民众治病，继承发扬祖国传统中医药治病之方法和技术。

1960年

2月，文教、卫生科再分设，并成立卫生局。

是月，张志清任定边县人民医院副院长，免去闫学孔副院长职务。

9月10—18日，县医院防疫股对县城西关民族幼儿园发生的儿童头癣疾病进行全面调查、治疗、观察、登记，阻断了传染源。

1961年

1月2日，省卫生厅派流行病研究所李锡纯携带伤寒菌种到定边县人民医院帮助开展工作。

5月23日，张志清任党支部书记。

是年，文教局、卫生局第三次合并，称文教卫生局。

1962年

9月，闫学孔任县医院党支部书记，免去张志清党支部书记职务。

12月，免去张志清副院长职务。

1963年

1月2日，党员大会选举闫学孔为党支部书记。

6月，县医院“五反”运动开始。

6月8日，定边县人民医院工会组织正式恢复，毛启民任工会主席。

1964年

1月21日，县医院“五反”小组召开全体党员会议，学习党中央关于“五反”运动文件和《人民日报》社论。

5月8日，党支部召开支委扩大会，由李少煊传达县上总工会和党总支委员会会议精神。“五反”运动后，禁止请客送礼、吃喝招待。

5月26日，榆林专区卫生局马局长到定边检查医疗卫生工作。

6月2日，县医院购买药品和器械必须经过领导班子会议研究，并呈报财政局文教局和银行同意后方可购买。

6月18日，召开支委扩大会，研究联系购买药品、器械、发电机、自行车等问题。

7月23日，县医院党支部组织全体党员，学习县委书记冯怀亮的讲话精神，分析当前国际国内形势。

8月3日，党支部、团支部联合召开检讨会，会议由闫学孔书记主持，开展批评和自我批评。

1965年

6月28日，省里给定边县人民医院配备价值4000多元的超声波诊断机1台。

7月24日，县医院党支部组织全体党员讨论县委书记冯怀亮《关于榆林地委扩大会议精神传达报告》。

7月30日，召开专门会议，按照有关程序妥善解决1人因手术死亡的事宜。

1966年

1月31日，因手术事故死亡1人，给予相关人员郭某文党内警告处分。

3月21日，刘文祥任定边县人民医院副院长。

5月，“文化大革命”开始后，医院党政组织实际上处于瘫痪状态，曾一度实行军管。

1967年

3月4日，县医院召开院务会议，讨论班子分工问题。

1968年

9月，定边县“革命委员会”成立，生产组下设卫生组，行使“文化大革命”前卫生局的职能。

9月25日，定边县人民医院革命委员会成立，马汝钧任主任兼党支部书记，免去闫学孔党支部书记职务。

9月27日，“定边县人民医院革命委员会”印章启用，“定边县人民医院”印章废止。

10月30日，山西省忻县专区疗养院干部冯定旺外出外调，途经定边突发疾病，县医院抢救成功。

1969年

10月，继“工业学大庆”“农业学大寨”口号之后，“学人民解放军”流行全国，县医院一度推行连队编制。

1970年

2月25日，创办定边县人民医院附设聋哑学校。

10月，马汝钧在抓赌过程中致1人死亡，负有责任，等待上级“革委会”处理。

1971年

3月11日，县医院革委会上报参加定边县第八次党代会代表马汝钧、韩祥庭。

6月3日，县革委会批准建立县医院党支部，书记马汝钧，副书记郭锦文。

12月19日，恢复定边县防疫站后，县医院和防疫站合并。

1972年

1月3日，仲纪云任县医院革命委员会副主任。

5月6日，毛启明任定边县人民医院革委会副主任，郭锦文兼任定边县卫校校长。

11月，唐立勋任县医院革委会主任兼任党支部书记职务，免去马汝钧党支部书记职务，行政降级。

1973年

3月20日，长庆油田石油工人贾来林因公负重伤，县医院抢救成功。

4月16日，丁兆万任县医院党支部副书记、革委会副主任。

6月16日，砖井公社闫塘生产队队长张满俊在指挥集体生产劳动时受到严重创伤，县医院抢救成功。

1974年

4月17日下午，县医院保管员曹秋莲整理库房失效药品处理不当使27名儿童中毒，其中2人经抢救无效死亡，造成重大伤亡事故。

7月4日，县医院革委会就2名儿童误食失效药品中毒身亡事件作书面检讨，承担领导和管理责任。

8月3日，唐立勋任县医院党支部书记，丁兆万、郭锦文任副书记。

8月6日，免去马汝钧县医院党支部书记职务并进行行政降级。

1975年

2月9日，县卫生局常仲贤局长到县医院传达县委整风工作会议精神。

5月1日，韩祥庭驰援苏丹凯旋。

1976年

1月18日，张兴旺任县医院党支部书记、革委会主任；免去唐立勋党支部书记职务。

2月25日，赵云林任县医院团支部书记。

5月14日，免去丁兆万县医院党支部副书记、革委会副主任职务。

11月3日，县医院召开支委、革委会议，研究决定推荐朱开萍上大学。因朱开萍体检不合格，会议决定推荐郝宏霞去上大学。

是年，县医院新建病房楼2座，病床增加到52张。

1977年

2月5日，县医院成立内科、外科、中医科、理疗科和五官科。

3月14日，沈仲贤任县医院党支部委员、革委会副主任。

3月31日，王全任县医院党支部书记、革委会主任；姜良鹏任县医院党支部副书记、革委会副主任。免去张兴旺县医院党支部书记、革委会主任职务；免去郭锦文县医院党支部副书记、革委会副主任职务。

12月，取消“定边县人民医院革命委员会”称谓，复称“定边县人民医院”。

1978年

6月24日，全院职工（43人）大会选举仲纪云为县人民代表大会代表。

8月25日，推选崔志祥、赵乐芬参加县三级干部大会。

11月2日，郭锦文任县医院副院长、党支部副书记。

12月18日，推选崔志祥、张瑜晋、李少煊、王荣昌、辛秀兰5人出席县上召开的科技大会。

1979年

4月14日，县委组织部向县医院党支部介绍郭锦文自县卫生局转来的党组织关系。

7月15日，免去仲纪云县医院副院长职务。

1980年

12月25日，县委组织部研究决定：付福春任县医院医务股长，张德任副股长；杜修和任总务股长，申文福任副股长；王白石任办公室主任，陈再鸣任副主任；刘桂琴任护理部副主任。何治荣调到地方病防治办公室工作。免去李少煊办公室主任、拓生孝医疗股股长和王国霞护士长职务。

1981年

3月27日，选举辛秀兰、崔志祥出席县工会代表大会。

5月9日，党支部扩大会议决定，成立保密小组，王全任组长，陈在鸣、胡启泰为组员。

10月24日，召开全体职工大会，另外选举辛秀兰、赵乐芬出席县妇代会。

12月5日，推选崔志祥为优秀党员代表。

1982年

3月9日，郭锦文任县医院院长，王白石任副院长；免去王全院长职务。

11月23日，县委书记王国文给全县卫生系统讲党课。

11月29日，免去姜良鹏县医院党支部副书记职务。

1983年

2月23日，免去王全县医院党支部书记职务，调任农业局副局长。

3月8日，王全的党支部工作手续移交郭锦文。

12月10日，县委组织部发便函通知，赵乐芬调往蒲城县工作。

12月19日，定边县人民医院首届职工代表大会召开。

1984年

4月8日，郭锦文任县医院党支部书记、院长，王白石、付福春、于长雍任副院长。

4月26日，陕西人民广播电台播出崔志祥先进事迹。

10月27日，崔志祥任县医院副院长。

11月8日，韩世英任县医院纪检干部。

是年，崔志祥的《用云南白药保留灌肠治疗乙状结肠和直肠出血及溃疡出血（57例）》，获榆林地区首届自然科学优秀论文一等奖。

1985年

3月25日，县医院组织开展“五讲四美三热爱”活动。

7月，陕西中医学院本科毕业的丁海山和延安医学院本科毕业的潘红梅被分配到县医院工作。

1986年

1月，老医生杨燕患脑出血，内科医护人员到其家中救治三天三夜，使其脱离危险。

1987年

9月，国防部向崔志祥颁发荣誉证书和纪念章，表彰他多年来在征兵体检工作中做出贡献。

10月1日，县医院门诊大楼（南楼）破土动工。

1988年

11月24日，县医院承包方代表孙应文同卫生局局长牛德河、财政局局长姚子山签订定边县人民医院招标承包经营责任合同书，承包期限从1988年1月1日到1990年12月25日。

12月，县医院集体承包后，孙应文任院长，王白石、张德、崔志祥、王继红任副院长。

1989年

3月16日，县医院召开党员大会(实到正式党员29人)，选举产生支部委员会委员：张德、付福春、王白石、孙应文、王继红、崔志祥、赵云林、辛秀兰、赵国庆9人。

1990年

3月29日，选举王白石出席县直委党代会。

12月16日，县医院获评文档工作先进集体和会计档案先进集体。

1991年

2月8日，张德任县医院党支部书记，王白石任县医院院长，孙应文任副院长，王继红任副院长（列崔志祥之后），付福春任党支部副书记。郭锦文任监察委员，免去郭锦文党支部书记职务。

3月29日，崔志祥被县总工会评为“优秀工会干部”。

12月7日，孙玉贵任县医院工会主席。

1992年

9月5日，县医院门诊大楼（南楼）建成并投入使用。

1993年

9月8日，免去付福春县医院党支部副书记职务，免去崔志祥、孙应文、王继红县医院副院长职务。

1994年

1月18日，崔志祥被定边县委、县政府授予“定边卫生事业做出显著成绩”称号。

8月8日，赵国庆任县医院党支部副书记，丁海山任县医院副院长。

1995年

2月，县医院职工张彩霞同丈夫刘学智救助1名宁夏患者并为其治病。

是年，特聘宁夏回族自治区人民医院主任商霆钧到县医院外科工作。

1996年

6月4日，延九锡任县医院副院长。

6月，县医院以“人民的好医生，患者的贴心人”为题，向县、市卫生局上报张少雄先进事迹。

1997年

1月30日，王存金任县医院副院长，免去其安边医院院长职务。

3月24日，县卫生局发文《关于县医院创二级医院的安排意见》。

11月19日，张少雄、刘惠莲、张彩云为预备党员。

是年，汪志田撰写的洗胃致胃穿孔病例报告在《中国企业医药》1997年第二期上发表。

1998年

4月6日，定边县人民医院被评为“二级乙等医院”，有效期限1998年1月至2001年1月。

8月，杨继张任县医院院长，韩世英、张少雄、倪国栋任县医院副院长；免去王白石院长职务，免去张德县医院党支部书记职务，免去延九锡副院长职务。

9月，副院长丁海山赴第四军医大学西京医院进修深造。

11月上旬，县医院提出“三步走”和“五个一”治院方略。

11月17日，陕西省定边县人民医院公章启用。

是年，县医院向县财政争取投资40万元，维修东楼、北楼（住院楼）、手术室、硬化院落等。

1999年

1月初，县医院制定出定边县人民医院医务人员十不准和定边县人民医院岗位责任制奖罚细则，并在全院推行。

2月5日，内科和儿科分设，贺伟任内科主任、刘国敏任儿科主任。

3月18日，西安市第四医院院长蔡晓明与医务科长闫建梅带领专家医疗队到定边县人民医院，座谈技术帮扶项目和人才培养计划。

4月1日，县医院被定边镇党委、政府评为“治安模范单位”。

4月上旬，郝滩乡1名村民遭遇车祸致重度颅脑损伤，县医院为其开颅成功，此为建院以来首例开颅手术。

5月19日，县医院被评为“1999年全省卫生系统创建文明窗口示范单位”。

5月下旬，投资23万元，维修东楼、住院楼、手术室及硬化美化工程竣工，患者住院环境和医护人员工作环境逐步改善。

5月28日，石洞沟乡发生162人群体性食物中毒，县医院及时组织人员救治，患者全部脱离危险。

6月15日，307国道砖井镇段发生车祸，22名重伤患者被送县医院救治。

6月中旬，县医院投资80多万元购置的医疗设备陆续到位并调试安装。

6月末，王霞任耳鼻喉科科长；李勇任防保科长；龚万义和高亚利到西安四院进修一年半学成归来，眼科可以开展白内障人工晶体植入术等精细手术。

7月1日，县委组织部、宣传部组织的“庆祝七·一大型文艺会演活动”在东大街广场举行，医院领导和员工120多人的合唱获得一等奖。

是年，县医院成功施行开颅手术16例，在全县及周边地区颇有影响。

2000年

1月，县医院院科两级成员共有21人，分别是杨继张、赵国庆、丁海山、王存金、韩世英、张少雄、倪国栋、孙玉贵、汪志田、刘志光、贺伟、马秀兰、 刘国敏、贺向荣、宋怀明、王月娥、李伟、马江鲁、张红岚、李勇、刘万芳。

3月8日，县医院被省卫生厅评为“陕西省卫生行业文明示范单位”。

3月15日，县医院被县委、县政府评为“文明单位”，并给干部职工每个人半个月工资额的奖励。

3月28日，省卫生厅厅长李鸿光一行到县医院考察工作。

5月12日，县医院舞蹈《护士情》在榆林市卫生局举办的文艺会演比赛中，获一等奖；护士知识技能竞赛活动中，定边县人民医院获集体二等奖。

5月，县医院被榆林地区行政公署评为“1999年度全区先进单位”。

6月13日，丁银山由教育系统调到县医院办公室工作。

6月，县医院被市卫生局评为“综合目标责任考核先进单位”。

是月，崔志祥简介被《辉煌成就、世纪曙光》一书收编。

7月15日，县医院妇委会被县妇联评为“巾帼文明示范单位”。

8月20日，县医院总投资290万元购置美国全身螺旋CT。

9月10日，教师节，县医院为全县执教25年以上的200多名教师进行免费体检并逐个建立健康档案。

11月9日，张少雄被评为“榆林市第二批‘一五二人才工程’拔尖人才”。

11月20日，县医院内科主任贺伟成功施行高血压脑出血椎颅血肿清除新技术。

12月18日，县医院院长杨继张随团前往苏州新区考察学习，定边县和苏州新区建立帮扶关系，初步达成为定边援建县医院门诊大楼意向。

12月，县医院加大投资购置日本东芝340彩超、日本奥林巴斯电子胃镜和肠镜，成立彩超室和胃肠镜室。

2001年

1月，2000年全院业务总收入突破700万元，创历史新高。

3月20日，县医院获评榆林市“创佳评差”最佳单位。

3月，丁银山任县医院办公室主任。

4月6日，县医院获评“市级文明单位”。

4月，副院长张少雄被榆林市卫生局授予“2000年度白求恩精神奖”。

5月18日，苏州新区管委会副主任梁建华一行到县医院考察，并举行苏州新区援助定边县人民医院100万元修建门诊大楼捐助仪式。

7月1日，县医院侯燕武、李俐霞参加“庆七一”演讲比赛，并分别获一等奖和二等奖。

7月9日，定边苏州新区人民医院门诊大楼破土动工。

8月23日，定边苏州新区人民医院门诊大楼举行开工典礼。

8月28日，任命孙春霞为手术室护士长，免去姚彩霞手术室护士长职务。

10月1日，县医院组织职工参加县委组织部、宣传部举办的“庆国庆、喜迎党的十六大”歌咏比赛，获集体优胜奖。

11月5日，定边苏州新区人民医院门诊大楼主体工程封顶完工。建设局、质量检测局、监理所等单位检查验收，一致认为该工程为优良工程。

12月30日，县医院全年业务收入突破1000万元。

是年，东部滩区遭受洪涝灾害，县医院职工共捐款6600余元。

2002年

3月15日，定边苏州新区人民医院门诊大楼二期工程启动。

3月，“定边县人民医院”公章启用，“陕西省定边县人民医院”公章同时废止。

4月，西安交大二附院对口帮扶定边县人民医院。

是月，县医院被县委、县政府评为“2001年全县卫生系统‘创佳评差’活动最佳单位”。

6月，副院长张少雄被县委组织部评为“优秀共产党员”。

8月1日，举行门诊大楼落成典礼。

2003年

2月，县委决定，杨继张任县卫生局副局长，兼任县医院院长。

是月，县医院被省卫生厅评为“2002年度传染病疫情报告管理工作先进单位”。

3月6日，定边县成立“非典病毒防控指挥部”，县医院被确定为“非典”防治定点医院。

5月，副院长张少雄获陕西省委组织部颁发的抗击非典共产党员胸章。

是年，丁海山当选县政协常委，被评为2003年度“优秀政协委员”。

是年，副院长张少雄晋升为外科副主任医师。

2004年

2月28日，苏州市首批援榆专家医疗队援助县医院，医疗队由4名专家组成。

3月10日，县医院被定边县委、县政府评为创建“五型”机关活动标兵单位。

3月20日，县医院被评为“2003年度全市医疗卫生工作先进单位”。

7月6日，经县委常委会研究决定，张少雄任县医院党支部书记兼副院长。党支部副书记赵国庆调任县卫校校长，副院长倪国栋调任县中医院院长，内科主任贺伟任县医院副院长，儿科主任刘国敏调任妇幼保健站副站长。

7月15日，县机构编制委员会办公室下发文件：定边县人民医院事业编制140人，设院长1名、书记1名、副院长3名。

7月24日，9层（地下一层）住院大楼破土动工。

12月18日，李伟任县医院院长助理。

2005年

3月，杨继张被榆林市卫生局评为“2004年度医院管理工作先进个人”。

4月，党支部书记张少雄被中共榆林市委、市政府评为“榆林市劳动模范、先进工作者”。

5月10日，省卫生厅副厅长黄立勋到县医院检查指导工作。

6月19日，砖井镇发生集体食物中毒事件，经县医院救治，130多名中毒患者转危为安。

6月20日凌晨1时，省市卫生行政部门领导看望中毒患者，对县医院及时救治给予高度评价。

7月12日，院长杨继张与西安交大一附院院长马爱群签订西安交大一附院支援定边县人民医院项目协议。

7月20日，西安交大一附院副院长吕毅带领7名专家组成的首批医疗队支援县医院。

10月28日，县医院9层住院大楼竣工。

11月16日，县医院举行建院50周年院庆暨住院大楼落成典礼。

是年，丁海山当选政协榆林市第二届政协委员。

2006年

1月1日，定边县人民医院被省、市、县确定为新型农村合作医疗工作试点县医院。

1月5日，刘万芳任医保合疗科科长，侯燕武任护理部主任。

1月，县医院被省卫生厅评为“2005年全省卫生系统‘创佳评差’活动最佳单位”。

11月3日，县医院组织大型突发公共卫生事件应急处置演练。

11月26日晚，省、市专家组突击检验县医院高危孕产妇应急救治能力。

是年，丁海山晋升为外科主任医师。

2007年

3月20日，定边县人民医院被确定为全省新一轮医院等级评审医院。

3月26日，县医院召开创“二甲”动员大会。

3月，县医院被榆林市人民政府评为“绿色文明示范工程绿色文明医院”，被榆林市卫生局评为“2006年度全市卫生工作先进单位”。

4月1日，按照创“二甲”要求，编制印发《定边县人民医院管理文件汇编》《应知应会手册》。

5月1日起，对全院全员进行“三严”（严格要求、严密组织、严谨态度）、“三基”（基本理论、基本知识、基本技能）训练考核。

6月10日，投资400多万元购买的美国GE核磁共振安装调试完成，成立核磁共振室，白宏伟任主任。

6月23日，省卫生厅医政处处长陈学文到县医院督导医院管理年和创“二甲”工作。

8月12日，苏州市卫生局局长付琴同、榆林市卫生局副局长张振国到县医院回访近几年苏州援榆专家医疗工作情况，并讨论下一步援助计划。

8月，县医院被省卫生厅评为“陕西省万名医师支援农村卫生工程先进集体”。

9月26日，省卫生厅副厅长黄立勋和西安交大一附院院长马爱群一行到县医院检查指导医院管理年、创“二甲”工作及万名医师支农工作。

9月28日，院长杨继张带领“二甲”办、各科室主任护士长以及等相关科室负责人30多人到凤翔县医院考察学习创“二甲”工作。

是年，丁海山当选为政协定边县第七届委员会副主席，分管联系教育、文化、卫生等。

2008年

2月，县医院被榆林市社会治安综合治理委员会评为“2007年度平安单位”。

3月，县医院被榆林市卫生局评为“2007年度先进工作单位”。

4月18—20日，省卫生厅医政处处长陈学文带领省级专家督察组一行19人到县医院督查创“二甲”工作。

6月10日，县医院成立ICU室，孙双智任主任。

6月29日，定边县机构编制委员会文件：定边县人民医院事业编制为127人。

8月15—16日，省卫生厅医政处欧阳志焕副处长一行11人组成的专家团评审验收县医院创“二甲”一类、二类指标。

9月，总投资280万元的县医院综合楼（大厅）开工。

11月29日至12月1日，省卫生厅医政处副处长欧阳志焕带领23人组成的专家组评审验收县医院创“二甲”三类指标。

12月1日，县医院眼科为全县白内障患者施行全免费人工晶体植入术。

12月2日凌晨，堆子梁中学发生12名小学生在宿舍集体煤气中毒事件。

12月26日，县财政局拨付县医院330万元，用于“12·2”中毒事件学生救治，蔡毛毛是唯一幸存者。

是年，张少雄晋升为外科主任医师，并被评为“定边县首届优秀科技工作者、定边改革开放30年有贡献专家”。

是年，血透室正式成立，招聘临床医学专业本科生9人。

2009年

2月，县医院被榆林市卫生局评为“2008年度卫生工作先进集体”。

是月，县医院全年目标任务分解下达各科室，由院长和各责任人签订责任书。

3月20日，县医院被省卫生厅评为“陕西省医院管理年活动先进单位”，院长杨继张荣获卫生厅“优秀院长”称号。

4月2日，榆林市妇幼工作暨孕产妇全免项目现场会在定边县人民医院召开。

4月28日，全市医政工作会议暨医院等级评审推动现场会在定边县人民医院召开。

6月10日，定边县人民医院被省卫生厅评审为“二级甲等医院”（2009.6—2013.6）。

7月，县医院被榆林市卫生局评为“产科质量建设工作先进单位”，杨继张被评为“妇幼卫生工作先进工作者”。

8月23日，县医院投资800多万元，购置超声科先进医疗设备。

9月28日，省卫生厅奖励定边县人民医院人民币100万元。

10月8日，总投资280万元的综合楼（综合大厅）竣工并投入使用。

11月20日，县医院正式工工资由财政补助50%提升到80%。

12月2日，县医院争取到卫生部和国家发改委扩大内需项目款3000余万元，将修建门诊大楼和医技行政综合大楼。

是年，张少雄获“榆林市科技贡献专家”称号；医院招聘临床医学专业本科生10人。

2010年

1月，定边县人民医院被卫生部、国家食品药品监督管理总局、国家中医药管理局评为“全国医药卫生系统先进集体”，被榆林市卫生局评为“2009年度医院管理先进集体”。

3月，张少雄被评为“2009年全市卫生工作先进个人”。

5月13日，县委决定，张少雄任院长兼党支部书记，免去杨继张院长职务。

5月，院长张少雄被榆林市科学技术协会专家评审委员会确定为“首批榆林市优秀科技人才专家”。

9月初，门诊大楼和医技行政综合大楼（国家扩大内需项目）正式开工。

10月，院长张少雄主持开展的《一孔双视免气腹腔镜胆囊切除术》获榆林市第四届科技调研成果二等奖。

11月26日，县委决定，丁银山任县医院党支部副书记，孙春霞为县医院工会主席人选。

11月29日，定边县人民政府任命刘国敏、张鸿翔、姬兴军为县医院副院长。

是年，选派11名专业人员到西安交大一附院、二附院和四医大进修学习；招聘临床医学专业本科生11人。

是年，张少雄获评“榆林市人才库专家”，丁海山连任政协榆林市第三届委员会委员。

2011年

2月，县医院被省卫生厅评为“优质护理服务示范工程先进病区”。

3月，县医院被市卫生局评为“2010年度全市医院管理先进集体”。

4月，定边县人民医院由副科级升格为正科级，领导职数为1正4副。

6月，县医院党支部被中共陕西省卫生厅党组、全省卫生系统创先争优活动领导小组评为“全省卫生系统创先争优活动先进基层党组织”。

11月初，门诊大楼和医技行政综合大楼工程竣工并投入使用。

是年，全院各科室业务骨干在国家级和省级刊物上发表论文13篇；医院招聘医学院本科生10人；丁海山再次当选政协定边县第八届委员会副主席。

2012年

3月16日，县医院召开作风纪律和医德医风整顿、纠正行风及治理商业贿赂工作动员大会。

3月，县医院被榆林市卫生局评为“2011年度开展‘三好一满意’活动先进集体”。

是月，副书记丁银山被榆林市卫生局评为“全市卫生系统‘创先争优’活动优秀党务工作者”。

是月，县医院出台《定边县人民医院作风纪律和医德医风整顿、纠行风及商业贿赂治理措施》。

4月7日，县医院举办“争创优质服务标兵”演讲比赛。

4月20日，县医院开展“突发公共卫生事件应急救治演练”。

4月28日，县医院召开“三好一满意”活动再动员大会。

4月，省妇女联合会、卫生厅联合授予定边县人民医院“巾帼文明岗”称号，县医院被市纠风办评为“2011年度全市医疗机构行风建设先进单位”。

5月11日，全县卫生系统“5·12”国际护士节庆祝大会在县医院门诊五楼会议室召开。

5月29日，县人大常委会主任马宝珍、副主任王道虎带部分县人大代表到县医院调研。

6月，《定边县人民医院院报》创刊，总编为张少雄、主编为丁银山。

6月2日，县医院召开创建国家级卫生县城动员大会。

7月16日，院长张少雄参加北京大学医学部承办为期10天的榆林市医院管理紧缺人才培训班。

8月4日，全院护理人员“医疗机构消毒技术规范”培训举办。

8月18日，“创建无烟医院”培训举办。

8月24日，召开“抗菌药物临床应用”专项整治会议。

9月，县医院被评为“全省卫生系统创先争优活动先进集体”。

是月，医院党支部被县直工委评为“先进基层党组织”。

10月8日，县医院实行药品零差率销售。

10月10日晚，县医院派演出队伍参加由卫生局主办的东正街文化广场文艺晚会。

11月29日，召开全体干部和职工大会，认真学习贯彻党的十八大精神。

是年，医院投资1299万元购置的Optime 64排128层CT机正式投入使用；选派4名业务人员外出进修学习；招聘医学院本科生12人；与北京301医院、北京空军总医院、北京协和医院等3家医院建立业务协作关系。

2013年

1月31日，县委书记张凯盈春节前夕看望慰问县医院困难党员刘玉忠。

1月，县医院召开离退休职工庆元旦座谈会。

2月8日，县领导集体看望慰问县医院春节期间坚守岗位的医护人员及住院病人。

2月26日，第四军医大学西京医院院长熊利泽一行到定边县人民医院调研。

2月，县医院投资800余万元引进先进检验设备，安装调试完成并正式投入使用。

3月2日，县医院召开党风廉政建设和反腐纠风工作动员会。

3月12日，县医院召开“三好一满意”活动再动员大会。

3月，县医院被陕西省卫生厅评为2010—2012年度城乡医院对口支援工作先进集体；被榆林市政府纠风办公室评为榆林市2012年度创建人民群众满意基层单位活动市级优秀单位；被榆林市卫生局评为2012年度全市“三好一满意”活动先进集体；被榆林市药监局评为2012年度医疗机构规范药房创建优秀单位。

是月，院长张少雄被评为“榆林市卫生工作先进个人”。

4月9日，副书记丁银山带领内科、妇产科业务骨干随县科协组织的送医送药下乡（砖井镇）义诊。

5月2日，西安交大二附院对口支援县医院，支援期限为三年（2013年1月1日至2015年12月31日）。

5月11日，全县卫生系统“5·12”国际护士节庆祝大会在县医院门诊五楼举行。

5月，县医院被榆林市老龄委评为“敬老文明号”。

6月，县医院党支部结合实际，创新推出“五抓五争当”工作法。

7月，全院职工为延安灾区（遭受严重暴雨洪涝灾害）捐款18700元。

是月，特聘微创外科专家张予平副主任医师。

8月26日，榆林市卫生局副局长高亚利到县医院检查执业安全工作。

9月2日，中日友好医院党委副书记顾玉芝和对口支援办公室副主任王君一行10多人到县医院调研，并确立对口帮扶关系。

9月5日，县医院开展护理管理人员及业务骨干作风纪律整顿工作。

10月18日，县医院组织开展突发公共卫生事件应急救治演练活动。

11月12日，县医院组织召开廉政警示教育专题民主生活会。

11月25日，县医院全体党员集体参观定边县反腐倡廉警示教育展览。

12月10日，特聘微创外科专家张予平完成一例胸腔镜肺大疱切除术，该手术填补了县医院微创手术的空白，在榆林市属首例。

12月26日，县医院全体科级以上干部集体参加县委组织部、县党校联合举办的学习党的十八届三中全会精神专题培训班学习。

12月28日，县医院召开学习贯彻党的十八届三中全会精神动员会。

是年，选派11名业务人员外出进修学习；招聘医学院本科生25人。

是年，丁海山、延柏文被评为首届“榆林好人·最美医生”。

2014年

1月2日，县长温江城到县医院实地调研。

1月29日（腊月二十九）上午，县委书记崔博、县长温江城等县级领导集体看望慰问春节期间值班医护人员。

2月15日，县医院研究制定《深化优质护理服务工程实施方案》。

3月22日，县医院召开会议安排党风廉政建设及反腐纠风工作。

3月，县医院被定边县委、县政府评为“文明单位（2014—2018）”；县医院党支部被县卫生局评为“2013年度党建工作先进集体”。

4月15日，护理部组织“5·12”国际护士节护理“三基”知识比赛。

4月25日，2014年全县卫生工作会议在县医院大会议室召开。

5月8日，卫生局在县医院举办以“珍爱生命，优质服务”为主题的演讲比赛。

5月10日，县医院医患双方签署“不收和不送‘红包’协议书”。

5月12日，全县卫生系统“5·12”国际护士节庆祝表彰大会在县医院大会议室召开。

5月23日，全县卫生系统党的群众路线教育实践活动动员大会在县医院大会议室召开。

5月31日，县医院在大会议室召开党的群众路线教育实践活动动员大会。

5月，陕西省卫计委、华商网联合授予定边县人民医院内科“明星护理科室”称号。

7月，苏州赴陕支医专家医疗队对口支援县医院（两位专家工作半年）。

是月，县医院党支部被县直工委评为“先进基层党组织”。

9月4日，县医院召开党的群众路线教育实践活动领导班子专题民主生活会。

10月10日，全市相关医院就半年来“品管圈”开展情况以幻灯片形式进行汇报评比，县医院心内科护士长吕艳梅获全市第二名。

10月27日，苏州市吴中区卫生局局长李福林、吴中人民医院院长王平一行到县医院考察调研。

10月28日，卫生局牵头，会同多个部门到县医院检查损害群众利益不正之风工作。

11月18日，全县卫生系统民主评议政风行风座谈会在县医院召开。

11月，定边县120急救中心（设在县医院）正式投入使用。

12月3日，全县卫生系统党的群众路线教育实践活动总结会在县医院大会议室召开。

12月28日，县医院召开2014年全年工作总结大会。

12月，县医院被国家卫生和计划生育委员会确定为重点扶持的500家县医院之一。

是年，县医院选派12名业务人员到西安各大医院进修学习；选派2名研究生到北京安贞和玄武医院进修学习。

2015年

1月23日，县医院研究制订《护理人员分层管理细则》。

1月30日，卫生局检查考核县医院2014年工作。

2月6日，县医院介入科正式成立。

2月16日，定边县领导集体看望慰问春节期间坚守岗位的医护人员。

3月21日，县医院召开2015年党风廉政建设和反腐纠纷工作会议。

是日，县医院召开深入持久开展“三好一满意”活动动员会。

3月27日，护理部召开全院护理人员作风纪律整顿大会。

4月15日，张少雄赴西安参加全省医政医管工作会议。

4月，介入科成功开展介入治疗冠脉造影术、冠脉支架植入术、子宫输卵管造影再通术等。

5月12日，全县卫生系统“5·12”国际护士节庆祝大会在县医院召开。

5月，张少雄参与（主持）完成的“脂肪酸合酶在肝癌中的表达及其对肝癌生物学特性的影响”项目获陕西省和榆林市科学技术成果奖。

6月13日，“进一步改善医疗行动计划”动员大会召开。

6月30日，县医院党员领导干部、党员代表和入党积极分子参观全国劳模李守林故居。

6月，第四军医大学西京医院专家对口帮扶县医院。

是月，县医院开展党风廉政建设示范点创建活动，打造党风廉政室。

7月4日，县医院全面托管白湾子镇中心卫生院。

7月14日，县人大常委会主任马宝珍带队，部分人大代表、政协委员到县医院调研。

7月8日，西安市第五医院副院长姚智及风湿科专家一行到县医院就建立医联体有关事宜进行交流。

7月，医院特聘妇科专家高坦兵，开展妇科腔镜手术。

6月至7月，西安交大二附院对口支援县医院（两个月）。

8月1日，医德医风整顿及反腐败纠风工作推进会召开。

8月22日，县医院与北京同仁医院眼科研究所建立远程眼科会诊基地揭牌暨启动仪式在县医院举行。

8月，副书记丁银山、副院长姬兴军、工会主席孙春霞、院长助理李伟参加北京大学医院创新管理第七期研修班学习（两年）。

9月，疼痛康复科成立。

10月9日，县医院托管白湾子镇中心卫生院启动仪式在白湾子分院举行。

10月13日，宁夏医科大学副校长、宁夏医科大学总医院院长杨银学教授率专家团一行46人到县医院开展大型义诊活动。

10月30日，银川市卫生计划生育委员会主任田永华、银川市第一人民医院党委书记院长王光英等专家团一行20多人（其中有塞尔维亚籍专家5人）到县医院开展医疗合作共建及大型义诊活动。

10月，按照党风廉政建设示范点创建要求，建成党风廉政室。

11月4日，县医院和县总工会在县医院共同举办“稳增长、促发展、展巾帼风采建新功——护理品管圈劳动竞赛”。

11月，张少雄参加在苏州开办的榆林全市卫生系统领导干部培训班。

是月，县医院参加2015年榆林市院前急救与传染病防治应急演练并获第二名。

12月19日，县医院组织党员干部职工60余人观看党史文献纪录片《没有共产党就没有新中国》。

12月23日，定边县人民医院院长张少雄被陕西省卫生和计划生育委员会评为“三秦优秀院长”。

12月31日，县医院在职工活动室举办2016年庆元旦活动。

12月，丁海山连任榆林市政协第四届委员会委员。

是年，选派38名医护技人员带薪外出进修深造；选派1名临床医生到西京医院脱产进修深造；招聘医学院本科生48人（研究生3人）。

2016年

1月11日，组织院科两级和全体党员会议学习《中国共产党党和国家机关基层组织工作条例》。

1月12日，2015年工作总结大会召开。

1月15日，县医院护理团队在陕西省第二届护理品管圈展示会上获三等奖。

1月26日，县委常委、宣传部部长贺安刚，县科协主席白萍慰问先进医务工作者王学广。

2月1日（腊月二十三），县医院领导走访慰问贫困党员和困难职工。

2月6日（腊月二十八），县领导贺安刚、刘志伦、任学友、丁海山等县领导看望慰问春节期间值班医护人员。

2月，县医院被省卫生和计划生育委员会评为“全省县级公立医院综合改革先进单位”。

3月5日，县医院召开进一步改善医疗服务行动计划再动员会和2016年度党风廉政建设及反腐纠风工作会议。

3月，县医院被陕西省卫生计划生育厅评为“2013—2015年度城乡医院对口支援工作先进集体”。

4月15日，卫生局在县医院召开卫生系统“两学一做”学习教育工作会议，县医院班子成员参加。

4月16日，县医院召开“两学一做”学习教育工作会议。

4月，县医院被榆林市委、市政府评为“文明单位”。

5月10日，县医院组织开展定边县120急救中心模拟急救演练活动。

5月12日，全县卫生系统纪念“5·12”国际护士节暨表彰大会在县医院大会议室召开。

6月28日，榆林市纪委书记张凯盈到县医院托管的白湾子镇卫生院视察调研，并对县医院托管工作给予充分肯定。

6月，县医院被榆林市卫生和计划生育委员会评为“全市医院管理先进集体”。

是月，张少雄被榆林市委授予全市“优秀共产党员”称号。

7月1日，县医院党员领导干部、党员代表和入党积极分子20余人参观全国劳模、全国人大代表、治沙英雄石光银十里沙治沙展览馆。

7月9日，县医院召开2016年半年工作总结大会。

7月28日，在县医院召开中国肝炎防治基金会“肝胆相照、成善远程”援助基金公益项目启动会。

8月6日，县医院组织开展“两学一做”民主评议党员工作。

8月12日，院长张少雄带领县医院领导班子全体成员及相关医务人员20余人，到堆子梁镇堆子梁村为包扶对象免费健康体检，助力精准扶贫。

8月25日，县医院举办院感知识及手卫生操作比赛。

8月26日，县医院召开学习贯彻省委“三项机制”专题会议。

9月10日，县医院副书记丁银山与内科主任王旭升到94岁的老红军崔文华家中义诊慰问。

10月26日，县医院召开贯彻落实“三项机制”工作推进会。

10月29日，定边县人民医院与西安市红会医院签订陕西省骨科医疗集团成员医院协议，并为陕西省骨科医疗集团定边县人民医院成员医院揭牌。

12月23日，县医院参加宁夏医科大学总医院（医院集团）、国家紧急医学救援队（宁夏）建设项目联合举办的“强知识、练本领、赛技能、展风采”应急救治练兵竞赛活动，并获二等奖。

12月26日，县医院召开“两学一做”学习教育领导班子专题民主生活会。

12月27日，县医院组织党员干部职工60余人观看党史题材3D立体故事片《冲锋号》。

12月29日，2016年工作总结大会召开。

12月31日晚，县医院举办庆祝2017年元旦联欢晚会。

是年，县医院引进德国顶级蔡司VisuMax全飞秒激光手术设备。

是年，张少雄获得南开大学医院管理硕士学位；丁海山连任政协定边县第八届副主席。

是年，医院选派39名医护技人员带薪外出进修深造；招聘医学院本科生48人。

2017年

1月13日，县医院护理团队参加陕西省第三届护理品管理圈成果展示大赛并获二等奖。

1月16日，县卫生局检查考核县医院2016年工作。

1月22日，县委宣传部部长魏国、县政协副主席丁海山、县科协主席白萍等到县医院看望慰问先进医务工作者王旭升。

1月24日，县医院党支部副书记丁银山、副院长姬兴军、工会主席孙春霞前往堆子梁镇走访慰问贫困户12户。

1月25日（腊月二十八），县四套班子领导集体看望慰问县医院春节期间值班医护人员。

1月25日，新春佳节到来之际，县医院领导深入老党员和困难职工家中走访慰问。

2月，县医院颅脑外科成功抢救一名危重患者。

3月4日，“两学一做”学习教育专题会议召开。

3月20日，“二甲”复审动员大会和2017年党风廉政建设及反腐纠风工作会议召开。

4月15日，组织党员领导干部观看法治教育影片《南平红荔》。

4月，“厚德尚道、医者仁心”正式被确定为定边县人民医院院训。

4月30日，为纪念中国工农红军长征胜利80周年，组织党员领导干部60余人观看重大革命历史题材电影《遵义会议》。

5月6日，“二甲”复审工作再动员会召开。

5月12日，县医院召开“5·12”国际护士节庆祝表彰大会。

5月，县医院被县卫生局评为“党风廉政建设先进单位”和“2016年度医政医管工作先进单位”。

5月，县医院定边县人民医院院徽正式成为县医院对外公开的标识。

6月20日，县医院召开以“解放思想、转变作风、担当实干、追赶超越”为主题的讨论会。

7月20日起，医院“二甲”复审质控督查组对全院各科室进行为期1个月的第一次自查自评工作，收效良好。

7月26日，县医院全体职工为榆林市绥德、子洲两县遭受特大洪涝灾害捐款3万多元。

7月29日，消防应急演练启动会召开，开展模拟火灾逃生应急演练。

8月，县医院党支部创新构建精神、管理、服务、创新、载体、廉洁、安全、环境八大党建文化体系。

9月1—9日，医院“二甲”复审质控督查组对全院各科室进行第二次自查自评工作。

9月，县医院邀请西京医院专家免费为1名精准扶贫包扶对象成功进行双膝关节置换手术。

10月18日，县医院组织干部职工在小会议室收看党的十九大开幕会。

10月20日，县医院派医务人员参加卫生局组织的“实施疾病预防控制八大行动，服务百姓健康”大型义诊及健康宣传咨询活动。

11月初，县医院抽调了40名年轻骨干医生对全县贫困村的村医进行一对一驻村帮扶。

11月3—5日，市卫生局副局长高治中、医政科科长李明军带队，医院等级（评）复审专家组一行15人在县医院进行“二甲”复审现场评审工作。

11月11日，定边县人民医院基层胸痛中心正式成立。

11月14—16日，县医院医务科安排30名新进人人员进行上岗前培训。

11月16—17日，榆林市合疗办和榆林市中医院8名专家在县医院开展对口帮扶和扶贫义诊活动。

12月9日，县医院召开学习宣传贯彻党的十九大精神动员会。

12月30日，县医院召开全体党员大会，组织开展民主评议党员工作。

12月，县医院举行2018年元旦庆祝活动。

是年，县医院选派30名医护技人员带薪外出进修深造；招聘医学本科生29人、研究生1人。

2018年

1月3日，县医院召开2017年工作总结大会。

1月15日，西安交大二附院院长李宗芳带队对口支援县医院健康扶贫工作。

1月20日，县医院召开领导班子学习贯彻党的十九大精神专题民主生活会。

是日，榆林市扶贫流动专家医疗队到县医院开展工作。

2月10日，县医院领导深入贫困党员和困难职工家中进行走访慰问。

2月12日（腊月二十七），县四套班子领导集体看望慰问春节期间值班医护人员。

3月8日，医院工会组织开展纪念“三八”国际劳动妇女节庆祝活动。

3月，县医院康复医学科正式成立，与2015年7月成立的疼痛科合称疼痛康复科。

4月4日,县医院派消化内科、中医内科、妇科等相关科室业务骨干参加在石洞沟乡开展的“科技之春”义诊活动。

4月14日，2018年党风廉政建设及反腐纠风工作会议召开。

4月9日至6月29日，张少雄等6名院领导先后参加县委组织部、县党校连续举办的党的十九大精神专题培训班。

5月3日，医疗安全与综治维稳工作会议召开。

5月12日下午，组织开展“5 · 12”护士节“花样包饺子竞赛”趣味活动。

6月9日，县医院组织全体在职党员78人参加新时期机关党建工作知识测试。

6月9—15日，副书记丁银山随团参加县委组织部、县直工委在厦门大学经济学院开办的学习培训班。

6月12日，县医院派医务人员参加在樊学镇田尔台村开展的“健康扶贫暨疾病预防控制八大行动下乡义诊宣传活动”。

6月15日，组织党员干部职工50余人观看党史题材纪录片《厉害了，我的国》。

6月21日，县医院开展以冯某柱案为鉴专题警示教育活动。

7月，县医院40名党员组织志愿服务队，到全县20个乡镇89个贫困村志愿服务。

7月4日，县医院通过榆林市卫生局“二级甲等综合医院”复审。

7月5日，县医院衣食梁移民社区分院正式启动运行。

7月17日，40多岁的李姓患者到县医院就诊挂号时突发心梗，心脏呼吸骤停，经大夫及时抢救转危为安。

7月25日晚，在庆祝中国共产党成立97周年表彰大会上，县医院副书记丁银山被县委评为“优秀党务工作者”。

8月3日，县医院选派6人（加入卫计局代表队）参加县里举办的“扶贫杯”篮球比赛。

8月9日，县医院选派王娟参加榆林市卫计系统举行“学习梁家河大学问，追寻人民领袖初心，做新时代的健康卫士”演讲比赛。

8月12日，由榆林市儿童医院副院长、新生儿科主任李慧荣带队，组织榆林市儿科医疗联盟专家一行4人到县医院开展基层行系列活动。

8月19日，县医院举行首个“中国医师节”庆祝大会。

8月22日，省人民医院儿童病院院长焦富勇到县医院义诊，并举办“感染性疾病及川崎病的诊治”专题讲座。

9月6日，副院长刘国敏离岗，从2018年7月1日起执行。

9月5—9日，开展献爱心慈善捐款活动，党员干部职工共捐款15986元。

9月28日，县卫计局副局长潘治富到县医院检查指导工作并讲党课。

10月17日，县医院派出医务人员参加“深化健康扶贫，服务百姓健康”大型义诊活动。

10月19日，特邀省人民医院肾病内科主任医师李振江教授和神经内科副主任医师雷琦前往医院为内科临床医师举办学术讲座。

10月23—26日，护理部精心组织全院护理人员才艺大比拼活动。

10月，县医院党支部安排，以各党小组为单位，组织开展学习“全国优秀共产党员黄群、宋月才、姜开斌、王继才”活动。

10月，县医院组织开展学习《梁家河》精神。

11月13日，县医院相关医务人员参加由县卫计局组织的2018年洪涝灾害医疗卫生应急演练。

11月28日，医务科、质控科、医保科、药剂科联合检查医疗安全工作。

11月，县医院党支部以党小组为单位开展民主评议党员活动。

12月中旬，县医院开展医院感染及传染病知识竞赛活动。

12月，县医院与县妇保院及13个乡镇卫生院组建“医疗共同体”。

是月，经县直工委批复，县医院成立党总支。

是年，县医院选派38名医护技人员外出进修深造；招聘医学本科生32人（研究生1人）。

2019年

1月3日，县医院召开医院领导班子干部作风整改专题民主生活会。

1月4日，县医院召开2018年工作总结大会。

1月13日，县医院组织党员干部职工60余人观看党史题材纪录片《邹碧华》，学习时代楷模的先进事迹。

1月22日，县卫计局副局长潘治富带队检查考核县医院2018年工作，并对院领导班子成员进行民主测评。

1月23日，医院党总支组织全体党员在“学习强国”平台学习。

1月25日，县医院派医务人员参加在砖井镇中心卫生院开展“一补两送一议”医疗下乡大型义诊宣传活动。

1月30日，全年工作总结暨春节期间医疗安全工作部署会议召开。

2月3日（腊月二十九）早上，县领导集体看望慰问县医院春节期间值班医护人员。

春节前夕，县医院领导班子成员集体看望慰问退休老干部、困难党员、患病职工。

3月25日，定边县以“科技引领未来，创造美好生活”为主题的第二十七届“科技之春”宣传月活动启动。

是日，麻醉科举行“中国麻醉周”健康宣传活动。

3月20日至4月13日，护理部在全院开展护理操作技能大练兵、大比武竞赛活动。

3月26日，特邀榆林市第一医院内分泌科、老年病科专家举办讲座。

3月29日，县医院召开党风廉政建设及反腐纠风工作会议。

3月30日，县医院邀请榆林红安消防科教官郭伟华为全院职工进行春季消防安全知识培训。

4月10日，县医院召开医疗共同体建设远程诊疗（心电）启动会。

4月11日，县医院派医护团队参加县卫健局组织的“世界卫生日”宣传活动。

5月6日，定边县人民医院安边分院（紧密型医共体）启动及揭牌仪式在安边镇中心卫生院举行。

5月10日，定边县卫健系统庆祝“5·12”国际护士节暨表彰大会在县医院召开。

5月11日，县医院组织党员干部职工70余人观看长篇纪实电影《信·守》。

5月12日（四月初八），县医院选派医疗队到安边分院进行义诊。

5月25日，医院党总支开展“学习讲话精神、提高政治站位、助推脱贫攻坚”活动，院领导班子及各党支部书记、党小组组长参加。

6月初，西交大二附院选派5名医疗专家对口支援县医院，这是西安交大二附院第七年对口支援县医院。

6月初，县医院以党支部为单位，进行“深学细悟习主席讲话精神、全力助推脱贫攻坚”知识测试。

6月14日，扫黑除恶专项斗争工作推进会召开。

6月17—20日，县医院医务科主任马建鹏带队，在全院开展了第二季度医疗质量大检查。

6月21日，县医院消化内科护理团队参加陕西省护理学会在西安交通大学第一附属医院举办“糖尿病专委会血糖管理PDCA质量改善案例比赛”并荣获三等奖。

6月29日，县医院组织党员干部职工60余人观看中共党史红色主题电影《大火种》。

6月，县医院选派屈文慧、郭京参加“不忘初心、牢记使命”红色经典诵读活动。

7月9日，县医院4名党支部书记参加县直机关2019年度党务干部培训班。

7月25—26日，陕西省肿瘤医院“肿瘤防治走基层”专家组到县医院开展为期两天的大型义诊活动。

7月25—30日，县医院选派6人（加入卫健局代表队）参加庆祝中华人民共和国成立70周年“众源杯”职工篮球比赛。

8月7—8日，江苏省苏北人民医院党委书记徐道亮带领相关科室主任、专家一行10人到县医院就对口支援工作进行交流。

8月12日，县医院选派20人参加庆祝中华人民共和国成立70周年“中国梦·劳动美”职工合唱大赛。

8月15日，组织全体党员共80多人观看警示教育片《蜕变的灵魂——榆林市委原书记胡某强严重违纪违法案警示录》。

8月17日，县医院召开学习省委书记胡和平在全省“不忘初心、牢记使命”主题教育工作座谈会上的讲话。

8月19日，定边县庆祝第二届中国医师节暨表彰大会在县医院举行。

8月30日，药剂科首次举办抗菌药物“药学知识竞赛”活动。

8月，定边众源天然气有限责任公司邀请北京几家三甲医院专家一行15人到县医院开展大型义诊活动。

9月26日，县医院召开“不忘初心、牢记使命”主题教育推进会。

9月30日早晨，为庆祝中华人民共和国成立70周年，县医院首次举行升国旗仪式。

9月，党总支书记和4名党支部书记参加“不忘初心、牢记使命”主题教育轮训班。

10月11日，组织党员干部职工30余人参加“卫健系统习近平新时代中国特色社会主义思想学习纲要报告会”。

10月12日，由县卫健局、县总工会联合举办的“定边县危重孕产妇和新生儿救治技能竞赛”在县医院举行。

10月18日，县医院参赛队参加榆林市医疗卫生帮扶体系建设擂台赛，获二等奖；县医院参赛队代表定边县卫生系统参加榆林市“危重孕产妇和新生儿救治技能竞赛”，并获团体三等奖。

10月，党总支以党支部为单位开展“不忘初心、牢记使命”主题党日活动。

是月，县医院被县卫健局评为“定边县危重孕产妇和新生儿救治技能竞赛团体优胜奖”。

11月7日，定边县卫健局组织召开“不忘医者初心、牢记健康使命”先进事迹报告会。

11月13日，疼痛康复科主任孙哲进行重点专科建设成果PPT展示。

是日，县医院召开学习党的十九届四中全会精神会议。

11月14日，年轻孕妇姬某怀孕6个月发生大出血，经县医院大夫全力抢救脱险，患者家属给县医院妇产科送去锦旗以表感谢。

11月18—22日，县医院6名领导干部参加定边县“不忘初心、牢记使命”主题教育暨学习党的十九届四中全会精神科级干部轮训班。

12月8日，普外科副主任韩茂林进行重点专科建设成果PPT展示。

12月上旬，党总支开展“不忘初心、牢记使命”主题教育组织生活会和民主评议党员工作。

12月22日，康复科全体医务人员和患者及家属举办“医患一家亲，携手迎新年”联欢活动。

12月24日，定边县人民医院安边分院召开2019年工作总结大会。

12月28日，县医院召开2019年工作总结大会。

12月31日晚，县医院举行2020年庆元旦联欢晚会。

是年，选派48名医护技人员外出医院进修深造；招聘医学本科生11人；特聘心内科专家2名。

2020年

1月21日，县委书记胡统金、县政协主席苗云、县委政法委书记任学友、县政府副县长姜静妮等县领导集体看望慰问县医院春节期间值班医护人员。

1月22日，县医院领导深入退休老干部和贫困党员（职工）家中进行走访慰问。

1月28日，经县委、县政府研究决定，租赁原惠民医院作为县医院的定点发热门诊。

1月31日，县医院定点发热门诊正式启动运行。

1月，县医院护理部被榆林市妇女联合会评为“先进妇女组织”。

是月，县医院特聘外科专家张晓阳教授。

2月7日，县医院心血管内科主治医师任志军主动申请到发热门诊工作。

2月8日，党总支推荐在疫情防控一线的周春林、马有萍、王泓宇、胡雨婷、张军5人加入中国共产党。

2月15日，县四套班子领导到县医院定点发热门诊看望慰问坚守在一线的医护人员。

2月25日，定边县人民医院感谢榆林市第一医院的无私援助并发出感谢信。

2月，200多名医护人员积极向党组织靠拢，向党总支递交入党申请书。

3月4日，县医院全体党员主动自愿捐款13500元，以实际行动支持疫情防控工作。

3月31日，定边众源天然气有限责任公司为县医院捐赠2辆负压救护车和1辆监护型救护车。

3月，县医院妇产科被榆林市妇联评为 “先进妇女组织”。

4月2日，县医院组织开展院前院内无缝链接救治STEMI患者演练活动。

4月10日，胸痛中心联合例会召开。

4月20日，党风廉政建设及反腐纠风工作会议召开。

4月29日，县医院医务科、院感办举行第5次全院疫情防控专题培训会。

4月，县医院组织开展“抗疫情、抓反思、促发展”大讨论活动。

5月初，按照国家关于三级医院对口支援县级医院的安排部署，定边县人民医院由江苏省苏北人民医院、陕西省西安交大二附院、江苏省宝应县人民医院、陕西省肿瘤医院开展对口帮扶。

5月11日，县医院驻公安局看守所卫生所正式启用运行。

5月12日，榆林市中医院专家一行4人到县医院开展健康扶贫和慢病集中救治工作。

5月18—19日，江苏省苏北人民医院院长束余声带领医疗专家团队一行12人到县医院开展省际对口支援工作。

5月19—20日，省级胸痛联盟专家组对县医院胸痛中心建设进行预审。

5月27—29日，儿科副主任边正强为全院临床医师中成药专业知识培训。

5月，县医院组织学习贯彻习近平总书记到陕西考察重要讲话精神。

6月3日，县委、县政府在县医院新址举行县医院整体搬迁项目开工奠基仪式。

6月29日，副县长王彦强看望慰问县医院退休困难老党员刘玉忠。

7月1日，定边县召开“永远跟党走——庆祝建党99周年表彰大会”。县医院党总支被县委评为“新冠肺炎疫情防控工作先进基层党组织”。

8月18日，在第三届“中国医师节”来临之际，县政府副县长、卫健局党组书记王彦强到县医院慰问来自西安、江苏的支医医师代表。

8月19日，定边县第三届“中国医师节”优秀医务工作者表彰大会在县医院召开。

8月31日，县医院党总支部召开“以案促改”警示教育大会，全体党员观看了警示教育片《利剑高悬、警钟长鸣——陕西省部分领导干部严重违纪违法案违规收送礼金问题警示录》。

5月初到8月初，苏北人民医院陆续选派5名医疗专家对口帮扶县医院。

8月，县医院党总支第二支部书记、儿科副主任、儿科主治医师边正强被评为榆林市“最美医生”。

8月，党总支部书记、院长张少雄讲党课。

9月19日，县医院组织党员干部职工50余人观看电影《大会师》。

9月22日，定边县人民医院紧密型医共体白湾子镇分院和定边镇街道办分院正式启用并揭牌。

9月，县医院党员干部职工为“定边大病救助计划”慈善项目捐款15000余元。

10月13日，经县委第23次常委会会议(2020年10月10日)研究，同意成立中共定边县人民医院委员会。

10月16日，县医院6名党务工作者参加县直工委在党校举办2020年党务工作者培训班。

10月29日，县医院护理部参加全市健康科普宣讲比赛并获三等奖。

11月7日，县医院选派9人（加入卫健局代表队）参加“我要上全运”定边县2020年“体彩杯”全民系列体育竞赛篮球赛。

11月14—15日，由榆林市麻醉学会主办、定边县人民医院承办的“榆林市麻醉学会2020年学术年会”在定边县五洲生态酒店会议室召开。县医院麻醉科主任延柏文获榆林市麻醉学会建设突出贡献奖。

11月20日，副院长贺伟组织心内科医护人员深入东关社区、新乐社区开展义诊活动。

11月26日，胸痛中心联合例会召开。

11月，医院组织党员干部职工80人观看国产优秀影片《夺冠》。

是月，县医院6名领导干部分期参加县委党校开办定边县学习贯彻党的十九届五中全会精神暨2020年科级干部集中轮训班。

12月19日，中国胸痛中心专家对定边县人民医院胸痛中心建设进行预审。

12月26—30日，以党支部为单位开展民主评议党员活动。

12月底，2020年工作总结会议召开。

是年,江苏省苏北人民医院、陕西省西安交大二附院、江苏省宝应县人民医院和陕西省肿瘤医院4家医院对口帮扶县医院。

是年，医院选派8名医技人员外出进修深造；招聘医学本科生20人（硕士研究生2人）；特聘神经内科专家杜彦辉。

2021年

1月14—16日，县医院组织开展安全生产、扫黑除恶及创建工作大检查活动。

1月19日，市委常委、常务副市长李博督导检查定边县疫情防控工作。

1月22日，县总工会常务副主席杨万蓬看望慰问县医院一线医务人员。

2月初（春节前），县领导看望慰问县医院张少雄、贺伟、李俐霞3名市县劳动模范。

2月初（春节前），县医院4个党支部分别看望慰问新乐、北关、民生和创业4个社区的困难群众。

2月9日（腊月二十八）上午，县长苗玉祥、副县长王彦强等县领导看望慰问县医院定点发热门诊春节期间值班医护人员。

2月9日，2020年度领导干部专题民主生活会召开。

2月20—21日，副县长王彦强调研全县紧密型医共体启动以来各分院运行情况。

3月5日，县医院胸痛中心材料通过国家胸痛中心网审并进入暗访阶段。

3月10—12日，护理部举办“假如我是一名护士长”为主题的演讲比赛。

3月21日，陕西省保健学会、西安交通大学第一附属医院、无锡灵山慈善基金会共同携手走进定边县开展乳腺疾病免费筛查活动。

3月25日，全县2021年卫生健康工作会议在县政府五楼会议室召开。

3月27日，县医院召开2021年党风廉政建设及纠行风工作会议。

是日，县医院召开中国共产党成立100周年党史学习教育动员大会。

4月21日，县医院巡回医疗车走进砖井镇开展健康义诊服务。

4月22日，中国胸痛中心执行委员会专家对县医院胸痛中心建设进行现场核查认证，并通过国家级专家核查认证。

4月，副书记丁银山被榆林市卫健委评为“2020年度榆林市卫生健康工作先进工作者”。

是月，在定边县人民医院建院80周年之际，经院委会研究，决定编纂《定边县人民医院志》。

5月10日，县委、县政府在县医院召开庆祝中国共产党成立100周年暨“5·12”国际护士节表彰大会。

5月19日，县委宣讲团徐荣贵为卫健系统做党史学习教育宣讲报告。

5月27日，县医院召开全体党员大会，选举产生中共定边县人民医院第一届委员会和中共定边县人民医院第一届纪律检查委员会。丁银山当选为党委书记、张少雄当选为党委副书记、何晓军当选为纪委书记。

5月28日，定边县卫健系统组织全体党员干部参观定边县党史学习教育九曲长廊，县医院75名党员参加。

6月9日，县医院特邀西安交通大学第一附属医院周围血管科主任医师田红燕举办VTE防控体系启动暨培训会。

6月10日，陕西省护理质控中心专家组到县医院督导帮扶护理工作。

6月17日，县直工委召开定边县2021年度机关党建工作推进会，党委书记丁银山在大会上交流发言。

6月26日，西安交通大学第二附属医院普外科主任杨文彬教授带队，到县医院开展“学党史、感党恩；到老区、传技术”消化道疾病诊疗新技术巡讲。

6月30日，卫健局党委书记沈效亮看望慰问县医院退休老党员刘玉忠，县医院党委书记丁银山陪同。

是日，卫健局召开卫健系统庆祝中国共产党成立100周年暨党建工作会，县医院党委书记丁银山以“党建引领谋发展，强医为民谱华章”为题交流发言。

是日，县医院行政后勤党支部开展“志愿服务进社区，关爱老人在行动”义诊活动。

6月，《定边县人民医院志》编写工作正式启动。

7月1日上午，庆祝中国共产党成立100周年大会在北京天安门广场举行，县医院全体党员干部职工以不同形式收看庆祝大会现场直播。

7月1日，县医院参赛队获医疗保障局“学党史、强信念、提技能、开新局”知识竞赛一等奖。

7月5日，院长张少雄获“建党百年——陕西省优秀共产党员”称号。

7月7日，定边县召开学习贯彻习近平总书记“七一”重要讲话精神暨“两优一先”表彰大会，县医院党委被评为“先进基层党组织”。

7月11日，县医院召开陕西省抗癌协会肿瘤诊疗专家工作室成立大会。

7月13日，中共定边县委组织部发文批复县医院党委和纪委选举结果。

7月16—17日，县医院组织骨干医师分别在新乐社区和百盛广场开展健康咨询及义诊活动。

7月19日，超声科在支援专家王洪华的操作指导下，完成首例乳腺结节及患侧淋巴结的穿刺活检术。

7月21日，县医院会同县直工委在民乐花园进行义诊和健康知识宣传。

7月，县医院6名领导干部参加定边县2021年科级干部党史学习教育暨素质能力提升专题轮训班。

8月中旬，院长张少雄作为建党百年陕西省优秀共产党员，先后到县公安局、县直工委、县医疗保障局进行“七一”重要讲话精神宣讲。

8月18日，在第四个中国医师节来临之际，县委书记胡统金看望慰问县医院优秀医师代表和一线工作人员。

是日，干部作风集中整顿动员会召开。

8月19日，县医院党委组织行政后勤、内儿科、外科、门诊医技4个党支部召开党史学习教育专题组织生活会。

8月24日，院长张少雄参加全国第十四届运动会和残特奥会榆林站第47棒圣火传递。

8月28日，县医院新乐院区正式启动运行，县医院院长张少雄兼任新乐院区院长，白宏伟任副院长。

9月15—17日，医务科开展医疗质量和疫情防控督导检查工作。

10月8日，学习习近平总书记重要讲话重要指示精神和定边县第十九次党代会精神专题会议召开。

10月11日，江苏省苏北人民医院党委书记徐道亮来定边举行江苏省苏北人民医院互联网医院定边县人民医院分院授牌仪式。

10月13日，榆林市中医院派出6名医疗专家到县医院和部分乡镇开展为期两天半的建档立卡贫困人口30种大病集中救治工作。

10月14日，组织各科业务骨干参加“敬老月”老年人健康义诊活动。

10月16日，组织党员干部职工观看重大历史革命题材电影《血战湘江·古田军号》。

10月18—21日，党委书记丁银山带队进行全院大查房。

10月20日，榆林市卫健委派专家组，对县医院胸痛中心、卒中中心、创伤中心进行市级督导检查。

10月30日，县医院召开卒中中心启动暨培训会。

10月，苏北人民医院选派3名临床医技专家开展新一轮的对口帮扶工作。

11月12日，县医院卒中中心建设通过省级专家组评估验收。

11月17日，榆林市二院对口支援定边县人民医院和定边县中医医院。

11月20日，县医院创伤中心建设通过省级专家组评估验收。

11月22日，县医院召开学习宣传贯彻党的十九届六中全会精神专题会议。

11月30日，县医院召开欺诈骗保专项整治工作会议。

12月10日，榆林职业技术学院教学实训基地签约和揭牌仪式在定边县人民医院举行。

是年，选派32名医护技人员外出进修深造；招聘医学院本科生27人，自2008年以来，共招聘医学本科生300余人。

是年，丁海山被评为“三秦最美读书人”；丁海山、贺伟、王旭升、孙哲、延柏文被定边县委、县政府评为“定边县有突出贡献拔尖人才”。

第一章　创建与沿革

定边县人民医院位于定边县城鼓楼北街21号，始建于1941年，是县域内唯一集医疗、急救、教学、防保为一体的二级甲等综合医院。医院科室设置齐全，医疗设备先进，技术力量雄厚，是全县的医疗服务中心，能满足全县及周边地区约45万人的医疗卫生健康需求。

第一节 保健药社的创建

一、建社前定边医疗状况

定边县位于陕西省西北，陕西、甘肃、宁夏、内蒙古四省(区)七县(旗)交界，交通要塞，地广人稀。旧时定边地瘠民贫，生活条件差，不甚讲究卫生，加之历代官府受时代条件的制约，不以医疗卫生事业为重。

清雍正九年（1731），置县后数年内，还是“医学署尚无”的状况。就连民间药店亦开设甚晚。间或有走乡串村的郎中，收费高，多数人有病也无力请医。民众每患疾病，总是冲点蜂糖水喝，要不就拔火罐、扎针、艾灸、发汗等治疗，故不少人额头常有火罐印记，身上扎灸斑痕累累；还有求神拜佛、祈神灵保佑者。各地多建有药王庙，县城北街元帝庙东建有药王洞药祖祠，内塑十代名医，借慰患者。由于定边连年荒旱，民生疾苦，即使患病，也无法求治，多数只好“小病扛、大病养、一旦不济见阎王”。

清末，县设牛痘局，专司痘苗接种（亦称种牛痘），以防天花。同时，民间亦有中药铺开设，并有坐堂医生，既卖药又看病。县城有陈庆元的“保全堂”、李延龄的“福生堂”。

民国时期，仍设牛痘局。堆子梁、白泥井天主教堂各设医疗室一处，开县内西医之先例。民间开设兼有坐堂医生的中药铺渐多，县城有“福顺和”“广元堂”“林茂长”“大德顺”“积善堂”等，安边堡有“回春堂”“瑞福祥”“万兴魁”“怀义恒”“万和长”等。这些药铺的坐堂医生，以定边“三苗”（苗润芝、苗植庵、苗子信）、安边“三韩一程”（韩廷礼、韩廷发、韩廷信、程振翰）为群众所信赖。1921年，县城的“复顺和”、安边的“回春堂”两家药铺兼营西药。1930年，有国民党军医侯殿元在安边开设西医诊疗所。两年后，河南籍原军医张锦秀在定边开办仅有自己一人的“华美医院”，因设备简陋，加之群众对西医尚不认可，一时门庭萧条。时至1931年，定边与安边两地有医生近20名，专门或兼营的药铺10多家。但广大农村，仍山高路远，缺医少药，就医不便。

二、定边保健药社建立

1935年10月，中央红军到达陕甘根据地。当地虽为偏僻落后的山区，医药卫生事业十分落后，西药极为匮乏，但中药则遍山皆是。边区政府高度重视中医药，并被充分发掘利用。1936年，定边县苏维埃政府成立，专设卫生委员会，领导开展全县的医药卫生工作，广泛进行讲究卫生、预防疾病、破除迷信、相信科学的宣传教育。

1939年，边区政府在延安成立第一个防治结合、医药并举的卫生机构——陕甘宁边区保健药社，颁布《陕甘宁边区保健药社暂行条例》《陕甘宁边区保健药社暂行章程》，建立和推行制药、售卖、医疗三位一体模式。

1940年，《陕甘宁边区卫生行政系统大纲》明确规定：陕甘宁边区卫生事业属边区政府民政厅管理。民政厅设立卫生处，执行全边区卫生计划。各县市卫生行政隶属县政府及公安局，受民政厅直接领导与监督，所设卫生所执行县市卫生计划。7月，边区政府民政厅在延安南关街成立保健药社总社，隶属边区政府卫生处。12月5日，欧阳竞被任命为边区卫生处处长，重新修订颁布《陕甘宁边区保健药社暂行章程》。保健药社以“发展地方医药卫生事业，受各卫生机关及制药厂委托，推销中西药品器材，并采集中西药材原料，尤其提倡采集土产药材，以利保健工作”为宗旨，其性质为药品消费合作社，采取股份制形式，“一切团体或个人，按章交纳股金，遵守本社章程，经股东董事会批准者，均为本社股东”，“每股股金十元，每一股东至少认购一股，多则不限”。1940年，定边苏维埃政府一科设保育科员一人，是医疗卫生专职行政管理干部。

1941年春，陕甘宁边区卫生处在绥德、三边等处建立保健药社。三边分区所辖定边县政府筹集经费4000元，以光华制药厂价值5000元的药品为基础，成立定边县保健药社，在光华制药厂开办，主任张善兼医生，当时有4名员工，属政府三科领导。后与驻军医院合作，成立中西医药研究会。

定边县保健药社当初设立在县城鼓楼东北角、原定边县税务局院里，驻地属城滩乡辖区。以药为主、医为辅，医药结合，既是一个医疗卫生组织，又是一个经营药材的商业机构。保健药社以经销药材盈利为经济基础，推动医疗事业发展，特别是中医药的发展，解决边区药物缺乏问题，为抗日战争和解放战争做贡献。保健药社设立中药房，中医贺连舫接诊并卖药，病人随到随诊，无挂号手续，药价低廉，灾民免费，军属九折优惠。城内中医，实行轮流出诊，随请随到，不另收取报酬，方便群众，使人民群众患病能得到及时治疗，降低了死亡率，深受群众欢迎。

1942年，侯东海从延安分配到三边分区行政专员公署，任三边分区行政专员公署卫生所所长兼医生。

1943年，三边分区卫生所并入警备三旅医院，侯东海为第一任卫生所所长。

1944年初，三边分区卫生所与警备三旅分离。三边分区首先打破门户之见，名医崔岳瑞率先实行中西医合作，以科学破除迷信，治疗效果显著，其经验在陕甘宁边区推广，被誉为“崔岳瑞运动”。5月，陕甘宁边区中西医药总会在三边分区成立，推举苗植庵（中医）、王照新（西医）以及魏俊义、刘宽瑞、侯东海、蓝凤鸣、苏富秦、张善等10人为委员，高丹如（中医）、王照新分别任正、副会长。该会宗旨是团结边区中西医药科技工作者，实行中西医结合，共同解决边区医药卫生问题。讨论制定实行开列病案制度，即凡诊病均留记录，写病案、写处方、留存根，由苗植庵、高丹如检查、批注。遇急难病症，中、西医生会诊，再行施治（见《中国现代社团辞典1919—1949》）。6月，正式成立定边中西医药研究会，阎桂枝任会长，驻军警三旅卫生部王部长任副会长，老中医苗植庵、高桂林等10余人就当时流行的白喉病的治疗方法互相交流经验，开展中西医生合作治疗。定边中西医药研究会为解决当地缺医少药问题做出了贡献。10月，崔岳瑞在延安参加陕甘宁边区文教代表大会，会上介绍多年的行医经验，并提出中西医结合，被授予“特等模范”称号。边区政府把崔岳瑞的事迹编入小学课本，诗人李季写了陕北说书《卜掌村演义》，在延安《解放日报》发表。

1945年，由王永吉发动多人集股200多万元（边币），在县城成立大众西医诊疗所，既看病又接生，深受群众欢迎。

1946年，大众联合诊所迁至定边县城东门外。3月，雇用贺连舫为调剂员，主持营业。诊所与保健药社均归属三边分区后方医院。

三、编入新十一旅后方医院

1946 年10月，为适应战争需要，驻三边部队进入战时状态，根据联防军指挥部的指示，征调三边专区卫生所及定边县保健药社的医务人员与新十一旅部分医护人员合编，组建起陕甘宁晋绥联防军新十一旅后方医院。医院成立时，后方机关开始撤离城镇，转移山区，医院驻地定边县新安边赵家窑子，院长为侯东海、医务主任为陈浩然。11月，为迎击敌人的进攻，便于收治伤病员，医院扩编，应征新兵及从三边分区文工团调入50多人。同时办起60多人的护训队，队长吴斌、高技（兼），进行为期三至四个月的应急培训，以适应医院扩编需要。院址由赵家窑子迁至新安边。

1947年4月24日，陕甘宁边区决定将新十一旅二团与警三旅八团合编为一个团，仍称三边军分区二团，称“二八”团。三边失陷后，三边地委、专署及县党政军机关撤离县城，转移至南部山区新安边，领导地方武装进行自卫游击战。县保健药社随同转移，被迫中断经营。原陕甘宁晋绥联防军新十一旅后方医院更名为陕甘宁边区三边分区野战医院，隶属三边军分区卫生部。

四、随从三边分区野战医院

1947年4—5月，野战医院从新安边转移到吴起县的蔡家砭、瓦舍、齐石湾、榆树台和志丹县的广种寺一带与敌人周旋。8月，从榆树台回到新安边。9月，转移到二道川的塔儿湾和三道川的蔺家砭、钟台、阳台等地。其间及之后，三边军分区根据战争需要将医院扩编为4个所，分别驻在以上几个地点。院长侯东海，政委陈为光，副院长李明松，医务主任刘永昌，协理赵淮川。医院有工作人员150人左右，其中医生15人、护士60多人、药剂人员10余人，其余为行政、政工及管理人员，总收容量可达400多人，收容范围为三边军分区所属部队及地方游击队的伤病员。

1948年3月，随着战争形势好转，上级考虑到野战医院4个所比较分散，为便于领导进行整编，取消三边分区野战医院院部，归军分区卫生部直接领导，部长陶光忠，保留副院长李明松、医务主任刘永昌的职务。医院由4 个所编为2个所，一所、四所合并为一所，移至小山岔，所长徐春辉，指导员董克智；二所、三所合并为二所，移至长官庙，所长侯东海，指导员国际孔。4月，三边军分区司令员郭炳坤率“二八”团在甘肃陇东二轱辘塬消灭马步芳的一个保安骑兵团，医院随部队行动到陇东。夏秋，转战于环县、华池、镇源县的袁城子、董子塬、连集儿、小山岔一带。12月下旬，马步芳的骑兵偷袭陇东专区，驻地袁城子情况紧急，医院从小山岔连夜转移，沿三道川经长官庙徒步跋涉，于1949 年元月初抵达吴起，一所驻梁台，二所驻阳台，长达8个多月。卫生所除收治三边军分区部队伤病员外，还接收第一野战军独立第四旅、教导旅的部分伤病员。卫生院医护人员在战斗间隙，为当地群众防病治病，深得群众拥护，军民关系如同鱼水。

1949年9月27日，奉中共陕北区委、行政主任公署命令，撤销三边地委和专署，在定边成立后方留守处，办理支前、移交及管理后方工作。医院在定边接收伤病员80多人，经治疗后大部分出院归队，少数短期不易治愈者，派医护人员王有山、黄尚荣、郑阳等用毛驴和担架徒步送往延安后方医院。10月5日，以三边军分区机关为基础成立宁夏军区，医院一所随即到达银川。留守定边的医院二所大部人员由吴斌带领与一所会合，均隶属宁夏军区。

第二节　医院的发展演变

一、新中国成立后

1949年8月，三边城滩失地二次收复后，三边分区党政机关离开吴起，进驻定边县城。定边县领导机构也相继回迁，又迅速恢复了县保健药社，不久即开始营业，由经营中药逐渐改为中、西兼营，更名为定边县中西药保健药社。1949年10月，更名为定边县卫生院，并将原来的保健药社作为附设的中药房。袁野任院长，张善任副院长兼会计。

1950年初，定边县卫生院仅有几人，此后逐渐递增。因卫生院管理混乱，出现问题，政府机构着手整顿。

1951年，卫生院有袁野、杨燕、赵乐芬、郭锦文、孙芦山、梁仲芳、张善等16人。定边县设立防疫卫生委员会，主管全县爱国卫生工作，兼管防疫、医疗等。县卫生院在安边区新建卫生所，中医、西医兼营。县卫生院党支部按照上级要求，组织37名职工参加“三反”（反贪污、反浪费、反官僚主义）运动。

1952年4月16日，定边县第7次政务（扩大）会决定：袁野为正科级，刘文祥为七等四级，郭锦文、孙芦山、梁仲芳、张善为一般科员，白友汉、张连明、刘克华、李树良、胡启泰、李旺忠、刘文华、高燕、白彩娥为办事员。

1953年1月，因药剂员白某汉在县卫生院死亡一案，经上级批准，嫌疑人袁某等被软禁审查。3月16日，榆林地区代专员李会友、姚进贤任命路茂槐、刘文祥分别代理定边县卫生院正、副院长。7月，《定边县卫生院干部花名登记表》显示：代院长路茂槐，代副院长刘文祥，事务员田培基、崔存良，事务兼会计南岳灵，环境卫生员王宏基，医士毛启明、王子震、王汝俊，助产士杨燕、王瑞珍，助理护士崔志祥，调剂士郭福来，化验士刘兴国，中医士张善。8月，陕西省人民政府主席赵寿山任命路茂槐为定边县卫生院院长，刘文祥为副院长（专署人事字138号令）。

1954年1月，回民区发生麻疹和百日咳疫情，立即进行扑灭。其后疫情在多个区相继发生，全县麻疹患儿1000多人，百日咳500多人，病亡儿童156人。患者多并发中耳炎、咽炎、肺炎、肠胃炎、脑炎和眼病、泌尿系统疾病等。王子震医生试用链霉素加青霉素一对一加蒸馏水，分8次注射，效果较好。5—6月，省、市医疗队协助定边扑灭麻疹和百日咳疫情，在4个区展开儿童防疫注射。同时，大力宣传讲卫生、防疫病、保健康；路茂槐、刘文祥主持制定《定边县卫生院组织章则》：一是本院设院长1人，综合管理院务；副院长1人，协助院长处理院务。二是本院有医士2人、护士

1人、助理护士2人、助产士2人、检验士1人、调剂士1人、环境卫生员1人，会计员、管理员、文书员、勤杂兼炊事员各1人，共16人。卫生院向县政府呈送《1954年全县卫生工作总结报告》：涌现出模范医士毛启明和药剂员郭福来；副院长刘文祥、医士王子震工作表现积极；县卫生院补修房屋时，会计崔存良负责监工，节省了许多材料。在医务工作中，管理员因两次贪污被关押教育；护士张某堂私带药品下乡，用青霉素1瓶加蒸馏水当两瓶药收费，先后敲诈群众36万元（1万元等于后来的1元），责令其如数退赔并在职工大会上深刻检讨。11月，卫生院根据上级指示精神，推行预防为主方针，大力开展爱国卫生运动。在全县城乡宣传发动群众讲卫生、防疾病，拴狗圈猪、捕鼠灭蝇、挖蛹灭虫、洒药防蚊，教育民众讲究卫生，预防传染病；卫生院《年终院所人事工作总结》提到，县卫生院和所属各乡镇卫生所工作人员、炊事员和实习人员共41人，其中党员2人、团员9人，大学1人、初中20人、高小15人，科级、副科级2人，胜任工作11人、工作一般26人、不称职4人。12月，中共定边县卫生院党支部《关于定边县整顿卫生院（所）工作总结》指出，定边县委相当重视卫生院工作，针对卫生院领导不力、管理混乱、拉帮结派搞内斗、贪污公款、生活糜烂、故意伤害等问题，原主要领导被开除党籍和公职，于上年调整了卫生院班子。县委决定对卫生院进行学习整顿，并由县委组织部、文教科、统战部主要领导和路茂槐、刘文祥等 5 人组成高规格整顿领导小组，立即安排部署。

1955年2月，县卫生院从老税务局院子迁出，落址鼓楼北巷北城墙南侧庙地。新院址办公环境明显改善，气象一新，业务工作较前有所改进和提高。2月16日，开放病床，至6月共收住患者54人，其中治疗痊愈55.5%，好转20.4%，未愈、恶化各5.6%。全年完成门诊15207人次，较1954年增长52.8%。卫生院被提升为“三等人民卫生院”。省财政厅、卫生厅联合发出通知，本年度预防接种所需消毒、临工等费用开支，由当地卫生院所在本年度业务收入中解决。3月15日起，县卫生工作组一行5人先后为梁圈社培训卫生员、接生员各2人，保姆8人；为王来滩社培训卫生员1人、接生员3人、保姆7人。大力宣传婚姻法、新法育儿、预防麻疹等法规及科学知识。

1956年1月，定边县县长郭子范签署县人委文件，转发榆林专署、省人委通知，任命闫学孔为定边县人民卫生院副院长。2月，县卫生院能开展内外翻、皮脂腺芽肿等30多种手术；定边县人民委员会上报中央卫生部、财政部，陕西省财政厅、卫生厅、榆林专署和定边县委《榆林专署财政检查组定边检查小组关于检查定边县卫生院财务工作的总结报告》：“该院在原定边中药保健药社的基础上，由经营中药逐渐改为经营西药，于1949年10月正式改名为定边县卫生院。1955年提为三等人民卫生院，并新建院址。”11月9日，成立定边县人民卫生院与定边县城关完小联合党支部，召开首次选举会议，选举闫学孔为党支部书记，经报送县委组织部审批。参加人有任庆来、闫学孔、毛启明、王国霞、王俊杰等5人。12月，联合支部召开党员大会。闫学孔主持会议，集体学习新党章。会议一致选举毛启明任党小组长。决定党的生活会在每周六午饭后。

1957年1月，《定边县人民卫生院人事工作总结》显示：卫生院下设区中心卫生所4个、一般卫生所3个、妇幼卫生所1个，每所按编制9人（实际只有5人）。按编制卫生院（所）共77人，实有工作人员63人，缺额14人。本院（所）有党员11人、团员13人、群众39人，其中妇女干部12人。所有人员中，1937年7月至1945年8月参加革命2人，1945年9月至1949年9月参加革命6人，1949年以后参加革命55人。有大学2人、高中7人、初中22人、高小28人、初小2人、文盲2人（勤杂工）。定边县人委向榆林地区行署书面报告：1月初到2月中旬，县内发生流行性脑脊髓膜炎疾病，由安边到武峁子、白湾子、白泥井陆续扩散到全县农村，感染人数已经达到5335人，死亡322人。5月30日，定边县人民委员会县长郭子范签发《关于任命王子震、毛启明二人职务的通知》：根据上级指示和工作需要，拟在卫生院设立医务股、防疫股等，王子震任医务股股长、毛启明任防疫股股长。7月，在县卫生院帮助下，农村医疗卫生机构纷纷建立，定边镇有健民诊所（卫生院委派刘开荣开办）、平民诊所2个，安边有中西联合诊疗所2个，白泥井有乡卫生所1个、妇幼卫生所1个，白湾子有区卫生所1个（设在小涧子），张崾先区有区卫生所1个（设在张崾先），姬塬区有区卫生所1个（设在姬塬），武峁子区有区卫生所1个（设在杨井）。还有新安边乡卫生所（卫生院委派刘锦贵、冯义飞、赵勘三人开办）、罗庞塬乡卫生所、徐团庄乡卫生所、武峁子乡卫生所等乡办卫生所，共有区乡卫生所15个。

1958年1月，《陕西省定边县人民卫生院1957年工作总结》指出，截至1957年12月31日，卫生院实有干部30人，其中技术21人、行政6人、勤杂工3人。一年来，门诊27212人次，其中内科11354人次、外科6686人次、针灸598人次、中医8574人次、急诊1276人次、出诊1580人次、健康检查613人次，总计30681人次，平均每日84人次。较年计划25000人次，超额完成5681人次。病房共入院232人次，住院383人次，按本院10张床位编制是91%的占用率，较上级规定超额31%。6月，全国普遍开展“大跃进”运动，定边县人民卫生院更名为定边县人民医院（以下简称“县医院”），下设医政、防疫、妇幼保健、总务4个股。从此县卫生院逐步成为全县医疗服务中心。是年，定边县把教堂和各合作诊疗所全部改制。全县共有国家和集体医疗单位22个，即县医院1所，安边、白湾子、杨井、胡尖山、姬塬、张崾先、白泥井地段医院7所。城滩、红柳沟、砖井、郝滩、油房庄、王盘山、武峁子、学庄、新安边、冯地坑、徐团庄、盐场堡、罗庞塬等14个乡卫生院。同时，还组建巡回医疗队1支，走村串乡，为农民送医送药上门。是年，根据榆林专署通知，院长路茂槐到西安第一卫校文化班学习两年。定边县人委决定，路茂槐外出学习期间，由副院长闫学孔主持医院工作。

1959年1月，县医院召开干部会议讨论通过《县医院1959年发展计划》，决定在县医院掀起西医学习中医的热潮。5月27日，县医院召开党团员大会，副院长闫学孔传达副县长刘壮20日在全县安全工作会议上所作的“关于在全县开展安全工作的报告”，号召全体党团员提高警惕，严防阶级敌人破坏捣乱，做好安全防范工作。根据“三反”运动工作要求，7月，副院长闫学孔主持召开院务会，研究如何压缩社会购买力等关于节约的问题。讨论中大家觉得经费非常困难，今后必须紧缩开支，有些事情可以推后解决，坚决执行县委关于增产节约的决定。8月，申忠民主持召开党团支部扩大会议，讨论关于反右斗争问题。10月20日，县医院和县文教卫生局联合向县委县政府及地区卫生局呈报“采取有力措施，扩大预防，满足群众医疗需求”报告。各乡都创办起卫生院，全县共计20个；建立区队保健室10所；配备医务人员100多人。县医院抽出人员组成巡回医疗队，深入农村水利工地及村村寨寨查病治病，查出梅毒患者7342人、寄生虫患者27864人、其他常见病27150人。经过治疗和介绍到县医院乡村卫生院保健室治疗，大部分痊愈或好转，群众满意。

1960年2月7日，定边县人民委员会发文指出，张志清任定边县人民医院副院长，免去闫学孔副院长职务。5月，全院共有干部职工31人，其中中级以上医务人员16人、初级11人、行政干部4人；定边县委决定，张志清任县医院党支部书记，李少煊、赵玉兰、王国霞、薛学范为委员。11月3日，县医院党支部向县卫生局、文教局呈，县卫校1958年下半年招收的22名学员已经进入临床实习期，应该安排到各公社卫生院给广大社员治病，支援农村，支援大办粮食大办钢铁。12月下旬，县人委向榆林地区专员公署的灾情报告，继1959年部分公社遭受严重洪涝灾害之后，全县夏秋两季受灾的生产队256个，受灾户数19551户，受灾人口110151人，农作物受灾1050312亩，占总播种面积的92.4%，油料作物实产169.75万公斤，因灾减产292万公斤。因灾发生浮肿病人126人，其中男100人、女26人，城市95人、农村31人。这些病人大多是因饥饿营养不良所致，县医院安排医务人员深入生产一线进行治疗。

1961年1月2日，省卫生厅派流行病研究所李锡纯携带伤寒菌种来定边县人民医院帮助开展工作。李锡纯到县医院后，把菌种交给化验室高春如和陈群英两人保管，自己去下乡。高、陈将其随便放在室内。5日晚上炉火过大温度高，疫苗全部作废，造成重大责任事故，县医院对当事人进行了严肃处理。是年，文教局、卫生局第三次合并，称文教卫生局；县医院为定边中学、西关小学、东关小学、城市小学以及县幼儿园的学生接种卡介疫苗，以预防儿童结核病。1961年底，县医院设秘书室、总务、医务、防疫、妇幼4个股，共有病床35张，全年门诊26214人次，急诊出诊2921人次，巡回医疗1345人次，医院办农场种地200多亩。9月，闫学孔任县医院党支部书记，免去张志清党支部书记职务。12月19日，定边县人民委员会发文，免去张志清定边县人民医院副院长职务。

1963年2月，定边县人民医院有职工23人，党支部书记闫学孔，院长路茂槐，会计崔存良、申文福，管理员齐晶，挂号杭玉华，勤杂工薛元雄，病灶技工屈子清，火灶工童天元，工人王克明、郭秀芬，医师王子震、毛启明，外科医师党正金，医师付福春、郭锦文、何延苓、张万生，妇产医师王瑞玲，医师马鹏飞，中医党淑和、苗子信，护士长王国霞。4月，县医院党支部召开支委会，决定支部生活检讨会要按照“三会一课”照常进行。每季度要给党总支报送一次支部生活会议记录。5月，闫学孔书记主持召开党员大会，要求共产党员积极带头开展学雷锋活动，让雷锋精神发扬光大。6月初，县医院“五反”运动开始，县医院全体员工参加，人人检讨自己的错误；定边县人民医院工会组织正式恢复，经选举产生新一届工会委员会：主席毛启民，委员王国霞(组织)、张新良 (宣传)、赵乐芬(劳保)、申文福(财务)；闫学孔书记作“增产节约五反运动”报告，要求每天坚持5小时搞运动，除值班护士外全部参加。药材公司和国营药店各留一个人值班，其余全部参加。各单位领导都要带头检查。县医院半年内完成门诊和出诊治疗患者23988次，种牛痘7727人，采取磷化锌毒、挖、灌、熏、夹等办法灭鼠2.89万余只，灭鼠面积达到4600多公顷。

1964年3月7日，县医院召开院务会议，决定组成防治组下基层公社32个生产队防治麻疹和流行性感冒。从5月起，县医院通过各种会议，按照“五反”运动工作要求，明确购置规范，开展批评和自我批评。

1965 年初，全院有职工42人，其中工会会员37人。院长路茂槐主持召开院务扩大会，决定打报告争取资金，修建病房60间，购置30千瓦发电机以及心电图、超声波机、显微镜等医疗设备。成立综合医疗队，由王崇斌、马腾飞、曹杰、杨燕带队下乡，主要任务是防疫治病、节制生育等。7月30日，召开专门会议，县领导干部、宣传部和文教卫生局有关干部参加，县医院全体干部职工参加，按照有关程序妥善解决王大桂手术死亡问题。9月18日，县医院召开全院员工大会决定，除留下马汝钧、胡启泰、薛学范等上班外，郭锦文、赵茂轩、闫学孔、李少煊等全部到农村帮助生产队抗旱种冬麦4天。9月20日，于长雍、高春如两位大夫与陕西省地方病防治所杨效彦、张耕勤两位专家组成麻风病调查小组，前往刘峁塬公社柳树台大队康庄生产队李文俊家调查了解麻风病情况。经过认真调查，排除了麻风病，恢复正常生产生活秩序。10月17日，省防疫队、县防疫组及县医院共40名医务工作者组成5支防疫队，分别去重灾区白泥井、周台子、盐场堡、海子梁等公社及西南山区张崾先区、姬塬等地防治百日咳、麻疹、细菌性痢疾等传染病。11月1日，闫学孔书记主持召开会议要求要坚持学习毛主席著作，搞好“四清”（清政治、清经济、清思想、清组织），做到长期保持三分之一的人员下农村给贫下中农治病。医院时有职工45人，其中工人勤杂13人、卫生技术人员32人。有党员干部11人、团员18人。职工中地主7人、富农11人、资本家3人、旧军政人员出身2人、“右派”分子摘掉帽子1人、下中农11人、贫农18人、成分未定3人。经讨论认为：职工中大部分人员能拥护党、爱党，能够积极工作，只有少部分人的立场和思想有严重的非无产阶级的东西。12月17日，县医院向县委保密委员会呈送《关于“三查”保密工作的总结报告》：自1941年建院以来，所积存文件没有整理归档，本次清理甄别鉴定立卷，建立永久卷17卷、长期卷23卷、短期卷23卷，清查达到密级程度的文件2262件，逐一造册登记。是年末实有干部职工43名，其中党员11名、团员16名。全年门诊患者63810人次，比上年增加30%。住院患者924人次，比上年增加41%。做肝包虫、胆囊切除、肠吻合等各类手术319人次。抽出30%医务人员到基层给奋战在生产第一线的农民治病2000多人次，和省市、基层卫生院所配合培训农村保健员、接生员1345名，用实际行动落实了毛主席关于“把医疗卫生的重点放到农村去”的伟大号召。

1966年1月31日，县医院党支部向直委呈文件，为挽回王大桂医疗事故的不良影响，决定给予郭某文党内警告处分。4月，定边县开展城市社会主义教育运动。

二、“文化大革命”时期

1966年5月16日，“文化大革命”开始后，定边县人民医院的党政组织实际上处于瘫痪状态，曾一度实行军管。

1967年1月30日，副院长刘文祥主持召开会议，会议决定：开处方不允许超过3日量。医师限开1元5角，股长限开3元以下，院长限开6元以下。3月1日，在院领导班子会议上，路茂槐院长强调了三点：对公费医疗要严格控制。门诊不要用广谱抗菌素；福利费的评定要在发工资前做好，还款计划做出来，工资一发就扣回来；麻疹发病调查发病20多人，易感染80多人，医院要送药上门，尽快治疗；下午集体劳动。

之后，县医院连续召开会议，研究讨论工作，成立中药房制药室；规范填写病历；评定职工福利（甲等每人50元：张新良、付福春、闫学孔；乙等每人25元：齐晶、李岁玄、郭锦文、林玉光）。班子进行分工：院长路茂槐分管病房，从清理卫生入手，改善服务态度，提高医疗质量；书记闫学孔分管事务，包括大灶病灶、生产、绿化、电源、修建计划等；副院长刘文祥分管门诊，包括医疗质量和安全。

1968年9月19日，县革命委员会函批，经研究同意定边县人民医院成立革命委员会，主任马汝钧，副主任郭锦文、薛学范，民兵代表王国霞，委员赵茂林、韩守仓(由7人组成，暂缺1人)。马汝钧兼任医院党支部书记，免去闫学孔党支部书记职务。9月25日，定边县人民医院革命委员会成立。9月27日“定边县人民医院革命委员会”印章启用，原“定边县人民医院”印章废止。10月25日，县革委会政工组(1968)政字12号文件：县医院革委会斗批改领导小组由3人组成，组长马汝钧，组员韩守仓、张瑜晋。10月30日，山西省忻县专区疗养院干部冯定旺外调途经定边，突患食道静脉破裂大出血，生命垂危。县医院医护人员及时抢救，县革委会紧急动员广大军民献血施救，并立即报告省革委会，同时向银川、山西、北京各地联系，请求援助并运送急救药品。患者冯定旺手术成功，由于抢救及时，经过治疗痊愈出院。

1969年10月31日，定边县革命委员会核心领导小组下发文件：县医院整党建党领导小组由马汝钧、张万生、郭锦文3人组成，组长马汝钧，并吸收张茂林、李生明2人列席会议。继“工业学大庆”“农业学大寨”口号之后，“学人民解放军”流行全国，县医院实行连队编制。

1970年1月4日，全院组织开展“创四好科室、争五好标兵”活动，“四好科室”有针灸科、手术室、西药房、供应室等；“五好标兵”有韩祥庭、赵乐芬、胡启泰、崔志祥、王荣昌、徐怀发、赵勤嶙等。2月25日，创办定边县人民医院附设聋哑学校，配备男女教师各1名，炊事员1名，管理员由教师兼任。首届招收聋哑学生30余人，其中年龄最大44岁、最小6岁，大部分属后天性聋哑，有病得不到及时治疗所致。经过半年治疗及语言训练，有的有了明显听力，并能开口说话、唱歌，有的学会了日常生活用语。7月下旬，全县有308个生产大队，其中275个大队办起了合作医疗站。全县累计配备赤脚医生511人、卫生员624人。7月30日，县革委会生产组、卫生组《关于大办“土药房”和积极推广新医疗的通知》(定革生卫发〔70〕7号)：要求县医院、各地段医院、各公社卫生院(所)、各大队合作医疗站，都要把采集中草药列入议事日程，发动广大贫下中农、革命的医务人员，自采、自挖、自种，队队要办草药房，户户要有草药箱(包)，人人能懂草药，个个能当草医，做到小病不离家，一般病不出队，不断巩固发展合作医疗事业。12月21日，县革委生产组、卫生组文，要求县医院、有关地段医院、公社卫生院认真做好部队“战备拉练”医疗救护工作。

1971年5月，中国药材公司陕西省榆林分公司革委会关于对榆林、定边、靖边等县部分单位药品价格执行情况检查报告中，列举在定边县人民医院检查发现问题：在定边县人民医院检查中药处方22张，其中错价14张（多收10张），共计多收患者5.25元，少收4张，损失7.1元。《定边县办事组关于李守林健康状况的报告》：中共中央候补委员李守林，于1971年4月1日因腹痛呕吐，接回定边县人民医院住院治疗18天。经第二军医大学蔡用云教授、天津总医院下放医师张云总和芦绸章、银川第五陆军医院内科主任张伯林、榆林地区中心医院中医陈日新和定边县人民医院大夫会诊，西医初步诊断：支气管炎合并肺气肿、十二指肠溃疡、心肌劳损；中医意见：脾虚胃寒、肝胃不和等。建议：继续当地医院治疗，同时观察疗效及今后的新变化，随时提出处理意见。6月2日，县革委会核心领导小组批准建立县医院党支部，支部委员会由5人组成，书记马汝钧，副书记郭锦文，委员韩祥庭、胡启泰、李兴翠。11月23日，召开“两委”会议，由马汝钧书记主持，组织大家学习毛主席同斯诺谈话、“5·20”声明等。12月14日，马汝钧主持召开县医院“两委”会研究决定：配合民兵拉练，组织医疗队，教员王荣昌、刘德荣、陈文英、崔志祥教基础课，王振华教解剖课，程治平教药物学，每星期一、三、五晚上课。12月19日，定边县革命委员会《关于恢复定边县卫生防疫站的通知》指出：防疫站人员一律归队，站长韩守廉。恢复定边县防疫站后，县医院和防疫站合并了一段时间。

1972年1月，定边县革命委员会政工组文件通知，仲继云任定边县人民医院革委会副主任；县医院党支部、革委会向卫生局报告，要求建立政工股，股长孙保仓；医疗股长赵茂麟、副股长胡启泰；总务股股长刘志忠。3月上旬，党支部委员韩祥庭调离(赴苏丹)，增补孙宝仓为支部委员。5月，定边县革命委员会下发文件，决定毛启明任定边县人民医院革委会副主任，郭锦文兼任定边县卫校校长。6月10日，县医院民兵排建制明确，排长陈玉祥，副排长胡启泰、孙保仓。1班班长刘志忠，副班长张瑜晋，战士齐晶等15 人；2班班长李兴翠，副班长刘爱萍，战士陈群英、潘淑霞等10人。11月，唐立勋任定边县人民医院革委会主任兼党支部书记，撤销马汝钧党支部书记职务，并进行行政降级。是年底，全院有干部职工39人，其中男29人、女10人。年末实有病床60张，年初住院58人，全年入院1235人，出院1158人（治愈645人、好转277人、未愈202人、死亡34人），正常分娩88人。年末住院47人，实际开放总床日数19818天，平均开放病床55.65%，治愈率55.66%，病死率2.93%，病床周转率

3.19%。

1973年1月23日，县医院召开会议讨论福利问题：一等3人各50元；二等6人各30元；三等4人各20元。3月下旬，长庆油田石油工人贾来林因公负伤，断臂、脑外伤，情况危急。被送县医院后马上组织抢救，经过7个昼夜施救，贾来林重获新生。县医院老护士晋升医士4人，分别为崔志祥、王国霞、刘德荣、陈之英；初级护士晋升中级护士2人，分别为李兴翠、郭淑娥。7月20日，县医院党支部上报题为“路线教育深入人心，工作面貌焕然一新，县医院服务态度医疗质量步步提高”，讲述3月贾来林在县医院被救故事。10月8日，县农业机械厂1名职工因病被同事和家属送到县医院，连夜手术，在患者休克状态下成功切除溃疡，挽救其生命。11月16日，县医院遵照县委安排，即日起开始整党。首先是抓好学习，每天早晚各用两个小时学习毛泽东《关于正确处理人民内部矛盾的问题》等3本书。

1974年3月15日早晨9点，县砖瓦厂3名工人被火药烧伤送来救治。丁兆万、郭锦文、仲纪云几位领导立即组织医护人员抢救，到下午5点多，除1人重伤死亡外，两名伤者死里逃生。3月下旬，县医院召开“两委”联席会议，郑文秀传达榆林地区革委会会议精神；李旺忠任行政股股长，刘志忠任行政股副股长；拓生孝任医疗股股长，付福春任医疗股副股长，赵乐芬任医疗股副股长；王国霞任护理部护士长。4月17日下午，县医院保管曹某莲处理某些失效药品不当，致使27名儿童中毒，其中2人死亡。5月21日，县医院派李明忠带车前往绥德处理小孩中毒后事。同时把在定边未愈的几个中毒小孩带过去复查。县医院成立观察治疗小组，由最有经验有能力的大夫付福春、仲纪云、刘亚平、高春如等组成，幸存患儿得到全力救治。事后，县医院革委会就此事件作了书面检讨，承担领导和管理责任，薛某范受党内严重警告处分。7月15日，组织部便函通知县医院革委会：经组织部研究同意李旺忠、刘志忠、拓生孝、付福春、赵乐凤5人为县医院革委会委员。8月3日，县直委便函通知县医院：同意唐立勋任书记，丁兆万、郭锦文任副书记，李旺忠、胡启泰、赵乐凤、崔志祥为支部委员。8月6日，县委监委文件《关于对马某钧所犯错误的处分决定》：给予马某钧党内撤销县医院党支部书记职务、行政降级处分。9月27日，县医院召开党支部、革委会“两委”委员会决定，响应县委号召，给大战马莲滩水利工程劳动的员工发放奖品，表现特别好的8人：徐怀德、张复本、张瑜晋、薛学范、曹安文、刘志民、丁兆万、朱开萍，每人奖励胶鞋1双。给参加该次劳动所有人员每人奖励纪念本1个（每个不超过1元）。10月8日，全院有职工52人，其中中西医医生11人、护士8人、中西药调剂4人、药库保管1人、化验1人、放射2人、心电图1人、超声1人、行政8

人、工人和护士5人、护士学徒10人。11月24日，砖井公社1名女社员宫外孕出血，被家属送到县医院，患者处于休克状态，须紧急手术。当时没有血源，紧急状态下大家意见分歧，党支部立即召开紧急会议研究决定，采取将患者自身血回收利用的办法，成功施行了手术。

1975年2月9日，县卫生局常仲贤局长到县医院传达县委关于整风工作会议精神。要求每天晚上6—8点，通过学习，狠批损公肥私、多吃多占、收受贿赂、乱购乱买、怕苦怕累等思想和行为。5月1日，县医院48名职工欢迎韩祥庭驰援苏丹凯旋合影留念。9月，遵照县委安排部署，县医院党支部组织全院干部职工学习无产阶级专政理论，结合评水浒，大学大批促大干，积极参加生产劳动。组织3批巡回医疗队深入农村，培训赤脚医生，为广大贫下中农治病。11月7日，县医院革委会召开会议，研究决定派出3人组成一个巡回医疗队，薛学范任负责人，刘志忠、王继红参加，到农村给群众治病。另外派出丁兆万、王振兴、曹安文、王荣昌、赵云林、郭淑娥参加民兵拉练。

1976年1月，中共定边县委常委会研究决定：张兴旺任县医院党支部书记、革委会主任。免去唐立勋党支部书记职务。县医院召开党支部、革委会“两委”扩大会议，县医院基本情况为：医院管理机构分行政、医疗两股，李旺忠任行政股长，拓生孝任医疗股长，赵乐芬、付福春任医疗股副股长。业务上由郭锦文、仲纪云、薛学范副主任和群众代表负责。共有大夫20人、放射3人、化验2人、药剂2人、工人6人、学徒6人、行政7人、雇工4人、护士13人，护士长王国霞，共计63人。病房15间，病床48张，每天门诊200多人次。5月，召开支委、革委扩大会议决定：县医院计划生育小组由赵乐芬、杨玉兰、陈在鸣3人组成；医院建立医疗股、总务股、人秘股3个股。王汝俊、胡启泰任医疗股副股长；刘志忠任总务股股长；孙保仓任人秘股股长。6月12日，县医院召开“两委”会议决定：省卫生厅和设计院对县医院修建进行具体设计和指导，共计需要46万元，地区财政拨款投资10万元（到账5万元，尚缺5万元），还有36万元未拨付。由郭锦文随同县革委会副主任韩长弟、卫生局长李国祥同去地区卫生局交涉。7月，重新调整针灸麻醉领导小组，组长李国祥，副组长郭锦文、韩守仓、王振华；针麻科研办公室设在县医院并由王荣昌负责；党支部增补韩祥庭为支部委员。11月，卫生局指定付福春到姬塬公社蹲点，县医院抽调7人下乡搞卫生革命，由沈仲贤带队，主要任务是帮助农村培养赤脚医生，建立合作医疗站，发挥草药房作用，做到自采、自制、自用。搞好农村“两管五改”（管水、管粪，改水井、改厕所、改畜圈、改炉灶、改造环境），搞好妇幼保健和妇女病的预防治疗。同时要开展好农村路线教育，接受贫下中农再教育；县医院召开下乡人员会议，“两委”班子和7名下乡人员参加，县革委会副主任李成海出席并讲话，要求下乡人员发挥特长，配合农村做好党的中心工作，帮助农村搞好卫生革命，设中草药房免费给群众治病；开展爱国卫生运动，防治地方病；向贫下中农学习，发扬艰苦奋斗精神。时间为一年，希望大家和贫下中农保持同吃同住同劳动，接受再教育，得到锻炼提高。是年底，县医院新建病房楼两座，建筑面积1885平方米，病床增加到52张。汪志田撰写的《长期联合使用抗菌素引致的霉菌感染》在《西安医学院院报》1976年第一期发表。医院人员情况为：党支部书记张兴旺，会计申文福，图书管理路茂槐，秘书陈在鸣，党支部副书记郭锦文，革委会副主任仲纪云、薛学范，医疗股长拓生孝，医疗股副股长付福春、赵乐芬，西医师吕庆莲。

1977年初，县医院革委会研究各委员分工：姜良鹏负责财务、行政事务；机关劳动和具体事务原来由李明忠（调走）分管，后调派他人负责；诊疗业务由仲纪云、沈仲贤负责；拓生孝、付福春分管门诊和病房；王国霞、赵乐芬负责妇女工作；决定成立内科、外科、中医科、理疗科、五官科，并赋予李兴翠、王荣昌处方权，同时开展巡回医疗工作，选派5人成立长期队，选派3人组成短期队下乡工作。3月31日，中共定边县委组织部《关于张兴旺等职务任免的通知》：王全任县医院党支部书记、革委会主任；姜良鹏任县医院党支部副书记、革委会副主任。免去张兴旺县医院党支部书记、革委会主任职务；免去郭锦文县医院党支部副书记、革委会副主任职务。截至7月，因急病到院治疗的患者共欠费24783.41元，经调查大都是贫下中农没钱交付，请求县上予以解决。12月，取消“定边县人民医院革命委员会”称谓，复称“定边县人民医院”。

1978年，全院开展职工调资问题；推举出席县级各类会议的职工 代表。11月2日，经县常委会研究决定，郭锦文任县医院副院长、党支部副书记。

三、改革开放时期

1979年，学习宣传中共中央十一届三中全会精神。

1980年5月4日，《健康报》第1564期第二版以“不用手术刀谋私利”为题刊登崔志祥的事迹（石仰钧报道）。12月底，调整任命县医院各业务股室负责人。

1981年，召开全体职工大会8次，传达有关卫生工作会议精神，开展“三个该不该”讨论、“五讲四美”活动和作风纪律整顿。全院职工精神面貌有了起色，做到人人遵守纪律，个个按时上班。早上坚持做体操，星期六积极参加大扫除。不足之处是拖欠公款没有及时归还。12月5日，党支部会议选举崔志祥为县上优秀党员代表大会获奖代表，选举崔志祥、赵乐芬、胡启泰、张德为出席会议代表。12月9日，医院党支部组成情况为：党支部书记王全，党支部副书记姜良鹏、郭锦文，秘书陈在鸣，总务赵乐芬、崔志祥、胡启泰。

1982年3月，中共定边县委常委会会议研究决定，郭锦文任县医院院长，王白石任县医院副院长。免去王全县医院院长职务。县卫生局会议研究决定，辛秀兰代理县医院护理部负责人兼外科护士长，薛艳红任县医院内科副护士长，田凤英任县医院外科副护士长。9月26日，县卫生系统召开表彰大会，卫生局局长高天明致辞。优秀护士辛秀兰、大夫付福春分别发言。副县长韩继存总结讲话，高度评价全县广大医护工作者的辛勤工作和优异成绩。10月6日，县卫生局发文，评选辛秀兰、申芳菊、夏晓芬为榆林地区级优秀护士，辛秀兰、申芳菊等9名护士和7名护理员为县级优秀护士和护理员。11月下旬，县委书记王国文给全县卫生系统的党团员讲党课，作整顿党风的报告；王昌祥、杨燕等讲解中国共产党的组织纪律；赵云林讲解孙思邈对医德规范的论述。县常委会研究决定：免去姜良鹏县医院党支部副书记职务。12月底，县医院共有干部职工101人，其中正式工84人、集体工8人、临时工9人，行政管理人员19人、医务人员73人。先进工作者付福春、张德、崔志祥、赵乐芬、田耕年、贾玉宝、辛秀兰、徐怀德、吕玉华、王爱霞、薛艳红、王天忠、延九锡、郝翠花、胡启泰、张艳萍、蔡凤英、赵云林、党自瑜19人。

1983年1月，付福春、崔志祥、张德、胡启泰4人被评为年度模范党员，药剂科、护理部被评为先进科室；张德以模范党员身份参加全县模范党支部、模范党员表彰大会。2月25日，定边县科学技术委员会通知，榆林地区发文，地区审定一批工程师，按工程师一级对待，并解决有关烟酒肉食等供需问题。定边共有13人，县医院有郭锦文、于长雍、付福春、赵乐芬等。3月12日，召开欢送王全调职会议，宣读组织部便函通知，县医院党支部工作暂由郭锦文负责。医院时有党员30名，预备党员3名(付福春、于长雍、赵云林)。设4个党小组，崔志祥负责外科组，张德负责内科组，陈在鸣负责行政组，胡启泰负责门诊组。是月，《中级医刊》1983第3期29页刊登崔志祥论文，标题为《用云南白药保留灌肠治疗乙状结肠和直肠出血——陕西省定边县人民医院崔志祥的临床经验》。8月25日，根据榆林地区劳动局8月17日函批复，同意占用自然减员指标招收刘国敏为全民所有制岗位工人。经县劳动局研究，分配到县医院工作，按熟练工对待，熟练期为一年，熟练期月工资暂按36元计发，另外每月发给副食品补贴5元。从1983年9月1日起执行。9月，王白石负责全院医务工作，付福春负责医务科工作，张德负责内科工作，延九锡负责急诊科工作；赵云林任中医科副科长、王继红任内科副科长；党支部举行接收新党员于长雍宣誓仪式，县卫生局王昌祥出席，院领导、全体党团员和入党积极分子参加会议。10月21日，县总工会通报表扬全县广大干部职工为9月13日安康灾区捐款捐物行为。在所公布的名单中，县医院付福春、崔志祥、郭锦文、王白石共捐款63.5元，粮票558斤。12月19日，定边县人民医院首届职工代表大会在北二楼会议室召开。首届职工代表大会讨论通过《关于定边县人民医院"岗位经济责任制"（草案）的报告》《定边县人民医院首届职工代表大会暂行条例实施细则》。是年，汪志田撰写的《洋地黄中毒的诊断与抢救》一文在县卫生局举办的医学论文宣讲会上获得二等奖；崔志祥的《用云南白药保留灌肠治疗乙状结肠和直肠出血及溃疡出血57例》被《中级医刊》1983年第三期收录。

1984年3月5日，县医院积极开展学雷锋做好事活动，拓生孝积极带头，每天进病房，为患者端茶递水、洗脚理发，一天内理发3人、洗脚14人，患者赞不绝口。4月8日，县委决定调整县医院领导班子。5月，于长雍调离定边到山东威海。8月底，县医院向县卫生局呈报上半年工作总结，医院在改革中采取5条改革措施，一是取消挂号，实行一次性收费；二是恢复急诊科，加强危重病人抢救；三是夏季中午不休息，实行人员轮换上班；四是安排高年资大夫坐诊，为患者提供优质放心服务；五是必要时加床加铺，保证病人能及时住院。9月下旬，中华医药学会陕西省定边县分会经过民主推荐选举，产生新一届组成人员及分工。会长王昌祥，副会长韩云昌、赵云林，委员张德、王白石、王继红、姬正凡（分管内科、心脏、护理）、付福春（分管外科）、崔志祥（分管外科、妇科）、赵云林、侯贵银（分管中医、中药）、李少煊（分管放射科、心电图、超声波）、薛学范（分管中西药）、张万生（分管卫生防疫、地方病防治）。10月20日，县医院外科医生崔志祥用云南白药保留灌肠治疗乙状结肠、直肠出血及溃疡出血，通过县卫生局、县科委技术鉴定。10月底，县委研究决定：崔志祥任县医院副院长。11月初，县委组织部文件通知：韩世英任县医院纪检干部。12月，外科大夫刘志光、青年护士白志秀、统计路文云、返聘会计张永汲、保管郝翠花、急诊大夫延九锡等被评为先进工作者。据工作总结统计，1984年门诊收治病人57785人次，业务收入57986元。12月24日，眼科大夫李占宁被评为优秀大夫，妇科护士长常文清被评为优秀护士长。

1985年3月，县医院安排开展"五讲四美三热爱"活动，"五讲"：讲文明、讲礼貌、讲卫生、讲秩序、讲道德；"四美"：心灵美、语言美、行为美、环境美；"三热爱"：热爱祖国、热爱社会主义、热爱中国共产党。崔志祥撰写的《云南白药保留灌肠治疗乙状结肠和直肠出血及溃疡出血》被《榆林地区科技成果汇编（1980—

1984）》收录。8月30日，县医院党支部结合整党活动，组织全体党员参加闭卷答题考试，60%以上的党员成绩及格，10%达80分以上。11月1日，县医院向上级呈文《定边县人民医院改革工作情况汇报》，汇报如实反映了从1983年起实行改革的前后对照，强调实行改革的重要性。12月3日，县医院整党进入自查阶段。12月15日，全院有党员36名，其中女党员15名。12月18日，县医院向县卫生局整党领导小组呈报《关于对照检查、整顿工作情况汇报》，提出要向群众提供优质服务、纠正重病房轻门诊、医疗器械陈旧落后、服务态度和质量差等15条整改意见。1985年医院内科共计医治、抢救危重病人102人。

1986年，在县委、县政府领导下，开展组织纪律整顿和内部改革讨论。

1987年2月25日，书记郭锦文主持召开支委会，传达上级关于整顿组织纪律的会议精神。决定县医院分设内儿科、外妇科、门诊总务科、中医科4个组。郭锦文负责门诊、总务科，雷志强、高孝元负责外妇科，付福春带刘兆春、辛秀兰负责门诊病区总务科，张德带刘志光、赵云林负责中医科。7月18日，付福春副院长主持召开全体党员大会，学习《人民日报》7月4日头版文章《共产党员再有索贿一律清除出党》。付福春强调，医护人员存在不守岗、开假证明现象，甚至有向患者要吃要喝要东西的情况，对此要严肃查处。8月15日,县医院开展“当人民公仆，创最佳服务活动”，提出先进科室5条标准和先进个人6个条件。10月1日，县医院门诊楼（南楼）破土动工，设计建筑面积2362.22平方米，预算造价646万元。工程由定边县建筑公司第一分公司“包工包料”建设。10月31日，地、县纪检部门到县医院召开座谈会。院长郭锦文汇报工作：医院共有职工136人，其中国家编制100人、集体编制18人、临时工12人、离退休6人。设有办公室、医务科、总务科、护理部，还有临床科室和辅助科室。医务人员中有主治医师3人、医师24人、医士28人、护士25人，领导和其他人员18人。

1988年4月2日，医院党员大会选出新一届支部委员会委员：郭锦文、王白石、付福春、崔志祥、胡启泰、张德、雷志强、韩世英、高孝元、赵云林、辛秀兰共11人。6月8日，县直委发便函批复：同意选出的11人为县医院党支部委员会委员。7月3日，据1988年上半年工作总结，县医院新的岗位责任制定之后，医院后勤科室灶务老大难问题得到彻底解决，两位炊管人员早起晚睡，给病人及其家属准备饭菜，改变饭菜“老三样”为花样多变，既经济又实惠，上灶率直线上升，极大地改善了医患关系，方便医患共享。11月24日，按照上级有关规定，经过公开投标，定边县卫生局代表牛德河、定边县财政局代表姚志山(以下简称甲方)同定边县人民医院(以下简称乙方)，经协商同意签订定边县人民医院招标承包经营责任合同书，包括承包原则、承包形式和承包期限(1988年1月1日至1990年12月25日) 3年，如遇特殊情况，可适当缩短或延期至终止合同、承包的内容和要求、承包双方的权利和义务、承包要求及奖罚规定。甲方代表牛德河、姚志山签字，乙方代表孙应文签字生效。(注：因管理问题，承包经营以失败告终。) 12月9日，县医院向卫生局提交《定边县人民医院组阁院长请示报告》，商定集体承包经营，院长孙应文，副院长王白石、张德、崔志祥、王继红。呈报县医院承包后院委会组成人员分别为孙应文、王白石、张德、崔志祥、王继红、付福春、孙玉贵、王荣昌、雷志强、胡启泰、辛秀兰、刘兆春、田耕年、赵云林、杨玉兰、蔡凤英。12月20日，县医院承包院长孙应文提名聘任刘兆春、汪志田、张晓燕、王荣昌、李占宁等14人为各科主治医师，任期3年(1988年12月至1991年12月)。

1989年，为加强精神文明建设，医院成立领导小组，开展多种形式的宣传教育和文化活动。8月20日，县卫生局印发《卫生廉政制度》：“四公开”，即重大决策、经费使用、推荐任免考评干部、派业务人才外出学习深造；“四坚持”，即坚持原则克己奉公、坚持实事求是认真负责、坚持艰苦奋斗勤俭节约、坚持联系群众以诚相待；“四不准”，即以权谋私见利忘义、弄虚作假徇私舞弊、奢侈腐化铺张浪费、官僚主义互相戒备；“四及时”，即查处以权谋私行贿受贿敲诈勒索违法乱纪、查处医疗差错事故、听取群众意见、深入基层调查研究。12月30日，患者及其家属给汪志田、王白石、刘国敏、杨桂英等送去镜框及感谢信。12月，心超室完成心电图检查诊断910人次，超声检查诊断1080人次，本室工作人员出勤率达100%。检验科业务收入16143元；B超室业务收入10000元，共计检查患者879例，比上年多出100余例；放射科业务收入30000元；内儿科全面完成了院领导班子分配本科室创收任务。是年，妇产科王彩英接诊一位难产（横位）孕妇，胎儿手、肘脱出宫颈口，已来不及手术。她与患者家属沟通后，采用解痛镇静剂镇痛后施行横位倒转术使窒息婴儿娩出，立即施行心肺复苏抢救成功，母子转危为安。

1990年2月，崔志祥完成自己临床127例棘球蚴囊肿手术过程的整理编写，提出治疗方案和独特见解，多次获省市县表彰奖励。3月29日，由于党支部工作涣散，县直委派张少良、马超到县医院主持选举出席县直委党代会代表王白石。6月2日，中共定边县委直属机关工作委员会批复县医院党支部，同意郭锦文、王白石、付福春、崔志祥、胡启泰、张德、雷志强、韩世英、高孝元、赵云林、辛秀兰11人为支部委员会委员 。10月中旬，孙应文在院周会上通报，1—9月业务总收入66万元，同比增长

32%，门诊和住院都成倍增长。11月30日，召开全体职工大会，组织学习县委办公室《关于进一步加强行业廉政建设，纠正行业不正之风的安排意见》。孙应文传达县委县政府关于计划生育动员大会精神。

1991年1月11日，县医院召开年终总结会议，院长孙应文讲，经过全院职工辛勤努力工作，完成各项任务指标。业务收入90多万元，除各项开支，结余2.7万余元。经院领导班子研究，春节给职工每人发10公斤苹果、10公斤橘子，每户1吨煤炭，只收成本费免收拉运费。2月，医院新一届党政班子制定和完善了有关规章制度。按照《医院业务建设三年发展规划》，及时出台《院领导成员分工决定》《关于调整医院创建组织机构的决定》，党支部对人事制度、人才培养、科研管理、分配制度等方面的改革进行了积极的探索，如新组建部分科室，任命一批人事，对140名专业技术人员实行聘任制。3月16日，书记张德主持召开党员大会，实到正式党员29人，选举产生新一届支部委员会委员分别为张德、付福春、王白石、孙应文、王继红、崔志祥、赵云林、辛秀兰、赵国庆。5月18日，召开全体党员大会，按照上级党委要求，党员和群众每人为残疾人捐献2元钱。7月25日，召开支委会，书记张德带头向江苏灾区捐款。支委会决定动员县医院全体人员（包括合同工、临时工）人均至少捐献5元，多者不限。10月22日，陕西省总工会榆林地区办事处给崔志祥颁发“读书自学活动积极分子”证书。12月14日，召开全体党员大会，参加党员28人。张德书记主持学习《陕西省民主评议党员工作细则》，然后人人自我剖析，开展批评与自我批评。

1992年1月4日，召开民主评议党员大会，参加党员27人。王白石、孙应文、刘志光、付福春、辛秀兰依次进行自我剖析。9月5日，县医院门诊大楼（南楼）历时5年建成并投入使用，举行开诊典礼仪式。11月10日，以“红柳情”为题，宣传县医院副主任医师付福春先进事迹。对他在为人民服务的医疗卫生岗位上奋斗30多年的奉献精神予以高度赞扬。12月3日，据县医院工作总结报告，1992年业务总收入872450.71元，其中门诊收入445363.95元，住院收入417635.18元，其他收入9451.58元。

1993年7月14日，县医院向县卫生局呈报《关于城市社会主义思想教育工作总结报告》，组织大家学习党的十四大精神和邓小平南方谈话，开展作风纪律整顿，对上班聊天、干私活、擅离职守等人进行了处罚。11月，县医院报告县卫生局和劳动人事局，给杨玉兰、王国霞、李兴翠、郭淑娥4人增加护龄津贴。

1994年3月24日，县职改领导小组发文，沈志杰等14人分别具有中内医师、中医师、理疗师、药剂师、医师、护师等任职资格，任职时间从1989年12月31日算起；

贺向荣等23人分别具有口腔、内科、儿科、中药、皮肤科、药剂、检验等科医师任职资格，授职时间从1994年3月24日算起。3月，王盘山乡1名6岁男孩滚入深沟造成脾脏破裂出血性休克被急送县医院，急诊室张少雄立即手术并抢救成功。患者父母所带钱不足，张少雄赞助200元让其交费。6月7—10日，县医院领导班子召开民主生活会，提出并纠正了服务态度生硬、对待患者冷漠、医疗技术滑坡、思想政治和管理工作松懈等问题。8月8日，县委、县政府研究决定，任命赵国庆为县医院党支部副书记、丁海山为副院长。8月13日，县城遭受百年不遇的特大洪水袭击，县医院病房、药房有遭受水淹的危险。院长王白石、党支部书记张德召开紧急会议，成立抗洪抢险领导小组，抽调14名身强体壮的人员组成抢险救护队。抢险救护队提前准备了沙袋，大雨来临时用沙袋堵挡大门和要害部位。其间涌现出先进集体抢险救护队和拓生孝、薛海霞等抢险先进个人。10月，县职改领导小组文件提出郭福来、万景民、拓生孝具有中医主治医师任职资格，路文云具有统计师任职资格。12月20日，院长办公会研究决定，聘丁海山、王世忠、张存渊等82人分别任相应技术职务，任期3年（从1994年12月20日至1997年12月20日）；聘延九锡、汪志田、马秀兰等19人分别任相应技术职务，任期3年（从1994年12月20日至1997年12月20日）。12月31日，县医院《党支部工作总结报告》：一年来，通过“三抓”“两建”　“一活动”，加强了全体党员的学风和工作作风建设。“三抓”即抓理论学习，定期学习中央和省市县有关文件；抓思想教育，及时掌握领导班子和全体医务人员思想动向；抓工作秩序，人人在岗位守职责。“两建”即建立学习制度、建立工作制度。“一活动”即学雷锋活动，人人争当活雷锋。是年，崔志祥有关医学论文、记述、临床经验、模范事迹，分别被《名医》《陕西高级医药卫生专家人名志》《中国人才世纪献词》等书籍、杂志收录。

1995年2月10日，宁夏青铜峡市蒋顶乡蒋顶村1名村民背着患病9年、年逾20岁的妹妹到县医院三门诊就诊。药剂师张彩霞发现患者在困境中有轻生念头，就同丈夫刘学智商议决定设法接济她，端吃递喝，安慰和鼓励她战胜病魔。6月，张彩霞同丈夫刘学智把患者送到山西省稷山县骨髓炎医院治疗。是年，特聘宁夏回族自治区人民医院商霆钧主任到县医院外科工作，副院长丁海山负责接待和业务工作开展。是年，王彩英在西安市中心医院妇产科进修归来，向药剂科主任马江鲁提出合理化建议，药房购买实用药品，开展新项目。

1996年3月13日，县医院人事任命：副书记赵国庆兼任办公室主任、王荣昌任医务科科长、汪志田任内科主任兼医务科副科长、刘志光任外科主任兼医务科副科长、刘惠莲任护理部主任兼手术室负责人、贺向荣任门诊部主任、马秀兰任妇产科主任、郝希平任急诊科主任、申应春任保卫科科长、宋怀明任外科副主任、马江鲁任药剂科主任、刘竹强任药剂科副主任、贺美玲任检验科主任、张凤杰任放射科主任、李俊莲任供应室护士长、刘万芳任外科护士长、苗艳英任内儿科护士长、丁建斌任妇产科护士长、张静任急诊科护士长。5月，县医院共有职工170人，其中共产党员45人。有医疗卫生专业知识的技术人员116人，其中副主任医师3人、主治医师18人、医师22人、护士32人，固定资产196万元。7月，妇产科王彩英收治一名异位妊娠患者，属于陈旧性宫外孕，本人和家属请求保护隐私。王彩英坚持到其家中保守治疗一个月，终使患者脱险。11月19日，县医院以“赤诚温暖心，奉献一片爱”为题，整理了张彩霞夫妇救助患者的前后经过，县委宣传部也多次采访报道，先后在《榆林报》《宁夏日报》等新闻媒体宣传他们的事迹。是年，县医院门诊82334人次，收住院病人1552人次，施行大小手术1281台次，治愈及好转率达到96.5%，业务收入超过105万元。

1997年1月30日，定边县人民政府发文，决定任命王存金为县医院副院长，免去其安边医院院长职务。3月，院领导班子成员分工如下：王白石主持全院工作，分管财务科；张德分管思想政治工作和医德医风建设及计划生育工作；赵国庆分管行政办公室工作；丁海山分管临床科室工作；延九锡分管护理工作；王存金分管门诊、急诊、总务科工作；孙玉贵分管医技科室工作。4月，榆林地区公安处对1997年度全区文保系统先进集体和模范个人进行嘉奖，县医院保卫科长申应春获奖；院长办公会研究决定，王存金兼总务科长、赵国庆兼财务科长、路文云任信息科主任、李菊林任儿科副主任、贺伟任预防保健科副主任、李勇任传染科副主任、王柏玲任审计科审计员。为了适应医院分级管理需要，更好地推动创“二甲”工作，经院长办公会议研究决定，重新调整组建县医院有关组织机构。院委会：王白石、张德、赵国庆、丁海山、延九锡、王存金、王荣昌、刘志光、汪志田、马秀兰、贺向荣、马江鲁、李俊莲、张凤杰、贺美玲。创建“二甲”办公室：主任丁海山，副主任王存金、王荣昌、刘惠莲，成员刘志光、 汪志田、马秀兰，干事李宝定。医护质量管理委员会：主任丁海山，副主任王荣昌、刘惠莲，成员王白石、张德、赵国庆、延九锡、王存金、孙玉贵、刘志光、汪志田、马秀兰、李俊莲、张凤杰、贺美玲。爱国卫生委员会：主任赵国庆，副主任刘惠莲，成员贺向荣、马江鲁、刘万芳、苗艳英、贺美玲、张静。病案管理委员会：主任王荣昌，副主任刘惠莲，成员刘志光、汪志田、马秀兰、路文云。药事管理委员会：主任王白石，成员张德、孙玉贵、马江鲁、张红兰。院内感染控制委员会：主任延九锡，副主任王存金、刘惠莲，成员伊彩霞、李俊莲、丁建斌。

医疗事故鉴定委员会：主任王白石，副主任张德、丁海山，成员赵国庆、延九锡、王存金、王荣昌、孙玉贵、刘志光、汪志田、马秀兰、李俊莲。学术委员会：主任丁海山，副主任王存金、王荣昌，成员王白石、张德、赵国庆、延九锡、孙玉贵、刘志光、汪志田、马秀兰、刘惠莲、马江鲁、宋怀明、张少雄、李菊林。思想政治工作和医德医风建设委员会：主任张德，副主任王白石、赵国庆、王荣昌、孙玉贵。安全委员会：主任赵国庆，副主任王存金、孙玉贵，成员王白石、张德、丁海山、延九锡、申应春。计划生育委员会：主任张德，副主任王白石、王存金，成员赵国庆、丁海山、延九锡、孙玉贵、刘惠莲。成立创建爱婴医院领导小组，组长王白石，副组长丁海山、王荣昌，成员刘惠莲、马秀兰、丁建斌、李菊林。下设创建爱婴医院办公室，主任王荣昌，成员 刘惠莲、马秀兰、丁建斌、李菊林。同时，研究决定，重新组建信息科、预防保健科、财务科、审计科、总务科、小儿科、传染科。11月19日，县直工委发便函批复卫生局党总支，批准接收张少雄、刘惠莲、张彩云为预备党员，预备期从1997年11月19日算起。

四、快速发展阶段

1998年4月6日，榆林地区卫生局和物价局联合发文《关于下发定边县人民医院评审结果的通知》。评委于1997年12月对定边县人民医院进行全面评审，报请地区卫生局物价局批准，定边县人民医院被评为二级乙等医院，有效期限1998年1月至2001年1月。8月，中共定边县委发文，决定免去张德县医院党支部书记职务，提前离岗，原待遇不变；杨继张任县医院院长，韩世英、张少雄、倪国栋任县医院副院长。免去王白石院长职务、延九锡副院长职务，提前离岗，原待遇不变；县委副书记李映边、组织部副部长王威、县卫生局局长米孝芳等领导在县医院召开专门会议，宣布县委县政府对县医院领导班子调整的决定。米孝芳主持会议，王威宣读县委县政府人事任免文件。9月，院科两级领导会议，集体研究决定，即日起改变作息时间和轮班秩序，周六、周日、节假日和中午休息时间不停诊；门诊室、急诊室等科室实行24小时值班制，全天候接诊病患者，做到患者随到随诊随治。从整治环境卫生入手解决脏乱差问题，从医德医风建设入手解决作风纪律松散和精神不振问题，从整章建制入手解决不正之风问题；召开院委会研究决定，利用3个月时间，开展一次作风纪律、医德医风大整顿，实行上下班查岗制，按时上下班，对迟到、早退、脱岗等进行处罚，坚决杜绝吃拿卡要、收红包、“搭车”开药等有损医院声誉行为，如若出现从严处理；成立医德医风整顿领导小组，组长杨继张，副组长赵国庆、张少雄，成员王存金、韩世英、孙玉贵、王荣昌、贺向荣、郝喜平、刘志光、汪志田、马江鲁、马秀兰。下设办公室，赵国庆兼主任，李宝定任副主任。向社会聘请24名监督员，并制定《医德医风条例》《十不准》。医院办起宣传专栏，首期公布岗位名单。投资1万多元在东西两院修建自行车、摩托车车棚，配备保安24小时轮流值班，解决职工及患者和家属车辆失盗问题。10月8日，《定边县人民医院岗位责任制奖罚细则(草案)》提交全院干部职工大会讨论修改通过并付诸实施。11月上旬，县医院提出“三步走”和“五个一”治院方略：“三步走”即第一年打基础(以整顿作风纪律和医德医风为突破口，以精神文明建设为抓手，调动一切积极因素，修残补缺，扭亏为盈)；第二年上台阶(以改革和管理为抓手，实施院科两级核算，整章建制，落实人事分配制度，调动全院职工积极性，增添眼科、耳鼻喉科、检验科等科室设备，维修东楼、住院楼、手术室等)；第三年软件硬件同步发展，争取上尖端设备，达到“二甲”医院设备要求。“五个一”即有一支技术过硬的医护医技队伍；有一批先进的医疗设备；有一套较高水准优质高效的医护医技质量体系；有一批较高水平的医疗成果；有一个优质舒适的医护工作环境和患者疗养环境。11月28日，“心系老区人民的好医生——记西安市第四医院内科主任李惧贤主任医师”，介绍她在县医院工作十多天中，为全县及周边454名患者诊疗疾病热情服务的事迹。12月13日，院长办公会研究决定，给普外科、妇产科、内科、儿科等重要科室业务骨干配发传呼机，便于及时联系、随叫随到。传呼机属于公产，外出学习、工作调整或调离，应交回院方配发他人。12月，县医院提交年终总结，全年业务收入达216万元，创历史新高；县医院西侧总建筑面积1800平方米的两栋楼产权争取到县医院。年末，医院对各分管副院长及各科室医护人员兑现奖金。一等奖：主管外科、妇科副院长张少雄600元；内科科长汪志田600元。二等奖：分管后勤副院长王存金400元；分管医务科、内科副院长韩世英400元；分管医技科孙玉贵(工会主席)400元。三等奖：外科科长刘志光200元；妇产科长马秀兰200元；医技科长王荣昌200元；药剂科长马江鲁200元。业务学习考核优秀奖贺伟200元，优秀医务工作者曹安文、李伟、张鸿翔、张存渊、苗艳英等10位各100元。是年，汪志田受聘担任《美中医学》杂志特约编辑，并受邀参加该编辑部举办的全国学术研讨会；汪志田晋升为副主任医师。

1999年2月，内科和儿科分设，任命贺伟为内科主任，刘国敏为儿科主任。3月，院长杨继张选派20多名业务骨干深入白湾子、杨井等乡镇，开展一个月的义诊活动。坚持每月下乡至少1次，每次至少一星期。为身体欠佳的老干部180多人、全县优秀教师100多人及现役军人家属等免费建立健康档案。4月上旬，郝滩乡1名村民遭遇车祸致重度颅脑损伤，由肇事司机和患者家属送到医院，患者心跳和呼吸近乎停止。院长杨继张和副院长张少雄、神经外科主治医师李伟、外科主任刘志光等立即实施手术。经众位大夫全力抢救，保住了性命。这是县医院建院以来首例开颅手术。4月下旬，1名患者因交通肇事致颅脑重度损伤，杨继张、张少雄、李伟、刘志光等大夫奋力抢救，成功施行开颅术，患者转危为安。6月，县医院投资80多万元，购置医疗设备陆续到位并安装调试。购置的医疗设备主要有美国全自动生化分析仪、BG2000 血球计数仪、电解免疫分析仪、无影灯、电切高频电刀、心电监护仪等。检验科实现自动化，增加临检项目，降低手工操作误差率，提高诊断符合率；王霞任耳鼻喉科科长，主持施行扁桃体摘除术、鼻腔手术及异物取出术。龚万义和高亚利在西安四院进修一年半学成归来。投资6万余元购置专科设备，眼科可以开展白内障人工晶体植入术等精细手术。组建防保科，李勇任科长，防保工作趋于制度化、规范化。9月，副院长丁海山在西京医院学成归来，获第四军医大学"优秀进修生"称号，回院后积极组织开展全院学术活动。11月，县职称改革领导小组发文，张少雄、张红梅等38人具有主治医师任职资格。县医院门诊达到89326人次，比上年同期增加43184人次，业务收入达410万元，比上年同期增长一倍，同比超过了定边镇医院和盐池县医院的收入。

2000年1月3日，县医院召开1999年总结大会，榆林市卫生局局长崔志杰、县委书记尚洪泽、县政府副县长叶庆雄、县政协副主席钱金堂出席。县卫生局正、副局长及县医院全体员工参加。3月8日，在全省卫生工作会议上，县医院被省卫生厅评为"陕西省卫生行业文明示范单位"。砖井镇一辆小面包车发生严重车祸，造成一死四伤。院长杨继张带领医护人员第一时间赶到现场，迅速将4名重伤员接回医院抢救。4台手术同时启动：李伟做开颅脑血肿清除术；张少雄、刘志光做血气胸抢救术；宋怀明、张鸿翔两人各做1台骨折内固定手术。因抢救及时，4名重伤患者全部转危为安。3月28日，省卫生厅厅长李鸿光到县医院调研，榆林市卫生局负责人和定边县副县长张鲁秦、卫生局局长米孝芳陪同调研。李鸿光对县医院工作给予很高评价。5月12日，榆林市卫生局举办市直属医疗卫生单位和12个县医院文艺会演比赛及护士知识、技能竞赛。比赛活动中，定边县人民医院舞蹈《护士情》获一等奖；护士知识技能竞赛活动中，定边县人民医院获集体二等奖。6月13日，县人事劳动局发文，丁银山由教育系统调到县医院办公室工作。7月，县医院党支部被县委评为"先进党支部"，院长杨继张被评为支持党务工作先进行政领导干部；县医院妇委会被县妇联评为"巾帼文明示范单位"。8月20日，县医院总投资290万元，购置美国全身螺旋CT；投资30万元装修机房，安装调试成功并投入临床使用。9月10日，县医院组织安排骨干力量为全县执教25年以上的200多名老教师进行免费体检，并逐个建立健康档案。10月15日，县医院收治一名车祸重伤患者，心跳和呼吸微弱。副院长丁海山、宋怀明、薛树军等大夫及时抢救，并施行医院首例动脉吻合术。患者痊愈后，送来锦旗以示感谢。10月28日，甘肃省镇原县1名患者因车祸重度颅脑损伤，矢状窦破裂，被其家属送到县医院。张少雄、李伟接诊后及时抢救治疗，实施矢状窦破裂修补术，使其脱险。11月2日，县职称改革工作领导小组办公室发文，何治荣具有主任医师任职资格；孙应文、李永卿、贾茂泉、延九锡、宋怀明、雷彩凤、马秀兰、王月娥、石喜亮、赵云林、孔令贺11人具有副主任医师任职资格；刘志华、高莲香2人具有副主任药师任职资格；杜莉具有副主任技师任职资格。任职时间从1999年12月30日算起。11月9日，榆林市政府办公室发文，《关于我市第二批“一五二人才工程”人员的通知》，张少雄被评为榆林市拔尖人才。11月20日，县医院内科主任贺伟前往堆子梁接诊，2名患者因高血压颅脑大量出血，深度昏迷，生命垂危，需要进行气管切开手术。贺伟在CT定位条件下，成功施行高血压脑出血椎颅血肿清除术，挽救了患者生命，填补了县医院内科新技术空白。12月18日，县委书记尚宏泽、县人大常委会主任李映边、县长艾保全带领20多人前往苏州新区考察学习，县医院院长杨继张陪同。定边县和苏州新区建立帮扶关系，初步达成为定边县人民医院援建门诊大楼的意向。12月20日，县医院投资60万元，购置日本东芝340彩超，安装调试并投入使用。副院长韩世英带领团队开展彩（B）超多种检查项目，在周边县区享有盛名。 12月24日，投资70多万元，购置日本石林巴斯电子胃镜和肠镜。外出学习的王冲霞归来，成立胃肠镜室，消化内科诊断治疗上新台阶。

2001年1月，召开全院职工大会，院长杨继张宣布：2000 年全院业务总收入突破700万元，创造历史新高。3月20日，县医院被榆林市卫生局评为“2000年度‘创佳评差’最佳单位”。4月，县医院被榆林市委、市政府评为“文明单位”；副院长张少雄被榆林市卫生局授予“2000年度白求恩精神奖”。5月18日，苏州新区管委会副主任梁建华一行在定边县委书记尚宏泽、县长艾保全、副县长延红岩和卫生局长米孝芳等陪同下来到县医院考察门诊大楼选址和开工准备情况，并举行了苏州新区援助定边县人民医院100万元修建门诊大楼捐助仪式。6月3日，白湾子1名重病患者在盐池县医院连续两次腹部手术后，并发术后感染肠梗阻、肠坏死、肠漏、重度感染性休克等。患者失去求生信心，亲属到定边县人民医院求助，丁海山和张存渊大夫接诊抢救，患者终于死里逃生，住院两周后痊愈出院，家属送匾致谢。匾上写“医术精湛，拯救黎民，白衣天使，起死回生”。《定边报》对此进行报道。6月10日，白泥井镇1

名69岁患者因患陈旧性股骨颈骨折，股骨头坏死，长年卧床不起，家属将其送县医院尝试治疗。经骨科大夫张鸿翔、宋怀明施行院内首例人工股骨头置换术，手术成功，术后患者可以站立行走。7月，县医院派参赛选手侯燕武、李俐霞参加县委组织部宣传部工会举办的庆七一演讲比赛，分别荣获一等奖和二等奖；定边苏州新区人民医院门诊大楼破土动工。主体四层、局部五层门诊大楼，占地面积912平方米，建筑面积4386平方米，总投资476万元（其中苏州援助100万元），县医院自筹资金376万元。经榆林市招标办公室公开招标，榆林市建筑设计研究院设计，榆林文昌建工集团中标承建。县委县政府成立建设领导小组，杨继张院长任组长。红柳沟智障患者贺狗霞被车撞伤，驾驶员驾车逃逸，患者被交警送到县医院治愈。县医院派车送贺狗霞回到家中，看到其家境贫寒，临时决定免收医疗费1000多元，又为其家中留下1000元作为生活补助。9月4日，县医院安排医德医风整顿工作，并成立医德医风整顿领导小组，组长杨继张，副组长赵国庆、倪国栋，成员丁海山、王存金、韩世英、张少雄、孙玉贵、丁银山。要着力解决医德医风、作风纪律、服务态度、思想作风、领导作风、私开门诊、私收费乱收费、医护质量等影响医院声誉、服务质量、事业发展的重大问题。12月6日，县卫生局向省卫生厅呈报《西安市第四人民医院对口扶贫定边县人民医院五年工作总结》：从1997年到2001年，西安市第四人民医院对口帮扶定边县人民医院，先后选派10支专家医疗队到院，同时为县医院培养了一批专业技术人才和业务骨干，改变了定边县人民医院医疗技术落后的局面，医院整体医疗水平明显提高。至2021年底，业务收入突破1000万元，固定资产达到1300万元。是年，内科主任贺伟带头开展技术创新，开展急性心肌梗死融合术、高血压脑出血椎颅血肿清除术、脑梗融合术等7项新技术，抢救危重病人百余例。是年，县东部滩区遭受洪涝灾害，县医院动员职工捐款6600余元，帮助灾区老乡渡过难关。

2002年1月10日，县医院设立社区医疗服务站、120急救中心，开通内科、外科、妇科3大病区热线电话，开始对住院及手术出院病人追踪回访。1月19日，召开全院干部职工大会，市卫生局医政科长李子俊、县人大常委会主任李映边、副县长张鲁秦、卫生局长米孝芳以及县有关单位领导出席。大会表彰奖励优秀工作人员21人、先进工作者27人。受表彰的先进科室有外科、内科；先进护理单元有手术室、内科；业务考核获一、二、三等奖的共计18人，其中包括效益奖和开展新项目奖。3月15日，定边苏州新区人民医院门诊大楼二期工程启动；3月21日，县医院《关于定边苏州新区人民医院门诊大楼建设进度的报告》。4月，县医院与西安交大二附院院长王子明等领导座谈，制定2002—2006年医疗技术帮扶计划，二附院每年下派专家5～6名，每次至少1个月，每年为县医院培养业务骨干4～6名。作风纪律、医德医风整顿领导小组成立，组长杨继张，副组长赵国庆、倪国栋，成员丁海山、王存金、韩世英、张少雄、孙玉贵、丁银山。5月20日，召开院科两级干部会议，决定成立120急救中心，由李勇兼任主任，实行医护人员24小时轮流值班，随时应诊。7月9日，县卫生局文件通知：因“定边县人民医院”印章和“定边县人民医院诊断证明专用章”“定边县人民医院财务专用章”损坏，已刻制新印章，即日启用。8月1日，县医院举行门诊大楼落成典礼。苏州市副市长朱永新、苏州新区管委会副主任梁建华带领20多人组成的党政代表团前来参加。榆林市副市长高拴平、政协副主席李瑞平、卫生局长崔志杰等出席。县上四套班子主要领导参加。县委书记尚宏泽主持，卫生厅李鸿光厅长发来贺电，西安交大二院、宁大附属医院、宁夏回族自治区医院、榆林市市级医疗单位、12个县医院院长、盐池县医院和内蒙古前旗医院院长等应邀参加。8月25日，召开全体职工参加的医疗安全和医疗服务质量整治动员会，院长杨继张传达全省医疗安全工作会议精神，讨论通过了《定边县人民医院关于开展医疗服务质量整顿治理工作安排意见》。9月，通过全体员工讨论，制定《定边县人民医院医疗安全防范细则》和《定边县人民医院临床科室质量控制方案》，全面落实卫生部下发的医疗核心制度。县医院将原来内、外、妇三大科室细分为内科、外科、妇科、儿科、骨伤科五大科室。儿科主任刘国敏带领全科医护人员信心倍增，努力工作；骨伤科主任张鸿翔、副主任宋怀明经营管理有方，科室医护人员凝心聚力，开展十多项新技术项目，经济效益和社会效益双丰收。县医院被榆林市爱卫会评为“卫生先进单位”。10月，副院长丁海山为东园子韩某某（患有硬化性胆管炎）实施了医院首例Roux-y胆肠吻合术，获得成功。11月20日，国家发展和改革委员会、卫生部联合发文，落实定边县贫困县医院建设项目款165万元。陕西省有6个县得到此项投资。12月6日，县医院院科两级成员有杨继张、赵国庆、张少雄、倪国栋、孙玉贵、丁银山、汪志田、刘志光、贺伟、马秀兰、刘国敏、贺向荣、宋怀明、王月娥、 李伟、姬兴军、张红岚、李勇、刘万芳、高海峰。是年，香港《世界优秀专家人才名典》收录了崔志祥事迹。

2003年1月18日，崔志祥主要事迹被中央党校《理论前沿》杂志社编写的“三个代表”重要思想理论与实践丛书收编。3月6日，定边县成立了以县委书记尚宏泽为总指挥，艾保全县长、杨继张院长为副总指挥的“非典病毒防控指挥部”，县医院被确定为非典防治定点医院。3月10日，省防非典办公室电传急件，要求各定点医院迅速建起隔离病房和发热门诊。杨继张院长立即召开紧急会议，动员全院职工用一昼夜时间将北二楼改造为隔离病区，门诊南一楼隔断，改造为发热门诊，做好一切应对准备。是日，省防非典办公室电传16号文件，要求各地收治非典疑似病例和确诊病例患者，定点医院应该远离市区，建立在人口较少的地方。县非典病毒防控指挥部接电后立即研究决定，紧急征用防氟改水办公室田倪圈水厂，用以建立传染病隔离医院。杨继张院长带领全体员工连续奋战24小时，一处布局合理、经济适用的隔离病院建成。5月，县医院被陕西省卫生厅评为“2002年度传染病疫情报告管理工作先进单位”。6月26日，崔志祥简介被中国人力资源科研、学术成果调查报告《跨世纪中国改革开放的理论与实践》（论文集）收编。

2004年2月28日，苏州市首批援榆专家医疗队援助定边县人民医院，医疗队由外科主任医师王晓东、内科副主任医师沈卫新、妇产科副主任医师顾雪芳和蒋乐萍组成，进行为期一年的医疗技术援助。3月，县医院被榆林市卫生局评为“2003年度医疗工作先进单位”，载入《榆林市卫生系统光荣册》。7月15日，县机构编制委员会办公室《关于印发定边县人民医院机构改革实施意见的通知》：根据上级通知精神，结合定边县实际，现就县医院机构改革工作提出如下实施意见，请按有关规定，认真组织实施。

1.改革的指导思想：以邓小平理论和“三个代表”重要思想为指导，从服务经济建设和全县人民健康需求出发，解放思想、更新观念、实事求是，以优化卫生人才资源配置，提高医疗服务质量和效益为核心，改革完善现行的卫生事业单位人事管理制度，引入竞争机制，改革用人制度，加快建设高素质的卫生专业技术人才队伍，为推进卫生事业发展，提供强有力的组织保证和人才支持。

2.职能配置：定边县人民医院是集医疗、急救、教学、防保为一体的综合医疗机构；承担全县人民群众的医疗、急救任务；负责全县医务人员的业务培训；指导全县各乡镇卫生院的医疗、防保工作；是榆林市卫校和定边县卫校毕业生的实习教学医院；完成卫生行政部门下达的其他工作任务。

3.人员编制、领导职数和岗位设置：经核定定边县人民医院暂控事业编制140名。领导职数：设院长1名、书记1名、副院长3名；行政管理人员编制20名；卫生专业技术人员编制115名。

4.人员分流：对借调、临时雇用人员一律清退，缺编单位所需工作人员，从超编单位予以调配；严格离退休规定，到达离退休年龄人员，要及时办理离退休手续；在这次卫生事业单位人事制度改革首次聘任期间，允许职工提前离岗(高级职称专业技术人员除外)，男年满53周岁(含53周岁)，女年满50周岁(含50周岁)，或工龄满30年，本人申请，经主管部门审核批准后，可以办理提前离岗手续。提前离岗人员享受国家规定的在职人员工资福利待遇，正常晋升工资不受影响，工龄连续计算，不占机关编制。到达法定离退休年龄后再办理退休手续。

7月24日，9层（地下一层）住院大楼破土动工，大楼占地面积1241平方米，总建筑面积13183平方米，总投资2800余万元，其中争取中省项目资金400万元、县财政投资600万元、医院自筹1800余万元。该工程由西北综合勘探设计研究院设计，由榆林市文昌建工集团建筑有限公司中标承建（被评为省级文明工地），由榆林市大成监理公司监理。是年，县医院被陕西省爱国卫生运动委员会评为“卫生先进单位”；崔志祥的《用云南白药保留灌肠治疗乙状结肠和直肠出血》获得人民日报社人才交流服务中心人力资源部、中国公共关系协会、北京时代前沿人力资源信息咨询中心联合颁发的特等奖。

2005年4月上旬，县医院投资80万元购置日本7080全自动生化分析仪；投资40多万元购置专科医疗设备。5月，省卫生厅副厅长黄立勋到县医院检查指导工作，到住院大楼施工现场视察，对县医院各方面工作非常满意。6月19日黄昏，县医院接到卫生局指令，砖井镇发生集体食物中毒事件，立即组织抢救。院长杨继张和有关人员迅速赶到现场，一边抢救治疗，一边召开紧急会议制定救治方案。经过一整夜抢救施治，130多名中毒者转危为安，脱离危险。6月20日凌晨1时，县宾馆会议室召开一次特别会议，参加会议的有省卫生厅副厅长刁虹、市卫生局长崔志杰、市药监局局长李玉明等。院长杨继张向省市领导简要汇报了中毒患者救治情况。省市卫生部门领导看望中毒患者，对县医院及时救治给予高度评价。7月12日，根据卫生部《万名医师支援农村卫生工程实施方案》，在省卫生厅副厅长黄立勋和医政处处长郭孔主持下，定边县人民医院院长杨继张与西安交大一附院院长马爱群签订西安交大一附院支援定边县人民医院项目协议。10月下旬，县医院9层住院大楼竣工，有效工期328天，比原定合同计划提前1个月竣工。后经有关部门验收为优良工程。11月16日，县医院举行建院50周年院庆暨住院大楼落成典礼，定边县四套班子主要领导出席。西安交大一、二附院，西安第四医院，宁夏医科大学附属医院及榆林市市直医疗单位，苏州市有关医院，定边周边各县旗医院领导应邀参加。12月初，县医院争取到国家扶助贫困县医疗卫生第三轮项目资金200万元，用于再提升服务功能。

2006年1月1日，定边县人民医院被省市县确定为新型农村合作医疗工作试点县医院。建立合作医疗定点医疗机构，专门成立医保合疗科。3月20日，省卫生厅副厅长范兵，农卫处处长石崇孝带领相关专家来县医院检查指导农村合作医疗工作。7月20日，省市专家组到县医院检查验收“两室一科”（手术室、供应室，妇产科）建设。

县医院投资60万元按照标准更新设备，验收均达标。11月3日，县医院组织大型突发公共卫生事件应急处置演练，演练内容分为集体食物中毒、重大交通事故、不明原因甲类传染病、高危孕产妇绿色通道、急腹症、心脑血管危急重症6大项目，分成6个急救分队，分设6个考核组。县卫生局、安监局、药监局、公安交警、疾控中心、卫生监督所等单位负责人参加考核指导。本次演练，由分管卫生的副县长张振武主持，常务副县长杨志先宣布演练开始。院长杨继张任总指挥，张少雄、贺伟任副总指挥。演练配置急救车6辆，指挥、考核、观摩车30多辆。县医院参演医护人员100多人，演练流程规范，反应迅速，非常成功。11月26日半夜12点30分，省、市专家组分别在两地拨打“120”急救电话，突袭检验县医院高危孕产妇应急救治能力。县医院接电话后出动两台急救车10分钟赶到现场，接受省市专家组现场考核，当即受到专家组表扬，这次检验是全省县级医院表现最好的。

2007年3月，全省医政工作会议在西安召开。会议按照卫生部要求，安排部署启动新一轮医院等级评审工作。经过认真筛选确定，定边县人民医院和凤翔县医院入选。3月26日，县医院召开创“二甲”动员大会，成立杨继张、张少雄为正副组长的“医院管理年活动”和“创二甲活动”领导小组。会议结合实际，讨论制定了《定边县人民医院关于继续认真扎实深入开展“以病人为中心，以提高医疗服务质量为主题”的医院管理年活动实施方案》和《定边县人民医院关于创建二级甲等医院实施方案》，领导班子明确分工，责任到人，实行分管领导、科主任、护士长负责制，确保医院管理活动和创“二甲”活动落到实处。4月，县医院领导班子按照医院管理年活动和创“二甲”活动要求，编印《定边县人民医院管理文件汇编》，包括相关政策法规、规章制度、各类人员职责、各种管理办法、医疗核心制度、奖罚细则等，复印《应知应会手册》。汇编人手一册，医院每季考核一次，考核结果作为评优奖先依据。6月，投资400多万元，购置的美国GE核磁共振正式开机，成立核磁共振室，白宏伟任主任。投资300余万元购置CR、C型臂、胃肠机和630毫安X光机。年底，县医院向县委、县政府、县卫生局呈报年终工作总结：2007年争取到国家、省、市、县各级专项资金725万元，全部用于医院建设。

2008年春，县医院召开全体职工大会，对创“二甲”工作进行再动员、再部署，实现医院管理科学化、业务制度化、运行规范化。对照创“二甲”评审标准和评审手册，对各个环节的工作进行“回头看”，对薄弱环节进行查漏补缺。4月18—20日，省卫生厅医政处处长陈学文带领省级专家督察组一行19人到定边考察调研，定边县委书记邵胜凯，榆林市卫生局副局长张振国，榆林市卫生局医政科科长王东林陪同。督察组对县医院创“二甲”准备工作给予充分肯定。6月，县医院成立ICU室，从江苏某三甲医院请回多年从事危重症监护工作的孙双智（定边人）主任医师任ICU室主任。ICU室的建立，助力“二甲”创建，跨越式提升了医院危重症救治能力。8月10日至11月10日，县医院创“二甲”进入冲刺阶段。院领导班子对“三基”考核“三严”训练除了月考季查外，由杨继张、张少雄担任正副主考官，分为应知应会、医疗、医技、护理、院感5个组，每天采取面对面随机抽题、随机提问的形式，在3个月内对全院全员进行了3轮“三基”“三严”全面考核，参与率达100%。省卫生厅医政处副处长欧阳志焕一行11人组成的专家组，来定边县人民医院评审验收创“二甲”一类和二类指标达标情况。县委书记邵胜凯、榆林市卫生局副局长张振国、市卫生局医政科长王东林参加评审验收。11月29日至12月1日，省卫生厅医政处副处长欧阳志焕带领23人组成的专家组，来定边县人民医院评审验收创“二甲”三类指标达标情况。定边县人民政府县长杨文海、榆林市卫生局副局长张振国、市卫生局医政科长王东林参加评审验收。县医院《关于开展白内障复明手术情况总结报告》显示：2007年，县医院和县残疾人联合会、县合作医疗办公室联合开展帮助残疾人活动，全免费为患者治疗白内障。县医院眼科为全县白内障患者施行全免费人工晶体植入术。据测算，手术和晶体每例需要花费2280元，残联复明项目补助800元，合疗报销1100元，县医院免收380元。2007—2008年，共给全县314名白内障患者施行了人工晶体植入术，术后效果良好。12月2日凌晨，堆子梁中学发生12名小学生在宿舍集体煤气中毒事件。天亮前，中毒学生全部被送至县医院立即组织抢救。傍晚10时许，副省长朱静芝带省教育厅、卫生厅、应急办公室等单位负责人赶到县医院看望中毒学生及其家属。榆林市委书记李金柱、副市长刘建胜，定边县委书记邵胜凯、县长杨文海提前在县医院安排救治，并及时向省里汇报救治情况。12月13日，刘建胜、王存田、邵胜凯、杨文海等市县领导到县医院，听取院长杨继张关于“‘12·2’中毒事件”抢救工作情况及救治幸存者情况的汇报。座谈会后，各位领导到病房集体看望了幸存者。是年，县医院成立血透室；招聘临床医学本科生9人。

2009年4月2日，榆林市妇幼工作暨孕产妇全免项目现场会在定边县人民医院召开，市委常委副市长井剑萍和市卫生局长王存田、副局长余凤兰等领导及市妇幼保健站全体领导、全市12个县卫生局长参加会议。晚上10点，全体参会人员集体观摩定边县人民医院孕产妇绿色通道及危重孕产妇急救演练。次日，集体参观了妇产科达标建设，听取院长杨继张对实施全县孕产妇全免项目实施住院分娩情况介绍，获得一致好评。4月28日，全市医政工作会议暨医院等级评审推动现场会在定边县人民医院召开，市卫生局长王存田、副局长张振国、市直医疗单位负责人和12个县卫生局局长、医院院长参加会议。杨继张院长在会上介绍了历时3年的创“二甲”工作情况和开展医院管理年活动情况，全体参会人员集体现场参观了县医院各项建设成果。与会领导一致认为定边县人民医院创“二甲”工作走在了全市前列，是榆林市首家高标准高质量达标的“二甲”医院。6月8日，陕西省第二轮医院等级评审首批“二甲”医院授牌仪式在西安好世界酒店举行，副省长郑小明出席。省卫生厅长刘少明、副厅长黄立勋、医政处长陈学文等到会。省直医疗卫生单位负责人及全省创“二甲”医院院长等参加大会。定边县人民医院在列，院长杨继张参加会议。8月下旬，县医院投资800多万元购置GE新飞 6000DR一台、阿洛卡a10 彩超1 台、阿洛卡a7两台、CE 四维彩超(高端)等一批医疗设备，安装调试并投入临床使用。9月28日，省卫生厅长刘少明在市、县领导的陪同下到定边县人民医院考察工作，调研卫生系统学习实践科学发展观活动情况。院长杨继张汇报了县医院整体工作和近年来各方面建设及发展情况。刘少明回去后以奖励方式给县医院下拨资金100万元。11月20日，经县医院申请，县政府常务会议研究决定，县医院正式职工由原先财政补助50%提升到80%，临时工每年拨120万元，从财政政策方面给予县医院较大支持。12月2日，县医院争取到卫生部和国家发改委扩大内需项目款3000万元并进入县医院基建专门账户，这是国家支援地方卫生事业建设在榆林市第一家。县医院将修建门诊大楼和医技行政综合大楼。是年，招聘临床医学本科生10人。截至2009年底，医院有职工365人，其中正式职工147人、临时工154人、离退休人员54人，有高级职称26人、中级职称56人、初级职称137人。门诊21.6万人次，住院病人18390例，门诊、住院各种手术6270例（住院3350例、门诊2920例）。全院业务收入8060万元，固定资产突破1亿元。

五、新时期跨越发展阶段

2010年1月29日，陕西省卫生厅、陕西省食品药品监督管理局、中医药管理局《转发卫生部 国家食品药品监督管理局 国家中医药管理局关于表彰全国医药卫生系统先进集体和先进个人决定的通知》发文，定边县人民医院在陕西省15个名录之列。卫生部、国家食药监管局、国家中医药管理局授予定边县人民医院“全国医药卫生系统先进集体”称号。3月，县医院落实国家扩大内需项目，酝酿建设门诊大楼和医技行政综合大楼。即日起进行选址定基、地质勘探、施工设计等前期准备工作。5月13日，县委常委、组织部部长高明伟到县医院宣布县委常委会会议决定，张少雄任院长兼党支部书记；免去杨继张院长职务，暂负责门诊大楼和医技大楼建设工作。5月19日，定边县人民政府发文，经县政府2010 年第10次常务会议研究决定，任命张少雄为县医院院长，免去杨继张院长职务、韩世英副院长职务。是月，中共陕西省委机关刊物《当代陕西》第9期第48页刊登《躬耕杏林传精神，妙手仁心铸医魂——记定边县人民医院院长杨继张》，全面报道杨继张先进事迹。9月初，门诊大楼和医技行政综合大楼正式开工。门诊楼建在鼓楼北街西侧、向阳小学东侧的空地（属医院地盘），大楼设计为6层，框架结构，地上5层，地下1层，建筑面积8154.78平方米，投资1850万元（招标价），由榆林市中民路桥有限公司中标承建，由陕西智达工程监理有限公司监理。医技行政综合楼建在院内东侧，大楼设计为6层，框架结构，建筑面积5000.25平方米，投资1086万元（招标价），由榆林市欣兴建筑工程有限公司中标承建，由榆林市大成建设监理有限公司监理。门诊楼和医技行政综合楼建设工程由中国建筑西北设计研究院有限公司设计，总建筑面积14717.54平方米（包括该项目医疗业务用房面积1562.51平方米），总投资3489万元（招标价3229万元，前期投资260万元），其中国债资金1700万元，省上配套180万元，县上配套1609万元。10月，北京大型人物期刊《风采人物》2010年第4期医药卫生人物风采栏目转载报道杨继张事迹文章《躬耕杏林传精神、妙手仁心铸医魂——记定边县人民医院院长杨继张》；张少雄院长主持开展的“一孔双视免气腹腔镜胆囊切除术”荣获榆林市第四届科技调研成果二等奖。11月下旬，县委、县政府任命：丁银山任县医院党支部副书记；刘国敏、张鸿翔、姬兴军任副院长；孙春霞为工会主席人选。是年，选派11名专业人员到西安交大一附院、二附院和四医大进修学习。在县委、县政府和卫生局的大力支持下，招聘临床医学本科生11人（其中临床8人、影像1人、药剂2人）。开展了前列腺电切术、体外碎石、肌钙蛋白测定、液基薄层细胞诊断、定向软通道微创钻颅术、骨质疏松锁定钢板内固定术、腹腔镜胆囊切除术等新技术项目，其中腹腔镜“一孔双视免气腹胆囊切除术”、定向软通道微创钻颅术、前列腺电切术等技术开创了医院微创外科手术的新领域，在全市处领先水平，特别是张少雄院长外科团队的腹腔镜“一孔双视免气腹胆囊切除术”于10月获榆林市科技成果二等奖，该技术的应用在全国处领先水平，新技术项目的开展为医院今后的可持续发展奠定了基础。

2011年，全院各科室业务骨干共在国家级和省级刊物上发表论文13篇，其中普外科2篇、内科2篇、儿科2篇、骨科3篇、B超室2篇、皮肤科2篇；招聘医学本科生10人，其中临床7人、护理2人、检验1人。截至2011年底，医院有职工405人，其中正式职工184人、临时工221人、离退休人员61人，有高级职称31人、中级职称66人、初级职称200人。年门诊24.8万人次，住院病人23991例，门诊、住院各种手术9510例（住院5611例、门诊3899例）。编制床位200张，实际开放床位500张。业务收入1.1亿元，固定资产突破1.5亿元。医院占地面积14000平方米，建筑面积33000平方米，其中门诊大楼4368平方米、住院楼11283平方米、医技楼（南楼）3200平方米、其他业务用房1562平方米。门诊部设外、内、儿、妇、产、骨伤、中医、口腔、耳鼻喉、眼科、皮肤、痔瘘、泌尿、急诊、针灸、理疗等16个临床科室；住院部设内、外、妇、儿、骨伤、综合病区、高干病房七大病区和急诊科、手术室，10个护理单元；设核磁共振、CT、彩（B）超、X光、检验、血库、细菌室、血透室、胃肠镜、病理、心电、脑电、中西药房等13个医技科室；设办公室、医务科、护理部、财务科、信息科、质控科、防保科、医保科、合疗科、保卫科、消防科等11个行政职能科室。成立120急救站，医护人员24小时应诊，急诊留观床20张。医院先后购置了美国GE核磁共振、美国GE全身螺旋CT、中高端彩超（4台）、四维彩超、日本奥林巴氏140电子胃镜和肠镜、日立7080全自动生化分析仪、CR、DR、C型臂、胃肠机、腹腔镜、宫腔镜、前列腺电切刀、美国产630毫安X光机、X线钼靶机、血液透析仪、电化学免疫分析仪、五分类全自动血液细胞分析仪、全自动血凝分析仪、动态心电图机、全自动进口洗片机、血液透析仪、血滤机、呼吸机（2台）、纤维支气管镜、多功能麻醉机、除颤起搏监护仪、微量元素检测仪、高频电刀、手术显微镜等万元以上的医疗设备100多台（件），价值5000余万元。

2012年3月，县医院被榆林市卫生局评为“2011年全市开展‘三好一满意’活动先进集体”。“三好一满意”，即“服务好、质量好、医德好，群众满意”。4月7日，县医院举办“争创优质服务标兵”演讲比赛活动，遴选出10位参赛选手，最终决出两名获奖者：内科张耀芳、综合内科白婧。4月20日，县医院组织开展突发公共卫生事件应急救治演练活动。县政协副主席丁海山亲临演练现场督导，卫生局局长扈僚锋任总指挥，并作演练前动员讲话。县医院院长张少雄任执行指挥，全程指挥演练。县医院相关人员参加，县妇保院、中医院、城关医院、安边医院参加。演练主要内容有重大车祸、孕产妇绿色通道、一氧化碳中毒、食物中毒以及甲型H1N1流感模拟病人的接转、抢救、会诊、治疗、消毒、个人防护等。演练结束后，评出骨科、内科、普外科获优秀奖，妇产科、儿科、急诊科获表演奖，几位模拟病人演练真实获表演奖。4月28日，根据《卫生部关于全国医疗卫生系统“三好一满意”活动2012年工作方案》，按照省、市、县卫生厅（局）的安排部署，县医院召开“三好一满意”活动再动员大会。4月，为贯彻落实《中共定边县委办公室关于进一步深化万名干部下基层开展“三问三解”活动的安排意见》，副书记丁银山深入白湾子镇卫生院和郝滩乡卫生院开展工作。5月11日，全县卫生系统“5·12”国际护士节庆祝大会在县医院门诊五楼会议室召开，县政府副县长刘静妮、县政协副主席丁海山、县政府调研员赵海清、卫生局局长扈僚锋，县医院、中医院、妇保院、卫生执法所领导，全县受表彰护士及县医院全体护士参加了庆祝大会，大会由卫生局书记沈效亮主持。晚上，全体与会人员在定边五洲二分店颐和厅参加了庆祝晚宴，护理部组织安排了舞蹈《回娘家》、相声《咨询热线》、音乐剧《相亲》、藏族舞蹈《向着太阳》等节目。5月26日，根据《中共定边县委 定边县人民政府创建省级文明县城工作实施方案》和卫生局总体部署，县医院结合医改、“创先争优”和“三好一满意”活动，召开创建省级文明县城活动动员大会。5月29日，县人大常委会主任马宝珍、副主任王道虎带领部分县人大代表到县医院调研。副县长刘静妮、县政府调研员赵海清、县政协副主席丁海山以及卫生局局长扈僚锋、党总支书记沈效亮等陪同。6月27日，定边县举行庆祝中国共产党成立91周年暨创先争优总结表彰大会（定中报告厅），县委书记张凯盈出席会议并作重要讲话，县长杨志先主持会议。县医院领导及党员代表参加了庆祝大会。是月，《定边县人民医院院报》创刊，总编张少雄，主编丁银山。院长张少雄撰写创刊寄语。起初是月刊，后改为双月刊。院报作为反映医院事业发展的载体、平台和窗口，是展示医院人精神面貌的宣传阵地，是与其他医院交流协作的桥梁和纽带。主要宣传党的卫生工作方针政策、医院工作亮点、新技术、新项目、先进典型等，弘扬精诚团结、齐心协力的团队精神，充分展示全院职工积极向上、意气风发的精神面貌和天使风采，同时增进职工之间的沟通与交流，增强医院的凝聚力和向心力，提升医院文化层次和知名度，院报的创办，标志着医院文化建设迈上新台阶。7月16日，由榆林市委人才办、榆林市委组织部、榆林市卫生局共同举办，北京大学医学部承办为期10天的榆林市医院管理紧缺人才培训班在北京大学医学部会议中心开班，参加培训的有榆林市各县区人民医院、中医院、妇保院、市直各医院院长和市编办有关人员40多人。定边县人民医院院长张少雄参加此次培训班。8月18日，县医院举办“创建无烟医院”培训会，副院长姬兴军传达了榆林市烟草控制干预技能培训会精神，工会主席孙春霞讲话强调，必须尽快提升控烟干预技能。9月，县医院被中共陕西省卫生厅党组、全省卫生系统创先争优活动领导小组评为“全省卫生系统创先争优活动先进集体”。10月8日，县医院实行药品零差率销售，并按照上级有关文件精神，全面调整医疗服务价格，CT、核磁共振等大型医用设备检查收费价格降低20%，其他医用设备检查收费价格降低15%。10月10日晚，县医院派演出队伍，在东正街文化广场参加由县卫生局主办，县文体广电局协办的卫生系统“一切为了人民健康”主题专场文艺晚会。县医院的歌伴舞《护士礼仪展示》、忐忑音乐剧《相亲》和对口相声《咨询热线》，深受观众欢迎。10月23日，医院召开院科两级会议，认真组织学习省委常委、省纪委书记郭永平撰写的《“官德”修养“八要”》。10月31日，市卫生局副局长张振国一行4人在县卫生局全体领导的陪同下，检查县医院“三好一满意”等工作开展情况。11月29日，召开全体干部职工大会，张少雄院长传达党的十八大精神；党支部副书记丁银山就认真学习贯彻党的十八大精神进行全面安排部署。是年，选派4名业务人员到西京医院、西安交大二附院进修学习；招聘医学本科生12人，其中临床6人、护理3人、药剂3人；与北京301医院、北京空军总院、北京协和医院等三家医院建立业务协作关系，进行远程会诊，寻求技术支持。这样通过多种形式引进培养人才，不断充实了技术实力，不断开展新项目，不断拓宽服务领域，不断提高医疗服务质量。

2013年元旦，医院工会组织开展庆元旦活动，设有乒乓球（团体）、女子跳绳（团体）、男子象棋（个人）、女子跳棋（个人）等比赛项目。1月31日，县委书记张凯盈春节前夕看望慰问县医院困难党员刘玉忠，张书记到老党员刘玉忠家中与其亲切交谈，并送去慰问品和慰问金。2月8日，县委常委、常务副县长高明伟，县委常委、政法委书记苗云以及副县长任学友，卫生局长扈僚锋等到县医院亲切看望慰问春节期间值班医护人员及住院病人，给大家送来慰问品，并同大家亲切交谈，再三鼓励病人增强信心，战胜病痛，在医院过一个祥和的春节。2月26日，第四军医大学西京医院院长熊利泽一行到定边县人民医院调研。下午，熊院长在县医院六楼大会议室以“追求卓越”为题作专题讲座。原陕西省军区领导邱俊本，定边县有关领导杨志先、贺安刚 、赵海清、丁海山及全县医疗工作者500多人听讲。3月，按照《定边县人民医院2013年党风廉政建设及反腐纠风工作安排》要求，院长与全院各科室负责人签订责任书。4月9日，副书记丁银山带领内科、妇产科业务骨干参加县科协组织的送医送药下乡义诊活动，在砖井镇文化广场第二十一届“科技之春”宣传月综合活动中，义诊200多人，同时发放价值1万多元的常用药品，发放学习宣传资料1000多份。5月2日，西安交大二附院对口支援县医院，支援期限为三年，从2013年1月1日至2015年12月31日。西安交大二附院第一批医疗队泌尿科主治医师陈琦、肿瘤科主治医师王宝峰、妇产科主治医师尉春艳3名专家到县医院开展对口支援工作。5月11日，全县卫生系统国际护士节庆祝大会在县医院门诊五楼会议室召开，县委常委、宣传部部长贺安刚，县人大常委会副主任王道虎，县政协副主席丁海山等县领导出席会议，卫生局局长扈僚锋及局领导班子，县医院、中医院、妇保院领导，全县受表彰护士及县医院全体护士参加庆祝大会。大会由卫生局副局长潘治富主持。5月13日，根据中共定边县委办公室《关于深入开展“三访五促、为民服务”活动工作方案》和《全县开展党的群众路线教育实践活动调研工作实施方案》，县医院包扶姬塬镇何天池村，副书记丁银山深入到姬塬镇何天池村，对该村进行调查研究、现场指导，帮助基层解决生产生活困难和实际问题。6月，县医院党支部结合实际，创新推出“五抓五争当”工作法：抓班子建设、抓队伍建设、抓制度建设、抓廉政建设、抓文化建设，争当学习型、敬业型、模范型、创新型、奉献型党员，做到抓有重点、创有目标、争有平台，组织有活动、党员有行动、工作有推动，不断提高医疗服务质量和技术水平，切实解决群众看病就医问题，实现了党建工作和业务工作深度融合，相互促进。7月1日，召开“庆祝建党92周年座谈会”，院科两级及全体党员参加座谈会，会议由副书记丁银山主持。是月，延安市遭受严重的暴雨洪涝灾害，灾区人民群众生命财产和经济社会造成严重的损失。按照省、市、县关于开展向延安灾区捐款活动要求，县医院党员干部职工积极响应，伸出援助之手，奉献一片爱心，主动、自愿为延安灾区捐款，全院职工为延安灾区捐款18700元。特聘普外科专家张予平。张予平，男，普外科副主任医师，毕业于第三军医大学，曾在解放军第五医院、延安医科大第三附属医院普外科工作。卫生局扈僚锋局长、潘治富副局长一行6人检查县医院2013年上半年工作。8月26日，榆林市卫生局副局长高亚利一行5人到县医院检查执业安全工作，他强调指出：一是医疗安全责任重大，必须增强安全意识；二是必须完善安全制度，实行动态管理；三是强化安全措施，发现问题及时整改；四是警钟长鸣，时刻把医疗安全放在第一位。9月2—9日，根据国家卫计委、省卫生厅安排，北京中日友好医院11名医疗专家来县医院巡回义诊，医疗队专家均为博士、硕士学位，临床经验丰富，医疗技术精湛，能完成胃肠外科、胸外科、消化内科、妇产科、儿科、泌尿外科、耳鼻喉科、眼科、放射科、手术麻醉科、口腔科等高难技术领域疾病的诊治。是月，召开院科两级及全体党员会议，组织开展向韩慧瑛和才仁松保学习活动，要求全院党员干部职工联系工作实际，深入学习英雄模范的先进事迹。县卫生局在县医院组织召开“全县卫生系统医疗安全和医疗质量管理工作会议”，会上卫生局局长扈僚锋作了重要讲话，副局长潘治富就全县卫生系统医疗安全和医疗质量管理工作进行安排部署。10月14日，骨伤科成功开展首例“腰椎多椎体压缩性骨折切开椎弓钉系统置入复位内固定术”，该手术由骨科副主任医师刘双宝和主治医师王利阳完成；县医院组织开展突发公共卫生事件应急救治演练活动。局长扈僚锋任总指挥，院长张少雄任执行指挥，政协副主席丁海山现场督导。演练以重大车祸抢救，一氧化碳中毒抢救，孕产妇绿色通道接诊，甲型H7N9流感模拟病人的接转、抢救、会诊、治疗、消毒及个人防护等为主要内容。整个演练过程持续两个多小时，效果良好。11月，按照卫生局《关于在全县卫生系统党员干部中深入开展廉政警示教育活动的通知》，县医院结合工作实际，认真组织召开了廉政警示教育专题民主生活会。民主生活会由院长张少雄主持。卫生局局长扈僚锋、书记沈效亮、副局长潘治富参加指导民主生活会；卫生局组织全县卫生系统党员干部参观定边县反腐倡廉警示教育展，县医院全体党员参加。展览以廉政警示教育为主题，设“前言”“回顾历史、坚定信念”“廉勤楷模、正气永存”“以案为鉴、警钟长鸣”“认清形势、展望未来”“结束语”6个专题共46块展板，主题突出，内容丰富，图片翔实，特色鲜明，具有很强的感染力和震撼警示作用。12月26日，县委组织部、县委党校联合举办学习宣传贯彻党的十八届三中全会精神专题培训班。县委常委、组织部部长孟春伟出席并讲话，会议由县委组织部副部长、党校校长刘志凌主持。县医院科级领导干部参加培训会。12月24日起，按照《定边县人民医院关于举办2014年元旦庆祝活动的通知》，由医院工会负责组织开展2014年庆元旦活动。自7月以来，在特聘专家张予平的带动下，普外科手术逐步由传统开放转为腹腔镜，普外科手术患者96%以上选择微创手术方式，全年完成腔镜手术1500余例。县医院腹腔镜人才队伍建设、技术实力及开展手术例数走在全市县级医院的前列。是年，选派7名业务人员到西安交大二附院进修学习，选派4名业务人员到西京医院进修学习；招聘医学本科生25人，其中临床15人、护理5人、影像4人、药剂1人。

2014年1月，县长温江城到县医院实地调研。政府副县长刘静妮，政府办、卫生局、财政局、发改局等相关部门负责人陪同调研；卫生局潘治富副局长、爱卫办副主任马晓梅一行3人检查考核县医院2013年工作；腊月二十九县委书记崔博、县长温江城及县委、人大、政府、政协等县级领导，在卫生局局长扈僚锋及局领导班子的陪同下，到县医院看望慰问在春节期间值班的医护人员，崔书记代表县委、县政府向大家送上新春的祝福。2月15日，制定《深化优质护理服务工程实施方案》，围绕“八主动”，做到“八规范”，实现“六满意”。成立领导小组，组长张少雄，副组长孙春霞。3月，卫生局副局长潘治富带队，卫生系统有关单位10余人组成义诊医疗队，县医院派内、外、妇、儿、B超等相关科室业务骨干，分别到白泥井镇、白湾子镇开展“科技之春”义诊活动。召开“2014年党风廉政建设及反腐纠风工作动员会”，全院干部职工参加，院长张少雄传达了县上有关会议精神，并就反腐纠风工作进行安排部署。县医院被榆林市卫生局评为“2013年度全市控烟工作先进单位”。4月，县医院“5·12”护士节护理三基知识比赛中，陈丽君、王艳、张媛媛获理论知识一、二、三等奖；张雪丽、张世林、胡佳获心肺复苏一、二、三等奖；高瑜、孙艺、姚文娟获铺床一、二、三等奖；王娇娇、李霞、何海霞获输液泵一、二、三等奖。2014年全县卫生工作会议在县医院大会议室召开，各乡镇卫生院、民营医院、局属单位负责人及局机关全体人员参加，会议由卫生局书记沈效亮主持，县医院全体领导参加。会上，县医院党支部被县卫生局评为“2013年度党建工作先进集体”。5月8日，为庆祝2014年国际护士节，卫生局组织安排，在县医院举办以“珍爱生命，优质服务”为主题的演讲比赛。县文明办主任王李成、县妇联主席延彩连、团县委书记高燕应邀出席并担任评委。卫生局扈僚锋局长致辞，卫生局、县医院、中医院、妇保院、协和医院、贺圈镇卫生院、新安边镇卫生院领导和相关人员，以及全县护理工作者参加此次活动。中旬，按照省卫计委和市县卫生局部署要求，县医院结合实际，决定开展医患双方签署不收和不送红包协议书工作。全县卫生系统国际护士节庆祝表彰大会在县医院大会议室召开，县委常委、宣传部部长贺安刚，县人大常委会副主任王道虎，县政府副县长刘静妮，县政协副主席丁海山等县领导出席，卫生局局长扈僚锋及局领导班子，县医院、中医院、妇保院领导，全县受表彰护士及县医院全体护理人员参加庆祝表彰大会。会议由卫生局书记沈效亮主持。晚上，全体与会人员在县医院门诊五楼会议室观看了护理人员自编自演的文艺节目，内容涉及歌曲、舞蹈、相声、小品等。按照卫生局《定边县卫生系统深入开展“三访五促、为民服务”活动工作方案》要求，县医院包扶郝滩镇卫生院、堆子梁镇卫生院，副书记丁银山、副院长姬兴军及医务科相关人员到郝滩镇和堆子梁镇，对两个卫生院进行实地调研，帮助他们解决业务工作困难和实际问题。下旬，县卫生局在县医院大会议室召开全县卫生系统党的群众路线教育实践活动动员大会。县委第三督导组组长、县人大常委会副主任刘志伦率督导组成员参加指导会议。各乡镇卫生院院长、局属单位副科以上领导干部、卫生局领导班子及局机关全体党员干部共100余人参加大会。会议由卫生局书记沈效亮主持。县医院全体领导班子参加。县医院在大会议室召开党的群众路线教育实践活动动员大会。卫生系统党的群众路线教育实践活动第二督导组组长、县卫生局副局长苗建军率督导组参加指导会议，院科两级及全体党员干部参加。会议由副书记丁银山主持。7月，根据苏州—陕西对口支援协议，苏州赴陕支医专家医疗队在县医院开展为期半年的支援工作，医疗队由苏州市吴中人民医院普外科专家刘玉林和张家港市中医医院普外科专家徐晓忠组成。9月4日，县医院召开党的群众路线教育实践活动领导班子专题民主生活会。县医院领导班子全体成员参加。卫生局局长扈僚锋、卫生局第二督导组组长苗建军、副组长王尔宁以及第二督导组其他成员参加指导会，会议由县医院院长张少雄主持。县医院领导班子成员逐一进行了对照检查。10月10日，按照榆林市质控中心要求，全市相关医院就半年来“品管圈”开展情况以幻灯片形式进行汇报评比。来自全市五所医院13名参赛选手进行了严肃有序、生动活泼的汇报演讲，县医院吕艳梅、杨娜、张耀芳结合工作实际进行了高品质、图文并茂的精彩演讲，以扎实的理论功底及丰富的管理经验赢得了评委老师的一致好评。县医院心内科护士长吕艳梅荣获全市第二名。下旬，苏州市吴中区卫生局局长李福林、吴中人民医院院长王平等一行5人到县医院调研，了解援陕医疗队专家吴中人民医院普外科副主任医师刘玉林、张家港市中医院普外科主治医师徐晓忠支医工作情况。卫生局局长扈僚锋、书记沈效亮、县医院院长张少雄及其他院领导和相关科室人员参加座谈会。按照政府办《关于加强纠正损害群众利益不正之风重点工作的意见》，由卫生局牵头，会同食药监局、财政局、审计局、物价局、人社局、工商局、药品配送中心等部门来县医院检查工作，卫生局副局长潘治富任检查组组长。11月，县纪委纠风办主任齐明洋、教科文卫系统纪工委副书记田贵生带领部分人大代表、政协委员及党代表就卫生系统各单位政风行风工作进行视察指导，并召开全县卫生系统民主评议政风行风座谈会。根据《国家发改委农村急救推行建设方案》要求，启动定边县农村急救体系项目建设，经研究论证，定边县120急救中心设在县医院，将县医院原急诊科改建为定边县120急救中心。经过改造装修，定边县120急救中心正式投入使用。12月，全县卫生系统党的群众路线教育实践活动总结会在县医院大会议室召开。县委第三督导组组长刘志伦出席并讲话。县委第三督导组成员、卫生局领导班子成员、局机关全体工作人员、局属单位主要负责人及乡镇卫生院院长共70余人参会。县医院领导参加。会议由卫生局局长扈僚锋主持；由丁银山、姬兴军带队，组织办公室、信息科、总务科、警务室、保卫科、消防科及保洁公司等负责人检查全院各科室的安全和卫生工作；由张鸿翔、孙春霞带队，组织医务科、护理部、质控科、院感办等科室负责人检查全院各科室的医疗质量工作；县医院在医技楼大会议室召开2014年全年工作总结大会，医院全体职工参加，院长张少雄作总结报告，财务科主任王柏玲作2014年财务收支情况报告；县医院被国家卫生和计划生育委员会确定为重点扶持的500家县医院之一；被榆林市卫生局、榆林市献血办评为“2014年度无偿献血先进集体”。是年，选派12名业务人员到西安各大医院进修学习；选派2名研究生外出学习，孙哲到北京宣武医院进修学习疼痛康复专业、陈心玫到北京安贞医院进修学习超声专业。

2015年1月30日，卫生局副局长潘治富带队，通过听取汇报、查阅资料、实地查看等方式检查考核县医院2014年工作，并对院班子集体及成员进行党风廉政民主测评。2月，县医院介入科正式成立仪式在大会议室举行，县卫生局副局长苗建军出席并讲话，同时邀请宁夏医科大学总医院心脑血管病医院心内科主任仇玉民教授参加并举行关于心脑血管病的学术讲座，全体院领导及全院职工参加成立仪式。会议由副书记丁银山主持。县委常委、宣传部部长贺安刚，县科协主席白萍到县医院慰问优秀科技工作者刘双宝，送去慰问金和新春祝福；定边县领导崔博、马宝珍、温江城、贺子明、苗云、贺安刚、马俊飞、张跃、任学友等到县医院，看望慰问春节期间坚守岗位的医护人员，送来水果、炉馍馍等慰问品，县委书记崔博代表县四套班子及全县人民向值班医护人员致以节日的问候和新春祝福。3月下旬，2015年党风廉政建设和反腐纠纷工作安排会在县医院大会议室召开，全院职工参加，院长张少雄讲话并安排部署；召开深入持久开展“三好一满意”活动动员会，全院职工参加会议。院长张少雄在讲话时指出，在巩固2011—2013年“三好一满意”活动成果的基础上，2015年继续深入持久开展服务好、质量好、医德好，群众满意的“三好一满意”活动；护理部召开全院护理人员作风纪律整顿大会，会议由护理部主任李俐霞主持，全院护理人员参加；县医院特邀洛阳市第一人民医院介入科主任杨志勇教授在大会议室举行专题讲座，县医院介入科及相关科室全体人员参加。4月15日，张少雄赴西安参加全省医政医管工作会议，听取省政府副秘书长、省卫生计划生育委员会党组书记、主任戴征社和副书记、副主任李宏杰有关重要报告；院长张少雄参与完成的“脂肪酸合酶在肝癌中的表达及其对肝癌生物学特性的影响”获陕西省科学技术成果奖；介入科成立以来，邀请西安、宁夏、延安等三甲医院介入专家前来实施手术，能成功开展介入治疗冠脉造影术、冠脉支架植入术、子宫输卵管造影再通术等，手术效果良好，赢得患者及家属的一致认可和好评；普外科在特聘专家张予平指导带动下，逐步由传统腹部开放手术转为腹腔镜手术，95%的患者选择腹腔镜，腹腔镜技术人才队伍建设、技术实力及开展手术例数在全市县级医院中处领先地位；县医院与东软熙康健康科技有限公司建立协作关系，全面启动“影像远程会诊”系统。通过东软集团协调，与国内多家三甲知名医院交流合作，根据实际需求，可随时请合作医院专家进行远程会诊。5月12日，全县卫生系统国际护士节庆祝大会在县医院召开。卫生局局长扈燎锋出席并讲话，县卫生局党总支部书记、副局长沈效亮主持会议。各乡镇卫生院院长、局属各单位主要负责人、局机关班子成员及全县医疗卫生单位护理人员参加庆祝大会。县医院领导班子及全体护理人员参加。县医院优秀护理工作者李静、薛艳、王丽娜、孙嘉敏、高瑜及其他单位选出的优秀护理工作者获奖；县医院综合内科护理单元、普外科护理单元获评“全县优秀护理单元”；院长张少雄主持完成的“脂肪酸合酶在肝癌中的表达及其对肝癌生物学特性的影响”获榆林市科学技术成果奖。6月13日，召开“进一步改善医疗行动计划”动员大会，全体职工参加，院长张少雄安排部署，并一再强调，必须通过大家的努力工作，让人民群众得到实实在在的好处。下旬，据定边县县级医院与第四军医大学西京医院对口帮扶项目协议书，西京医院选派魏光全、李晓苗2名专家到县医院开展对口帮扶活动；为庆祝中国共产党成立94周年，县卫生局党总支安排，局机关及局属各单位党员领导干部、党员代表、入党积极分子到堆子梁镇小滩子村参观全国劳模李守林故居。县医院党员领导干部、党员代表和入党积极分子参加。7月，按照县委、县政府及卫生局关于“城乡医疗卫生服务一体化”总体部署，县医院托管白湾子镇中心卫生院。县医院下派第一任院长沈海虎，同时下派医护人员10余人。通过托管工作的全面实施，有效提高了基层医院的综合服务能力和技术水平，缩小了城乡差别，逐步实现“常见病到卫生院，大病到县医院，康复回卫生院”的就医模式。群众在卫生院享受到县级医院的服务，享受的是卫生院的收费标准和新农合报销比例，减轻了经济负担，也免去了城乡之间的奔波，医疗费用明显下降，有效缓解群众“看病远、看病难、看病贵”的问题。中旬，县人大常委会主任马宝珍、副主任王道虎、副县长刘静妮、政协副主席丁海山及部分人大代表、政协委员对县医院、中医院、口腔医院、妇幼保健院、贺圈卫生院等6家医疗单位进行调研。6—7月，据定边县人民医院与西安交大二附院对口帮扶项目协议书，西安交大二附院选派耳鼻咽喉头颈外科、肿瘤科、医学影像科、呼吸内科专家在县医院开展为期两个月的对口支援活动。8月1日早晨，召开医德医风整顿及反腐败纠风工作推进会，全院职工参加，院长张少雄传达全省卫生系统行风建设工作会议精神，安排部署行风建设及反腐工作。8月22日，县医院与北京同仁医院眼科研究所建立远程眼科会诊基地揭牌暨启动仪式在县医院举行，县政府副县长刘静妮出席并讲话，院长张少雄与北京同仁医院远程眼科会诊项目中心梁建一主任共同为远程眼科会诊基地揭牌，县卫生局主要领导、全县各医疗卫生机构负责人及各乡镇卫生院院长、县医院领导班子及全院职工参加。会议由卫生局局长扈僚锋主持。9月，为庆祝抗日战争胜利暨反法西斯胜利70周年，定边县举办歌咏比赛，卫生系统各单位90余人组成代表队参加比赛。县医院领导、党员干部、入党积极分子等共20余人积极参与了此次歌咏比赛。成立疼痛康复科，先后投资1000余万元购置先进医疗设施设备。通过在北京宣武医院进修学习，打造技术团队。目前，门诊每年接诊颈椎、腰椎、膝关节疼痛患者9000余人次，开展各种微创介入治疗300余例；每年治疗神经康复、小儿康复200余人次，康复有效率达60%以上。10月9日，县医院托管白湾子镇中心卫生院启动仪式在白湾子分院举行。县政府副县长刘静妮、政协副主席丁海山出席，县卫生局领导、白湾子镇领导、白湾子镇村干部、县医院领导班子成员及白湾子分院全体职工参加，启动仪式由卫生局局长扈僚锋主持。白湾子分院院长沈海虎详细介绍了卫生院自托管以来的运行情况：7月初托管工作开展以来，每天门诊由过去的不到10人次增加到现在的60余人次；过去每月住院病人只有5~6例，现在每月住院病人70～80例，每月业务收入近30万元。最后，副县长刘静妮讲话。10月13日，宁夏医科大学副校长、宁夏医科大学总医院院长杨银学教授率专家团一行46人到定边县人民医院开展大型义诊活动。县四套班子马宝珍、贺安刚、王道虎、刘静妮、丁海山等县领导出席启动仪式，县卫生局领导、县医院领导及全院职工参加。启动仪式后，义诊活动、专家讲座和座谈会同时进行。义诊活动在门诊楼进行，30多位专家教授涉及内科、外科、骨科、妇科、儿科、中医科、耳鼻喉科、眼科、皮肤、检验、放射、心电等专科和专业。专家们对慕名而至的患者耐心细致询问病情，针对不同情况为其制定相应的治疗方案。先后共义诊患者600多人次，免费发放药品1万多元，免费为患者化验、拍片、心电及胃镜检查(专家团带2辆有车载设备的大型体检车)等60多人次。10月30日，银川市卫生计划生育委员会主任田永华、银川市第一人民医院党委书记院长王光英等专家团一行20多人（其中有塞尔维亚籍专家5人）到定边县人民医院开展医疗合作共建及大型义诊活动。县委宣传部部长贺安刚、县卫生局和县医院全体领导及全体员工参加。10多名专家为闻讯赶去就诊的400多名患者检查治疗。义诊之后，银川第一人民医院和定边县人民医院双方代表签订医疗合作共建项目协议书。11月4日，县总工会主办、县医院承办，在县医院举办“稳增长、促发展、展巾帼风采建新功——护理品管圈劳动竞赛”，6个科室进入决赛，内一科“同心圈”夺冠。

11月10—12日，全市卫生系统领导干部培训班在苏州举办。此次培训由苏州市经济协作办公室和苏州市卫计委承办。苏州市经济协作办公室主任雷波、苏州市卫计委副主任陈小康、榆林市红十字会专职副会长刘增海、榆林市发改委财贸科科长焦明辉出席开班仪式。雷波、刘增海在开班仪式上致辞。县医院张少雄院长参加此次培训。12月23日，陕西省卫生和计划生育委员会在西安举行“心铸生命之光2015年度三秦最美医生颁奖典礼”，表彰全省72名获奖者。张少雄获评“三秦优秀院长”，他是享受全省10位此项殊荣者之一。12月31日，县医院工会在职工活动室举办迎元旦庆祝活动，全体职工积极参加。活动安排有趣味游戏踢毽子、夹乒乓球、七彩连环炮、猜谜语等，共有19个代表队。经过激烈角逐，手术室、骨科、检验科分别获得一、二、三等奖。7月，经研究，特聘妇科专家高坦兵。在特聘专家高坦兵的带动下，妇科手术患者有90%以上选择微创手术方式，预计每年完成宫腔、腹腔镜手术500余例。是年，选派18名医技人员、20名护理人员带薪到北京、西安、宁夏等三级医院进修深造，培养学科带头人和技术骨干；选派1名临床医生到西京医院脱产进修深造；招聘医学本科生48人、研究生3人，其中临床24人、护理10人、影像6人、检验4人、药剂3人、其他1人。截至2015年底，医院有职工759人，其中正式职工260人、临时工420人、离退休人员79人，卫生技术人员491人，有高级职称46人、中级职称77人。编制床位600张，实际开放床位800张。门诊34万余人次，住院3.1万余人次，急诊2万余人次，门诊手术4595例，住院手术6045例，白内障手术390例。业务收入2.15亿元（包括财政补助），固定资产突破2亿元。拥有美国GE核磁共振、美国GE64排128层CT、GE9900血管减影机、希森美康7600-020全自动生化分析仪、高中端彩超（4台）、奥林巴斯260SL电子胃肠镜、CR、DR、C型臂、胃肠机等大中型先进医疗设备。

2016年1月15日，定边县人民医院“降低低分子肝素钙皮下注射并发症的发生率”品管圈在陕西省第二届护理品管圈展示会上进行大会交流，并获三等奖，其成果收录在《陕西省第二届护理品管圈成果展示资料汇编》。2月16日，县医院被陕西省深化医药卫生体制改革领导小组评为“2015年度全省县级公立医院综合改革先进单位”，并奖励20万元。4月，县科协组织县上相关单位到张崾先镇开展第24届“科技之春”宣传月综合示范活动。卫生系统由卫生局沈效亮书记带队，卫生系统有关单位10余人组成义诊医疗队，县医院内科、妇科、康复科、体检中心、影像科等相关科室人员参加，为张崾先镇人民群众进行了义诊活动。为深入贯彻落实中央关于在全体党员中开展“学党章党规、学系列讲话，做合格党员”（简称“两学一做”）学习教育精神，卫生局在县医院召开卫生系统“两学一做”学习教育动员会，会议由卫生局局长扈僚锋主持，全县卫生系统领导干部参加。县医院班子成员参加。4月19日至6月2日，县委组织部、县委党校组织安排“两学一做”学习教育暨十八届五中全会精神培训班，此次培训分6期进行，每期3天。县医院6位领导干部分6期参加培训。组织开展定边县120急救中心模拟急救演练活动。县政协副主席丁海山亲临演练现场督导，卫生局局长扈僚锋任总指挥，并作演练前动员讲话，县医院院长张少雄任执行指挥，全程指挥演练。县医院相关人员参加，县中医院、妇保院、合疗办、疾控中心也参加了演练。全县卫生系统纪念国际护士节暨表彰大会在县医院大会议室召开。王道虎、丁海山等县级领导和卫生局局长扈僚锋，县医院、中医院、妇幼保健院领导班子成员及全县受表彰优秀护士参加。县医院新生儿科、内一科被县委、县政府评为优秀护理单元；董文龙、白雨苗、童丹、李美艳、李霞被评为优秀护理工作者；李巧宏等15位护士获护理知识竞赛优胜者奖；郭京等20名护理人员获“护理技能操作优胜者”。县纪委、监察局举办“学党章知党规明党纪”知识竞赛活动，要求每个参赛代表队由3人组成，其中1人必须为单位领导，竞赛以闭卷方式进行，考试时间为90分钟。全县104个乡镇、部门和单位共300多名党员干部参加。县医院副书记丁银山带队，与常敏、屈文慧参加知识竞赛，总成绩优良，在104个部门和单位中列第27名；县医院血透室被陕西省卫生和计划生育委员会评为“优质护理先进科室”。6月28日，榆林市纪委书记张凯盈到县医院托管的白湾子镇卫生院调研，县委书记崔博、人大常委会主任马宝珍、常务副县长焦利民、副县长马俊飞等陪同。张凯盈对定边县人民医院托管工作给予充分肯定。7月，由县卫生局党总支组织安排，局机关及局属各单位党员领导干部、党员代表、入党积极分子到十里沙治沙展览馆参观学习全国劳模、全国人大代表、治沙英雄石光银的治沙精神。县医院党员领导干部、党员代表和入党积极分子20余人参加。中国肝炎防治基金会在县医院召开“肝胆相照、成善远程”援助基金公益项目启动会。中国肝炎防治基金会副理事长兼秘书长杨希忠教授，中国肝炎防治基金会副秘书长李增德，中央保健局专家、中国肝炎防治基金会专家、解放军302医院教授张鸿飞，北京远程视界集团副总裁陈志勇，榆林市红十字会常务副会长刘增海，定边县人大副主任王道虎，政协副主席丁海山，卫生局局长扈僚锋等出席。全市公立医院肝病科医生及县医院医护人员、各乡镇卫生院相关人员计200多人参加会议。杨希忠向院长张少雄授牌，并为定边县10名首批贫困肝病患者代表发放肝病援助金各1000元。张鸿飞教授为与会人员进行肝病精准诊疗技术知识培训。特聘妇科专家高坦兵在县医院工作一年来，妇科共收治住院患者近600人次，抢救危重病人5人次，施行各类手术300余例。其中，腹腔镜手术150余例（子宫切除50余例，宫外孕、卵巢囊肿等附件手术100余例），宫腔镜手术150余例。宫腹腔镜手术占全部妇科手术95%以上，腹腔镜手术占到手术总数的50%以上，手术广度涉及所有的妇科常规手术，诊疗范围涵盖普通妇科、肿瘤妇科、生殖内分泌、不孕不育等，高难手术有宫颈癌根治、卵巢癌根治术等。全年手术均成功，住院病人无任何医疗差错及医疗纠纷发生。8月，张少雄带领县医院领导班子全体成员及相关医务人员20余人，到堆子梁镇堆子梁村为包扶贫困户免费健康体检，助力精准扶贫。自2015年12月下旬开始，张少雄等6名院领导干部，包扶该村12户贫困家庭精准脱贫。县医院举办以“医院感染控制，从手做起，从我做起”为主题的院感知识及手卫生操作比赛，院长张少雄出席并总结讲话，其他院班子成员及全院职工参加。县医院召开学习贯彻省委“三项机制”专题会议，院长张少雄主持会议，院科两级和全体党员参加。“三项机制”，简单讲就是鼓励激励机制、容错纠错机制、能上能下机制，即能者上、错者容、庸者下。9月

10日，县医院副书记丁银山与内科主任王旭升一行4人到94岁高龄的老红军崔文华老人家中义诊慰问。贯彻落实榆林市2016年“服务百姓健康行动”大型义诊活动周实施方案，推动医院深入开展“两学一做”学习教育，以实际行动纪念红军长征胜利80周年。10月29日，西安市红会医院纪委书记刘雁红、对外联络处办公室主任巩四海及骨科专家一行8人来定边县人民医院举行“陕西省骨科医疗集团定边县人民医院成员医院”挂牌仪式，县卫生局局长扈僚锋主持会议，院长张少雄致欢迎词，书记刘雁红讲话。会上，双方签订陕西省骨科医疗集团成员医院协议书。各位专家为前往就诊的100多名患者进行了义诊，并为股骨头坏死、膝关节滑膜软骨瘤病、肱骨远端粉碎骨折患者做了全髋关节置换术、关节镜下清理术、内固定术等。从此，邀请西安红会医院、西京医院等专家到县医院指导开展全髋、全膝关节置换术，每年完成手术100余例。12月，县医院派医护团队参加宁夏医科大学总医院“强知识、练本领、赛技能、展风采”应急救治练兵竞赛，总医院心脑血管病医院和肿瘤医院、固原市原州区人民医院、石嘴山市人民医院、内蒙古鄂托克前旗人民医院等医院集团的36家成员医院参加比赛。县医院作为唯一的陕西成员医院参加本次比赛，并荣获二等奖。召开“两学一做”学习教育领导班子专题民主生活会。医院领导班子全体成员参加，会议由院长张少雄主持。会上医院领导班子成员逐一对照检查。召开工作总结大会，主要对医院2016年财务收支情况、重大项目建设情况等进行院务公开。举办庆元旦联欢晚会（质量较高）。县委副书记高怀和，县人大副主任张跃、延彩莲，县政协副主席丁海山，卫生局局长扈僚锋及局班子成员出席观看。联欢晚会在内一科的《开门红》秧歌表演中拉开序幕，秧歌表演热情洋溢、红红火火，表达了全院人对医院事业蓬勃发展的无比欣慰和对新年新起点的美好向往。整个晚会节目全由各科室自编自演，有秧歌、舞蹈、独唱、健美操、快板、三句半、相声、小品、脱口秀、T台秀、朗诵、歌伴舞等18个文艺节目相继登场。所有参演人员团结协作，配合默契，真情投入，激情满怀。节目表演精彩纷呈、高潮迭起，赢得了全场观众的热烈掌声和阵阵喝彩。是年，选派23名医技人员、16名护理人员带薪到北京、西安、宁夏等三级医院进修深造，培养学科带头人和技术骨干；招聘医学本科生48名，其中临床20人、护理11人、影像4人、检验4人、心理学6人、公共事业管理3人。加强眼科基础设施建设，先后购置先进医疗设施设备，特别是引进陕北唯一德国顶级蔡司VisuMax全飞秒激光手术设备，邀请北京同仁、协和等各大医院权威屈光手术治疗专家来县医院定期开展全飞秒手术。眼科每年开展青光眼、白内障等手术600余例。

2017年1月13日，陕西省护理质量控制培训暨第三届护理品管圈成果展示大赛在陕西省军区招待所举行，本次大赛由陕西省卫生计生委主办，陕西省护理质控中心、西安交通大学第一附属医院护理部承办，来自全省各地市二、三级医院的护理工作者500多人参加。县医院护理部主任李俐霞带领护理品管圈团队——“希望圈”参加了本次比赛获二等奖。1月25日（腊月二十八），县四套班子领导崔博、蒋亚东、焦利民、苗云等集体看望慰问春节期间值班医护人员，书记崔博向医务人员致以节日的问候和新春祝福，对他们为保障城乡居民身体健康所付出的辛勤劳动表示感谢,同时送来水果、炉馍等慰问品。3月，召开“二甲”复审全院动员大会，全院职工参加。根据陕西省医院等级评审（复审）工作方案（2015年版）要求，安排部署接受省市“二甲”复审组委会的复审工作，把创“二甲”复审任务细化分解到各科室各部门。月底至5月12日，县医院6名领导干部分6期参加县委组织部举办党的十八届六中全会精神暨“三项机制”专题培训班。4月，“厚德尚道，医者仁心”正式成为定边县人民医院院训。院训是医院精神的高度概括，是医院历史和文化的精髓，反映医院的办院宗旨和服务理念，是医院建设和发展的风向标，是医院职工核心价值观的集中体现，也是医院职工共同遵守的行为规范。由丁银山、姬兴军、孙春霞带队，办公室、医务科、护理部、财务科、院感办、信息科、药剂科、影像科等相关科室人员20人赴绥德县医院考察学习“二甲”复审工作。5月，为充分做好“二甲”医院复审各项准备工作，县医院召开“二甲”医院复审再动员会，院科两级参加。县医院召开国际护士节庆祝表彰大会，县政协副主席丁海山出席，县医院领导班子及全院医护人员参加，会议由副书记丁银山主持。会上表彰奖励了2016—2017年度护理工作中做出突出成绩的先进集体和先进个人。消化内科和骨科护理单元被评为先进集体，孙灵芝等5人被评为优秀护士，高伟等12人获护理知识竞赛优胜者奖，王宁等23人获护理技能操作竞赛优胜奖。县医院、中医院、妇幼保健院等各医院负责人带领由三家医院组成的医疗队30多名医务人员，乘坐县医院体检专车，到堆子梁镇，为提前预约好的29户包扶贫困户义诊治病。当地群众200多人就诊。定边县人民医院院徽正式成为县医院的视觉识别标识。为加强医院文化建设，增强职工的凝聚力、向心力、战斗力和团队意识，打造医院品牌形象，提升社会认知度，弘扬正能量，县医院结合实际，委托相关专业人员筹划设计，经反复修改论证，确定定边县人民医院院徽。6月13日，由定边县委组织部、县直工委、县总工会、团县委和县妇联联合举办的庆祝中国共产党成立96周年“两学一做”树楷模、“追赶超越”当先锋演讲比赛在县广电演播大厅举行。县医院选派手术室副护士长郭京参加。7月下旬，由定边县书香办、文明办、文体广电局主办，定边县图书馆承办，定边县图书馆边城有声美文文化志愿者工作室协办的

“定边县2017年书香边城夏日有声经典美文朗诵会”在图书馆学术报告厅举行，本次朗诵活动以“人人读书学习，共建书香定边”为主题，旨在传承和弘扬中华民族传统文化，促进全民阅读学习氛围，推动朗诵这项高雅艺术。来自全县各行各业共14支参赛队参加比赛，县医院选派手术室护士郭京、普外科护士张雪丽参加。为了全面检验“二甲”复审工作准备情况，查找问题和不足，制定切实可行的改进措施，推进医院复审工作有序开展，按照“二甲”复审工作要求，由副书记丁银山、副院长姬兴军、工会主席孙春霞、院长助理李伟（任“二甲办”主任）带领综合、临床、医技、护理、院感、后勤等11个质控督查组，对全院各科室进行了为期一个月的第一次自查自评工作，收效良好。榆林市绥德县、子洲县遭遇特大暴雨洪灾，灾区群众的生产生活受到严重影响。一方有难，八方支援，全县各部门各单位干部职工主动自愿为灾区捐款捐物。全院上下积极主动伸出援助之手，为灾区献出一片爱心，共捐善款33160元，帮助灾区群众渡过难关。8月，党支部全面加强医院党建文化建设，创新构建精神文化、管理文化、服务文化、创新文化、载体文化、廉洁文化、安全文化、环境文化八大文化体系，打造医院文化精品，树立“党建引领、文化兴院”理念，进一步增强凝聚力和向心力，引导党员干部职工树立良好的行业风尚，弘扬正能量，展现新作为，营造“医院有生气、领导有朝气、职工有士气、专家有名气”生机勃勃的发展环境。由副院长姬兴军负责组织电梯管理人员、电梯维保公司、物业公司和后勤相关人员开展电梯困人应急救援演练。9月21日，邀请西京医院骨科权威专家朱庆生教授为堆子梁镇堆子梁村72岁的老年妇女薛玉芳（县医院包扶的贫困户）免费实施了双膝关节置换手术。这项手术共计免除该患者手术费、医疗费10.21万元。10月中旬，卫计局组织收看央视二套播出的由国务院扶贫办与中央电视台共同主办的《最深的牵挂——2017年全国脱贫攻坚奖特别节目》，县医院领导参加。中国共产党第十九次全国代表大会在北京召开，县医院组织部分党员干部职工在小会议室收看党的十九大开幕会，认真聆听了习近平总书记代表十八届中央委员会向大会所作的报告。各科室干部职工通过电视和网络在各自科室同步收看。定边县卫计局联合县妇联等17个单位在东正街广场举行“实施疾病预防控制八大行动，服务百姓健康”大型义诊及健康宣传咨询活动启动仪式。启动仪式由县卫计局局长扈僚锋主持，副县长李晓晴致辞，县委常委、宣传部部长魏国宣布活动正式启动。县医院、中医院、妇保院、计生站等卫生机构派出内、外、妇、儿等骨干医生30余人进行现场义诊。11月3—5日，按照榆林市卫计局安排，由市卫计局副局长高治中、医政科长李明军带队，医院等级（评）复审专家组一行15人在县医院开展医院等级复审现场评审工作。召开现场复审首次会议，会议由市卫生计生局医政科长李明军主持，定边县卫生局局长扈僚锋致辞，院长张少雄汇报复审工作情况，专家组组长宣读（评）复审工作纪律，介绍现场评审模式、日程安排及相关（评）复审要求，定边县政府副县长李晓晴、榆林市卫计局高治中副局长就此次“二甲”（评）复审工作分别作了重要讲话。两天来，专家组通过查阅资料、实地查看、追踪检查、应急演练、现场抽查、访谈等方式，对医院管理、医疗、护理、院感、药事、医技、后勤、财务及服务等方面工作进行了全面检查验收和现场评审。11月中旬，县医院基层胸痛中心正式成立。该中心的创建，能使胸痛患者得到快速诊断和及时治疗，从而降低病死率；县医院医务科安排30名新进人人员进行上岗前培训。屈文慧、张晓兰、田永秀、沈秀秀等业务骨干及负责人，分别就医疗文书规范书写及18项核心制度的落实、医保合疗各项政策、院感相关知识和法律法规、处方管理办法、抗菌药物临床合理使用等，进行了详细讲解和示范；由榆林市合疗办副主任张玉龙、榆林市中医院党委副书记王晓斌带队，榆林市中医院8位专家组成医疗队在县医院开展对口帮扶和扶贫义诊活动，助力定边县“因病致贫、因病返贫”患者早日脱贫奔小康。12月，召开学习宣传贯彻党的十九大精神动员会，院科两级及全体党员参加。张少雄讲话指出，宣传贯彻党的十九大精神是当前和今后一个时期全院工作重点。副书记丁银山就有关工作进行安排部署。举行2018年元旦庆祝活动，设立比赛项目有拔河、集体跳绳、颠足球、穿越呼啦圈等，全院各科室组队参加。是年，县医院领导干部继续包扶堆子梁镇堆子梁村的12家贫困户，在2016年帮扶的基础上，主要从医疗扶贫、健康扶贫入手，制订帮扶计划并认真组织实施，选派20名医技人员、10名护理人员带薪到北京、西安、宁夏等三级医院进修深造；招聘医学本科生29人（研究生1人），其中临床11人、护理6人、影像3人、检验6人、心理学3人。

2018年1月15日，西安交大二附院院长李宗芳带领呼吸内科、肿瘤科、CT、血液内科、泌尿外科5位专家到县医院开展对口支援和健康扶贫工作。这是自2013年以来，连续5年开展帮扶工作。1月20日，按照定边县委组织部《关于召开2017年度基层党组织组织生活会和开展民主评议党员的通知》，县医院召开领导班子学习贯彻十九大精神专题民主生活会，院领导班子全体成员参加。会议由院长张少雄主持。班子成员逐一发言，从政治功能强不强、“四个意识”牢不牢、“四个自信”有没有、工作作风实不实、发挥作用好不好、自我要求严不严等方面进行对照检查。是日，榆林市扶贫流动专家医疗队来县医院开展工作。榆林市卫计局副局长王培军、县政协副主席丁海山、县卫计局局长扈僚锋等领导参加座谈会，会议由卫计局局长扈僚锋主持，西京医院和西安交大二附院医疗专家、县医院班子领导及相关职能部门和科室负责人参加。榆林市主流媒体采风团一行来县医院就健康扶贫工作和省级健康扶贫流动医疗队（第四军医大学、西安交通大学第二附属医院等）定点帮扶情况进行采访报道。2月12日（农历腊月二十七）早上，县四套班子领导崔博、蒋亚东、焦利民等集体到县医院看望慰问春节期间值班医护人员，崔博书记代表县委、县人大、县政府、县政协向医务人员致以节日的问候和新春祝福，对他们坚守在临床一线保障全县人民健康所付出的辛勤劳动表示感谢,同时送来水果、炉馍等慰问品。3月，医院工会组织开展以“拥抱新时代·展巾帼风采”为主题的纪念“三八”国际劳动妇女节庆祝活动，全院女职工参加。邀请榆林红安消防科教站教官孙磊为全院职工举办春季消防安全知识培训会。孙磊通过PPT课件和实例案件视频，以近期全国大型火灾事故灭火实例为例证，对医院火灾的特点和危险性分析讲解，使职工安全防火意识普遍增强。4月4日，由卫计局副局长沈效亮带队，卫生系统有关单位10余人组成义诊医疗队，在石洞沟乡开展“科技之春”义诊活动。县医院消化内科、中医内科、妇科等相关科室业务骨干参加。4月9日至6月29日，为深入学习贯彻党的十九大精神，深刻领会习近平新时代中国特色社会主义思想，定边县委组织部和党校精心组织举办党的十九大精神专题培训班，全县所有科级干部（含非领导职务）1500人参加培训，此次培训分10期进行，每期5天。县医院6位领导干部分期参加了培训。召开全体职工大会，安排部署2018年党风廉政建设及反腐纠风工作。张少雄院长从认清形势，提高认识；遵章守规，重在自觉；明确任务，抓住重点三个方面进行了安排部署。召开院科两级会议，院长张少雄通报了近期发生的几起医疗纠纷投诉案件的处理结果，严厉地批评了涉事人员，要求全院上下在今后工作中一定要注意医疗质量、服务态度，增强安全意识，严格执行各项医疗核心制度，确保医疗质量与医疗安全。特别强调，医院发展要以病人为中心，以质量为核心，医疗安全责任重于泰山。县医院开展护士节“花样包饺子竞赛”趣味活动。全院各护理单元以科室为单位组成15支竞赛团队，进行了一场欢快愉悦、充满趣味的“花样包饺子竞赛”活动。最后评出一等奖一名、二等奖两名、三等奖三名，并有相应奖金。在第二个“全国科技工作者日”来临之际，县委常委、宣传部部长魏国，县政协副主席丁海山，县科协主席白萍等一行来县医院慰问先进医务工作者孙哲。为落实党的十九大精神，进一步提升机关党建工作水平和机关党务工作者素能，经县委组织部、县直工委研究决定，组织县直机关党务工作者赴厦门大学学习培训，部分政治坚定、工作突出的县直机关党组织书记和优秀党务工作者参加。县医院副书记丁银山参加培训。榆林市卫计局驻定边县健康扶贫工作组、榆林市中医院、定边县卫计局、县医院、中医院等12个单位共50多名工作人员到樊学镇田尔台村开展

“健康扶贫暨疾病预防控制八大行动下乡义诊宣传活动”。县医院消化内科、普外科、放射科、B超室等相关科室业务骨干医生参加。6月21日，按照县卫计局《关于在冯某柱案“以案促改”中集中开展专题学习的通知》文件精神，为彻底肃清冯某柱案恶劣影响，夯实“以案促改”思想基础，不断把全面从严治党和脱贫攻坚引向深入，县医院开展以冯某柱案为鉴专题警示教育活动，院科两级及全体党员参加。7月，县医院衣食梁移民社区分院正式启动运行。为了加强基层医疗机构建设，提升社区医疗卫生服务能力，满足当地群众就医需求，根据全县脱贫攻坚工作要求，县政府决定将衣食梁移民社区医院作为县医院的分院进行建设（二级医院标准），命名为定边县人民医院衣食梁移民社区分院。县政府副县长李晓晴、卫计局局长扈僚锋、副局长沈效亮、潘治富等领导参加启动仪式，仪式由卫计局副局长潘治富主持。县医院院长张少雄兼任衣食梁移民社区分院院长，县医院检验科主任冯昊奎任分院副院长，负责分院日常工作。40多岁的李姓患者到县医院就诊，在门诊大厅准备挂号时突然晕倒，大动脉动消失，呼吸及心跳停止，面色紫绀，口吐白沫。普外科医生沙彦明、门诊输液室护士朱娜立刻将患者抬进急救室实施抢救。贺伟、付佳廷、陈霆等大夫各司其职，全力抢救，终于救治成功。患者感激不尽，送锦旗“医者仁心医德可敬”以示感谢。庆祝中国共产党成立97周年表彰大会暨文艺晚会在广电大楼举行。县委书记崔博出席会议并讲话，全体在家县级领导参加。会议由县长焦利民主持。会上，组织部部长王乃彪宣读了《中共定边县委关于对全县先进基层党组织和优秀个人进行表彰的决定》，对先进基层党（工）委、先进基层党组织、优秀共产党员、优秀党务工作者、农村党组织书记“十大创业模范带头人”“十佳大学生村官”进行表彰。县医院副书记丁银山被评为“优秀党务工作者”。县医院40名党员组成志愿服务队，到全县20个乡镇89个贫困村，给驻村第一书记和乡镇村干部送去“爱心小药箱”。药箱中配有藿香正气水、板蓝根、环丙沙星片、葡萄糖、清凉油、花露水等常用药物，方便应急使用。8月9日，在全市上下学习宣传纪实文学《梁家河》之际，榆林市卫计系统举行“学习梁家河大学问，追寻人民领袖初心，做新时代的健康卫士”演讲比赛。县医院选派妇科医生王娟参加，演讲题目是“不忘杏林初心，不负健康使命”。8月19日，县医院隆重举行首个“中国医师节”庆祝大会。院报刊登《向“生命的守护者”致敬——献给第一个“中国医师节”》。在首个“中国医师节”来临之际，习近平总书记作出重要指示：弘扬救死扶伤的人道主义精神，不断为增进人民健康做出新贡献。体现了党中央对卫生健康工作的高度重视，对广大医务人员优秀业绩的充分肯定。10月17日，是中国第5个扶贫日，也是第26个国际消除贫困日。根据县卫计局安排，县医院派出医务人员参加县卫计局在政府广场开展的以“深化健康扶贫.服务百姓健康”为主题的系列宣传及大型义诊活动，为200多名患者义诊，发放宣传资料4000多份。23—26日，护理部精心组织安排全院护理人员才艺大比拼活动。此次活动形式多样、丰富多彩，分为歌唱、舞蹈、演讲、相声小品四场比赛，每天一场，每场10~12个参赛者(队)。经过激烈比拼，最终每一项活动取前三名并予以奖励。11月，西安交大第二附属医院选派老年病科博士权乾坤、骨科博士秦杰到县医院开展为期3个月的对口帮扶工作。至2018年，对口支援已持续6年，专家近50人次。县医院党支部有党员112人，其中在职党员83人(男40人，女43人)、 离退休党员29人(男19人，女10人)。年终民主评议党员（离退休党员没参加)，评出优秀党员10名(每个党小组各1名)、合格党员 73 名。12月，组织开展医院感染及传染病知识竞赛活动。比赛由理论知识笔试和抢答竞赛组成，全院共12支代表队参赛。通过激烈竞争，消化内科荣获一等奖，普外科荣获二等奖，肾内科荣获三等奖。按照县委、县政府和卫计局安排，县医院与县妇保院及定边镇、安边、白泥井（海子梁）、白湾子、砖井（黄湾）、盐场堡（周台子)、堆子梁、郝滩、石洞沟、学庄等13个乡镇卫生院组建“医疗共同体”，并在现有远程实时心电平台（北京阜外医院专家远程诊断）的基础上，与14家医共体成员建立了12导联实时holter、动态血压、12导联静态心电监测网，对患者进行远程传送心电数据、远程分析、远程打印诊断结果、专业心电诊断专家远程诊断并提出治疗方案。县医院党支部被县直工委批复为党总支部，下设4个党支部，辖10个党小组。张少雄任书记，丁银山任副书记。是年，选派28名医技人员、10名护理人员带薪到北京、西安、宁夏等三级医院进修深造；招聘医学本科生32名（研究生1人)，其中临床19人、护理5人、影像4人、检验2人、药剂2人，向各科室注入新生力量。

2019年1月3日，普外科副主任医师张旭亮带领团队完成一例特殊“腔镜下胆囊切除手术”，为一名患有主动脉夹层、马方综合征等多种疾病于一身的患者实施胆囊切除术，挽救了患者生命。是日，召开领导班子干部作风整改专题民主生活会，院领导班子全体成员、各支部书记（4人)、各党小组组长（10人）以及办公室、医务科、护理部、财务科等部门负责人参加，会议由院长张少雄主持。本次专题民主生活会以干部作风整改为主题，围绕解决干部队伍中存在的违反政治纪律、慢作为不作为乱作为、庸懒散漫虚以及“四风”隐形变异等重点问题，院班子成员认真开展了批评和自我批评，提升了自我净化、自我完善、自我革新、自我提高的能力，达到了预期效果。1月下旬，县卫计局副局长潘治富带队检查考核县医院2018年工作，并对院领导班子成员进行民主测评。邀请原省卫计委体制改革处处长欧阳志焕一行5人来县医院调研指导工作，并举办《大健康及公立医院综合改革背景下的医疗质量管理体系构建》讲座，全院职工参加。院长助理兼医务科主任李伟主持召开相关职能科室全年工作总结暨春节期间医疗安全工作部署会议，医务科、质控科、纠纷办、信息科等全体人员及药剂科、收费室等相关科室负责人参加。按照国家关于城市三级医院对口支援县级医院政策及扬州市宝应县和榆林市定边县人才工作交流协议书，西安交大二附院和江苏省宝应县人民医院分别派出老年病科主治医师权乾坤和感染科副主任医师秦桂来2名医务人员支援县医院。3月20日至4月13日，为庆祝第108个“5·12”国际护士节，护理部在全院开展护理操作技能大练兵、大比武竞赛活动，全院20个护理单元，共330多名护理人员参加。活动展示护士风采，提升护士业务能力和技术水平，为患者提供更加优质的护理服务。县医院精神心理科在“世界睡眠日”为群众提供细致耐心的心理咨询和健康指导，通过悬挂横幅、设置宣传点等方式，发放有关睡眠的健康知识宣传资料，宣传普及科学睡眠知识，倡导健康的生活方式和理念，解答群众关于睡眠问题的困惑，为患有睡眠障碍及相关精神障碍的患者提供咨询，指导科学就医，同时为他们测血压、血糖。现场接受咨询100余人次，发放宣传手册200余份，受到广大群众的一致好评。定边县以“科技引领未来，创造美好生活”为主题的第二十七届“科技之春”宣传月活动启动。县医院遵照县卫生健康局安排，派出宣传人员和医务人员在县政府门前广场，为前往咨询的群众详细解答常见疾病的防治及自我保健常识，共义诊150余人次，发放宣传资料1000余份，测量血压和查体服务200余人次，深受群众欢迎。第三届“中国麻醉周”期间，县医院麻醉科医生举行“2019中国麻醉周宣传活动”，向广大群众宣传普及麻醉知识，提高公众对无痛诊疗的认知度。特邀榆林市第一医院内分泌科主任医师、教授、硕士研究生导师井长信和全科医学科副主任医师、老年病科主任张启龙，在医技楼小会议室举办“立足餐后血糖，优化糖尿病管理”和“社区获得性肺炎的诊断和治疗”的主题讲座，县医院全体内科医师参加，副院长贺伟主持。县医院在大会议室召开党风廉政建设及反腐纠风工作会议，全院职工参加。会后，院长张少雄与各科室负责人签订“党风廉政建设责任书”和“纠正行风及廉洁行医责任书”。县医院被榆林市文明办、榆林市志愿者服务总会评为“榆林市最佳志愿服务组织”。召开医疗共同体建设远程诊疗（心电）启动会，副县长张冬冬，卫健局局长扈僚锋、副局长潘治富等出席，全县医疗共同体成员单位、县医院领导班子成员及相关人员参加会议。会议由潘治富主持，信息技术人员现场演示了远程诊疗（心电）操作与诊断流程。演示过程中将各卫生院一名患者静态和动态心电图通过互联网进行远程实时传送，并将心电图呈现在投影仪屏幕上，然后由县医院心内科医生或北京阜外医院专家迅速做出诊断，及时有效监测诊断心脏病患者病情并提出治疗方案。张冬冬对县医院医疗共同体建设给予了充分肯定。定边县卫健局组织县爱卫办、县人民医院、县中医院、县妇幼保健院、县疾控中心等单位开展以“维护人人健康，迈向全面小康”为主题的世界卫生日宣传活动。县医院派出医务团队参加。本次活动免费测量血压100余人次、测血糖70余人次、咨询服务120余人次；发放健康教育、健康扶贫、基本公共卫生服务、疾病预防、卫生普法宣传等相关资料1500余份；发放脸盆、纸杯、毛巾等宣传品1000余件（套），效果良好。5月6日，定边县人民医院安边分院（紧密型医共体）启动及揭牌仪式在安边镇中心卫生院举行。县人大常委会主任蒋亚东、县长焦利民、县政协主席苗云、县委副书记高怀和、县人大常委会副主任张跃和延彩莲、副县长李晓晴、县政协副主席丁海山等领导出席，安边镇及周边乡镇党委书记和乡（镇）长、各乡镇卫生院院长、县级医疗单位负责人及相关单位负责人、县医院领导班子成员及相关人员参加。仪式由卫健局局长扈僚锋主持。按照医改要求，根据县委县政府和卫健局总体部署，县医院和安边镇中心卫生院组建紧密型医疗共同体，医院保留“定边县安边镇中心卫生院”，增加“定边县人民医院安边分院”名称，县医院院长张少雄兼任安边分院院长，县医院院长助理李伟任安边分院副院长，负责分院日常工作。中旬，定边县卫健系统庆祝国际护士节暨表彰大会在县医院召开。县政府副县长李晓晴出席并讲话，参加会议的县领导有县人大常委会副主任延彩莲、县政协副主席丁海山，卫健系统各单位主要负责人、受表彰的集体和个人以及县医院全体护理工作者参加。县卫健局局长扈僚锋主持会议。县医院急诊科、肾内科获定边县优秀护理单元称号；孙嘉敏、曹巧荣、董莉、石绣瑞、乔霞6人获定边县优秀护理工作者称号。县医院表彰马有萍等12名护理知识竞赛优胜者、高伟等12名护理技能操作优胜者、张艳梅等12名优秀护理人员。县医院组织党员干部职工70余人观看长篇纪实电影《信·守》。学习中国好人、全国道德模范——计宗英老人的感人事迹。大家深受感触，纷纷表示要向计宗英老人学习，从身边的小事做起，继承和发扬孝老爱亲的传统美德，构建社会主义核心价值观和新时代社会风尚；农历四月初八，定边县人民医院选派心血管内科、骨科、消化内科、儿科、颅脑外科、皮肤科等专家到安边分院进行义诊，为当地群众进行免费体检。现场前去咨询的达200多人，发放健康教育宣传单500余份。通过本次义诊，让当地群众在家门口就近享受县级医院专家的优质诊疗服务。6月初，西安交大二附院医务处根据县医院提出的帮扶需求计划，选派骨科专家蔡璇、泌尿外科专家李刚、普外科专家翟宏军、儿科专家易晓青和妇科专家刘韡（wěi）等5名专家到院开展新一轮对口支援工作。这是西安交大二附院对口支援县医院第七年。6月21日，陕西省护理学会在西安交通大学第一附属医院举办“糖尿病专委会血糖管理PDCA质量改善案例比赛”，县医院护理部主任李俐霞带领消化内科护理团队进行以“降低糖尿病住院患者血糖测量不及时的发生率”为主题的血糖管理PDCA质量改善效果展示。经过三个多小时的激烈角逐，定边县人民医院消化内科护理团队在比赛中脱颖而出，获三等奖，成为全省唯一获奖的县级医院。7月，县医院4名党支部书记参加县直机关党务干部培训。是月中旬，医院党总支安排，以党支部为单位，组织党员学习《中国共产党支部工作条例（试行）》和《中国共产党党员教育管理工作条例》，学习活动由各党支部书记主持。陕西省肿瘤医院“肿瘤防治走基层”专家组一行9人在省肿瘤医院运营部主任史玉民带领下到县医院开展为期2天的大型义诊及学术讲座活动，深入普外科病区进行针对性的查房、业务指导，与医护人员进行了深入交流，对肿瘤、癌痛等疾病的规范治疗相关前沿知识及业务进展进行讲解，大家受益匪浅。为期2天的义诊活动共接诊500余人次。定边县总工会在县新体育场举办庆祝中华人民共和国成立70周年“众源杯”职工篮球比赛。定边县委常委、常务副县长杨怀亮，县总工会主席安世良等领导出席开幕式。县医院选派陈学敏、韩茂林、张永军、卢奇、崔桓、沙彦明等6人（加入卫健局代表队）参加比赛。8月6日，中共定边县委组织部、宣传部和县脱贫攻坚领导小组办公室联合举办“幸福扶贫 · 光荣脱贫”讲故事比赛。县医院选派手术室唐瑭参赛，参赛作品《精准扶贫送健康，扶危济困暖人心——记定边县人民医院院长张少雄健康扶贫先进事迹》荣获优秀奖。8月7—8日，江苏省苏北人民医院党委书记徐道亮带领相关科室主任、专家一行10人莅临县医院就对口支援工作进行交流，并开展医疗义诊、专题讲座、临床教学、会议座谈及捐赠仪式等系列活动。县政府副县长姜海峰、县卫健局长扈僚锋等出席座谈会。张少雄、徐道亮分别介绍各自医院的发展历程及当前发展情况。双方根据定边县实际需求，重点围绕今后对口支援过程中提升县医院科学管理、人才培养、专业技术、重点专科等核心内容深入交换意见并达成共识，明确一项项帮扶举措，为切实有效提升定边县人民医院综合服务能力指明了方向，把今后的结对帮扶工作做实做细，取得帮扶实效。在捐赠仪式上，苏北人民医院向定边县人民医院捐赠心电监护仪4台、输液泵4台。8月19日，定边县庆祝第二届中国医师节暨表彰大会在县医院举行。县委常委、宣传部部长丁炜，县人大常委会副主任延彩莲，县政府副县长王彦强，县政协副主席丁海山等县领导和各乡镇党委书记、医改领导小组成员单位领导、县卫健局领导及局机关职工、局属单位副科以上领导、各乡镇卫生院院长、各民营医院院长、优秀医师、乡村医生代表共400多人参加会议。会上，主席台上领导为全县50名优秀医师颁奖；县医院优秀医师王学广代表全体医师发言；优秀医师贺伟带领全体医师进行庄严的医师宣誓。县政府党组成员王彦强代表县四套班子讲话，向全体医师致以节日的美好祝贺和崇高敬意。希望广大医务工作者坚守高尚情操，强化廉洁意识，履行医师职责，维护医师尊严，带头抵制行业不正之风，让文明行医、廉洁行医成为一种自觉行动，恪守医德医风，永葆医师本色。是月，定边众源天然气有限责任公司邀请解放军北京空军总医院、北京大学人民医院、解放军305医院、首都医科大学附属北京友谊医院、中国医学科学院整形外科医院等北京几家三甲医院专家组一行15人到县医院开展大型义诊活动。专家热情、耐心地接诊每一位患者，仔细询问病史认真查体，根据病情给出科学、合理的治疗方案，并指导群众规范用药。此次义诊活动共接诊患者900余人，接受健康咨询100余人，查病房100余次，开展专题讲座两场。9月下旬，县医院召开"不忘初心、牢记使命"主题教育推进会，院领导班子成员及全体党员参加。副书记丁银山传达县委及卫健局关于开展"不忘初心、牢记使命"主题教育会议精神，并要求：一是以党支部为单位，由支部书记负责，会同科主任、护士长，认真组织本支部全体党员及本科室人员开展好主题教育。二是充分运用医院官网、院报、简报、宣传栏等载体及QQ、微信等新媒体进行广泛宣传，宣传先进典型，为主题教育营造良好氛围。三是主题教育领导小组办公室要对各支部、各科室开展主题教育进行专项督查，对消极对待、敷衍应付的严肃批评，限期整改，对走形变样、问题严重的给予严肃处理，确保主题教育不走过场、取得实效，推动医院各项工作有序开展。县医院首次举行升国旗仪式，护旗手精神抖擞，迈着整齐的步伐走向升旗台；随着国歌奏响，全体肃立，唱国歌，行注目礼。医务科屈文慧以"壮丽七十年，奋斗新时代"为题，在国旗下演讲，大家在演讲中共同感受伟大祖国70年来，披荆斩棘、风雨兼程、波澜壮阔、壮丽辉煌的发展史。10月1—7日，按照县委宣传部安排，县医院党总支部组织全体党员分批次观看《古田军号》《红星照耀中国》《烈火英雄》《决胜时刻》《我和我的祖国》《中国机长》《攀登者》等7部优秀国产影片。10月12日，由县卫健局、县总工会联合举办的"定边县危重孕产妇和新生儿救治技能竞赛"在县医院大会议室举行。县医院、县中医院、县妇保院3个参赛队竞赛，评委由江苏省宝应县对口支援县医院的妇产科费红霞、麻醉科史成富、内科沈培源以及县医院护理部主任李俐霞、妇产科主任李雪、儿科副主任牛国忠等组成。经过激烈角逐，县医院获得团体优胜奖，并取得医生、护士、助产师组3个第一名。10月18日，由榆林市卫生健康委员会、榆林市扶贫开发办公室主办，榆阳区卫生健康局、榆林市星元医院承办的榆林市医疗卫生帮扶体系建设擂台赛在榆林市星元医院二楼多功能举行，定边县人民医院应邀参赛并获二等奖；县医院参赛队代表定边县卫健系统参加榆林市“危重孕产妇和新生儿救治技能竞赛”并获团体三等奖。同时，县医院孙嘉敏获“妇产科护士组一等奖”，汪涛获“新生儿科护士组二等奖”，李鳗丽获“助产士组三等奖”，边正强获“新生儿科医生组优秀选手”奖，赵随香获“妇产科医生组综合笔试个人优秀奖”。是月，根据县直工委和县卫健局党委安排部署，按照《中共定边县人民医院总支部委员会关于开展“立足立岗做贡献，担当作为勇争先”主题党日活动安排》要求，县医院结合实际，以党支部为单位，开展“不忘初心、牢记使命”主题党日活动。活动分为重温入党誓词、观看专题节目《榜样4》、为党员过政治生日、参观三五九旅打盐遗址四个环节。11月7日，定边县卫健局组织召开“不忘医者初心、牢记健康使命”先进事迹报告会，卫健系统全体党员干部职工参加，县医院50余名党员参加。宝应县人民医院妇产科主任费红霞、定边县人民医院护理部主任李俐霞、定边县中医院党支部副书记孙海云分别作报告。12月4—8日，医院党总支以党支部为单位开展民主评议党员工作，并要求总支部委员以普通党员身份参加所在党支部的民主评议党员会议。此次民主评议党员活动，在职党员应到88人，实到66人。评出优秀党员4名（每个党支部各1名）、合格党员84名，没有“不合格”党员。召开“不忘初心、牢记使命”主题教育组织生活会。会议由张少雄书记（院长）主持，党总支部委员会成员、非党员班子成员（列席）、党支部书记（4人）、党小组组长（10人）以及各科主任、护士长参加。组织生活会以对照查摆、批评与自我批评、个人表态的方式进行；普外科副主任韩茂林遵照县医院安排，进行重点专科建设成果PPT展示，院科两级成员参加。院长张少雄指出，医院将继续加强重点专科建设，扩大专科影响力，提高医院核心竞争力，促进专科建设特色化、精细化发展，促进医学人才培养和专科队伍建设，同时要整合优质资源，发挥整体优势，推动专科建设向纵深发展，各专业相辅相成、协同进步，不断提高医疗服务质量和技术水平，从而推动医院全面持续健康发展。12月23日，中共定边县直属机关工作委员会下发《关于中共定边县卫生健康局直属机关委员会下属支部选举结果批复》：同意中共定边县人民医院总支委员会2019年10月16日选举结果，总支部书记张少雄，副书记丁银山，组织委员姬兴军、宣传委员白宏伟、纪检委员沈海虎、文体委员冯昊套、妇女委员李俐霞；行政后勤支部委员会书记姬兴军、组织委员李俐霞、宣传委员倪芮；内科儿科支部委员会书记边正强、组织委员王荣、 宣传委员任建军；外科支部委员会书记沈海虎、组织委员韩茂林、宣传委员郭京、纪检委员赵立晶、文体委员王姣姣；医技、门诊支部委员会书记白宏伟、组织委员冯昊奎、宣传委员刘琳。12月24—28日，定边县人民医院召开工作总结大会，分院全体职工参加，院长张少雄全面回顾总结2019年安边分院、县医院 重点工作，并对2020年重点工作进行了科学规划，并公开2019年财务收支情况、重大项目建设以及医院经济运行等情况。12月31日，县医院2020年元旦联欢晚会在大会议室举行。延彩莲、王彦强、丁海山等县级领导莅临晚会现场，卫健局、医保局、中医院、妇保院单位等领导应邀出席，县医院领导班子全体及全院职工观看晚会。县医院各科室利用工余时间排练的文艺节目精彩演出，《祖国颂》获一等奖；《青春舞曲》《白衣战士最荣耀》《生死时速》《黄河源头》等获二等奖；《中国年》《欢天喜地摇摇乐》《医患一家》《抢劫》《健康生活》等获三等奖。是年，选派28名医技人员、20名护理人员带薪到北京、西安、宁夏等三级医院进修深造；招聘医学院本科生11名，其中临床8人、检验3人；特聘心内科专家（葛利军，每周二县医院坐诊、手术；张晓红，每月安边分院坐诊一周）2人。

2020年1月21日，县委书记胡统金、县政协主席苗云、县委政法委书记任学友、县政府副县长姜静妮等县领导集体看望慰问县医院春节期间值班医护人员，并致以节日的问候和祝福，同时送去水果、炉馍等慰问品。在县医院120急救中心，各位领导与辛勤值班的医护人员亲切握手、交谈，详细了解值班情况和相关工作。县委书记胡统金代表县委、县政府对一年来在医疗战线上辛勤劳动和默默付出的医务工作者给予充分肯定和高度赞扬。是月，县医院特聘原宁夏医科大学第二附属医院外科主任、胸心外科主任张晓阳教授，并成立胸外科和肿瘤科，力争3～5年将胸外科、肿瘤外科打造成为定边及周边地区特色优势专科，更好地为老百姓服务。2月，县医院心血管内科主治医师任志军，铭记医者的使命和担当，明知可能会被传染，但他依然义无反顾、主动申请到特殊发热门诊工作。主动请战的共产党员纪慧在这-10℃的环境中默默坚守。在定点发热门诊，沈海虎、李俐霞、王荣、郭京、姚亚妮、张秀芝、张涛等共产党员从晚上7时到第二天早上8时，整整13个小时值守夜班，抵御严寒，不忘初心使命，不负定边人民。县委书记胡统金、县人大常委会主任蒋亚东、代县长苗玉祥、县政协主席苗云等县四套班子主要领导和县委副书记高怀和、常务副县长许君、纪委书记王志琴、组织部部长吕瑞卿、宣传部部长丁炜、副县长王彦强、总工会主席安世良等县级领导以及相关部门负责人钟子俊、扈僚锋等到县医院定点发热门诊亲切看望慰问坚守在一线的医护人员，向他们表示衷心的感谢并致以崇高的敬意。3月，县政府副县长王彦强、张永彬等县领导以及卫健局、应急管理局、城建局、市场监督管理局、国有办等部门和单位领导一行到县医院定点发热门诊检查疫情防控相关工作。定边众源天然气有限责任公司总经理薛成代表该公司给县医院捐赠价值100余万元的2辆负压救护车和1辆监护型救护车，填补了县医院没有负压救护车的空白。捐赠仪式在县医院举行，县委书记胡统金，县委常委、统战部部长刘云霞，县政府副县长王彦强等参加捐赠仪式。4月10日，县医院召开胸痛中心联合例会，特邀宁夏回族自治区人民医院心血管中心主任葛利军作题为“急性胸痛心电图诊断思路”学术讲座。县卫健局潘治富出席并讲话。县妇幼保健院、白泥井镇中心卫生院、白湾子镇中心卫生院、安边镇中心卫生院、堆子梁镇中心卫生院、砖井镇中心卫生院负责人以及县医院领导班子成员和相关科室负责人参加。县医院副院长、胸痛中心医疗总监贺伟详细汇报胸痛中心建设和运行情况，并就急性胸痛患者院前急救、院前与院内心电传输、院内急救、科室会诊、介入手术等各个环节，与参会各乡镇卫生院进行深入交流。世界读书日，县医院选派医务科屈文慧参加县上举办定边县第十一届全民阅读文化节。县医院医务科、院感办举行第5次全院疫情防控专题培训会。5月8日，县医院院长张少雄、副书记丁银山前往定边县公安局看守所，就县医院驻看守所卫生所相关事宜，同公安局党委书记、局长张巍及局党委委员卯学军等人进行座谈交流。看守所负责人任建斌、拘留所所长王建新分别介绍了看守所和拘留所的基本情况。张少雄表示将以高度的政治责任感和使命感支持看守所工作，把驻看守所卫生所的人员配齐配强，全力做好看守所在押人员医疗服务保障工作，为看守所在押人员提供优质医疗服务。5月中旬，榆林市中医院专家一行4人到县医院开展健康扶贫和慢病集中救治工作，医院检验科、心电图室、CT室、DR室、核磁共振室积极配合，共同为贫困患者提供高效、便捷的医疗服务。专家通过问诊、查体、阅片等方式，详细了解患者病情及治疗情况，耐心解答患者的疑问，并提出后续合理化治疗建议及健康指导。县医院为每一位患者制定建档卡，方便患者咨询和到院就诊。此次健康扶贫义诊活动共接诊大病重病患者96人，电话随访266人，根据患者情况共开展免费辅助检查50余人次。5月18—20日，为进一步贯彻落实江苏—陕西对口帮扶工作决策部署，江苏省苏北人民医院对口支援县医院，江苏省苏北人民医院院长束余声带领医疗专家团队一行12人莅临县医院开展省际对口支援工作，安排了会议座谈暨捐赠仪式、专题讲座、临床教学、医疗义诊等系列活动。县委常委、宣传部部长丁炜，县人大副主任延彩莲，县政府副县长王彦强，县政协副主席丁海山，政府办副主任姚万红，卫健局副局长沈效亮、潘治富等领导出席座谈会暨捐赠仪式，座谈会由县委常委、宣传部部长丁炜主持。5月19—20日，省级胸痛联盟专家组西安交通大学第二附属医院原急诊科主任、硕士生导师、一级主任医师李丽君教授和西安交通大学第一附属医院心内科、胸痛中心护士长、主管护师高春燕等，对县医院胸痛中心建设进行预审。专家组成员到急诊科、心血管内科、导管室等重点科室，查看时钟统一、标识标牌、仪器设施设备等情况，对急诊科、心血管内科医务人员以及医院保安、保洁人员进行相关知识的考核提问，重点查看胸痛患者从入院到诊疗的全流程。县医院胸痛中心医疗总监贺伟详细汇报胸痛中心建设情况。教授李丽君充分肯定胸痛中心建设成果，对胸痛中心建设过程中医院领导的高度重视和全力支持给予肯定。同时，对胸痛中心相关诊疗流程、标识标牌等部分细节问题提出整改建议。县委常委、宣传部部长丁炜来县医院慰问手术室副护士长郭京、普外科副护士长王姣姣、心内科副护士长张海燕、门诊注射室护士长高宇、急诊科护士长孙灵芝五名全县优秀护理工作者。5月27—29日，医务科、药剂科特邀儿科副主任边正强为全院临床医师开展中成药专业知识培训。培训会在药剂科主任赫媚雅的主持下进行。边主任从中医理论出发，通过理论联系实际，将抽象的中医药理论形象化、简单化，应用大量实证案例，深入浅出地对中成药的成分、功效、配伍、应用等方面进行讲解与培训。是月，医院以党支部为单位，认真组织学习贯彻习近平总书记到陕考察重要讲话精神，并重温入党誓词。4月20—23日，习近平总书记在陕西省委书记胡和平和省长刘国中陪同下，先后来到商洛、安康、西安等地，深入自然保护区、贫困山区、社区、学校、卫生院、企业等，了解秦岭生态环境保护、脱贫攻坚、复工复产等情况，强调要全面贯彻落实党中央决策部署，坚持稳中求进工作总基调，坚持新发展理念，扎实做好“六稳”工作，落实“六保”任务，奋力谱写陕西新时代追赶超越新篇章。6月3日，县委、县政府在县医院新址举行县医院整体搬迁项目开工奠基仪式。县委书记胡统金出席并宣布开工。榆林市卫生健康委员会党组书记、主任惠德存，县人大常委会主任蒋亚东，县委副书记、县长苗玉祥，县政协主席苗云及全体在家县级领导参加奠基仪式，县委常委、常务副县长许君主持仪式。惠德存、苗玉祥分别讲话，县政府副县长、县卫健局党组书记王彦强介绍医院整体搬迁项目设计规划及建设情况。新建医院占地13.4万平方米，总建筑面积95678平方米，总投资6.71亿元，计划于2024年底竣工并正式投入使用。6月28日，县卫生健康局机关党委联合西关社区党组织开展“党的生日送健康”志愿服务活动。县医院安排体检车，选派内科、外科、妇科、儿科、体检科医务人员为西关社区居民健康义诊，为社区居民宣传健康知识，建议引导他们养成健康生活习惯，发放健康资料100余份，义诊100多人次。

7—8月，为庆祝中国共产党成立99周年，传承红色基因，表彰先进典型，凝聚奋进力量，定边县召开“永远跟党走——庆祝建党99周年表彰大会”。大会表彰一批疫情防控优秀共产党员、疫情防控先进基层党组织、农村党组织书记创业模范带头人、优秀第一书记、优秀党务工作者、先进基层党组织和优秀共产党员。县委书记胡统金出席并讲话，蒋亚东、苗玉祥、苗云、高怀和、许君、王志琴、马俊飞、任学友、刘云霞、吕瑞卿、丁炜、刘小宁、顾锡芳等县领导及市委原干教办主任石剑参加表彰大会。县医院党总支部被县委评为“新冠肺炎疫情防控工作先进基层党组织”。苏北人民医院陆续选派脑外科专家甄勇、胃肠外科专家王伟、消化内科专家王璐、肝胆胰外科专家王小东、超声科专家宋旭升5名医疗专家先后到县医院开展对口帮扶工作。5名专家支医期间，共接诊门诊病人近1000人次，指导手术50余台，在科室内共开展专题学术讲课16次。在县医院召开定边县2020年第三届“中国医师节”优秀医务工作者表彰大会。县委常委、宣传部部长、定边街道党工委书记丁炜，县人大常委会副主任延彩莲，副县长、县卫健局党组书记王彦强，县政协副主席丁海山出席会议并为获奖者颁奖。县卫健局领导及局属单位主要负责人、援定医疗队队员、各乡镇卫生院院长、各民营医院院长、优秀医师、优秀乡村医生、健康卫士参加会议。会议由丁炜主持。县医院获“2020年‘最美定边人·团结奋进奖’之医疗卫生工作先进集体”称号，丁海山获“最美定边人·人民公仆”之特殊贡献奖，孙双智、王旭升、李勇、马建鹏、冯昊奎、丁晓凌、夏和平、赵有才、王喜军、边正强、毕有军11人获“优秀医师”称号。县医院党总支部召开“以案促改”警示教育大会，全体党员参加并观看警示教育片《利剑高悬、警钟长鸣——陕西省部分领导干部严重违纪违法案违规收送礼金问题警示录》典型案例。党总支书记、院长张少雄指出，全院党员干部要通过“以案促改”警示教育活动，认清反面典型腐败本质，吸取教训，引以为戒，以刀刃向内的勇气和自我革命精神扎实开展“以案促改”各项工作，不断加强党组织建设和党风廉政建设。提升党组织的凝聚力和战斗力，积极营造风清气正、务实高效的工作环境和就医环境，全体党员干部要切实发挥先锋模范作用，不忘初心、牢记使命，努力提升专业知识技能，练就过硬本领，为患者提供优质、满意的医疗服务，推动医院事业健康持续发展。是月，定边县人民医院党总支书记、院长张少雄讲党课：坚决贯彻落实党的十九届四中全会精神，稳扎稳打做好疫情防控各项工作。党课内容分为两部分：第一部分解读党的十九届四中全会精神，第二部分总结医院抗击疫情工作。9月22日，县医院紧密型医共体白湾子镇分院和定边街道办分院正式启动运行。县长苗玉祥、政协副主席丁海山等县领导出席白湾子镇分院揭牌仪式并揭牌；县人大常委会主任蒋亚东，县委常委、宣传部部长、定边街道办党工委书记丁炜等县领导出席定边街道办分院揭牌仪式并揭牌。根据新时代医改要求，按照县委、县政府及卫健局总体部署，县医院结合实际，和白湾子镇中心卫生院、定边街道办事处卫生服务中心组建紧密型医共体，机构保留“定边县白湾子镇中心卫生院”和“定边街道办事处卫生服务中心”，同时加挂“定边县人民医院医疗共同体白湾子镇分院”和“定边县人民医院医疗共同体定边街道办分院”，县医院院长张少雄兼任白湾子镇分院和定边街道办分院院长，呼吸内科拓国锋和口腔科王凯分别任白湾子镇分院和定边街道办分院副院长，负责分院日常工作。10月19日，为庆祝中华人民共和国成立71周年，歌颂伟大祖国71年沧桑巨变，县委宣传部、县总工会、县直工委组织开展庆祝中华人民共和国成立71周年“歌唱祖国”全县干部职工合唱大赛，县委书记胡统金，县人大常委会主任蒋亚东，县委副书记、县长苗玉祥，县委副书记高怀和，县委常委许君、马俊飞、刘云霞、吕瑞卿、丁炜，副县长姜婧妮、王彦强等县领导在现场观看精彩比赛。县医院选派14名党员干部职工参加卫健系统代表队，并荣获二等奖。10月26—28日，邀请安全健康教育网宁夏站李博消防教官进行消防安全知识培训，并开展消防应急疏散演练，县医院副院长姬兴军主持培训和演练活动。10月29日，榆林市护理质控中心在榆林市第一医院会议中心举办以“关爱生命·健康助航”为主题的健康科普宣讲比赛，县医院护理部选派张耀芳、张雪丽、郭京、郭博组成参赛团队参加，并荣获三等奖。11月14—15日，由榆林市麻醉学会主办、定边县人民医院承办的“榆林市麻醉学会2020年学术年会”在定边县五洲生态酒店会议室召开，出席会议的领导及专家有：榆林市卫健委副主任王东林、定边县副县长王彦强、陕西省医学会麻醉学分会主任委员薛荣亮、北京积水潭医院麻醉科教授林惠华、榆林市麻醉学会会长贺峰、西北妇女儿童医院麻醉科主任龚辉、延安市麻醉专业委员会主任委员胡彬、陕西省麻醉医师协会常委郭增林等。定边县各公立医院主要领导及相关科室负责人参加。县医院麻醉科主任延柏文主持。贺峰会长致欢迎词。之后，薛荣亮、龚辉、胡彬和林惠华四位教授分别进行了题为《由产妇麻醉后截瘫引发的思考》《陕西省分娩镇痛试点医院推进的现状和问题解析》《解剖与临床——硬脊膜外腔穿刺》和《竖脊肌平面阻滞》的学术讲座。四位专家专题学术讲座内容丰富，台上台下积极互动，学术氛围热烈浓厚。在临床麻醉病例竞赛环节，来自榆林市各县（区）、市级医疗单位的14名选手参加了比赛。通过点评专家现场打分，最后，定边县人民医院麻醉科副主任刘冬获得病例竞赛二等奖，麻醉科付佳廷获得病例竞赛优胜奖。陕西省医师协会常委郭增林教授对竞赛进行点评和总结。县医院麻醉科主任延柏文荣获“榆林市麻醉学会建设突出贡献奖”。是月，县委党校举办定边县学习贯彻党的十九届五中全会精神暨2020年科级干部集中轮训班，教育引导党员干部准确把握全会的深刻内涵和目标要求，全面领会习近平总书记重要讲话的核心要义和精神实质，确保将党的十九届五中全会精神与当前工作有机结合起来，奋力实现全县事业发展追赶超越新篇章。县医院6名领导干部分期参加轮训。为巩固深化“不忘初心、牢记使命”主题教育成果，以中国女排为榜样，弘扬“祖国至上、团结协作、顽强拼搏、永不言败”的女排精神，县医院组织党员干部职工80人观看国产优秀影片《夺冠》，这部优秀影片充满着爱国主义情怀、闪耀着奋斗光芒。在全国第七个“心梗救治日”来临之际，县医院副院长、胸痛中心医疗总监贺伟组织心内科医护人员到东关社区、新乐社区开展义诊活动；召开胸痛中心联合例会，妇保院及5家协议网络医院负责人、县医院胸痛中心委员会成员和相关科室主任参加会议。会议由副书记、胸痛中心行政总监丁银山主持。12月19日，省级胸痛联盟专家、汉中市中心医院冠心病监护病房主任、心血管内科主任医师、胸痛中心医疗总监、中国胸痛中心现场核查专家吴先军教授对定边县人民医院胸痛中心建设进行预审。吴先军教授深入急诊科、心血管内科、导管室等胸痛中心建设重点科室，仔细查看工作制度、工作流程、标识标牌、设施设备等，对相关医务人员进行现场考核提问，重点查看胸痛患者从入院到诊疗的全流程是否科学规范、处置是否及时到位。座谈会上，县医院胸痛中心医疗总监贺伟详细汇报了胸痛中心建设情况。吴先军教授对县医院胸痛中心建设给予充分肯定，同时，对胸痛中心建设存在问题提出了整改建议，并对胸痛中心建设下一步工作进行了指导。12月底，县医院根据社区居民需求，选派内科、康复科、骨科等专业医生5人（其中党员3人），在卫健局党委组织带领下到民生社区开展“双报到”志愿服务活动，为社区居民提供健康咨询和义诊服务。召开2020年工作总结会议，医院院科两级成员参加（因受新冠疫情影响，原计划全院职工大会改为院科两级会议）。会议由张少雄院长主持。会上，张少雄院长全面回顾总结2020年医院重点工作，并结合医院实际，对2021年重点工作进行科学规划；财务科主任王柏玲作医院2020年财务收支报告，主要对医院2020年财务收支情况、重大项目建设情况以及医院经济运行等情况进行院务公开；工会主席孙春霞对冬春季疫情防控工作进行再安排、再部署。

是年，江苏省苏北人民医院、陕西省西安交大二附院、江苏省宝应县人民医院和陕西省肿瘤医院4家医院对口帮扶县医院。受疫情影响，对口帮扶工作从5月陆续展开。在8个月的时间里，4家支援医院针对县医院提出的帮扶需求,分批次累计派出20名支援专家（西安交大二附院10名，苏北人民医院6名，陕西省肿瘤医院2名，宝应县人民医院2名），涉及外科、脑外科、胸外科、胃肠外科、骨科、肿瘤妇科、肿瘤内科、麻醉科、儿科、神经内科、消化内科、内分泌科、耳鼻喉科、中医科、超声科、检验科等学科。专家们门诊量2455人次，住院病人478人次，参加危重病人抢救131

次，临床教学查房145次，参加住院病人手术80台次（其中开展重大手术21台次），科室内部培训53次，开展17项新技术、新项目。是年，选派8名医技人员带薪到西安、江苏等三级医院进修深造；招聘医学本科生20人（研究生2人），其中临床10人、护理1人、影像5人、检验4人；特聘神经内科专家杜彦辉（原宁夏医科大学总医院神经内科主任，每周二来院坐诊、指导查房）。

截至2020年底，医院有职工1069人，其中正式职工372人、临时工602人、离退休人员95人。在职卫生技术人员749人，有高级职称70人、中级职称130人，研究生学历20人。编制床位600张，实际开放床位800张。业务收入2.24亿元，门诊435897人次，住院21165人次，急诊28461人次，门诊手术5169例，住院手术6347例，固定资产2.94亿元。拥有美国GE磁共振、美国GE64排128层CT、GE9900血管减影机、德国蔡司全飞秒以及检验、超声、X光等大中型先进医疗设备，能全面开展二级甲等综合医院的所有诊疗科目，其中介入科、疼痛康复科、外科腔镜、妇科腔镜等在周边地区优势明显。

2021年1月14—16日，县医院办公室、医务科、护理部、总务科、信息科、保卫科、消防科等职能部门在总院区和定点发热门诊联合开展安全生产、扫黑除恶及创建工作大检查。2月初（春节前），县委组织部部长吕瑞卿、县政府副县长姜婧妮、县政协党组成员王宏分别到县医院看望慰问院长张少雄（市劳模）、副院长贺伟（市劳模）、李俐霞（县劳模），为他们送来党和政府的关怀与温暖，并送上慰问金，同时向他们提前致以新春佳节的美好祝福与亲切问候；党总支安排，行政后勤、内儿科、外科、门诊医技四个党支部分别看望慰问新乐、北关、民生和创业四个社区的困难群众，为他们送上新春的祝福和慰问品，希望他们度过一个喜庆祥和的新春佳节；农历腊月二十八，县长苗玉祥、副县长王彦强等县领导到定边县人民医院定点发热门诊看望慰问春节期间值班医护人员，并向他们致以节日的问候和祝福，同时送去水果、炉馍等慰问品，县卫健局党组书记、局长王惠茂陪同慰问。苗玉祥对医护人员不忘初心、牢记使命、冲锋在前、无私无畏的精神给予高度肯定，对无私奉献和默默付出的医务工作者表示亲切慰问和由衷感谢。召开2020年度领导干部专题民主生活会，会议由院长张少雄主持，院班子成员参加。此次民主生活会的主题是认真学习贯彻习近平新时代中国特色社会主义思想，加强政治建设，提高政治能力，坚守人民情怀，夺取决胜全面建成小康社会、实现第一个百年奋斗目标的伟大胜利，开启全面建设社会主义现代化国家新征程。会上，院班子成员逐一发言，进行对照检查，深刻剖析问题，严肃认真地开展了批评与自我批评。2月20—21日，副县长王彦强带领县政府办副主任姚万红、县卫健局局长王惠茂、医保局局长牛国斌、各公立医院院长及紧密型医共体分院副院长，先后到姬塬镇中心卫生院（县中医院分院）、定边街道办事处卫生服务中心（县医院分院）、衣食梁移民社区分院（县医院分院）、安边镇中心卫生院（县医院分院）、杨井镇中心卫生院（县中医院分院）、白湾子镇中心卫生院（县医院分院）进行调研，对紧密型医共体建设启动以来各分院运行情况进行深入、细致了解，现场查阅了相关资料。3月10—12日，县医院护理部举行“假如我是一名护士长”为主题的演讲比赛，各护理单元共选派32名选手参加比赛，分为初赛和决赛两个环节进行。比赛中，选手们把自己在护理工作中的心路历程和“假如我是一名护士长”的换位思考声情并茂地展示给现场观众，道出了护理工作者对护理事业的赤诚、热爱和执着，诠释了优质护理服务的深刻内涵，展示了护理人员无私奉献的道德情操。经过激烈角逐，14名选手进入决赛。最终评出一等奖1名、二等奖3名、三等奖4名。3月下旬，陕西省保健学会、西安交通大学第一附属医院、无锡灵山慈善基金会共同携手走进定边县开展乳腺疾病免费筛查活动。活动当天，“陕西乳腺筛查健康大篷车走进定边县启动会”在县医院小会议室召开，西安交大一附院肿瘤科教授周灿、超声科教授王云月和县医院副院长贺伟及相关临床、医技科室医师参加会议，县政协副主席丁海山出席会议。周灿作《中国早期乳腺癌卵巢功能抑制专家共识》专题讲座。之后，专家在县医院门诊楼前的乳腺筛查车上为提前预约的女性患者进行乳腺义诊筛查，共筛查230多人。全县2021年卫生健康工作会议在县政府五楼会议室召开，刘云霞、延彩莲、王彦强等县级领导以及县纪委曹文平出席会议。刘云霞主持会议并讲话，王彦强作专题工作报告。会上，对全县卫健系统2020年度21个先进单位、60名先进个人进行了表彰奖励，并对局属各单位、乡镇卫生院下发了2021年任务书。县医院被评为2020年度党建工作先进单位、疫情防控先进单位，街道办分院被评为2020年度基本公共卫生服务先进单位，安边镇分院被评为2020年度紧密型医共体先进单位；李勇、田永琴、高萌、高玲玲、赵亚雄5人被评为2020年度疫情防控先进个人。3月27日，为切实抓好党风廉政建设和医德医风建设各项工作，坚决纠正医疗服务中的不正之风，召开2021年党风廉政建设及纠行风工作会议。为深入学习贯彻习近平总书记在党史学习教育动员大会上的重要讲话精神，巩固深化“不忘初心、牢记使命”主题教育成果，传承红色基因，全面落实党中央、省委、市委、县委和卫健局党委关于开展党史学习教育的工作部署，推动全院党员干部职工从党史学习中汲取智慧力量，赓续奋斗精神，县医院召开党史学习教育动员大会。大会由党总支部书记、院长张少雄主持，全院党员干部职工参加会议。4月下旬，县医院巡回医疗车走进砖井镇开展健康义诊服务，内科、中医科、体检中心及相关医技科室共5人参加活动。为居民们免费量血压、测血糖，解答他们提出的健康和疾病问题，针对不同病情给予详细的用药指导和治疗建议，并就高血压、糖尿病等慢性病预防和治疗相关知识进行宣教，帮助居民提高认识。巡回医疗车上，免费为群众提供心电图、胸片、B超等多项常规检查。累计诊疗及咨询100余人次，发放健康宣传资料500余份，活动现场气氛热烈，现场群众深表满意。中国胸痛中心执行委员会专家薛伟珍、路雯、张玉平3名教授和中国胸痛中心武汉区域认证办公室王虹一行到县医院，对胸痛中心建设情况进行现场核查认证。常务副县长许君，县人大副主任延彩莲，县卫健局局长王惠茂和县医院领导班子全体成员、胸痛中心相关人员、5家胸痛网络医院代表参加座谈会。现场核查分座谈及工作汇报、核查数据库及相关原始文件、胸痛中心运作情况现场核查、模拟演练、汇总分析、总体评价及问题反馈等六个环节进行。定边县人民医院胸痛中心顺利通过国家级专家核查认证。为隆重庆祝中国共产党成立100周年，推进党史学习教育往深里走、往实里走、往心里走。定边县第十二届全民阅读文化节启动仪式在县文化广场举行，县医院派出12名医生、12名护士作为科技读者代表参加启动仪式。是月，在定边县人民医院建院80周年（1941年建院）之际，为了弘扬医院文化，回顾传承医院80年发展历史，全面翔实记载我院80年来的发展历程，激励全院干部职工奋发向上、创新进取的精神和主人翁责任感，为医院今后的发展做出新的更大贡献，经院委会研究决定，编纂《定边县人民医院志》，于6月正式启动。5月10日，县委、县政府在县医院召开庆祝中国共产党成立100周年暨“5·12”国际护士节表彰大会。县委书记胡统金出席并讲话，县委副书记、县长苗玉祥主持会议，市卫健委副主任王东林、县人大常委会副主任延彩莲、副县长王彦强、县政协副主席丁海山等领导出席。王彦强宣读县委、县政府致全县护理工作者的慰问信。延彩莲宣读县上表彰“最美定边人之优秀护理单元和优秀护理工作者”的决定。县医院急诊科、心内科获优秀护理单元奖；李俐霞、薛纪艳、刘昱彤、袁艳霞、马晓丽、孙灵芝、高宇、王亚娥、南小兰9人获优秀护理工作者奖。胡统金向全县广大护士致以节日的慰问，向受表彰的先进集体和个人表示热烈祝贺，向所有奋战在医护战线的工作人员致以崇高的敬意。5月18日，扎实推进党史学习教育走深走实，激发全体党员干部职工学党史、感党恩，知史爱党、知史爱国的情怀，定边县党史学习教育九曲长廊在九曲生态文化广场正式启动。5月19日，县委宣讲团徐荣贵为卫健系统做党史学习教育宣讲报告，县医院副科级以上领导干部、各党支部书记、党务工作者30多人听取报告，卫健局机关党委书记沈效亮主持。徐荣贵围绕“充分认识开展党史学习教育的重大意义，全面了解党的百年奋斗光辉历程和历史性贡献，深刻把握党史学习教育重点”等方面进行了深入浅出的讲解。5月27日，县医院召开全体党员大会，根据《中国共产党章程》和《中国共产党基层组织选举工作暂行条例》相关规定，选举产生了中共定边县人民医院第一届委员会和中共定边县人民医院第一届纪律检查委员会。根据大会选举办法和计票结果，丁银山、张少雄、何晓军、姬兴军、马建鹏、李俐霞、陈学敏7人当选为中共定边县人民医院第一届委员会委员；何晓军、屈文慧、常敏、丁高、倪芮5人当选为中共定边县人民医院第一届纪律检查委员会委员。在第一届委员会第一次全体会议上，丁银山当选为党委书记、张少雄当选为党委副书记；在第一届纪律检查委员会第一次全体会议上，何晓军当选为纪委书记。是月下旬，《定边县人民医院志》编写工作启动，蒋峰荣、刘世雄、刘湃等人着手起草编写方案、目录、安排意见，马占仓、韩生燕、蒋彩云等查阅档案。5月28日，定边县卫健系统组织全体党员干部参观“定边县党史学习教育九曲长廊”活动，县医院共75名党员参加。面对鲜红的党旗，卫健局机关党委书记沈效亮带领卫健系统全体党员高举右拳，庄严宣誓，重温入党誓词。6月17—18日，县直工委召开定边县2021年度机关党建工作推进会，县委组织部部委委员王治虎、县直工委书记刘立杰出席，县直机关各党委书记、专职副书记、总支书记、直属支部书记共计70余人参加。会议分为观摩学习和党建推进会两个部分，县医院作为现场观摩定点单位，党委以“热烈庆祝中国共产党成立100周年”为主题，精心设计了“五抓五争当工作法”和“党建亮点经验介绍”两部分展板，党务工作者倪芮为前来观摩的党员领导干部进行详细讲解，并赢得好评。在党建推进会上，党委书记丁银山以“党建引领谋发展，强医为民谱华章”为题，作了党建工作经验交流发言。县医院副院长姬兴军带办公室、总务科、信息科、设备科、保卫科、消防科等科室负责人在总院区和定点发热门诊进行安全生产工作大检查。对全院各科室安全管理、安全制度落实、医疗设备运行、安全用水用电用气、仓储、消防等进行认真细致的检查，同时对电梯、压力容器、燃气锅炉、氧气库、药品库、器械库等重点部位等进行拉网式排查，不走过场，不留死角，并就科室日常安全工作开展情况仔细询问各科室负责人和安全生产联络员，对检查中存在问题现场提出整改意见，并要求限时整改到位。6月下旬，由陕西省医师协会胰胆疾病专业委员会、陕西省老年学和老年医学学会肿瘤康复专业委员会协办，由西安交通大学第二附属医院牵头举办的“学党史、感党恩；到老区、传技术”消化道疾病诊疗新技术巡讲在县医院医技楼六楼小会议室举行。本次巡讲由西安交通大学第二附属医院普外科主任杨文彬教授带队，李军辉、马师洋、张焱等3名消化疾病领域专家进行专题讲座。县医院行政后勤党支部组织消化内科、心血管内科、老年病科专家走进新乐社区，开展“志愿服务进社区，关爱老人在行动”大型义诊活动，切实将“我为群众办实事”落到实处。

7月上旬，在全县深入开展党史学习教育、喜迎建党100周年之际，县医疗保障局在全县医疗保障领域组织开展“学党史、强信念、提技能、开新局”党史学习教育暨医保政策知识竞赛活动，县医院选派参赛队参加并荣获一等奖。陕西省学习贯彻习近平总书记“七一”重要讲话动员大会暨“两优一先”表彰大会在西安召开，会上，对陕西省优秀共产党员、优秀党务工作者和先进基层党组织进行表彰，县医院院长张少雄获评“建党百年——陕西省优秀共产党员”。7月6日、7日张少雄应邀出席榆林市和定边县庆“七一”表彰大会。全县学习贯彻习近平总书记“七一”重要讲话精神暨“两优一先”表彰大会在县文旅局演播大厅举行。大会对全县60名“优秀共产党员”、50名“优秀党务工作者”、40个“先进基层党组织”以及8名“农村党组织书记‘创业模范带头人’”进行了表彰。县医院党委被评为“先进基层党组织”。中旬，召开陕西省抗癌协会肿瘤诊疗专家工作室成立大会，陕西省抗癌协会西安交大一附院肿瘤诊疗专家组一行走进县医院。县人大常委会主任蒋亚东，县政协主席苗云，县委常委、宣传部部长刘云霞，县政府副县长王彦强，县政协副主席丁海山等县领导出席，县卫健局党组书记、局长王惠茂，县医保局党组书记、局长牛国斌，县政府办公室正科级督查员姚万红，县卫健局副局长张琰等领导参加，县医院领导班子全体及全院干部职工以及县中医院、妇保院、各乡镇卫生院负责人参加会议。会议由县委常委、宣传部部长刘云霞主持。会上，肿瘤诊疗专家组组长赵新汉和县卫健局党组书记、局长王惠茂分别代表陕西省抗癌协会和定边县卫生健康局签订肿瘤诊疗专家工作室合作框架协议。县政协主席苗云和肿瘤诊疗专家组组长赵新汉、专家组胸部肿瘤外科主任医师任宏和县医院院长张少雄，共同为“陕西省抗癌协会肿瘤诊疗协作单位教授工作室”和“陕西省抗癌协会肿瘤诊疗协作单位定边县人民医院”揭牌，标志着县医院和陕西省抗癌协会及西安交大一附院肿瘤科合作正式拉开序幕。从此，在陕西省抗癌协会及西安交大一附院肿瘤科的大力支持下，每周有西安肿瘤专家来院坐诊、手术，方便全县肿瘤患者就诊。在全国第三个老年健康宣传周期间，县医院组织消化内科、心血管内科、口腔科骨干医师分别在新乐社区和百盛广场宣传普及老年健康科学知识和老年健康政策，开展健康咨询及义诊活动。超声科在江苏省宝应县人民医院超声科王洪华医师（对口帮扶县医院）的操作指导下，完成首例乳腺结节及患侧淋巴结的穿刺活检术，术后病理证实为腺体异型增生并呈侵袭性改变(考虑恶性肿瘤）合并患侧淋巴结内黏液变性。下旬，县医院携手县直工委在民乐花园为环卫工人、老年人进行健康知识宣传及义诊，并免费发放白糖、绿豆、凉茶等解暑物品。是月，县委组织部、县委党校举办定边县2021年科级干部党史学习教育暨素质能力提升专题轮训班，县医院6名领导干部分期参加轮训。8月中旬，为深刻领会习近平总书记“七一”重要讲话精神，营造浓厚学习氛围，按照县委组织部关于组织优秀共产党员开展习近平总书记“七一”重要讲话精神宣讲工作的要求，县医院张少雄院长作为建党百年陕西省优秀共产党员，为县医院院科两级及全体党员讲党课，先后到县公安局、县直工委、县医疗保障局进行“七一”重要讲话精神宣讲。在第四个“中国医师节”来临之际，县委书记胡统金、副县长王彦强等县领导一行到县医院定点发热门诊看望慰问优秀医师代表和疫情防控一线工作人员，他向全县广大医务工作者致以节日问候和崇高敬意，卫健局党组书记、局长王惠茂，卫健局党组成员、副局长张琰陪同慰问。县委书记胡统金为全县22名优秀医师颁发荣誉证书，并对他们的辛勤付出表示感谢。为持续深入开展党史学习教育，按照卫健局党委《关于认真开好党史学习教育专题组织生活会的通知》要求，县医院党委组织行政后勤、内儿科、外科、门诊医技四个党支部召开党史学习教育专题组织生活会，会议由党委书记丁银山主持，党委班子成员、全体党员参加会议。8月24日，全国第十四届运动会和残特奥会圣火来到“塞上古城”榆林，圣火在榆林世纪广场开始传递，67名火炬手共同完成了榆林市区圣火传递。张少雄院长作为中国共产党成立100周年“陕西省优秀共产党员”，成为67名火炬手中的一员，完成了第47棒火炬手圣火传递这项神圣而光荣的任务。8月28日，县医院新乐院区正式启动运行。为了加强基层医疗机构建设，提升社区卫生健康服务能力，满足群众看病就医需求，按照县委、县政府决策部署，将定边县老干部医院与定边县人民医院进行整合，命名为“定边县人民医院新乐院区”，同时加挂“定边县老干部健康服务中心”和“定边县新乐社区康复中心”牌子，执行二级医疗机构收费标准。县政府副县长王彦强，卫健局党组书记、局长王惠茂，卫健局党委书记沈效亮，卫健局党组成员、副局长张琰等领导出席揭牌仪式，揭牌仪式由沈效亮书记主持。副县长王彦强和院长张少雄共同揭牌，标志着“定边县人民医院新乐院区”正式启动运行。县医院院长张少雄兼任新乐院区院长，原影像中心主任白宏伟任副院长，负责分院日常工作。是月，院志编辑组查阅20世纪50年代以来县医院保存的档案205卷，复印3万余页，初步了解县医院的建立、发展、壮大的总体脉络，进入编撰阶段。9月，县医院被中共榆林市委平安榆林建设领导小组办公室、榆林市卫生健康委评为“2020年度全市‘平安医院’创建工作先进单位”。10月初，为进一步做好安全生产和疫情防控工作，副县长董建勋带领相关部门负责人检查县医院整体搬迁建设项目安全生产和发热门诊运行情况。为深入学习、深刻领会习近平总书记来陕考察重要讲话重要指示精神，认真贯彻落实中国共产党定边县第十九次党代会精神，县医院召开学习习近平总书记重要讲话重要指示精神和定边县第十九次党代会精神专题会议，院科两级全体成员，各支部书记、党小组组长参加，会议由张少雄院长主持。10月11日，苏北人民医院党委书记徐道亮一行来县医院举行“江苏省苏北人民医院互联网医院定边县人民医院分院”授牌仪式，县政府副县长董建勋、卫健局局长王惠茂、副局长张琰等领导出席。会议由卫健局局长王惠茂主持。会上，张少雄院长介绍了医院基本情况及苏北人民医院的援助情况，徐道亮书记介绍了苏北人民医院互联网医院运行情况，并在会议室与苏北人民医院专家现场进行了远程会诊病例讨论。徐道亮书记为张少雄院长授牌。10月18—21日，县医院党委书记丁银山带队，副院长姬兴军、工会主席孙春霞参加，办公室、医务科、护理部、总务科、院感办、医保科、药剂科等相关职能科室负责人组成联合检查组，深入全院各临床、门诊、医技及非医疗业务科室，通过查阅资料、随机提问、现场查看等方式，对全院各科室整体工作进行全面、深入、细致的检查，针对存在的问题限时整改。10月20日，榆林市卫健委委派榆林市第一医院、榆林市第二医院专家对我院胸痛中心、卒中中心、创伤中心建设工作进行市级督导检查。县卫健局副局长张琰出席会议，县医院领导及相关科室负责人参加。院长张少雄就县医院基本情况和“三大中心”建设情况、存在问题等进行汇报。专家组对县医院扎实严谨的工作作风和“三大中心”创建工作取得的成绩给予充分肯定，并对进一步加强创建工作提出宝贵意见和建议。10月30日，延安大学附属医院党委书记李小龙一行到县医院参加并指导卒中中心启动暨建设培训会，县政府副县长董建勋出席并讲话，卫健局党组书记、局长王惠茂主持会议，卫健系统有关单位负责人、县医院领导及相关科室医务人员参加会议。李小龙讲话时表示，将竭尽全力为定边县人民医院卒中中心建设提供支持和帮助。延安大学附属医院教授薛艺东、董治燕、马刘佳分别进行题为《防治卒中中心建设标准解读》《急性缺血性脑血管病静脉溶栓及质控》《颅内血管再通治疗技术》讲座。是月，为深入贯彻落实江苏、陕西省委省政府关于苏陕协作工作一系列决策部署，按照江苏省卫健委、陕西省卫健委《关于做好2021—2025年苏陕医院对口帮扶工作》安排部署，苏北人民医院选派影像科徐军、儿科吕媛和康复科尹正录3名临床医技专家到县医院开展新一轮的对口帮扶工作。11月中旬，陕西省卫健委委派西安市中心医院神经内科主任王新来、西安市高新医院神经内科主任贾颐、 西安交大一附院神经内科副主任医师王瑾、榆林市第二人民医院神经内科主任余永平等专家组一行四人现场评估验收县医院卒中中心建设。卒中中心顺利通过省级评估验收。榆林市二医院副院长杜光勇等到县医院召开对口支援县医院和县中医院交流座谈会。院长张少雄和中医院院长倪国栋分别介绍了县医院和中医院基本情况。杜光勇讲了对口帮扶的目的意义和帮扶计划，并与两家医院分别签订对口支援责任书。本次对口支援时间为3年，从2021年6月至2024年6月。下旬，陕西省卫健委委派空军军医大学唐都医院急诊科主任王伯良、陕西省核工业二一五医院急诊科主任兰乃祥、安康市中心医院急诊科主任柳言平专家组一行三人莅临县医院对创伤中心建设进行现场评估验收，榆林市卫健委医政药政科科长王莉君、榆林二院医务科副科长李旭军参加现场评估验收会，县卫健局党组书记、局长王惠茂，副局长张琰出席会议。验收会由市卫健委医政药政科科长王莉君主持。创伤中心顺利通过省级评估验收；召开学习宣传贯彻党的十九届六中全会精神专题会议，院科两级全体成员、各党支部书记和党小组组长参加。会议由张少雄院长主持。12月10日，榆林职业技术学院教学实训基地签约和揭牌仪式在定边县人民医院举行。学院副院长王志荣、教务科长拓军雄、实训中心主任吴宏和县医院领导座谈并达成共识。王志荣副院长向张少雄院长授牌。12月20日，县委县政府及卫健局决定，抽调县医院24人、中医院10人、妇幼保健院 6人，共计40名医护人员组建驰援西安医疗队，县医院护士长曹巧荣担任医疗队队长。18时在县委大院举行欢送医疗队出征仪式，医疗队员家属及部分群众参加欢送会。县长姬世平主持，县委书记胡统金讲话时，向医疗队明确了任务、要求和希望。曹巧荣发言时表示，请县委县政府放心，请全县人民放心，保证完成任务。县领导胡统金，县长姬世平，县委常委、宣传部部长刘云霞，副县长董建勋等领导送医疗队员乘车星夜赶往西安。是年，选派25名医技人员、7名护理人员带薪到北京、西安、宁夏等三级医院进修深造；招聘医学本科生27名，其中临床14人、护理4人、影像1人、检验2人、药剂4人、预防医学1人、心理学1人。

自2008年以来，县医院共招聘医学本科生300余人。通过人才培养和引进，为医院注入了新血液、增添了新力量，充实了技术实力，提升了医院核心竞争力，积极开展新技术项目，不断拓宽医疗服务领域，提高了医疗服务质量，提升了综合服务能力。医院人才梯队建设已基本形成，保证了医院的可持续发展，全院医护人员的整体素质和技术水平明显提高，走在全市县级医院的前列。

截至2021年底，医院有职工1151人，其中正式职工396人、合同工657人、离退休职工98人，卫生专业技术人员802人，有高级职称78人、中级职称130人，研究生学历20人。编制床位600张，实际开放床位800张。拥有美国GE磁共振、美国GE64

排128层CT、GE9900血管减影机、德国蔡司全飞秒以及检验、超声、放射等大中型先进医疗设备。能全面开展二级甲等综合医院的所有诊疗科目，其中介入科、疼痛康复科、外科腔镜、妇科腔镜等在周边地区优势明显。门诊部设感染科、神经内科、心血管内科、消化内科、呼吸内科、中医内科、内分泌科、肾内科、骨科、妇科、产科、神经外科、普外科、肿瘤科、乳腺科、肛肠科、泌尿外科、疼痛康复科、儿科、眼科、耳鼻喉科、皮肤科、口腔科、精神心理科、中医妇科、全科医学科等26个；住院部设急诊科、感染科、心血管内科、神经内科、骨科、妇科、产科、神经外科、普外科、肿瘤科、肛肠科、泌尿外科、消化内科、呼吸与危重症医学科、肾内科、儿科、疼痛康复科、五官科、麻醉科等19个；医技科室设CT室、核磁共振室、心电图室、放射科、介入科、胃镜室、超声科、血透室、碎石中心、高压氧室、检验科、病理科、脑电图室、药剂科、体检中心等15个；职能科室设党委办、行政办、医务科、护理部、质控科、财务科、总务科、设备科、院感科、防保科、信息科、医保科、双创办、病案室等14个。业务收入2.9亿元（包括财政补助），门诊495660人次，住院19542人次，急诊39976人次，门诊手术5511例，住院手术5612例，固定资产3.4亿元。

第二章 党政工作

第一节 党政组织的建立与发展

一、基层党组织发展

定边县人民医院自建立党组织以来，党政领导精诚团结，齐心协力，认真贯彻落实党的路线方针政策，健全完善党政组织机构，积极开展政治思想教育和医疗工作，努力完成各个历史时期上级组织交办的各项任务。

1941年，定边县保健药社成立，当时有4名员工，张善医生任主任，还有医生贺连舫等。1946年5月，张善因病退职回家。1946年10月，医院与警备区卫生所合并，后编入陕甘宁晋绥联防军新十一旅后方医院，随军转战。当时各单位调入的中共党员有侯东海、陈为光、袁野、李文琦等。他们都经受过长期战争和艰苦环境的锻炼与考验，有着坚强的党性，虽然党组织不公开，都能按照党的要求积极开展工作。医院组建不久，根据上级指示成立党支部，支部书记陈为光，副书记侯东海，受旅卫生部党组织领导。

1947年3月，马匪侵占三边，张善投敌（6月张善重回革命队伍中）。4月，原陕甘宁晋绥联防军新十一旅后方医院更名为陕甘宁边区三边分区野战医院，医院在四个所和院部成立了党支部。医院在吴旗扩编时有党员15人（包括调入和新发展的党员），有李明松、刘永昌、乔良、陈浩然、龚希光、高技、贺德功等。

1948年3月，医院在蔺家砭调整建制，将4个医疗所合并为两个所，党支部相应改为2个，有党员20多人，受分区卫生部党组领导。在战争年代，广大党员充分发挥先锋模范作用，带领群众完成了党赋予的各项任务。

1949年8月，医院大部随解放军返回定边，定边县领导机构也相继回迁，又迅速恢复了县保健药社，由经营中药逐渐改为中、西兼营，更名为定边县中西药保健药社。

是年10月，定边县中西药保健药社更名为“定边县卫生院”，袁野任院长，张善任副院长兼会计。

1953年1月，因药剂员白某汉在县卫生院死亡，嫌疑人袁野被软禁审查。3月16日，榆林地区任命路茂槐、刘文祥分别代理定边县卫生院正、副院长。8月，省人民政府正式任命路茂槐为院长；刘文祥被榆林专署正式任命为副院长。

1955年2月，县卫生院从老税务局院子迁出，落址鼓楼北巷北城墙南侧庙地，卫生院被提升为三等人民卫生院。

1956年1月24日，闫学孔任定边县人民卫生院副院长。11月9日，成立定边县人民卫生院与定边县城关完小联合党支部，召开首次会议，选举党支部书记闫学孔。12月1日，联合支部大会决定，将县卫生院与县城关完小分成两个党小组。当时暂定为一个党小组，推举毛启明为组长，党组织生活会定在每周星期六午饭后，共有任庆来、毛启明、闫学孔、王国霞、申忠民、李贵芬6名党员。

1957年5月，联合支部召开会议，决定动员职工家属宣传农业合作化的优越性。

1958年6月，定边县人民卫生院更名为定边县人民医院，当时有党员朱晓菲、谷志先、徐锡荣、尹德华、吴秉琴、谢念铭、吴惠英、郭建胜（以上 8 人为北京来的实习生）、闫学孔、申忠民、毛启明、李贵芬、薛学范、任庆来、郭成银。路茂槐院长到西安第一卫校文化班学习，两年期间由副院长闫学孔主持定边县人民医院工作。

1960年2月，张志清任定边县人民医院副院长，免去闫学孔副院长职务。5月，张志清任县医院党支部书记，李少煊、赵玉兰、王国霞、薛学范为委员。1962年9月，闫学孔任县医院党支部书记，免去张志清党支部书记职务。12月，免去张志清定边县人民医院副院长职务。

“文化大革命”期间，定边县人民医院的党政组织处于瘫痪状态。

1968年9月19日，县革命委员会函批：经研究同意定边县人民医院成立定边县人民医院革命委员会，主任马汝钧，副主任郭锦文、薛学范。马汝钧兼任医院党支部书记，免去闫学孔党支部书记职务。

1969年10月，继“工业学大庆”“农业学大寨”口号之后，“学人民解放军”流行全国，县医院一度实行连队编制。

1970 年初，成立整党建党领导小组，着手进行整党建党工作，历时两年多，逐渐恢复党组织活动和正常业务工作。

1971年6月3日，县革委会核心领导小组批复：经研究，同意建立“县医院党支部”，支部委员会由5人组成，书记马汝钧，副书记郭锦文，委员韩祥庭、胡启泰、李兴翠。

1972年1月，仲继云任定边县人民医院革委会副主任；5月，毛启明任定边县人民医院革委会副主任，郭锦文兼任定边县卫校校长；11月，唐立勋任定边县人民医院革委会主任兼党支部书记，免去马汝钧党支部书记职务，行政降级。

1973年4月，丁兆万任党支部副书记、革委会副主任。

1974年8月，郭锦文任党支部副书记。

1976年1月18日，中共定边县委组织部文件决定，张兴旺任党支部书记、革委会主任。免去唐立勋党支部书记职务。5月14日，中共定边县委组织部文件决定，免去丁兆万党支部副书记、革委会副主任职务。

1977年3月，中共定边县委组织部文件决定，王全任党支部书记、革委会主任；姜良鹏任党支部副书记、革委会副主任；沈仲贤任党支部委员、革委会副主任。免去张兴旺党支部书记、革委会主任职务；免去郭锦文党支部副书记、革委会副主任职务。

1977年12月，取消定边县人民医院革命委员会称谓，复称定边县人民医院。

1978年11月2日，郭锦文任党支部副书记、副院长。

1982年3月，郭锦文任院长，王白石任副院长；免去王全院长职务。11月，免去姜良鹏党支部副书记职务。

1983年2月23日，县委组织部决定，免去王全党支部书记职务。

1984年4月8日，县委决定：郭锦文任党支部书记、院长，王白石、付福春、于长雍任副院长。10月，崔志祥任副院长。11月，韩世英任纪检干部。

1988年12月，县医院集体承包经营，院长孙应文，副院长王白石、张德、崔志祥、王继红。县医院承包后院委会组成人员为孙应文、王白石、张德、崔志祥、王继红、付福春、孙玉贵、王荣昌、雷志强、胡启泰、辛秀兰、刘兆春、田耕年、赵云林、杨玉兰、蔡凤英。

1991年2月8日，中共定边县委决定，张德任党支部书记，王白石任院长，付福春任党支部副书记，孙应文、崔志祥、王继红任副院长。郭锦文任检查员，免去其党支部书记职务。

1993年9月，免去付福春党支部副书记职务，免去崔志祥、孙应文、王继红副院长职务。

1994年8月，赵国庆任党支部副书记，丁海山任副院长。

1996年6月，延九锡任副院长。

1997年1月，王存金任副院长，免去其安边医院院长职务。院委会成员为王白石、张德、赵国庆、丁海山、延九锡、王存金、王荣昌、刘志光、汪志田、马秀兰、贺向荣、马江鲁、李俊莲、张凤杰、贺美玲。

1998年8月，杨继张任院长，韩世英、张少雄、倪国栋任副院长。免去张德党支部书记职务，免去王白石院长职务、延九锡副院长职务。

2004年7月，张少雄任党支部书记兼副院长；党支部副书记赵国庆调任县卫校校长；副院长倪国栋调任县中医院院长；贺伟任县医院副院长。

2010年5月，张少雄任院长兼党支部书记；免去杨继张院长职务、韩世英副院长职务。

2010年11月，丁银山任党支部副书记，刘国敏、张鸿翔、姬兴军任副院长，孙春霞任工会主席。

2018年12月10日，中共定边县直属机关工作委员会《关于同意成立定边县人民医院党总支党支部设置批复》（定直发〔2018〕149号）：同意定边县人民医院成立党总支并设立行政后勤党支部、内儿科党支部、外科党支部、医技门诊党支部。

2019年10月16日，召开全体党员大会，应到党员（在职83人，退休返聘5人）88人，实到党员73人，均为有选举权的正式党员，实到党员超过应到会人数的4/5，到会人数符合法定要求，会议有效。党总支部委员会及下设支部委员会由全体党员大会选举产生，采用无记名投票方式。党总支部委员会实行差额选举产生，下设支部委员会实行等额选举产生。党总支部书记和副书记由党总支部委员会第一次会议等额选举产生。

总支部委员会设书记1名、副书记1名、委员5名，党总支部委员应选名额为7名，差额2名。总支部委员会由张少雄、丁银山、姬兴军、冯昊奎、白宏伟、沈海虎、李俐霞等7人组成。党总支部委员会召开第一次全体会议，选举张少雄为书记，丁银山为副书记。总支部委员：姬兴军为组织委员、白宏伟为宣传委员、沈海虎为纪检委员、冯昊奎为文体委员、李俐霞为妇女委员。

中共定边县人民医院总支部委员会下设4个党支部，辖10个党小组。共有党员93人，其中退休党员10人。

第一党支部（行政后勤，30人），由第1党小组和第2党小组组成。支部委员会由姬兴军、李俐霞、倪芮3人组成，姬兴军任支部书记、李俐霞任组织委员、倪芮任宣传委员。李俐霞任第1党小组组长、姬兴军兼任第2党小组组长。

第二党支部（内科儿科，19人），由第3党小组、第4党小组、第5党小组组成。支部委员会由边正强、王荣、任志军3人组成，边正强任支部书记、王荣任组织委员、任志军任宣传委员。边正强兼任第3党小组组长、王荣任第4党小组组长、任志军任第5党小组组长。

第三党支部（外科，25人），由第6党小组、第7党小组、第8党小组组成。支部委员会由沈海虎、韩茂林、郭京、赵立晶、王姣姣5人组成，沈海虎任支部书记、韩茂林任组织委员、郭京任宣传委员、赵立晶任纪检委员、王姣姣任文体委员。赵立晶任第6党小组组长、韩茂林任第7党小组组长、郭京任第8党小组组长。

第四党支部（医技门诊，19人），由第9党小组、第10党小组组成。支部委员会由白宏伟、冯昊奎、刘琳3人组成，白宏伟任支部书记、冯昊奎任组织委员、刘琳任宣传委员。冯昊奎任第9党小组组长、刘琳任第10党小组组长。

附：各党小组党员名录

第1党小组（14人）：张少雄、丁银山、王旭升、常敏、张涛、屈文慧、李俐霞、王勇森、刘智、窦姣、樊蓉蓉、丁高、刘凤霞、倪芮。

第2党小组（16人）：姬兴军、马红、任彦飞、张慧龙、冯天鹏、张永飞、刘万芳、韩世英、宋怀明、王世忠、郝希平、贺美玲、路文云、刘玉忠、王白石、张崇守。

第3党小组（5人）：闫芃颖、何巧锐、王莉、边正强、赵婷。

第4党小组（7人）：王荣、姚娅妮、陈思丹、张红梅、张美妮、方艳、乔晓宇。

第5党小组（7人）：任志军、郝丽丽、丁元胤、李雅雯、南小兰、张秀芝、高瑞梅。

第6党小组（9人）：李伟 、赵立晶、王国安、郑亚玲、李洋洋、纪慧、马玲玲、李雪、麻俊梅。

第7党小组（9人）：王学广、张旭亮、韩茂林、王洋、郭明飞、马瑞桐、沙彦明、张志鹏、王姣姣。

第8党小组（7人）：沈海虎、郭京、张世林、王瑞妮、刘向宏、陈浩元、高小萌。

第9党小组（8人）：白宏伟、冯昊奎、付福玲、闫晓、高锦、白亚丽、王宇仙、艾蓉蓉。

第10党小组（11人）：郭鹏耀、刘昱岑、马喜爱、沈秀秀、张王玲、刘琳、夏琪、刘瑜、孙郡、李建富、闫家镕。

2019年12月23日，中共定边县直属机关工作委员会《关于中共定边县卫生健康局直属机关委员会下属支部选举结果批复》（定直发〔2019〕255号）：同意定边县人民医院总支委员会2019年10月16日选举结果。

2020年，在共产党员带动下，200多名医护人员积极向党组织靠拢，纷纷递交了入党申请书。10月10日，经县委第23次常委会会议研究，同意成立中共定边县人民医院委员会，请按照《中国共产党章程》及《中国共产党基层组织选举工作条例》规定要求选举产生。医院党委受县卫健局党组领导，党建经费列入医院财务预算。

2021年，按照县直工委和县卫健局要求，医院离退休党员全部转入定边县离退休党委。5月27日，县医院召开全体党员大会，根据《中国共产党章程》和《中国共产党基层组织选举工作条例》相关规定，选举产生了中共定边县人民医院第一届委员会和中共定边县人民医院第一届纪律检查委员会。上届党总支部书记（院长）张少雄主持。卫健局副局长张琰宣读了中共定边县委组织部《关于同意成立公立医院党委的批复》和《关于定边县人民医院等单位党委人事安排的通知》文件，会议表决通过了《中共定边县人民医院委员会及纪律检查委员会选举办法》和监票人、计票人名单。大会应到99名正式党员，实到87名，按照《中国共产党基层组织选举工作暂行条例》，超过应到会人数的4/5，符合法定选举要求。根据大会选举办法和计票结果，丁银山、张少雄、何晓军、姬兴军、马建鹏、李俐霞、陈学敏7人当选为中共定边县人民医院第一届委员会委员；何晓军、屈文慧、常敏、丁高、倪芮等 5 人当选为中共定边县人民医院第一届纪律检查委员会委员。随后，在第一届委员会第一次全体会议上，丁银山当选为党委书记、张少雄当选为党委副书记；在第一届纪律检查委员会第一次全体会议上，何晓军当选为纪委书记。

中共定边县人民医院委员会下设4个党支部，辖10个党小组。截至2021年底，共有党员104人，其中男50人、女54人。

第一党支部（行政后勤，27人），由第1党小组和第2党小组组成。支部委员会由姬兴军、李俐霞、倪芮3人组成，姬兴军任支部书记，组织委员李俐霞、宣传委员倪芮。李俐霞任第1党小组组长，姬兴军兼任第2党小组组长。

第二党支部（内科儿科，20人），由第3党小组、第4党小组、第5党小组组成。支部委员会由边正强、王荣、任志军3人组成，因边正强调任县妇保院副院长，支部工作由任志军暂时负责，组织委员王荣、宣传委员任志军。何巧锐任第3党小组组长、王荣任第4党小组组长、任志军任第5党小组组长。

第三党支部（外科，25人），由第6党小组、第7党小组、第8党小组组成。支部委员会由沈海虎、韩茂林、郭京、赵立晶、王姣姣5人组成，沈海虎任支部书记，组织委员韩茂林、宣传委员郭京、纪检委员赵立晶、文体委员王姣姣。赵立晶任第6党小组组长、韩茂林任第7党小组组长、郭京任第8党小组组长。

第四党支部（医技、门诊，32人），由第9党小组、第10党小组组成。支部委员会由白宏伟、冯昊奎、刘琳3人组成，白宏伟任支部书记，组织委员冯昊奎、宣传委员刘琳。冯昊奎任第9党小组组长、刘琳任第10党小组组长。

附：2021年各党小组党员名录

第1党小组（15人）：张少雄、丁银山、王煦升、常敏、屈文慧、李俐霞、丁高、刘凤霞、倪芮、张益瑞、陈学敏、何霄、何晓军、曹永明、毕倩。

第2党小组（12人）：姬兴军、马建鹏、马红、任彦飞、张慧龙、冯天鹏、窦姣、樊蓉蓉、张涛、晋蕊蕊、薛登亮、马健清。

第3党小组（5人）：闫芃颖、何巧锐、赵霆、刘娇、张海梅。

第4党小组（8人）：王荣、姚娅妮、陈思丹、张红梅、张美妮、方艳、乔晓宇、段小丽。

第5党小组（7人）：任志军、郝丽丽、丁元胤、李雅雯、南小兰、王荣、高瑞梅。

第6党小组（10人）：赵立晶、王国安、王勇森、郑亚玲、李洋洋、纪慧、马玲玲、李雪、麻俊梅、沈婷婷。

第7党小组（8人）：王学广、张旭亮、韩茂林、马瑞桐、沙彦明、张志鹏、王姣姣、华磊。

第8党小组（7人）：沈海虎、郭京、张世林、付蓉、白耀光、陈浩元、高小萌。

第9党小组（15人）：白宏伟、冯昊奎、付福玲、闫晓、周茜、韩娜娜、牛帅帅、王娜、马喜爱、高锦、白亚丽、王宇仙、艾蓉蓉、孟欣、郭佳惠。

第10党小组（17人）：郭鹏耀、刘昱岑、沈秀秀、张王玲、刘琳、夏琪、刘瑜、孙郡、李建富、闫家镕、王莉、文韬、王瑞妮、刘国成、马凯、孙哲、薛浪。

2021年7月13日，中共定边县委组织部《关于同意中共定边县人民医院等三家公立医院委员会和纪律检查委员会选举结果的批复》（定组发〔2021〕88号），经研究：同意中共定边县人民医院委员会及纪律检查委员会选举结果。

二、定边县人民医院党委简介

截至2021年底，中共定边县人民医院共有党员104人，其中男50人、女54人。

县医院党委以习近平新时代中国特色社会主义思想为指导，认真贯彻落实党的路线、方针、政策，增强“四个意识”、坚定“四个自信”、做到“两个维护”，全面推进“两学一做”和“不忘初心、牢记使命”主题教育常态化制度化，始终在思想上政治上行动上同以习近平同志为核心的党中央保持高度一致。

按照新时代党建总要求，坚持和加强党的全面领导，坚持党要管党、全面从严治党，全面推进医院党的政治建设、思想建设、组织建设、作风建设、纪律建设，把制度建设贯穿其中，积极培育和践行社会主义核心价值观，全面加强公立医院党的建设，把党的领导融入医院管理全过程，充分发挥党委把方向、管大局、作决策、促改革、保落实的领导核心作用，传承发扬“以人为本，强医为民”的办院宗旨和“生命至上，守护健康”的服务理念，大力弘扬“敬佑生命、救死扶伤、甘于奉献、大爱无疆”的职业精神，踔厉奋发、勇毅前行，努力提高医疗服务质量和技术水平，全心全意为人民群众服务。

定边县人民医院党组织于2011年6月被中共陕西省卫生厅党组评为“全省卫生系统创先争优活动先进基层党组织”，2012年9月被县直工委评为“先进基层党组织”，2012年9月被中共陕西省卫生厅党组评为“全省卫生系统创先争优活动先进集体”，2013年3月被县卫生局评为“2012年度党建工作先进集体”，2014年4月被县卫生局评为“2013年度党建工作先进集体”，2014年7月被县直工委评为“先进基层党组织”，2016年被县直工委评为“十佳服务型党组织”，2017年5月被县卫生局评为“2016年度党建工作先进单位”，2017年5月被县卫生局评为“2016年度党风廉政建设工作先进单位”，2020年7月被县委评为“新冠肺炎疫情防控工作先进基层党组织”，2021年3月被县卫健局评为“2020年度卫健系统党建工作先进单位”，2021年7月被县委评为“先进基层党组织”，2022年4月被县委评为2021年基层党建工作改革创新优秀成果三等奖。

三、定边县人民医院党委“五抓五争当”工作法

以习近平新时代中国特色社会主义思想为指导，按照新时代党的建设总要求，结合医院实际，全面加强公立医院党的建设，传承发扬“以人为本，强医为民”的办院宗旨和“生命至上，守护健康”的服务理念，推行以抓班子建设、制度建设、队伍建设、廉政建设、文化建设为切入点，争当学习型、敬业型、模范型、创新型、奉献型党员的“五抓五争当”工作法，做到抓有重点、创有目标、争有平台，党委有活动、党员有行动、工作有推动，不断提高医疗服务质量和技术水平，切实解决群众看病就医问题，实现党建工作和业务工作深度融合，相互促进，以党建引领医院高质量发展。

党委建设目标：党委班子好、工作机制好、党员队伍好、医德医风好、文化氛围好。

（一）“五抓”

1.抓班子建设。团结有为，务实创新，建设一个好班子。

坚持以习近平新时代中国特色社会主义思想为指导，加强党对医院工作的全面领导，实施健康中国战略，推进“健康陕西、健康定边”行动，构建医院高质量发展新体系，引领医院高质量发展新趋势，提升医院高质量发展新效能，奋力开创新时代医

院高质量发展新局面。

以提高医院党政领导班子集体的综合素质为目标，坚决捍卫“两个确立”，牢固树立“四个意识”、着力强化“四个自信”、坚决做到“两个维护”，增强党政领导班子贯彻党的路线、方针、政策的自觉性和坚定性，在政治上思想上行动上同以习近平同志为核心的党中央保持高度一致。坚持党建引领、专科带动、人才强基、管理增效，积极探索医院发展新路径，着力推进医院内涵提升与高质量发展。书记、院长配合默契、团结有为，党政班子勠力同心、实干笃行，立足医院发展大局，以整体搬迁为契机，积极推进公立医院管理运行机制改革。经县委常委会会议和政府常务会议研究通过，实行医院去行政化管理，2022年1月实行院长聘用制，推进医院院长职业化、专业化。

医院党政领导班子与时俱进、务实创新，准确把握新时代医院发展方向，带领全院上下齐心协力、努力工作，各项工作均取得了好成绩，已成为政治坚定、作风优良、群众信任的班子。

2.抓制度建设。整章建制，措施到位，完善一套好机制。

按照现代医院管理制度试点工作要求，结合医院工作实际和行业特点，研究制定《定边县人民医院章程》，根据省、市、县《关于加强公立医院党的建设工作的意见》，结合新时代党建总要求，将党建工作写入医院章程，把党的领导融入医院管理全过程，在医院科学发展、内涵建设、医教科研等工作中，充分发挥党委把方向、管大局、作决策、促改革、保落实的领导核心作用，建立完善党委与行政领导班子议事决策制度，构建决策科学、执行有力、监督到位的工作机制，深入推进公立医院综合改革，不断提高医疗服务质量和技术水平，切实解决群众看病就医问题。

严格落实制度治院，进一步健全完善医疗质量、人力资源、财务资产、绩效考核、人才培养、行风建设、后勤管理等核心制度，体现制度不仅是约束，也是激励。对制度进行动态管理，适合的坚持，不适合的及时修改或废止，使规章制度更完善、更合理、更规范，更具有可操作性和实用性，做到用制度管人，按规定办事。

3.抓队伍建设。医德高尚，技术精湛，带出一支好队伍。

坚持党管人才原则，坚定不移实施“人才强院”战略，持续改革优化人才“引、育、用、留”管理体系，采取请进来、送出去、加强院内培训、鼓励继续教育、招聘医学本科生（已招聘310多人）、高薪引进高级技术人才（已引进5人）等方式，为医院注入新鲜血液，补充新生力量，培养一批学科带头人和技术骨干，打造一支医德高尚、技术过硬、服务优良的医疗团队，攻坚克难，重点突破，不断开展新技术新项目，打造区域专科特色和品牌优势，提升医院综合服务能力和核心竞争力，满足当地群众就医需求，越来越多的有为青年和有志之士在定边县人民医院找到了自己的发展平台与用武之地。

4.抓廉政建设。廉洁行医，风清气正，形成一股正能量。

认真贯彻落实省、市、县关于党风廉政建设和反腐纠风工作会议精神，严格执行中央八项规定、省委实施意见、市委十项规定、县委十二项规定，严格执行党内各项法规制度以及中、省、市、县关于党风廉政建设各项规定，认真落实国家卫健委关于医疗机构工作人员廉洁从业“九项准则”以及省、市卫健委相关规定，深入推进党务、政务公开，全面加强作风纪律和医德医风整治，坚决纠正医疗服务过程中的各种不正之风。

按照基层党组织建设要求，结合医药卫生体制改革，结合医院“十四五”规划，建立党委的主体责任、纪委的监督责任、党委书记的第一责任、班子成员“一岗双责”的四责协同机制，同向发力、各尽其责。院方与各科主任签订党风廉政建设责任书、纠行风和廉洁行医责任书，主治大夫与患者签订不收和不送红包协议书，将纠风责任落实到每个岗位和每位职工身上，构建主体明晰、有机协同、层层传导、问责有力的责任落实体系，用责任传导压力，用压力推动落实。

精心打造的党风廉政展室和廉政文化长廊，通过通俗易懂、图文并茂的形式，时刻教育和警示广大医务人员遵纪守法、廉洁行医，自觉抵制诊疗活动中的各种不正之风，提高拒腐防变能力，筑牢思想道德防线，努力营造优质高效、风清气正的就医环境。

5.抓文化建设。文化赋能，凝心聚力，营造一种好氛围。

传承发扬“医乃仁术、大医精诚”的中国传统医德思想，将院训“厚德尚道、医者仁心”提炼为医院历史和文化精髓，大力弘扬“仁心仁术，救死扶伤，敬业奉献，务实创新”的医院精神，先后打造了医院网站、院报、宣传栏、微信公众号、职工活动室、党员活动室、劳模示范岗、党风廉政室、文化体系建设长廊等优质平台和载体，宣传新时代、新思想、新目标，突出新技术、新项目、新成果，展现新思路、新举措、新作为，创新构建了精神、管理、服务、创新、载体、廉洁、安全、环境八大文化体系，设计了个性鲜明、寓意深刻的院徽，集中体现了医院党建文化的精神内涵与核心价值观。

同时，积极开展庆祝“5 · 12”国际护士节、“8 · 19”中国医师节和元旦联欢晚会等丰富多彩、健康文明的文体活动，充分展示全院职工积极向上、意气风发的精神面貌和天使风采，增强凝聚力和向心力，激发广大干部职工干事创业、积极奉献的激情，不断提升医院“软实力”，营造“医院有生气、领导有朝气、职工有士气、专家有名气”生机勃勃的发展环境。

党员队伍建设目标：学习型党员、敬业型党员、模范型党员、创新型党员、奉献型党员。

（二）“五争当”

1. 以学习强本领，争当学习型党员。

学习是坚定理想信念，不断提高理论素养和业务技能的过程。坚持思想建党、理论强党，以学习赋能，引导党员干部真学真懂真用，树牢信仰信念信心，提升干部整体素质，努力建设一支政治坚定、作风优良、勤学好思的党员队伍。

以习近平新时代中国特色社会主义思想为指导，认真学习贯彻党的二十大精神和习近平总书记关于卫生健康工作的重要论述，以提高党员干部职工的政治理论水平和医疗业务技术水平为目标，结合党章党规党纪教育、党史学习教育、爱国主义教育、社会主义核心价值观教育及业务知识培训，通过专题学习、知识竞赛、主题党课、专题研讨、红色基地研学等多种形式，不断提高党员干部职工的政治理论水平和医疗业务技术水平，用政治理论武装头脑,切实把党的基本理论贯穿、渗透到医疗业务工作中，认真学习并严格执行卫生健康有关方针政策、法律法规以及诊疗、护理规范和常规，依法依规执业，把学习成果转化为服务群众的新本领、新技能。

2. 以敬业显担当，争当敬业型党员。

敬业是一种态度，也是一种精神，更是一种责任。医务人员是人民健康的守护者，责任重大，使命光荣，把救死扶伤作为自己的神圣使命，爱岗敬业、履职尽责，不怕苦、不怕累，在本职岗位上勤勤恳恳、兢兢业业，视患者如亲人，想患者之所想，急患者之所急，努力提升医疗服务质量和技术水平，全心全意为患者服务。

3. 以模范树榜样，争当模范型党员。

榜样的力量是无穷的，模范就要充分发挥带头作用，在政治理论、思想素质、工作作风、技术水平、服务态度、廉洁行医等方面处处以身作则、率先垂范，在工作上敢为人先、冲锋在前，爱岗敬业、忠于职守，立标杆、做表率，成为大家学习的榜样和楷模。

坚持正向引领，通过树立院内典型来影响、激励全院党员干部职工。以张少雄院长为代表，创建张少雄、贺伟、延柏文、李俐霞“劳模示范岗”，树立以冯昊奎、孙哲等为标杆的党员示范岗，充分发挥劳模示范引领作用和典型带动作用，他们在医院内部起到了良好的表率作用和导向作用，教育广大医务人员以先进典型为榜样，爱岗敬业、无私奉献，立足本职、扎实工作，遵纪守法、廉洁行医，争做群众满意的健康卫士，为推动医院卫生健康事业高质量发展做贡献。

4.以创新谋发展，争当创新型党员。

创新是新时期医院发展的第一驱动力，对于推动医院实现高质量可持续发展具有积极意义。创新就是具有开拓创新精神，开展工作具有前瞻性和超前意识，主动学习关注医学前沿新知识、新技术，并在临床工作中勇于探索、付诸实践，不断提升服务质量和技术水平，满足当地群众就医需求。

通过外出进修学习、请专家来院指导等形式，加强专科建设，有计划地选取一些特色专科的技术项目，攻坚克难，重点突破，打造区域专科特色和品牌优势，提升医院综合服务能力。以院长张少雄为首的外科团队开展的“一孔双视免气腹腔镜胆囊切除术”，开创了医院微创外科手术的新领域，该技术获榆林市科技成果二等奖；以贺伟为首的胸痛中心医护团队，通过多学科相互协作，使胸痛患者在最短时间内得到有效救治，降低患者病死率，每年收治胸痛患者1000余例，标志着医院大病救治能力再上新台阶；以夏和平为首的介入科团队，每年开展冠脉造影和心脏支架手术300余例，急性心梗抢救性手术20余例，填补了医院微创介入诊疗空白；以孙哲为首的疼痛康复科医护团队，每年门诊疼痛患者9000余人次，开展各种微创介入治疗300余例，治疗神经康复、小儿康复200余人次，康复有效率达60%以上。

5.以奉献传大爱，争当奉献型党员。

奉献是一种精神境界和行为品质，是无私的给予和真诚的付出。奉献就是具有大爱精神，甘于奉献，不求回报，用“心”工作，用“爱”服务，在本职岗位上吃苦耐劳、默默付出，全心全意为患者服务，在重大疫情或突发公共卫生事件面前，义无反顾、勇往直前，逆流而上、逆向前行，为全县人民生命和健康构筑安全防线。

广大党员干部职工始终把服务群众、奉献社会作为出发点和落脚点，结合岗位特点和专业特长，以党支部为单位，组建志愿服务队，积极参加各项公益活动，走进社区，深入乡村，积极开展“双报到”、“我为群众办实事”、“科技之春”下乡义诊等活动，为基层群众送医、送药、送健康，让群众在家门口就能享受到优质诊疗服务，真正为群众办实事、办好事。

四、定边县人民医院党建品牌

（一）党建品牌的概念

党建品牌是指以加强党的先进性建设为核心，以完成各项工作任务为目标，以服务社会和群众为重点，以加强组织建设为保证，凝聚党的执政理念，体现党的执政方式和党的执政目标，具有较强的号召力、凝聚力和影响力，较大的示范作用、导向作用和辐射带动作用，较高的党员群众认同感和鲜明时代特点的党建工作理念、标识或载体。

（二）党建品牌创建目的

创建“党建引领、强医为民”的党建品牌，旨在加强医院党建文化建设，挖掘党建文化内涵，打造党建品牌形象，突出党建工作亮点，以党建品牌为导向，围绕业务抓党建、抓好党建促发展，全面提升基层党建质量和效果。

（三）党建品牌的社会影响与推广价值

以党建品牌“党建引领、强医为民”为抓手，以“高质量党建引领医院高质量发展”为目标，全面落实“五抓五争当”工作法，深入推进医疗改革，坚持以改革促发展，加强以人才、技术、重点专科为核心的医院能力建设，构建布局合理、规模适当、功能完善、规范高效的医疗服务体系，不断提高医疗服务质量和技术水平，满足全县人民的就医需求，实现“小病不出乡（镇），大病不出县，预防在基层”的目标。

五、党建品牌标识释义

医院党委结合实际，委托相关专业人员设计，经反复论证修改，确定了“党建引领、强医为民”的党建品牌标识，从2022年2月起正式成为定边县人民医院党建品牌的视觉识别标识。

（一）主元素

1.党旗、党徽；2.党建品牌——党建引领、强医为民；3.代表定边的“D”；4.代表医院的“Y”；5.工作方法——五抓五争当；6.翱翔的平安鸽；7.燃烧的蜡烛；8.奔跑的人；9.救护标志“十”字；10.党组织名称——中共定边县人民医院委员会。

（二）元素释义

1.在高高飘扬的党旗下，定边的“定”拼音首字母“D”，医院的“医”拼音首字母“Y”，代表定边县人民医院党委以习近平新时代中国特色社会主义思想为指导，认真贯彻落实党的路线、方针、政策，听党指挥、践行宗旨，全面加强公立医院党的建设，始终在思想上政治上行动上同以习近平同志为核心的党中央保持高度一致。

2.平安鸽是吉祥、健康的代言，和平的使者。展翅翱翔、腾飞的平安鸽与代表定边的“D”有机地融合在一起，与“十”字组合又像抱拳奔跑的人，象征着定边县人民医院正在一路高歌，飞速发展，形象地表达了医院的个性与气质，展现了定边县人民医院扬生命之帆，乘风破浪驶向健康彼岸的使命和担当；同时又表达了医院的发展战略目标，立足于本地区，辐射周边地区，造福人民群众。

3.“蜡烛”代表全体医护人员在平凡的岗位上默默奉献，燃烧自己，为民服务，点燃希望和生命之火。

4.“党建引领、强医为民”是党建品牌名称，“五抓五争当”是抓党建工作法，“中共定边县人民医院委员会”是党组织名称。

（三）整体画面

党建品牌标识以红、绿色调为主，整体画面简洁、明快，动感力强。所有元素相互交融，个性鲜明，寓意深刻，构成了党建品牌独特的文化内涵和品牌形象，体现了医院全面加强公立医院党的建设，传承发扬“以人为本，强医为民”的办院宗旨和“生命至上，守护健康”的服务理念，不断提高医疗服务质量和技术水平，切实解决广大人民群众的看病就医问题。

第二节　红色基因

定边县人民医院具有红色基因和光荣传统，在保卫三边分区的战斗中，与群众建立了十分密切的联系。当时，群众中的地下党员与医院职工中的地下党员同属一个党支部，曾跟随警备八团和新十一旅二团，承担西北野战军部分伤员及三边地区各游击队伤病员的医疗护理任务，转战于三边的沟沟峁峁、梁梁涧涧，县医院医护团队不仅是一支医疗队，更是担架队、运输队、宣传队和战斗队。

王成山是1946年进入县卫生院的，当时只有十一二岁。在战争年代，医院的工作和生活环境都非常艰苦，常常转移打游击。他在行军时要背包、3斤口粮、3颗手榴弹，提便品和马灯，途中还要扶伤病员。一昼夜曾最多走了近80公里，到达目的地安顿好伤病员住下，就开始工作。值完夜班的战友放下背包后，赶快上山打柴(干树枝)，以备晚上照明、给病人烧开水、做夜餐，还能壮胆，大家都很辛苦。

伤员陆续被送到定边县卫生院，院长侯东海组织医疗卫生人员积极救治。县东关小学还组织学生开展慰问活动，深受伤员和群众的好评。

从1947年开始，八团和二团为了抵抗马鸿逵部队的进攻，长期转战于三边地区的崇山峻岭中，医院也跟着部队不停地转移。

那时条件艰苦，每转移一处，住宿就是个大问题，能找上老百姓的牲畜棚就算不错了。伤病员要尽量照顾睡在窑洞里或牲畜槽上，医护人员则在圈棚里铺点草就是床铺。做手术时，向老百姓借一块门板，铺上一块布单子就是手术台。使用的纱布，用脏了也不能扔掉，洗净了再用，直到又黑又烂用不成为止。那时大家吃的都是小米饭就咸菜，有时能弄点豆芽菜就很不错了，伤病员每个星期能吃到一顿面条。医院一两年发一套衣服，一年发一至两双鞋子，都是老百姓做的，根本不够穿。医护人员有时还要光着脚板跑路，有的自己编草鞋穿。医院的党员成为各项工作的骨干核心力量。

第三节　历任党组织负责人

一、1946年10月，保健药社与警备区卫生所合并，后编入三边区后方医院（新十一旅后方医院），不久成立党支部（未公开）。

书　记　陈为光

副书记　侯海东

二、1956年11月，成立定边县人民卫生院与定边县城关完小联合党支部。

书　记　闫学孔（1956.11—1958.6）

三、中共定边县人民医院支部委员会

书　记　闫学孔（1958.6—1960.5）

张志清（1960.5—1962.9）

闫学孔（1962.9—1968.9）

马汝钧（1968.9—1972.11）

唐立勋（兼，1972.11—1976.1）

张兴旺（兼，1976.1—1977.3）

王　全（兼，1977.3—1983.2，调任农业局副局长）

郭锦文（兼，1984.4—1991.2）

张　德（1991.2—1998.8）

张少雄（2004.7—2018.12）

副书记　郭锦文（1962.9—1977.3）

郭锦文（1978.11—1984.4）

丁兆万（1973.4—1976.5）

姜良鹏（1977.3—1982.11）

付福春（1991.2—1993.9）

赵国庆（1994.8—2004.7，1998.9—2004.7主持工作）

丁银山（2010.11—2018.12）

四、中共定边县人民医院总支部委员会（2018年12月，经县直工委批复成立党总支部），党总支部下设4个党支部、10个党小组。

书　记　张少雄（2018.12—2021.5）

副书记　丁银山（2018.12—2021.5）

第一党支部（行政、后勤）　书　记　姬兴军

第二党支部（内科、儿科）　书　记　边正强

第三党支部（外科）　书　记　沈海虎

第四党支部（医技、门诊）　书　记　白宏伟

五、中共定边县人民医院委员会（2020年10月，经定边县委批准成立党委。2021年5月，选举产生第一届委员会。）

书　记　丁银山（2021.5—　）

副书记　张少雄（2021.5—　）

委　员　何晓军（2021.5—　）

姬兴军（2021.5—　）

李俐霞（2021.5—　）

马建鹏（2021.5—　）

陈学敏（2021.5—　）

六、中共定边县人民医院纪律检查委员会。

1984年以前无专职纪委干部，纪委、监察工作由党支部指定一名委员分管，在党组织集体领导下，负责党员的纪律教育和管理，办理违纪党员处理事宜。

1984年10月10日，经组织部与县纪律检查委员会研究决定，韩世英任县医院纪检干部。

2020年10月，经定边县委批准成立中共定边县人民医院纪律检查委员会。2021年5月，选举产生第一届委员会。

书　记　何晓军（2021.5—　）

委　员　常　敏（2021.5—　）

屈文慧（2021.5—　）

丁　高（2021.5—　）

倪　芮（2021.5—　）

第四节　历任行政负责人

一、定边县保健药社、三边分区卫生所

主　任　张　善　（1941年春—1942.9）

所　长　侯东海　（1943.10—1945.1）

二、解放战争时期（随部队转战）

陕甘宁晋绥联防军新十一旅后方医院：

院　长　侯东海　（1946.8—1947.4）

陕甘宁边区三边分区后方医院：

院　长　侯东海　（1947.4—1948.3）

副院长　李明松　（1947.4—1948.3）

三、新中国成立以后

（一）定边县中西药保健药社、定边县卫生院、定边县人民卫生院

院　长　袁　野　（1949.8—1953.1）

　　　　路茂槐　（1953.3—1968.9）

副院长　张　善　（1949.8—　　　）

　　　　刘文祥　（1953.8—　　　）

　　　　闫学孔　（1956.1—1960.2）

　　　　张志清　（1960.2—1962.12）

（二）1968年9月，定边县人民医院革命委员会

主　任　马汝钧　（1968.9—1972.11）

　　　　唐立勋　（1972.11—1976.1）

　　　　张兴旺　（1976.1—1977.3）

　　　　王　全　（1977.3—1977.12）

副主任　郭锦文　（1968.9—1977.3）

　　　　薛学范　（1968.9—　　）

　　　　仲纪云　（1972.1—1979.7）

　　　　毛启明　（1972.5—　　　）

　　　　丁兆万　（1973.4—1976.5）

　　　　沈仲贤　（1977.3—　　　）

姜良鹏 （1977.3—1982.11）

（三）1977年12月，取消定边县人民医院革委会，复称定边县人民医院

院　　长 王　全 （1977.12—1982.3）

郭锦文 （1982.3—1991.2）

孙应文 （1988.12—1991.2）

王白石 （1991.2—1998.8）

杨继张 （1998.8—2010.5）

张少雄 （2010.5—　　　）

副 院 长 郭锦文 （1978.11—1982.3）

王白石 （1982.3—1991.2）

付福春 （1984.4—1993.9）

于长雍 （1984.4—1984.5，调离定边到山东威海）

崔志祥 （1984.10—1993.9）

孙应文 （1991.2—1993.9）

王继红 （1991.2—1993.9）

丁海山 （1994.8—　　　）

延九锡 （1996.6—1998.8）

王存金 （1997.1—2009.3）

韩世英 （1998.8—2010.5）

张少雄 （1998.8—2010.5）

倪国栋 （1998.8—2004.7）

刘国敏 （2010.11—2013.7）

贺　伟 （2004.7—　　　）

张鸿翔 （2010.11—　　）

姬兴军 （2010.11—　　）

院长助理 李　伟 （2004.12—2021.6）

四、定边县人民医院院区（分院）

1.衣食梁移民社区分院

院　长 张少雄 （2018.7—　　　）

副院长 冯昊奎 （2018.7—　　　）

2.驻看守所卫生所

院　长　张少雄（2020.5—　　）
所　长　张安平（2020.5—　　）

3. 惠民院区（发热门诊）

院　长　张少雄（2020.1—　　）
副院长　冯昊奎（2021.8—　　）

4. 新乐院区

院　长　张少雄（2021.8—　　）
副院长　白宏伟（2021.8—　　）

五、定边县人民医院紧密型医共体分院

1. 安边镇分院

院　长　张少雄（2019.5—　　）
副院长　李　伟（2019.5—2022.4）
　　　　拓国峰（2022.4—　　）

2. 白湾子镇分院

院　长　张少雄（2020.9—　　）
副院长　拓国峰（2020.9—2022.4）
　　　　夏　琪（2022.4—　　）

3. 街道办分院

院　长　张少雄（2020.9—　　）
副院长　王　凯（2020.9—　　）

第五节　办事机构

一、机构设置

（一）医院办公室（综合办公室）

20世纪50年代中后期，设文书员、文秘室；1961年，改设政务股；1963年后改称行政股，其为综合办公室的前身。办公室是医院党组织书记和院长直接领导下的综合办事机构（综合办公室），李山章、申忠明、郭成英、李少煊、赵玉兰（女）、李旺忠、孙保仓、王白石、陈在鸣（女）、孙玉贵、韩世英、赵国庆、苗艳英等先后任职。

主　任　丁银山（2001.3—2010.11）
　　　　丁银山（兼，2010.11—2022.5）

陈学敏 （2022.5—　　　）

副主任　陈学敏 （2019.2—2022.5）

（二）党委办

2020年10月，经定边县委批准成立中共定边县人民医院委员会。2021年5月，选举产生第一届委员会。2021年8月成立党委办，是党委书记直接领导下的综合办事机构。

副主任　倪　芮 （2021.8—　　　）

（三）“双创”办

2009年全县开展创文、创卫工作，经院长办公会研究决定，成立定边县人民医院“双创”办，负责精神文明建设、健康宣传教育、病媒生物防制、控烟、环境卫生整治等工作。成立领导小组，组长由张少雄院长担任，副组长由丁银山、姬兴军担任，成员由办公室、医务科、护理部、总务科、院感办、保洁公司等相关科室负责人组成。形成一把手亲自抓、分管领导具体抓、职能部门分工抓、全员合力共同抓的工作机制，努力形成创建工作合力。

二、定边县人民医院管理体系图（见145页）

三、定边县人民医院科室建制图（见146页）

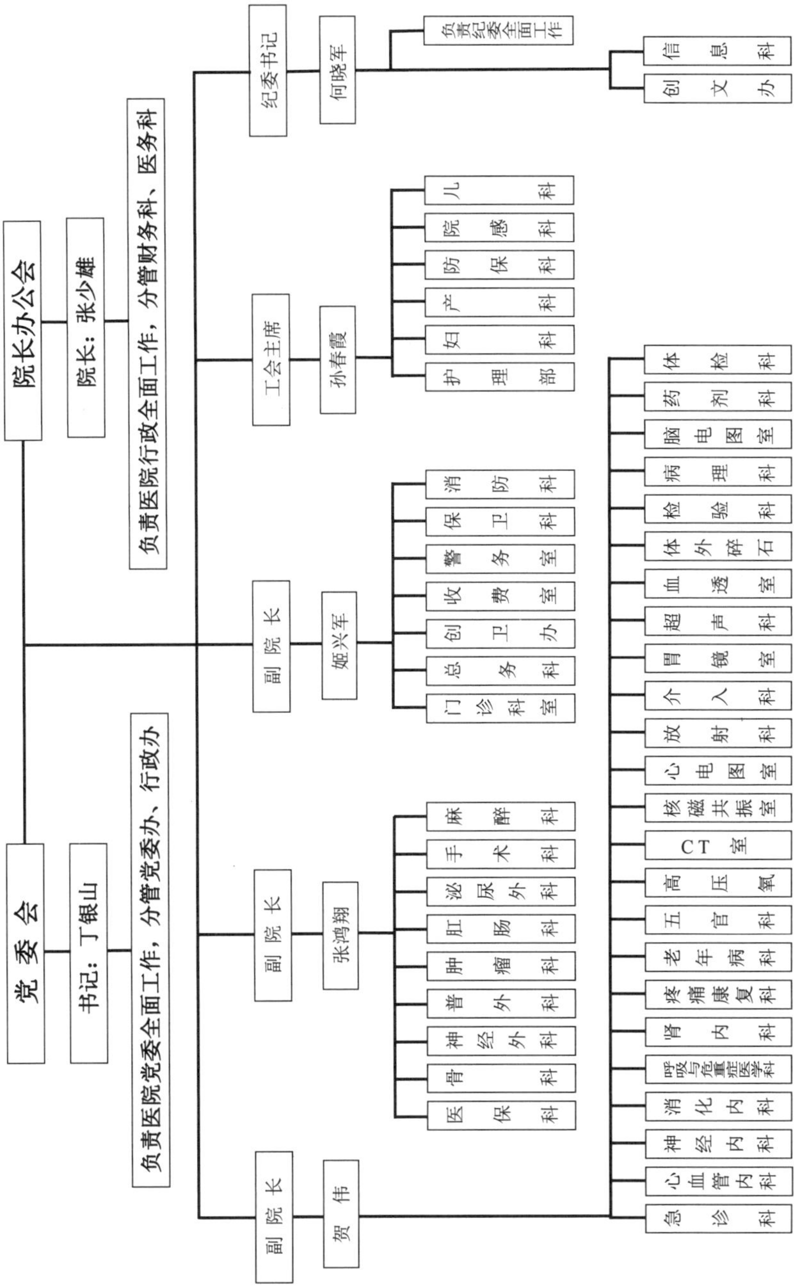

图2-5-1　定边县人民医院管理体系图（2021年）

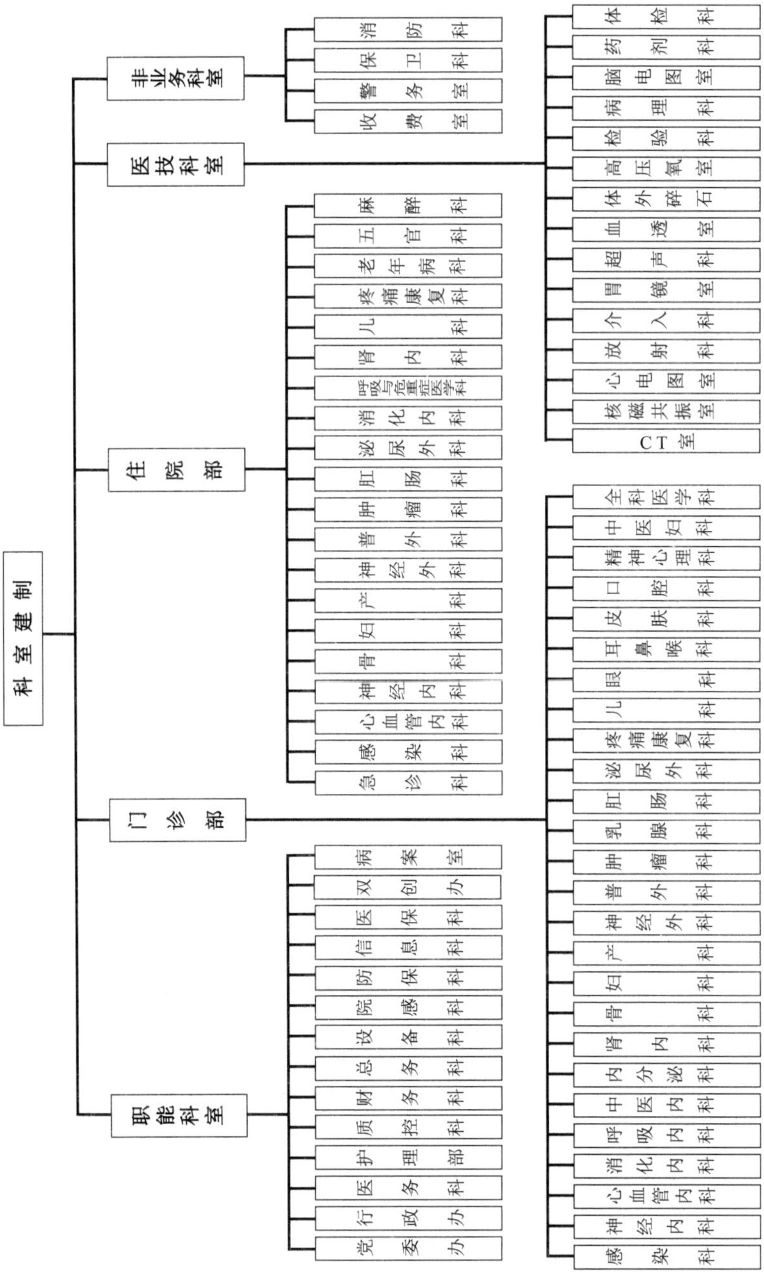

图2-5-2　定边县人民医院科室建制示意图(2021年)

第六节　文化建设

一、医院院训：厚德尚道，医者仁心

医院院训是医院精神的高度概括，是医院历史和文化的精髓，反映医院的办院宗旨和服务理念，是医院建设和发展的风向标，是医院员工核心价值观的集中体现，也是医院员工共同遵守的行为规范。

厚德尚道：品德高尚，崇尚道义。有大德、深厚的恩德，心胸宽广，不以个人得失为主，重公轻私，谓之厚德。崇尚道义，谓之尚道。就是要用像大地一样宽厚的德行来容载万众、万象、万事、万物，做人德为上，做事德为先。

医者仁心：医护人员要有一颗仁爱、正义之心救死扶伤，为民服务。"仁"是中国古代人文科学中有关社会属性的"人"的个体素养及人际关系所推崇的最高典范，是道德的极致，儒家最为推崇，英文标准译为"good"，"仁"代表了人类一切美好品行。古人云：欲行医于天下者，先治其身；欲治其身者，先正其心；欲正其心者，先诚其意、精其术。此可谓医者仁心。

二、医院宗旨：以人为本，强医为民

以人为本——是科学发展观的核心，体现全心全意为人民服务的根本宗旨。

强医为民——加强医疗服务能力建设，提升服务质量和技术水平，服务广大人民群众。

三、服务理念：生命至上，守护健康

生命至上——生命只有一次，人的生命最为宝贵，至高无上。

守护健康——以高超的医术和优质的服务，守卫保护人民的身体健康。

四、医院精神：仁心仁术，救死扶伤，敬业奉献，务实创新

仁心仁术——心地仁慈，医术高明，指医务人员医德高尚、医术精湛。

救死扶伤——抢救生命垂危的人，照顾受伤的人，指医务人员的职责和使命。

敬业奉献——热爱卫生健康事业，无私奉献，不求回报。

务实创新——全身心投入卫生健康事业中，态度认真专一，推陈出新，思维超前，创造性地开展工作。

五、医院院徽

医院院徽是一所医院形象识别的重要标志，能集中展示医院的文化建设成就和医疗行业特点。为加强医院文化建设，增强职工的凝聚力、向心力、战斗力和团队意

识，打造医院品牌形象，提升社会认知度，弘扬正能量，医院结合实际，委托相关专业人员精心设计，经反复论证修改，确定定边县人民医院院徽，从2017年5月起正式成为定边县人民医院的视觉识别标识。

（一）创意目的

以视觉传递的非语言交流形式来表达医疗行业的属性和特征，体现医院团结、仁爱、拼搏、进取的精神内涵和文化理念。

（二）表达方法

采用国际潮流的西方现代美学表现手法，以及象征简约的几何处理风格、具体和抽象的表现形式。

（三）院徽释义

1. 主要元素

有救护标志“十”字；内外圆；代表定边的“D”；翱翔的平安鸽；燃烧的蜡烛；奔跑的人；橄榄枝；关爱健康的手；建院时间等。

2. 元素释义

（1）医院院徽的整个图案以医院绿色为视觉识别体系主题，象征生命、活力和健康，以救护标志“十”字为基础，进行整合设计。

（2）内外圆代表团结协作，蕴含幸福圆满，表达医疗行业的平安、健康、和谐等属性。

（3）平安鸽与“D”：平安鸽是吉祥、健康的代言，和平的使者。展翅翱翔、腾飞的平安鸽与代表定边的“D”巧妙融合在一起，与“十”字组合又像抱拳奔跑的人，象征医院一路高歌，正在飞速向前发展，形象地展示了医院的发展目标和美好前景，体现了医院扬生命之帆，乘风破浪，驶向健康彼岸的职责和使命。

（4）“蜡烛”代表医护人员在平凡的岗位上默默奉献，燃烧自己，为民服务，点燃生命和希望。

（5）两条包裹而成的橄榄枝，象征和平、希望与安定；一双托举生命、关爱健康的手，体现了医院的仁心大爱精神，隐喻了妙手回春、救世济民的医疗行业特性。

（6）1941是医院建院年份。

（四）整体画面

院徽整体画面简洁大方，寓意深刻，内涵丰富，个性鲜明，有艺术美感、视觉冲击力和感染力，动感十足。所有元素相互交融，表达了医院传承和发扬“以人为本，强医为民”的办院宗旨和“生命至上，守护健康”的服务理念，凝心聚力，追赶超越，不断提升医疗服务能力和技术水平，更好地为广大人民群众服务。

六、医院院歌：《杏林春暖沐盐州》

定边县人民医院院歌是医院党建文化的重要组成部分，《杏林春暖沐盐州》通过内涵丰富、寓意深长的歌词和优美动听的旋律，体现医院的办院宗旨、服务理念、医院精神和价值追求，增强广大医护人员强烈的责任感和使命感，焕发医院职工干事创业、积极奉献的激情，展现医院人努力拼搏、积极进取的时代精神，奏响医院高质量发展新乐章。

岁月沧桑，铸就辉煌
春暖盐州，清风和畅，杏林芬芳
一次次救治，虽无硝烟是战场
悬壶济世，祛痛疗伤
德技双馨，医术优良，医术优良
白于山上，救护警灯日夜闪亮
守护百姓安康，百姓安康
橘井泉香丹心妙手惠八方

敬佑生命，救死扶伤
甘于奉献，强医为民，底定边疆
一场场危急，逆行而上勇担当
风雨无阻，播洒阳光
医者仁心，大爱无疆，大爱无疆
长城脚下，急救警笛四季鸣响
护佑苍生无恙，苍生无恙
大医精诚风正扬帆去远航

医者仁心，大爱无疆，大爱无疆
长城脚下，急救警笛四季鸣响
护佑苍生无恙，苍生无恙
大医精诚风正扬帆去远航，风正扬帆去远航

七、医院愿景

建成榆林市内一流的三级乙等现代化综合医院，打造环境优美、服务优良、技术领先，让政府放心、社会满意、群众信任的区域医疗服务中心。

八、八大文化体系建设

党建引领强医为民，文化传承再谱新篇

以习近平新时代中国特色社会主义思想为指导，认真贯彻落实党的路线、方针、政策，增强“四个意识”、坚定“四个自信”、捍卫“两个确立”、做到“两个维护”，按照新时代党建总要求，结合医院实际，全面加强公立医院党的建设，大胆探索，勇于创新，传承发扬“以人为本，强医为民”的办院宗旨和“生命至上，守护健康”的服务理念，大力弘扬“敬佑生命、救死扶伤、甘于奉献、大爱无疆”的职业精神，努力提高医疗服务质量和技术水平，全心全意为患者服务。

医院80年的发展历程中，在党的领导下，广大党员干部职工爱岗敬业、无私奉献，共同创造出了具有医院特色且底蕴深厚的优秀党建文化，为医院的发展壮大提供了强大的精神动力。立足当前，展望未来，医院事业发展和进步充满机遇与挑战，创新构建医院八大文化体系，从精神、管理、服务、创新、载体、廉洁、安全、环境等八个方面打造医院文化精品，树立“党建引领、文化兴院”的理念，进一步增强凝聚力和向心力，鼓舞士气和干劲，积极培育和践行社会主义核心价值观，引导党员干部职工树立良好的行业风尚，弘扬正能量，展现新作为，营造“医院有生气、领导有朝气、职工有士气、专家有名气”生机勃勃的发展环境，为促进医院持续健康发展提供坚强的思想政治保障，把医院建设成市内乃至省内一流县级综合医院。

（一）加强精神文化建设，充分彰显医院核心价值观

一是精神指引，构建医院核心价值体系。自建院以来，医院党建文化中就深深地嵌入了“救死扶伤、治病救人”的革命人道主义精神。80多年来，全院职工深受“三秦文化”的熏陶，传承发扬“医乃仁术，大医精诚”的中国传统医德思想，积极培育和践行社会主义核心价值观，坚持以病人为中心，大力弘扬“仁心仁术，救死扶伤，敬业奉献，务实创新”的医院精神，形成了体现医院党建文化精神内涵的核心价值体系：医院院训、医院宗旨、服务理念、医院精神、医院院徽、医院院歌、医院愿景等，成为统领医院积极向上、奋发有为的指导思想和共同信念。

二是文化传承，激发干事创业自觉性。学习回顾医院及科室发展的光荣历史，进一步感受老一辈医院人身上那种对医院无限热爱和忠诚、对患者无比热情和周到、

对工作精益求精和无私忘我的精神，将医院宗旨、服务理念、医院精神、医院院训等通过各种会议、培训、节庆活动等深入人心，激发医院人干事创业的主动性和自觉性，增强凝聚力和向心力，大力弘扬精诚团结、齐心协力的团队精神，大力倡导谦和礼让、包容理解、心系他人、淡泊名利的为人处世态度，在全院形成一种忠诚老实、积极进取、真抓实干、勇于担当、凝心聚力、团结和谐的浓厚氛围。

三是典型引路，争做群众满意的健康卫士。榜样的力量是无穷的，挖掘和收集整理身边乃至全省全国卫生健康系统及其他行业涌现出来的典型人物先进事迹，以党风廉政室“医德风采”中的典型人物为主，树立学习榜样。同时，突出院内先进典型，精心打造了张少雄、贺伟、延柏文、李俐霞等4人的劳模创新工作室（劳模示范岗），树立了以冯昊奎、孙哲等人为标杆的党员示范岗，充分发挥典型带动作用，他们在医院内部起到了良好的表率作用和导向作用，教育并激励广大医务人员以先进典型为榜样，爱岗敬业、无私奉献，立足本职、扎实工作，遵纪守法、廉洁行医，争做群众满意的健康卫士，为推动医院事业科学发展做贡献。

（二）加强管理文化建设，全面提升现代医院精细化管理水平

一是加强管理，充分发挥党委的领导核心作用。严格管理、科学管理是医院事业发展的前提和保障，按照现代医院管理制度试点工作要求，研究制定《定边县人民医院章程》，将党建工作写入医院章程，把党的领导融入医院管理全过程，充分发挥党委把方向、管大局、作决策、促改革、保落实的领导核心作用。完善了党委与行政领导班子议事决策制度，构建起决策科学、执行有力、监督到位的工作机制，深入推进公立医院综合改革，不断提高医疗服务质量和技术水平，切实解决群众看病就医问题。

二是细化制度，确保各项工作规范运行。建立健全了党务工作、医疗护理和行风建设等为一体的制度体系，包括规章制度、人员职责、管理办法以及医务人员考核、激励、奖惩制度等，体现制度不仅是约束，也是激励。用科学严谨、规范有序的制度规范行为，做到用制度管人、按规章办事，不断提高管理效能，使有章可循、按章办事、守则如磐、奉行不渝成为全院职工的自觉行动，使学习制度、熟悉制度、掌握制度、运用制度成为工作常态，从而促进医疗质量及工作效率、经济效益和社会效益的同步提升。

三是创新思路，探索现代医院管理模式。使原来单纯的靠人管理逐步转变为靠制度管理、靠文化管理，达到职工的行为自觉，最终实现职工自我管理；由原来硬性、刚性管理逐步过渡到柔性、人性化管理，使大家共同创造的成果惠及全院职工，从而

树立职工的工作自豪感、幸福感和事业成就感；由原来显性的、表层的管理过渡到内 涵式、深层次管理；由原来粗放型管理过渡到精细化管理 ，树立向“精细化管理要效益、向节约成本要效益”的理念。

（三）加强服务文化建设，为广大群众提供优质高效的健康服务

一是改善服务态度。抓好医疗服务质量是医院可持续发展的关键，多年来， 医院 高度重视医疗服务工作，结合“三好一满意”“进一步改善医疗服务行动计划”“优质护理服务”等活动，用“心”工作，用“爱”服务，积极践行“以人为本，强医为 民”的办院宗旨和“生命至上，守护健康”的服务理念。日常工作中要求医护人员衣 着整洁、挂牌上岗、语言文明，为病人耐心、细致地服务，让病人感到亲切、温馨、满意、舒适，充分体现医护人员对患者的爱心服务、优质服务和感动服务，严禁冷、硬、顶、推、拖等现象发生。

二是优化服务措施。更加关注患者、走近患者、了解患者，变“以病人为中心” 为“以人为中心”，变被动服务为主动服务；利用专题讲座、培训、联谊、节庆、文娱等活动不断提高医护人员的综合素质，通过规范用语、标准着装、行为礼仪、窗口服务等细节工作，打造规范、文明、专业的医疗服务平台，构建和谐医患关系；用我们无限的关爱、无私的奉献、周到的服务呵护患者的生命和健康，让患者时时处处感受到医院和医护人员对他们的关心和帮助，最大限度地体现对患者的人文关怀；优化就诊流程，充分发挥新一代信息技术方便快捷的优势，利用微信平台方便群众咨询、挂号、缴费、查询等，随时随地预约就诊，实现医疗管理数字化、网络化，切实提升患者的看病就医体验。

三是为群众办实事。广大党员干部职工始终把服务群众、奉献社会作为出发点和落脚点，结合岗位特点和专业特长，以党支部为单位，组建四支志愿服务队，积极参加各项公益活动，走进社区，深入乡村，积极开展“双报到”“科技之春”下乡义诊等“我为群众办实事”活动，为基层群众送医、送药、送健康，让群众在家门口就能享受到优质诊疗服务，真正为群众办实事、办好事。

（四）加强创新文化建设，打造敢为人先的医护团队

创新是新时期医院发展的第一驱动力，是医院新一轮发展和腾飞的助推器。全院上下以团结协作、勇于挑战、敢为天下先的创新精神，树立创新思维，积极开展管理创新、技术创新、服务创新……营造浓厚的创新氛围，打造良好的创新环境。

一是深化人事和绩效分配改革。在人事方面：实行全院全员聘用制（签订聘用合同，聘期为一年），推行竞聘上岗、按岗聘用、能进能出、能上能下、合同管理，实

现人员管理向岗位管理转变；在绩效分配方面：落实“两个允许”，制定切实可行的绩效分配方案，实行以岗定责、以岗定薪、责薪相适、考核兑现，体现各尽所能、按劳分配、多劳多得、优绩优酬的原则。内部分配应充分体现医、护、技、药、管等岗位差异，兼顾不同科室之间的平衡，向关键和紧缺岗位、高风险和高强度岗位、高层次人才、业务骨干和做出突出成绩的医务人员倾斜。儿科、产科、急诊科、感染科等紧缺专业医师的薪酬水平不低于医院医师薪酬平均水平。医院根据各科室全勤岗位绩效系数和全勤人数，计算出绩效工资总量并发放到各科室，各科室综合考虑岗位工作量、服务质量、行为规范、技术能力、医德医风和患者满意度等考核指标，制定公平合理的二次分配方案，合理拉开收入差距，避免平均主义。

二是创新人才培养和引进。通过请进来、送出去、加强院内培训、鼓励继续教育、招聘医学本科生（已招聘300多人）、高薪引进高级技术人才(已引进5人）等方式，培养和引进了一批学科带头人和技术骨干，打造了一支医德高尚、技术过硬、服务优良的医疗团队。人才的培养和引进，不断为医院增添新血液，不断充实技术实力，不断提高医疗服务质量，不断开展新技术项目，不断拓宽服务领域，全面提升服务能力。目前，医院技术人才梯队已基本形成，全院医护人员的整体素质和技术水平明显提高，在全市县级医院中名列前茅。

三是加强交流协作推动专科建设。先后与北京、西安、宁夏、江苏等地10多家三级医院建立业务技术协作和医联体对口帮扶关系，引入先进的管理理念和医疗技术，通过上级医院资源下沉（或远程会诊），促进学科建设，有计划地选取一些特色专科的技术项目，攻坚克难，重点突破，打造区域专科特色和品牌优势。以张少雄院长为首的外科团队开展的“一孔双视免气腹腔镜胆囊切除术”，开创了医院微创外科手术的新领域，该技术获榆林市科技成果二等奖。以贺伟为首的胸痛中心医护团队，通过多学科间相互协作，使胸痛患者在最短时间内得到有效救治，降低患者病死率，每年收治胸痛患者1000余例，标志着医院大病救治能力再上新台阶。以夏和平为首的介入科团队，每年开展冠脉造影和心脏支架手术300余例，急性心梗抢救性手术20余例，填补了医院微创介入诊疗空白。以孙哲为首的疼痛康复科医护团队，每年门诊疼痛患者9000余人次，开展各种微创介入治疗300余例，治疗神经康复、小儿康复患者200余人次，康复有效率60%以上。

目前，在建成“三大中心”（胸痛中心、卒中中心、创伤中心）的基础上，加快建设危重孕产妇救治中心、新生儿救治中心、微创介入中心、肿瘤防治中心、麻醉疼痛诊疗中心、重症监护中心等，提升大病救治能力。结合医院实际，将分步申请麻醉科、疼痛康复科、妇科、心血管内科、普外科、神经内科等专科为市级乃至省级重点专科。同时积极开展支气管镜、脑血管支架造影、胃肠镜下治疗等新技术项目，力争在医疗质量和技术水平方面取得新的重大突破，一批新技术、新项目达到市内领先或市内一流水平。

（五）加强载体文化建设，丰富党建文化内容和职工精神文化生活

一是完善立体多样的宣传载体。先后精心打造了医院网站、院报、宣传栏、公众号、职工活动室、党员活动室、劳模示范岗、党风廉政室等优质的文化载体和平台，制作医院宣传片和紧密型医共体建设宣传片等，进行院内、院外宣传，宣传党的卫生健康工作方针政策，发出好声音，传播正能量，宣传新时代、新思想、新目标，突出新技术、新项目、新成果，展现新思路、新举措、新作为，不断丰富职工政治文化生活和精神文化生活，展示医护人员良好的工作状态和精神风貌。

二是打造特色鲜明的党建品牌。2012 年， 独创推行了以抓班子建设、队伍建设、 制度建设、廉政建设、文化建设为切入点，争当学习型、敬业型、模范型、创新型、 奉献型党员的“五抓五争当”工作法。2017年，全面创新构建了医院精神文化、管理文化、服务文化、创新文化、载体文化、廉洁文化、安全文化、环境文化八大文化体系，设计了个性鲜明、寓意深刻的院徽和党建品牌标识，集中体现了医院党建文化的精神内涵与核心价值观，实现党建工作和业务工作深度融合，相互促进，以党建引领医院高质量发展。

三是营造风正劲足的文化氛围。积极开展丰富多彩、健康向上的文体活动，丰富职工业余文化生活，充分展示全院职工积极向上、意气风发的精神面貌和天使风采。鼓励倡导自编、自演、自导各类节目和晚会，组织开展庆祝元旦、“5·12”“8·19”“七一” 等活动，增进职工之间的沟通与交流，增强凝聚力和向心力，激发广大党员干部职工干事创业、积极奉献的激情，不断提升医院软实力。同时，引导职工自觉培养音乐欣赏、摄影、旅游、书画、阅读、写作等积极健康的兴趣和爱好，引领怡情、健康的文化潮流，使他们在活动中锻炼身心、愉悦精神，养成一种自觉遵纪守法、文明礼貌的良好习惯和勤俭朴素、乐观向上的生活方式。

（六）加强廉洁文化建设，筑牢廉洁行医的道德防线

一是全面落实党委主体责任。严格执行中央八项规定、省委实施意见、市委十项规定、县委十二项规定，认真落实国家卫健委关于行风建设“九不准”和省市卫健委有关规定，全面加强作风纪律和医德医风整治，严格规范医务人员的医疗服务行为和开方用药行为，严格控制医疗费用不合理增长，严纠行业不正之风。坚持“一岗双

责”“谁主管，谁负责”“管行业必须管行风”的原则，把党风廉政建设主体责任作为党委的重大政治任务坚决抓好落实，推动建设医院风清气正的政治生态，为医院事业健康发展提供坚强保障。

二是健全完善廉洁行医措施。以签订“党风廉政建设责任书”和“廉洁行医责任书”为抓手，实行主要领导总抓，分管领导具体抓，科主任、护士长直接抓，一级抓一级，层层落实责任，将纠风责任落实到每个岗位和每位职工身上，使人人身上有压力，个个肩上有责任，形成院方、科室齐抓共管的局面。

三是加强廉洁教育阵地建设。精心打造的党风廉政展室和廉政文化长廊，是我们抓廉洁警示教育的平台，旨在通过通俗易懂、图文并茂的形式，时刻教育和警示全院广大党员干部职工遵纪守法、廉洁行医，自觉抵制诊疗活动中的各种不正之风，经得起各种利诱和侵蚀，提高拒腐防变能力，筑牢思想道德防线，不断提升广大群众对医院党风廉政建设和医德医风建设的满意度，努力营造优质高效、廉医诚信的就医环境。

（七）加强安全文化建设，全面提升医院安全管理水平

一是强化医疗安全管理。严格执行医疗质量和安全十八项核心制度，严格执行诊疗操作常规，加强医护人员的“三基三严”培训考核，不定期组织岗位练兵、技术竞赛和应急演练等，不断提高医护人员业务技能，提升医疗服务质量，保障医疗安全，构建和谐医患关系。

二是注重医院综合治理。公安局在医院设立警务室，常驻2名干警，医院保卫科20多名保安，全天24小时轮流值班，全院无死角安装高清摄像头并有专人值守监控中心，落实各项内部安全保卫措施，加强院内安全巡查，及时处理解决各类安全隐患，确保职工和患者的人身安全和财产安全。

三是加强消防安全管理。医院各楼层和科室消防设施齐全，定期或不定期对消防安全隐患进行全面排查，确保消防器材完好，每年两次消防安全四个能力和消防应急处理、灭火、逃生培训演练，不断提高全院全员消防安全意识。

（八）加强环境文化建设，为患者提供温馨舒适的就医环境

一是就医环境人文化。医院环境有美学功能，不仅是医院形象的具体展现，还能使患者产生并保持愉悦的心境，满足患者心理及精神需求，同时使医务人员心情舒畅地开展诊疗服务。

二是科室设置规范化。科学设置门诊、住院各科室，各类标牌和提示规范统一、清晰醒目；住院病房设施齐全、温馨舒适；挂号、缴费、取药、医保报销等窗口集

中，流程顺畅，方便快捷。

三是整体布局合理化。医院门诊楼、住院楼、医技楼、行政楼错落有致，楼宇建筑颜色和谐统一、搭配合理。院内布局合理、整洁有序，车辆专人管理，停放整齐。夏季的花园鸟语花香，花草树木苍翠繁茂、郁郁葱葱，空气清新、环境宜人，为患者提供整洁优美、安全舒适的看病就医和康复环境。

第七节　人民团体

一、工会

（一）工会委员会的建立与发展

1953年5月17日，定边县卫生院职工南岳灵等人自愿填写了中华全国总工会入会志愿书加入了工会组织，参加县总工会活动。

1956年，定边县人民卫生院工会工作由党支部书记闫学孔代管。

1963年6月8日，按照《中华人民共和国工会法》和《中国工会章程》的规定，选举产生定边县人民医院工会委员会，正式恢复工作。首任工会主席毛启民，组织委员王国霞，宣传委员张新良，劳保委员赵乐芬，财务委员申文福。

1965 年1月10日，《定边县人民医院工会关于1964 年工作总结报告》显示，“全院有职工42人，其中工会会员37人”。一年来，一是抓学习，学习了毛主席著作《矛盾论》《实践论》《纪念白求恩》 等文章；二是参加本院的社会主义教育运动，并开展向解放军学习活动；三是帮助困难职工解决了生活困难问题，分两次共拿出808.75元，解决了24 位困难职工的实际困难。还办起了“储金会”，储蓄资金424.90 元，用以帮助职工解决燃眉之急。

1983年12月19日，定边县人民医院首届职工代表大会在医院北二楼会议室召开，选举产生了工会主席崔志祥。

邀请代表：兰双奎（县委常委）、韩继存（县政府副县长）、梁培义（县人事局局长）、卢振江（县委组织部部长）、王玉贯（县工会主席）、牛德河（县卫生局局长）、王昌祥（县卫生局副局长）、郭成英（县卫生局副局长）、郭福来（城关镇医院院长）、尹树民（县妇幼保健站站长）、杜成厚（县卫生学校校长）、张茂林（县地方病研究所所长）12人。

列席人员：郭锦文、王白石、胡启泰、付福春、王继红、张瑜晋6人。

正式代表：崔志祥、于长雍、辛秀兰、田凤英、王荣昌、赵乐芬、杨玉兰、张存渊、王玉英、徐怀德、李占宁、张德、刘兆春、高德沛、薛艳红、常文清、王爱霞、赵志林、张岑梅、杨淑芬、郭润霞、张艳萍、尚连祥、蔡凤英、高春如 、李少煊、齐晶、韩世英、郝翠花、李占祥、崔志珍、马琴、延九锡、王栋才、路文云，共计35人。

大会讨论通过《关于定边县人民医院“岗位经济责任制”(草案) 的报告》《定边县人民医院首届职工代表大会暂行条例实施细则》。

1991年12月7日，经组织部、县总工会研究同意：孙玉贵任县医院工会主席。

2010年11月，中共定边县委组织部文件通知，孙春霞为县医院工会主席人选。经县医院职工大会选举，孙春霞当选为工会主席，王学林、龚万义、白宏伟、李俐霞、赫媚雅、王学广、王柏玲、王旭升等8人当选为工会委员。选举结果报经县总工会批复。

（二）2010年以来的工会主要工作

县医院工会在党组织(支部、总支、党委)和上级工会的领导下，进一步发挥桥梁纽带作用，加强工会自身建设，围绕医院中心工作，服务医院大局，强化与时俱进和锐意创新意识，切实履行工会职能，主要做了如下工作。

一是定期召开职工代表大会，完善职代会相关制度和工作职责，较好地保证了医院的民主管理、民主参与、民主监督工作的顺利开展，促进了职工的积极性、主动性和创造性，增强了职工的凝聚力和向心力，医疗服务质量进一步提高。

二是充分发挥工会委员会和工会小组长的作用，深入群众，倾听职工呼声，及时了解职工工作、生活情况，关注职工普遍关心的热点问题，对重要的情况通过院务会、院周会、职代会等及时反映，并提出合理性建议。

三是工会高度重视医院文化建设，积极开展丰富多彩、健康向上的文体活动，增进职工之间的沟通与交流，增强医院的凝聚力和向心力。成立了职工活动室，为职工健身娱乐提供场所。每年在元旦前夕，举办拔河、乒乓球、象棋、跳绳等各类比赛项目庆祝元旦。在“5·12”护士节、“七一”建党节、元旦等节日举办文艺晚会。同时积极响应县总工会和卫健局的各项指示，组队参加县上举办的各类文体活动，如唱红歌、文艺会演、篮球、乒乓球、羽毛球、象棋等比赛项目，为职工参加各类文体活动创造必要的条件和建立有效的激励机制，充分调动职工参与运动的积极性和主动性。

四是积极开展扶贫帮困和献爱心、送温暖活动。凡职工生病住院治疗，工会组织都会慰问并送慰问金500元。建立困难职工档案，每年春节前走访看望困难职工和部分老同志，给他们送去关爱与温暖。每年为30岁以上的职工缴纳职工互助保障金，为患病职工减轻经济负担。关心离退休老职工的生活，对病患困难者进行慰问帮扶。

五是工会在关注职工感受，关心职工工作、生活、学习等方面进行积极探索。按照上级工会《关于加强基层工会经费收支管理的通知》，在广泛征求职工意见的基础上，职代会研究通过了《定边县人民医院关于在岗职工福利待遇有关规定》。在春节、端午节、中秋节为职工送去节日礼品，职工过生日时送上生日蛋糕祝福，在“三八”妇女节召开女职工座谈会，让每一位职工都能够感受到医院这个大家庭的温暖，从而增强以院为荣、爱院如家的思想意识。2019年10月与县总工会创建母婴关爱室，更加方便了女职工和到院女性就诊。

六是发挥工会职能，做好职工思想工作。医院是女性工作较集中的地方，日常生活和工作中免不了产生一些误会和矛盾。当职工工作、生活中出现问题时，工会会出面耐心疏导，热心劝解，为职工之间化解矛盾，解决困难。医院是由多个科室组成的大集体，科与科之间必须相互配合，紧密协作，但往往因为某些原因，导致科室之间配合不默契，出现矛盾。每有此事院党组和工会都会出面协调，及时沟通解决，化解矛盾，营造团结向上的大集体氛围。

七是强化业务学习，发扬模范创新精神，深入开展群众性经济技术创新活动，积极推进创新型、学习型医院建设。以“病人为中心、以提高医疗服务质量为主题”，不断提高服务内涵；广泛开展“服务广大患者”为主题的劳动竞赛、技术比武、技术攻关、技术协作、发明创造等活动。工会协同党委办、行政办、医务科、护理部等职能部门，多次举办业务学习，包括政治理论知识、业务知识培训，邀请中国健康教育协会对医院医护人员进行健康知识讲座。利用护士节安排护理技能竞赛，组织120急救中心参加市局举办的急救演练，并取得了好成绩。2015年10月26日，与县总工会女职工委联合举办护理“品管圈”竞赛活动，通过活动的开展，不仅提高了全院护理人员质量控制意识和人人参与质量管理的主动性，同时也激发了护士钻研业务的热情，营造了团队积极向上的工作氛围。

八是做好劳模先进人物的培养和宣传工作，充分调动广大职工的主人翁积极性，保持和发展工人阶级的先进性，充分发挥先进劳模的示范引领作用，为医院发展凝聚强大的精神力量。创建了劳模示范岗，以医院“市劳动模范”院长张少雄为主创人员，市“五一劳动奖章”获得者副院长贺伟、“市劳动模范”延柏文、县“十大杰出青年”李俐霞等4人组成的核心团队，以及辐射各科室主任和护士长为成员的队伍，围绕“以病人为中心，以提高医疗护理质量为核心”的服务理念，针对医院发展中存在的重点、难点问题开展培训学习、技术交流、总结经验、推广应用工作。搭建了一个技术创新平台，通过示范岗的创建，大力弘扬劳模精神，提高广大职工的学习能力、创新能力、竞争能力，推进职工队伍知识化进程，培养一批爱岗敬业、业务精通、创新钻研的医疗人才。

九是实行院务公开制度。医院每半年将各项收入、支出明细向职工公开，切实落实职工的知情权、参与权、评议权、监督权和决策权。量化考核目标，发挥主人翁精神，协助党政做好医院管理工作。

（三）历任工会主席

毛启民　（1963.6—1983.12）

崔志祥　（1983.12—1991.12）

孙玉贵　（1991.12—2010.11）

孙春霞　（2010.11—　　　）

二、共青团

（一）团支部的建立与发展

1959年4月，中国共产主义青年团定边县人民医院、卫校联合支部委员会成立。由于人员调动，支部委员由5人减少至3人。下设县医院干部团小组、初级班团小组、中医班团小组。时为优秀青年的陈群英、毕月英、常凤莲、米荣贵光荣加入共青团组织。优秀团员思成祥、李兴翠光荣加入中国共产党。还有 4名团员向党支部提出入党申请。

1965年12月，团员发展到16名。“文化大革命”开始，团的组织活动停止。

经团县委1976年2月23日研究，同意赵云林担任县医院团支部书记，朱开萍、郑彩云为支部委员。

1991年5月20日，经团县委会议研究，同意县医院成立团支部，刘晔任团支部书记，李勇、贺伟为团支部委员。

1992年5月8日，经团县委会议研究，同意李勇任团支部书记，赵彩玲、贺伟为团支部委员。

李勇之后，县医院团支部再没有任命书记，团支部在卫生局团委的领导下开展工作。

2022年6月，经中共定边县卫生健康局直属机关委员会研究决定，同意成立共青团定边县人民医院支部委员会。2023年3月选举产生了共青团支部委员会，书记姬宇，副书记石新琰，委员马小文、乔仲磊、朱璐璐。

（二）历任共青团支部书记、副书记

书　记　赵云林　（1976.2—1991.5）

刘　晔（1991.5—1992.5）

李　勇（1992.5—　　）

姬　宇（2023.3—　　）

副书记　石新琰（2023.3—　　）

第三章 医疗工作

第一节　职能部门和辅助性科室

一、医务科

（一）科室概况

定边县人民医院医务科的前身是1957年5月30日建立的医务股，时由县人委任命王子震为股长。“文化大革命”期间更名为医疗股；1987年，又改称医务科，首任科长是付福春。2021年，医务科主任为马建鹏（兼核磁共振科主任、门诊部主任），副主任常敏、屈文慧（协助质控管理工作），王学林任医务科纠纷办副主任，科员慕晓霞、马德珍、王萌萌、杜丽、郝彦卉、杨咪（2019年1月至2021年9月），其中研究生学历2人，本科学历5人，中级职称3人。

医务科的主要职能是贯彻执行国家卫生政策法规和医院党委、行政的决定，根据医院发展的需求，负责组织管理全院的医疗工作；负责制定、落实医院医疗工作任务和管理规章制度，对医院医疗活动进行全过程计划、组织、协调和控制；规范医师的医疗行为；督促检查各专业科室各项规章制度和医疗常规的执行情况，履行医疗管理职责，积极防范医疗事故，减少医疗缺陷；做好医院学科发展建设，争创优质学科；负责院内外各种医疗协调工作，组织全院性会诊及重大抢救，及时配合院领导调查处理医疗纠纷等。

医务科下辖质控科、纠纷办（医疗纠纷调解室），自2017年12月30日起，质控科成立，负责院内医疗质量质控工作，纠纷办由原医务科副主任王学林负责。

（二）科室历任负责人

1957年5月30日，县长郭子范签发任命王子震为定边卫生院医务股股长，毛启民（明）为防疫股股长；1963年后，由毛启民接任医务股股长。

1972年1月20日，县医院党支部、革委会报经上级批准，任命赵茂麟为医疗股股长，胡启泰任副股长。

1974年3月22日，拓生孝任医疗股股长；付福春、赵乐芬任副股长。

1976年5月21日，马汝钧、胡启泰任医疗股副股长。

1980年12月，县委组织部决定：付福春任县医院医务股股长，张德任副股长。

1984年，内部设立医务科，上级没有批复。

1987年10月31日，定边县人民医院医务科由付福春、王云昌任正、副科长。

1990年2月24日，“职工花名册”显示，王云昌时任医务科科长。

1996年3月13日，王云昌任医务科科长（重新任命），汪志田任内科主任兼任医务科副科长，刘志光任外科主任兼任医务科副科长。

2000—2003年，汪志田任医务科科长。

2004年9月6日，李伟任医务科科长；刘万芳任医务科副科长（享受二级科主任待遇）。

2006年1月11日，侯燕武任医务科副科长兼护理部主任。

2006年5月27日， 张旭亮任医务科副科长。

2008年12月27日，张旭亮任医务科科长。

2010年4月6日，王学林任医务科副科长。

2016年1月11日，李伟兼任医务科主任。

2017年12月30日，王学林任纠纷科副主任，马建鹏兼任质控科副主任。

2019年2月28日，马建鹏任医务科主任，常敏任医务科副主任。

2020年8月1日，屈文慧任医务科副主任（协助负责质控管理工作）。

2021年8月1日，马建鹏（医务科主任）兼门诊部主任。

（三）主要工作

1. 医疗管理措施

医疗质量与医疗安全工作是医院的核心，长期以来，医务科一直把医疗质量作为首要工作来抓，时刻坚持“以病人为中心”，严格质量监督，保障患者医疗安全。

（1）狠抓制度建设，促进规范管理。

健全和完善工作制度是医院保证医疗质量和医疗安全的前提。随着医疗工作的开展，医务科十分重视医院医疗制度建设，历任领导更是把制度建设作为一项重要任务来抓，完善的制度建设是保障医院工作正常进行、防范医疗纠纷和事故、提高医疗服务质量的根本措施，才能更好地为人民群众提供优质高效的医疗服务。

2017年，医务科在“等级复审”筹备期间，整章建制，整理并修订了《医院医疗质量管理汇编》，内容涵盖医院医疗管理的各项制度及各岗位的工作职责，补充完善各项医疗规定，力求切合实际，科室及医务人员可执行、可落实，同时，下发科室并督促科室人员加强学习，为医疗安全提供了制度保证。

（2）规范医疗行为，保障医疗质量。

医疗质量管理是医院的核心工作，严格执行医疗诊疗常规及操作规范、落实医疗安全核心制度是医院落实医疗质量管理的重要内容，医务科建立和完善各种质量监督、管理组织，医务科牵头成立了“医疗质量管理委员会”“医疗技术管理委员会”

“药事管理委员会”等各类质量管理组织，根据各自工作任务和工作职责，从医疗质量、医疗技术、药品使用、临床用血、病案管理等多方面不定期开展活动，全力保障医院医疗质量。

2019年，马建鹏任医务科主任后，更加注重医疗质量管理工作，以提高医疗质量为中心工作，强化科学管理，紧抓基础质量、环节质量、终末质量三个环节，严格开展病历质量管理、医技科室质量监控，努力落实疑难危重症及死亡病例的讨论工作，同时加大了医疗质量和医疗安全检查及处罚力度，按季度联合其他职能科室深入临床一线，检查医院管理有关要求落实情况。对检查中存在的问题根据实际制定整改要求，将整改的内容进行归类、分解，责任到科到人，并限期整改到位，确保定边县人民医院医疗事业的可持续发展，有效保障每位患者的合法权益。

（3）加强和规范医疗技术管理。

医务科根据国家《医疗技术临床应用管理办法》规定，重新规范手术分级目录，完善手术风险评估制度、手术部位识别制度，制定完整的管理流程，使医疗技术更安全、有效。及时完善技术审批程序，对全院临床医技人员实施医疗技术的授权准入，并纳入动态管理，对限制开展的医疗技术及新技术新项目，要经过审批同意后，方可开展，同时加大医疗技术项目全程质量跟踪监督的力度，保障患者医疗安全。

（4）加强医师权限管理，规范依法执业行为。

严格履行执业医师授权考核程序，是保障医疗安全的最基本前提。医务科按照规定，对取得执业医师资格的医务人员进行相关法律、法规知识、专业技能培训，并组织考核。同时为加强精麻药品合理使用，医务科联合药剂科对每年获得中、高级职称人员进行精麻药品处方权限、抗生素使用权限培训考核，合格后授予相应权限。

（5）加强继续教育学习，提高医务人员的专业技能。

医务科负责对全院临床医技人员进行三基培训（基本理论、基本知识、基本技能）及考核工作；不定期邀请外院专家来定边县人民医院开展手术、讲座、义诊等，开展专业知识讲座；积极组织医务人员参加医学继续教育学习；加强人才培养，定期选派年轻医务人员到省内外三甲医院进修学习，不断提高医务人员专业技术水平，带动医院业务发展；每年招聘医学专业毕业生、实习生、进修生，为医院的发展储备人才。

（6）负责院内及院外会诊、转诊工作。

医务科是定边县人民医院与外院医疗工作建立联系的重要职能部门，为保证医疗安全，使本院疑难危重症患者得到有效救治，根据患者病情需要，医务科积极联系协调外院专家，会诊、指导手术。

（7）加强重点专科建设，打造特色科室。

为加强定边县人民医院重点学科建设，提高医疗服务能力和技术水平，医务科积极推进医院重点专科建设，稳步推进“五大中心”（胸痛中心、卒中中心、创伤中心、孕产妇及新生儿救治中心）建设等工作。定边县人民医院已于2021年通过“国家胸痛中心认证基层版”，卒中中心、创伤中心也按照省市要求稳步推进，达到省级标准并通过评审。

2.加强医患沟通，构建和谐医患关系

医务科承担院内医疗纠纷、医疗投诉的处理工作。通过畅通医患双方沟通交流渠道、规范医疗处置流程、建立医疗事故防范预案等，切实防范医疗差错事故的发生，维护医患双方的合法权益。2019年起，医务科下设医疗纠纷调解室，由原医务科副主任王学林具体负责医疗纠纷的协调与处理工作。

3.组织参与重大医疗活动

（1）积极应对各种突发事件。医务科负责各类突发事件的应急医疗救治工作，遇各类突发公共事件、重大车祸时，及时组织医疗救治工作，畅通急救绿色通道，积极协调并妥善安置。

（2）负责“三无病人”的医疗救助工作。医务科积极协调医疗救治，主动联系民政局、公安局、各乡镇等，2013年至今共协调处理200余例“三无病人”，充分体现公立医院的社会责任。

（3）加强基层帮扶工作，推进医联体建设。

按照县卫健局《关于加强医疗卫生帮扶体系建设提升健康扶贫工作水平的实施方案》要求，医务科每年安排临床科室执业医师分组到14个基层乡镇卫生院开展帮扶工作。帮扶人员根据各乡镇卫生院的发展水平和医疗服务需求，制订切实可行的帮扶计划，定期到村镇医院开展健康扶贫工作，并对基层医生、各村医手把手带教指导，围绕日常诊疗服务、公共卫生服务、贫困患者大病救助服务、远程会诊、人才培养等方面开展工作，逐步帮助基层医院完善各项管理制度，加强内部管理，提高受援医院的基本医疗服务能力，使基层群众受益。

定边县人民医院共托管有白湾子乡镇卫生院、衣食梁移民社区分院、安边分院、定边镇中心卫生院、定边县人民医院新乐院区五所基层卫生院或社区服务中心，医务科积极配合管理，不定期联系了解情况，解决人员困难，提供专家坐诊支持等，着力打造“服务共同体、责任共同体、利益共同体、管理共同体”。

（4）落实健康扶贫工作，积极开展大病集中救助。

定边县人民医院作为全县贫困患者大病重病的定点救治医院，负责全县贫困人口中30种大病患者，从2017年起，医务科组织医务人员按照健康扶贫“三个一批”（大病集中救治一批、慢病签约服务管理一批、重病兜底保障一批）要求，累计对全县患有30种大病的1594名农村贫困人口开展集中救治工作。一是结合相关疾病诊疗指南和临床路径，制定了符合县医院实际情况的30种大病救治方案，要求首选基本医保目录内安全有效的药品、耗材等，严格控制大病患者医疗费用。二是为每个大病患者建立榆林市贫困人口大病专项救治信息登记表、个性化诊疗方案、农村贫困人口大病救治患者健康状况评估登记表，由卫健局发放至各乡镇卫生院，再逐级发放到农村贫困大病患者手中，由村医、乡镇卫生院医生、本院临床经验丰富的医生和榆林市中医医院专家教授与大病患者建立“四对一”签约服务，畅通联系渠道，实行大病患者“一人一册、一病一方”的个性化治疗模式。每月跟踪回访患者，时刻关注患者病情。三是协调上级帮扶医院～榆林市中医医院，组织专家到定边县人民医院、到乡镇、到贫困患者家中开展大病患者集中义诊活动，对大病患者面对面详细了解病情及治疗情况，同时深入科室开展扶贫义诊、会诊查房、疑难病例讨论等，为贫困患者提供优质医疗服务。

（5）深化城乡医院对口支援工作，提高医疗技术水平。

按照上级卫生厅关于三级医院对口支援县级医院的文件部署，提高县级医院主要临床和医技科室的诊疗能力，加强县医院的临床专科服务能力，推广适合县医院开展的医疗技术，引导优质医疗资源有效下沉。多年来，定边县人民医院与西安交大一附院、西安交大二附院、苏北人民医院、陕西省肿瘤医院、宝应县人民医院等多家医院开展对口帮扶工作，落实对口支援协议。

对口帮扶工作陆续展开，可搜集资料从2004年开始至2021年，17年里对口支援医院针对定边县人民医院需求及其力量相对薄弱的科室累计分批共派出208名专家，到本院进行实地业务指导。先后派出内科、神经内科、消化内科、内分泌科、肿瘤内科、肿瘤妇科、外科、脑外科、胸外科、胃肠外科、骨科、麻醉科、儿科、耳鼻喉科、中医科、放射科、超声科、检验科等科室专家，通过坐诊、专题培训、技术培训、教学查房、手术示范等多种形式，不断规范诊疗行为。

专家积极开展专科新技术、新项目，同时根据各科室的需求，支援专家组织院内讲课，讨论、交流经验，使本院的医疗技术水平有所提高。通过17年的帮扶，医院内部管理不断规范，诊疗能力和服务水平大幅提升，在当地就能解决疑难病例，有效缓解了定边县群众看病难、看病贵的问题，使本院的社会效益与经济效益得到明显提高。

（6）承担全县医疗保障工作。

作为县级公立医院，定边县人民医院承担着全县的医疗保障工作，医务科负责协调上级部门和医院各科室，做好安排派遣工作，平均每年承担政府指令性任务20余起，主要包括：各类义诊活动、大型室内外活动、体育运动、重大考试、各类会议等各项医疗保障任务。

（四）科室负责人简介

马建鹏（见第十章“人物”）

王学林，男，1965年8月出生，陕西定边人。1987年7月毕业于榆林地区卫生学校医士专业，1987年7月至2006年在堡子湾乡卫生院工作，先后担任会计、卫生院院长等职务，于2006年调入姬塬镇中心卫生院工作并担任中心卫生院院长，于2009年初调入定边县人民医院医务科工作至今，于2010年至2019年任医务科副主任。

常敏，男，1988年10月出生，陕西定边人，纪委委员，医务科副科长。2010年加入中国共产党，2012年陕西科技大学本科毕业，药学中级职称， 2019年2月任医务科副主任，2020年被聘为“榆林市病案质控中心”委员；获省卫健委对口支援优秀工作者称号。

屈文慧，女，1985年7月出生，陕西定边人，2013年6月毕业于辽宁医学院，硕士研究生学历，基础医学助理研究员（中级职称）。2013年7月加入中国共产党，2014年12月参加工作，2020年8月任医务科副主任。2019年11月被聘为“榆林市计划生育协会家庭健康教育专家”，2020年11月被聘为“榆林市病案质控中心”委员。

（五）发表论文情况

1.马建鹏，以共同第一作者身份发表学术论文，2018年发表被收录在Web of Science(SCI—EXPANDED)中 。

标题：“Evaluation of the diagnostic performance of the simple method of computed tomography in the assessment of patients with shoulder instability:a prospective cohort study”，发表于BMC Medical lmaging期刊

作者：Liu,TT(Liu,Tingting);Ma,JP(Ma,Jianpeng);Cao,HT(Cao,Hetao);Hou,DM(Hou,Dongmei);Xu,L(Xu,Lin)

来源出版物：BMC MEDICAL IMAGING 卷：18 文献号：45

DOI:10.1186/s12880-018-0290-4 出版年：NOV 23 2018

入藏号：WOS:000451056100001

期刊影响因子（2017）：1.635

中科院2018年期刊大类分区：4区

2.马建鹏，独立完成5万字的《定边县人民医院医患关系管理改进研究》论文一篇。（指导教授赵西萍，陕西省工商硕士学院）

（六）科室人员受到县级以上奖励情况

马建鹏于2019年获第七届“榆林好人”最美医师奖；2020年获定边县“最美定边人·人民公仆奖”之优秀医师称号。

屈文慧于2020年5月参加榆林市计生协举办的“民生情·奋进志”主题演讲比赛，获三等奖。

二、质控科

（一）科室概况

质控科成立于2017年12月，成员4人，马建鹏任副主任，科员有屈文慧、郝彦卉、杜丽，其中研究生学历2人，本科学历2人，中级职称2人。2019年2月，马建鹏任医务科主任，兼任质控科副主任。2020年8月，屈文慧任医务科副主任，协助质控管理工作。

（二）质控的发展变化及主要工作

质控工作在质控科成立之前一直是由医务科承担，但医务工作涉及医疗各项工作，相对繁杂，质控工作是其中一部分，因此制度不够健全，也没有形成完善的质控体系。质控科成立之初，马建鹏对以往工作做了全面、细致的了解和梳理，后与医务科协商分配出3人专门负责质控工作。至此，质控科人员队伍正式建立。

质控科成立后的首要任务就是重整工作，快速建立健全各项制度，完善管理措施，紧紧围绕医疗质量安全十八项核心制度，有侧重地抓重点部门、重点科室和重点环节，并将病历、围手术期、危重症、输血、危急值、超30天及临床路径等作为专项工作严抓，通过日常管理与季度检查相结合的方式不懈推进，最终取得了较好的成效，尤其是病历质控工作，通过定期定量督查，病历书写及时率、规范性得到了很大的提升。

“虽比高飞雁，犹未及青云。”质控工作虽取得了一些进步，但从医院持续发展的角度来说，质控工作做得还不够好，为了让质控管理人员快速提升工作能力，使管理方法更科学化、合理化，质控科先后派3名人员到交大一附院进修学习。通过学习引进了三级医院先进的管理理念和高效的管理方式，结合医院实际工作，因地制宜制定出符合县医院的一系列管理措施，质控管理工作全面开展并逐渐形成完善体系。

“千淘万漉虽辛苦，吹尽狂沙始到金。”医疗质量是医院赖以生存的生命线，是人民群众医疗安全的保障。在科室成立这几年，质控科紧紧围绕着医院质量管理规划、质量管理规章制度和质量控制标准，对照质控科工作责任，实施全面质量管理。2017年12月至2021年12月，质控科在主任的带领下制定并下发制度、管理办法及各种通知数余份，督查运行病历39373份，出科病历8782份，深入临床、医技科室及门诊检查数次，下发季度简报12期。“诚者有志，德才兼具”，负责质控工作的马建鹏再次得到了院领导的认可和全院同人们的一致好评，于2019年2月升任为医务科主任，并继续分管质控科，负责质控管理工作。

（三）质量控制体系的建立与实施

随着医学模式的转变和医疗需求的变化，医疗服务质量已成为医疗机构人员素质、服务态度、医患沟通、工作绩效、技术服务水平、医保费用水平、管理水平等方面的综合体现。有鉴于此，质控科根据医疗质量的薄弱环节、质量控制的难点和重点，构建了适合医疗形势和医院实际情况的以病人为中心、六个方位(质量文化建设、规章制度建设、组织机构建设、病案质量控制、信息体系建设、绩效考核建设)、四个层次(院级质控、职能部门质控、科室质控、医护技质控员自查互控)的“164”立体网状式全面医疗质量管理体系，推行量化管理，突出全程全时的质量监控，进一步强化医疗质量管理。

（四）科室负责人

主　任　马建鹏　（2017.12—　　）

副主任　屈文慧　（2018.1—　　）

（五）科室人员发表论文情况

马建鹏（见“附录”）

三、院感科

（一）科室概况

定边县人民医院院感科成立于2008年，有临床医生1人（高级职称）、护士2人（中级职称1人、初级职称1人）、微生物检验师1人（初级职称）。

（二）科室历任负责人

主　任　李　勇　（2008—2022年）

　　　　田永琴　（2022.4—　　）

副主任　田永琴　（2017—2022年）

四、预防保健科

（一）科室概况

定边县人民医院预防保健科成立于2009年，有科室人员4人，科主任1名，专干3名（其中高级职称2人、中级职称1人、初级职称1人）。

医院预防保健科肩负着医院疾病预防控制工作的重任，组织实施上级有关预防保健工作任务，开展以疾病预防控制为主的各项工作，包括组织全院疾病预防控制知识培训、传染病网络直报与管理、核酸数据上报分析、食源性疾病监测与报告、产房新生儿接种管理、狂犬疫苗接种管理、新冠疫苗接种管理、艾滋病性病检测管理、慢性病报告、死因网络报告等。

（二）科室历任负责人

李　勇（2009— 2022年）

董　莉（2022.4—　　　）

五、医保科

（一）科室概况

定边县人民医院医保科成立于2000年，有医保业务人员18人，其中护理高级职称1人、护理中级职称1人、护理初级职称7人、高工1人、其他8人。

科室设有12个业务窗口，开展医保住院一站式结算、跨省异地就医一站式结算、医保门诊慢特病一站式结算、医保慢特病鉴定申请审核等业务。医保科本着以病人为中心，不断加强业务能力、不断提升服务水平，严格落实医保政策，加强宣传，使老百姓真正感受到医保惠民政策的好处，科室多次被市县评为医保工作先进集体。

（二）科室历任负责人

主　任　汪志田（2000.6—2005.12）

　　　　刘万芳（2006.1—2020.9）

　　　　张晓兰（2020.10—　　　）

（三）科室及个人荣誉

2016年、2021年，医院被市合疗办、县医保局评为“医保工作先进集体”。

刘万芳，2016年被榆林市评为“医保工作先进个人”。

张晓兰，2021年被县医保局评为“医保工作先进个人”。

六、病案室

（一）科室概况

县医院病案室成立于1979年，保存病案资料38万余份，病案资料纸质查询检索最早可到1979年，电子查询检索最早可到2011年，在县城内资料保存最多最完整，这些资料是医院的宝贵财富。病案室经过40多年的发展，病案管理由纯手工操作发展到现代化管理阶段，2011年开始病案首页微机化管理，2013年病案首页系统开始实现电子病历网络化管理，2020年启动二级公立医院绩效考核工作，使住院病案首页质量管理、病案首页数据质量实现了质的飞跃。

病案室有职工8人，在编2人，返聘退休专家2人，临时工4人；中级职称4人，初级职称4人；硕士1人，本科2人，大专5人。病案室负责医院病案管理和绩效考核病案首页修正工作，分为绩效考核病案首页信息修正、病历接收、质控、编码录入、整理装袋、上架和病历复印六个组。

（二）科室历任负责人

路文云 （1979—2002 年）

齐彩梅 （2002—2008 年）

延雪峰 （2008.10—2021.7）

刘　琳 （2021. 8—　　　）

七、信息网络科

（一）医院信息化发展的历史背景

21世纪是信息化蓬勃发展的时代，信息技术是当时全世界发展的重点技术，是衡量经济发展和社会进步的重要标志。医院信息化建设程度代表着医院现代化管理水平的高低和服务能力的强弱，医疗卫生管理对信息系统的要求也越来越高，新医改将医疗卫生信息化建设确定为医疗卫生改革的重要支柱之一。2000年，定边县人民医院也面临着一个新的发展机遇，医院要从管理和服务都上一个新台阶，当时的院领导班子高瞻远瞩，在医院发展起步、经费困难的情况下还是采购了西安天网的HIS（医院基础数据管理系统）系统。

（二）医院信息化发展历程

定边县人民医院在HIS建成后于2009年升级一次，随后在同年增加深圳天方达的LIS（检验管理系统），2011年增加西安易盟的EMR（电子病历系统），2011年底由西安奇亿软件改造增加了医生、护士站，同年增加了全市统一采购的东软的PACS（影像管理系统），2013年增加了体检系统，2015年增加了叫号系统，2018年增加了护理大屏。

（三）医院信息科的成立

2011年前，医院信息化工作由尉文明兼管。2010年，院长张少雄上任后非常重视医院信息化工作，2011年4月成立信息科。副院长李伟主管，尉文明任科长，并聘马瑞、贾媛两名计算机专业毕业生加入信息科。由于医院发展和县域医共体建设的需要，信息科先后增加了郭华、窦姣、晋蕊蕊、王雪姣、丁波涛、高慧敏、晋志杰和邹伟、王昱翔、刘洋10人。医院信息科有计算机专业本科6人、专科3人。2019年，调整郭华为信息科副科长。

（四）信息科成立后主要工作成绩

2000年至2011年，完成医院收费和药房药库管理工作，其间于2007年协助医院完成二级甲等医院评审工作。2011年初，协助电子病历工程师完成电子病历建设工作，同年底放弃与天网软件公司的合作，协助西安奇亿软件有限公司开发完成医生、护士工作站上线。2012年，医院门诊和医技楼建成，完成两座楼的网络部署，并建成服务器机房。2012年底，按照榆林市卫健局要求建成PACS影像管理系统。2014年，完成儿科楼网络部署和信息系统建设，同年完成全市区域医疗信息网络建设。2015年7月，依托本院在白湾子镇中心卫生院建设医共体试点医院，完成远程网络部署和信息化建设。2018年7月底，完成衣食梁移民社区分院远程网络部署和信息化建设。2019年5月，完成安边分院远程网络部署和信息化建设。2019年9月，完成城关镇社区分院远程网络部署和信息化建设，2019年11月至2020年4月，协助医保科完成城乡居民医保一体化改造。2020年2月，完成定点发热门诊（原惠民医院）网络改造和远程网络部署。2020年8月，完成国家绩效考核病案首页上传的改造工作。2021年8月，完成新乐分院远程网络部署。2021年10月，协助公司完成系统升级，同时完成医保从市平台升级省平台及15项工作。

疫情期间，信息科全体职工积极参与到防控工作中，完成了登记系统的改造和登记工作。日常工作中信息科平均每天处理问题20～25个。在完成日常工作的同时，为医院领导班子决策提供数据依据支持，为各科室工作保驾护航。

第二节　医疗科室设置与变化

定边县人民医院始建于1941年，从最初的保健药社历经80年的积淀发展，已成为组织机构健全、功能设施完善、医疗设备先进、技术力量雄厚，集医疗、急救、教学、防保为一体的二级甲等综合医院。

一、科室设置

1949年10月，原定边县中西药保健药社正式改名为定边县人民卫生院，1955年提升为三等人民卫生院，并新建院址，设立内科、外科及化验室，病床10张，并设有中药房(单独核算)。

1956年，内科包括妇科、小儿科、传染病科。外科包括五官科、产科，并设立皮肤科。1960年，实行门诊分科（内科、外科、妇产、中医、针灸、理疗）。1961年，分医务股（护理、药房、化验、透视等科室）、防疫股、行政总务（秘书室、会计室、管理室、收费室、挂号室)。门诊开设了西医内科、外科、中医科、妇产科。1973年，增设放射科室。1975年，成立麻醉室。1978年，新增药剂室。1983年，成立儿科、理疗室、针灸室。

1984年，申报“一室两科”机构设置（院办公室，医务科、总务科），未获批复。医务诊疗业务科室分为内儿科、外科、中医科、妇产科、五官科，辅助科室有放射、心电超声、化验、理疗、手术、供应、中西药房。1985年，增设超声科室。1987年，定边县人民医院机构设置为办公室、医务科、总务科、护理部。业务科室分为内儿科、外科、妇产科、中医科、五官科、理疗室、针灸室、急诊科、口腔科。医技科室有药剂科、放射科、检验科、心超室、手术室、供应室、B超室。1991年整顿医疗秩序，改善服务态度。承包经营责任制，以整顿各科室为主，具体分为五个整顿小组，第一组妇科，第二组儿科，第三组中医科，第四组门急诊辅助科室，第五组行政总务科，各小组分别由书记院长参加。各科室积极响应号召，安排整顿活动内容。根据各科室业务情况，自查自纠。整顿纪律，文明行医，医疗秩序，抓院容院貌，建立健全各项规章制度。1992年，扩大服务项目，增加服务网点，在长城街开设第二门诊部，方便群众就医。二门诊、三门诊实行经济承包责任制。分别与医院签订经济承包任务和医疗技术指标责任书。1997年，定边县人民医院行政科室有10个，业务科室有13个，辅助科室有10个。1998年，对医学美容整形门诊实行承包管理，责任到人。1999年，新增耳鼻喉专科。为加强传染病管理工作，定边县人民医院确定一名副院长专门分管此项工作，组建防保科。

2000年，成立CT科室。2001年，定边县人民医院能全面开展内科、外科、妇产科 、儿科、眼科、耳鼻喉科、口腔科、中医科、痔瘘科等临床科常见病、多发病和疑难病的诊治。2003年将外科分为普外科和骨伤科。把儿科从内科中分出来。设立传染病房、预防保健科。门诊设有内、外、儿、妇产、骨伤、中医、口腔、耳鼻喉、眼科、皮肤、痔瘘、泌尿、急诊、针灸、理疗等15个临床科室；设有CT、彩（B）超、X光、检验、胃镜、病理、心电、脑电等8个医技科室；设有办公室、医务科、护理部、总务科、财务科、综合办、门诊部、预防保健科等8个行政职能科室。成立了

120急救中心，医护人员24小时应诊，住院部分为内、外、妇、儿、骨伤五大病区。

2004年，为了全面推进人事、分配制度改革，加强医院内部管理，定边县人民医院各科室实行分级管理，经院长办公会研究决定，科室分为一、二、三、四级科室，一、二、三级科室占医院机构编制，四级科室不占医院机构编制，一、二、三级科室主任和护士长由院长聘任，四级科室主任由分管院长聘任。一级科室：医务科（含护理部）。二级科室：办公室、财统科、医保科、急救站（含防保科）、医技科、内科、普外科、妇产科、骨伤科、儿科、药剂科、手术室（含麻醉科和供应室）。三级科室：门诊部、内科护办、普外科护办、骨伤科护办、妇产科护办、儿科护办、注射室。四级科室：CT室、放射科、检验科。定边县人民医院按照精简、高效的原则，将内、外、妇、儿、骨伤、中医、口腔、耳鼻喉、眼科、皮肤、泌尿、痔瘘、急诊、针灸、理疗、手术室、供应室、药剂科、CT、X光、彩（B）超、检验、胃镜、病理、心电、脑电等26个临床、医技科室转并为内、外、妇、儿、骨伤、综合门诊、医技、手术室、药剂、急救站等10个科室，减少率为62%;将办公室、医务科、护理部、总务科、财务科、综合办、政工科、资料室、统计室、档案室、信息科等11个行政职能科室转并为办公室、医务科、财统科3个科室，减少率为73%。同年，成立麻醉、精神药品管理小组。

2005年，定边县人民医院综合门诊设有外、内、儿、妇产、骨伤、中医、口腔、耳鼻喉、眼科、皮肤、痔瘘、泌尿、急诊、针灸、理疗等15个临床科室；设有CT、彩B超、X光、检验、胃镜、病理、心电、脑电等8个医技科室；设有办公室、医务科、财务科、门诊部等4个行政职能科室。成立了120急救站，医护人员24小时应诊。

2008年，定边县医疗事业大发展。

（1）定边县人民医院根据卫生局核发医疗机构执业许可证中的诊疗科目，经院长办公会研究决定，定边县人民医院专科设置及分科如下。

内科分为综合内科、胃肠道内窥镜室；外科分为普外泌尿科、骨伤神经外科；妇产科分为妇科、产科；中医科分为中医内科、中医妇科、针灸理疗科；医学影像科分为X光拍片、CT室、彩(B)超室、心脑电图室。新增核磁共振、血库、细菌室、血透室、中西药房5个医技科室。

行政科室由2005年的办公室、医务科、财统科、门诊部4个行政职能科室增加为办公室、医务科、护理部、财务科、信息科、质控科、防保科、医保科、合疗科、保卫科、消防科等11个行政职能科室。

住院部分为内、外、妇、儿、骨伤、综合病区六大病区和急诊科、手术室，10个护理单元。并新增ICU室，成立了120急救站。

（2）成立血透室，先后投资500余万元购置先进医疗设施设备，每年透析患者8000余人次，成功抢救肾切除术后、腹膜透析合并感染、尿毒症脑病等重度患者10余人。

（3）设立体检中心、感染性疾病科。

2011年住院部增加高干病房病区，与内、外、妇、儿、骨伤、综合病区组成七大病区。

2013年成立肾内科。

2014年3月，颅脑科从骨伤科分出，泌尿科从普外科分出，合并成立了颅脑泌尿科。

2015年，进一步细化了科室，将内、外、骨、妇、儿五大科室建设成15个专业科室，即心脑血管内科、神经内科、呼吸内科、肾内科、综合内科、普外科、肝胆外科、泌尿科、痔瘘科、神经外科、骨科、妇科、产科、儿科、新生儿科。并成立介入科、疼痛康复科、腔镜中心专科。

2016年7月，成立肝病诊疗科。核磁从CT核磁室分出。加强眼科基础设施建设，先后购置先进医疗设施设备，特别是引进陕北唯一德国蔡司全飞秒，邀请北京同仁医院专家手术治疗近视眼，眼科每年开展青光眼、白内障等手术600余例。10月，定边县人民医院成为陕西省骨科医疗集团（西安红会医院）成员，随时邀请西安红会医院、西京医院等专家指导开展全髋、全膝关节置换术，每年完成手术100余例。

2017年11月，成立胸痛中心，通过多学科间相互协作，优化诊治流程，为胸痛患者提供高效、便捷、最佳的治疗途径及方案，使胸痛急症患者在最短时间内得到有效救治，降低患者病死率，每年收治胸痛患者1000余例。2021年正式通过国家胸痛中心现场核查认证，标志着定边县人民医院大病救治能力再上新台阶。

2018年，定边县人民医院完善细化科室设置，将内、外、骨、妇、儿五大科室建设成15个专业科室，即心脑血管内科、神经内科、呼吸内科、消化内科、肾内科、普外科、肝胆外科、泌尿科、肛肠科、神经外科、骨科、妇科、产科、儿科、新生儿科。加强特色科：介入科、眼科、疼痛康复科等专科建设，特聘两位高级技术人才打造外科腔镜中心、妇科腔镜中心，使专科业务更专更精。

2019年，定边县人民医院能全面开展急诊科、内科（心血管、内分泌、呼吸、消化、肾病、神经、感染科）、外科（普外、骨伤、颅脑、泌尿、乳腺、肛肠）、妇科、产科、儿科、介入科、疼痛康复科、精神心理科、中医、口腔、耳鼻喉、皮肤、眼科等临床常见病、多发病、疑难病的诊治。

2020年，定边县人民医院新成立了胸外科、肿瘤科、风湿免疫科。

2021年，定边县人民医院能全面开展二级甲等综合医院的所有诊疗科目。

内科有呼吸内科、消化内科、神经内科、心血管内科、肾病学科、内分泌科、免疫学科。

外科(肛肠科、乳腺科)有普通外科、神经外科、骨科、泌尿外科、胸外科。

妇产科有妇科、产科。

儿科有新生儿科、儿童康复科。

眼科有耳鼻咽喉科、口腔科。

皮肤科有皮肤病科、性传播疾病科。

精神科有精神卫生科、临床心理科。

传染科有结核病科、肿瘤科。

急诊医学、康复医学科有麻醉科、疼痛科、重症医学科、医学检验科、病理科。

医学影像科有X线诊断科、CT诊断科、磁共振成像诊断科、超声诊断科、心电诊断科、脑电及脑血流图诊断科、介入放射学科。

中医科有内科专业、妇产科专业、针灸科、推拿科。

另设有体检中心。

二、分院简介

为贯彻落实中、省、市关于医药卫生体制改革及县镇一体化改革试点工作会议精神，根据《榆林市深化医药卫生体制改革实施意见》，按照定边县委、县政府及卫生局关于“城乡医疗卫生服务一体化”总体部署，定边县人民医院结合实际，建立分院。

1.定边县人民医院白湾子分院

2015年7月初，定边县人民医院全面托管了白湾子镇中心卫生院，实行人事、财务、资源、业务及信息化统一管理，托管后更名为定边县人民医院白湾子分院。白湾子分院位于定边县南部，是我县西南山区的中心，距县城45公里，是全县乡镇卫生院中实力最强的基层医院，医院科室功能齐全、医疗设备先进、技术力量雄厚，是白湾子镇及周边乡镇的医疗服务中心，服务人口3万余人。

白湾子分院有职工19人（其中县医院选派10人），有副主任医师1人，主治医师1人，医师、技师7人，护士3人，药剂1人，财务1人，收费1人，保安1人，后勤3人。编制床位10张，实际开放床30张。拥有全自动生化分析仪、无分类血球分析仪、尿分析仪、彩超、自动洗片机、12导联心电图机、心电监护仪、牙科治疗机、200mAX光机等先进医疗设施设备，能开展检验、放射、超声等医技检查。能全面开展内科、外科、妇科、儿科、骨科、口腔科等临床科常见病、多发病、疑难病的诊治。

自2015年7月4日托管工作开展以来，每天门诊由过去的不到10人次增加到60余人次；过去每月住院病人5～6例，2021年每月住院病人70～80例。

2.定边县人民医院衣食梁移民社区分院

2018年7月，定边县政府决定将衣食梁移民社区医院作为定边县人民医院的分院进行建设，命名为定边县人民医院衣食梁移民社区分院，经过装修改造，于2018年7月5日启动运行。分院能全面开展内科、外科、妇科、儿科等临床常见病、多发病、疑难病的诊治。

3.定边县人民医院安边分院

定边县人民医院与安边镇中心卫生院组建紧密型医疗共同体，实行人、财、物全面托管，并于2019年5月6日正式启动运行。医院名称保留定边县安边镇中心卫生院，加挂定边县人民医院安边分院牌子。

安边镇中心卫生院（安边分院）始建于1954年，位于定边县城东、安边镇西关街，距县城45公里，占地面积14804.29平方米，建筑面积3068.26平方米，是全县乡镇卫生院中基础设施较好、实力较强的基层医院，是安边镇及周边乡镇的医疗服务中心，服务人口约5万人，下辖11个村卫生室和1个社区。

安边分院有职工59人（其中县医院派驻11人），有副主任医师1人，主治医师2人，医师、技师8人，护士10人，药剂4人，财务2人，收费6人（含医保合疗），保安2人，后勤4人。编制床位40张，实际开放床50张。

拥有CT、放射、超声、检验、心电、中医理疗等较先进的医疗设施设备，能全面开展全科医学科、急诊、内科、外科、妇科、儿科、中医、口腔科等临床科常见病、多发病、疑难病的诊治。

2020年5月，驻看守所卫生所启动运行。

2020年9月，定边街道办分院（紧密型医共体）和白湾子分院（紧密型医共体）启动运行。

第三节　门诊工作

一、日常接诊

新中国成立之初，定边县卫生院仅有职工2~3人。此后逐年迅速递增，时至1952年才达到16人（含行政管理人员在内）。院内医疗业务以中医为主，辅以西医，治疗常见病和复发病，急诊处理突发病。医生均实行坐诊接待患者，望闻问切诊断病症，出具药方，药剂员负责给病人配药，让病人带回服用，一般很少收容住院病人。医生按照值班规则，轮流值班，医政股负责门诊疾病统计。医生还要承担临时出诊、防疫及疫情调查、巡回医疗等工作任务。

1954年，定边县卫生院门诊接诊的患者多见麻疹和百日咳，并伴有并发症。

1956年，定边县卫生院接诊麻疹、百日咳、细菌性痢疾、斑疹伤寒、结核性脑膜炎、疥疮病人226人次，复诊792人次。是年，制定了详细的门诊挂号规则。

1.普通初诊号：在挂号处登记，说明病科，填写病历，领取门诊券及诊病牌，然后往该科就诊。

2.普通复诊号：在挂号室登记、领取门诊券和诊病牌，然后往该科就诊。

3.门诊初诊1角，复诊5分，门急诊3角（出诊），下午出诊2角。门诊以外时间来院挂号费2角，夜急诊4角，夜急门诊3角。

4.体检检查：个人检查在门诊时间的，可以检查。团体须与院方预先接洽联系。

5.病人挂号登记时应顺次序前进，不得拥挤或争吵喧哗。

6.病人持诊病牌在该科门外候诊，必须依次有序进内。

7.病人来院就诊不得携带违禁物品、武器及牲畜。

8.门诊部需清洁，不乱抛果皮或随地吐痰，诊疗室内不许吸烟及喧哗。

1957年，门诊患者中出现流行性脑脊髓膜炎。

1960年，实行门诊分科（内科、外科、妇产、中医、针灸、理疗）。

1961年，门诊开设西医内科、外科、中医科、妇产科。

1962年，在支援各个时期传染病防疫工作的同时，完成门诊任务45117人次，其中西医门诊25200人次、中医门诊17980人次。急诊出诊3400人次。下乡巡逻医疗6300人次。完善门诊病历和住院病历的填写，对病人的诊断除进行一般的临床物诊检查外，并充分利用化验和X线检查诊断，对病人做到了较全面细致的检查，对危重病例和疑难病例，采取了会诊的办法，共同讨论制定治疗方案进行治疗。使得病人住院

3日内确定诊断率达97%，治疗好转率95.5%，提高了医疗质量。

“文化大革命”期间，响应毛泽东主席发出的“把医疗卫生的重点放到农村去”的号召，定边县人民医院大力支援农村医疗工作的开展，院内门诊工作业绩较为平稳。

1970年，全县有270个生产大队，办起合作医疗站。累计配备赤脚医生511人、卫生员624人，办起草药房的大队有16个。10月，县医院抽出一部分医护人员下基层培训赤脚医生，给公社社员治病。12月，县革委生产组、卫生组发出（1970）20号文件通知，定边县成立医疗卫生领导小组，县医院及安边城关、白泥井等共抽调57名工作人员，在部队战备拉练到来之时做好医疗服务。

1975—1976年，县医院组织3批巡回医疗队，深入农村，帮助农村培养赤脚医生，建立合作医疗站，发挥草药房的作用，达到自采、自制、自用。搞好妇幼保健和妇女病的预防治疗。同时还要搞好农村路线教育，接受贫下中农再教育，为广大贫下中农治病。1976年，县医院门诊人次有所增加，每天门诊达200多人次。

1977年，赵乐凤、拓生孝、付福春分管门诊和病房。

1977年，在榆林地区医疗工作总结会上，定边县全区卫生工作有几个倒数第一。

1979年，定边县人民医院门诊周转资金7.9万元，历年亏损3.4万元，病人欠款1300元，只有周转经费3万多元。

1980年，定边县人民医院在做好思想政治工作、调动广大职工积极性的基础上，实行24小时门诊制。参照《考核标准》建立健全科室领导岗位责任制和各项规章制度，抓服务态度和医护质量。药房实行了药改，放射科开展了胆脾造影，检验室新开10个化验项目，外科成功地开展了胸科手术。同年榆林地区行政公署卫生局文件中关于地、县医院工作统计报表的通报中明确了：1.送报时间；2.基本指标：“期末实有病床数”“期初住院人数”“入院人数”“出院总人数”“出院病人合计”“正常分娩及其他”“期末住院人数”“实际开放总床数”“平均开放病床数”“实际占用总病床日数”“出院者占用的总床日数”“诊疗总人次”“门诊人次”“健康检查人数”十四条指标；3.统计中常用的计算指标。完善了定边县人民医院后续年份的医疗门诊统计工作标准。

1981年，定边县人民医院认真贯彻卫生部颁发的《全国医院管理工作各例试行草案》精神，实行工作管理，提高医护质量，抓病例书写质量，学习上级印发病例书写要求和样品。并补建了门诊制度，张贴病人须知，向病人宣读。同时落实责任，将病房分给医护人员，既包医护，又包卫生。

1985年扩大服务范围，增设服务项目，采取便民设施。定边县人民医院取消了门诊挂号制，实行高年资大夫上门诊，恢复加强了急诊科，改变病灶管理，方便病人就餐等措施。

1987年，定边县人民医院修建2000多平方米的门诊部，对门诊工作进行了改革。取消了门诊挂号制，实行一次性收费，病人随来随看病，并加强医技科室工作，增加人员，缩短就诊时间，收住院病人要求一定要书写门诊病历卡方可收住院；恢复急诊科，加强危重病人的抢救工作。固定专人急诊，并派一名责任心强、高年资老的共产党员担任急诊科负责人，扭转了20世纪 70年代定边县人民医院在管理方面比较混乱的局面。任务不落实，责任不明确，个人吃医院的“大锅饭”，医院吃国家的“大锅饭”，干好干坏一个样，医院连年亏损，越办越穷；业务方面，医疗技术水平不求上进，只求得过，服务态度上冷、硬、碰样样齐全，病人看病找不到医生，打针找不到护士，尤其在急诊工作中，没有专科，病人更是怨声连天，造成不良的影响；解决了群众就医难的问题。

1988年，门诊部管理层实行改革。

门诊部负责门诊的医疗、预防、护理和行政管理工作；负责召开门诊系统会议，协调各科关系。督促检查技术人员执行各项规章制度、医护常规和技术操作规程的情况。整顿门诊秩序，改进医疗作风，改善服务态度，简化各科手续，方便患者就诊，严防差错事故；负责急诊、危重、疑难病人的会诊和抢救工作。负责接待和处理有关门诊的人民来信来访工作；检查门诊卫生清洁工作。

1991年，定边县人民医院加强门急诊管理，调任拓生孝任急诊科主任，其次由高年资有影响医师长期固定上门诊，实行首诊医师负责制。实行值班大夫挂牌，急诊医护人员坚守工作岗位按时上下班，一天24小时病人随到随诊。

1992年，建立门诊和总务科班签到制度，每天职工两次上下班进行签到。新成立了便民服务措施，门急诊抓医护人员上班工作不负责任、态度不端的行为，确立了文明行医、热情接待病人、全心全意对待病人的良好风尚。为了满足病人需求，实行各科室医务人员上门诊，住院领导及主治医师上门诊，并坚持全日上班，保证治疗的连续性和门诊服务。同年，扩大服务项目，挖掘潜力，抽调出医生护士，在长城南街开设第二门诊部。并将第二门诊部与第三门诊部实行了经济承包责任制，与医院签订经济承包任务和各项医疗技术指标责任书。既减轻了医院负担，又调动了员工积极性。自单独经营以来，两个门诊以优质的服务，优良的技术，方便患者，并取得了较好的效益。

1997年，定边县人民医院在县委、县政府和卫生局领导重视下，认真贯彻落实党的十五大和全国、全省卫生工作会议精神。以创二甲医院工作为中心，狠抓医德医风教育，狠抓三基础训练工作，狠抓爱婴医院创建工作，建立完善各项规章制度，推行综合目标管理责任制，使医院各项工作发生了显著变化。制定《医务人员医德规范实施方案》《岗前教育制度》。同时，建立医院廉政建设制度10条，医务人员十不准规定，护理人员文明语言40条，聘请院外社会监督员12人，发放门诊病人满意度调查表100份，反馈满意度达97.2%。

1998年，定边县人民医院与西安第四医院建立帮扶关系，专家每年赴定边县人民医院2次，每次一个月时间，坐诊指导。并同县医院组织的医疗队上街、下乡开展义诊活动。帮扶活动截至2003年结束。

二、发展变化

2000年，为了进一步加强管理、弥补疏漏，定边县人民医院将门诊收费室实行电脑计费。购置电脑4台，培训业务人员操作考核合格，更改门诊、病房电脑收费票据。

2001年，定边县人民医院建门诊大楼，增加硬件设施。

2003年开始健全手术预案制度和危重病人会诊制度，详细记录。有健全的门诊、住院病历管理档案并有专人负责。为应对2003年突如其来的“非典”疫情，定边县人民医院根据省、市关于发热门诊设置要求，投资20余万元将北二楼改造为发热门诊，配备医护人员24小时值班，严格执行每日零报告制度。每天上午8时、下午3时前均向县防疫站报告。为了使全院每位医护人员都能熟练掌握“非典”防治知识、防治措施和各项操作技能，定边县人民医院将发热门诊作为全院医务人员的培训基地，要求每位医务人员必须上发热门诊，每周轮换一次。

自发热门诊设置以来，医护人员接诊每位病人都能详细询问病史，进行血常规化验、胸部X光检查，认真组织会诊，精心排查，在排查中每例病人都由业务骨干把关，在预防“非典”期间，共排查发热病人386例，医学留观发热病人97例，共出动救护车180余次，出动医护人员280余次，全部免费出车、免费检查、免费治疗。同年定边县人民医院全方位开展便民优质服务，门诊大厅设有业务人员简介栏和监督岗及就医须知，医院各科室及病房共安装60部外线电话，方便患者使用。实行节假日、双休日不休息，安排年高资深的大夫坐诊。门诊大厅悬挂巨型电子显示屏，介绍医院基本情况，显示药品价格及收费标准等群众关心的热点问题。为了广泛征求群众意见和建议，定边县人民医院在各科室均设立意见箱和意见簿，同时公开监督电话，设立院长接待日，随时听取并及时解决群众反映的热点问题。2003—2009年，定边县人民医院与西安交大第二附属医院眼科建立帮扶关系，专家每年赴定边县人民医院坐诊一个月，指导工作。

2005年，定边县人民医院开展“以病人为中心，以提高医疗服务质量为主题”的医院管理年活动领导班子分工。由杨继张负责建立并完善病人投诉处理制度。在门诊、急诊和住院部设立举报箱，公布投诉号码，及时受理和处理病人投诉。

张少雄书记负责健全并落实首诊负责制，对科室诊疗有困难或不属本科室诊疗范围的疾病，要及时请相关科室会诊或转至相关科室诊疗；对本院诊疗有困难或者根本不具备救治条件的患者，要及时转院，不得擅自截留病人。

丁海山负责加强重点科室和重点环节的监测力度。尤其是医院急诊科质量管理，要根据院前急救管理规定和急诊科质量控制标准，落实各项急诊工作制度和管理规范，实现急诊会诊迅速到位，急诊科、入院、手术“绿色通道”畅通，提高急危重症患者抢救成功率。

王存金负责就医环境的改善工作，医院门诊、急诊和住院部各科室标识规范、清楚、醒目，环境和设施清洁、舒适、温馨，为病人提供良好的便民服务， 做到有导诊咨询台、有候诊椅，并能提供私密性良好的诊疗环境。

韩世英负责优化就诊流程，简化服务环节，方便病人就医。门、急诊布局合理并增加服务窗口，缩短病人等候时间，克服“三长一短”现象。缩短各项检查预约、出具报告时间。院内会诊、转科要及时、便捷，方便病人。

李伟负责严格执行行业标准及技术规范，特别是要认真执行《医师处方管理规范》《病历书写规范》《院前医疗急救管理规范》等，进一步规范医疗服务行为；健全并落实医院各项规章制度，特别是医疗质量和医疗安全的核心制度，包括首诊负责制度、三级医师查房制度、疑难病例讨论制度、会诊制度、危重患者抢救制度、病历书写规范与管理制度等。

2007年，严格依法执业，严格按照《中华人民共和国执业医师法》《护士管理办法》和《医师外出会诊管理暂行规定》规范诊疗活动，严格对院内执业科目和医护人员的资质审查，严格执行行业标准及技术操作规范，做到行为有规范、操作有标准、考核有细则。认真学习并严格执行《处方管理办法》《病历书写规范》《陕西省二级医院质量综合考评标准》《陕西省护理质量管理手册》等，严格落实医院各项规章制度，进一步规范医疗服务行为，以科室为单位，认真抓好医疗质量和医疗安全核心制度的培训工作，从门诊到药房，大到一例手术、小到一张处方，实施全程监控，做到违者必究，从严处罚。狠抓医疗、护理文书质量，临床医护人员严格按照标准进一步规范病历、处方、护理文书、医技报告（限时完成）、门诊病历、门诊日志及相关医疗文书，不合格的严罚重处。同年全方位开展便民优质服务，门诊大厅设有业务人员简介栏和监督岗及就医须知，实行病人选择医生，医务人员不分昼夜和上下班，随叫随到。医院门诊、急诊和住院部各科室标识规范、清楚、醒目、私密性良好，绿色通道畅通。实行节假日、双休日不休息，安排年高资深的大夫坐诊，相关科室简化了就医流程，在挂号、交费、取药、辅助检查等处处体现方便快捷。为了解决“三长一短”问题，收费窗口由原来的3个增加到5个，避免了病人高峰期交费拥挤现象，各项检查报告单限期完成。

2008年，定边县人民医院为了广泛征求患者意见，便于不断改进工作，于2008年上半年发放并回收门诊患者调查表。患者反映就医环境卫生差；反映门诊楼道卫生间不开放，公共厕所脏乱差；增加收费窗口，增加药房工作的人员；上半年患者对其他方面的服务均比较满意。对挂号、检验、放射、药房、收费工作人员的服务满意度普遍提高，特别是患者对窗口单位和门诊卫生环境的满意，较以前有所好转，但门诊大厅和候诊区的卫生，还需进一步地加强制度管理。本次患者调查汇总后，院领导高度重视，立即召开会议通报满意度调查结果，并对存在的问题进行安排整改。门诊和病区不卫生、不安静：因病人增多、家属或陪同人员在门诊和病区走廊乱扔杂物、有吵闹声，要求分管领导加强卫生管理、门诊和病区走廊增加污物桶，由保卫科4位内保人员和护工全天24小时巡查，随时制止。卫生间经常不开放:今年因干旱，全城经常停水，致使卫生间不能开放。 由分管领导协调自来水公司等部门解决，必要时买水解决。收费窗口少，药房工作人员少，病人交费、取药等候时间长，要求分管领导尽快安排增加门诊和住院收费窗口，药房工作人员由院方调入。加强卫生管理，将全院卫生工作承包给卫生保洁公司，建立健全了卫生考评制度，动员教育全院职工树立卫生保洁意识，保持门诊、病区及院内环境全天24小时干净整洁。

三、信息化管理

2010年，定边县人民医院加强医疗护理文书质量管理。投资50余万元，安装了电子病历信息管理系统，严格执行《病历书写规范》和《处方管理办法》，有效规范了病例书写并提高了工作效率。科主任对本科室出院病历做到终末质量检查，不合格病历不出科。对病历出科合格率、完成及时率和甲级率进行了严格要求，医务科、质控科每月1次医疗质量检查，特别是运行病历，对不合格的病历和处方严罚重处，并限期改进，从而不断提高了病历书写的质量和水平，从记录文书上防范了医疗安全隐患。为了解决患者排队交费、取药等候时间长和服务窗口少且分散的问题，定边县人民医院将院内西侧新建的二层楼的一楼改造装修为综合大厅，将收费、取药、办理医保合疗手续、诊断证明盖章、体检盖章等窗口集中，标识清楚，方便群众。收费窗口由原来的7个增加到11个，取药窗口由原来的4个增加到8个，并单设了夜间收费、取药和办理出院手续窗口，配备懂电脑、业务熟的工作人员，有效提高了工作效率，解决了病人高峰期排队拥挤的问题。

2011年，定边县人民医院在鼓楼北街西侧建设的门诊大楼竣工。定边县人民医院投资近200万元，安装了医疗信息化管理系统，废除了手写病历、手写处方，医务科可随时监控检查病历、处方。落实各项便民利民措施。实行节假日、双休日不休息，安排年高资深的大夫坐诊。在综合大厅设导医台，各科室均设监督岗及就医须知，实行病人选择医生。医院各科室及病房保证供应开水，为残疾人配备轮椅，方便患者使用。医院门诊急诊和住院部各科室标识规范、清楚、醒目，私密性良好，绿色通道畅通。安排专人为各病区配送药品，这一突破性改变，彻底解决了长期以来由病人或其家属排队交费、取药等候时间长的问题。医疗信息化管理系统启用后，医务科可随时监控检查病历、处方，有效提高了工作效率，提高了病历书写的质量和水平。

2012年，全面实施了医院信息化建设，先后安装了HIS、LIS和PACS系统。

2013年，定边县人民医院使用了门诊叫号系统。并实施了远程会诊系统建设，与北京301医院、北京空军总医院、北京协和医院、西京医院四家医院建立协作关系，进行远程会诊，寻求技术支持，也方便群众就医。并简化就医流程，各项检查报告单限期完成，在交费、取药、各项检查等处处体现方便快捷。中日友好医院专家赴定边县人民医院7天，坐诊，交流指导。

2015年，充分利用现代化工具，实现医疗管理数字化、网络化。在HIS、LIS和PACS系统的基础上，与市级医疗信息平台对接，实现全市医疗卫生信息与合疗报销资源共享；与苏州智康公司合作开通APP手机掌上医院，可在手机上了解医院科室及专家情况，并实现预约挂号、检查结果查询等；实施全省居民健康卡建设工作，以区域医疗卫生平台为基础，实现个人基本健康信息存储，在省内跨区域就医信息共享。同年9月成立疼痛康复科，年门诊接诊颈椎、腰椎、膝关节疼痛患者9000余人次，开展各种微创介入治疗300余例；治疗神经康复、小儿康复200余人次，康复效率达60%以上。

2018年，定边县人民医院对HIS、LIS和PACS等信息化系统进行升级，建立医院微信公众号，利用微信平台方便群众挂号、交费、查询，患者可随时随地预约就诊。充分利用新媒体优势，最大限度地方便患者。根据文件要求，结合实际，2018年底，与县妇幼保健院以及13个卫生院建立医疗共同体。通过整合、优化、共享医疗资源，有效提升县、乡、村三级医疗服务能力，让广大群众就近享受优质医疗服务，逐步实现“基层首诊、分级诊疗、急慢分治、双向转诊”机制，有效控制医药费用，减少过度医疗和资源浪费，解决群众“看病远、看病难、看病贵”的问题。

2019年，在门诊、住院部等大厅醒目位置公示诊疗项目、药品及价格，为患者提供每日查询服务，实现明白、合规收费。是年，邀请苏北人民医院专家两次到县医院坐诊指导。

2020年，定边县人民医院改善服务态度。牢固树立了“以病人为中心”的思想意识和全心全意为病人服务的服务理念。日常工作中要求医护人员衣着整洁、挂牌上岗、语言文明，为病人耐心、细致地服务，让病人感受到亲切、温馨、满意、舒适，对冷、硬、顶、推、拖等现象按医院有关规定严肃处理，患者投诉明显减少。

2021年，定边县人民医院门诊能全面开展二级甲等综合医院的所有诊疗科目。门诊部负责门诊医疗、护理、预防等行政管理工作；负责诊断证明的盖章及解释工作；社会查体的接待工作；负责协调门诊与院内外关系，接待和处理门诊就诊群众的来信、来访及投诉工作；落实门诊周、月工作安排，保证门诊正常就诊秩序；定期召开门诊工作会议，协调各科关系；负责门诊患者的分诊、指导就医工作；负责门诊患者的预约挂号工作，门诊治疗室负责门诊皮内皮下注射、肌肉注射、静脉注射、门诊手术。

门诊大楼科室设置：

一层设西药房、中药房、收费室、慢性病一站式窗口、发热门诊、门诊注射室。

二层设门诊化验室、眼科、耳鼻喉科、口腔科。

三层设中医内科、中医科、糖尿病门诊、妇科门诊、产科门诊、心血管内科门诊、消化内科门诊、肾内科门诊、皮肤科、超声科、脑电图室、电子阴道镜室。

四层设乳腺科、普外科门诊、肿瘤科、胸外科、肛肠科、骨科门诊、泌尿外科门诊、疼痛康复科。

五层设病案室、预防保健科、院感办、药剂科、设备科、征兵体检室。

四、门诊量统计

1955年，门诊15000人次。

1960年，门诊 18990人次，急诊为520人次。

1961年，门诊26214人次。

1962年，门诊45117人次。

1980年，门诊22225人次。

1981年，门诊33779人次。

1983年，门诊42061人次，急诊2277人次。

1985年，定边县人民医院门急诊病人89709人次，门诊收入184874.31元。

1990年，门诊28500人次，门诊业务收入达840000元。

1994年，门诊82574人次，门诊手术450例，门诊收入676396.68元。

1996年，门诊81305人次，出诊450人次，门诊收入7654452.95元。

1997年，门诊90674人次，出诊523人次，门诊收入1113882.43元。门诊住院病人诊断符合率95.9%，处方划价符合率96%，门诊处方合格率98%，门诊住院病历书写合格率96%。

1998年，门诊70160人次，门诊手术585例，出诊268人次。门诊、住院病人诊断符合率93%，门诊处方合格率和处方划价准确率98%。

1999年，门诊89326人次。门诊处方合格率、划价准确率均在98%以上。

2000年，门诊78000人次。

2001年，全年门诊9.3万人次。门诊、住院病人诊断符合率达97%，门诊处方合格率、划价准确率均在98%以上，门诊病例书写规范合格率在95%以上。

2002年，门诊9.6万人次。

2003年，门诊10.6万人次。门诊、住院病人诊断符合率达97%。

2004年，门诊12万人次。门诊、住院病人诊断符合率达97%，门诊处方合格率达98%，门诊登记率达100%，门诊、住院病历书写合格率达100%。

2005年，门诊13.8万人次。门诊、住院病人诊断符合率达97%，门诊处方合格率达98%，门诊登记率达100%，门诊、住院病历书写合格率达100%。

2006年，门诊15.1万人次，门诊、住院病人诊断符合率达97%，门诊处方合格率达98%，门诊登记率达100%，门诊、住院病历书写合格率达100%。

2007年，全年门诊15.6万人次，门诊、住院病人诊断符合率达97%，门诊处方合格率达98%，门诊登记率达100%，门诊、住院病历书写合格率达100%。

2008年，全年门诊19.8万人次，入院诊断与出院诊断符合率达98%，门诊病历书写合格率95%，门诊处方合格率98%。

2009年，门诊21.6万人次，入院诊断与出院诊断符合率达98%，门诊病历书写合格率95%，门诊处方合格率98%。

2010年，门诊26.6万人次，入院诊断与出院诊断符合率达98%，门诊病历书写合格率95%，门诊处方合格率98%。

2011年，门诊24.8万人次，入院诊断与出院诊断符合率达96%，门诊病历书写合格率95%，门诊处方合格率96%。

2012年，门诊31万人次。业务收入1.3亿元。

2013年，门诊35万人次。

2015年，门诊34万人次。

2016年，门诊39万人次。

2017年，门诊39.5万人次。

2018年，门诊43万人次。

2019年，门诊47.49万人次；门诊手术4828例。

2020年，门诊43.5897万人次；门诊手术5169例。

2021年，门诊53.5636万人次；门诊手术5511例。

五、科室历任负责人

拓生孝（1990—1994年）

郝希平（1994—1996年）

贺向荣（1996—2010年）

龚万义（2010—2021.8）

马建鹏（2021.8— ）

六、门诊急症抢救案例

1972年6月16日，县医院急诊室送来了一位患者，神志不清、呼吸短促、生命垂危。付福春忘记疲劳，挺身而出，立即抢救。从生死线上抢救回一条生命。

1974年3月15日9点多，县医院正在组织大家学习文件，突然间人声嘈杂，原来是砖瓦厂3位工人被火药烧伤送来了。丁兆万、郭锦文、仲纪云几位领导立即组织人员抢救，从早晨忙到下午5点多，除1人伤太重未能救活外，2名重伤患者得救。

1981年，在一次爆炸事故中，6名患者受重伤，有患者生命垂危，从下午6时直至次日凌晨3时许才抢救结束，46人参与抢救，打了一场救死扶伤的仗。

1990年，一名19岁男性患者在家里煤气中毒两小时后，送去定边县人民医院内儿科住院治疗抢救。来时患者深度昏迷，且频繁呕吐咖啡色胃内容物，呼吸困难，双瞳孔放大，属一氧化碳中毒。内儿科医生王继红、汪志田、孙双智，护士王爱原、刘万芳等人全力以赴、积极抢救、及时吸氧，动手清洗口腔内呕吐物，值班大夫连续48小时守在床边，进行心电图监护，随时观察病情变化，使昏迷72小时的病人经抢救转危为安，痊愈出院。

1997年7月，一位身患尿毒症患者入院，几次心跳、呼吸停止，情况十分危急。定边县人民医院全体内科医护人员在科长的带领下，竭尽全力抢救，插管给氧，人工呼吸，加班加点，废寝忘食进行抢救工作，整整24小时都在坚守岗位，没有一人叫苦叫累，受到患者家属的好评。

1999年10月15日，县医院收治1名车祸严重负伤者，心跳和呼吸微弱，副院长丁海山、薛树军等及时抢救治疗，使其苏醒、痊愈；同年10月28日，甘肃省镇原县1名患者因车祸重度颅脑损伤，矢状窦破裂，心跳及呼吸骤停，被其家属护送到县医院。张少雄、李伟接诊及时抢救治疗，实施矢状窦破裂修补术，使其转危为安。

2001年，定边县人民医院成立了120急救中心。拥有美国GE螺旋CT、日本东芝彩（B）超、电子肠胃镜、500毫安X光机、自动生化分析仪、自动血球计数仪、自动电解质分析仪、脑电地形图机、多功能麻醉剂、多参数心电监护仪等先进医疗设备20多台（件），价值700余万元。2001年，在定边县境内发生了5次重大交通事故，共有62人重伤。每次接到重大事故后，院长杨继张指挥，抢救医疗队5分钟内迅速出动，驱车赶往事故现场。副院长丁海山、张少雄和外科主任刘志光积极组织并参与抢救工作，全院上下积极配合，使死亡降到最低限度，众多伤者转危为安。砖井车祸中，高美美重型开放性颅脑损伤、脑挫伤、颅骨骨折、颅内血肿，李伟、刘志光及时抢救，做了开颅手术，患者昏迷7天后清醒，无后遗症。红柳沟车祸中，1人粉碎性脾破裂、胰挫裂、胃挫伤、胸腔积血、两处骨折、全身17处伤口、血压上不去，生命垂危，张少雄、刘志光、王学广等人积极抢救并实施手术，使其转危为安，患者痊愈出院时激动地说："是县医院的好医生们给了我第二次生命。"同年11月20日晚上11时，盐场堡1名农民车翻致使左股骨、胫腓骨、内踝多处开放性骨折，失血性休克，骨科大夫张鸿、宋怀明当机立断及时抢救、输血，做了钢板内固定和外固定支架固定术，使他转危为安，出院时花费4200多元，家属和同病室病人都说："来县医院看病，效果好，花钱少"。

2008年，县医院增强急诊急救意识，提高急救能力，确保急救绿色通道畅通。建立120急救站、产科急救中心，组建了ICU，从江苏大学附属武进医院聘回了多年从事重症监护工作的副主任医师孙双智任ICU主任，抽调各科业务人才，投资300余万元购置了有创呼吸机、无创呼吸机、纤维支气管镜、中央监护仪等，装备了ICU，为全院危重患者的抢救、治疗工作创造了条件，提供了保障。在急诊急救管理方面，严格按照院前急救管理规定和急诊科质量控制标准，落实各项制度，急诊科、急救人员、急救车辆均独立设置，全天24小时守岗，“120”急救随叫随到，实现急诊会诊迅速到位，急诊科入院手术“绿色通道”畅通，提高了急危重症患者的抢救成功率。制定下发了《定边县人民医院灾害与突发公共卫生事件应急管理手册》，每年应急演练一次。2008年8月1日，定边县人民医院组织开展了突发公共卫生事件应急救治演练活动，演练内容有重大车祸、不明原因传染病、集体食物中毒、孕产妇绿色通道模拟病人的接转、抢救、会诊治疗、消毒、个人防护等。县医院相关人员全部参加，卫生局、疾控中心、妇保站、合疗办、卫生监督所参加并指导。参与演练的所有人员都各司其职，反应迅速，流程规范，配合默契，取得了良好的效果。

2008年12月2日，堆子梁中学发生学生煤气中毒事件，县委、县政府高度重视，院长杨继张接电话后反应迅速，立即派医护人员分三批赶往事发现场，杨院长现场全力指挥抢救，并现场制定了“救治预案”，12名中毒学生中有11名因中毒时间长，经全力抢救无效死亡，一名中毒学生呼吸心跳微弱，病情危重，立即由抢救小组护送到县医院ICU室进行抢救。

事件发生后，省、市、县各级党委、政府领导先后赶到医院看望中毒学生并指示全力抢救。县委、县政府高度重视，多次组织召开会议，研究部署抢救工作，杨文海县长多次到现场指导抢救工作，并指示要不惜一切代价抢救，同时指定副县长高平负责抢救工作。高平多次到县医院召开现场会解决救治问题，两次紧急拨款130余万元购置急需抢救设施设备。定边县人民医院及时召开紧急会议，安排部署抢救治疗工作，同时制定了《定边县人民医院关于中毒学生蔡毛毛抢救治疗预案》，成立了以院长杨继张为组长的抢救领导小组，抢救领导小组下设以孙双智为组长的医疗抢救组，进行全力抢救。为了更好地指挥抢救治疗工作，院长杨继张将办公室由门诊部的四楼搬至住院部的七楼病区，以病房为办公室现场办公，随时召开会议，现场安排中毒学生的抢救治疗工作，并随时上报。在救治期间，他每天24小时，不分昼夜加班加点，没有休息时间、没有吃饭时间，时刻坚守在抢救治疗一线。医院其他领导及负责抢救治疗的医生和护士们全天24小时连轴转，为救治加班加点、忘我工作，特别是ICU主任孙双智、护士长石晖及其他医护人员连续五天五夜，时刻不离病房的守候。2008年12月9日9时，昏迷了182小时的蔡毛毛终于醒了，日夜守护在他床前的医护人员都激动得流下了眼泪。12名中毒学生中，只有一人幸存，且在转运途中曾四次呼吸心脏骤停，经抢救恢复呼吸心跳；进ICU室后，体温测不到，无血压，双瞳孔散大，光反射消失，濒临死亡，经30分钟的紧张抢救，从死神手中夺回了生命；他昏迷182小时，戴呼吸机超过90小时，因抢救、护理措施到位，没有出现消化道应激性溃疡、肺部感染、泌尿系统感染，甚至肾衰、心衰、休克、肝功能损害、褥疮、败血症等致命的并发症都没有出现。当时省市及宁夏专家会诊，因中毒严重，昏迷时间长，四次心肺复苏，重则可能出现植物状态，轻则出现智力障碍，但到目前为止，这名中毒学生基本恢复正常。这些奇迹的出现与抢救组精心治疗和精心护理密不可分。

2009年，为了提高定边县人民医院整体医疗救治水平，强化公共服务功能，提高急救与处置突发事件能力，确保绿色通道畅通，每年组织开展应急救治演练活动。5月7日，县医院组织开展了重大车祸、集体食物中毒、不明原因传染病、孕产妇绿色通道模拟病人的接转抢救、会诊治疗、消毒、个人防护等应急救治演练活动。5月23日、9月17日两次组织开展了甲型H1N1流感应急救治演练活动，有效提高了医院应急救治能力。参与演练的所有人员都各司其职，反应迅速，流程规范，配合默契，取得了良好的效果。“120”急救随叫随到，实现急诊会诊迅速到位，急诊科入院手术绿色通道畅通，提高了急危重症患者的抢救成功率。每年完成多起突发事件的救治任务，2009年完成砖井中小学生群发寒冷性多形红斑、杨井重大车祸等多起事件的医疗救治任务。

2001年6月3日，白湾子1名重病患者在其他医院连续两次腹部手术后，并发术后感染肠梗阻、肠坏死、肠漏、深度感染性和营养不良性休克，院方向患者家属下达病危通知书告知病人成为不治之症，派救护车送回家中。回家路过定边县人民医院，有亲属提出，咱们“死马当就活马医，进去再试试看能不能救活”！大家一致同意，拉进了定边县人民医院。副院长丁海山和张存渊大夫立即接诊抢救。他们打开腹腔仔细救治，终于从“阎王殿”上抢回了又一条生命。住院两周后痊愈出院。家属感激不尽，送来一块匾，上写：“医术精湛，拯救黎民；白衣天使，起死回生”。同年6月10日，1名69岁的白泥井镇患者，因患陈旧性股骨颈骨折，股骨头坏死，长年卧床不起。亲戚朋友们打问到县医院手术治疗使许多患者摆脱疾病折磨，让他何不前去试试看。家属觉得很有必要，就将患者送到了县医院。经骨科大夫张鸿翔、宋怀明认真检查，制定出治疗方案，施行了本院首例人工股骨头置换术。手术之后，效果非常好，出院时可以站立行走。

第四节　门诊科室

一、眼科

（一）科室沿革

定边县人民医院建立早期，医生基本都是“全科大夫”，没有一位五官科专业人员。相应的五官科医疗业务均归属于外科，病人均由外科主治大夫负责治疗。20世纪70年代，董浩、李占宁为定边县早期的五官科医生。而县医院眼科经历了大外科、五官科这一发展过程，1999年，与五官科脱离，单独设立眼科。成立之初无病房、少病患。到2022年，进入榆林市乃至陕西省内县级医院眼科医疗技术水平前列。

（二）科室发展及建设情况

眼科有5名医生，其中副主任医师2人、主治医师1人、住院医师1人、技师1人。1999年，从五官科分出专门的科室以来，发展迅速，开展了卓有成效的工作，添置了大量先进的医疗设备。每年门诊量15000人次，年急诊量600人次，年手术量500台。

至2022年，眼科有裂隙灯显微镜、眼压计、自动电脑验光仪、非接触眼压计、角膜地形图仪、角膜内皮显微镜、电脑验光角膜曲率仪、激光光凝仪（532激光，810激光）、TOPCON手术显微镜、TOPCON综合验光仪、免散瞳眼底照相机、蔡司视野分析仪、光学相关断层扫描（OCT）、眼科AB超、视觉电生理检测仪、德国歌德超声乳化仪等先进眼科检查治疗设备。这些设备，基本能满足患者需求。眼科目前可开展各种外眼手术、翼状胬肉手术、现代化白内障囊外摘除术、白内障超声乳化吸除术、人工晶体植入术、人工晶体悬吊术、各种青光眼手术、各类斜视手术、泪囊炎手术，兼开展各种类型屈光不正矫正。

1999年，龚万义和高莉亚到陕西省眼科医院进修一年半学成归来，县医院投资6万余元购置专科设备，眼科可以开展白内障人工晶体植入术等精细手术。这一年，县医院眼科在龚万义的主持下开始做白内障囊外摘除术联合人工晶体植入术并取得成功，这在榆林地区县级医院鲜见。

2002年，龚万义为1名患者成功接通泪管。

2008年12月1日，县医院写成《关于开展白内障复明手术情况总结报告》称：2007年，县医院和县残疾人联合会、县合作医疗办公室洽谈，联合互动开展帮助残疾人活动。洽谈达成共识，全免费给患者治疗白内障疾病，县医院眼科为全县白内障患者施行全免费人工晶体植入术。根据测算，手术和晶体每例需要花费2280元，残联复明项目补助800元，合疗报销1100元，县医院免收380元。2007—2008年给全县314名白内障患者施行了人工晶体植入术，术后效果良好。

在科室主任龚万义的不断进修、学习下，县医院眼科的诊疗水平不断提升，2013年首次开展白内障超声乳化吸除术联合人工晶体植入术并获得成功，这在榆林市县级医院当时是首创。

随着整个医疗科技的进步，科室主任龚万义的诊疗技术不断提升，2021年又开展眼球玻璃体腔注药术，并获得成功。2021年10月20日，主任龚万义为吴起县铁边城镇失明十多年的百岁老人王世发做复明手术，并获得成功，老人家属送“大医精诚，妙手回春”锦旗，以表谢意。

2019—2022年，眼科开展白内障超声乳化吸除联合人工晶体植入术545例。其中，2020年开展这一手术311例；2021年上半年，该手术开展即达160例。1999—2021年，县医院眼科累计为2500多位白内障患者成功实施了手术，使他们重见光明。

（三）科室历任负责人

眼科历任主任有董浩（外科医师）、李占宁（主治医师）、王小平（副主任医师）、高莉亚（副主任医师）、龚万义（副主任医师）。

龚万义于2010年接任门诊部主任、眼科主任。眼科在学科带头人龚万义主任的带领下，发展迅速，业务量大增。

（四）科室人员简介

龚万义（见第十章“人物”）

王小平，副主任医师，毕业于商洛卫校五官科，对常见眼病及疑难眼病有独到的见解。

张凤仙，眼科副主任，主治医师，毕业于天津医科大学临床医学院，曾先后于陕西省眼科医院、浙江大学第二附属医院眼科进修学习，系统学习眼前节各类手术，擅长常见眼病的诊疗及各种屈光不正的矫治。

贺小琴，眼科住院医师，毕业于长沙医学院，曾于西安交通大学第二附属医院眼科进修学习。

崔改霞，眼科高级验光师，毕业于西安医学院，在银川市第一医院从事视光专业多年。

（五）科室人员发表论文情况

龚万义的论文《螺旋CT在眼外伤中的应用》于《内蒙古中医药》杂志发表；《经角膜缝线固定人工晶体》于《吉林医学》杂志发表。

王小平的论文《角膜宁对角膜病及角膜外伤患者的临床治疗效果》于《临床医学研究与实践》杂志发表；《探讨小梁切除联合撕裂霉素C治疗青光眼在手术的远期疗效》于《医药前沿》杂志发表；《白内障超声乳化治疗葡萄膜炎并发白内障临床效果观察》于《中外女性健康研究》杂志发表。

张凤仙的论文《一例右眼色素膜炎临床治疗分析》于2021年24期《医师在线》杂志发表。

二、耳鼻喉科

（一）科室沿革

定边县人民医院建立早期，无耳鼻喉科专业医生，病人均是由外科主治大夫负责治疗，故此耳鼻喉科的医务、教科研工作均由外科负责。所以耳鼻喉科也历经大外科、五官科，于1999年从五官科分离，独立成科，开展相关业务。其时科室设备单一，条件简陋。王霞担任执业医师，一年的门诊量加上住院病人量不足1万人次。

（二）科室发展及建设情况

随着新中国医疗卫生事业的长足发展，医院向正规化、专科化、精细化发展，有必要对大外科细化，以便更好为病人服务，更好开展医务工作。进入21世纪，随着国家对医疗卫生工作的重视，定边县人民医院也得到了长足的发展，逐渐加大投资购买基本医疗器械配备于耳鼻喉科。

1999年6月，县医院加强专科建设，任命王霞为耳鼻喉科科长，领导该科室。在王霞的带领下，科室可以开展鼻腔息肉摘除术、耳前瘘管切除术、扁桃体摘除术、鼻腔及异物取出等手术。

2000—2002年，县医院投入8000余元购置相关设备。科室开展业务所需的前鼻镜、耵聍钩、枪状镊子、压舌板、耳咽管吹张器、鱼骨钳、膝状镊子、间接喉镜等一应俱全。随着就诊患者不断增加，新的技术不断革新，耳鼻喉科的业务量大大拓展，已有临床仪器远远不能满足需求。县医院于2007年后先后购进丹麦产电测听力仪器、新生儿听力筛查仪；2012年后购进好克国产鼻窦镜检查及手术设备、电耳镜、声阻抗等仪器，以及丹麦产多功能治疗台；2014年后购进德国产storz内镜检查系统和手术系统，还有相对应的手术器械；2015年以来，红外线眼症电图、前庭功能检查系统、耳声发射检查稳态、听觉诱发反应、鼻阻力仪、美国杰西低温等离子、高频电刀手术设备、微波治疗仪、二氧化碳激光治疗仪、便携式鼻炎镜检查设备等相继到位。大大提升了耳鼻喉科的治疗效果和治疗水平。这些先进的诊疗仪器基本能满足患者需求，为广大患者解除疾病痛苦提供了良好条件。

科室各类检查设备较齐全，能开展的业务有：

1.全面的听力检查；2.前庭功能检查，积极开展当下发病率较高的良性阵发性位置性眩晕（耳石症）的诊断和治疗，疗效显著；3.鼻内镜检查发现鼻腔、鼻咽部肿瘤等；4.喉镜检查普及到各个需要的患者；5.耳内镜下鼓室成形手术、中耳乳突根治术；6.鼻内镜下功能性鼻内镜手术、鼻中隔矫正术；7.喉直达镜下喉良恶性肿瘤切除术；8.小儿全麻下扁桃体、腺样体切除术；9.耳前瘘管等常规手术操作等。

2020—2022年，每年诊疗门诊患者约18000人次，住院患者200人次，开展业务手术约100例。

2020年，西安交大二附院从5月起派驻第一批对口支援专家赴县医院开展帮扶工作，耳鼻喉头颈外科副主任医师李阳及教授祝康对口帮扶县医院耳鼻喉科。通过专家祝康、李阳的传帮带，县医院耳鼻喉科的诊疗水平大为提升，科室管理更加规范科学。同时，定期派人赴西安交大二附院跟岗实践、进修。

耳鼻喉科每年为县域兄弟医院相关科室培养2～3名进修人员，进修人员与科室人员互通有无，共同提升业务素质。于每年的爱耳日（3月3日）为患者免费筛查听力，开展义诊活动，给老年患者赠送助听器。

随着人们的生活水平日益提高，鼾症病人增多，科室在县内又率先引进了睡眠监测仪及等离子微创治疗鼾症、鼻炎、慢性扁桃体炎等技术。鼻内窥镜技术的引进，为县域内外的广大鼻腔、鼻窦疾病患者进行检查及功能性手术，医技上了一个新的台阶。

在国家注重生态建设的大环境下，定边的自然环境日渐趋好，但随之而来的季节性过敏性鼻炎人群暴增。该科积极配合市、县卫健部门开展专题调研，向广大鼻炎患者普及鼻腔护理常识并发放宣传材料，积极探索治疗方案，以减轻鼻炎患者的痛苦。

科室在县内具有完善的听力检测设备，除完成各项日常诊疗（新生儿听力测试）工作，还承担了县残联、法院、计生等部门的听力测定与评估工作，受到好评。

（三）科室历任负责人

耳鼻喉科1999年成立，王霞任科室主任。

（四）科室人员简介

科室有临床医生4人（其中高级职称1人、中级职称1人、初级职称2人）、技师2人。

王霞（见第十章“人物”）。

苗莉，耳鼻喉科主治医师，2001年中专毕业。2008年开始从事耳鼻喉科临床工作至今，先后多次参加进修学习和专业培训。能熟练处理耳鼻喉科急诊病例，对良性阵发性位置性眩晕、前庭性偏头痛等疾病有一定的治疗经验。于2021年任科室副主任。

刘宝军，2017年毕业于陕西中医药大学，住院医师，擅长耳鼻喉疾病的诊断和治疗，并且能够熟练掌握耳鼻喉内镜系统的检查。

邱清梅，毕业于陕西中医药大学。2018年参加工作，听力检测技师，多次外出进修学习，擅长耳石症的诊治、听力相关检查。

杨燕，1995年毕业于榆林地区卫生学校。2013年至今，任耳鼻喉科听力检测技师、助听器验配师，曾多次参加省厅举办的“听力检测新生儿听力筛查技术”培训学习。

（五）科室人员发表论文情况

科室成员在开展正常业务的同时，积极参加进修、岗位学习，研究病例、撰写论文，总结得失。

科主任王霞常年坚持一线临床工作，管理病房，开展值班、加班、门诊、会诊、出诊、手术等工作，参与耳鼻喉的疑难病例讨论；带领低年资医师、大中专实习生前后百余人，使他们掌握耳鼻喉科常见病的诊断和治疗，掌握耳鼻喉科常规技术操作；承担教学工作，授课百余学时；累计完成各种手术5000余例。

随着医院环境、医疗条件的不断改善，医疗事业不断发展，院方经常聘请省级医疗专家、教授莅临医院、科室进行技术指导、学术讲座。在专家老师的指导下，该室在主任王霞的带领下开展了化脓性中耳炎行乳突改良根治术、鼓室成形术60余例，内窥镜下行鼻息肉切除术30余例，行功能性鼻窦内窥镜手术45例，术后效果良好，治愈率高，无并发症发生。2012—2022年，开展新项目10余项，填补了医院耳鼻喉科手术的空白，如乳突改良根治术、鼻窦内窥镜手术。

2008年，购置新生儿听力筛查仪，对先天性耳聋做到了早发现、早治疗。并且在日常工作中，不断总结、积累，收集其中103例新生儿进行对比研究，发现胎教新生儿的听觉灵敏度明显优于非胎教新生儿。2011年，王霞与苗莉合作撰写的论文《胎教与非胎教新生儿103例耳声发射通过时间检测对比》发表于《陕西医学杂志》。

科室对突发性耳聋患者应用益气聪明丸治疗效果对比观察，收集病例52例，发现疗效显著，随即撰写论文《益气聪明丸治疗突发性耳聋27例》发表于《现代中西医结合杂志》。

2018年，王霞、侯瑾、苗莉合作撰写的论文《鼻渊舒口服液联合罗红霉素胶囊治疗慢性鼻窦炎的疗效及安全性》发表于《世界最新医学信息文摘》，《不同填塞止血材料在鼻内镜术后的应用》发表于《临床医学研究与实践》。

2021年，王霞与陈彩梅合作撰写的论文《唇龈沟入路鼻前庭囊肿切除术和鼻内镜低温等离子射频消融术对鼻前庭囊肿患者凝血及免疫功能的影响 》《耳后注射甲泼尼龙琥珀酸钠联合纤溶酶治疗重度及极重度突发性耳聋患者的疗效观察》均发表于《血栓与止血学》。

2021年，王霞与王海婷合作撰写的论文《鼓膜切开置管联合药物灌注在难治性分泌性中耳炎治疗中的应用效果》发表于《贵州医药》。

（六）科室人员获奖情况

王霞，2010年、2012年，两次被医院评为“先进个人”；2019年被县卫健局评为“优秀医师”。

苗莉，2018年被医院评为“先进个人”。

三、口腔科

（一）科室沿革

1985年，定边县人民医院派王学仁到西安市第四人民医院口腔科进修学习两年，1987年成立口腔科。定边县人民医院口腔科是榆林12个县较早成立的口腔专科。口腔科成立后解决了定边县广大居民群众的就诊需求。当时开展项目有拔牙、治牙、镶牙等项目。因业务量增加，1990年将贺向荣调入口腔科。二人于2014年退休。

1990年，王凯被送往西安医科大学口腔医学院进修，1993年回口腔科，系统性带回新技术、新理念，细化科室并增加科室椅位3张，开展新项目：口内、口外，儿牙，牙齿矫正，修复，种植，口腔消毒，口腔拍片，口腔宣教。

2013年，口腔科搬入新门诊大楼，任命王凯为口腔科主任及五官科病区主任，同时增加椅位12张，高压灭菌器3台、自动清洗机1台、注油机2台、超声波震荡机1台、自动灌模1台、口扫机1台、灌模震荡机1台、全景拍片机1台、数字牙片机1台、细线洁牙机1台、啄木鸟洁牙机11台、LED光固化机18台、日本NSK根管治疗仪18台、韩国口腔内窥镜1台、韩国奥齿泰种植系统、德国卡瓦牙齿种植机1台、全新口腔诊疗系统。环境幽雅整洁，每台椅位间均有间隔，形成相对独立的诊疗区，诊疗过程中所用器械全面实行一人一用一消毒的规范化制度，从而防止了医源性交叉感染。同时严格执行操作技术标准化及治疗过程中无痛化的优良服务，开展一切以病人为中心的服务理念，极力打造全方位人性化服务。

定边县人民医院口腔科专业技术人员28人，其中副主任医师1人、主治医师4人、执业医师5人、助理医师6人、护师1人、高级技工6人、特种设备安全管理员1人、消毒员5人，均持特种设备上岗证。

（二）学科带头人

王凯（见第十章“人物”）。

2010年1月，论文《Safesider镍钛锉用于根管治疗60例临床分析》发表于《航空航天医药》杂志。

2010年4月，论文《牙周炎150例临床治疗体会》发表于《中国现代医生》杂志。

2021年7月，“一种针药结合针灸针”获得实用型专利证书。

2019年，被评为“民建优秀会员”“优秀医师”“医疗卫生满30年积极贡献奖”。

2021年，被评为“优秀县人大常委会委员”“2020年疫情防控先进个人”“2021年民建优秀会员”。

（三）科室人员简介

1.夏琪，口腔科副主任，口腔主治医师，毕业于西安医科大学，陕西省口腔医学会会员。从事口腔工作20余年，接诊门诊患者4万余人，无一差错事故发生，对口腔修复以及口腔颌面外科有较深的研究，在带领新人方面，十余载，为定边县人民医院口腔科培养了十余名优秀口腔医学人才，2020年11月至2022年担任陕西省口腔医学会口腔综合专业委员会委员。曾多次获得县级“优秀医师”。2020年12月，论文《腮腺肿瘤术后局部并发症危险因素的回顾性分析》获得榆林市技术奖三等奖。参与论文《69例腮腺肿瘤术后并发症的危险因素分析》发表于《实用癌症杂志》第34卷（2019年第7期）。

2.刘昱岑，毕业于湖北医学院，口腔科副主任，口腔主治医师，中华口腔医学会会员，陕西口腔医学会会员。擅长各类错颌畸形矫正，能熟练地应用隐形矫正技术，自锁托槽矫正技术，对于口腔各种美容修复、瓷贴面、烤瓷牙、活动性义齿和儿童乳牙列、恒牙列的咬合诱导有较深的研究。2018年被评为科室先进个人，2019年被评为优秀党员。

3.樊泳江，口腔执业医师，毕业于西安医学院，陕西省正畸协会会员。曾先后在陕西省人民医院口腔科、西安交大口腔医院、西安交大第一附属医院进修学习三年，并参加过奥齿泰种植学习班，擅长烤瓷牙、美容牙、活动牙修复，DSD美学贴面修复、青少年牙齿矫正。

4.张玉玲，口腔主治医师，毕业于西安医学院，能对各类型的牙髓病、根尖周病、牙周病做出明确的诊断，并能做较完善的根管治疗，修复方面能独立完成可摘局部义齿的设计和制作，烤瓷桥的设计与预备，口外方面，能开展常规的拔牙术和门诊小手术。

5.米昱红，口腔执业医师，毕业于西安交通大学，陕西口腔医学会会员。曾多次外出参加骨干医师培训，擅长各类复杂根管治疗、牙周病的治疗以及各类活动义齿、固定义齿及前牙美学修复，熟练施行复杂牙拔除术及牙齿种植术。

6.康延玲，口腔执业医师，毕业于宁夏医科大学，曾于2020—2021年在西安交大口腔医院进修，擅长牙齿微创美学修复、各类牙齿缺损、牙列缺损的固定义齿修复、可摘局部义齿修复及种植义齿修复。能开展各类牙拔除、微创拔除阻生牙等常规小手术。

7.康靖，口腔执业医师。

8.杨刚，口腔执业医师，毕业于河北医科大学口腔医学专业，毕业后进入定边县人民医院口腔科工作。曾先后在河北医科大学沧州培训中心、西安交通大学口腔医院学习，具备扎实的口腔学及基础病学科的理论知识和临床理论知识，熟知口腔各系统的常见病、多发病的诊断与治疗，掌握各类口腔疾病的处理工作经验，得到患者和社会的一致好评。

（四）业务开展及展望

定边县人民医院口腔科形成了老中青合理技术梯队，团结协作，技术全面，开展业务包括口腔内科、口腔颌面外科、口腔修复、口腔正畸及口腔预防保健等临床工作。口腔内科：常规开展牙体、牙髓、牙周病及口腔黏膜病的治疗，广泛开展现代根管治疗技术及牙体美容，重点开展残根、残冠、磨牙纵折的保存修复治疗，积极开展儿童牙体病治疗及根尖诱导成形术。口腔颌面外科创伤：口腔颌面部外伤急救。面部整形及美容术：先天性唇裂、腭裂修整术，聘请上级医院专家进行会诊及手术治疗。

定边县人民医院口腔科有全新的诊疗系统，每年诊疗门诊患者5万余人，住院患者300余人，年收入600万元。

随着社会人文的进步和保健意识的提高，人们对口腔健康的需求与日俱增，定边县人民医院口腔科全体医技人员，将以优良的技术和质量，提供让患者放心的医疗服务。

附：五官科病区

（一）科室概况

定边县人民医院五官科病区成立于2010年。2021年，五官科病区有护理人员7人，其中护师6人、护士1人。科室开放床位18张，每年收治各类病人1000余人次，开展手术超过700例次。

（二）科室历任负责人

主　任　贺　伟（2010—2014年）（见“人物选介”）

　　　　王　凯（2014—　　　）（见“人物选介”）

何文娟，2006年7月毕业于第四军医大学高级护理班。2008年调入定边县人民医院。曾先后在儿科、干部病房、五官科、急诊科担任护士长。2010年至2014年7月为高干病区护士长；2014年7月至2015年4月为五官科护士长。

王　艳，2007年7月西安医学院大专毕业，2009年调入定边县人民医院妇产科担任护士；2015年4月至2017年12月为五官科护士长。

张雪丽，2005年7月毕业于延安市卫生学校，2008年到定边县人民医院普外科工作，2017年调入五官科，2017年12月至今任五官科护士长。

（三）科室人员获奖情况

张雪丽，2013年7月在榆林市“弘扬职业精神、放飞青春梦想”演讲比赛获得优秀奖；2020年10月在榆林市护理健康科普宣讲大赛获得集体三等奖。

四、中医科

（一）科室概述

1941年3月，以传统中医为主的定边县保健药社成立，当时只有4名医务人员：张善（负责）、孙芦山、苗润芝、苗植庵。没有院址，暂在鼓楼东旁（老电影院对面税务局院内）租赁门面房三间及后院东西厢房作为院址，为诊治、办公、药房之用。以针灸和中草药为主要看病方式。

1946年后，米脂民间名医刘开荣、刘锦贵二弟兄先后到定边行医，被聘为保健药社医生。二人均以针灸为主，辅以火针、拔罐等，治好了许多疑难杂症，深得广大患者的信赖。此后，刘开荣到红柳沟开办地段医院，刘锦贵到新安边开办地段医院。二人医术高超，为人良善，给缺医少药的当地百姓带来了福音，真正做到了救死扶伤，被当地百姓称为“华佗转世，时珍再生”。

1949年10月，中西药保健药社更名为“定边县人民卫生院”。时西医贺连舫等加入药社，负责三边地区医疗卫生保健工作。

1953年至1962年，定边县人民医院的中医大夫先后分别有张善、苗子信、党淑和、刘志忠、贺丰年、齐晶、思成祥等。

1963年定边县人民医院第七次院务委员会关于医生分科及成立手术组作出决定：中医科有党淑和、苗子信、思成祥。两年后，张榆晋加入。

1970年，韩祥庭（佳县人）由堡子湾公社医院调入定边县人民医院，主攻中医针灸。1972年，韩祥庭去苏丹援外，直至1976年回国后调入陕西省中医研究院工作。

1976年，拓生孝（佳县人）由冯地坑公社医院调入定边县人民医院中医科，并担任中医科科长。当时由于中医病房住院病人较少，拓生孝和科室人员想方设法改善中医科病室条件和服务态度，尤其是对待一些农村病人，全科人员都能主动为病人办理住院手续，做各种检查。一段时间，中医科住院病人有所增加。当时中医科主要采用中草药治疗各种疑难杂症，比如用中草药治愈了急腹症。中医科还大搞采、种、治、用中草药的群众运动。

1980年3月，卫生部召开了全国中医、中西医结合工作会议，确定了中医、西医和中西医结合三支力量都要发展，长期并存的方针。

1982年前的中医科只限于门诊的一个科室，没有固定的病房。此时为了响应中央“关于加强中医和西医结合”的号召，定边县人民医院决定于1982年7月1日正式成立独立的中医科，张榆晋任科室主任，赵云林为副主任；医生有党淑和、拓生孝、曹安文、张宾海、叶丽霞、郭小霞；护理药房主任杨淑芬，护士有边红玲、屈俊梅、党志愉、高小玲、陈凤霞等。中医科突出中医诊疗特色，以中医治疗为主，西医治疗为辅，还开展针灸、推拿、肛肠等诊疗项目。

1982年，沈志杰由渭南中医学院毕业分配到县医院中医科，增加了中医科的力量。

1984年12月，科室主任张榆晋抽调到榆林地区中医院筹办一病区，任一病区主任一职。1989年，调往定边县筹办定边县老干部医院、定边县中医院。

1985年，定边县人民医院中医科共有医生8名（包括理疗、针灸各1人）、护士6名、护工1名，开设病床20张，全年门诊为8000人次左右，住院300人次左右，在全体医护人员的努力下，中医科完成医院下达的医疗任务。

1987年2月25日，郭锦文主持召开支委会，传达了上级关于整顿组织纪律的会议精神。决定县医院分设为内儿科、外妇科、门诊总务科、中医科4个组。张德带刘志光、赵云林负责抓中医科。是年，陕西中医药大学毕业的刘锦由安边医院调入县医院中医科。

1988年，县医院决定在东正街开办县医院二门诊。赵云林任主任，将中医科所有医护人员抽调到二门诊。医生有赵云林、郭晓霞、王永梅；护理药房有常文清、郭爱芳、党志愉。二门诊从1992年起响应政府号召自主办医、自负盈亏，继续服务广大人民群众。直至2007年底，全体中医科医护人员又全部撤回县医院工作，二门诊停办。

县医院第三门诊成立于1992年，人员也从中医科中抽调，张宾海任主任，护理药房有边红玲、郝建忠、王彦芳、张彩霞、张巧莹。三门诊于2005年返回县医院，三门诊停办。

2016年，刘瑜毕业于陕西中医药大学，分配到定边县人民医院中医科主治心血管内科、中医妇科等疾病。

2021年，中医科有医生3人，分别为沈志杰、刘锦、刘瑜。

（二）业务开展情况

1977年，中医科大搞采、种、治、用中草药的群众运动，采集中药100多种；用中草药治愈了急腹症；县医院崔志祥在治疗中用云南白药灌肠，治愈了原因不明的各类出血症。

是年，县医院第一次做胸科手术，特邀时任安边地段医院院长的于长雍前来帮助。县医院付福春、崔志祥主动到张崾先、白泥井医院帮助解决医疗中的疑难问题。

1983年，中医科采用针灸治疗胃脘痛，方法简便，经济实用，疗效满意。针灸前应向病人做好思想工作，使病人体位舒适持久。针灸医生都要熟练掌握进针方法，一般常用快速进针法，使针尖快速通过表皮，以减少病人的疼痛。针灸穴位一般选中脘、双侧内关及足三里等穴位，用26号到28号针灸针，经过常规消毒后，刺入所选好的穴位。中脘穴一般进针1.5寸左右，内关宜进针1寸左右，足三里穴一般宜进针3寸左右，均采用直刺。当患者局部自觉有酸、麻、困、胀等感觉后，即开始行针。行针方式有捻转行针法，一般采取捻转方式行针，每次行针2分钟左右。间隔10分钟，直至疼痛缓解为止，行针时一般采用中等刺激强度，如疼痛剧烈，可用强刺激，胃脘冷痛者，针刺后可结合灸法。经上述处理，患者一般病情好转，疼痛减轻。

例1患者：男，55岁，定边种羊场人，于1983年6月10日胃痉挛急诊入院。收住中医科后，胃脘疼痛剧烈辗转不安，呻吟不止，上腹部压痛明显，经用上述方法，针刺中脘、足三里等穴位10分钟后疼痛缓解，安静入眠。未采用西医治疗法。

例2患者：男，24岁，定边水电队职工，于1983年8月15日患急性胃炎入院，收住中医科后患者胃脘部胀痛，呕吐频繁。针刺中脘、内关、足三里后疼痛减轻，呕吐停止，病情明显好转，于第二日痊愈出院。

中医科赵云林在论文《时病浅论》中谈到祖国医学十分重视人与自然的关系，认为人类生存在自然界，自然界存在着人类赖以生存的必要条件，如《黄帝内经素问·宝命全形论》中说："人以天地之气生，四时之法成。"《黄帝内经素问·六节藏象论》中又说："天食人以五气，地食人以五味"，这就明确指出了人所需要的空气、饮食等都来源于自然界，所以自然界是人体生存的外环境。由于人与自然界息息相关，所以自然界的运动变化，无不直接或间接地影响着人体，而人体对这些影响也必然相应地发生生理或病理上的反应，因此《黄帝内经灵枢·岁露论》中指出，"人与天地相参也，与日月相应也"。

拓生孝听到病人喝不上开水，和护工王凤英主动送开水到病房。闵玉萍主动出诊治疗，单给百货公司职工白某某针灸就达60多次。

突出中医特色，进行中西医结合。改变了过去只要把病治好就行了的错误认识和中医病例西医化的弊端，把立足点放到发挥中医优势方面来，发挥中医优势，突出中医特色。如张滨海采用外地经验，用耳穴法治疗各类胆道疾病，有明显止痛效果，使病情得到了缓解。拓生孝用针灸治疗面部神经麻痹多例，疗效显著，积累了大量丰富经验。对于一些顽固性皮肤病如牛皮癣、湿疹等采用中药治疗后，效果显著。在中西医结合方面。主要针对一些西医疗效不佳的慢性疾病为主要治疗对象。赵云林在这方面成绩显著。1993年，收治疗内科肝胆疾患病人共30例（包括急慢性肝炎、胆囊炎、胆结石），急慢性肾炎10例，慢性胃炎和上消化道溃疡30例，外科阑尾炎8例，妇科宫血、月经不调等10例，均采用中医为主、西医为辅的治疗，效果显著。

1985年，结合中西医共治疗危重病人20例，抢救5例，死亡2例，其余全部治愈。

护理人员经常虚心向医生请教关于中医的一些基本知识，并应用在临床上。高小林用所学的针灸知识给病人针灸按摩，其中有几例胃痛患者经治疗后，确实达到了针到病除之效。护理人员还经常给病人讲述一些中医防病常识及煎服中药方法和饮食忌宜等。

护理人员都能本着革命的人道主义精神，急病人之所急，想病人之所想，不怕苦不怕脏，对待病人如对待家人。如县电影院杨某某住院期间，由于其癌症晚期，活动不便，卧床不起，大小便都在房内，加之夏日，房内气味难闻，但护理人员从未因此而耽误治疗，每天给病人导尿、灌肠、翻身，并对其进行耐心的解释，安慰病人静心养病，减轻了病人的精神负担。

开设家庭病床：根据中医科住院病人大多数为慢性疾患这一特点，中医科积极采取措施，增设家庭病床，这样既方便患者就诊，也减轻了他们的经济负担（虽然医护人员来回奔波更加辛苦，但他们毫无怨言）。1985年，增设家庭病床30余例，占全院各科室家庭病床数一半以上。

理疗针灸：有理疗机一台。理疗针灸工作开展一年多，治愈了不少病人。尤其是对一些药物疗效差的神经痛、腰腿痛、中风半身不遂以及某些顽症怪病，给他们精心治疗后，均有显著效果。负责理疗机的郭润萍家离医院较远，家中还有哺乳期的孩子，但她从来不迟到早退，在工作中认真负责，兢兢业业，被评为先进工作者。

1985年，中医科收住院病人245人次，抢救危重病人7例，引进新技术4项，治愈率达到71.09%，死亡率0.78%。

1986年，中医科收住院病人263人次，抢救危重病人5例，引进新技术3项，治愈率达到70.77%，死亡率0.39%

1987年，定边县人民医院中医科继续在突出中医特色方面下功夫。张宾海从外地进修回来后，运用所学到的知识，积极开展工作，取得了好效果。如用耳压疗法治疗胆结石50余例，共排除胆道结石70余粒，其中10粒大于1厘米，其他均在0.5厘米左右，又采用中医中药治疗一例硬化性骨髓炎患者及一例胸椎结核患者。曹安文应用中医中药治疗顽固性小儿腹泻10例，均痊愈。沈志杰查阅大量参考资料，对“胃下垂”“肝硬化”等顽固性疾病初步取得了治疗经验，取得了良好疗效。陈凤霞先后用针灸治疗各种病痛15例，受到患者好评。其次，他们还采用“双侧太冲穴位注射生理盐水封闭治疗”急性化脓性扁桃体炎9例，其中8例经注射三次后痊愈，未复发。

针灸理疗：针灸科闵玉萍1987年一年就接待患者3246人，对行动不便的患者经常出诊治疗。

理疗室郭润霞应用“神灯”（T.P.P恒定电磁波治疗器）治疗软组织损伤50例，效率在50%以上，治疗小儿腹泻20例，治愈率达80%以上。用超短波结合“神灯”治愈胆囊炎、胆结石多例，改善症状显著。她还运用超短波治疗术后肠粘连、慢性附件炎、切口、伤口感染、小儿肠炎等，收到良好疗效。

是年，收住院病人460人次，抢救重危病人5例，针灸病人3000多人次，理疗病人2000多人次，引进和开展新项目5项，治愈率达到71.68%，好转率17.1%，死亡率无，诊断符合率85.31%。

1988年，定边县人民医院中医科擅长用中医治疗骨髓炎。急慢性骨髓炎不是单一骨、外科所能够全部解决的疾病，它必须有内、妇、儿等多学科的协同配合才能不断提高疗效，所以对中医其他各科的发展都有促进作用。张宾海对9名不同类型的骨髓炎患者进行了有效治疗。引来临县临省区部分患者前往治疗，收到了良好的效益。

医疗方面：1989年，中医科一门诊治疗各类患者1.8万多人次；二门诊治疗各类患者1.3万多人次；中医科出诊130多人次；经络推按仪、压耳治疗400多人次。住院部收治各类患者120多人次，其中包括抢救肝硬化腹水、肾病综合征、中医治疗骨髓炎等。开设家庭病床21人次。

业务开展方面：一、为了方便农村、东街、各园子的患者，中医科开设了二门诊。由主治医师赵云林负责上门诊，护士常文清负责药房工作，郭晓霞负责收费工作，其余主治医师、护士轮流换班。二、新开展经络推按仪治疗胆结石、胆管结石及输尿管结石，加之配合中药，治疗率为100%，既解除了做手术的痛苦又节约了治疗费用。主治医师张宾海和中医师刘锦被患者称为“治胆高手”，并送金匾一块。

出诊：继续坚持医生到病人家检查治疗，护士到病人家打针送药，方便了病人，也减轻了病人负担。屈俊梅表现突出。

中医科先进工作者有张宾海、常文清、屈俊梅。

1990年，继续狠抓业务学习，提高业务素质和服务水平；组织主治医师讲课，学习医刊杂志理论；一、二门诊仍采取主治医师上门诊。开设胆石专科门诊；在一、二门诊开展针灸、火罐、封闭、新医新针疗法。继续开办家庭病床、坚持出诊，服务群众。

2000年8月24日，陕西省卫生厅、陕西省中医管理局文件（陕卫医发〔2000〕61号）转发《卫生部、国家中医药管理局关于实行病人选择医生促进医疗机构内部改革意见通知》的通知。

2000年7月至2006年7月，县医院中医科大夫刘锦用自拟柴葛银蝉汤治疗因失治、误治而病情缠绵、发热反复不退的外感发热患者23例。23例中，服2剂热退者16例，服4剂热退者7例，身体机能恢复正常，所有病例均临床治愈。不良反应：有6例少儿反胃呕吐，其他病例未见明显不适。

2004—2005年，县医院中医科大夫沈志杰采用自拟胃炎灵治疗慢性萎缩性胃炎100例，男62例，女38例，年龄在30岁以下者8例，31~50岁者78例，51岁以上者14例；病程最短3个月，最长20年。合并不同程度肠上皮化生者48例，其中轻度20例、中度18例、重度10例；合并不典型增生者31例，其中轻度者17例、中度者8例、重度者6例；同时伴有肠上皮化生及不典型增生者56例。

萎缩性胃炎是临床上最常见的消化系统疾病，且发病率似乎有明显上升趋势。大多医家认为慢性萎缩性胃炎为胃阴亏虚、胃失濡养所致。但沈志杰认为慢性萎缩性胃炎脾胃虚寒者甚为多见。此与饮食不节，过食生冷致寒滞中焦、气机升降失调有关。现代医学认为慢性萎缩性胃炎的发病主要由幽门螺杆菌感染引起。

胃炎灵方用干姜、吴茱萸温中散寒、振奋中阳；党参、白术、茯苓健脾益气、助脾运化，可改善整体功能，有利于幽门螺杆菌的清除；木香、枳实、砂仁、陈皮理气和胃，消胀除满；厚朴、半夏降气除痞，燥湿和中；川黄连清热燥湿并干姜、吴茱萸之温，且与二药相配伍，有辛开苦降除痞之功，并能直接杀灭H.pylori，炒莪术、丹参、九香虫破气消积，活血化瘀，促进脾胃血液流通，以利于胃黏膜的修复再生；焦三仙、内金消食化积以助脾健运。全方共奏温中健脾、理气活血消胀之功。

沈志杰的论文《胃炎灵治疗慢性萎缩性胃炎100例》发表于《现代中西医结合杂志》2007年11月第16卷第31期。

（三）附录

文件摘录：1980年5月18日，卫生部向党中央、国务院提出《关于加强中西医结合工作的报告》，对中西医结合取代中医的情况进行了工作总结。认为中医中药队伍不仅数量不足，而且水平不高，尤其是真正精通中医理论、有丰富临床经验的高水平中医很少，西医学习中医，真正学而有成并坚持搞中西医结合工作的高级医生为数不多，中医机构较少，设备很简陋，缺乏发展与提高的物质条件；中药短缺达一百余种，炮制质量下降，严重影响医疗水平；中医和中西医结合事业在整个卫生事业中所占比例过小。这些问题都应当高度重视，努力加以解决。并提出：中医、西医、中西医结合这三支力量都要大力发展，长期并存，团结依靠这三支力量，推进医学科学化，发展具有我国特点的新医药学，为保证人民健康，建设现代化的社会主义强国而奋斗。

1. 提出了指导方针

（1）我国有中医中药这个伟大宝库，有它独特的理论体系和丰富的实践经验；有几千年积累下来的比较完整的医学文献资料；有大量的中医中药人才；有取之不尽，用之不竭的药物资源。

（2）中西医结合是我国的一个独创。我们搞中国式的医药卫生现代化，就要努力发扬我们有中医药和实行中西医结合的这个特点，逐步发展形成我国的新医药学。

（3）我国人口多，底子薄，疾病较多，特别是农村有些地方仍然缺医少药。

（4）我们现阶段的总任务是搞社会主义现代化。要把各项医药卫生工作搞得快一些，好一些，中医、西医、中西医结合这三支力量就必须更好地团结合作，为四化建设服务。

2. 提出了党的中医政策

努力继承、发掘、整理、提高中国医药学；团结和依靠中医，发展和提高中医；组织西医学习和研究中医，实行中西医结合；采用先进科学技术，实现中医现代化；有计划、按比例地发展中医和中西医结合事业，并为其发展与提高创造良好的物质条件；保护和利用中药资源，发展中药事业。

3. 提出了当前主要应抓好以下四个环节工作

一是要培养又红又专高水平的中医人才。首先要认真办好中医药院校和研究生班，根据需要调整专业设置和学制，整顿和充实教师队伍，修订教学计划和大纲，改编教材，努力扩大招生；其次要有计划地举办中医学员班，统一招收高中毕业生，集中上课学理论，分散跟师学经验，并纳入国家计划。还要采取多种方式，开展中医进修、温课、函授，提高在职中医药人员的业务水平。做好中医药人员定职晋升工作，要从政策上和物质上鼓励中医药人员钻研中医药学术。

二是要认真继承和发展中医（含蒙、藏、维医）学术理论。积极开展学术活动，交流学术经验。做好中医药书籍的整理及出版工作。对确有真才实学的名老中医，要抓紧配备水平较高的青壮年中医和西学中医师作他们的助手，逐个落实，把他们的学术经验和独特专长继承下来。要制定相应的政策和措施，对有一技之长人员的医疗技术和民间确有疗效的单方、验方、秘方加以保护和组织试用，使之不致失传。要重视学习运用现代科学知识发展、提高中医，积极推进中医现代化。

摘自《关于加强中医和中西医结合工作的报告》（1980年）

1980年底统计，全国中西医结合科研成果的获奖项目累计达189个，占医药卫生科研成果获奖总数的15.6%。据1981年底统计，全国西医学习中医两年以上的有四千七百多人，其中定为中西医结合主治医师以上职称的有一千五百九十多人。一些经验丰富的西医专家、学者，越来越多地热心中医，学习中医，积极参与中西医结合的研究工作。他们取中医、西医之长，进行预防、医疗、科研实践，取得了可喜的成绩。

中西医结合是一项长期艰巨的任务，要经历一个由简单到复杂，由初级到高级，由量变到质变的发展过程。它的发展，需要各级党政和卫生行政部门认真领导、支持，还需要一大批有志于这项事业的医药卫生人员进行长期不懈的努力，坚持实践下去，不断总结经验，克服前进中遇到的各种困难。一定会开创一个新局面，取得更大的成就。

摘自《关于加强中西医结合工作的意见》（1982年）

（四）论文发表情况（见“附录”）

五、皮肤科

（一）科室概况

1976年，定边县就开展了皮肤病治疗专业，由医师李兴翠负责。历经多年的探索实践，随着医疗科技的迅速发展和各科室的不断细化完善，定边县人民医院于1992年正式成立皮肤科，由郭金强负责。

科室有临床医生6人（其中高级职称2人、中级职称2人、初级职称2人）、护师1人。有12台设备，308准分子激光、光子治疗仪、调Q激光治疗仪、红蓝光治疗仪、窄谱紫外线治疗仪、中药熏蒸治疗仪、二氧化碳激光治疗仪、微波治疗仪、液氮冷冻治疗仪、奥林巴斯显微镜、皮肤镜、弗丽德光子嫩肤治疗仪。

（二）业务开展情况

能开展皮肤镜检查，伍德氏灯检查，显微镜真菌镜检查，308准分子激光治疗，调Q激光治疗，弗丽德光子嫩肤治疗，窄谱紫外线，中药熏蒸，红蓝光治疗，二氧化碳激光治疗，微波治疗，液氮冷冻治疗，果酸换肤术，中医穴位封闭治疗，梅花针治疗，火针治疗，宫氏脑针治疗等中西医结合特色治疗。

皮肤病诊治：各种真菌性皮肤病，病毒性皮肤病，细菌性皮肤病，过敏性皮肤病，皮肤附属性疾病，色素性疾病及免疫相关的皮肤病等。

性病诊治：对尖锐湿疣、淋病、梅毒、非淋菌性尿道炎、生殖器疱疹等性病常规开展规范的实验室检测和临床诊断治疗，并配合疾控部门展开艾滋病的咨询和筛查。

皮肤外科诊治：良性皮肤肿瘤，癌前期皮肤病手术切除，瘢痕疙瘩等外科治疗，采用中西医结合治疗，竭诚为皮肤病患者提供优良的治疗。每年诊疗门诊患者2万余人，住院患者50余人，开展业务手术100余例。

（三）科室历任负责人

主　任　李兴翠　（1976—1992年）

　　　　郭金强　（1992—2006年）

　　　　张平顺　（2008—　　　）

副主任　杜晓华　（2020.10—　　）

（四）科室人员论文发表情况

2015年6月，张平顺、杜晓华撰写《中医辨证结合酮康唑治疗头皮脂溢性皮炎疗效观察》，发表于《医学信息》期刊。

2017年1月，张平顺、杜晓华撰写《自拟扶正祛风汤治疗荨麻疹65例临床观察》，发表于《临床医学研究与实践》杂志。

2015年6月，杜晓华撰写《中医辨证治疗特应性皮炎疗效观察》，发表于《医学信息》杂志。

2016年12月，杜晓华、张平顺撰写《桂枝汤加味治疗慢性荨麻疹52例临床效果分析》，发表于《临床医学研究与实践》杂志。

2021年，王瑞妮等人撰写《男性抗磷脂抗体综合征1例》，发表于《临床皮肤科杂志》。

六、疼痛·康复科

（一）科室概况

1.沿革

定边县人民医院疼痛·康复科的前身为理疗科。

1979年5月，定边县卫生局派郭润霞、崔志华、张富宝三人前往陕西省第三人民医院进行理疗进修学习。学习的主要内容有高频电疗法（包括超短波、超声波）、中频电疗法、低频电疗法（包括直流感应电疗法、直流电离子导入法）、蜡疗法、光疗法（包括紫外线、红外线治疗法）、磁疗、牵引疗法、针灸、按摩疗法、拔罐、红外线配合中草药治疗法等。1980年11月，郭润霞考入陕西省卫生厅举办的理疗医师提高班学习一年，其间在西安医学院附属二院实习3个月。

1982年，郭润霞分别在军大、四医大一院、唐都医院进修实践学习。

1983年，郭润霞回到定边县人民医院担任理疗科主任。定边县人民医院理疗科在郭润霞任职期间购置了超短波台式治疗机、立地式超短波治疗机、超声波治疗机、紫外线治疗机、直流电离子导入治疗机、直流感应电疗机各一台，开展了用台式超短波治疗眼、耳、喉急慢性鼻窦炎、三叉神经痛、麦粒肿、结膜炎，效果很好，解决了临床单纯药物治疗无法解决的问题。立地式超短波配合直流电离子导入法、光疗法治疗、红外线等电流电针机治疗慢性关节炎、外科和妇科的伤口开裂愈合不良、肠粘连、各种急慢性炎症、急性面神经炎、面神经麻痹、坐骨神经痛、小儿麻痹后遗症、腰扭伤、腰肌劳损、盆腔炎、附件炎、阑尾炎、脉管炎、静脉曲张、慢性结肠炎、急性胃炎、胃痉挛、脑血管意外后遗症、多发性末梢神经炎、肺炎、支气管炎、风湿性关节炎、类风湿关节炎、强直性脊柱炎、坐骨神经痛、骨增生等疾病。尤其对急性炎症，例如急性支气管炎、肺炎、鼻炎、盆腔炎、附件炎效果极佳。同时开展穴位封闭疗法，例如治疗急性扁桃体炎连续封闭3次，80%的患者不复发。

1984年，闵玉平从榆林市人民医院调入定边县人民医院，从事中医和针灸治疗，一直工作到1994年离开工作岗位。

1993年，屈俊梅在陕西中医研究院附院进修中医针灸一年，回到定边县人民医院后，继承了老中医的特长，用艾灸、拔火罐、走罐、闪罐等治疗各种疼痛、风湿、类风湿、神经性头痛、面神经麻痹等疾病取得良好效果，受到患者的一致好评。

1995—1996年，乔秋霞在西安中心医院理疗专业进修学习，她擅长疼痛类疾病临床诊断，熟练各种理疗仪器操作。1996年至2009年，乔秋霞在理疗科工作。

2009年，丁建斌调入定边县人民医院理疗科。当时理疗科有两台台式中频治疗仪、两台六合治疗仪、一台红外线灯，可用于膝关节、肘关节、颈肩等各个关节炎症的一般理疗。2010年，丁建斌前往交大二附院进行为期一年的学习，学习内容为针灸理疗。2011年在定边县人民医院开展了针灸、火罐、火针等放血疗法，在原有理疗范围的基础上，又新增加了腰痛、面瘫、偏头痛、颈椎等病的治疗，还新增了一台超短波，临床上对小儿慢性肺炎、支气管炎的治疗也有明显的疗效。2010年9月至2013年1月，丁建斌为定边县人民医院理疗科负责人。

2013年，胡建平调入定边县人民医院理疗科，并任科室主任。当时医疗设备短缺，就诊环境简陋，理疗科室处于医院的边缘地带。但是大家坚定信念、咬紧牙关、始终不放弃，以技术为核心、疗效为保障、口碑为动力、发展为航向，让定边县人民医院理疗科年门诊量从几百人发展至几千人，年收入几万元提高到几十万元。从当初只能解决一些常见病、多发病，到能够处理很多疑难杂症。不仅治疗颈、肩、腰、腿痛等软组织疾病，而且内科、外科、妇科、儿科、皮肤科、五官科等病均有涉及，做到了患者受益、领导满意、经济效益和社会效益双提升。

2014年，就在定边县有大量的疼痛患者因无法在本地得到有效治疗，而不得不长期忍受各种疼痛的折磨时，院长张少雄推荐孙哲去北京进行为期一年的疼痛治疗进修学习，为该院后期开展疼痛·康复治疗服务奠定了基础。

2015年，定边县人民医院新门诊大楼投入使用，理疗科与疼痛科合并为疼痛·康复科，一个集疼痛、康复于一体的具备现代医疗模式的科室闪耀在定边县人民面前。

2.概况

定边县人民医院疼痛·康复科成立于2015年，是由现代医学与传统中医治疗相结合的一个新型一级临床科室。科室本着为急、慢性疼痛及各种疾病后康复的患者提供安全、简单、有效的治疗为目标，采用中西医结合综合治疗方法开展疼痛及康复诊疗。

3.床位设置、医护人员构成

2021年，疼痛·康复科病房共设床位45张，有工作人员43人，临床医生14人（高级职称1人、中级职称5人、初级职称8人），治疗师16人，理疗技师4人，护理团队9人（其中中级职称1人、初级职称8人）能全面开展老年病、慢性病、急慢性疼痛及康复治疗。

（二）业务开展情况

疼痛·康复科目前拥有各类疼痛、康复治疗及其相关检查的先进诊疗设备。其中包括当前国际先进的低温等离子射频治疗仪、臭氧治疗仪、骨质疏松治疗系统、冲击波治疗系统、生物能量智能康复系统、超短波治疗仪、中频治疗仪、脉冲电导疼痛治疗仪、中药熏蒸治疗仪、肌电图诱发电位仪、电动起立床、情景互动系统、平衡训练系统、减重系统、言语评估治疗系统，吞咽电刺激仪、上下肢机器人等。

在疼痛治疗方面，疼痛·康复科利用现代疼痛医学的诊疗手段，配合中医中药，辨证施治，从内到外，从整体改善患者的功能，对各种急、慢性疼痛性疾病的治疗形成了自己的特色与优势。其中包括低温等离子射频术、靶点射频热凝术、臭氧消融术、关节腔灌洗臭氧松解术、椎管内置管松解术、神经阻滞治疗、小针刀治疗、中药熏药、中药热敷、穴位贴敷、推拿按摩、针灸、经络推拿复位治疗、颈腰椎牵引治疗、针刺蝶腭神经节治疗过敏性鼻炎等各种治疗方法及药物治疗，形成疼痛·康复科“四位一体”的特色治疗方法，打造了疼痛疾病“一站式”的诊疗新概念。

在康复治疗方面，设有运动治疗室、作业治疗室、言语吞咽治疗室、针灸推拿室、理疗室（光疗、磁疗室、低、中频电疗室、牵引治疗室、高频电疗室、蜡疗室、超声波治疗室）、器械运动室。坚持走“中西医结合”的发展道路，在继承和发扬祖国传统康复医学的基础上，广泛开展了普通针刺、头皮针、耳针、电针、穴位埋线、小针刀、推拿、中药熏蒸等传统康复疗法，并积极与现代康复医学治疗技术如偏瘫肢体综合训练、截瘫肢体综合训练、脑瘫肢体综合训练、运动疗法、作业疗法、关节松动术、认知功能障碍训练、言语训练、吞咽功能障碍训练、平衡能力测定及训练、日常生活能力评定等技术相结合，形成了一套以传统康复治疗与现代康复治疗并重的综合治疗方法，疗效显著。

诊疗范围：

1.脊柱相关性疼痛：腰椎间盘突出症、颈椎病、退行性腰椎病、椎管狭窄、腰椎手术后疼痛综合征。

2.神经病理性疼痛：三叉神经痛、舌咽神经痛、肋间神经痛、坐骨神经痛、带状疱疹（蛇胆疮、缠腰龙）痛、带状疱疹后神经痛、中枢痛、枕神经痛、复杂性区域疼痛综合征、糖尿病性神经病变、红斑肢痛症。

3.慢性骨关节痛：骨性关节炎、关节滑膜炎、小关节功能紊乱、跟痛症。

4.软组织痛：肩周炎、腱鞘炎、腱鞘囊肿、网球肘、梨状肌综合征、急慢性腰扭伤、腰肌劳损、肌筋膜疼痛综合征、第三腰椎突综合征。

5.免疫及代谢相关的疼痛性疾病：强直性脊柱炎、痛风、类风湿关节炎、骨质疏松症。

6.各种头痛：颈源性头痛、偏头痛、紧张性头痛、丛集性头痛。

7.晚期癌性疼痛。

8.慢性疼痛的心理咨询与治疗。

9.非疼痛性病症，如面肌痉挛、面神经麻痹、顽固性呃逆等。

10.脑血管意外、脑外伤等所致的肢体功能障碍，如偏瘫、认知障碍、言语障碍、大小便功能障碍等。

11.脑瘫、智障、孤独症患儿。

12.脊髓损伤所致的截瘫、四肢瘫。

13.骨外科疾病：肢体骨折（术）后、关节置换术后、关节粘连、肌萎缩、骨折延期愈合、伤口延期愈合、截肢等。

14.常见的周围神经损伤：桡神经、尺神经、正中神经、坐骨神经、（腓总神经、胫神经）损伤等。

随着新技术、新方法的不断深入和研究，该科积极引进并开展新的先进诊疗技术，从而形成一套更为系统、完善、成熟、安全、有效的治疗方案，为患者提供优质的医疗服务，解除疼痛的折磨，改善患者功能障碍，提高患者生存质量。

（三）科室业绩

疼痛·康复科开诊短短几年的时间，接诊患者3万余人次，收治住院病人900余人次。随着医务同人和病人之间的口口相传，定边县人民医院疼痛·康复科的好口碑迅速声名远扬，就诊患者越来越多，不少周边县市的病人慕名前往就诊。在赢得患者的肯定和赞誉的同时，医院医疗业绩得到了显著提升。

（四）科室历任负责人

主　任　郭润霞　（1983—1996年）
　　　　闵玉平　（1984—1994年）
　　　　屈俊梅　（1994—2007年）
　　　　乔秋霞　（1996—2009年）
　　　　丁建斌　（2010—2013年）
　　　　胡建平　（2013—2014年）
　　　　孙　哲　（2014—　　）
副主任　孙　郡　（2020.10—　　）
护士长　王晓玲　（2015—2018年）
　　　　李艳丽　（2018.12—　　）

附：简介

闵玉平，中医主治医师，1955年6月参加工作，毕业于榆林地区中医学习班，从事中西医治疗，综合应用于内科，妇科，儿科。1984年从榆林市医院调入定边县人民医院，从事中医和针灸治疗，一直工作到1994年离开工作岗位退休。

屈俊梅，1993年在陕西中医研究院附院进修中医针灸一年，1994年回到定边县人民医院任针灸室主任至2007年退休。

乔秋霞，于1995年从事理疗工作，1995年至1996年在西安中心医院理疗专业进修学习，擅长疼痛类疾病临床诊断，熟练各种理疗仪器操作。1996年至2009年在理疗科工作。

（五）科室人员论文发表情况

孙哲，2015年，在《世界复合医学》杂志发表论文《CT引导下射频热凝术联合臭氧消融治疗腰椎间盘突出症疗效观察》；2015年，在《世界复合医学》杂志发表论文《射频联合胶原酶盘内治疗腰椎间盘突出症的疗效观察》。

2016年，在《世界复合医学》杂志发表《腰椎间盘射频热凝术围手术期护理对患者的影响》。

2017年，与史天林合作撰写《红外偏振光照射星状神经节结合牵引治疗椎动脉型颈椎病的临床效果》发表于《临床医学研究与实践》杂志；《低温等离子射频消融髓核成形术治疗高龄腰椎间盘突出症的效果观察》发表于《世界最新医学信息文摘》杂志；《臭氧灌洗疗法与封闭疗法治疗退行性膝关节炎的疗效对比研究》发表于《健康世界》杂志。

2018年，撰写《MiR-125b-5p下调去乙酰化酶—7抑制胆管癌恶性进展》发表于SCI。

闫蕊，2018年1月，与张晓瑜合作撰写《巨噬细胞刺激蛋白在慢性阻塞性肺疾病发病机制中的作用研究》发表于《临床医学研究与实践》杂志；4月，与张晓瑜合作撰写《两种联合用药方案对老年肺炎的疗效及安全性分析》发表在《基层医学论坛》杂志。

（六）科室人员获奖情况

孙哲，2018年，获得榆林市科技进步三等奖（排序第一人）；2019年，获“榆林市先进科技工作者”称号；被评为“定边县优秀医师”；2021年，评为“定边县突出贡献拔尖人才”；增补《中国当代医药》杂志审稿专家。

（七）科室专利情况

“一种超声引导穿刺装置”（发明人孙哲 李慧萍 孙郡 拓继红 李建富）。

（八）新项目开展

1.开展超声下精准治疗：超声引导下介入治疗解决了盲穿的弊端，治疗位置精确，疗效更加确切。

2.肌内效贴贴扎技术：效贴贴扎改善循环、减轻水肿、改善不正确动作形态，增加关节稳定性，有效地保护肌肉骨骼系统，促进运动功能恢复，广泛应用于关节和软组织损伤，并能纠正神经损伤引起的各种异常姿势。

3.针刺蝶腭神经节技术：针对过敏性鼻炎患者开展的一项新技术，具有操作简单、创伤小、疗效确切、作用持久和副作用小的优点。

4.将神经康复及骨折术后康复做到规范评定、合理训练；先后开展了运动创伤、神经损伤、颈椎病、关节炎等疾病的康复，使肌骨康复进一步细化；全面开展儿童康复，将康复内容由单一的儿童康复操改进为以肢体功能训练为主，认知、言语训练及物理治疗为辅的综合康复训练。

（九）科室人才培养与计划

1.科室定期组织科内全员培训。采取外院老师网络培训、科内人员自主选题培训、住院病人康复评估会、病例讨论等方式，使大家在共同学习中发现问题、解决问题，努力提高业务水平，同时根据专科建设需求，不断选送优秀医、技、护人员外出学习进修，提高科室服务能力。

2.继续加强人才梯队建设。通过请专家指导、外送科室人员学习等方式提高科室整体治疗水平，并选择每个治疗方向上表现突出、要求上进的人员进行重点培养，加强其业务能力，成为学科骨干。

3.完善康复体系。按照现代康复医学理论，继续将现有的康复不断细化，下一步计划完善盆底康复，心肺相关康复。

七、精神心理科

（一）科室概况

1. 历史沿革

随着中国社会经济的发展，人们越来越关注自己的心理，越来越关注怎样才能最好地体现自己的价值，心理学这门学科也日益受到世人的瞩目。心理学就是探究人的心理活动，研究心理现象的事实、机制、规律和本性的科学，为人们了解自我和自我与客体之间的关系提供科学的理论和依据。心理学研究的课题包括神经系统、感觉和知觉、学习和记忆、智力、语言、思维、想象、成长和发展、人格、压力和健康、心理异常及其治疗、性行为等社会环境下的人类行为。为了更好地解决心理健康问题，国家于1985年成立中国心理卫生协会。

新中国的精神病学是在很薄弱的基础上发展起来的。精神疾病是大脑功能活动发生紊乱，导致认知、情感、思维和行为等精神活动不同程度障碍的一种疾病。它是以研究各种精神疾病的病因、发病机制、临床特点、疾病的发展规律以及治疗和预防为目的的一门学科。为了加强学术交流，中华医学会于1954年成立精神科，1956年又将常见的精神分裂症和精神衰弱列为国家重点科研项目，推动了全国精神病专业研究工作的发展。

2015年9月，定边县人民医院成立精神心理科门诊，当时是榆林市12个县级医院中首家开设精神心理科的医院。精神心理科室刚刚成立之时，只有一套心理测评系统，精神科医生和咨询师共2名，患者寥寥无几。在各级院领导的大力支持和扶持下，科室逐渐发展扩大，相继购进心理治疗设备，设立心理咨询室、治疗室。

由于经济的飞速发展和人们生活压力的增加，致使精神心理障碍患者人数逐年增加。精神心理科自2015年成立以来，坚决服从医院各项工作安排，在院领导以及各位同人的关心照顾下，从2016年门诊量不足2000人次，至2020年门诊量达到11152人次，取得了长足的进步，解决了陕西、甘肃、宁夏、内蒙古地区患者看病难、看病贵、看病远的切实问题，得到了广大患者的好评与认可，为定边县精神心理卫生事业发展做出了应有的贡献。

2.医护人员

定边县人民医院精神心理科有医护人员5人，其中临床主治医师1人、心理咨询师和治疗师4人。

3.设施设备

精神心理科室拥有心理测评系统、脑电地形图、脑电生物反馈治疗仪、经颅磁刺激治疗仪、睡眠筛查系统、音乐放松椅、呐喊仪、沙盘等诊疗设备。

（二）业务开展情况

1.诊疗范围及临床特色

精神科诊疗范围为：（1）成人相关的精神问题评估及治疗，包括抑郁症、焦虑症、强迫症、双向情感障碍、精神分裂症、适应障碍及脑器质性和躯体疾病所致的精神障碍；（2）儿童青少年行为问题、抽动症、多动症及相关心理精神问题的诊断和治疗；（3）老年精神病、老年情绪及各种原因引起的失眠、头痛、耳鸣、眩晕、心烦等行为问题和睡眠问题的咨询和治疗。

心理科诊疗范围为：青少年心理障碍、多动症、婚姻家庭问题、性心理障碍、各类神经症及精神障碍康复期的心理治疗。心理咨询以及心理治疗，属于精神心理科方面的基础工作。在解决青少年情绪、人际关系、成人婚姻家庭、危机干预等方面，能熟练运用各流派的咨询。在各类心理障碍、辅助精神疾病患者的治疗以及重性精神疾病患者康复期的心理干预等方面具有重要的临床意义。

诊疗特色为成人情感、情绪障碍和行为障碍（如抑郁症、强迫症、焦虑症等）及各类应激和适应障碍的临床诊治；儿童青少年精神行为疾病的临床评估诊治及儿童青少年心理行为的保健干预；老年精神疾病及睡眠问题的咨询及治疗。

精神心理科同时为咨询患者及处于康复期的患者提供音乐放松治疗，利用音乐放松椅为患者带来了福利。音乐的声波能够传到大脑，再逐步扩散到身体的各个部位，产生一种兴奋或抑止的效应。这种效应能够调节人的情绪，有助于消除社会因素或个人心理所造成的紧张、焦虑、忧郁、恐惧等心理状态，提高应变能力。

沙盘游戏治疗以精神动力学理论为基础,注重共情与感应,在“沙盘”中发挥原型和象征性的作用,实现心理分析与心理治疗的综合效果，看似简单有趣的“摆模型”，其实综合了精神动力学、投射等理论及测量技术，为家庭心理治疗提供了一条行之有效的途径。

2.社区心理健康建设

心理科室与全县各社区展开积极合作，为各社区居民开展心理健康筛查、心理健康讲座等十余场，同时在筛查、识别、干预等方面与各社区建立良好的沟通机制，争取为“健康陕西”奉献出自己的一份力量。

3.学校心理健康建设

中学生作为一个特殊的社会群体，处在人生发展的关键阶段，学校、家庭、心理卫生机构应建立稳定的铁三角关系。基于此，心理科本着中学生心理健康教育刻不容缓的想法，从2018年开始为定边中学、定边五中等学校每年提供心理筛查、心理干预、心理健康讲座等服务。做到早筛查、早发现、早干预，用“心”守护新一代青年的心理防线。

4.会诊

精神心理科为定边县人民医院各科遇到的精神医学临床问题提供会诊。联络精神病学已成为现代精神医学的一个重要方面，也是精神医学与临床科室密切合作，提高疗效的一种重要服务方式。例如，脑部和躯体疾病患者可能引起器质性或症状性精神病，精神疾病患者也可能因躯体疾病而去临床各科住院或就诊。躯体疾病患者常伴有许多心理社会问题，除了心理社会因素关系密切的心身疾病外，患者患病后也常继发各种心理障碍，例如外科患者手术前的焦虑，重症内科患者的抑郁，各种疾病康复期所遇到的复杂心理问题等。

5.活动

自2018年以来，精神心理科为定边县人民医院职工及门诊患者定期开展团体辅导活动。团体辅导因其自身参与性好，个人体验优等特点，在参与团体辅导的过程中，个体能充分感到自己是被理解、被认可的。同时，针对不同科室、患者群体有针对性地制定了不同主题，如婚姻家庭、自信自爱、团结互助、团体建设等一系列团体辅导主题。通过行之有效的团体辅导活动，争取为县医院职工及广大患者谋取更大的精神福利。

6.心理健康筛查

精神心理科室于2021年下半年开始为定边县人民医院各科室住院患者进行心理健康筛查，主要针对各患者的情绪及生活状态开展普查，在临床上为各科室鉴别焦虑抑郁状态具有积极意义；使患者能更好地感到自己是被接纳被关怀的，对于与患者进行有效的心理沟通具有积极的意义。

（三）科室负责人

主　任　张惠琴（2017.12—　　）

副主任　贺健文（2022.3—　　）

（四）科室人员论文发表情况

张惠琴，2021年撰写《草酸艾司西酞普兰和盐酸度洛西汀治疗抑郁症的临床疗效》。

（五）科室人员简介

张惠琴，毕业于延安大学临床医学系。任定边县人民医院精神心理科主任，精神科临床主治医师。从事精神科工作20余年，敬业爱岗，积累患者登记册达20余本，详细地记录每位患者的病况及用药情况。对各类精神疾病有着丰富的临床治疗经验，尤其擅长睡眠障碍、抑郁症、焦虑症等疾病的诊疗。2021年，获“最美定边人之优秀医师”称号。一位患者一针一线地绣了“医德高尚，医术精湛，服务热情，护理精心”十字绣，赠予张惠琴以示敬意。

贺健文，硕士研究生，国家二级心理咨询师，陕西省心理咨询师协会会员，榆林市心理学研究会会员。擅长各类适应不良及情绪问题的心理干预、调适。

八、门诊注射室

（一）科室概况

定边县人民医院门诊注射室成立于2013年6月，有护理人员11人（本科7人，大专4人；主管护师4人，护师4人，护士2人，护理员1人）。门诊注射室承担着医院门诊病人输液、注射等护理工作，拥有一个充满爱心、业务娴熟、技能过硬的专业护理团队。

（二）改革情况

（1）门诊大厅设立导医台，免费为患者提供咨询、挂号单、纸、笔、饮用水、纸杯、公用电话，免费为患者提供轮椅、平车等服务，为年老体弱及特殊患者提供陪诊服务；宣传栏提供常见病、多发病的防治宣传册等。导诊护理人员热情接待患者，耐心解释，态度和蔼，文明用语，礼貌待人。输液室有便民盒、急救盒、爱心糖块等为患者所需提供方便。门诊大厅有指路标志、专家简介、电梯、步梯等，方便患者。

（2）2015年门诊输液室为满足患者需求、缩短患者输液等待时间，科室推行了“预约输液”服务。输液室每天上午9:00—11:00，下午2:00—3:00为输液高峰期，患者都想早点输液，人多拥挤，造成秩序混乱，环境嘈杂，输液室以方便患者、提高患者服务满意度为目的，为解决患者输液排队、交费排队时间长等问题，连续输液者可一次将费用交完，护士接到输液单后与患者约好输液时间，在输液单上注明预约时间，并告知、做好登记、统计次日输液人数，合理安排护理人员，第二天护士提前做好工作，按预约患者来输液的时间先后顺序输液，这样缩短了患者输液等待时间，增强了患者对护士及医院的信任，提高了服务质量及患者的满意度。自改进以来，输液的患者增多了，并取得了良好的社会效益和经济效益，推进了“三好一满意”活动在门诊部的开展。

（三）科室历任负责人

王翠萍，主管护师，毕业于西安交通大学本科。2013年6月至8月担任门诊注射室护士长，2013年8月至今在肾内科担任护士长管理工作，从事临床护理工作20余年，擅长专科护理方面知识及疑难杂症患者的护理与治疗。

王晓玲，主管护师，毕业于宁夏医科大学本科。2013年8月至2015年5月在门诊注射室担任护士长，从事临床护理工作18年余，具有丰富的临床护理经验，擅长对门诊常见病的观察及护理。

王曦（见“消毒供应中心”）。

高宇，主管护师，毕业于宁夏医科大学。2016年11月担任门诊注射室护士长职务，2021年8月担任门诊部护士长职务，从事护理工作20余年，积累了丰富的临床护理工作经验及护理专业技能，擅长门诊常见病的治疗及护理。

张瑜，主管护师，毕业于延安大学本科，2021年8月担任门诊部副护士长职务。从事临床护理工作10余年，熟练掌握各项护理操作技能，积极协助护士长做好门诊部管理，保障门诊护理工作安全。

（四）科室人员获奖情况

高宇，2015年5月被评为优秀护理工作者，2020年5月被评为优秀护理工作者，2021年5月被评为“最美定边人之护理业务能手”。

张瑜，2016年5月在护理知识竞赛中获优秀奖，2019年5月被评为2018—2019年度优秀护士奖；2021年5月被评为疫情防控先进工作者。

九、门诊换药室

（一）科室概况

定边县人民医院门诊换药室是一个专业从事各种伤口处置的护理团队，由3名具有多年临床护理经验的主管护师组成。目前以各种常见伤口及难愈性伤口的换药，各部位伤口的拆线，皮肤软组织感染的处理，疖、痈、蜂窝织炎的换药，各期压疮的护理及换药，糖尿病的护理及换药等为主要工作内容。

（二）科室历任负责人

郭睿君，榆林地区卫生学校毕业。1990年参加工作，现职称为主管护师。2010年调至换药室，2012年任护士长。从事护理工作31年，有丰富的临床工作经验和良好的专业技术能力，掌握特殊伤口的换药和治疗经验。业余时间喜欢剪纸、刺绣、书法等，并被县上评为定边“县级非遗传承人”。

张耀芳，主管护师，2006年毕业于西安医学院高级护理专业。2013年8月至今担任消化内分泌科护士长，2016年9月兼换药室主任。从事临床护理工作15年余，具有丰富的临床护理经验，曾多次荣获省市县各类奖项。

（三）科室人员获奖情况

郭睿君，1993年被表彰为“定边县地方性氟中毒普查工作中做出显著成绩奖”，2005年获“优秀护士奖”，2008年获“护理岗位上辛勤工作十五年以上成绩突出奖”，2011年获“光荣从事护理工作15年荣誉奖”。

张耀芳，2009年被评为定边县卫生局“三基”考核先进个人及优秀护士，2014年被评为全县优秀护理工作者，2015年在榆林市院前急救与传染病防治应急演练中获二等奖，2016年在宁夏医科大学总医院举办的应急救治练兵竞赛中获团体二等奖。

第四章 临床、医技科室

第一节　急诊科

一、沿革

新中国成立后，在时为定边县人民卫生院的初期，依照基层医疗机构的惯例，就一直存在急诊医疗业务，隶属于医政股门诊室。当时医院规模小，医疗设备简陋，缺乏专业院校培养的专科医生，技术水平较低，大夫不具体分科，一律实行坐诊，危急病患由门诊室安排急诊大夫处置。1958年更名为定边县人民医院后，正值轰轰烈烈的“大跃进”运动，医疗事业有所发展，急诊业务工作按患者的要求，随请随到，随到随诊。1963年，急诊出诊5919人次。1980年，设有急诊室。1987年，急诊科因房屋不足，一直没有单独办公室。1997年3月18日，张静任内设急诊科护士长。2002年，成立了120急救中心，配备救护车，急诊医护人员24小时应诊。2006年，急诊科由原来的人员轮转科室设立为独立的固定科室。

二、科室概况

定边县人民医院急诊科承担院前、院内急诊、急救，包括车祸、突发群体伤害、食物中毒、一氧化碳中毒、胸痛救治等工作，同时还负责突发公共事件和重大灾害紧急医疗救援。2021年，有临床医生13人，中级职称3人，初级职称3人，其中主治医师3人、住院医师3人，硕士研究生1人、本科学历12人。护士31人，中级职称3人，初级职称27人，其中主管护师3人、护师12人、护士15人、护理员1人，本科学历20人、专科学历8人，中专学历3人。定边县人民医院120急救指挥中心车队成立于2008年6月，车队队长薛明明。拥有车辆13辆，其中大型体检车2辆，可对县域内边远地区、学校及大中型企业进行上门体检和义诊服务；帕萨特轿车1辆，用于接送全国各大医院专家、教授到医院坐诊、手术；救护车10辆（负压型救护车4辆，普通型救护车6辆），重症监护车辆内设有车载呼吸机，监护除颤仪，心电图机，车载吸痰机等。所有急救车辆都装有GPS全球卫星定位系统、视频监控，实现了急救信息全程动态管理，促进急救提升速度，为伤员的抢救赢得了宝贵的时间。急救司机9人，全部持有B2及以上驾照且具有8年以上驾驶经验。随车医生6人，护士6人。

2019年以来，急诊科每年诊疗门诊患者约2万人次，开展业务手术约2000例，“120”年出车量1489次，转运患者约800人次。科室设有抢救室、留观室、手术室、发热诊疗室，胸痛留观室，静脉室等。共有床位12张。自2008年急救车队成立以来与122交通事故大队、110指挥中心实行警医联动，开设急救绿色通道。车队司机、医生及护士经过严格岗前培训，内容包括交通法规，岗位服务规范，徒手心肺复苏，县域内所有城乡街道的位置，经考核合格后上岗。做到有警必接，接警必出。全天24小时轮流值班，承担重大节庆、大型集会、大型会议等重大活动的社会医疗急救保障和全县突发公共卫生事件医疗紧急救援的重任，肩负着全县35万人口的急救和转运工作。

三、医疗设备及业务开展

科室拥有呼吸机，除颤监护仪，多功能心肺复苏机，全自动洗胃机，电动吸引器，心电图机，多参数心电监护仪，静脉注射泵，气管插管设备，喉镜简易呼吸气囊等。并配有荧光免疫定量分析仪，80-1电动离心机，ABS抢救车、血糖快速检测仪等急救设备。

急诊科实行24小时开放式医疗抢救工作，能熟练完成各科急危重症病人入院前、入院后急救处置、分诊、转诊任务、各种急诊症状鉴别与急症处理，发热、呼吸困难、昏迷、咯血、急性腹痛、急性胸痛、休克、脑出血、蛛网膜下腔出血、脑梗死、急性心力衰竭、急性冠脉综合征、严重心律失常、高血压急症、呼吸衰竭、哮喘持续状态、消化系统急症、泌尿系统急症、内分泌与代谢系统急症、各种急性中毒、急性创伤等。尤其自胸痛中心成立以来，大大缩短了胸痛患者的救治时间，为胸痛患者提供了最优质的医疗服务。在此基础上科室进一步开展急症特色服务，建立创伤中心、卒中中心，大力普及急救常识，提高全民急救意识。

四、科室历任主任、护士长

主　　任　李　勇　（2006—2009年）
　　　　　郝希平　（2009—2019年）
　　　　　王喜军　（2019.4—　　）
副 主 任　张旭明　（2022.3—　　）
护 士 长　孙灵芝　（2016—　　）（兼片区负责人）
副护士长　李　婷　（2020—　　）

五、急救指挥中心（120车队）

（一）科室概况

定边县人民医院急救指挥中心车队成立于2008年6月，2021年有急救司机9人，全部持有B2及以上驾照且具有8年以上驾驶经验。随车医生6人，护士6人。

（二）设施设备

2021年拥有车辆13辆。其中，大型体检车2辆，可对县域内边远地区、学校及大中型企业进行上门体检和义诊服务；帕萨特轿车1辆，用于接送全国各大医院专家、教授来医院坐诊、手术；救护车10辆（负压型救护车4辆，普通型救护车6辆），重症监护车辆内设有车载呼吸机、监护除颤仪、心电图机，车载吸痰机等。所有急救车辆都装有GPS全球卫星定位系统、视频监控，实现了急救信息全程动态管理，促进急救提升速度，为伤员的抢救赢得了宝贵的时间。

（三）业务开展情况

急救车队成立以来与122交通事故大队、110指挥中心实行警医联动，开设急救绿色通道。车队司机、医生及护士经过严格岗前培训，内容包括交通法规、岗位服务规范、徒手心肺复苏、县域内所有城乡街道的位置，经考核合格后上岗。做到有警必接，接警必出。全天24小时轮流值班，承担重大节庆、大型集会、大型会议等重大活动的社会医疗急救保障和全县突发公共卫生事件医疗紧急救援的重任，肩负着全县35万人口的急救和转运工作。

（四）科室负责人

薛景瑞，2008年起担任120急救车队队长；2022年3月任120急救中心副主任，负责急救中心救护车队工作。

六、定边县120急救中心

2014年11月，定边县120急救中心建成并投入使用，为了完善农村急救体系，全面提升急救服务水平，根据《国家发改委农村急救推行建设方案》要求，启动定边县农村急救体系项目建设，经研究论证，定边县120急救中心设在县医院，将县医院原急诊科改建为定边县120急救中心。经过改造装修，定边县120急救中心于2014年11月正式投入使用。

（一）科室设置

定边县120急救指挥中心内设急救医生办公室、护理办公室、指挥调度室、急诊抢救室、急诊手术室、急诊留观室、急诊清创室等。

（二）人员配置

定边县120急救中心共有33人，其中医生11人，副主任医师2人、主治医师3人、医师6人；护理人员17人，护师4人、护士13人；救护司机5人。

（三）硬件设施及功能

定边县120急救中心建筑面积400多平方米，改建投资300余万元。有救护车6辆、急救床20张、心电监护仪10台、多功能移动式检查床3张、车载监护电除颤一体机2台、飞利浦伟康V200型智能呼吸机2台等先进急救设备，抢救室、手术室设施设备齐全。

急救指挥中心使用院前急救软件，它集CTI语音管理系统、接警受理系统、急救车辆综合管理系统于一体，按照“统一受理、统一调度、统一指挥”的原则，根据伤病员情况，实行就急、就地、就近救治，保证急救工作及时、快捷、高效地进行。

调度中心设有1个实时动态显示系统、5个接听电话、6台急救车辆，急救车辆全部采用车载GPS（卫星定位）实时监控，急救车司机通过车载电话与调度中心及呼救者实时保持联系，确保在最短时间内赶到急救现场，合理利用医疗卫生资源，更好地服务于病人。

（四）主要职责

120急救中心负责指挥调度县医院乃至全县急救车辆及急救工作，负责接收多种途径的医疗紧急呼叫信息，负责交通事故、自然灾害及突发公共卫生事件的医疗救治指挥调度工作，并承担医疗救治任务。

（五）服务宗旨

定边县120急救指挥中心秉承“时间就是生命、呼救就是命令”的服务宗旨，全心全意保障全县人民的生命安全。

2012年，医院花费60余万元购置功能完备的救护车2辆。

2012年，医院加强急诊急救工作，确保绿色通道畅通。严格按照院前急救管理规定和急诊科质量控制标准。急诊科配备救护车5辆、司机5人、专职随车医护人员5人，全体24小时守岗。急救车随叫随到，实现急诊会诊迅速到位，急诊科入院手术“绿色通道”畅通，提高了急危重患者的抢救成功率。

2013年，定边县人民医院急诊科出动急救车1200多台次。其中，接诊825人次、转送诊375人次，急诊抢救成功率达到90%。医护人员以灵敏的反应机制、熟练的急救技术，体现了迅速、及时、高效的急救原则，以良好的医德医风体现了救死扶伤的人道主义精神，赢得了患者、家属、社会各界的好评。

2014年以来，定边县120急救中心投入使用，进一步提高急救成功率，满足病患紧急救护的需要，在取得了良好社会效益的同时，也获得了较高的经济效益。

第二节　内　科

一、沿革

1955年，定边县卫生院迁入鼓楼北巷新址后，内部开始分设内科、外科及化验室，但不作为单独科室，隶属于医政股（股长毛启明，1933年出生，籍贯河南省沁阳县。1951年到西安第一卫生学校医士班学医，1952年11月在定边卫生院参加工作），继续坚持中西医结合的方针，开展病患诊治工作。全年完成门诊15207人次，较1954年增长52.8%。门诊医生3人，平均每人每日门诊14人次。内科由院内唯一的西医士王子震坐诊。

王子震，1901年6月出生，籍贯山西省文水县。1923年毕业于绥远省共和医院附属学校，所学专业皮肤科。后在旧军队中任医生，曾在冯玉祥部任中校医务主任。1933—1952年先后在山西碛口、陕西榆林、甘肃平凉、陕北定边等地开设私人诊所。1953年在定边县卫生院参加工作，1956年7月，被任命为医务股股长。

王子震医士试以链霉素及青霉素混合注射，甚为有效，救治了不少百日咳和麻疹并发症患儿。

1963年5月，经县医院第七次院务委员会研究讨论。决定医生分科及成立手术组，并上报行政主管部门。内科有王子震、毛启明、马鹏飞（1935年1月出生，陕西临潼人，1955年3月毕业于陕西延安卫生学校医士科，所学专业五官科。离校后被分配到定边卫生院工作）、程治平（1938年出生，山东人，医科大学毕业，1963年3月到定边县人民医院工作，担任医师）、刘亚芳（信息不详）5名医生。是年上半年，内科门诊、出诊医治患者共7320人次，病床使用率约57.1%，治愈率近90%。

此后，举国上下开展社会主义教育运动，大搞“四清”（清思想、清政治、清组织、清经济）。阶级斗争扩大化使县医院不少领导干部和医疗技术骨干人员受到打击，医务工作受到冲击。

“文化大革命”期间，大部分骨干医生被调离县医院，内科诊疗业务难以正常开展。

1968年10月30日，定边县人民医院在当地军民以及宁夏、山西、北京、西安等地的通力配合与支持下，谱写了抢救山西省忻县地区疗养院司药员冯定旺的动人事迹。

该患者是转业军人，患有严重的肝硬化。当时，他和同事宫继荣到内蒙古、宁夏、陕西等地外调，从银川乘坐加班卡车到定边。近200公里的长途颠簸，让患者当天夜里接连发生了两次吐血。第二天清晨，他还执意要赶车去完成任务。在宫继荣的再三劝说下，才勉强到定边县人民医院诊治，却又连续吐血不止。经过医生们的紧急会诊，确诊他患的是严重的肝硬化引发食道静脉破裂大出血，病情危急，而县医院不具备救治的技术力量和医疗设备，而且没有一点血源储备。医护人员一面全力以赴，打针止血，一面向县革委会报告，动员群众输血抢救。

时任定边县革委会主任文子齐一接到县医院专门派人送去的病危通知书，马上就宣布停止常委会会议，立即研究抢救方案，并向陕西省革委会、宁夏回族自治区发出求援急电，向山西省通报患者的病情，并决定由副主任曹国祯、县人武部政委拓荣周和县医院付福春等5人组成抢救领导小组，亲临现场，紧急动员全城军民献血，不惜一切代价抢救患者。当天，就在上千名军民中选出31人献出6700毫升鲜血以供急救。

10月31日一早，宁夏抢救小组赶赴定边，准备手术。可是，解除肝昏迷的谷氨酸钠已经用完，同时缺少手术急用药品。山西省革委会在派送医生和药物的同时，向北京有关方面紧急报告。卫生部军管会当即决定派直升机运送医生和药品到定边进行抢救。不料，风雪漫天，无法起飞。后改乘民航到达银川，于深夜12点多赶至定边。

11月1日凌晨，抢救小组立即以北京来的专家为主，实施急救手术。来自各地的医护人员团结一心，经过几个小时的紧张努力，终于使病人解除了肝昏迷。就在这时，手术病人突然出现大量便血，几位医护人员当即从自己体内抽出血液，对冯定旺进行输血施救。定边县革委会连夜动员800多名群众，前往医院再次为患者献血。抢救小组的医生一面给病人输血，一面采用中西医结合的方法，用大量三七和白及混在一起，给病人喂下去，有效止住了便血，使患者又一次脱离了险情。

经过一次次紧急抢救和一个个日日夜夜的精心护理，患者最终痊愈出院，重新走上了工作岗位。

1976年，内科接收住院患者367人次。武峁子公社1名教师患急性肝坏死，内科主管大夫、革委会副主任仲纪云和医师王继红在治疗中出主意、想办法，经过三天三夜紧张抢救，使病人转危为安，后康复出院。

“文化大革命”结束后，定边县卫生局于1978年3月29日下发文件，批准王白石、付福春为定边县人民医院内科负责人。随着改革开放的不断深入，县医院的各方面工作逐步恢复正常，并得以迅速发展。新开展的儿科业务归属于内科，简称为内儿科，设24张病床。王白石、王继红、刘兆春、汪志田等先后担任科主任，薛艳红、苗艳英先后任护士长。

1984年，内儿科共收治住院病人651人次，抢救危重病人93例，治愈率61.31%，周转率22.8%，病床利用率48.28%，诊断符合率78.75%。引进新项目、开展新技术5次，开展心脏常规片、侧位片检查，开展心电图、PV1终末电势测定，对心、肺病误诊率明显下降，取得满意的效果。患者李文发患暴发性痢疾和中毒性脑病，感染性休克，内科医护人员积极抢救，使病人第二天便转醒，10天后痊愈出院。医师刘兆春利用休息时间帮助别人救护病人，被评为先进个人；护士长薛艳红经常在节假日代替上班，被评为“三八红旗手”。科室医护人员共写学术论文17篇，其中医师11篇，8篇院内交流获奖；护士6篇全部获奖，居全院前列。

1989年，内儿科全体人员坚守工作岗位，以为人民健康服务为根本宗旨，提高医疗质量，按规定指标完成了各项任务，全年完成收入16万余元。

1992年，县医院实行综合目标管理责任制，推行院、科两级管理，重新明确规章制度和奖罚规定，内儿科对医护人员实行以岗定责、按劳分配的原则，有效调动了职工的工作积极性。同时，内儿科严格落实院内三级查房制度、病历书写质量规定和全省统一收费标准，主任和医师层层把关，认真负责，坚持每天开科晨会，按时查房，检查病历书写程序和护理交接班报告，并经常对疑难危重病人及时组织院内外会诊，使科内秩序井然，绩效显著提高，诊断符合率达90%以上，治愈好转率达96%以上，业务收入也大幅增加。

1998年8月12日，上级下发改组定边县人民医院领导班子的正式文件，任命杨继张为院长，韩世英、张少雄、倪国栋担任副职。新班子大力推行内部管理体制改革。12月5日，儿科与内科正式分离，刘国敏任儿科主任，贺伟成为首任大内科主任。

新班子、新举措给县医院带来了新气象。1999年，内科在贺伟主任的带领下，挖潜力，增设便民门诊、出诊和家庭病床，在引进新技术、开展科学研究方面下功夫，成绩突出。当时，科内人员所撰写的论文中有6篇在国家级医学刊物上发表，10篇待发表。内科病区住院病床增至35张，住院病人与上年相比，增长率为61.2%，诊断符合率和治愈好转率稳中有升，危重病人抢救成功率达95%以上，住院病历甲级率91%，护理技术操作合格率98.6%，全科医护人员“三基”考核合格率达100%，全年无医疗差错事故发生。

二、科室历任主任、护士长

王白石，1978年调入定边县人民医院，担任内儿科负责人。他用学习到的新技术救治了许多“流脑”“毒痢”“重症肺炎”患者，并将掌握的小儿“腰穿”“静脉推注”大剂量青霉素钠盐和“清洁回流灌肠”技术在科内传授推广使用，取得了显著效果。1986年，曾代表定边县医务界在全省儿科主治医师培训班上交流学习。

王继红，1983年任内科主任。

刘兆春，1945年出生，陕西米脂人。大学学历，医疗系专业，1970年参加工作，后调入定边县人民医院任内科主治医师。王继红升任副院长后，刘兆春接任内科主任。1994年调往宁夏大坝电厂从事医务工作。

汪志田，1996年3月任内科主任，兼医务科副科长。

贺　伟，1999年任内科主任。

薛艳红，女，1952年出生，陕西榆林人。高中学历，中共党员，护师职称。1976年2月参加工作，1980—1989年任内儿科护士长。后调往外地工作。

苗艳英，女，1959年9月出生，定边县冯地坑乡人，副主任医师。1981年7月毕业于绥德卫校。1985年调入定边县人民医院工作。1989—1997年担任内儿科护士长；1997—2000年担任护理部主任，后改任办公室主任兼搞计划生育工作；2000—2001年在西安交大二附院进修儿内科；返岗后长期从事儿科临床。2011年10月退休。

刘万芳，女，1964年10月出生，主管护师，中共党员。1982年7月榆林地区卫生学校毕业，1984年调入定边县人民医院从事护士工作。1997—2000年接任内儿科护士长；2000—2006年任护理部主任、医务科副科长。2006年任医保合疗科科长，2019年11月退休。

三、分设科室

随着定边县人民医院的蓬勃发展，医疗技术日益革新改进，医疗设备日益更新改善，新生力量不断融入，内科业务不断扩展。由于就医患者成倍增加，只得增设住院病床。尽管医护人员越增越多，但工作量依然越来越重，不得不加班加点超负荷运作，最大限度地满足病患及家属的需求。

面对上述情况，定边县人民医院从实际出发，先将大内科的具体业务逐步分解为内一科、内二科、综合内科和内三科，进而将它们单独设立为心血管内科、内二科、呼吸及危重症医学科、消化内分泌科、肾内科等科室，并配置先进医疗设备，采取请专家指导、送学员出去培训等办法，先后与省内外十余家三甲医院建立协作关系，加强医德培训和人才培养，不断提高医疗技术水平，解除病患的痛苦，增强人民群众的满意度。

心血管内科

（一）科室概况

心血管内科（原内一科）成立于2001年3月，是三边地区集医疗、教学和预防保健为一体，实力较为雄厚的学科之一，是定边县人民医院的重点学科，县域胸痛中心。县医院心内科临床设有1个病区和CCU病房，床位97张(CCU5张、普床92张)。2021年有临床医生21人（高级职称3人、中级职称7人、初级职称11人），护士30人（中级职称4人、初级职称26人）。配有中型GE牌C型、床旁彩色超声、飞利浦呼吸机、24H-心电监护仪、美国GE心电监护起搏器除颤仪等先进医疗设备，能够完成包括各种常见冠状动脉介入治疗PTCA、支架植入术，以及各种心脏起搏器技术。

科室长期与西安交通大学第一附属医院、西安交通大学第二附属医院、宁夏医科大学总医院、宁夏回族自治区医院等建立业务协作关系。特别是2013年以来，定期邀请有关专家教授来医院进行学术讲座、手术示范和疑难病例会诊，帮助和指导医院学科建设、人才培养和新技术、新项目的开展。

科室主任贺伟业务能力强，临床经验丰富，擅长心血管、脑血管内科及内科危重疾病的诊治，对心力衰竭、心律失常、冠心病、高血压、心肌病、脑卒中等心血管疾病的救治尤为突出。撰写论文20余篇，在《中国医学月刊》《中国医药与临床杂志》《延安大学学报》《宁夏医学杂志》《当代医学》等期刊发表。并率先开展“高血压脑出血微创椎颅血肿抽吸术”“急性心肌梗死静脉溶栓术”“脑梗死早期溶栓术”“心包穿刺及腔内治疗术”“蛛网膜下腔出血脑脊液置换治疗术”“顽固性心衰并心源性休克”的抢救治疗，填补了县医院的多项空白。一例28岁男性患者突发脑出血，贺伟从石洞沟西堆梁村用农用三轮车把病人接到医院，立即进行CT扫描，出血量80余毫升。他和内科副主任王旭升及内科团队马上给病人进行了锥颅术，并行气管切开术，经过31天昼夜奋战，病人意识清楚，偏瘫侧肌力从0级改善为3级。两年后随访患者行走自如，并且可以参加劳动，甚至无明显后遗症。一名54岁的中年女性突发急性脑梗死，右侧肢体完全偏瘫，肌力0级，在治疗时间窗内用尿激酶溶栓，患者肌力从0级改善为3级，2周治疗后肌力为5级，无明显后遗症，开创了县医院脑梗死第一例溶栓术，效果显著，填补了历史空白。

在院领导鼎力支持下，贺伟与同事努力拼搏，团队由从前的十几人发展成为50多人的心脑血管科，具备完善的医疗设备。2015年，贺伟和他的团队开展了冠状动脉造影术以及冠状动脉支架植入术，挽救了许多濒临死亡的患者。一例出差到定边的渭南市39岁男性患者，突发前壁心肌梗死心脏呼吸骤停，瞳孔已开始散大，四肢厥冷。他带领团队立即进行心肺复苏术、气管插管、电除颤、静脉溶栓（尿激酶原），紧张抢救两个多小时，患者心跳终于恢复，在带呼吸机的情况下进行心脏介入手术。患者经治疗后完全康复，脑复苏非常成功，没有留下任何后遗症，创造了县医院的历史奇迹。

贺伟和他的团队再接再厉，与全院多学科团队（MDT）通力合作，医院胸痛中心于2021年通过国家胸痛中心的审核，并授牌。胸痛中心的成立极大地缩短了胸痛患者的救治时间，降低了心肌梗死的死亡率，并且在外聘专家的指导下开展了起搏器植入术、下腔静脉可回收滤网植入术，也填补了医院历史空白。

近年来，科室按照“二甲”要求，紧紧围绕医院管理、医疗服务、医疗质量与安全、技术水平与效率等核心内容，以持续改进医疗质量和保障医疗安全为重点，严格要求，狠抓落实，使科室管理和服务流程更加规范，医疗服务质量进一步提高，为广大人民群众创造了优质、高效、安全、便捷和经济的医疗服务环境。

经过几代人的不懈努力，县医院已发展成为集医疗、急救、教学、护理为一体的医院Ⅰ类科室。每年收治病人3000余人，年门诊量15000余人次，开展介入手术500余例，起搏器植入10余例。

2021年挂牌国家胸痛中心以来，急危重症救治业务明显增加，并取得良好成效。

（二）科室历任主任、护士长

贺伟，2001年至2012年任心血管内科主任。

屈改艳，2012年任心内科主任。

夏和平，1982年4月出生，陕西定边人，主治医师。2007年7月延安大学临床医学专业本科毕业，至今一直在定边县人民医院从事内科临床工作。曾先后多次外出进修培训、参加相关专业学术会议。2018年任介入科副主任。擅长冠心病、消化道肿瘤的介入治疗及内科疾病的诊疗，具有丰富的临床经验及较高的理论水平。

侯燕武，1976年2月出生，定边县城关镇人。1994年7月在榆林地区卫生学校毕业，被分配到定边县人民医院从事护理工作。2000—2006年在县医院担任内科护士长。2006年1月5日，改任县医院护理部主任兼医务科副科长。

张晓兰，1978年8月出生，2018年晋职副主任护师。1996年7月毕业于榆林地区卫生学校，后取得本科学历。1997年7月至2006年6月在县医院内科从事护理工作，2006年7月至2010年5月在内科担任护士长，其间被卫生局评为优秀护士长，获得护理技术竞赛一等奖；2012年9月至2020年9月担任医保科副科长；2020年10月，升任科长。

安艳霞，1978年11月出生，主管医师。1996年7月毕业于榆林地区卫生学校，1996年9月至2008年6月在定边县人民医院骨科从事护理工作，2008年7月至2010年6月在综合外科任护士长，2010年7月至2011年7月任内科护士长，2011年8月至今在换药室从事护理工作。

吕艳梅，1981年1月出生。1999年7月毕业于榆林地区卫生学校；2017年取得本科学历。2006年到定边县人民医院工作，2011年至今担任内科护士长兼片区负责人，其间被评为优秀护士长。2013年晋职主管护师，发表论文2篇。

张海燕，1980年12月出生，主管护师。1997年7月毕业于榆林卫生职业学校。

2007年8月调入定边县人民医院内科担任护士，2017年3月至今担任心血管内科副护士长。

（三）科室人员论文发表情况

1.贺伟，2018年3月在《药物与人》杂志发表论文《倍他乐克联合依那普利治疗舒张性心力衰竭的临床价值分析》。

2.贺伟，2018年7月在《中国循证心血管医学杂志》发表论文《不同严重程度冠心病合并2型糖尿病患者血栓弹力图特点分析》。

3.贺伟，2017年8月在《中国卫生标准管理》杂志发表论文《心血管内科患者感染的危险因素及预防对策》。

4.贺伟，2019年8月在《血栓与止血学》杂志发表论文《N末端B型利钠肽原和尿酸水平在肺血栓栓塞症和慢性心力衰竭诊断中的评价》。

5.屈改艳，2008年8月在《宁夏医学杂志》发表《尼莫地平在原发性蛛网膜下腔出血中的应用体会》。

6.屈改艳，2014年6月在《吉林医学》杂志发表《激素联合甘露醇治疗面神经炎64例疗效分析》。

7.屈改艳，2014年7月在《吉林医学》杂志发表《阿米替林联合尼莫地平治疗慢性头痛62 例临床分析》。

8.夏和平，2015年6月在《现代诊断与治疗》杂志发表《阿昔洛韦联合糖皮质激素治疗面神经炎34例临床疗效分析》。

9.夏和平，2016年7月在《包头医学院学报》发表《小剂量倍他乐克治疗急性心肌梗死合并心力衰竭的临床观察》。

10.夏和平，2016年10月下旬在《基层医学论坛》发表《冠脉造影桡动脉穿刺与股动脉穿刺对比》。

11.夏和平，2017年在《心理医生》发表《急诊PCI与择期PCI治疗急性心肌梗死的对比分析》。

12.夏和平，2018年12月在《西部中医药》发表《阿托伐他汀联合丹红注射液治疗急性冠脉综合征45例》。

13.吕艳梅，2017年5月17日在《特别健康》发表专业论文《产后康复治疗在产科的临床应用效果观察》。

14. 吕艳梅，2018年2月在《临床医学研究与实践》上发表论文《高危妊娠孕产妇实施围产期综合护理的临床效果》。

15.任志军，2018年在《中西医结合心血管病电子杂志》发表《美托洛尔联合碘胺酮对冠心病快速心律失常患者的治疗作用》。

16.任志军，2018年在《临床医学研究与实践》发表《曲美他嗪对不稳定性心绞痛患者经皮冠状动脉介入治疗术后心肌损伤的影响》。

17.李莉，2017年8月在《中国卫生标准管理》发表《心血管内科患者感染的危险因素及预防对策》。

（四）科室及个人获奖情况

定边县人民医院心内科2010年被定边县人民政府评为“先进护理单元”；2014年被陕西省卫计委评为“明星护理科室”；2015年被共青团定边县委员会授予“青年文明号”称号；2015年获定边县总工会“护理品管圈”劳动竞赛一等奖；2015年被定边县人民政府评为“优秀护理单元”；2016年获得“院感知识及手卫生操作比赛”二等奖；2020年被定边县人民政府评为“最美定边人之优秀护理单位”；从科室成立至今受到广大群众和患者的一致好评，收到锦旗数面、感谢信数份。

呼吸与危重症医学科

（一）科室概况

呼吸与危重症医学科（原内二科），成立于2008年，是以消化系统、呼吸系统、神经系统、肿瘤及内分泌等系统疾病为重点的综合性科室。根据县医院发展规划，2014年更名为综合内科；2017年改组为呼吸与危重症医学科。2021年有临床医生12人（其中高级职称3人、中级职称4人、初级职称4人、医士1人）、护理人员29人（中级职称8人、初级职称17人，护士4人）、病床72张。科室以PCCM规范化建设标准为指导，加强科室管理及业务发展，先后多次得到上级表彰。

科室有进口有创呼吸机2台，进口无创呼吸机1台，国产有创呼吸机1台，国产无创呼吸机1台，床旁纤维支气管镜1台，电子支气管镜1台，除颤仪2台，心电图机2台，多功能心电监护仪5台，洗胃机2台，床旁吸痰器2台，睡眠呼吸功能测定仪1台。

科室人员轮流外出深造，特别是业务骨干和学术带头人曾多次去北京、西安、苏州等地医院进行学习。目前可开展肺通气功能检测、呼吸睡眠监测、胸腔闭式引流术，中心静脉穿刺，气管插管术，无创、有创机械通气技术，电子支气管下检查及治疗重症肺炎、急慢性呼吸衰竭救治，支气管哮喘、慢阻肺、肺栓塞等呼吸系统常见病的诊疗工作，以及危重症患者的抢救工作。

呼吸与危重症医学科年门诊量14000余人次，住院1800余人次，电子支气管镜检查（含床旁支气管镜）150余台，肺功能检查1000余人次，有创、无创机械通气患者540余人次，经鼻高流量氧疗480余人次。

（二）科室历任主任、护士长

孙双智，2008年任主任。

沈海虎，2017年7月任副主任。

石晔，1976年10月出生，定边县砖井镇人，副主任护师。1996年榆林地区卫生学校毕业，到定边县人民医院担任护士。2008年至2009年12月任呼吸内科护士长。

石红艳，1979年12月出生，陕西医学高等专科学校毕业，主管护师职称。2002年12月到定边县人民医院从事护士工作，2009年12月至今任呼吸内科护士长。

王丽娜，2007年5月到县医院工作，2010年5月获得护理技能操作竞赛二等奖、理论知识竞赛三等奖，2013年任综合内科副护士长；2015年5月被评为优秀护理工作者。

（三）科室人员发表论文情况

孙双智先后在《临床医学研究与实践》发表《不同气管插管时间对心肺脑复苏效果的影响分析》《无创呼吸机治疗慢性阻塞性肺疾病合并呼吸衰竭32例疗效分析》《溶栓联合抗凝疗法治疗老年次大面积肺栓塞的临床效果》等多篇论文。

沈海虎于2014年10月撰写《阿奇霉素联合布地奈德福莫特罗在支气管哮喘中的应用》，在《吉林医学》发表；2017年4月撰写《老年中重度COPD患者应用舒利迭吸入治疗对肺功能的影响》，在《临床医学研究与实践》发表；2019年7月撰写《血清炎症因子及血浆渗透压与慢阻肺的关系》，在《贵州医药》发表。

拓国峰2019年2月撰写《阿米卡星联合支气管肺泡灌洗治疗呼吸机相关性肺炎的效果》，发表于《临床医学研究与实践》；2019年7月撰写《血清炎症因子及血浆渗透压与慢阻肺的关系》发表于《贵州医药》。

佘飞龙撰写的论文《布地奈德福莫特罗吸入剂联合百令胶囊治疗中度以上慢性阻塞性肺疾病稳定期患者的临床疗效》，2018年1月发表于《临床医学研究与实践》。

（四）科室及个人获奖情况

2008年在“12 · 2”中毒事件医疗救治工作中获得“先进科室”荣誉；2015年获“定边县人民医院优秀护理单元”；2016年获院感知识及手卫生操作比赛三等奖。

沈海虎于2015年获定边县“卫生工作先进个人”称号；2016年获省委宣传部“科技卫生文化三下乡”先进个人。

消化内分泌科

（一）科室概况

消化内分泌科的前身为定边县人民医院原内三科，设立于2013年8月6日。为适应医院长远发展规划，于2014年正式更名为消化内科，又于2018年7月23日组建成为消化内分泌科。2021年是集消化、内分泌、脑血管等为一体的综合科室，有临床医生14人（主任医师1人、副主任医师1人、主治医师7人、住院医师5人），护理人员13人（主管护师3人、护师6人、护士4人），西交大消化内科研究生1人。

编制床位70张，拥有24小时心电监护仪、美国GE心电监护起搏除颤仪、便携式血糖仪、福尼莫胰岛素泵、肌电图、眼底照相、呼吸机、全导联心电图机、自动洗胃机等先进医疗设备。

2019年以来，科室人员轮流外出深造，特别是业务骨干和技术带头人曾多次去北京、苏州、西安等地医院进修学习，基础理论扎实、临床经验丰富，对内科多种疾病的诊断与治疗有较高水平。擅长胃炎、消化道出血、肝硬化、胰腺炎、小肠及结肠炎、消化道肿瘤等消化系统疾病和糖尿病及并发症、甲状腺代谢疾病等内分泌系统疾病的诊断及治疗。能开展上消化道大出血内镜下急诊止血术、胃肠镜下息肉切除术、胃癌化疗术、糖尿病规范化治疗、脑梗死溶栓术，能完善糖耐量试验、甲功全套检查、胰岛素及C肽释放试验、性激素6项等检查。每年门诊患者1万余人，住院患者1200余人次。近年来，开展的各项新项目、新技术取得了很好的成果，成功救治了多例危重患者，并用精湛的技术和积极热情的态度，为广大患者提供全程优质的服务。

（二）科室历任主任、护士长

王旭升，2013年任主任。

周春林，2014年任副主任。

阎旭东，1983年1月出生，主治医师。2007年7月从陕西中医学院毕业，到县医院从事内科临床医疗工作，多次到外地医院进修学习。2018年任副主任。

张耀芳，1983年10月出生，护师职称。2008年7月入职定边县人民医院，从事护士工作。2013年任护士长。

王亚娥，1986年11月出生，护师职称。2020年8月至2021年任消化内科副护士长。

（三）科室人员论文发表情况

王旭升，《结核性脑膜炎36例误诊分析》发表于《宁夏医学杂志》2005年第9期（第一作者）；《高血压脑出血患者行微创血肿清除引流术疗效观察》发表于《吉林医学》2011年第27期；《胸腔闭式引流治疗胸腔积液482例疗效观察》发表于《医学综述》2012年第20期（第一作者）；《生长抑素对急性重症胰腺炎患者肿瘤坏死因子—α水平的影响》发表于《中国基层医药》2012年第19期（第一作者）；2012年主编《消化病临床诊断与治疗》由天津科学技术出版社出版。

周春林，《雷尼替丁与质子泵抑制剂治疗十二指肠球部溃疡临床分析》2014年6月发表于《吉林医学》；《慢性支气管炎并发肺气肿78例临床治疗分析》2014年9月发表于《吉林医学》；《阿昔洛韦联合糖皮质激素治疗面神经炎34例分析》2015年6月发表于《现代诊断与治疗》；《加巴喷丁治疗三叉神经痛31例疗效分析》2015年10月发表于《基层医学论坛》；《三七皂苷治疗早期脑出血患者的临床研究》2016年10月发表于《临床医学研究与实践》；《巴曲酶联合低分子肝素、依达拉奉治疗急性脑梗死的效果及对凝血功能及神经功能的影响》2019年2月发表于《临床医学研究与实践》；《阿替普酶静脉溶栓治疗不同年龄段急性脑梗死患者的临床效果及预后质量》2019年3月发表于《临床医学研究与实践》。

阎旭东，《温阳复脉汤联合甲钴胺治疗糖尿病肢冷症30例》2019年6月发表于《西部中医药》；《对糖尿病肾病患者实施中西医联合疗法的效果观察》2018年2月发表于《医药前沿》。

张晓瑜，《两种联合用药方案对老年肺炎的疗效及安全性分析》2018年4月发表于《基层医学论坛》；《巨噬细胞刺激蛋白在慢性阻塞性肺疾病发病机制中作用研究》2018年1月发表于《临床医学研究与实践》。

张红梅与周春林合作撰写2篇论文，《巴曲酶联合低分子肝素、依达拉奉治疗急性脑梗死的效果及对凝血功能及神经功能的影响》，2019年2月发表于《临床医学研究与实践》；《阿替普酶静脉溶栓治疗不同年龄段急性脑梗死患者的临床效果及预后质量》，2019年3月发表于《临床医学研究与实践》。

（四）科室及个人获奖情况

王旭升，2019年被健康陕西发展大会授予“最美医院管理者”称号；被聘为2017—2022年度榆林市医学会医疗事故技术鉴定专家库成员。

张耀芳，2015年在榆林市院前急救与传染病防治应急演练中获二等奖；2016年在宁夏医科大学总医院举办的应急救治演练竞赛中荣获团体二等奖。

消化内分泌科2015年10月获定边县总工会“护理品管圈”劳动竞赛二等奖；品管圈《降低低分子肝素钙皮下注射并发症的发生率》于2016年代表院方参加陕西省第二届护理品管圈展示会，并获三等奖；2017年5月荣获定边县人民医院“优秀护理单元”；品管圈《提高护士配药时粉剂密封瓶药物残余量的合格率》于2017年代表院方参加陕西省第三届护理品管圈大赛，并获二等奖。

附：内二科护理室

内二科护理室成立于2009年，是以治疗消化系统、呼吸系统、神经系统、肿瘤及内分泌等系统疾病为重点的综合性护理单元。拥有护理人员12人，其中主管护师1人，护师11人。科室配备有比较齐全而且先进的医疗设备，全体人员秉承厚德、精医、博爱、创新的理念，保持严谨、细致、热情的工作作风，把爱心献给每一位患者，以优质的护理服务换取病人及家属的尊重与信任。

近年科室人员轮流外出深造，特别是业务骨干和学术带头人曾多次去北京、西安、苏州等地医院进行学习，能开展上消化道大出血内镜下急诊止血术，肺癌、胃癌化疗术等创新技术，走在周边地区的前列。

护士长：张燕，1979年3月出生，主管护师。毕业于宁夏医科大学护理本科，2002年8月入职定边县人民医院临床内科；2008年任内二科护士长。2007—2008年连续两次分别获得护理“三基”考核成绩优秀者，2009年获得年度优秀工作者。2019年，专业论文《浅析2型糖尿病综合干预效果》《浅析高血压患者个体化延续性的意义》分别发表于国内杂志《科学养生》和《医药》。

肾内科

（一）科室概况

定边县人民医院肾内科成立于2013年8月6日，是集肾病诊治、血液净化治疗为一体的综合诊治中心。2021年有临床医生10人（副主任医师1人、主治医师7人、住院医生2人），有2人具有硕士学位；有经验丰富的护理人员13人（本科11人、大专2人，中级职称5人、初级职称8人）。

科室拥有血液透析机、血液滤过机、CRRT（持续肾脏替代治疗机）、结肠透析机、呼吸机、心电除颤仪、心电监护仪、高血压治疗仪等设备，病区编制床位38张。对肾内科各种常见病及疑难病例有较强的诊疗经验，能开展血液透析、血液滤过、血液灌流、CRRT、结肠透析、腹膜透析等，可诊治肾病综合征、急慢性肾炎、急慢性肾功能不全、严重急性肾功能衰竭、糖尿病肾病、IgA肾病、高尿酸肾病、高血压肾病、系统性红斑狼疮性肾病、紫癜性肾炎等，并能积极救治各种药物中毒、肝性脑病、药物性肝损害、全身反应综合征、多器官功能障碍综合征、各种疑难杂症等。2021年，县医院成功开展了床旁CRRT（持续肾脏替代疗法）技术，为医院心、肾等多脏器衰竭治疗提供帮助。

科室每年门、急诊量1.6万余人，住院1200余人，年透析人次达1万次以上。

（二）科室历任主任、护士长

王磊，2013年任主任。

唐艳，1982年5月出生，主治医师。2004年7月毕业于西安交通大学医学院，2008年5月入职定边县人民医院，担任内科临床医师。擅长慢性肾病患者的常见血管通路的建立和维护，能制定个性化透析及综合性治疗方案，同时掌握各种急慢性病的处理方法和透析并发症，极大地提升透析患者临床诊治成效。2020年8月任肾内科副主任。

王翠萍，1979年4月出生，主管护师。西安交通大学医学院本科毕业，于2000年6月至2013年6月29日在定边县人民医院骨科工作；2010年担任骨科副护士长；2013年6月30日至8月5日担任门诊注射室护士长；2013年8月6日至今在肾内科担任护士长。2006年被定边县卫生局评为优秀护士。

潘霞，1984年10月出生，西安培华学院毕业，主管护师。2008年10月至2019年3月在呼吸内科从事护理工作，2019年3月至今在肾内科工作，2020年8月1日起担任肾内科副护士长。

（三）科室及个人论文发表情况

王磊，1999年撰写《加味金刚丸治疗格林巴利综合征》，发表于《中华医学研究精览文库》；2012年9月撰写《尿毒症维持性透析患者顽性高血压原因分析及对策》《持续性血透患者并发胸腔积30例临床分析》发表于《航天航空医学杂志》；2021年8月撰写《氨氯地平+贝前列素钠治疗高血压早期肾损害效果研究》，发表于《医药前沿》。

马占洋，2017年3月撰写《黄芪桂枝五物汤临床应用心得》，发表于《陕西中医药大学学报》；2017年8月撰写《黄芪桂枝五物汤治疗糖尿病周围神经病变19例》，发表于《光明中医》。

张美妮，2020年撰写《缺血性脑卒中并发肺部感染的危险因素认识进展》，发表于《世界最新医学信息》。

（四）科室及个人获奖情况

2015年10月获定边县总工会“稳增长、展巾帼风采建新功”护理品管圈劳动竞赛三等奖。

2019年5月被中共定边县委、县人民政府评为“优秀护理单元”。

从科室成立至今受到广大群众的一致好评及患者和家属的满意，收到锦旗50

余面。

第三节 外 科

一、沿革

1955年，卫生院迁到鼓楼北巷后，内部开始分设内科、外科及化验室，但不作为单独科室，隶属于医政股，股长毛启明。大部分医师均不分内外科，同时坐诊或出诊，业务、治疗、护理均采取谁值班谁负责制度。全院共配置各科病床12张，日接诊患者10～20人，手术室亦很简陋。全年完成门诊15207人次，门诊医生3人，人均日诊14人次。外科业务由仲纪云负责，只开展一些简单的跌打损伤、骨折脱臼、烧灼等小手术与防治业务。

1956年春，医院接诊一急性阑尾炎患者，术前进行了会诊与讨论手术方案，由仲纪云主刀手术。5日后因病情反复，患者死亡。此病例为定边县人民医院首例外科手术，在当时条件下堪称“重大医疗事故”。仲纪云亦受到一些不公正待遇，从此改行中医，并有所成就。

20世纪50年代末，郭锦文从陕西省卫生干部学院学习归来，回到县医院与毛启明等主持外科业务，并积极协调专业发展与提高。60年代初，付福春从湖南医学院分配到定边，崔志祥复回县医院，外科力量有所加强。

1960年初冬的一天，医院突来一个急诊病人，经查为肠梗阻，需要立即手术，恰逢外科手术大夫下乡出诊。刚参加工作不久的付福春在院领导鼓励下，毫不犹豫地担当起这次手术的主刀任务，并成功挽救了患者生命。付福春由此一举出名，担任了住院部主治大夫。他主动为患者输血，为重症患者抢救治疗且予以床前监护，并组织外科医务人员下乡巡回医治患者。在农村医疗条件极度匮乏的状况下，先后开展了腹部、四肢创伤等外科手术治疗，完成了12例手术，在群众中树立了良好的形象。定边县卫校成立后，他兼职担任卫校临床学科教员，在教学中认真负责，悉心培养学员，努力完成教学任务，受到卫生行政部门的表扬和学员的爱戴。后来，省卫生厅领导曾在会议上高度赞扬其“像陕北的红柳一样，坚强地扎根在陕北定边”。

1963年5月，经县医院第七次院务委员会研究讨论，决定医生分科及成立手术组，并上报行政主管部门。外科有郭锦文、付福春、党正金；妇产科有杨燕、赵乐（罗）芬、王瑞珍；外科协助妇产科工作。该年上半年，外科门诊、出诊医治患者达4618人次，病床使用率约57.1%，收容住院病人237人，治愈率超90%。

此后一段时期，于长雍、赵国治等众专业人才被分配到定边县人民医院工作，外科医师力量进一步增强。他们在遇到的疑难杂症及典型病例中充分群策群力，以挽救生命为宗旨进行术前论证，在现场会诊基础上针对所接诊的阻塞性黄疸、严重的小儿肺炎、妊娠毒血症、伤寒肠梗阻、脑出血、肝包虫、肾脏性水肿等十多种病例进行分析讨论，实施医疗救治，使医务技术在实践中不断得到提高，同时结合实际举办学术活动，撰写论文，注重总结经验，创新发展治疗成果。

“文化大革命”期间，大部分骨干医生被调离，外科诊疗业务难以正常开展。

定边县“外科一把刀”于长雍一度被调往安边医院，曾在中国人民解放军第二军医大学进修学习一年，主修胸外临床技术，颇受二军大胸外专家的青睐与赞扬。在复回定边县人民医院后升任副院长的几年里，他不负众望，连续做各种外科手术十余例（胸外科三例），均告成功。从此定边县人民医院外科声名鹊起，在定边县外科医疗史上留下浓墨重彩的一笔（他于1986年调回原籍山东烟台市医院）。

1973年4月中旬，定边县人民医院开展了第一例胸外科手术。1名女患者，三年以来出现胸部肿痛，后逐渐加重，伴气短、心悸、咳嗽。由于农村条件限制，未能得到及时治疗，到县医院外科接诊前，已突发多次休克。院领导发出了“提高信念、积极协作、只许成功、不许失败”的指令。外科手术组经会诊分析，X光透视确诊为患者右下肺破裂，同时对会发生的异常、突变情况作出分析方案。麻醉室医务人员立即做术前练兵，保证患者手术时正常的麻醉效果；后勤保障手术进行时照明畅通；器械急救药品由药房、供应室配合到位。

手术由外科大夫于长雍主刀，外科主要医务人员、护理人员及有关领导到现场积极配合。无影灯下，他们演绎了一场抢救生命的战斗。手术成功了，患者得救了。

1974年，定边县剧团1名职工突发阵发性心肌梗死，送到县医院抢救时，心率缓慢，生命逐渐衰竭。外科大夫郭锦文、于长雍、付福春立即进入手术室抢救。他们全力配合，奋战四小时，挽救回患者的生命。此后，定边群众中就流传开“县医院有三把刀”的说法。

“文化大革命”结束后，县卫生局于1978年秋批准崔志祥、张德为定边县人民医院外妇科负责人。外科业务组要求科室人员苦练操作技术，在不断提高腹部手术前提下，积极开展了胸外科手术五例，脊柱神经拉伤手术和中西医结合处理急救病例。开展了白内障、青光眼手术治疗。全院要求治愈率达70%以上，诊断率提高到90%，死亡率降低到3.5%以下，提高病床周转率在18次以上。全院病床数62张，外妇科分配38张，外科手术量大大增加，连年被评为医务先进科室。

1982年，郭锦文接任县医院院长，崔志祥、付富春、于长雍升任副院长。外妇科主任由田耕年担任。

随着改革开放的不断深入，县医院的各方面工作逐步恢复正常，并得以迅速发展。外科大力培养人才骨干队伍，从大中专毕业生中选送骨干到外埠各大医院进修学习，提高专业水平。其中，刘志光、丁海山、王学广、赵生孝、张鸿翔、宋怀明、李伟、张存渊、张旭亮、杨志伟、刘双宝、薛树军等先后成为外科中坚力量。继田耕年之后，刘志光、王学广先后分别接任外科主任。

20世纪80年代中后期直至90年代末，定边县人民医院患者数量大幅下降，小病小患挤破城关医院大门，外科业务一度门庭冷落，中小手术以上病患全到盐池就诊。外科诊疗、手术救治是一个医院的窗口与综合实力的具体体现。恢复外科曾经的辉煌势在必行，任重道远。

1998年2月，杨继张出任院长，面对县医院医疗业务严重滑坡的现象，经过深入调查研究，大刀阔斧实行改革与治理。他以整改各科室机构为主线，将医疗业务分设为内科、外科、妇产科、儿科和骨外科五大病区，狠抓作风纪律、医德医风整顿，认真贯彻执行十多个新的规章制度；同时积极选派各科优秀骨干力量到省、市各大三甲医院进修学习，提高业务技术水平，锻造振兴医院的中坚力量。

二、分设科室

1998年秋，张少雄进修回归定边县人民医院，并被任命为副院长。他不负众望，带头苦干实干，充分调动全科人员的工作积极性，全面开展便民优质服务，外科业务迅速崛起，就医患者成倍增加，工作量大幅度增加，只能采取加班加点超负荷运转的方式，以满足病患及家属的需求，取得了良好的经济效益和社会效益，走入了向深度、广度进军的快车道。

以2001年为例，外科全年开展经胸全胃切除空肠代胃术、开胸探查肿瘤切除术、全结肠部分回肠切除术等手术新项目14项；全年开展大型手术407例，其中胆囊切除术233例、开颅术21例、脾切除修补术20例、甲状腺大部分切除术10例、骨折切开复位钢板固定术50例、外固定支架12例；抢救危重病伤、车祸患者130人次。其中白湾子村1名农民获救堪称医德医风改观之特例。

2005年，随着新住院大楼启用，大外科分为普外、骨伤、颅脑、泌尿4个分科室，业务复兴，人员大量增加，新生力量不断融入，外科病人越来越多，手术量越来越大，病床增加到200余张。院领导审时度势，果断决定大外科分设科室。率先析出骨伤科、普外科，又设立颅脑泌尿科，后又单独设立神经外科与泌尿外科；配合疼痛科，手术室与麻醉科亦相继成立。相继给各科室配置了先进的医疗器械，采取“请进来、送出去”的办法，先后与省内外十余家三甲医院建立协作关系，加大人才培养力度。

（一）科室概述

综前所述，普通外科的前身是外妇科，1993年3月两科分离，外科形成一个独立科室，人们习惯称之为普外科。其在各专项外科析出前为定边县人民医院的一个综合大科室。后整合普外、骨伤颅脑、泌尿科（后该科又分为神经外科与泌尿外科），统称大外科。

经过近30年的发展与几代外科人的努力，截至2021年，普外科有医护人员42人，其中主任医师2人、副主任医师4人、主治医师4人、住院医师7人，主管护师3人、护师10人、护士9人、护工3人。科室开放床位60张，每年收治各类普通外科患者3300余人次，开展手术超过1500例次，治愈率达90%以上。

2014年以来，普外科引进新的医疗项目，大力开展腹腔镜胆囊切除术、胆道镜探查取石术、甲状腺及颈部良性肿物切除术、乳腺恶性肿瘤根治术等，同时也能开展部分三级医院的治疗项目，胰十二指肠切除术、肝叶切除术、胆总管囊肿切除术、胆肠吻合术、胃癌根治术、腔镜结直肠癌根治术及胸腹致内脏破裂手术。

普外科从2009年始，率先在陕北区开展一孔双视免气腹腔镜胆囊切除术500余例；2011年在陕北地区率先开展气腹腔镜微创手术。

《2014年临床路径实施情况统计》资料显示，近20年间普外科实施了各种手术。胆囊肿切除术191937例，阑尾切除术252247例，疝修补手术6713例，睾丸鞘膜积液1022例等。

（二）科室历任主任、护士长

主　　任　仲纪云（50年代初）

郭锦文（50年代末至60年代中期）

郭锦文（1968—1974）

于长雍（1974—1978）

崔志祥（1978—1986）

刘志光（1986—1990）

田耕年（1990—1996）

刘志光（1996—2007）

王学广（2007—　　）

护 士 长　辛秀兰（1982年任护理部负责人兼外科护士长）
　　　　　田凤英（1982年任副护士长）
　　　　　常文琴（1983—1988）
　　　　　白志秀（1988—1989）
　　　　　贺秀芳（1989—1995）
　　　　　刘万芳（1995—1999）
　　　　　王冲霞（1999—2001）
　　　　　姜　昀（2001—2006）
　　　　　李俐霞（2006—2011）
　　　　　杨　娜（2011—2016）
　　　　　童　丹（2016—　　）
副护士长　王姣姣（2016—　　）

（三）开展新项目及论文发表情况

2008年11月，在主任医师张少雄带领下，普外科独立完成胰十二指肠切除术，术后患者恢复良好；同年完成胆总管囊肿切除术、胆肠吻合术多例。

2018年在中日友好医院教授周雷带领下完成胃结直肠肿瘤根治术20余例；2019年7月在西安交通大学第二附属医院翟红军带领下，完成腹腔镜直肠癌根治术2例，术后患者恢复良好。

这些部分三级医院治疗项目的开展，将定边县人民医院普外科推向一个全新的高度，有些项目在陕北地区处于领先地位。

近二十年，普外科在学术研究方面亦取得重大突破与成就，至2020年先后在省级以上医学杂志发表学术论文13篇。

至2020年定边县人民医院普外科发表论文一览表

表4-3-1

论文名称	发表期刊名称
MIYIZZI综合征22例治疗体会	《陕西医学杂志》
脾修补术治疗脾破裂31例体会	《陕西医学杂志》
小肠破裂42例诊治体会	《中国中西医结合外科杂志》
腹腔镜胆囊切除术后腹壁肌间囊肿1例	《第四军医大学学报》
乳头湿疹样癌误诊一例	《临床误诊误治》
外伤性小肠破裂诊治体会	《延安大学学报》
腹部穿孔伤3例诊治体会	《陕西医学杂志》

续表4-3-1

论文名称	发表期刊名称
一孔双视免气腹腔镜胆囊切除体会	《陕西医学杂志》
腹腔镜胆囊切除术后腹腔积液9例分析	《临床医药文献杂志》
一孔双视免气腹腔镜胆囊切除230例分析	《中华普通外科杂志》
腹腔镜联合胆囊治疗胆囊结石的临床分析	《临床医学研究与实践》
老年腹股沟疝修补体会	《现代中西医结合杂志》
阑尾切除困难患者治疗体会	《现代中西医结合杂志》

（四）科室获奖及展望

2008年，获定边县突出公共卫生事件紧急救治演练团体奖第一名，县医院普外科救护队奖金3000元。

2015年，获定边县总工会女职工委员会，定边县人民医院联合奖项“稳增长、促发展、巾帼风采建新功护理管圈”劳动竞赛二等奖。

2016年，获中共定边县委直属机关委员会“十佳服务型党组织”。

普外科团队始终坚持科技兴院、人才立院的一贯方针，通过多种途径吸引人才、培养人才，结合实际制定科学的队伍建设规划，先后安排科室人员到西京医院、唐都医院、西安交大附属医院等三甲医院进修学习。同时，为提升专科护理团队服务质量和水平，全科护士轮流在银川市第一人民医院、西安交通大学第一附属医院普外科进修学习。截至2021年，专科护理团队基本完成培训。

普外科基本掌握腹腔技术，下一步将积极开展腹腔镜疝修补技术、腹腔镜胃肠肿瘤根治手术等。进一步完善术中冰冻、切片等肿瘤相关辅助检查手段，派员外出进修学习，进一步规范肿瘤手术治疗方案，尤其是术后规范化治疗。同时计划建立标准烧伤清创室，购置完善设备，规范烧伤病房管理 ，提高大面积烧伤患者救治能力，开展离皮瓣修复创面缺损等手术治疗。通过外出学习和进修规范诊疗方案，开展PPH痔环切术，拓宽肛肠疾病的治疗范围，提升诊治能力，不断缩小与发达地市级医院的差距。

骨　科

（一）沿革概述

定边县人民医院骨科于2002年从大外科分出，位于住院部三层。骨科技术力量雄厚，人才梯队合理。20世纪70年代，骨科医师王崇斌由西安医学院本科毕业后，分配到定边县人民医院外科工作，后到西安红十字医院进修二年，结业返回定边县人民医院后在外科（骨科）工作。

（二）科室状况

（1）医护人员

骨科有医护人员32人，其中高级职称5人、中级职称4人、初级职称3人、护理19人、主管护师3人、护师10人、护士6人。

骨科是定边县人民医院重点科室之一，是集医疗、康复、教学、科研为一体的综合科室。能开展四肢创伤、骨盆、脊柱、关节、骨病、畸形、关节镜、肿瘤等手术项目，是陕西周边医学院校的教学实习科室。

（2）设施设备

骨科早期运行时，正是缺药少医的时代，二十世纪六七十年代，老一辈骨科人用手摇钻、大力剪、普通钢板等老旧医疗器具开展四肢简单骨折手术，大部分患者骨折后都通过手法复位，石膏和夹板制动，给许多患者留下永久的畸形及功能障碍。

骨科的正式设科运行，骨科新一代技术人才的成长与进修、锻炼、提高，真正开启了骨科业务的高速发展阶段，为骨科患者带来了福音。

科室有开放床位65张，其中抢救室2张，病房按三级医院建设标准设置为双人病房、三人病房、老年病房、隔离病房、过渡病房、惠民病房等。年住院病人2000余人次，年手术量近1100台次。

配置西门子C臂机、床旁X线片机、关节镜、椎间孔镜、骨创伤治疗仪、CPM机、下肢气压治疗仪、多功能牵引床、创面持续负压吸引器、呼吸机、监护仪、心电图机、床单位臭氧消毒机、医用空气消毒机等多种先进仪器设备。

（三）业务骨干简介

张鸿翔、宋怀明、刘双宝、薛树军、赵有才、王利阳（见第十章“人物”）。

吴旭东，主治医师。毕业于西安医学院临床医学系，本科学历。曾在宁夏医科大学附属总医院 、扬州大学附属医学院进修。多次参加省、市应急救治练兵竞赛并取得名次。他擅长多发伤的救治，运动损伤及脊柱、四肢骨折的诊治，能独立开展肩、膝关节镜手术，是陕西省中西医结合学会骨科微创委员会委员、运动医学会委员，榆林市烧伤整形学会委员。

刘小涛，主治医师，临床执业医师，2010年毕业于延安大学医学院，本科学历。曾在宁夏医科大学总医院进修一年，熟练掌握骨科常规诊疗，擅长核磁共振学。

赵立晶，于2011年毕业于西安医学院临床专业本科，先后在咸阳市第一人民医院、陕西省人民医院见习实习，西京医院、苏北人民医院进修学习，熟练掌握骨科常见病和多发病的诊疗工作。

白浪潮，主治医师，毕业于西安医学院本科临床医学专业，在西安医学院第一附属医院学习，曾在宁夏医科大学总医院进修一年，熟练掌握骨科常规诊疗、手外伤等，协助上级医师完成复杂脊柱四肢骨折。

赵彩玲，2003—2009年任护士长，多次被评为“优秀护士”“优秀护理工作者”；2006年被评为年度优秀护士长；2008年获辛勤工作15年以上成绩突出奖。

贾彩萍，2009—2021年任护士长，2005年、2017年两次被评为“优秀护士”；2011年获“先进护理工作者”奖励。

刘召召，任副护士长，2019年被评为优秀护士。

（四）业务开展及人才培养

骨科单独设科近20年，在副院长张鸿翔带领下，逐步引进DCP、DCS 、DHS 等AO内固定材料，真正开启了骨科业务高速发展期，在治疗四肢长骨干骨折、关节周围骨折等方面医疗技术明显提高，骨不连、骨折畸形愈合等并发症明显减少。随着骨科技术的不断进步，骨科发展的十年间逐渐由AO理论向BO理论过渡，LC-DCP\PC-FIX\LISS支撑钢板，桥接钢板等新型内固定材料逐渐广泛应用，四肢及关节内骨折ORIF术日臻完善。

随着社会医疗技术不断发展，进入微创手术时代，这大大提高了骨科手术医疗的技术含量与成功率。同时，对微创手术步入技术伤痛小，恢复更快，术后无痛感，提出更高要求。定边县人民医院骨科专科紧跟时代步伐，在骨科技术高速发展的第二个10年，购进西门子C臂机及多功能可透视牵引床。从此关节周围骨折，切开手术改进为MIPPPO术，骨盆骨折TILE：B型及C型多应用闭合复位外固定及骶髂螺钉固定，老年转子间骨折，股骨、胫骨等长骨干骨折由切开复位，更多地改为闭合复位髓内钉内固定，且内固定物由最早的Ender钉、Gamma钉，逐渐升级为PFNa、InterTan专家型髓内钉。外固定架由早期的只有半环架逐渐增加了单边式三角式、铰链式及Ilizarov外固定器。四肢关节骨折手术技术成熟时，也不忘多学科同时发展。

2018年始，骨科大力发展关节型骨科技术，通过外聘专家传经送宝、派出去进修学习、培养人才等手段，使骨科技术力量不断加强，人才型医师层出不穷，每年膝、髋关节置换手术数量均过百台次，在定边县城周边区域享有较高声誉。

2020年后，正式大量开展关节镜，先后独立完成了膝关节游离体取出，半月板切除及缝合，前后交叉韧带重建，髌骨关节脱位内侧髌骨支持带重建，膝关节周围骨折关节镜下复位固定，肩袖修补、肩峰下减压及成形，关节内滑膜切除，关节腔清理等手术。且技术含量与手术成功率均走在省内前列。

同时在脊柱骨科诊疗、手术医疗技术方面也由10年前的外请专家主刀，逐渐过渡为独立自主完成胸腰椎骨折切开复位椎弓根钉棒系统内固定，胸腰椎骨质疏松性骨折PKP/PVP术，椎板减压术，Halo代架外固定术。2021年，配备了椎间孔镜，要求全科人员都学会操作，并熟练在工作中运用。

在小儿骨科、足踝外科、手显微外科、骨肿瘤、截肢感染等骨科专业技术上也是多点开花，开拓创新。能独立开展陈旧性孟氏骨折、高足弓畸形、马蹄内翻足畸形、多指并指畸形、拇外翻畸形、Lisfranc损伤、神经血管断裂吻合、周围神经卡压及损伤、各型骨与软组织肿瘤、四肢毁损伤、挤压伤，骨髓炎、骨结核、布氏杆菌等疾病的保守与手术治疗。在广泛软组织缺损，感染、骨髓炎应用转移皮瓣 、游离皮片移植VSD负压吸引，开放颗粒样植骨，Ilizarov技术，Masquelet技术等方面取得了良好成效。

在医疗教学研究等方面，科室亦积极走在前面，为实习生耐心细致传授骨科技术，同时与北京、西安、宁夏等地三甲医院建立业务技术协作关系，可随时邀请有关专家前来会诊及同台手术，取得瞩目成效并提高技术水平及效益。上岗科室人员均轮流外出在三甲医院培训、进修。不断提高骨科专业技术与医德医风素质。

在科室诊疗特色方面，定边县人民医院骨科以治疗四肢关节创伤为主要临床任务和研究方向。近年来，关节外科、运动医学科、脊柱骨科、手足外科、小儿骨科等多学科百花齐放，在周边同级医院业务量处在领先地位。从而弥补了过去以单纯创伤骨科为主的短板。

（五）诊疗范围

严重多发伤，复合伤，多处伤及批量伤员的救治；四肢严重骨骼与关节损伤，骨盆及髋臼骨折的治疗；运动损伤的关节镜治疗；微创技术治疗四肢骨折、脱位；脊柱、脊髓损伤的救治及骨质疏松性腰椎骨折的PKP/PVPSY术；骨病、化脓性感染结核布病；运动系统畸形的诊治；骨折不愈合、骨坏死；骨骼周围神经损伤，各型皮瓣、骨移植修复组织缺损；腰椎间盘突出症，颈椎间盘突出症，开放手术及椎间孔镜手术。

（六）论文发表情况

由于骨科全科人员通力协作，积极进取，不断努力提高专业技术水平，注重于科研实践，提高业务能力，更好为患者服务，故在科研方面取得重大突破与成就。专利申请了易清洁骨科检查床、骨科治疗架、中医骨科治疗熏蒸装置。同时，在各大医学杂志上发表多篇论文。

《关节镜微骨折术治疗老年膝关节软骨损伤的有效性及安全性分析》发表于《医药卫生》。

《Notch信号通路通过ATF5调控脊髓神经干组细胞分化》发表于《山西医科大学学报》。

《改良后外侧小切口全髋关节置换术24例》发表于《内蒙古中医药》。

《脊柱转移瘤姑息性切除减压内固定联合骨水泥填充的临床疗效研究》发表于《生物骨科材料与临床研究》。

《四肢创伤骨折后骨不连治疗中不同植入物内固定的临床比较》发表于《临床研究》。

《长管状骨并肺部创伤患者并发脂肪栓塞临床分析》发表于《中国伤残医学》。

《防旋型股骨近端髓内钉与动力髁螺钉治疗老年不稳定粗隆间骨折的效果比较》发表于《海南医学》。

《交锁髓内钉固定治疗胫腓骨骨折的疗效》发表于《临床医学研究与实践》。

《补肾活血汤加减配合中药熏洗治疗膝骨性关节炎48例》发表于《现代中医药》。

《中西医结合治疗50例胫腓骨骨折临床分析》发表于《现代中医药》。

（七）科室获奖及展望

定边县人民医院骨科分科后20年间群策群力，集思广益，上下一心，建立健全各项规章制度，协力推进专业技术取得优异成绩，在全医院各项竞赛考评中获得较好成绩与奖励。于2008年获评“创二甲”工作先进科室，2009年获评“全县医院管理先进集体”，2010年获评“定边卫生局先进科室”，2016年获“急救中心模拟急救演练”综合考评第二名等。

骨科科室将继续巩固提升创伤骨科，加强关节骨科、运动医学、脊柱、手足显微及矫形等二级学科建设。独立且熟练地完成髋关节、膝关节置换，膝关节镜下交叉韧带重建，半月板缝合，关节内游离体摘除，肩关节镜下肩袖修补。全面开展颈腰椎骨折切开内固定及微创治疗，并逐步完成椎管狭窄、脊柱感染、脊柱肿瘤的相应手术。并能够完成常见带管蒂皮瓣转移，血管、神经移植。大力提高足踝部、膝关节周围肩肘部畸形的截骨矫正水平。

同时加强医院内外交流，完善与协作医院专家帮扶机制，提升骨科科室综合实力。加大专科建设投入，整合优质医疗资源，不断更新完善专科医疗设备与技术。并积极开展骨科优质护理服务，进一步实现规范专科临床护理工作，不断提高护理服务质量和技术水平。

神经外科

（一）沿革概述

定边县人民医院建院初没有独立的神经外科。2002年，骨科与大外科分离单独成科，神经外科依附于骨科，位于县医院住院部三楼。

自1999年起，在老一辈神经外科人李伟领导下，开展神经外科手术及诊疗工作。2014年4月从骨科分出，与泌尿外科合称颅脑泌尿外科。同年5月科室搬迁至住院部5楼。2020年5月，与泌尿外科分设，独立成科，为神经外科。

从2014年成立开始，颅脑泌尿外科共有医护人员27人，其中副高级职称2人、中级职称2人、初级职称3人，护师2人、护士18人。至2021年底，有医护人员29人，副高级职称1人、中级职称2人、初级职称3人，主管护师3人、护师14人、护士6人。拥有开放床位55张，其中监护室床位3张，抢救室床位2张，普通病房床位50张。年收治住院患者1800人次，是定边县人民医院重点科室之一。

（二）业务骨干简介

杨志维、李伟（见第十章“人物”）。

李恒，神经外科主治医师。2009年毕业于延安大学医学院，2014—2015年在延安大学附属医院进修学习一年，多次外出参加短期临床技能培训。擅长颅脑外伤及高血压脑出血疾病的诊治及手术。

李凌春，大学本科学历，主治医师。2013年毕业于西安医学院临床医学系，2016—2017年在宁夏医科大学总医院进修学习一年，2020—2021年在江苏人民医院NIGU进行学习，2021年7月在宁夏银川参加CTCT中国创伤救治培训。多次参加学术研讨会和短期技能培训班。熟练掌握神经外科常见疾病和多发疾病的诊疗工作。擅长重型颅脑损伤，高血压脑出血，神经危重症患者的救治。能独立开展颅脑外伤手术，高血压、脑出血的微创置管引流术及内镜下脑内血肿清除术等。

董莉，2010年至今任神经外科护士长，多次出外进修培训，精通相关护理业务。

薛艳艳，2014年4月至2020年5月任颅脑泌尿外科护士长。

姚娅妮，2021年7月担任神经外科副护士长。

（三）业务开展情况

神经外科单独分科前，颅脑创伤患者均在骨科诊疗救治，但仅能收治一些简单的颅脑外伤患者。至1999年，在主任李伟的带领下，成功开展了定边县人民医院第一例颅骨骨折整复术。2001年成功开展单纯硬膜外血肿清除术项目，2004年首例硬膜下血肿清除术在定边县人民医院成功开展。

2007年以后，随着新生力量杨志维的加入，让神经外科团队更加强大，陆续成功开展硬膜下血肿清除术、颅骨凹陷性整复术、硬膜下血肿清除术、慢性硬膜下血肿钻孔引流术等手术，但均只能进行一些简单的颅脑外伤手术，对于重型颅脑损伤、复杂颅脑外伤，还是束手无策。杨志维多次外出学习，手术技术大幅提升，手术设备不断更新，神经外科软实力、硬实力均上新台阶。2012年，神经外科技术再一次突飞猛进发展，杨志维带回很多新技术、新理念。

2015年以后，以主任杨志维带领李恒、李凌春、王统玉等医师为骨干团队，努力学习新技术，提升神经外科手术技能，逐步开展高血压脑出血、脑出血开颅血肿清除术，颅骨骨瘤切除术、颅骨缺损钛网Ⅰ、Ⅱ期修补术，凸面脑膜瘤切除术。

2017年，李凌春医师进修回来，带回针对高血压脑出血手术治疗的新思路，在杨志维积极支持下，成功开展高血压脑出血微创置管引流术，救治多例危重患者。

在定边县人民医院领导大力支持下，神经外科不断发展壮大，紧跟学科的发展，先后配置DoroHeadrest（头架）、蛇牌开颅动力系统、国产开颅动力系统、Stor神经内镜、医用电脑电器、医用放大镜眼镜空气波压力循环治疗仪、YYT-Ⅰ型冰毯机、YYT-IB型冰毯机、飞利浦V200呼吸机、迈瑞SV600呼吸机、床单位臭氧消毒机、医用空气消毒机等多种先进仪器设备。

神经外科积极学习新技术，开展新技术 ，不断实践并完善人才梯队建设，2021年引进内镜下脑内血肿清除术，填补了空白。

定边县人民医院神经外科以治疗颅脑外伤及高血压脑出血为主要临床任务和研究方向。至2022年科室主要诊治疾病为颅脑多发伤、重型颅脑损伤、硬膜下血肿、硬膜外血肿、脑挫伤、蛛网膜下腔出血、高血压性脑出血、颅骨凹陷性骨折、脑积水、颅骨骨瘤 、脑脓肿和急性大面积脑梗死等。可以成熟开展的手术项目有颅骨凹陷性骨折整复术，硬膜外血肿清除术，脑挫伤，蛛网膜下腔出血，高血压性脑出血，脑出血微创置管引流术，内镜下脑内血肿清除术，脑室—腹腔分流术，颅骨骨瘤切除术，颅骨缺损钛网Ⅰ、Ⅱ期修补术，凸面脑膜瘤切除等。其中，在脑室—腹腔分流术择期手术治疗脑积水等十余个方面有丰富的手术经验，曾挽救了许多危重患者的生命。

近年来，积极开展高血压脑出血微创手术治疗，手术例数逐年增加，已突破50台/年。此手术创伤小，术后效果较前有明显改善，术后患者功能恢复亦有明显提高。另外，在处理复杂颅脑损伤、重型颅脑损伤、高血压脑出血等方面积累了丰富的经验。

（四）论文发表情况

定边县人民医院神经外科不断与北京、江苏、宁夏等地多所三级甲等医院建立业务技术协作交流，和周边医科大中院校实习生进行教学交流与指导，全科人员努力探讨与研究。发表有价值的论文3篇：

《微创颅内血肿清除术治疗高血压性基底部区脑出血的价值》；

《腹腔匀下脑室—腹腔分流手术在重型脑外伤术后脑积水的应用效果分析》；

《超早期微创穿刺引流治疗基底节脑出血68例临床分析》。

2020年，该科室成为宁夏医科大学总医院神经外科联盟成员单位。

（五）科室获奖情况及展望

2020年，在第二届全国高血压脑出血微创救治病例评选大赛中获“极具发展潜力奖”。

随着定边县人民医院的新址落成与投入使用，各科室设备的更新，神经外科的硬件水平亦有很大提升，神经外科也将迎来许多新技术、新课题。全科人员将会不断迎接新挑战，积极探索脑血管造影、脑动脉瘤栓塞、脑动脉瘤夹闭等目前还无法解决的难题。

泌尿外科

（一）科室概况

定边县人民医院泌尿外科在建院初期未设立，1996年在大外科内部成立泌尿外科组。2002年骨科从大外科分出后，在骨科内成立颅脑泌尿科专科，至2013年正式成立泌尿外科与神经外科同科运转，2014年从骨科分出，同时神经外科与泌尿外科各独立成科。

独立成科前科室由最初1名医师增加到后来的5名，其中副主任医师2名、主治医师1名、住院医师2名、护理人员8名，科室设置病床35张。

2013—2021年，张存渊任主任。

2013—2020年，董莉任护士长。

2020—2021年，李静、薛艳艳任护士长。

独立设科后，配置尿扩器、好克膀胱镜、奥林巴斯电切镜、气压弹道碎石设备、好克输尿管镜、碎石镜、尿道内切开镜、膀胱穿刺针及配备体外冲击波碎石机等。

初时，泌尿科业务一直归大外科。1996年在大外科内成立泌尿外科组后，又于2013年正式成立泌尿外科。在科主任张存渊积极努力下，泌尿外科不断发展壮大，紧跟省内外泌尿学科发展形势，对外积极学习新技术，对内完善人才梯队建设，适时地将新技术运用到医疗实践中，并达到理论与实践应用相结合，迎来了定边县人民医院泌尿外科新的机遇。

随着各学科医疗技术的提升，医疗设备的不断增加改善，在定边县人民医院领导大力支持与鼓励下，科室不断派人员外出进修，提高技术，泌尿外科业务日益扩大了范围，综合素质得到进一步提升，科室发展步入正轨，并向高速发展推进。科室的诊疗特色不断表现出来，临床手术超常运行。泌尿外科配备先进的医疗器械仪器后，开展泌尿科常见病的诊疗，如泌尿系结石、前列腺增生、肿瘤、感染、畸形前列腺炎、血尿、尿道狭窄、男科疾病等。在手术方面主要开展腔内泌尿外科手术和微创手术治疗。同时率先在定边县及周边地域开展了经尿道前列腺电切术、膀胱肿瘤电切、尿道狭窄内切开等微创手术。年门诊量1万人次，住院人数600余人；门诊手术约300台，住院手术约150台。

（二）业务骨干简介

张存渊、安彦君（见第十章“人物”）。

华磊，大学本科，主治医师。2013年毕业于西安医学院临床医学系，2018年10月至2019年10月在陕西省人民医院进修学习；多次参加学习省内外研讨会和短期技能培训班。能熟练掌握泌尿外科常见病和多发病的诊疗工作。

董莉、李静、薛艳艳具有丰富的临床护理实践经验、理论知识和较强的管理水平和领导能力，曾先后在县医院内科、神经外科、骨科、急诊科、妇科、泌尿外科担任护士长。

（三）业务开展情况

2010年开始微创手术，配合上级医院专家，行经尿道前列腺电切术；2014年独立行经尿道前列腺电切术。随后逐步开展经尿道膀胱肿瘤电切术、膀胱结石气弹碎石、尿道内切术等。同时开展了泌尿生殖泵损伤手术，如肾损伤肾切除术、膀胱破裂修复术、尿道吻合术、尿道会师术、阴茎损伤术、睾丸破裂修补缝合术等，并开展了肾囊肿去顶解压术、肾囊肿穿刺术、肾造瘘术、输尿管膀胱再植术、膀胱部分切除术、膀胱切开取石术、尿道结石取石术、精索静脉曲张手术、睾丸固定术、精索、睾丸鞘膜积液手术、睾丸切除术、附睾丸切除术、尿道肉阜切除术等，开展了泌尿外科及男科疾病诊治。

泌尿外科自成立始，对解决患者泌尿系统疾病做了大量的工作。患者常是弯着腰入院，治愈后喜悦归去。

2021年7月，定边县砖井镇农民赵某前往泌尿科就诊。患者92岁，多年来一直被前列腺增生疾病所困扰，进行性排尿困难十余年，尿频、尿线变细，排尿费力，尿等待，夜尿增多4～5次/天，严重影响了生活质量，苦不堪言。更于三天前出现血尿症，来到县医院治疗。入院后经主治医师马新宝详细检查和分析，老人对所患疾病有了新的认识，满怀期待地祈盼病能治好，享受晚年生活。

经检查后，安排住院，完善相关检查，决定手术治疗。泌尿科室全体医师术前进行热烈讨论与研究，并与患者交流手术方案与手术指征，可行经尿道前列腺电切术+膀胱结石碎石取石术。由于患者年龄较大，考虑到手术风险，进一步与家属沟通，获得家属的高度信任和积极支持。

术前控制一切正常，于2021年7月20日，在硬外麻醉下由科室主任张存渊主刀，副主任医师安彦君配合，实施经尿道前列腺电切术+膀胱结石碎石取石术。经数小时治疗，手术顺利，无输血，术后病理检查报告无恶性病变。经治疗，术后5日拔除尿管，老人小便通畅，激动地说："大夫啊，好多年了，都没有这样舒服地排尿了，感谢你们给我重拾年轻的感觉。"2021年7月26日，老人出院。

定边县人民医院泌尿科在学习新技术与学术研究方面积极进取，不断扩大知识面，钻研学科新动向与新技术，门诊诊疗与手术治疗双管齐下，人员自学与外部进修有机结合。

（四）论文发表情况

定边县泌尿外科积极开展对外协作与交流，成为周边医科院校本科及研究生实习协作科室。科内医师常派去参加省市及全国泌尿科、男科学术会议，吸取新的营养与成果，不断提升自身理论与技术水平。在学习与实践中将体会与认知写成论文在全国及省市医学文献发表，其中有10余篇散见于学报杂志。

《经尿道膀胱肿瘤电切术在浅表性膀胱肿瘤临床治疗中的应用效果观察》，2015年在《吉林医学》发表。

《经尿道手术与开放手术在前列腺增生治疗中的比较》，2015年在《 吉林医学》发表。

《经尿道前列腺电切术与汽化电切术在前列腺增生症中的疗效比较》，2016年在《临床医学与实践》发表。

《快捷会师治疗后尿断裂13例体会》，2016年在《临床医学与实践》发表，获得"全国医疗技术新进展与临床应用成果"一等奖。

其余论文分别在《临床泌尿外科》《陕西新医药》等杂志发表。

（五）科室获奖情况

多年来在定边县人民医院领导的关心支持下，全科上下精诚团结，积极进取，多次获得医院奖励。2021年，定边县人民医院泌尿科被授予陕西省泌尿外科疾病临床医学研究网络协作中心。

第四节　妇产科

一、沿革

（一）科室概况

妇产科业务始于20世纪50年代中期，时为定边县卫生院的重点业务之一，隶属于医政股。1963年5月，经县医院第七次院务会研究讨论，决定医生分科及成立手术组，并上报行政主管部门。妇产科医生有杨燕、赵乐芬、王瑞珍，外科协助妇产科手术工作。

当时，由于受条件所限，人们认识不到新法接生的安全性和重要性，一般孕妇都在家分娩，产妇、婴儿都有太多的不安全感。遇到难产时，大夫多数都是出诊接生，有诸多不便。好在妇幼保健站年年培训新法接生员，各乡村都有接生员或接生婆。

“文化大革命”期间，县医院的正常医疗业务受到严重冲击，停滞不前。党的十一届三中全会以后，随着改革开放的不断深入，县医院的工作逐步恢复正常，并得以迅速发展，妇产科业务归属于外科，简称外妇科。县医院妇科专业人才紧缺，技术力量薄弱，当时接产手术不分外科妇科，有难产或剖宫产手术，都是由外科大夫协助完成。

1976年，赵乐芬负责妇产科室工作，李兴翠配合卫生局计划生育工作，由郭锦文、杨玉兰、郭淑娥组成计划生育领导小组。

1984年，妇产科隶属外科，杨玉兰接手赵乐芬全面负责妇产科室工作，马秀兰担任副手。那时没有先进的医疗设备，各科室诊断患者均靠传统的医疗技术检查完成，妇产科也不例外。杨玉兰靠刻苦自学，积累了丰富的临床经验，用双手就能查清胎儿的胎位情况。当时，妇产科的疑难病症、高危手术，如臀位难产、横位难产、头位难产、肌瘤剔除等，在杨玉兰的主刀下都能完成，没出现一例医疗事故。

1992年，定边县人民医院推行院、科两级综合目标管理，对医护人员实行以岗定责、按劳分配的原则，严格落实三级查房制度、病历书写质量规定和全省统一收费标准，主任和医师层层把关，按时查房，外妇科秩序井然，效益大幅度提高。

1993年，产科大夫马秀兰向医院提出将妇产科从外科分出的建议。是年3月16日，经定边县人民医院院务委员会讨论研究，大家一致同意，形成将妇产科从外科分离出来的决议，单独成立妇产科，任命马秀兰为主任。科室当时有4间病房、12张病床，但专业人员紧缺，没有护士，科主任和大夫既接诊又干护理工作，加班加点，每天工作十五六个小时，没有节假日。马秀兰面对各方面条件和设施极差的工作环境，她不气馁，虚心学习，刻苦钻研新技术，把新知识、新技术用于临床实践，同时在业务上对年轻大夫手把手地传、帮、带，为妇产科发展积蓄了力量，不断提升技术水平。榆林二康医院、西安市医院，苏州市医院后来经常到县医院免费巡诊，帮助指导妇产科提高专业水平。

随着妇产科的专业人员不断壮大，技术水平日益提高，一般手术都可以完成，不用转院治疗。

1998年8月，上级改组县医院领导班子，大力推行内部管理体制改革。马秀兰带领全体科室人员大力挖掘潜力，充分发挥工作积极性，在引进新技术、开展科学研究方面狠下功夫，取得了明显成效。

2000年后，全县实施孕产妇全免住院分娩项目。从此全县90%的孕产妇在县医院妇产科分娩，妇产科工作量成倍增加。

2001年12月31日，经院长办公室会研究决定，成立计划生育领导小组，组长杨继张，副组长赵国庆，成员韩世英、张少雄、倪国栋、丁银山、刘万芳、刘志光、贺伟、马秀兰、贺向荣、姬兴军。下设计划生育办公室，主任刘万芳。

（二）科室历任负责人

大外科所辖妇产科业务负责人

负责人　杨　燕（1952—1959）
　　　　赵乐芬（1976—1984）
　　　　杨玉兰（1984—1993）

妇产科独立后

主　任　马秀兰（1993—2004）
　　　　王月娥（2004—2005）
　　　　高小琴（2005—2015）
　　　　高坦兵（2015—　）

副主任　丁晓丽（2021—　）

护士长　丁建斌（1993—1998）
　　　　赵艳玲（1998—2009）
　　　　石　晔（2009—2015）
　　　　孙嘉敏（2013—　）

医护人员选介

赵乐凤，女，1935年8月出生于陕西蒲城。1951年7月从陕西省助产学校毕业分配到定边县人民医院。1976年担任妇产科主任，1973年出席陕西省第二次计划生育工作先进集体先进个人代表大会。被选为陕西省第六次人民代表大会代表，定边县第五届、第六届、第九届人民代表大会代表。

杨玉兰、马秀兰、郭淑娥、雷彩凤、郭周兰、高坦兵、高小琴、郭金娥（见第十章“人物”）。

二、妇科

（一）科室概况

随着医学技术的不断发展和对疾病诊疗专科化的需求，定边县人民医院于2015年秋冬之际，将妇产科分解为妇科和产科。特聘专家高坦兵积极开展妇科腔镜技术，成为全县及邻近地区妇科诊疗中心。

2021年有医护人员31人。其中，医生13人、护士18人；硕士研究生1人、本科学历19人、大专学历11人；医生队伍中高级职称4人、中级职称4人、初级职称5人。开放床位30张，年门诊近7万余人次，住院近800余人次，手术近600台次，年业务创收近千万元。

科室现拥有德国DS腹腔镜、宫腔镜系统、进口阴道镜、BBT系统、宫颈癌普查系统及女性不孕不育诊疗系统等专科检查、治疗设备。能规范诊治妇科各种常见、多发病及疑难杂症，能够完成妇科三至四级手术，如腹腔镜下子宫全切术、阴式子宫切除术、阴道前后壁修补术、恶性子宫肌瘤根治术、腹腔镜下双侧输卵管吻合术、宫腹腔镜下疤痕妊娠清除术、腹腔镜下子宫疤痕修补术、女性生殖道畸形矫正术、腹腔镜下子宫肌瘤剥除术、经腹巨大盆腔肿瘤切除术、宫腔镜下黏膜下肌瘤电切术、宫腔镜下子宫内膜息肉电切术及单孔腹腔镜手术等。擅长各种类型的宫腹腔镜微创手术，使微创成为妇科特色。

科室注重引进新技术、开展新项目，近3年分批派送学术骨干到各省级医院进修学习，具有较强的创新能力和发展后劲，承担了全县及周边地区妇科疑难危重症的诊治任务。

（二）科室主任、护士长

主　　任　高坦兵　（2015.7—　　）

副 主 任　高小琴　（2015.7—　　）

　　　　　丁晓丽　（2022.3—　　）

护 士 长　董　莉　（2016—2020）

　　　　　李　静　（2020—　　）

副护士长　乔　霞　（2017—2019）

　　　　　丁晓媛　（2021.8—　　）

（三）护士长选介

董莉，女，护师，2016—2020年任妇科护士长。2008年毕业于延安大学，本科学历，2010年3—6月宁夏医科大学总医院进修学习3个月，先后多次在北京、宁夏银川、西安、榆林等地参加护理管理学习交流培训。本人具有扎实的理论知识、丰富的临床护理经验和优秀的管理理念，任职期间很好地完成了各项医疗护理工作。

乔霞，女，2017—2019年任副护士长。

李静，女，2020任护士长。主管护师，毕业于宁夏医科大学，于2002年12月参加工作，2013年担任骨科副护士长。2018—2020年担任感染科护士长，2020年7月至今担任妇科泌尿外科护士长，从事临床护理工作19年，曾先后被院内及县人民政府评为“优秀护理工作者”。

薛艳艳，女，主管护师，毕业于宁夏医科大学，于2002年进入本院内科从事护理工作，2013年担任颅脑泌尿外科副护士长，2020年担任妇科泌尿外科副护士长。

丁晓媛，女，2021年起任副护士长。毕业于西安交通大学，于2010年参加工作，从事护理工作11年，于2014年在银川附属医院进修，曾获评院内及定边县人民政府“优秀工作者”。

（四）业务开展及论文发表情况

2017—2020年定边县人民医院妇科开展手术情况表

表4-4-1

临床技术名称	近4年开展例数(单位:例)			
	2017年	2018年	2019年	2020年
输卵管造影	109	128	161	128
输卵管介入治疗	2	3	5	2
不孕不育	290	331	357	388

2008—2021年定边县人民医院妇科人员发表论文情况表

表4-4-2

人员	名称	发表杂志
高坦兵	多囊卵巢综合征不孕的手术治疗	《中外女性健康研究》2017年第2期
丁晓丽	腹腔镜与开腹手术治疗宫外孕的临床效果比较	《临床医学研究与实践》2017年第33期
王娟	中西医结合治疗功能性子宫出血	《医药卫生》2017年4月第3卷
高小琴	三种药物促宫颈成熟的临床比较	第四届全国基层医学学术研讨会暨医学新进展讲习班

续表4-4-2

人　员	名　　称	发表杂志
高小琴	药物流产成功与子宫位置的关系	《中国社区医师》2008年8月
高小琴	米非司酮治疗围绝经期子宫肌瘤40例临床观察	《河北医学》2009年2月
范　玲	子宫剖宫产疤痕妊娠中宫腔镜的应用	《亚洲临床医学杂志》2021年第10期

三、产科

（一）科室概况

2015年秋冬之季，产科正式与妇科分离，成为独立科室。产科专科特色突出，人才结构合理，科室能全面开展子宫全切术、新式子宫下段剖宫产术、复杂的二次剖宫产术、剖宫产时子宫肌瘤剔除术、子宫动脉上行支结扎、子宫捆绑术等。对难产接生以及难治性产后出血、胎盘早剥、子痫、前置胎盘、胎盘植入等产科危重症的诊治，具有丰富的临床经验。产科通过开展新式剖宫产，逐步完善手术操作流程以及应用切口保护器等，大大减少了腹腔粘连、子宫内膜异位症、刀口感染等并发症。

后来，产科引进了导乐无痛分娩、仿生助产、水囊引产等新技术，降低剖宫产率；还引进了胎心监测、胎儿脐血流监测、盆底功能筛选查康复治疗仪、孕产妇营养仪、妊高症监测系统等新技术，有效保障了母婴生命安全，实现科室的可持续发展，更好地服务于定边县及周边地区孕产妇。

产科拥有一流的专业团队，幽雅的环境，先进的设备和优质的医疗服务，目前已成为县妇产科诊疗中心。科室成立了产科急救中心，并制定了产科急救应急处置预案，有力保障患者生命安全，做到危重孕产妇得到及时、准确、有效的医疗救治，切实降低孕产妇死亡率和婴儿死亡率。

2018年，产科加入西北五省妇产科联盟，致力于降低孕产妇死亡率，提高危重孕产妇的抢救能力等。2021年3月产科开展远程会诊，与三级医院妇产科专家建立联系，更好地解决疑难、重症病例，方便孕产妇。科室通过送出去、请进来，积极与合作医院交流学习，提高孕产妇的整体医疗水平，为周边孕产妇提供专业、放心、优质的医疗服务。有医护人员45人，其中主任医师1人、副主任医师5人、主治医师3人、住院医师7人、护理人员27人，科室有床位49张、产床3张，年门诊6万余人次，住院病人5000余人次，每年开展各类手术1000余例，年分娩3000余例。

科室拥有胎心监护仪、婴儿辐射台、妊高症检测系统、婴儿洗浴中心、电动流产吸引器、新生儿听力筛查仪、生物刺激反馈仪（盆底筛查仪）、生物刺激反馈仪（盆底治疗仪）、仿生助产仪、胎儿脐血流检测、多普勒超声胎儿监护系统等设备。

（二）科室主任、护士长

主　　任　李　雪（2015—　）

护 士 长　孙嘉敏（2015—　）

副护士长　李鳗丽（2020—　）

　　　　　孙　璐（2020—　）

（三）业务开展情况

科室能开展头位分娩、臀位助娩、产钳助产等各类正常产、难产的处理，并开展常见手术，如子宫全切术、卵巢肿瘤切除术（剥除术）、新式剖宫产术、宫外孕保守治疗及手术治疗。对妇科常见病盆腔炎及各类阴道炎的诊治及危重病人的抢救积累了丰富的临床经验。还能开展无痛分娩、仿生助产、产前建档、无创DNA检测、脐血流监测、无线胎心监测、妊高症监测、营养监测、盆底康复筛查及治疗、新生儿55种代谢性疾病检测、新生儿耳聋基因筛查、新生儿沐浴等。多次获得先进单位、先进集体荣誉。近年，每年诊疗门诊患者80000余人次，住院患者5000余人次，开展业务手术1500余例。

（四）救治案例

1952年，一位住处距县城30多公里的孕产妇因胎盘不能分娩出，生命垂危。杨燕和赵乐凤背着药箱步行到患者家，为产妇娩出胎盘，止住出血。待患者病情稳定，天已经很黑，二人步行回家，当时无人带路，只能摸黑高一脚低一脚地赶路。

1977年，赵乐凤任妇产科主任期间，一位贫血严重的宫外孕患者，必须手术才能止血挽救生命，当时医院没有存血，家属不签字。在危急的情况下，毛启明医生出面，请示县长，县长支持手术并承担责任。手术是在输液和吸氧的情况下完成的。一个月后患者康复出院，这是医疗上的奇迹。

1984—1992年，杨玉兰任妇产科主任期间，曾做过多例妇科疑难杂症危重手术，治愈率百分之百。最特殊的几例如下。（1）成功实施手术切除患者巨大卵巢囊肿2例，王盘山一妇女，切除出11.5公斤重的一个肿瘤，痊愈后，这个妇女连续几年生了三个孩子。另一个妇女切除出6.5公斤重的肿瘤。（2）一例是被肿瘤挤压，膀胱和子宫都垂脱的妇女，杨玉兰将肿瘤切除，把膀胱和子宫扶到原位。（3）一位农村产妇分娩后大出血，拉到医院已经休克，杨玉兰寸步不离守护治疗一夜。待患者恢复意识，生命体征慢慢恢复，其丈夫给杨玉兰跪下连磕头带作揖。感谢杨玉兰救了一个人的命，就等于救了一家老少十几个人的命。（4）一名子宫破裂的孕妇生命垂危，杨玉兰主刀取出婴儿，将子宫修补好，后病患康复出院。（5）一名妇女因为大小便失禁，影响正常生活，杨玉兰为其做修复手术，该妇女八十多岁才离世。（6）一名患者盆腔炎感染引起子宫粘连化脓，怀孕的概率很小，杨玉兰为其治愈盆腔炎，将子宫修复好，后该妇女生了两个小孩。杨玉兰在妇产科工作期间，做手术上万例，无一例后遗症。成功处理异位难产(臀位难产、横位难产、头位难产等)70多例。抢救失血性休克产妇20多例，成功接生3000多例，无一例医疗事故。她每做完一个危重手术，都是寸步不离守护在患者身边，直到病人转危为安。当时手术室没有空调，每例手术都需4～5个小时，夏天热吹个风扇，冬天在医疗盘里倒些酒精点燃取暖。

1989年，王彩英接诊一位横位难产妇，入院查宫口近开全，听胎心音存在，胎儿手、肘部脱出宫口，已来不及手术，与产妇及家属沟通后，给予解痉镇静剂后，行横位内倒转术娩出窒息新生儿，经复苏后成活，母子转危为安，家属很感动。1996年夏天，王彩英接诊一位特殊患者，确诊为异位妊娠（陈旧性宫外孕），患者坚决不住院，要求在家行保守治疗，当时王彩英告知患者极可能发生的意外，患者本人理解并签字。经中西医保守治疗一个月，B超复查附件包块消失，HCG转阴，患者感动认可。

2019年，李雪担任妇产科主任期间，一名22岁妊娠7个月的头胎孕妇到妇产科准备做产检，走到医院院子里突然昏迷抽搐，李雪接到急诊科电话后迅速到位，诊断为“子痫、重型胎盘早剥、胎死宫内”，时间就是生命，每延后一分钟，患者就会有生命危险，就可能切除子宫。但作为一个女人，还没有孩子，如果把子宫切除，可能会面临严重的心理创伤，甚至婚姻危机。李雪于是和家属交谈，当时患者没有办理任何手续，医院立即开启孕产妇绿色通道，联合多学科，将病人直接运送到手术室进行手术，从病人来妇产科到手术开始共28分钟，最后经过积极手术处理，患者脱离生命危险，保住了子宫，痊愈出院。还有一次抢救是在2020年12月，一个二胎妈妈做了宫颈手术后坚决要求经阴道分娩，产后子宫破裂大出血。李雪接到电话后迅速到位，此时患者已休克。李雪没有耽搁一分钟，积极联合多学科，开启孕产妇绿色通道送患者进手术室，术中患者几度生命垂危，经过手术台上切除子宫、修补损伤等11个小时的抢救，最后患者转危为安。由于手术台上的高度精神集中和长时间的站立，下手术台后李雪难以直立行走，像散了架一样瘫坐在地上。

（五）科室人员论文发表情况

李雪，2016年1月撰写《子宫瘢痕早期妊娠的临床疗效观察》，发表于《临床医学研究与实践》。2016年1月撰写《子宫动脉栓塞术在子宫腺肌病治疗中的应用分析》，发表于《临床医学研究与实践》。2017年8月撰写《卡前列素氨丁三醇联合米非司酮治疗凶险性前置胎盘的疗效观察》，发表于《中国生化药物杂志》。

侯丹凤，2016年6月撰写《药物预处理对降低多囊卵巢综合征卵巢刺激反应的效果观察》，发表于《海南医学》。2016年7月撰写《COOK子宫颈扩张球囊用于妊娠期糖尿病孕妇促宫颈成熟的效果评价》，发表于《实用临床医药杂志》。2016年12月撰写《超声引导下经皮穿刺微创硬化治疗肝脾肾卵巢囊肿的应用》，发表于《中国医疗器械信息》。2017年1月撰写《导乐无痛分娩在临床分娩镇痛中的应用效果及价值评价》，发表于《临床医学研究与实践》。2017年9月撰写《克罗米芬联合二甲双胍治疗多囊卵巢综合征的疗效及其对性激素、胰岛素抵抗水平的影响》，发表于《海南医学》。

张竞，2012年6月撰写《米非司酮配伍米索前列醇用于稽留流产100例疗效分析》，发表于《吉林医学》。2012年6月撰写《产科急症子宫切除临床病例分析》，发表于《内蒙古中医药》。

宋静，2012年2月撰写《纱条填塞法治疗剖宫产术中的临床分析》，发表于《吉林医学》2012年5月撰写《手术结合药物治疗宫缩乏力性产后出血的分析》，发表于《吉林医学》。

麻俊梅，2010年3月撰写《三种引产方法的临床观察》，发表于《临床医学实践》。2010年5月撰写《改良式子宫下段剖宫产术分析》，发表于《临床医学实践》。

郭金娥，2005年5月撰写《米索前列醇对绝经妇女取环术中软化宫颈的作用》《高锰酸钾在治疗宫颈糜烂中的作用》，发表于《苏州大学学报》。

（六）科室获奖情况

2007年被评为产科建设先进单位。

2008年被评为产科达标建设工作先进集体。

2014年被评为爱婴医院。

2019年被评为西北产科联盟医院；获榆林市危重孕产妇和新生儿救治技能竞赛三等奖。

2015年10月获“护理品管圈劳动竞赛”三等奖。

2016年5月获“120急救中心模拟急救演练”综合考评第一名。

2016年8月获“院感知识及手指卫生操比赛”第二名。

2019年10月获榆林市总工会“榆林市危重孕产妇和新生儿救治技能竞赛”三等奖。

第五节　儿　科

一、科室概况

1.历史沿革

定边县人民医院成立初期，儿科没有专业医生，该业务归属于医政股，根本谈不上科室。1997年前，依然缺少儿科专业人才，儿科尚未成为独立科室，隶属于内科，简称小儿科，由李菊林负责。后来有了儿科专业医师刘国敏，她被称为定边县人民医院儿科创始人之一。

1997年4月28日，根据省卫生厅创建爱婴医院的要求，医院创建爱婴医院领导小组，组长王白石，副组长丁海山、王荣昌，成员刘慧莲、马秀兰、丁建斌、李菊林。爱婴医院的创建，促进了母乳喂养管理，保证落实了母乳喂养的措施。

1998年8月，儿科从内科分离出来，正式成立儿科。刘国敏任主任，当时有孙婷芳和牛国忠2名大夫，护士5人，病床10张。儿科的成立提升了定边县人民医院儿科发展和儿科救治能力及医护质量，为全县儿童提供更专业的高水平医疗服务。由于当时医护人员紧缺，科主任和大夫一样加班，每天工作十五六个小时。在刘国敏的精心经营下，儿科进入正规化，儿童常见病、多发病、急危重病都能医治。同时吸引盐池、靖边、吴起、环县、华池等周边县城的患儿就诊。当时科室设备有蓝光箱1台、湿化雾化机2台、后石油办赠送1台吸痰机和1台压缩雾化机。

2000年后，全县90%的孕产妇在县医院住院分娩，每年出生婴儿五六千例，但新生儿缺氧、窒息、湿肺、败血症等病症很多，据不完全统计每年全县新生儿死亡率在7‰以上，当时医院没有新生儿科，新生儿抢救诊治设施简陋。作为一名儿科专业医师的刘国敏，又是分管院长，看到好多新生儿急需要救治又无医疗条件，是看到眼里急到心里。因此多次建议院方成立新生儿科，院方采纳了刘国敏的建议。科室成立后，急需培养专业人才，可年轻儿科大夫都不愿学新生儿科，认为太累风险更大。刘国敏决定先出去学习新生儿临床及管理，当时她已近50岁，身体不太好，刘国敏冒着暑热，到西交大一附院新生儿进修半年，既学临床，又学管理，又看设施设备以及操作。学成归来向医院申请，立即购置设备，抽调医护人员，分设新生儿科，进行人员培训。新生儿科管理相当严格，要求特别高，刘国敏为医院发展一个新科室呕心沥血，开展了不少新诊疗项目，包括呼吸机的应用、蓝光箱应用，使许多新生儿、早产儿危重症得到及时救治，使全县新生儿死亡率降至3‰以下，当时在全省及全市县级医院率先创建高标准新生儿科。

2004年9月，儿科主任由先后在苏州儿童医院及西安市儿童医院进修归来的赵海忠担任，加强了儿科建设。之后几年，门诊及住院人数逐年增多，无创呼吸机、蓝光治疗仪、婴儿培养箱在临床的应用促进了早产儿、新生儿疾病的诊治；对过敏性紫癜、重症肺炎、脑炎等之前需要转院的疾病也开始诊疗，治愈率明显提高。2010年以后，儿科在副院长刘国敏、主任赵海忠、副主任牛国忠带动下，整体诊治水平明显提高，内蒙古、甘肃、宁夏等周边邻县患者慕名而至，扭转了之前县患者舍近求远大量流入盐池县、银川市各医院就医的局面，门诊人数及住院人数较前明显增多。自此，儿科发展迅速，并陆续招聘大学毕业生，为儿科及新生儿科建设注入新鲜血液。

2013年，县医院将南楼改造装修为儿科楼并正式启用，一楼为收费室、药房，二楼为儿科门诊（设立3个专家诊室），成立3个护理单元（新生儿科、儿一科、儿科门诊），三楼为儿科住院部，四楼为新生儿室。有医护人员64人，其中主任医师2人、副主任医师2人、住院医师6人、助理医师1人，研究生1人、本科生8人，康复治疗师2人，共设病床100张。年门诊6.8万余人次，住院5500人次，年救治患儿约3万人次，其中抢救患儿90～110人，普通就诊患儿约2.3万人次，隔离患儿2000人次，雾化治疗患儿5000人次。

2013年后，先后将儿科年轻医师有计划送入西安市儿童医院进行学习，以提高专业技术水平。副主任余帆、边正强有效推动了新生儿科的建设。2015年，选派2名医生，去黑龙江省佳木斯学习儿童康复治疗及管理。2021年，引入肺功能检测仪、一氧化氮检测仪，提高了哮喘及过敏性鼻炎的诊断准确率。

2.科室设置及合作关系

儿科病区分门诊、普儿科、新生儿科、儿童保健科。

儿科业务骨干曾先后在西安市儿童医院、西京医院、苏州市儿童医院、宁夏医科大学附属医院、银川市第一人民医院、黑龙江省脑瘫康复中心等培训进修学习，并与银川市第一人民医院建立合作关系，科室逐步建成一支高素质、高技术医疗队伍。对儿科各种疑难危重病症有较高的诊治水平，陕甘宁蒙四省（区）等周边地区的患儿都来就诊。中西结合综合治疗婴幼儿肺炎、腹泻、肾炎、血小板减少性紫癜等疾病效果良好，特别对流脑、感染性休克、中毒性痢疾等疾病有较高的诊治水平。

普儿科对呼吸、消化、神经系统等常见病的治疗及危重患儿的急救有着丰富的经验。

新生儿科在开展窒息复苏、早产儿呼吸管理、肺炎、病理性黄疸等常见病的诊治基础上，开展对新生儿多脏器功能衰竭、休克、脓毒症的抢救，可开展呼吸机辅助通气支持治疗、肠外营养等诊疗技术。

儿童保健科开展儿童保健、儿童定期体检、发育智商测定、高危儿管理及早期干预、儿童营养咨询指导及入园体检等。同时，开展儿童脑电图检查。

3.医疗设备

拥有呼吸机3台，自动洗胃机2台，温箱双面蓝光黄疸治疗仪16套，输液泵25台，多功能心电监护仪30台，经皮胆红素检测仪3台，微量血糖仪3台，肺炎红外理疗仪设备等。并拥有蓝光治疗仪，婴儿培养箱，肺功能检测仪，一氧化氮检测仪。

二、救治案例

2006年的一天，刘国敏认识的一个人紧急找到她，说小孩在家吃东西后突然呛咳口周发青，后没有呼吸。刘国敏坐车赶到患儿家，小孩已全身青紫，呼吸微弱。当时在家没有抢救条件，考虑到小孩是呛食物引起的，是窒息所致，不能耽误，为了救人，刘国敏不考虑个人安全，对患儿采用口对口吸出呼吸道堵塞物和分泌物后，又采用口对口人工呼吸，患儿病情缓解，生命体征逐渐稳定。事后家属很感激，给刘国敏送去牌匾一块。

2012年冬天，刘国敏救治一名心脏病患儿。患儿是陕西省援助西藏救助的病例。省卫生厅决定送小朋友到北京做心脏手术。患儿从西藏翻越唐古拉山在长途火车上发病，到定边站已生命垂危。刘国敏刚接诊，省厅医管局安局长给刘国敏电话指令，要不惜一切代价全力抢救，这是一个很重要的政治任务。刘国敏接完电话感到此次抢救责任重大，患儿已深度昏迷，出现呼衰、心衰、循环衰竭。刘国敏一边抓紧时间抢救患儿，一边向张院长汇报情况。一整夜没合眼，没离开病人一步，没有耽误一秒钟。在抢救过程省厅安局长让刘国敏每小时电话汇报一次患儿病情。为抢救这名患儿刘国敏一夜没合眼，省厅领导一夜未合眼，每当抢救忙时未及时汇报，安局长便打过电话询问。经过一夜的抢救治疗，第二天患儿病情稳定，去往北京。省厅领导打来电话对刘国敏说，这个患儿抢救成功关乎陕西省援藏的责任，同时对儿科的工作、敬业精神和政治责任给予很高的赞扬，对医疗技术水平给予很高的评价和肯定。

2008—2009年，“手足口病”来袭，儿科团队积极应对，严格按要求诊治患儿，效果良好。2008年“三鹿”奶粉事件揪着每位食用奶粉患儿家属的心，儿科在人员紧张的情况下，抽出2名医生专门进行门诊筛查。2012年、2014年发生儿起儿童食物中毒事件，儿科立即启动公共卫生事件应急措施，全科人员加班加点加入门诊及住院患儿诊疗。2015年4月，县手足口病进入高发季节，截至6月1日患儿占榆林市总病例的90%，且以EV71居多，并有合并症发生的危重患儿，儿科团队克服各种困难，在主任赵海忠的带领下积极应对，为危重患儿争取最佳治疗时间，危重病例无一例死亡。2022年9月，半夜的一次雷暴天气引发哮喘患儿急性发作，大量哮喘患儿涌入门诊，儿科立即启动应急预案，在家休息的医生立即回到岗位上工作。

有一名9岁男性患儿，家住内蒙古棋盘井镇，在西安市西京医院治疗一段时间后医院建议放弃治疗。患儿家属签放弃治疗同意书后，抱着试一试的态度到县医院儿科求医。当时临近春节，赵海忠带领团队给予患儿积极对症治疗一个多月，医护值班人员陪伴患儿度过一个特别的春节，后来患儿好转了，出院时可以正常与人交流，正常进食、活动，只有一侧下肢还处于肌力较弱状态，家属再三感谢。

2022年8月23日2时18分，在郝滩镇蒋峁村山顶的万亩林深处，当地放羊群众发现一名弃婴，患儿当时无衣物遮体，全身皮肤裸露青紫，皮温冰冷，呼吸微弱，呻吟、口吐白沫，四肢青紫僵硬，臀部、脚踝及脚趾皮肤有虫咬伤痕迹，生命垂危，郝滩镇派出所及郝滩镇卫生院到现场后委托当地群众急送县医院儿科。值班医生白洁立即报告医务科及主任赵海忠，开启绿色通道，接收患儿并给予抢救治疗。儿科团队集体经过10多天的努力，患儿康复出院，送往榆林市福利院。

2022年8月26日，由定边县妇幼保健院转送来一名34+2周孕妇，因胎心监测异常，母亲高血压、心脏病剖宫产，有窒息抢救史及呼吸窘迫的早产儿，医师张海梅立即联系副主任余帆参与抢救，患儿反复严重低血糖，经历4小时的连续抢救，患儿在呼吸机辅助呼吸下生命体征渐平稳。在住院治疗9天中，呼吸机撤机，患儿逐渐好转但仍难控低血糖，儿科团队日夜守护患儿，1小时一次监测血糖。根据血糖随时计算液体出入量，考虑患儿难控性低血糖与代谢性疾病有关，持续时间太长会影响发育，与家属沟通后联系上级医院（宁夏儿童医院）转接。当时正是疫情时期，救护车无法进入定边县区域，儿科团队及时请示防控办及卫健局，最终护送患儿被接走治疗。

三、科室人员学习进修情况

1993—1994年，县卫生局选送刘国敏到省卫生厅，在西安儿童医院举办的全省第四届儿科主治医师提高班临床学习进修。2000年刘国敏又在西安儿童医院临床进修一年，并相继在宁夏附属医院和西安交大附属医院学习进修。

赵海忠，先后在苏州市儿童医院和西安市儿童医院进修学习。

余　帆，先后在宁夏医科大学和西安市儿童医院进修学习。在西安市儿童医院专攻新生儿专业学习1年。

赵　霆，在西安市儿童医院进修半年。

边正强，在西安市儿童医院进修1年。

白　洁，在西安市儿童医院进修1年。

贺朝霞，在西安市儿童医院进修1年。

何巧锐，在西安市儿童医院进修1年。

闫芃颖，在西安市儿童医院进修1年。

张海梅，在西安市儿童医院进修半年，黑龙江佳木斯儿童康复中心进修半年。

李宝明，在西安市儿童医院进修1年。

四、科室历任主任、护士长

主　　任　刘国敏（1993.3—2004.9，调任县妇幼保健院副院长）
　　　　　赵海忠（2004.9—　　）
副 主 任　牛国忠（2011.2—　　）
　　　　　余　帆（2014.3—　　）
　　　　　边正强（2018.6—2021.11，调任县妇幼保健院副院长）
护 士 长　丁建斌（2002—2010）
　　　　　何文娟（2010—2014）
　　　　　曹　娥（2011—2020）
　　　　　曹巧荣（2010—2020）
　　　　　石绣瑞（2013—　　）
　　　　　杨晓燕（2017—　　）（儿科门诊）
副护士长　韩彩霞（2017—　　）（新生儿科）
　　　　　薛玲玲（2018—2020）（新生儿科，调往急诊科）

五、科室人员论文发表情况

2009—2013年，刘国敏先后发表学术论文2篇，刊登于《西安军医报》。

赵海忠，《新生儿惊厥50例临床分析及治疗》，2006年1月发表于《中华现代儿科学杂志》；《新生儿闷热综合征31例临床分析》，2007年6月发表于《延安大学学报》；《炎琥宁与α—干扰素合常规疗法治疗小儿急性上呼吸道感染70例临床观察》，2014年7月发表于《中医药导报》。

牛国忠，《床旁连续性血液净化治疗危重病儿童急性肺损伤》，2015年5月发表于《陕西医学杂志》；《布拉酵母菌散剂治疗小儿消化不良性腹泻68例效果观察》，2015年9月发表于《陕西医学杂志》。

余帆，《喜炎平与重组干扰素联合治疗小儿手足口病临床疗效分析》，2014年9月发表于《吉林医学》；《更昔洛韦治疗小儿流行性腮腺炎合并脑膜炎临床治疗分析》，2014年9月发表于《吉林医学》；《小儿急性哮喘通过普米克令舒雾化吸入治疗疗效观察》，2015年6月发表于《母婴世界》；《硫酸镁联合喘可治治疗小儿喘息性支气管肺炎的疗效观察》，2016年10月发表于《临床医学研究与实践》。

边正强，《清支宁冲剂治疗小儿支原体肺炎的临床疗效观察》，黑龙江中医药大学论文集，2011年硕士毕业优秀论文；《丹芍汤联合西医治疗小儿过敏性紫癜的临床观察》，发表于《光明中医杂志》2019年第6期；《阿奇霉素联合桑白皮汤对支原体肺炎患儿炎性因子的影响》，发表于《心理医生杂志》2019年第1期。

白洁，《不同喂养方式对婴儿早期生长发育的影响分析》，发表于《母婴世界》2018年第20期。

六、科室及个人获奖情况

2015年新生儿科被院内评为优秀护理单元；2019年获得定边县危重孕产妇和新生儿救治技能竞赛团体优胜奖，2019年获得榆林市危重孕产妇和新生儿技能竞赛团体三等奖。

刘国敏，曾多次获省、市、县表彰奖励。

边正强，获榆林市新生儿急救技术比赛个人优秀奖，榆林市新生儿窒息复苏技术团体三等奖，榆林市最美医生荣誉奖。

赵海忠，曾多次获得先进个人和优秀个人称号，2021年评为优秀医生。

曹巧荣，2009年被定边县人民政府评为优秀护士， 2014年获县人民政府优秀护理工作者称号，2019年被评为定边县优秀护理工作者。

石绣瑞，曾获县级优秀护士、优秀共青团员等称号。

第六节　手术麻醉科

一、沿革

定边县人民医院建院初期未设立单独的麻醉科。20世纪50年代，医院搬入鼓楼北巷后，全院进行科室细化整改，成立内科、妇科、外科和手术室，为就诊患者做些简单的外科手术，术前麻醉均由主刀医生完成，采用传统镇痛方法，减轻患者术中痛感。

20世纪60年代，毕业于北京中医学院的沈仲贤到定边县人民医院工作，执任手术麻醉业务，采用中医针麻技术配合手术。不久后，被调遣外埠。1968年秋，毕业于西安卫校的李柯分配到县医院专任麻醉业务，仍然采用针麻方式，以局部麻醉：腰麻、低位硬膜外麻醉等形式配合手术工作。“文化大革命”后调离。

1971年3月，上海交通大学二院医生温敏强下基层开门办学，在定边县人民医院举办了针麻讲座，包括耳针、唇针、鼻针、体针等技术。1973年，在第四军医大学专家帮助下，针麻技术在定边县人民医院得到充分的应用与推广，并在全县有条件的乡镇医院全面推行。定边县人民医院外科亦成功地完成胃管切除、四肢创伤、肠梗阻、宫外孕及剖宫产手术近百例。

1974年5月，定边县人民医院选派王荣昌到西安西京医院进修学习麻醉技术，一年后返回医院工作。1975年10月，王荣昌突患阑尾炎急需手术治疗，术前王荣昌自行自体针麻，麻醉效果明显，阑尾手术成功。同年11月定边县人民医院设立手术室麻醉组，组长由王荣昌担任。1976年7月经过一年多麻醉工作实践，王荣昌撰写了论文《针麻阑尾切除手术的自我体会》，该论文在陕西省麻醉协会杂志上发表，并受到了省麻醉协会的表彰和奖励。此后定边县人民医院手术麻醉工作由王荣昌全面负责，随后调入吕玉华与王荣昌共同完成术前麻醉工作。年底，定边县卫生工作会议召开，经定边县卫生局局务会研究决定重新调整了定边县针麻领导小组成员，成立县卫生系统针麻科研办公室（设在定边县人民医院内），领导小组组长李国祥（卫生局长），副组长郭锦文（县医院院长），组员王荣昌、张天顺、吕帆、白生江、刘志光、韩荣昌、罗治安、常文哲、牛哲华、刘光耀、董浩、田庚年、张登云。在麻醉工作组全体人员齐心协力和精心研究下，定边县人民医院麻醉技术得到显著提高。

王荣昌大胆创新、细心钻研，一年时间采用针麻技术给169例患者进行了各种手术。其中，Ⅰ级91例，Ⅱ级46例，Ⅲ级22例，Ⅳ级10例，成功率达42.78%。王荣昌还用中药“洋金花”麻醉给28例病人做了手术，其中Ⅳ级23例，Ⅴ级5例。

1976年，药剂科胡启泰带领大家自制麻醉用药2万毫升，液体先经过动物（试验）再应用到临床，新液体经地区药品检验，无论是澄清度还是热源度处理均完全合乎质量标准要求。

1979年，定边县人民医院麻药应用进入临床。麻醉技术由单一的针麻向药物麻醉逐步过渡。1980年，麻醉大夫王荣昌在气管内循环紧闭式麻醉下进行1例剖腹探查术，术中探查及处理所见：从膈肉以下至盆腔、有大小不等的17个包虫囊肿，外观形状不规则，表面凹凸光滑、外层色白、质硬，均与周围组织广泛粘连，手术全程麻醉成功。

1998年，针麻超声波探查腹部肿块等项目在定边县人民医院成功施行。同年，西安市第四人民医院专家、麻醉科主治医师张晓秋到定边县人民医院义诊，历时12天，共做手术30余例，手术中张晓秋参加麻醉，手把手指导定边县人民医院麻醉医生操作，传授麻醉操作技巧，同时开展中西医结合治疗角骨症，张晓秋参加了麻醉氏杆菌疫苗的研制。为了提高壮大麻醉医师技术力量，定边县人民医院积极运作，内培外调，先后安排贾玉宝、张彭玮进入麻醉科工作，1997—2007年，手术麻醉工作由孙春霞主管，其间有麻醉师王荣昌、贾玉宝、吕玉华、张彭玮4人。1997年，选派高园林到西安医科大学麻醉进修学习。

1998年，选派张彭玮去西安二院，进修学习麻醉技术6个月。

2008年，定边县卫生局核发医疗机构执业许可证中的诊疗科目，经定边县人民医院院长办公会议研究决定，医院正式设立麻醉科。麻醉科主任延柏文（副主任医师）。麻醉科副主任刘冬（主治医师）。

2011年，麻醉科和手术室合并，更名为手术麻醉科。手术麻醉科主任延柏文，副主任刘冬。

从2017年开始，定边县人民医院以二甲复审为契机，手术麻醉科自行规划，力争在五年内使麻醉科在临床麻醉科研教学、人才培养、开展新技术、新业务、重点专科申请等方面有新的突破，全面提升和发挥定边县人民医院医疗中心地位和作用。增强麻醉科室在市级及省内影响力，加强科室建设，完善人才结构，提升关键环节，使定边县人民医院麻醉科的实力和 整体水平进入全市先进行列。同时狠抓行业作风建设，培养业务技术精湛、作风过硬的优秀麻醉医师。

2020年11月14—15日，由榆林市麻醉学会主办、定边县人民医院承办的榆林市麻醉学会2020年学术年会在定边县召开。榆林市卫健委副主任王东林、定边县副县长王彦强、陕西省医学会麻醉学分会主任委员薛荣亮、北京积水潭医院麻醉科教授林惠华、榆林市麻醉学会会长贺峰、西北妇女儿童医院麻醉科主任龚辉、延安市麻醉专业委员会主任委员胡彬、定边县人民医院院长张少雄、陕西省麻醉医师协会常委郭增林等出席会议。会议由定边县人民医院麻醉科主任延柏文主持。贺峰、张少雄先后致辞；薛荣亮、王彦强、王东林先后发表讲话。开幕式结束后，薛荣亮、龚辉、胡彬和林惠华分别进行了题为“由产妇麻醉后截瘫引发的思考”“陕西省分娩镇痛试点医院推进的现状和问题解析”“解剖与临床——硬脊膜外腔穿刺”和“竖脊肌平面阻滞”的学术讲座。4名专家专题学术讲座内容丰富，台上台下互动良好，学术气氛浓厚。学术讲座后，还进行2020年榆林市临床麻醉病例竞赛。来自榆林市各县（区）、市级医疗单位的14名选手参加比赛。通过点评专家现场打分，榆林市第二医院刘江获得一等奖，其余选手分别获得二等奖、三等奖和优秀奖。教授郭增林对比赛进行点评和总结。定边县电视台专门进行了会议报道。

二、科室概况

2021年，定边县人民医院手术麻醉科有临床医生8人（高级职称2人、中级职称2人、初级职称4人）、护士21人（中级职称7人、初级职称12人），本科以上学历占85%。手术室分为住院手术室、门诊手术室，有住院开放手术室6间，门诊手术室3间。麻醉科技术力量雄厚，能满足定边县人民医院临床所有手术的麻醉要求。历时五年，未发生一例麻醉医疗事故，实现了手术零死亡率、零麻醉并发症。

麻醉科配置多种麻醉医疗器械。备有困难气道处理车，可视喉镜，纤维支气管镜，光棒，喉罩，各型气管导管，口咽通气道，鼻咽通气道，成人、小儿环甲膜穿刺简易呼吸器，B超机，自体血回输机，各类先进的麻醉机以及测量有创动脉压、中心静脉压力监护仪数台。经过几年来的努力，麻醉科形成了自己的一种特色，对危重病人的麻醉处理，可视化技术的使用ASA评分五级以上达0.15%，为危重病人需求的优秀麻醉医生和各种先进的仪器设备保驾护航，同时推动了重症患者手术的开展，极大地减少了重症患者转院手术治疗的数量，减轻了患者的经济负担，满足了患者就近治疗的心愿。

定边县人民医院麻醉科另一特色是B超引导下神经阻滞和深静脉置管，通过B超引导，神经阻滞更精确，效果更满意，并发症更少。尤其适用于重症患者，大大提高了动脉置管的成功率。另外麻醉科积极开展门诊麻醉，创建无痛胃镜诊疗中心及无痛人流诊疗中心，通过无痛麻醉使患者能够在无痛中安心地接受手术。同时积极开展无痛分娩服务，并取得了阶段性成果。

手术室拥有RocS双视微创手术系统、西门子C型臂机、德国蔡司VISUMAX全飞秒屈光角膜治疗仪、德国STORZ内镜系统、日本奥林巴斯内镜系统、德国狼牌内窥镜系统、日本奥林巴斯能量平台、奥林巴斯胆道镜系统、德国爱尔博、德国蔡司OMS800显微镜、自体血回收仪、Aesulap脑科铣刀、新华内镜清洗台、新华过氧化氢低温等离子灭菌器、婴儿蓝光辐射台、泌尿气压弹道碎石机等数百种设备；能开展人工全膝关节置换术、人工全髋关节置换术、各类关节镜手术、经皮椎体成形术、乳突根治、鼻内镜下鼻窦手术、腹腔镜下次子宫全切术、各类宫腔镜手术、子宫全切术、腹腔镜下胃癌肠癌根治术、乳腺癌根治术、无张力疝修补术、胸腔镜下肺修补术、经皮肾镜肾囊肿切除术、白内障超声乳化摘除+人工晶体植入术、全飞秒屈光矫正术、开颅颅内减压术等数百种手术；手术室2008年获评先进护理集体、2016年获得院感知识竞赛一等奖；2008—2021年，每年完成各类门诊、住院手术均超过6000例，手术量居全市县级医院首位，治疗麻醉死亡率小于0.01%。

三、学科带头人

学科带头人延柏文，2002年毕业于西安交通大学医学院，副主任医师，2008年3月任手术麻醉科主任，专业临床麻醉，从事本专业19年，定边县麻醉科学科带头人。

延柏文麻醉专业技术精湛，熟练控制降压麻醉在鼻窦内镜、肝叶切除、神经外科等技术中应用，同时掌握自体血液回收机纤维支气管镜辅助下强直性脊柱类及困难气道的器官插管术，微量泵全凭静脉麻醉，右美滴鼻给予术前小儿镇静，新生儿和婴儿中心静脉置管等技术。能积极领导麻醉科团队建设并主持开展科室新业务在临床中的应用，为临床各种无痛技术，各类无痛分娩，无痛胃肠镜检。对于超声定位在神经阻滞中的应用，呼吸末CO_2分压监测在全麻患者中的应用，电解质血气监测在危重疑难病人中的应用都能娴熟掌控。延柏文负责科内疑难病例处理，使全科人员解决疑难重症的能力不断提高。同时参加或指导定边县人民医院内外科临床疑难病例的麻醉处理，主持和参加院内外会诊和疑难病例的讨论，指导围手术期疑难危重病例抢救与治疗。在他积极带动下，科室取得突出成绩。

延柏文获奖情况

2013年度评为“榆林市好人——最美医生”。

2014年度评为定边县县级“先进工作者”。

2018年度被榆林市委宣传部评为“最喜欢读书的榆林人”。

2018年被评为定边县“先进工作者”。

2019年度被评为县级“优秀医师”。

2019年度在榆林市十大行业百名标兵，千名示范评选活动中荣获“医疗卫生行业示范人物”称号。

2019年在宁夏麻醉医疗质量控制中心举办的第二届等比重腰麻暨神经阻滞培训班中，受邀做题为“大容量轻比重腰麻用于髋关节置换的麻醉处理”的学术报告。

2020年被榆林市政府评为“榆林市劳动模范”。

2020年获榆林市麻醉学会建设“突出贡献奖”。

2021年被定边县党外知识分子联谊会评为“先进理事”。

2021年被定边县委统战部“感党恩，忆党史，诵读红色华章”活动评为“优秀纪念奖”。

2021年被定边县委县政府评为“定边县有突出贡献拔尖人才”。

四、业务骨干简介

张彭玮（见第十章“人物”）。

吕玉华，主治医师，中专学历，腔镜麻醉师，从事临床麻醉近30年，有丰富的临床麻醉工作经验。主要从事对老年人的麻醉，急危重病人的器官与功能保护，血液保护等疑难病例的麻醉。能熟练地掌控困难气道处理，深静脉穿刺，动脉穿刺、置管等各种麻醉技术的操作。对围手术期的麻醉管理有较深的见解。

葛亚萍，大学本科学历，主治医师，胸科麻醉师，她能熟练地进行椎管内麻醉，各种神经阻滞麻醉，气管内麻醉，静脉复合麻醉技术。擅长处理危重急重症患者的麻醉。熟练使用各类监护仪、除颤仪、麻醉机，熟练进行有创动、静脉穿刺与监测及纤维支气管镜引导下的困难气道插管和困难气道清新状态下的气管内插管，进行对手术室外的麻醉（包括无痛人流、分娩镇痛、无痛胃镜、无痛肠镜、无痛膀胱镜监测、无痛颅脑钻孔引流及CT、MRI和介入手术的镇痛和麻醉操作）。

刘　冬，本科学历，主治医师，2019年2月任麻醉科副主任。

陈浩元，本科学历，主治医师，2022年3月任麻醉科副主任。

白耀光，本科学历，住院医师，从业9年。

付佳廷，本科学历，住院医师，从业4年。

郑　勤，本科学历，住院医师，从业2年。

五、业务开展情况

手术麻醉科自2008年建科以来，逐步壮大技术力量，填充专用设备，为提高科室人员业务水平，选派业务骨干到知名三甲医院进修学习，先后多次在浙江大学第一附属医院、西安交通大学第一附属医院、第二附属医院、第四军医大学西京医院、银川宁夏医科大学附属医院进修学习。同时承担了临床及麻醉、专业专科生、本科生、研究生的实习与自身科研工作，并取得了可喜的成绩。

县医院麻醉医师通过对患者的全身麻醉、硬膜外麻醉辅助用药方式使患者经过各组麻醉医师的严密观察与治疗，达到心血管系统，呼吸系统功能稳定，麻醉完全苏醒达到出院标准后送回病房，减少了医疗并发症的发生。

无痛治疗目前全面开展了无痛分娩、无痛胃管肠镜、无痛人流、无痛颅脑钻孔引流等相关技术。随着各科室手术量增加，麻醉科除了静脉穿刺置管外又开展超声引导下的穿刺和置管技术。老年病人麻醉是疑难重症的麻醉难点之一，目前老年病人的麻醉约占手术量的35%，并逐年增加，并发症有糖尿病、冠心病、心血管意外、支气管尖COPD等复杂病例，处理难度大。麻醉医师采取相应的麻醉技术汇总和经验分享，提高全科麻醉医生整体医疗技术注重老年病人的麻醉效果。自体血液回收也是近年来的新业务新技术之一，可以有效缓解血液紧张，临床用血的难题。特别是对危重病人失血的抢救工作至关重要。同时能减少异体输血导致的并发症。

定边县人民医院麻醉科工作人员多年来挖掘积累了特色技术，如传统的神经阻滞是根据体表解剖标志和针刺定位进行操作的，常会因为定位不准异感不清导致阻滞和功率过低而并发症过高。超声引导阻滞能清晰地观察神经解剖结构，从而能准确地穿刺达到理想麻醉效果，一项安全有效的临床技术能提高组织的精准性。缩短操作时间，加快起效速度减少并发症。尤其适合复合伤及重症肥胖，不适应其他麻醉方法的患者临床应用。该技术被麻醉科医生熟练掌握并得到充分应用。此项技术在榆林市区域最早开展，在陕西省内亦占领先地位，定边县人民医院麻醉科医生走在此项技术的前沿起到了县级的带头作用。

自体血回输技术是近年来发展的一项技术。它减少了异体血产生的感染风险，在节约以及减轻病人的经济负担方面都取得了良好效果。自体回血机是将手术中或术后流失的血经抗凝后收集在储血管中，经过过滤清洗，离心等程序去掉细胞基因激活凝血因子，游离血红蛋白和抗凝剂。将完好的红细胞加以回收和保存，并随时回输给患者，自体回输可有效避免输血导致的免疫抑制和血源性疾病，如HIV各种肝炎等。

2018年定边县人民医院麻醉科诊治情况表

表4-6-1

技术名称	患者总例数(例)	治愈率	平均住院日(天)	人均费用(元)
全身麻醉	1344	100%	6	1350
椎管内麻醉	2209	100%	6	660
神经阻滞	310	100%	4	625
基础麻醉	133	100%	2	605
无痛技术	163	100%	门诊	630
控制性降压麻醉	56	100%	10	1350
自体血回输技术	53	100%	10	1900
有创监测技术	28	100%	6	480
中心静脉置管技术	40	100%	6	30

从2017年开始，手术麻醉科室人员充足，麻醉医师技术不断提高，麻醉科在诊治业务上向各科室渗透发展。除积极配合外科等各科室手术麻醉工作外，在内科、妇科、儿科、口腔科、眼科、耳鼻喉科均能充分支持和应用麻醉技术。截至2021年，定

边县人民医院手术麻醉科是集临床麻醉、急救复苏、重症监护和舒适治疗为一体的综合科室。全科医师均能熟练地开展椎管内麻醉、全身麻醉和各种神经阻滞术后镇痛、无痛胃肠镜、分娩镇痛等技术。

六、科室人员论文发表情况

麻醉科全科室人员通力协作，积极进取，努力提高专业技术水平，注重科研实践，不断创新与引进新技术，提升业务能力，更好地为患者服务，近6年，病人满意度达到98%。

从2016年开始，科主任延柏文带领科室技术骨干队伍，率先在榆林市开展B超引导下进行各类神经阻滞，深静脉穿刺、资格置管桡动脉穿刺等麻醉技术填补了榆林市麻醉界可视化的空白。无痛技术、光棒引导气管插管、SLP喉镜、自体血回输技术、动脉血气分析技术均处全市最早或市内领先，省内单项技术领先地位。

科室技术骨干积极参加省内外学术交流会议，派出去请进来，扩大科研实践，取得了可喜的学术成果与专利，并在各大医院杂志上发表多篇论文。

至2020年定边县人民医院麻醉科学术成果及专利表

表4-6-2

作　者	论文题目	发表年度和刊物	期刊类别
延柏文	膝关节表面置换术中瑞芬太尼异丙酚全麻与硬膜外麻醉的应用研究	2015年1月《医药界》	
延柏文	老年下肢骨关节置换术中应用罗卡因腰椎硬膜外联合麻醉的临床分析	2015年2月《世界复合医学》	
延柏文	探讨小剂量咪唑安定辅助腰硬联麻醉在妇科腹腔镜手术中的可行性	2018年1月《临床医学研究与实践》	
张彭玮	低流量七氟醚麻醉和全静脉麻醉对肝肾功能的影响	2012年6月《实用临床医学杂志》	第三期
张彭玮	右旋美托咪定和可乐定在硬膜外麻醉妇科手术中的比较		第五期
	发表专利情况		专利证书号
延柏文	废弃口罩安全处理装置	2020年《实用新型专利类别》	2020225960
延柏文 陈浩元	一种利于医生操作临床麻醉用支架器	2020年《实用新型专利类别》	2020225960
郭　京	全喉切除术中无瘤操作技术的应用	2010年《中华现代护理学杂志》	

七、前景展望

自20世纪70年代中期至2022年，定边县人民医院麻醉科经历近50年的奋斗与崛起，从无到有，逐步壮大，技术不断更新，技术力量不断发展提升。麻醉科在王荣昌等老一辈麻醉人的努力与创新下，科室人员积极配合各科室手术前麻醉需求，做了大量的工作，取得了显著的成绩。

2020年，定边县人民医院承办“榆林市麻醉学会2020年学术年会暨临床麻醉病例竞赛”。会议由定边县人民医院手术麻醉科主任延柏文主持，会议邀请了省内外学科领域拥有崇高学术地位的专家进行大会专题讲座，以促进榆林市麻醉学科建设和学术交流，推动临床麻醉事业健康发展。大会安排了临床麻醉病例竞赛活动，来自榆林市各县（区）及市级医疗单位的14名选手参加比赛。通过现场专家点评打分，定边县人民医院麻醉科副主任刘冬获得二等奖，定边县人民医院麻醉科主治医生付佳廷获得优胜奖，手术麻醉科主任延柏文获榆林市麻醉学会建设突出贡献奖。

经过多年的建设，定边县人民医院麻醉科建立了一个安全的平台，与外科一起完成了许多关键复杂手术，成为一支拥有全面技术的学科队伍，在麻醉领域体现出合理高效的团队管理机制。

定边县人民医院麻醉科未来的发展方向是将麻醉科向围术期医学转变，更广泛地参与围术期病人的管理。为病人病情向良好的方向转变，尽早康复做出贡献。除了开展常规手术麻醉外，在危重疑难杂症患者的麻醉上积累经验，在临床中实践，将可视化技术充分应用在临床麻醉技术中，不断提高医疗质量，扩大医疗服务范围，更好地为群众看病就医提供积极的帮助。

八、科室历任护士长及获奖情况

刘惠莲（1979—1987）

白志秀（1987—1993）

刘惠莲（1993—1996）

姚彩霞（1996—2001）

孙春霞（2001—2007）

陈　瑜（2007—2010）

薛纪艳（2011.2—　　）

郭　京（2016—　　）（副护士长）

陈瑜，曾获得先进护理工作者、护理知识一等奖等。2010年，调胃镜室工作。

薛纪艳，2013年、2017年两次获得优秀护理工作者奖励；2021年，荣获定边县委护理岗位执业20年工作者等荣誉称号。

郭京，2014年5月、10月在县级主题演讲比赛中两次获得二等奖；2018年11月，在陕西省神经疾病科普演讲大赛中获得优秀奖；2020年5月获优秀护理工作者奖，被授予新型冠状病毒疫情防控“优秀护理工作者”称号；2020年10月，在市护理质控学会健康科普演讲比赛中获得三等奖。

第七节　血透室

一、科室概况

定边县人民医院血透室成立于2008年，有临床医生2人，分别为高级、中级职称；有护士11人，其中中级职称9人、初级职称2人；专科护士5人，参加陕西省县级医院血液透析室建设项目医务人员血液透析培训班5人，三甲血透室工作三年护士1人。

2008年，科室拥有日机装3台，护士2人。2013年，拥有4008B5台、4008S1台，患者15人，护士7人；医院不断派医护人员到省、市高水平医院培训学习。2017年至今科室拥有4008B5台、4008S11台、5008S2台、日机装2台、CRRT2台、床旁灌流机2台等，患者增至75人，护士11人；能开展床旁灌流、血液透析、血液透析滤过、血液滤过、中心静脉置管术等业务；诊疗透析患者80人，年透析例次9000余例。

二、科室历任负责人

高莉，主管护师，2008—2017年在血透室任护士长，多次外出参加培训学习。主持开展了血液透析、血液灌流、血液透析滤过等项治疗，工作经验丰富，各项操作技能娴熟，成绩突出，是血透室创始人之一。

白雨苗，主管护师，毕业于西安培华学院。2010年9月到血透室工作，2017年至今从事护士长管理工作。多次外出参加培训学习，在血液透析专科护理方面具有丰富的护理经验，熟悉血液透析各项操作规程和专业理论，擅长疑难杂症患者的护理及治疗。

高伟，主管护师。毕业于延安大学本科。2009年起在血透室从事临床护理工作，2020年担任副护士长。擅长各种疑难杂症、内瘘的穿刺、护理及透析患者的专业指导。多次获得表彰奖励，2017年被团市委授予“榆林市青年岗位能手”称号。

三、科室人员获奖情况

白雨苗，2014年10月在交大一附院专科护士培训中被授予“综合素质优秀学员”称号。

高伟，2017年被授予“榆林市青年岗位能手”称号；2018年1月在榆林护理质控中心消毒供应知识竞赛中获优秀奖。

第八节　消毒供应室

一、科室概况

定边县人民医院消毒供应室，有工作人员9名，其中主管护师5人，护师4人；本科学历4人，大专3人，中专2人；有压力容器上岗证人员8人。

科室设备、设施先进，配备有两台脉动真空灭菌器、超声波清洗机、高压水枪、医用器械干燥柜、智能煮沸消毒机、智能超声波清洗机、极速生物阅读器、双极反渗透纯水机。消毒供应中心由以前的只负责灭菌发展到全院物品集中供应、回收、分类、清洗、消毒、包装、灭菌、发放等一系列工作，负责全院的无菌物品供应，由卧式压力灭菌更换为脉动真空灭菌器，48小时生物监测仪更换为1小时生物检测仪，能够更快更安全地监测无菌物品。

科室布局合理，消毒供应工作间内设有去污室、检查包装室、敷料室、灭菌室、物品存放室，每个区域设备配置齐全，设有传递窗，无菌物品发放采用双门互锁窗传递，物品流动符合单向流动的原则，由污到洁，不逆行不交叉，呈污染递减逐渐净化的过程，工作区与生活区分开，设专用的污物出入口、清洁出入口、无菌物品出入口，工作人员出入口，符合物流、人流、气流洁污分开的消毒隔离原则。

二、科室历任负责人

张琴，主管护师，毕业于陕西省榆林市卫生学校护理专业。2003—2005年在门诊注射室担任护士长工作，2006—2017年任供应室护士长，具有丰富的临床护理工作经验及良好的专业素质。

王曦，主管护师，毕业于宁夏医科大学本科。2015年5月至2016年月11月担任门诊注射室护士长；2016年11月任供应室护士长。从事临床护理工作20余年，具有丰富的临床护理工作经验及良好的专业素质。

第九节　高压氧舱

一、科室概况

高压氧舱成立于2009年，有护士3人，高级职称1人、中级职称1人、初级职称1人。科室现拥有医用空气加压舱，能开展高压氧治疗，每年门诊800余人次，住院1600余人次。

二、科室负责人

姜　昀（2009—　　）

第十节　介入科

一、科室概况

定边县人民医院介入科成立于2015年2月。2021年，有临床医生3人（高级职称1人、中级职称2人）、护士2人（中级职称2人）。

科室拥有美国GE OEC990中型C臂、主动脉球囊反驳泵、除颤监护仪、临时起搏器等设备；能开展冠状动脉造影、冠状动脉内支架植入、永久性起搏器植入业务（包含科研成果），先后派护理人员外出进修专业技能，更好地服务于患者。

介入科自成立以来，开展冠状动脉造影术、冠状动脉支架植入术、永久心脏起搏器植入术、输卵管造影术、胆管造影术等。每年开展手术350余例，其中冠状动脉造影术180余例、冠状动脉支架植入术120余例、其他手术50余例。

二、历任科室主任、护士长

主　任　贺　伟（2015.2—　　）

副主任　夏和平（2018.6—　　）

护士长　董文龙（2015.2—2018.5）

　　　　吕艳梅（2018.5—2022.7，代理）

　　　　高　燕（2020.7—　　）

第十一节　感染性疾病科

一、科室概况

定边县人民医院感染性疾病科成立于2008年，立足于感染性疾病的预防、诊疗、科研和教学工作，承担着定边县各类传染病的防治及管理任务。科室主要以诊治呼吸道传染病和消化道传染的疾病为主，并以结核病、肝病内科为重点。2021年，设立专科门诊4个：发热门诊、肠道门诊、肝病门诊、结核病门诊以及独立住院部。开放床位20张，临床专业人员6名，其中副主任医师1名、住院医师5名，专职网报1名，科室内设有结核病专科痰检人员2名及其他相关实验检查，为患者诊断及感染控制提供了有力的保障。

本科室积极参与陕西省结核病防治院定点医院医联体、医院联盟以及北京地坛医院、302医院协作以及江苏省宝应县医院定点支持专家下乡指导、培训，积极开展了肝病防治宣传、普查诊疗、远程会诊等工作，是陕西省结核病防治委员单位。2016年被省市评为结核病防治先进单位，2020年度被省市评为优秀定边医院。建科以来纵观医疗改革，医院发展大局，结合新医改革，以党的十八大、十九大会议精神为宗旨，结合定边县人民医院以开展二级甲等医院复审后相关整改要求为重点，继续开展医院管理活动，落实各项措施，全面加强医院管理，努力提高医疗服务质量，切实将各项核心制度落实到日常工作中，杜绝一切差错事故，使本科工作不断有效地突破及提高，更好地为全县人民服务。

二、业务开展情况

感染性疾病科室年接诊各类传染病患者800余人，其中结核病就诊300余人，水痘、腮腺炎、肝病、乙肝、布病、药物肝损、肝硬化AIDS、结核性胸膜炎400余人。

本科室根据《榆林市结核病防治“十三五”规划》不断完善新型结核病防治管理模式的要求以及相关工作进度，及时制订本年度工作计划，同时积极参加省市举办各类培训班。院领导对相关工作非常重视，不断加强科室建设，相关人员基本配齐，进一步规范病区及实验室能力，积极开展痰培养，及生物分子检测，并尽快落实耐药结核的筛查工作。肝病方面引进了剪切波量化超声诊断仪及全自动核酸分离纯化仪及全自动医用PCR分析系统，大大提高了肝病患者预警及快速对HBV、HCV检查，更好指导临床工作。

三、历任科室主任、护士长

主　任　李　勇　（2008—　　　　）

护士长　薛玲玲　（2021.8—　　　）（之前由急诊科护士长代理）

第十二节　影像科

一、放射科

（一）科室概述

定边县人民医院约于1968年组建放射科。放射科是医院重要的辅助检查科室，在现代医院建设中，放射科是一个集检查、诊断、治疗于一体的科室，临床各科许多疾病，都需通过放射科设备检查，达到明确诊断和辅助诊断。2008年之前位于儿科楼一楼，2015年后搬迁至医技楼二楼，是榆林市医学影像专科联盟成员单位，放射科全体医务人员在日常的医疗工作中树立“务实创新，敢于争先，服务临床，满意病人”的服务宗旨，以最优质的服务、最先进的措施、最热忱的态度为广大患者和临床提供医疗服务。定边县人民医院放射科近年来高速发展，在设备设施、人才队伍、业务范围等方面不断地提升和完善。

2001年之前，以透视为主，很少使用拍片。工作人员直接暴露在X线下工作。之后购置了第一台200AmX线机，X线机主要用来拍片，那时候一张X线片二十几元，工作人员要在暗室里微弱的红灯下手洗片，手工配置的显影、定影液，经常淋在衣服上根本洗不掉。

2008年，购置了第一台CR，平均每天200多例门诊工作量。

2009年，购置肠胃机，主要工作除透视机普通拍片外，还开展了食道、上消化道、全消化道钡餐造影检查、胆囊造影、静脉肾盂造影、子宫输卵管造影等检查。

2010年，购置DR两台，主要用于拍片。

2011年，购置乳腺钼靶扫描仪一台，主要检查乳腺病，钼靶X线摄影是女性乳腺癌普查的最重要方法。钼靶X线摄影和超声检查二者相结合，可对大多数乳腺疾病作出定性诊断。

放射科有医务人员17人，其中副主任医师2人、主治医师4人、技师4人，技士7人；具有放射科上岗证17人；2人具有大型设备CT医师上岗证，1人具有大型设备MRI医师上岗证，3人具有大型设备CT技师上岗证，1人具有直线加速器物理师相关证书。

（二）业务开展情况

放射科目前所开展检查体位有鼻咽侧位、颈椎、胸椎、腰椎正侧斜位，胸部正侧斜位，腹部立位，肩关节正位、穿胸位、Yview位，四肢关节正侧位、消化道钡剂造影、ERCP、PCT、静脉肾盂造影、膀胱造影、子宫输卵管造影、各种瘘管造影、乳腺钼靶扫描等。

（三）科室及个人获奖情况

2019年12月，放射科被榆林市医学影像质量控制中心评为“榆林市医学影像专科成员联盟成员单位”。

周翔，2020年，被中国民主建国会榆林市委员会评为“新冠疫情防控先进个人”。

（四）科室人员发表论文情况

定边县人民医院放射科人员历年发表论文情况表

表4-12-1

姓名	职称	论文题目	发表时间	发表杂志名称
孙玉贵	副主任医师	肺心病的X线诊断及临床表现	1978年	
孙玉贵	副主任医师	儿童肺门影增宽的X线诊断及临床表现	1997年	
周　翔	副主任医师	急性胰腺炎CT影像学分析与临床价值	2003年	《中国医学影像学杂志》
周　翔	副主任医师	膈疝的影像学诊断与检查方法	2003年	

（五）科室人员进修情况

1.科室人才培养

2003—2020年定边县人民医院放射科人员进修情况表

表4-12-2

姓名	学习年份	学习地点	学习项目	学习时长
周　翔	2003	西安交通大学第二附属医院	医学影像诊断	12个月
周　翔	2006	榆林疾控中心	职业病培训	7天
周　翔	2009	榆林金龙大酒店	放射年会	3天
刘　勇	2009	西安交通大学第二附属医院	医学影像诊断	6个月
曹海静	2011	西安交通大学第二附属医院	医学影像诊断	6个月
周　翔	2013	榆林四海大酒店	腹部X线的诊断和鉴别诊断	4天
李　龙	2016	西安交通大学第二附属医院	医学影像诊断	6个月
乔石娇	2016	陕西省人民医院	医学影像诊断	12个月
周　翔	2017	榆林金龙大酒店	放射年会	3天
王　艳	2017	西安交通大学第一附属医院	医学影像诊断	6个月
薛　垚	2019	西安交通大学第二附属医院	医学影像诊断	6个月
米添成	2020	西安交通大学第二附属医院	肿瘤放疗	12个月

2. 科室人员健康保护情况

为保障放射科每一位工作人员的身体健康，每两年都要按照上级要求在临潼417职业病医院进行放射职业病体检一次。

1978—2020年定边县人民医院放射科工作人员一览表

表4-12-3

姓名	性别	入职年份	备注
孙玉贵	男	1978	返聘
张凤杰	男	1980	退休
申应春	男	1981	返聘
曹海静	男	2008	在职
周　翔	男	1997	在职
刘　勇	男	2008	在职
米添成	男	2011	在职
李　龙	男	2013	在职
乔石娇	女	2013	在职
王　艳	女	2015	在职
郭大伟	男	2015	在职
陈俊渥	男	2016	在职
孙涉理	男	2017	在职
赵苗苗	女	2017	在职
薛　垚	男	2018	在职
刘　涛	男	2018	在职
李茂峰	男	2019	在职
王　娜	女	2020	在职

（六）历任科室主任、副主任

主　任　李少煊（1968—1975）

齐　晶（1975—1992）

张凤杰（1992—2007）

申应春（2007—2020）

周　翔（2020—　）

副主任　周　翔（2008—2020）

李　龙（2020—　）

（七）新技术项目

2008—2021年定边县人民医院放射科新技术项目一览表

表4-12-4

申报时间	项目名称	项目简介
2008.8.5	上消化道钡餐造影	上消化道造影检查的部位包括口咽、食管、胃和十二指肠。造影时吞入造影剂，也就是病人所说的“吞白药水”。最多采用的是钡剂，如硫酸钡，加入阿拉伯胶制成钡胶糨糊剂，有时加上产气粉进行双重对比，能更清楚显示消化道内微小病变
2009.4.20	全消化道造影	全消化道是由食道、胃、小肠（空肠、回肠）和结肠、直肠组成。全消化道造影是选择气钡双重对比钡剂检查
2009.10.8	输卵管造影	将碘造影剂直接由子宫颈管注入子宫腔，再经子宫腔到输卵管，在X线透视下了解子宫腔和输卵管腔通畅情况
2010.4.20	子宫造影	通过子宫颈管向子宫腔内注入由高原子序数构成的高比重物质碘剂，在X线摄片下与周围组织形成明显的人工对比，使管腔显影，从而了解子宫及输卵管腔道内情况。造影不但能提示输卵管是否通畅，阻塞的部位，还能观察子宫腔形态。此种检查比较安全、不需麻醉、无明显痛苦、能为病人所接受
2011.2.22	乳腺钼靶检查	钼靶X线检查是目前诊断乳腺疾病的首选和最简便、最可靠的检测手段，它的特点是可以检测出医生触摸不到的乳腺肿块，同时能比较可靠地鉴别出乳腺的良性病变和恶性肿瘤，可以早期发现乳腺癌，甚至能够检查出临床上未能触到的隐匿性乳腺癌
2021.8.11	直线加速器	利用高频电磁场进行加速，同时被加速粒子的运动轨迹为直线的加速器。医用直线加速器是用于癌症放射治疗的大型医疗设备，它通过产生X射线和电子线，对病人体内的肿瘤进行直接照射，从而达到消除或减小肿瘤的目的

二、超声科

（一）科室概述

20世纪70年代成立超声波室，第一台A超机是广东汕头产的，它是以波形来显示组织特征的方法，主要用于测量器官的径线，以判定其大小。可用来鉴别病变组织的一些物理特性，如实质性、液体或是气体是否存在等。国内的老超声专家看到后非常惊讶，可以看到内脏的平台。

A型超声作为新的新影像技术广泛应用于临床各专业，方便、无损、可重复。1985年，韩世英开始探索B型超声在临床中的应用，是定边县最早应用ABP（多晶片简易B超）的超声医学专家之一。

1985年，购买B超机，可用平面图形的形式显示被探查组织的具体情况。检查时，首先将人体界面的反射信号转变为强弱不同的光点，这些光点可通过荧光屏显现出来，这种方法直观性好，重复性强，可供前后对比，所以广泛用于内科、外科、妇产科、泌尿、消化等系统疾病的诊断。

1999年，购置东芝牌的二维彩超机，二维彩超其实就是在二维黑白的基础上增加彩色多普勒检查，彩色多普勒也即是CDFI，它可以检查和鉴别出一些类似大小、形状的肿块，CDFI所测量出的血流速度PSV与RI值可以作为临床判别良恶性病变的参考，总的来说比二维黑白还是有其优势之处的。可以用于心血管疾病的检查。

2010年，购置四维彩超机，它可以呈现立体动态，可清晰显示可疑结构的立体形态、表面特征、空间位置关系，提供胎儿在宫内的立体图像，不仅可观察到胎儿成长的过程，还可以检查胎盘、羊水及脐带的变化，因此还可诊断胎儿在母体的形态(是否畸形)。

2012年之前，超声科位于县医院南楼二层，2012年8月搬至医技楼三层（门诊楼三层）。

2020年，购置1台美国四维机型彩超机，以四维成像技术直观、立体地显示人体器官的三维结构及动态，实时地观察立体结构。与三维彩超相比，能观察人体内部器官的动态运动，安全性较高。

至2021年，超声科拥有10台B超机。

现有临床医生12人，其中高级职称5人、中级职称2人、初级职称4人，技士7人。

定边县人民医院超声科室历年工作人员一览表

表4-12-5

姓名	参加工作时间	学历	职称	备注
李少煊	1957年	专科	中级	退休
王国霞	1952年	中专	中级	退休
韩世英	1974年2月	本科	副主任医师	返聘
李淑娟	1995年2月	本科	副主任医师	在职
高秋燕	1979年9月	大专	主治医师	在职
姚彩霞	1984年9月	中专	副主任医师	在职
耿鸿欣	1996年9月	大专	副主任医师	在职
陈心玫	1993年	硕士研究生	副主任医师	在职
马喜爱	2008年7月	本科	主治医师	在职

续表4-12-5

姓名	参加工作时间	学历	职称	备注
杨　艳	2015年10月	本科	主治医师	在职
杨冬梅	2015年10月	本科	住院医师	在职
高　锦	2015年9月	本科	住院医师	在职
孙文艳	2016年9月	本科	住院医师	在职
陈小翠	2017年9月	本科	住院医师	在职
姓名	参加工作时间	学历	职称	备注
白亚峰	2019年4月	大专	无	在职
丁家俊	2020年4月	大专	无	在职
胡皓然	2019年2月	大专	技士	在职
孙春艺	2014年7月	本科	无	在职
卢妮妮	2015年9月	本科	无	在职
乔瑞丽	2009年7月	本科	无	在职
吕兰锁	2016年7月	大专	无	在职
边云召	2020年10月	本科	无	在职

（二）业务开展情况

B超室自成立以来，1985年，购置一台绵阳牌国产B超机，从单纯的腹部二维黑白超声检查发展到全身各器官彩超技术检查，已形成具有一定规模、向全面发展的超声诊断检查科室。

科室拥有美国GE VIusonE10、日立图腾 、HITACHI（二郎神HI VISION Preirus、图腾HI VISIONAscendus）、ARIETTA 60、阿洛卡阿尔法10、GE730四维彩超等超声医疗设备。

开展项目有心脏血管、腹部常规、浅表、阴式超声、产前超声筛查（NT、四维、系统等）、介入超声等，可对心脏、血管、腹部（肝脏、脾、泌尿系统、子宫附件）、涎腺（甲状腺、颌下腺）、乳腺等部位疾病作出准确诊断，并对胎儿的先天性畸形有较高的检出率，报告的准确性在陕西、甘肃、宁夏、内蒙古等周边地区具有一定的影响力和权威性，随着介入超声的开展，超声科也从单一的检查诊断逐步开始扮演微创治疗的角色。

当前，科室内的四维彩超在临床上应用越来越广泛，可以对人体的大多数器官进行检查，如头颈部的腮腺、甲状腺、颌下腺等；胸腹腔脏器，如心脏、肝脏、脾脏、胆囊、胰腺；泌尿生殖系统器官，如肾脏、输尿管、膀胱、子宫、卵巢、输卵管、前列腺等。另外，四维彩超对孕妇的产前检查，以及胎儿的排畸检查起着非常重要的作用，成为产前检查的常规检查项目。

另外，科室引进先进的超声影像管理系统，将诊断结果和图像统一存储于服务器，电脑打印报告，图文并茂，检索方便。

超声科刚建立时每天业务量20~30例，从2000年以后呈现逐年递增的趋势。由于收费较低，每年检查5万人次，最高峰期间，每年检查病人高达20万人次。

2020年2月6日，超声科引入超声介入技术治疗，为定边县的医疗卫生事业注入新的生命与活力。应用超声介入技术，开展微创介入治疗手术，准确地掌握了在实时超声影像监视下，将刺针或导管准确地插入人体内各种病变器官成组织内，进行穿刺、抽液、细胞学或组织学活检、置管引流及肿块消融等各种诊断和治疗的技术，此技术成效显著。

（三）科室及个人获奖情况

韩世英，2016年3月被授予榆林市卫生标兵称号；定边县第二届“先进科技工作者”称号。

（四）科室人员发表论文情况

2009—2020年定边县人民医院超声科室人员发表论文情况表

表4-12-6

姓名	职称	论文题目	发表时间	发表杂志名称
韩世英	副主任医师	超声诊断异位妊娠52例分析	2009年5月	《延安大学学报》第8卷第2期
韩世英	副主任医师	超声诊断脾破裂的价值	2010年9月	《现代中西医结核杂志》第19卷第25期
韩世英	副主任医师	超声诊断结核性胆囊炎的价值	2010年10月	《现代中西医结核杂志》第19卷第28期
李淑娟	副主任医师	颈部血管超声应用于缺血性脑血管病患者的临床价值	2017年2月	《临床医学研究与实践》2017年2卷第12期
李淑娟	副主任医师	超声测量胎儿颈项透明层厚度在胎儿畸形筛查中的临床意义	2016年4月	《中外女性健康研究》2016年第4期
姚彩霞	副主任医师	超声诊断异位妊娠52例分析	2010年2月	《延安大学学报》第8卷第2期
姚彩霞	副主任医师	肝炎纤维化B超检查结果分析	2010年8月	《航空航天医药》第21卷第8期
姚彩霞	副主任医师	超声诊断结核性胆囊炎的价值	2010年10月	《现代中西医结核杂志》第19卷第28期
耿鸿欣	副主任医师	B超检查对妇科急腹症的诊断价值		
耿鸿欣	副主任医师	急性阑尾炎的超声诊断分析		

续表4-12-6

姓名	职称	论文题目	发表时间	发表杂志名称
耿鸿欣	副主任医师	肝炎后肝纤维化B超检查结果分析		
陈心玫	副主任医师	浅析胎儿先天性心脏病超声诊断	2011年	《按摩与康复医学》2011第29期
陈心玫	副主任医师	彩色多普勒超声对25例妊娠滋养细胞疾病的诊断	2011年	《吉林医学》2011年第29期
陈心玫	副主任医师	经胸超声心动图在房间隔缺损封堵术中的应用	2011年	《宁夏医科大学学报 》2011年第11期
陈心玫	副主任医师	定量组织速度成像对房间隔缺损患者右室功能的评价	2012年	《宁夏医科大学学报》2012年第2期
陈心玫	副主任医师	中晚孕期胎儿复杂心脏畸形静脉导管血流频谱分析	2016年	《中国临床医学影像杂志》2016年第7期
陈心玫	副主任医师	参编著作《临床超声诊断实践与介入》	2018年6月	科学技术文献出版社2018年6月第一版
马喜爱	主治医师	四维彩超诊断胎儿发育异常的应用及价值研究	2019年10月	《心理月刊》2019年第20期
马喜爱	主治医师	应用四维彩超诊断胎儿颜面部畸形的可行性研究	2020年1月	《健康大视野》2020年第1期（总439期）

（五）历任科室主任、副主任

主　任　韩世英　（1985—　　）

副主任　李淑娟　（2011—　　）

（六）疑难病例

为提高定边县农村妇女疾病检出率、早诊早治率，降低死亡率和病残率，提升广大农村妇女健康水平，超声专家韩世英除了在县医院坐诊外，每年利用休息时间去周边乡镇义诊，进社区、村庄，不怕苦、不怕累，有时下雨山路泥泞不堪、无法行走，也不会放弃难得的义诊机会。他开展农村妇女“两癌”普查、子宫附件检查、肝胆胰脾肾检等普查工作，并为有需求的妇女提供咨询服务，同时做好阳性个案的送检和随访工作，让广大农村妇女在家门口就能享受到专家的服务。

2003年，1名病患腹部囊肿，腹水较多。在B超的引导下，将刺针插入病人腹部进行穿刺，抽取其中的脓液，病人获救。

三、核磁共振室

（一）科室概述

核磁共振室成立于2008年，由CT室主任白宏伟负责，未独立设置科室及科室主任。2016年核磁共振室独立分科，由马建鹏任科室主任。

磁共振室是集医疗、教学、科研为一体的综合性科室。技术力量雄厚，设备先进。科室开展诊疗项目有中枢神经系统的头颅、弥散加权成像（DWI）、血管成像（MRA）和垂体，脊柱方面的颈椎、胸椎、腰椎、胸腰段和骶尾椎平扫，骨关节的膝关节、髋关节、骶髂关节和踝关节等成像，上腹部+胰胆管水成像（MRCP），盆腔；泌尿系统的肾脏+尿路水成像（MRU）等。

2008年5月，购买核磁共振为美国GE0.2T永磁磁共振，成立核磁共振科。

2016年1月与CT室分开，独立管理。

2016年以后，新开项目头颅血管成像（MRA）和垂体（平扫），骨关节的膝关节、髋关节、骶髂关节和踝关节成像，腹部+胰胆管水成像（MRCP），盆腔；泌尿系统的肾脏+尿路水成像（MRU）。

2008—2012年，位于县医院南一楼，2012年8月搬至医技楼一层。

2021年，有医务人员共9人，其中医师4人、技师5人，硕士研究生1人、本科6人，中级职称2人、初级职称3人。

定边县人民医院核磁共振室历年工作人员一览表

表4-12-7

姓名	学历	职称	备注
马建鹏	硕士研究生	主治医师	在职
王明明	本科	主治医师	在职
刘致源	本科	住院医师	在职
马小文	本科		在职
刘　剑	本科	技士	在职
高　艳	本科	技师	在职
牛亚俊	本科		在职
张举敏	本科		在职
乔欣蕊	大专		在职

（二）业务开展情况

核磁共振室2008年刚建立时每年业务量不到1000例，2010年以来逐年递增，但是业务量依然不大。2016年马建鹏任主任，他加强科室管理，提高服务质量，拓宽业务，增加服务项目，使得核磁共振室的服务口碑在医院临床各科室及老百姓中迅速提升，核磁业务量大幅度增加。

2021年共检查8042例，实现业务年总收入2694140元。2020年，共检查7548例，实现业务年总收入2528703元。2021年收入较2020年同比收入增长率为6.54%。自2016年以来，业务总收入是以前的3倍。

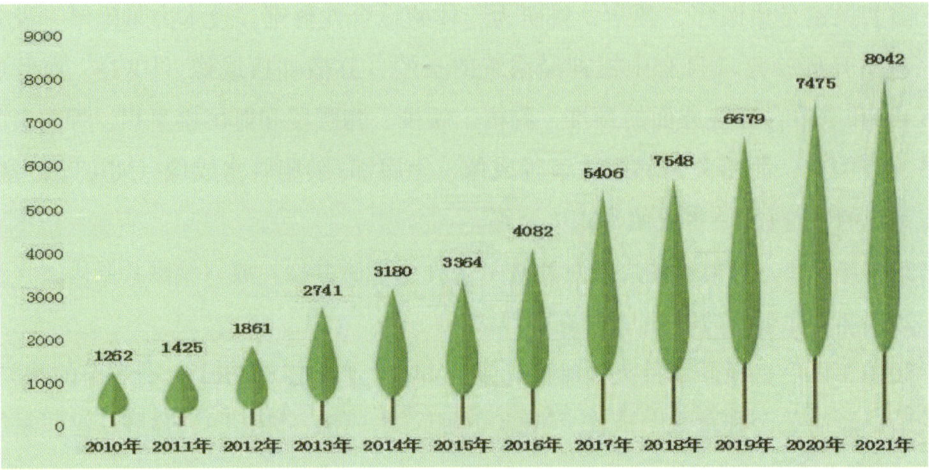

图4-12-1　2010—2021年核磁共振室工作量对比图（单位：例）

2021年，马建鹏主任通过走访调研上级医院、网上查阅等途径了解目前国际、国内最新、最高端的核磁设备，预先为医院搬迁至新院后筹建县域内，甚至是省域内最先进的核磁共振室做准备，从而更好地服务于周边老百姓。回顾磁共振室这些年来的发展，可以说实现了经济效益和社会效益双丰收。

（三）科室及个人获奖情况

马建鹏，2014年定边县人民医院年度优秀奖；2019年定边县人民医院年度优秀奖；2019年获第七届“榆林好人”最美医师奖；2020年定边县人民医院年度优秀奖；2020年获定边县“最美定边人·人民公仆奖”之优秀医师称号。

（四）新技术、新项目开展

县医院定点发热门诊核磁共振是鑫高益0.5 T XGY-OPER型号医疗设备，目前新开展项目可行全脊柱成像扫描、颅颈段脊柱成像、胸腰段脊柱成像。其成像原理为应用磁共振全景矩阵成像技术，采用大视野行颈、胸、腰、骶尾分段采集成像后,结合影像拼接技术重建形成全脊柱影像的磁共振成像技术。全脊柱MR成像(Whole Spine MR Imaging)是近年来发展起来的新技术，对先天性和后天性脊柱畸形、脊柱脊髓转移瘤、多发性骨髓瘤、多发性硬化以及其他广泛性脊柱脊髓病变具有较高的诊断价值。

（五）学术及影响

马建鹏，先后多次在西安交通大学第二附属医院、陕西省肿瘤医院进修CT及MRI诊断、CT三维及冠状动脉CTA技术。擅长CT及MRI各种疑难疾病的影像诊断检查和医疗质量管理。以共同第一作者发表SCI论文二篇，独立完成五万字的定边县人民医院医患关系管理改进研究论文一篇。陕西省保健协会影像专业委员，陕西省健康管理师协会肿瘤全程管理专业委员会委员，陕西省医师协会胰胆疾病专业委员会会员，陕西省医师协会医院管理研究分会会员，中国医促会创伤医学会会员，榆林市病案质控中心委员，宁夏影像专科联盟理事，定边县中国共产党第十九次党员代表大会党代表。

王明明，2016年12月至今在定边县人民医院核磁共振科工作，擅长常见病的核磁共振影像诊断。担任核磁共振科质量与安全管理小组副组长。

（六）历任科室主任

主　任　白宏伟　（2008—2016）

　　　　马建鹏　（2016—　　）

四、CT室

（一）科室概述

2000年购置了美国GE螺旋CT，2000年1月成立了CT室。

2012年8月，购置美国GE公司生产64排螺旋CT-Optima 660一台。该机独有宝石ASIR平台，极大提高CT分辨率，提供超高清图像，更早更好发现细小病灶，射线剂量仅为传统128层CT一半；独有动态图500排功能，实现动态四维成像；独有三率合一心脏检查，是128层CT心脏检查的金标准。

2016年1月，将CT和MR分开。

2016年之前，CT室与核磁共振室，统称为CT核磁室。从而实现了影像诊断科学、全面的发展。

2000—2012年，位于县医院南一楼，2012年8月搬至医技楼一楼。

2021年，CT室有医务人员22名，医师8名(其中副主任医师2名、主治医师3名、住院医师2名)，技师12名(其中初级技师3名、技士4名)，护士2名(其中主管护师1名、护士1名)。

至2020年定边县人民医院CT室学科带头人一览表

表4-12-8

姓名	职称	取得职称时间	学历	毕业院校	政治面貌
白宏伟	副主任医师	2017.3	本科	陕西中医学院	中共党员
丁晓凌	副主任医师	2016.3	本科	陕西中医药大学	民盟盟员

（二）业务开展情况

科室于2000年1月成立时，购买美国GE公司prospeedAI单排螺旋CT1台，于2012年8月购买美美国GE公司高端64排128层螺旋CT-Optima 660 1台。该64排CT机独有宝石ASIR平台，极大提高CT分辨率，提供超高清图像，更早更好发现细小病灶，射线剂量仅为传统128层CT一半；独有动态图500排功能，实现动态四维成像；独有三率合一心脏检查，是128层CT心脏检查的金标准。其血管重建也显示出了强大的优势：头颈部CTA对颈动脉狭窄的诊断和DSA基本一致，并能准确显示颈动脉管壁、腔内钙化及血栓情况，同时反映狭窄血管与周围组织空间位置； 体部血管CTA能显示到第四级血管分支，有数据表明其对门静脉四级以上分支的显示率达到100%，能真实反映其解剖结构。

仿真内窥镜技术可实现无创观察气道、胃肠道、膀胱甚至血管内部情况，除与电子内镜结果有着较高符合率之外，还可以观察到电子内镜无法查看的部位，例如梗阻远端、病变周围组织受累情况等。三维重建、灌注成像等效果均较常规CT更好。

GE 64排128层VCT将高分辨、宽覆盖和扫描速度完美结合，引领CT成像进入了一个全新时代，进一步满足了临床工作的需要。

科室自成立以来，坚持“以病人为中心，提高医疗服务质量”为主线，全体医务人员努力学习，钻研业务。2000年工作量为1万多人次，2021年工作量为4.8万余人次。

自2012年开展三维成像，科室步入了新的历程，这些经过重建的图像能够从多角度、多方位观察，成像清晰，为临床医生的诊断、治疗带来了极大的便利。尤其是骨骼CT三维重建，为骨科医生手术方案的选取提供了重要参考，广泛应用于各临床科室。

2013年，开展增强CT扫描，CT增强扫描有助于医生发现病变，判断病变性质以及明确病变数目，为临床医生提供了极大的帮助。

（三）科室及个人获奖情况

丁晓凌，2020年获“定边优秀医师”和“最美定边人”称号。

（四）科室人员发表论文情况

白宏伟，2015年撰写《CT在胆道梗阻病变中的诊断分析》，发表于《中外女性健康研究》；2016年撰写《磁共振成像与CT在膝关节损伤诊断中临床价值的对比》，发表于《包头医学院学报》。

丁晓凌，2013年撰写《64排螺旋CT在冠状动脉造影的基层应用》，发表于《航空航天医学》；2014年撰写《探讨64排CT三期扫描在肝硬化背景下小肝癌诊断中的价值》，发表于《吉林医学》。

（五）业务骨干培养

定边县人民医院CT室人员历年进修情况表

表4-12-9

姓名	进修时间	进修地点	学习内容
白宏伟	1998年 1999年 2015年	在西安交通大学附属第二医院学习 在西京医院学习 在北京大学第五临床医学院(北京医院)学习	CT影像诊断学
丁晓凌	2001.8—2002.7 2013.8—2013.11 2018.7—2019.1	在第四军医大学西京医院影像科学习 在西安交通大学第二附院影像科学习 在北京友谊医院影像科学习	CT影像诊断学

白宏伟，曾先后在西安交大第二附属医院、西京医院、北京大学第五临床医学院（北京医院）进修深造，并在各类期刊上发表论文3篇，临床经验丰富，擅长CT、MRI诊断工作，对各种疑难杂症有独特的见解。基础理论扎实，临床经验丰富。

丁晓凌，从事CT、MRI诊断二十多年，曾先后在第四军医大学附属西京医院、首都医科大学附属北京友谊医院进修，师从马大庆、王振常、杨正汉教授，擅长CT、MRI全身诊断，尤其在胸腹肿瘤增强诊断定性分期及全身血管造影成像等方面独特造诣。

（六）历任科室主任

主　任　白宏伟（2000—2008）

　　　　丁晓凌（2008—　　）

第十三节　胃肠镜室

一、科室概况

定边县人民医院胃镜室成立于1989年，最初由张晓燕（内科主治医师）与杨桂英（护师）在胃镜室工作，所用胃镜为纤维胃镜，后张晓燕调职。2000年3月购进奥林巴斯140电子胃肠镜后由王旭升开展胃镜室工作。2001年王冲霞到胃镜室工作，2004年王冲霞从西安交通大学附属第二附属医院消化科胃镜室进修回来后在胃镜室工作至今。2001年至2004年倪国栋、郭润霞曾在胃镜室工作过。2010年陈瑜、张丽到胃镜室工作；2017年王敏、薛睿到胃镜室工作；2019年康予铭、张丹丹到胃镜室工作，至此胃镜室有医护人员7人，其中高级职称1人、中级职称3人、初级职称3人。拥有日本奥林巴斯GIF-H260高清电子胃镜（2012年购进）、CF-Q260AI高清电子肠镜、高频电刀、微波治疗仪、多功能麻醉机及碳13幽门螺杆菌检测仪等仪器设备。可开展普通胃肠镜检查、无痛胃肠镜检查、消化道内镜色素检查、消化道息肉镜下切除术、消化道出血镜下止血术、消化道异物取出术、食管静脉曲张套扎术、食管狭窄扩张术、经胃镜置管术等。科室人员曾先后在西安交通大学第二附属医院、宁夏医科大学附属医院进修学习，多次参加消化内镜学术研讨会，多年来在各上级医院消化科专家带教下工作，每年完成胃肠镜检查4000多例，其中无痛胃肠镜检查1000多例，镜下治疗100多例，碳13呼气试验4000多例。

二、历任科室负责人

主　任　王旭升　（2000—2013）

　　　　王冲霞　（2013.5—　　）

三、科室人员论文发表情况

王旭升、郭润霞、王冲霞撰写《胆汁反流性胃炎与胆石症关系的探讨》，2006年发表于《延安大学学报(医学科学版)》。

王冲霞撰写《埃索拉着、左氧氟沙星和奥硝唑联用治疗慢性胃炎的临床效果分析》，2017年发表于《心理医生》。

王冲霞撰写《内镜下巴曲酶联合质子泵抑制剂三联疗法治疗消化性溃疡合并UGB的效果》，2018年发表于《临床医学研究与实践》。

第十四节　药剂科

一、科室概况

药剂科的前身为药剂室，建院起药剂室隶属于医政股，先后有白友汉、张新良、薛学范、郭成银等在药剂室工作。随着医院发展，药剂室更名为药剂科。

2012年，药剂科秉承“以病人为中心、提高药学服务质量”宗旨，成立临床药学室，有临床药师4人，取得临床药师规范化培训证书3人，专职临床药师2人。主要工作：对门急诊处方、手术病历及住院医嘱进行审核点评；参与抗菌药物、抗肿瘤药物及其他重点监控药物的药学服务及用药评价；协助医务科进行临床药学相关知识培训；协助医保科规范临床医保用药，保障医保基金合理使用；负责全院药品不良反应监测、上报；参与全院各临床科室会诊；参与临床日常查房，对患者进行用药指导及用药教育；开展门诊用药咨询服务，保障患者用药安全、有效、经济。

截至2021年，药剂科有职工56人，其中高级职称1人、中级职称7人、初级职称38人。设有住院药房、门诊药房、儿科药房、中药房、药品会计室、药库等，保障全院药品供应。同时管理医院三家紧密型医共体乡镇卫生院的药房。

二、历任科室主任、副主任

主　任　胡启泰（1949—1983）

蔡凤英（1983—1993）

马江鲁（1993— 2001）

姬兴军（2001—2010）

赫媚雅（2010—　　）

副主任　刘竹强（1998—2020）（负责中药房工作）

王欣荣（2018.6—　　）

沈秀秀（2020.8—　　）

纪云霞（2020.8—　　）（负责中药房工作）

三、科室人员论文发表情况

赫媚雅，《抗生素不合理应用危害及防治策略》，2012年发表于《实用心脑肺血管病》杂志；《处方不合理用药调查分析与处理对策》发表于《当代医学》。

赫媚雅、付琦芳，《PDCA循环对Ⅰ类切口围术期合理使用抗菌药物的作用》，2017年发表于《西南国防医药》。

赫媚雅、付琦芳，《腹部隔姜灸辅助治疗脾胃虚弱型慢性浅表性胃炎的疗效分析》，2017年发表于《现代消化及介入诊疗》。

赫媚雅、付琦芳，《阿托伐他汀钙片联合贝那普利治疗冠心病的疗效观察》，2018年发表于《药物评价研究》。

杨丽，《门诊药房药师强化用药指导在高血压患者中的应用价值》，2020年发表于《健康必读》。

杨丽，《临床药师社区开展用药指导在糖尿病患者中的应用价值》，2020年发表于《特别健康》。

王东晓、王欣荣、朱曼等，《不稳定型心绞痛介入治疗临床路径的应用评价》，2011年发表于《2011年中国药学大会暨第11届中国药师周论文集》。

王东晓、朱曼、王欣荣等，《基于药品说明书解析β—内酰胺类抗生素皮肤过敏试验》，2011年发表于《中国药物应用与监测》。

李友佳、沈秀秀、郑娜、谢姣、王程、张抗怀等，《门诊老年2型糖尿病患者降糖药物应用分析》，2020年发表于《西北药学》杂志。

四、科室人员获奖情况

赫媚雅，2015年被评为全县药政管理先进个人；2018年获陕西医卫健康新的社会阶层人士最美医务工作者称号；2021年5月参加陕西省第三届陕西省医院药师处方审核能力培训班（榆林站），成绩突出，被评为“优秀学员”；2021年8月获2021年“最美定边人之优秀医师”称号。

王欣荣，2021年被评为榆林市第一届最美药师。

沈秀秀，2021年获榆林市药物科普大赛优秀奖。

杨丽、牛国燊、卢奇奇、李娟于2021年获榆林市药师职业技能大赛二等奖。

第十五节　病理科

一、科室概况

病理科成立于1990年。2021年，科室有诊断医师2人（初级职称）、技师3人（初级职称2人）。拥有自动脱水机，石蜡包埋机，切片机，漂、烤片机，冰冻切片机，液基离心机等设备。能开展冰冻诊断、石蜡诊断及脱落细胞诊断。癌症诊断年均80余例、活检年均3500余例、液基年均4000余例、冰冻年均近40例。

二、历任科室主任

主　任　薛光前　（1990—2017）

　　　　高玉龙　（2017—　　）

第十六节　体外碎石科

定边县人民医院碎石科成立于2010年10月，2021年有医护人员2人，其中高级职称1人、初级职称1人。

科室拥有广东海滨医疗器械有限公司制造HB-FSWL-108G型体外冲击波碎石机一台、深圳市威尔德WED-380全数字超声机一台，用于粉碎肾结石、输尿管结石、膀胱结石、尿道结石等，操作方便，定位准确，无须手术，安全可靠，治疗效果好，可多次反复治疗。

每年可完成泌尿系统结石500多例，能及时解决病人的痛苦，费用低、创伤小，是当前治疗泌尿系统结石的理想方法之一。

第十七节　体检科

一、科室概况

定边县人民医院体检科成立于2008年。2021年，科室有临床医生3人（其中高级职称2人、中级职称1人）、护士5人（中级职称1人、初级职称2人）。

科室拥有肺功能、骨密度、心电图、彩超、胃癌早筛、幽门螺杆菌阳性试验、电子血压计、胸部DR、电测听等设备，能开展多项体检业务。

二、历任科室主任、护士长

主　任　韩世英（2011—　　）

副主任　毕有军（2014—　　）

护士长　付晓云（2010—　　）

三、业务开展情况

体检科每年负责全县职工体检、学生体检、延长油田职工职业病体检等大型体检活动。全县干部职工体检每年大约1万人，学生体检每年大约1.5万人，延长石油每年体检约1700人。

四、科室人员获奖情况

韩世英，先后被评为榆林市卫生标兵、定边县第二届先进科技工作者。

付晓云，被评为榆林市2017年职业病防治宣传工作先进个人。

毕有军，先后被评为榆林市第七届最美医师、定边县第三届优秀医师。

第十八节　检验科

一、科室概况

检验科是临床医学和基础医学之间的桥梁，包括临床化学、临床微生物学、临床免疫学、血液学、体液学以及输血学等分支学科。检验科设在医院医技楼四层及门诊楼二层，是一个检验项目齐全、仪器设备先进、技术力量较雄厚的医疗技术科室，是榆林市区域医学检验专科联盟成员单位，主要承担全院的临床检验、体检等工作任务。检验科的宗旨是以质量为基准、服务为根本、科学为原则，准确、及时、客观、可靠地为临床和患者提供优质服务。科室下设生化组、免疫组、血液体液组、微生物组、分子生物组、输血组、门诊实验组六个专业技术组。

检验科全科用房面积约500平方米，设临检室、免疫室（HIV初筛实验室、HIV确诊实验室）、生化检验室、PCR分子实验室、病原微生物实验室、血库、骨髓实验室、儿科实验室、惠民检验科、惠民PCR分子实验室。

检验科有专业技术人员60人，副主任技师1人、主管检验师11人、检验师20人、检验士28人；硕士研究生1人、本科40人。

定边县人民医院1952年调来检验员刘兴国负责简单的检疫化验工作。化验项目当时为手工操作三大常规（血、尿、大便）化验。

1955年，刘兴国调离县医院，高春茹在检验科工作，有1台显微镜。

1960年设专职化验员1人，有显微镜1台。

至1983年，人员增加到5人，成立生化室，能做一般生化如肝功能、血糖定量、二氧化碳结合率和谷丙转氨酶、凡登白试验、麝香草酚浊度试验、尿素氮、肥达氏反应、外裴氏反应和黄疸指数比浊法、血脂胆固醇测定、血清甘油三酯测定、血小板计数、各种寄生虫检验等。

1987年，人员增加到8人。开展的检验工作包括血、尿、粪便、脑脊液、胸腹水、血脂血糖等。

1986年、1987年，尹彩霞在西安交大一附院分别进修一年骨髓学和微生物学，创办细菌室、骨髓室，当时设备只有1个培养箱、1个二氧化碳培养缸、1台显微镜，设立缓冲间室、操作室、无菌室，做常见病细菌培养。

1988年，购置半自动生化分析仪、尤利特半自动尿酸化学分析仪和电解质分析仪。主要检测肝功、血脂、肾功、血糖。主要项目有总胆红素TBIL、直接胆红素DBIL、直胆/总胆、谷丙转氨酶ALT、r—谷丙转肽酶GGT、碱性磷酸酶（ALP）、总蛋白TP、总蛋白ALB、葡萄糖GLU、甘油三酯TG、尿素UREA、尿素UA、肌酐CREA等。

1992年，临检室购置血红蛋白仪检测血红蛋白，生化室除做肝功能外（并做离子和其他项目为钾、钠、钙、氯、胆固醇等），还可进行脑脊液（漏出液与渗出液）的常规检查与细菌检查，在不孕症方面能做精液常规检测。

2005年，结束了手工检验时代，开启了自动化检验时代。购置了日立7080自动分析仪，主要开展肝功、肾功、血糖、血脂、心肌酶、淀粉酶、胆碱酯酶等项目；购置全自动细胞分析仪，主要检测血细胞分析；购置全自动尿沉渣分析仪和全自动血凝分析仪sysmex CA-500。（全自动血凝分析仪sysmex CA-500、日立7080自动分析仪，每小时180测速）和血气电解质分析仪。

2009至2021年，检验科检测项目临床大夫在LIS系统中可以读取病人的检验报告，做到了检验报告信息化，给大家带来了便利。

2017年，检验科开始花粉浓度检测，并于2019年创建花粉浓度播报微信号。

二、医疗设备及业务开展情况

检验科拥有国内外尖端检验设备，包括日立7600、708、迈瑞BS800全自动生化分析仪，Cobas6000、e411全自动电化学免疫分析仪，亚辉龙iFIash3000、诺尔曼411、西门子CP全自动化学发光免疫分析仪，Sysmex CA7000、CA1500全自动血凝分析仪，Sysmex 2100X、800i、迈瑞6800Plus全自动血细胞分析仪，Sysmex UF500i全自动尿液成渣分析仪，尤利特URIT 1600全自动尿液分析仪，沃文特全自动粪便处理分析仪系统，迪尔全自动血培养系统、细菌鉴定系统，荧光定量PCR分析仪，全自动精液分析仪，阴道微生态分析仪等先进设备。

7600-020全自动生化分析仪：该机型由两个P模块组成。它由样品供应模块、电解质分析模块（ISE）、生化分析模块、样品暂存模块和样品收纳模块组成。两个P模块，采用双计算机，多CPU控制，模块间用ETHERNET智能通信，非同步自律优化控制，不同测试周期的模块一体化高效运作（效率接近100%）。该机居于世界先进地位，真正实现了实验室自动化、高速度，可达1600测试/小时。应用范围广，可以进行生化、免疫、药物浓度的测定，具有高精度分析，最好的分光系统，世界第一的蚀刻光栅，最好的温控系统，最好的加样系统，精度可达0.1μL，检测结果稳定、准确、重复性好，能够检测包括肝功、肾功、血脂、离子、血糖、心肌酶谱等70多个生化检测项目，在原有常规项目的基础上新增了载脂蛋白、低密度脂蛋白、岩藻糖、胆汁酸、β-微球蛋白、同型半胱氨酸、心肌损伤、补体（C3、C4）、C反应蛋白、免疫球蛋白（IgA、IgM、IgG）、抗O、类风湿定量等检测项目。

BC-6800五分类血液细胞分析仪：BC-6800采用业内最新的半导体激光散射结合荧光染色技术检测WBC（白细胞）、NRBC（有核红）、RET（网织红），采用改良的流式分析装置，利用二次加速鞘流阻抗技术检测RBC（红细胞）/PLT（血小板），采用环保型无氰化物检测HBG（血红蛋白）。它具有检测结果更准确、检测参数更多(33个)、检测速度更快（125个/小时）、多种进样方式、中文操作、更方便更人性化等优点，缩短了检查时间，减轻了操作人员的劳动强度，满足现代血液检验的更高要求。

CA-1500（日本sysmex）全自动血凝分析仪：该机集当今血栓/止血分析仪最新的各种先进功能于一身，是市场上少见的性价比极高的一台仪器，是大型教学医院、综合医院实验室的首选，它具有快速处理能力，最快180测试/小时，具有凝固法、免疫法、发色底物法等多种检测功能。操作灵活简单，彩色触摸屏快速直接，自动进样，检测结果稳定，重复性好，特别对凝血功能异常、药物检测等患者具有很大的临床意义。目前能开展的项目有PT、APTT、Fbg、TT、D-二聚体。

UF500i（日本sysmex）尿液有形成分分析仪：UF500i采用红色半导体激光的流式细胞分析方法，对尿中有形成分进行定量分析，通过流式细胞分析方法得到前散射光、侧向散射光及侧向荧光、电子基团等信息为基准，并采用全新DNA/RNA细胞分析技术对尿中有形成分进行高精度分析，给临床提供高可信度的定量测定数据，为尿路感染和肾脏、泌尿系统疾病的诊断及治疗提供有力的依据，能为临床提供红细胞、白细胞、上皮细胞、细菌等24个项目参数。

2021年，检验科开展检验项目320多项，主要包括血液一般检测、凝血检测、肝脏疾病检测、肾脏疾病检测、糖及糖代谢类检测、激素类检测、肿瘤相关抗原检测、心血管疾病检测、自身免疫性疾病检测、血脂及脂蛋白检测、无机元素检测、体液及分泌物检测、感染性疾病免疫学检测、结核病检测、病原体感染监测、微生物检测、乙型肝炎病毒、人乳头瘤病毒，微量元素检测、过敏原检测，血细胞形态学、骨髓细胞形态学检验等。

三、科室及个人获奖情况

2019年12月，被医院评为“先进科室”。

2020年12月，被榆林市医学临床检验质量控制中心评为“榆林市区域医学检验专科成员联盟成员单位”。

冯昊奎，2008年被医院评为“二甲”评审工作中“突出贡献奖”；2020年被中共定边县委授予“新冠肺炎疫情防控优秀共产党员”称号；2020年被中共定边县委、县人民政府授予“最美定边人·人民公仆之优秀医师”称号。

张军，2021年5月被共青团定边县委评为2020年度定边县“优秀共青团员”。

高萌，2021年被定边县卫生健康局评为2020年度防疫防控先进个人。

郭佳惠，2021年在定边县医疗保障局“学党史 强信念 提技能 开新局”知识竞赛中获一等奖。

四、科室人员发表论文情况

2010—2020年定边县人民医院检验科发表论文一览表

表4-18-1

姓名	职称	论文题目	发表时间	发表杂志名称(参会名称)
屈冬艳	中级	cTnT、Mb、CK-MB、CRP联合检测在急性心肌梗死早期诊断中的应用价值分析	2010年2月	《中国医学创新》2010年第2期
付福玲	中级	抗核抗体检测自身免疫性疾病的临床应用	2012年	参加第十五届全国高等医学院校诊断学教学改革研讨会
尹东梅	高级	CA125对原发性上皮卵巢癌患者的检测价值	2014年10月	《吉林医学》2014年10月
尹东梅	高级	BNP和CRP对急性心肌梗死的诊断价值	2014年11月	《内蒙古中医药》2014年第6期
高　萌	中级	Beclin1进化保守区—SA融合蛋白偶联生物素—A10适配子制备PSMA靶向系统及其对前列腺癌细胞的抑制	2016年4月	《中国肿瘤生物治疗杂志》2016年4月第2期第23卷
刘　淼	中级	老年自身免疫性肝炎患者临床特点分析	2017年12月	《医药卫生》2017年12月第3卷
屈冬艳	中级	阴道分泌物细菌临床检验方法的比较分析	2017年12月	《医药卫生》2017年12月第3卷
屈冬艳	中级	心肌酶谱检测在小儿轮状病毒性肠炎中的临床应用价值	2018年3月	《临床医学研究与实践》2018年第3卷第11期
刘　淼	中级	CEA、CA19-9及CA72-4联合检测在胃癌诊断中的意义	2018年4月	《临床医学研究与实践》2018年第4期
郭佳惠	初级	2016—2018年西安地区儿童血流感染病原菌分布	2020年4月	《科技视角》2020年14期
尹东梅	高级	结核病诊断细菌学检验分析	2017年1月	《临床医学研究与实践》2017年1月第二期
冯昊奎	中级	血清性激素6项检测在女性不孕诊断中的应用价值	2020年8月	《特别健康》2020年第8期（上半月）
冯昊奎	中级	肿瘤标志物联合检验在肺癌诊断中的应用价值探究	2020年9月	《家庭西药》2020年第9期（上半月）
管　丽	初级	*Antitumor Effect of Ginsenoside:A Systematic Review*	2021年5月	《*Yangtze Medicine*》
牛帅帅	初级	*Ginsenoside Rg1 and Resveratrol Alleviate Acute Kidney Injury Induced by Cisplatin via Downregulation of Autophagy in Mice*	2020年4月	《*Yangtze Medicine*》

五、人才培养

1986—2020年定边县人民医院检验科人员培养一览表

表4-18-2

姓名	年份	学习地点	学习项目	学习时长
尹发显	1986	解放军第三二三医院	微生物检验室	3个月
			生化检验培养	3个月
			骨髓室	3个月
			免疫室	3个月
尹彩霞	1986	西安交大附属一医院	微生物检验室	12个月
	1987		骨髓室	12个月
	1988		生化检验培养	12个月
贺美玲	1999	西安市第四医院	生化检验培养	3个月
			骨髓室	3个月
			免疫室	3个月
尹东梅	2003	西安交大附属二医院	微生物检验室	3个月
			生化检验培养	3个月
			骨髓室	3个月
			免疫室	3个月
冯昊奎	2004	西安交大附属二医院	微生物检验室	3个月
			生化检验培养	3个月
			骨髓室	3个月
			免疫室学习	3个月
闫　晓	2012	西安交大附属二医院	生物检验室	6个月
彭金华	2013	西安交大附属二医院	微生物检验室	3个月
			生化检验培养	3个月
			免疫室学习	3个月
顾小欣	2017	西安交大附属一医院	临检	6个月
张彩蓉	2017	西安交大附属一医院	生化	6个月
刘子财	2018	西安交大附属一医院	临检	6个月
尹东梅	2018	西安交大附属二医院	骨髓室	1个月
	2019		骨髓室	1个月
闫微微	2019	西安交大附属一医院	生化检验培养	3个月
			免疫室	3个月
李宇宇	2020	西安交大附属一医院	微生物检验室	3个月
			生化检验培养	3个月

六、历任科室主任、副主任

主　任　刘兴国（1952—1955）
　　　　高春茹（1955—1984）
　　　　贺美玲（1984—2004）
　　　　冯昊奎（2004—　　）
副主任　尹东梅（2011—　　）

第五章 护理工作

第一节　职能部门

护理部

（一）科室概况

定边县人民医院护理部的前身是1953年设立的病房及1961年设立的护理室，先后隶属于医政股、医务（疗）股。王思选、赵春芳在职，张建堂、胡金元、王国霞先后担任护士长。改革开放后，护理室从当时的医务科分离出来，改称护理部，业务工作先后由王国中、王国霞、刘桂琴、辛秀兰负责，1982年，县卫生局正式批准建立定边县人民医院护理部，代理负责人为辛秀兰（后转任主任）。2021年，护理部主任为李俐霞，杨娜、王海涛担任副主任，工作人员有陈丽君、薛晓童，5人均为本科学历，其中高级、初级职称各1人，中级职称3人。

护理部是医院护理业务行政管理组织和指挥中心，对全院各项护理工作的开展和护理质量的管控起着至关重要的作用。

定边县人民医院护理部自成立以来，始终秉承“厚德尚道，医者仁心”的院训，在院领导的带领下全院护理人员团结协作、求真务实，树立构建品牌意识，以临床护理工作为重点，以服务和质量为主线，努力做到护理再创优、质量再提高、技术再精进、能力再提升、服务再满意，以适应医疗卫生改革和社会经济飞速发展，创建医院优质的护理服务品牌。

定边县人民医院护理部不断加强和改进护士培训、职业安全等管理，各级护理人员职责明确，制度完善，建立起了完善的护理质量管理体系，积极推行院长指导下的护理部主任负责制，即“护理部主任—科护士长—病区护士长”层层把关的护理工作三级管理体系，实行护士分层级管理，有效地保障了医疗护理质量和病人安全管理，护理工作健康发展，使医院护理业务内涵以及人民群众的满意度持续提升。

2021年，定边县人民医院护理部下辖4个片区、24个科室护理单元，护理人员共达365人，其中高级职称1人、中级职称95人、初级职称186人，护士81人、护理员2人；本科287人、大专70人、中专8人。充分开发和挖掘人力潜能，创新护理工作，提高护理质量，是定边县人民医院护理部永恒的工作目标。

（二）历任负责人及选介

1953—1966年，张建堂、胡金元先后担任护理室护士长。

1980年12月，王国霞时任护理室护士长；是月，定边县人民医院内部任命刘桂琴为护理部副主任。

1982年3月16日，经县卫生局局务会研究决定：辛秀兰代理护理部负责人，并兼外科护士长；1984年转任主任（1987年被推荐为院委会成员，配合院领导负责管理工作）。

1990年2月24日“职工花名册”显示，辛秀兰时任护理部主任。

1996年3月13日，县医院研究决定：刘惠莲任护理部主任。

1998年11月，苗艳英担任护理部主任；2000年改任办公室主任兼搞计划生育工作。

2000年，刘万芳担任护理部主任；后改任医务科副科长、医保合疗科科长。

2006年1月5日，侯燕武任护理部主任兼医务科副科长。

2007年10月，孙春霞任护理部主任；2010年5月升任工会主席。

2007年10月，姜昀任护理部副主任；2009年调往高压氧舱工作。

2011年2月至今，李俐霞接任护理部主任。

2020年8月至今，杨娜、王海涛担任护理部副主任。

孙春霞，护理部主任（见“人物选介”）。

李俐霞，护理部主任（见“人物选介”）。

杨　娜，女，出生于1983年10月。2005年7月第四军医大学高级护理专业本科毕业；2006年6月在定边县人民医院普外科从事护理工作。2011年1月担任普外科护士长；2016年6月取得主管护师职称，调任护理部干事；2020年8月至今担任护理部副主任。是陕西省护理学会第九届护理教育专委会委员、榆林市护理学会理事、中华护理学会会员。2007年5月，被县卫生局评为“三基”考核成绩优秀者；2008年5月，获评医院 “三基”考核成绩优秀者；2009年5月，获县卫生局“优秀护士”“三基考核先进个人”荣誉表彰；2010年11月，在陕西省医疗护理岗位技能大比武中荣获操作三等奖。

王海涛，女，主管护师。2005年6月在宁夏医科大附属医院本科毕业后参加工作，2008年6月入职定边县人民医院产科，2011年调至护理部，2020年8月至今担任护理部副主任。2014年荣获全县优秀工作者奖励，2018年当选为定边县妇女代表大会第十一届代表。

护理室护士长　王国霞　(1966—1982.3)

护理部负责人　辛秀兰　(1982.3—1990.2)

护 理 部 主 任　辛秀兰　(1990.2—1996.3)

刘惠莲（1996.3—1998.11）
苗艳英（1998.11—2000.5）
刘万芳（2000.5—2006.1）
侯燕武（2006.1—2007.10）
孙春霞（2007.10—2011.2）
李俐霞（2011.2—　　　）
护理部副主任　姜　昀（2007.10—2009）
王海涛（2020.8—　　　）
杨　娜（2020.8—　　　）

（三）开拓创新

定边县人民医院1974年总结报告中显示：全院共有职工52人，其中医生11人，护士8人，护士学徒10人，王学中时任护理室护士长。1996年5月统计，全院职工170人，其中医疗卫生专业技术人员116人，医师43人、护士32人。

2008年，县医院创建“二甲”医院，护理部按上级相关要求完善护理部各项创建工作。2011年，护理部开展优质护理示范病区2个，同年在全院范围内达到优质护理工作全面覆盖。加强电子病历建设，修订护理人员绩效考核细则，患者满意度不断提升。

2013年，定边县人民医院护理人员共245人。其中，主管护士13人，护师57人，护士170人，护理员5人。分布在急诊科、内科、妇产科、手术室、外科、供应室、换药室等20个部门。其中，本科学历（包括在读）45人，大专学历（包括在读）167人，中专学历33人。其中，20～25岁100人，26～30岁84人，31～35岁41人，35岁以上20人。

2015年，基础设施又购进了洗头车、微波炉、简易方便床、病区小型缝纫机、床头消毒机、空气加湿器、血栓预防机、音乐播放器、理发器等多种便民器材。增加配送项目，节约护理人力，让护理人员将更多的精力投入临床护理工作中。

2017年，为了规范急救药品管理，方便急救药品加锁封存，护理部特向相关部门申请购进多功能急救车应用于临床护理工作中，统一设计急救车平面图，按要求存放急救药品、物品，以便在抢救患者过程中能够迅速、准确地找出药品、物品，节约抢救时间，提高护理人员工作效率。同时不断充实临床一线，力争床护比达到1∶0.4，单设内科楼、儿科楼，规范病区建设。

2018年，随着护理人才队伍不断壮大，逐渐形成了护、教、研为一体的护理管理模式，以优质服务为基础，重临床、强内涵，改革排班模式，落实责任包干制，加强护理人力资源管理，以“病人满意”为目标，积极探索护理管理创新，落实三级质控，优化服务流程。护理部把基础护理与专科护理相结合，利用智能互联网平台，落实护理工作信息化管理，便于护理人力资源管控、数据收集以及医嘱核对、转抄，保障护理安全。以此推动护理专业化进程，在强化基础护理理论和技能的同时，注重专科护理发展，定期选派各护理单元优秀护士参加省内外专科业务培训，提高知识水平和护理技术，为广大病友提供了贴心的、高质量的护理服务，得到了业内外的高度评价。

广大护理人员自觉秉承“重医德、精医术、爱患者、讲奉献”的思想理念，坚持责任、专业、关爱的护理价值观，以爱心、耐心、责任心对待每一位患者，全心全意为患者服务，有效地促进了护理多元化进程。

2021年，护理人员增加到365人，护理部从定边县人民医院医护工作的实际情况出发，依照护理工作“三级管理”体系将具体业务分解到内科、儿科、外科、急诊科及其他等4个片区，每个片区分管若干个相应的护理单元（科室），共计24个；并按照定边县人民医院分层管理原则将全院护士分为5个层级，分别为N0、N1、N2、N3、N4。门诊注射室、供应室、换药室、介入科及各护士长、护理部护士及零级护士不参与分层。全院护士中参加分层人数285人，N0级51人，N1级74人、N2级107人、N3级53人、N4级0人，未参与分层人数为78人。

定边县人民医院护理团队以责任、专业、关爱为服务宗旨，始终坚持“以患者为中心，努力做到八主动八规范六满意”的服务理念，为每一位患者提供全方位、优质、高效的护理服务，将人性化服务融入各个环节，力争做到以一流的质量使病人放心，以一流的服务使病人暖心，以一流的环境使病人舒心。

第二节　护理管理组织框架图

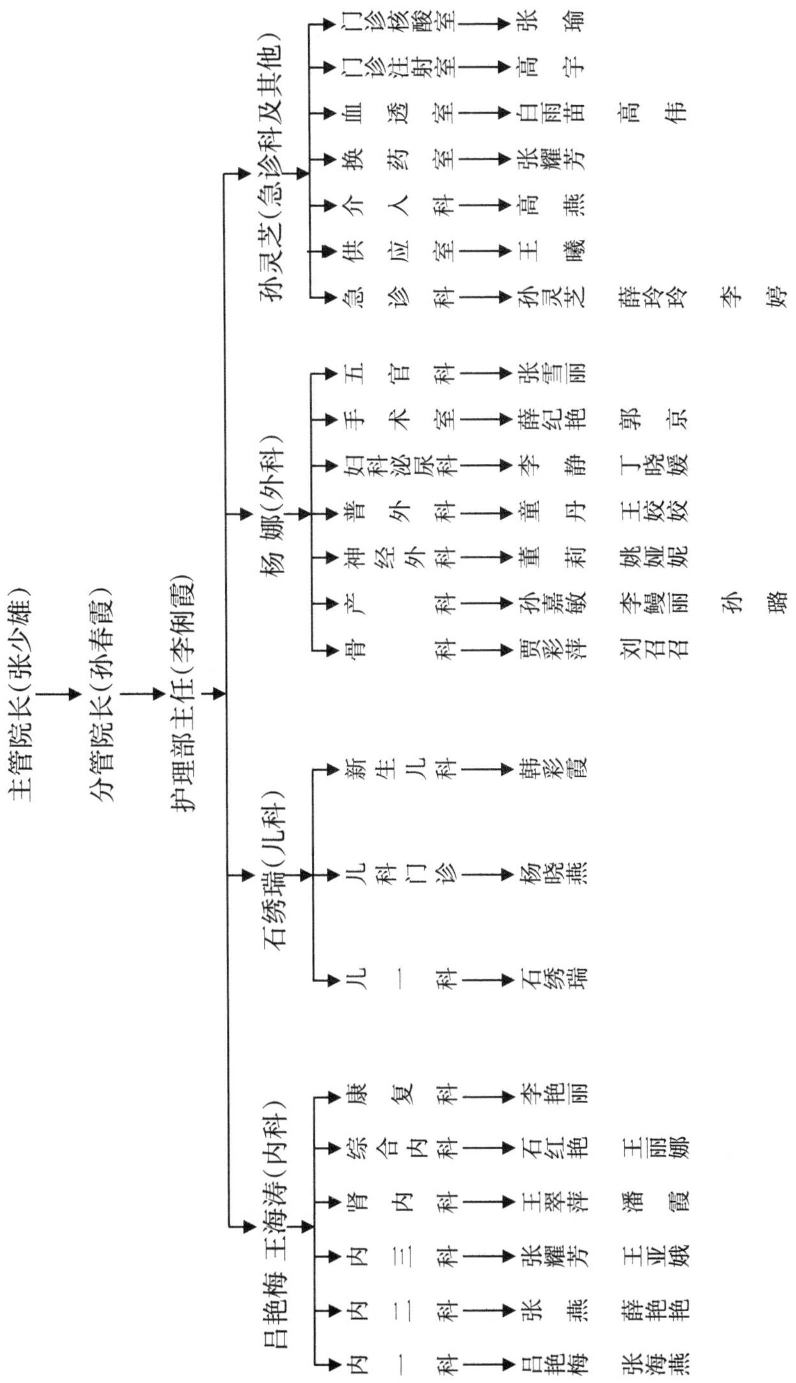

图 5-2-1　定边县人民医院护理管理组织框架图（2021 年）

第三节　病床发展

1963年，住院患者520人，其中治疗康复出院469人，未疗愈患者27人，死亡14人。

1964年，确保有两位住院医师在病房工作，同时还有一位股长负责解决一些疑难问题。急诊手术准备时间从过去四五个小时减少到一个半小时。全年住院患者644人。

1965年，住院患者924人。全年手术治疗319人，其中小型手术139人、大中型手术180人。病床40张。在病房、病床、人员不足的情况下，医护人员让出宿舍、利用长靠椅、加班工作等克服困难。

1973年，有病床48张，在医护人员紧张的情况下，外科大夫崔志祥、刘世仲、护士长王国霞、会计刘志忠及医院党员都积极加班、顶班；1974年，定边县人民医院有护士8人，护工5人，护士学徒10人。住院病人557人，大中小手术602人次；1975年，病床增加至58张；1977年，实有病床48张，住院病人1003人。

1980年，病房建立“三簿一箱”，即考勤簿、差错登记簿、出院登记簿和意见箱。遇有重危病人，可以先入院，后交费；1983年，住院病人2016人；1986年，住院病人2127人，开设家庭病床15张；1989年，住院病人2117人，病床100张。

1991年，住院病人2244人次，做各种大小手术894例，其中住院病人手术225例，实有病床100张。1993年，住院病人1552人次，做各种大小手术1281例，其中住院病人手术385例，实有病床100张。1994年，病房设立患者服药饮水台2个，设立患者保健咨询台2个。1995年，住院病人1416人次，做大小各种手术918例，其中住院病人手术449例。1996年，住院病人1437人次，实有病床100张。1997年，住院病人1522人次，实有病床100张。1999年，维修住院楼及供暖设施，增加病床30张。

2001年，实行住院病人医疗费用“一日清单”制，病床增至200张；2002年，将原门诊大楼改造装修为综合住院楼；2004年，编制床位120张，住院病人4680例，门诊、住院各种手术3880例；2007年，编制床位200张，住院病人9507例，门诊、住院各种手术5150例。根据陕西省卫生厅要求，定边县人民医院在每个临床科室均设立了扶贫病房，共开设扶贫病床20张。

2011年，编制病床200张，实际开放病床500张，住院病人23991例，门诊、住院各种手术9510例。2015年，编制床位600张，实际开放床位670张，住院病人31000例，门诊、住院各种手术10640例。2018年，编制床位600张，实际开放床位

678张，住院病人32300例，门诊、住院各种手术10713例。

2020年，编制床位600张，实际开放床位800张，住院病人21165例，门诊、住院各种手术11516例。

第四节　科学管理

随着定边县人民医院内部改革的深化和医疗护理服务的发展，护理部不断加强和改进内部管理，带领全院护士向功能制护理挑战，采取“试点引路、摸着石头过河”的做法：尝试—总结—再尝试—再总结，不断取得经验，逐步稳妥推广，全院整体护理工作在服务质量、临床护理、护理教学、人才培养、护理科研等方面取得了可喜的成绩。

一、突出职业教育，转变护理观念

护理部从实际出发，通过反复举办全院及科室各级整体护理培训班、护士技能交流学习班、护士礼仪讲座学习班、护理单元知识、技能竞赛等活动，使全院整体护理的培训学习覆盖率达100%，每位护士年培训次数达4～12次，业务素质不断增强。

护理部依据患者对护理服务多层次、多样化的需求，要求全体护士更新护理观念，变过去被动服务为主动询问、主动服务，并大力开展“微笑服务”“给病友送温暖”等活动，加强精神文明建设，拉近与患者之间的距离，增强护理效果。各护理单元护士长们开动脑筋，群策群力，临床科室提出了“五声礼仪规范服务”，即病人入院时有迎客声；遇到病人时有问候声；发生误会时有道歉声；请病人合作时有致谢声；病人出院时有祝福声。“三字规范服务”，即言语轻，服务诚，服装洁，技术精，解释细，关心周，情感亲，素质高。

通过“讲究礼仪规范、塑造医护形象”的学习，全院护理人员服务意识不断增强，展现新时尚、新风貌，服务质量明显提高，使患者更进一步增强了对定边县人民医院的信赖和理解，对护理工作的满意度大幅度提升。

护理部因势利导，积极推行护理人员必须对患者做到“十知道”的优质服务活动，即知道病床、姓名、性别、年龄、用药、诊断、治疗、护理、心理、阳性体征，有效地改善了护患关系，增加了患者及家属的安全感。

由于上述举措落在了实处，定边县人民医院护理部的工作井然有序，护理团队以责任、专业、关爱为服务宗旨，始终坚持“以患者为中心，努力做到八主动八规范六满意”的服务理念，为每一位患者提供全方位、优质、高效的护理服务，将人性化服务融入各个环节，力争做到以一流的质量使病人放心，以一流的服务使病人暖心，以一流的环境使病人舒心。她们所取得的成效显著，多次获得上级部门表彰奖励，同时涌现出多名省市县优秀护士和护理工作先进人物，并在省、市、县护理理论知识、技能技巧竞赛活动中取得优异成绩，频频获奖。

二、加强护理管理，重视检查反馈

（1）面对护理人员缺编及连班、午夜班护士人力不足的具体情况，护理部改革传统的护士工作制度，实行APN合理排班；同时要求全体护理人员加强安全意识，努力挖掘护理潜力。各病区、护理单元积极响应，护士长采取弹性排班，合理安排护士的岗位工作；做到能级应对，形成了良好的工作环境及秩序。

（2）针对医院发展对临床护理人员的职业道德、护理质量提出更高的标准要求，护理部对全院护理管理工作做到调控有力，年有目标计划、季有安排、月有重点。

（3）建立并完善整体护理制度。建立病房护理管理规范，护理目标、各级护理人员整体护理职责、整体护理岗位职责、整体护理质量标准；坚持三级护理管理制度；采取定期与随机质量检查相结合的办法保证护理质量。护理部每月对病区进行质量督查，发现问题及时反馈，限时整改。护理单元护士长每天进行质量检查，反馈检查结果，发现不足及时解决。

三、坚持业务学习，强化查房制度

护理部每季度开展一次全院性新技术、新业务学习，不断开阔护理人员的眼界，提高思想认识。各科室每月进行危重患者护理查房和业务学习各1次，危重患者护理查房着重提高专科护理能力、运用护理程序的工作方法落实护理质量管理，分析护理质量不足。业务学习实行护理部统一规划，各科根据自身专科特点落实，全员扎实推进。

四、拓展护理学科，提升护理质量

护理部工作紧紧围绕做实基础护理、做精专科护理，不断探索护理学科发展新模式。医院2021年已有陕西省危重症、血液透析、手术室、PICC、肿瘤、孕产婴、传染病、康复护理、骨科、心血管护理、儿科护理、消毒供应12个专科领域的22名专科护士。护理部以专科护士培养为主体，不断提升护理专科内涵，对临床一线护理工作及医联体成员单位的护理工作起到了良好的带动与指导作用。

质量是护理工作的基础，安全是护理质量的重要保证，建立护理部主任、科负责人、护士长三级护理工作垂直管理体系，以质量标准、规章制度、操作规程为依据，结合等级医院评审标准，修订与完善护理管理制度和岗位职责。医院设有护理质量与安全管理委员会，下设护理质量专项质控管理小组、健康宣教督查小组、夜查房小组、午查房小组、周末查房小组等重点质控小组。护理部采取护理质量与安全管理日常检查、护理质量专项管理小组每月检查、夜班及特殊时段抽查等方式，进行有计划的质量检查与督导。

护理工作质量的持续提升，源自对专业素养的严谨要求。本着对病人高度负责的初心和态度，紧跟时代步伐，夯实“三基三严”基础，不断内强管理、外树形象，重考核、固技能、抓环节、提素质，使全院护理工作走向了科学化、规范化、标准化。

五、严格把关，规范临聘护理人员管理

为了缓解护理人员缺编的困难，医院根据实际需要、履行相关程序补充一线护理人员。护理部严格执行用人制度。临聘护理人员须为护理专业毕业，并取得执业资格证书，经病房理论、操作考试合格者方可参加病房护理工作。护理部每年对新聘护理人员进行理论、操作培训及考核，对不合格者补考延聘，为确保新聘护理人员的工作质量把好关口，打下扎实的基础。

六、提供满意服务，营造护理文化

2010年，定边县人民医院贯彻落实卫生部精神，大力开展“优质护理服务示范工程”活动。护理部积极响应，以“夯实基础护理，提供满意服务”为主题持续展开优质护理服务竞赛活动。2012年，定边县人民医院优质护理服务示范病房覆盖率达100%。护理部继续深入推进优质护理服务活动，开展责任制整体护理工作模式，为患者提供安全、科学、优质、满意的整体护理服务，不断细化服务流程，规范服务行为，强化服务意识，提升服务能力，努力打造定边县人民医院独特的护理品牌。

随着社会和医院的飞速发展，护理多元化的进程也早已在护理工作中悄然开启。通过大胆创新，再造工作流程、改革质控标准、加强督导验证、使用“PDCA循环法”持续提升优质护理服务质量，积极探索护理管理新模式，开创了护理工作的新天地。

护理部不但注重护理质量的全面提升及护理人员业务能力的培养，同时也重视护理文化建设，丰富护理人员业余生活，挖掘个人特长，提供展示平台，不断增强团队凝聚力。近年来，护理部多次组织国际护士节表彰庆祝活动、护理品成果汇报竞赛、护理业务技能大比武活动、护理人员才艺大比拼、花样包饺子竞赛、护理人员趣味活动竞赛、假如我是一名护士长（患者）演讲比赛、健康科普竞赛等活动，通过开展丰富多彩的活动，缓解护士心理压力，大力弘扬和宣传救死扶伤、爱岗敬业、无私奉献的职业精神，展现定边县人民医院护理人员良好的精神风貌和职业素养。

第五节　科研与培训

一、考核

2015年，全院护理人员进行分层培训、分层管理，护士岗位分级设置为N0、N1、N2、N3、N4级，并明确各层级岗位的职责范围和任职资格等，分层次设岗。护理人员每升一级，都必须经过严格的“晋级”考核。考核以护士核心能力为主要评价指标，同时参考护士的工作年限与学历水平，使真正有能力、有水平、有潜质的护士发挥其先锋带头作用，使合适的人在最合适的岗位上，体现“人尽其才，才尽其用”的科学用人机制，从而为患者提供全面、全程、专业、人性化的护理服务。每年护理部根据护理人员分层级别落实培训考核工作，大大提高了护理人员临床应急能力。其次加强对外学习交流，每年先后派出20～40名护士长及护理骨干到宁夏附院、省人民医院、四医大和邻近医院学习。

二、进修

2016年，护理部与银川市第一人民医院建立人才培养合作项目，外出学习进修护理人员约20名。护理人员通过外出进修，将学习的新知识、理论应用于临床护理工作中，发挥其“传帮带”的作用，提高了全院护理人员业务素质。

2017年，护理部全年共选派38人次前往西安、银川、榆林等地外出进修培训，引进新知识、新技术、新理念，提高医院护理管理水平及护理人员业务素质，以适应护理工作发展的步伐。

2018年，护理部选派60名护理人员前往西安、银川、榆林等地外出进修培训，要求外出培训人员向全院护理人员开展学习汇报，分享新知识、了解护理发展新动态，从而创造了良好的学习氛围，提高了护理人员的素质和护理质量。

2019年，护理部共计选派32名护理人员前往西安、银川、榆林等地外出进修培训。全年外派培养了6名专科护士，分别为孕产婴专科护士、肿瘤科专科护士、血液净化专科护士、骨科专科护士、康复科专科护士、呼吸与危重症专科护士，从而加强了护理队伍专业化建设，提高了护士专业技术水平。

2020年，选派24名护士长及骨干护士前往西安、银川、榆林等地外出进修培训，引进学习新知识、新概念，从而带动全院护理工作优质发展，提高护士长管理水平，提升护理人员整体素质。为提升全县乡镇卫生院和社区卫生服务中心护理人员的理论与操作能力，规范护理服务，根据定边县卫生健康委《关于2019基层卫生人才能力提升培训项目实施方案》，定边县人民医院护理部完成对乡镇卫生院和社区卫生服务中心20名护士的培训工作，进一步提高了基层护理人员服务水平。

三、科研

2015年，护理部自编《护理知识问答精选500题》《优质护理工程亮点汇编》两本书籍，为全院护理人员“三基”学习集中了重点，指明了方向。同年11月，举办全院护理人员品管圈劳动技能大赛，收效显著，再造了工作流程，优化了服务内涵，受到了县、局、院领导的高度赞赏与肯定。2015年，护理部组织开展模拟病例护理演练活动，共有17个护理单元，252名护理人员参加，并将每项操作前三名评为业务能手，使护理队伍接受了一次全面的检验，为护理队伍建设和开展优质护理服务打下坚实的基础。

2016年，护理部引进新的管理模式“5+1S”，即整理、整顿、清洁、标准化、素养及安全，通过外出学习，将新的管理模式应用于临床护理工作中。

2017年，护理部历时半年根据定边县人民医院护理工作实际情况整编《定边县人民医院护理工作管理手册》，手册涵盖了岗位职责、规章制度、护理人员继续教育管理制度、特殊科室管理制度、工作规范、护理工作流程、应急预案、法律法规等内容，以规范护理工作，使得护理工作制度化、规范化、流程化。护理部统一制作各项仪器设备操作流程及注意事项，统一印制《仪器使用保养手册》，每台设备仪器悬挂标识和保养手册，以确保正常安全运行。

专科创新

普外科：（1）引流管专用护理袋；（2）禁食患者专用牙刷；（3）烧伤支撑架。

手术室：（1）压疮减压垫；（2）体位枕；（3）全麻眼罩；（4）特殊体位标。

颅脑泌尿科：（1）活动支撑架；（2）阴囊托；（3）多功能垫；（4）接尿器。

骨　　科：丁字鞋。

急 诊 科：（1）阴囊保护器；（2）下肢支架；（3）无名氏患者身份识别卡。

消化内科：（1）降低粉剂密封瓶药物残余量配药流程；（2）自创固定手板；（3）自创床头床尾角度测量仪；（4）防飞溅指甲刀。

康 复 科：（1）下肢肢体垫；（2）肢体保护具。

注 射 室：预约输液服务。

产　　科：（1）移动坐便器；（2）晾衣竿；（3）乳头矫正器；（4）新生儿沐浴卡。

五 官 科：（1）眼药水盛放盒；（2）专科宣传册。

血 透 室：利器盒盛放篮。

儿 一 科：（1）儿童画册；（2）小贴画及玩具。

新生儿科：（1）“鸟巢”襁褓；（2）自制水枕；（3）自制冷敷袋；（4）自制蓝光眼罩；（5）自制小儿胃肠减压器。

2018年，根据实际情况，制定出定边县人民医院患者安全管理十大目标。

目标一：严格执行查对制度，提高医务人员对患者身份识别的准确性。

目标二：严格执行在特殊情况下医务人员之间有效沟通的程序，做到正确执行医嘱。

目标三：严格执行手术安全核查制度和流程，防止手术患者、手术部位及术式错误。

目标四：严格执行手卫生规范，落实医院感染控制的基本要求。

目标五：提高用药安全。

目标六：建立临床实验室“危急值”报告制度。

目标七：防范与减少患者跌倒事件发生。

目标八：防范与减少患者压疮发生。

目标九：主动报告医疗安全（不良）事件。

目标十：鼓励患者参与医疗安全。

2019年，开展“健康新时代，奋斗赢未来”为主题的大型健康宣教义诊活动，分别为健康教育科普、健康体检、急救技能科普。活动当天累计接诊200余人，发放宣教资料1200余份，测血糖158人次，测血压200人次，测量体重项目达80人次，现场指导心肺复苏术15人。

第六节　交流与成果

一、竞赛

多年来，护理部在历任负责人的带领下，全院护理人员团结一致，奋发进取，积极参加各级各项护理交流活动，努力提升护理质量取得了优异的成绩，一直在全市名列前茅，得到了专家老师的高度认可。

1991年，定边县人民医院参加地区卫生系统组织的纪念五一二护士节护理知识技术竞赛活动，获地区团体奖第二名、个人奖第三名。

2012年被陕西省妇女联合会、陕西省卫生厅授予“定边县人民医院普外科护理单元”巾帼文明岗称号。

2015年医护团队在榆林市急救中心举行的急救演练中获二等奖。

2016年1月，医院品管圈“降低低分子肝素钙皮下注射并发症的发生率”获陕西省护理质量控制中心举办的陕西省第二届护理品管圈大赛三等奖；同年，定边县人民医院参加了宁夏医科大学总医院“强知识、练本领、赛技能、展风采”应急救治练兵活动竞赛，并获得二等奖的好成绩。

2017年，全院各护理单元品管圈活动开展得如火如荼，收效甚显。定边县人民医院消化内科“希望圈”在陕西省护理质控中心主办的“陕西省第三届品管圈大赛”中荣获二等奖桂冠，并赢得了在场评委老师及专家的一致好评。

2018年，邀请榆林市第二人民医院输血科主任对院护理人员进行输血相关危害及法律法规相关知识培训，保证临床输血安全，提高了护理人员输血风险防范意识、安全意识。

2019年，护理部迎接了陕西省质控中心关于优质护理工作督导检查以及苏北人民医院对口支援指导；5月，获陕西省护理学会主办的血糖管理PDCA循环案例比赛三等奖； 8月，获榆林市危重孕产妇和新生儿救治技能竞赛三等奖。

2020年3月被县妇联授予先进妇女组织奖； 10月在榆林市护理质控中心举办以“关爱生命·健康助航”为主题的健康科普宣讲比赛中，定边县人民医院护理部选派的护理宣讲团队以主题为“防则不痛，胸痛那些事”，结合生动的情景剧、喜闻乐见的快板等表现形式，参赛队员用群众能够听得懂、记得住、学得会、用得上的健康医学知识，倡导健康理念，引导健康行动。在本次比赛中，全市共13所医院参赛，最终经过激烈的角逐，定边县人民医院获三等奖。

二、论文

2012年9 月，编写《深化优质服务内涵 弘扬独特护理文化》的宣传册。

2012年8 月，发表护理论文《浅谈护患沟通》。

2014年9 月，护理人员集体汇编《护理知识精选500题》。

2017年3月，发表护理论文《人性化护理模式对剖宫产术后患者的效果分析》，被评为年度“百佳”优秀论文金奖。

2021年1月，修订《护理管理手册》《疾病护理常规及健康教育》。护理人员撰写多篇交流、参赛和发表的护理专业论文。

三、个人任职

李俐霞

2016—2021年，任陕西省护理学会第九届理事会理事。

2007—2021年，任政协定边县第七届、八届委员会委员，第九届常务委员。

2019—2021年，任榆林市护理学会常务理事。

2020年11月，任陕西省护理联盟委员。

2020年12月，任互联网护理专科联盟委员。

2021年2月，任中华护理学会会员。

杨　娜

2018—2021年，任陕西省护理学会第九届护理教育专委会委员。

2019—2021年，任榆林市护理学会理事。

2021年2月，任中华护理学会会员。

王海涛

2019—2021年，任榆林市护理学会理事。

2021年2月，任中华护理学会会员。

第六章 财务工作

第一节　财务科

一、科室概况

财务科是负责全院经济核算和财务管理的行政职能部门，由院长直接领导，负责医院会计核算、经济核算等财务工作，为医院提供持续有效的经费保障。

1954年，定边县医院设正、副院长各一人，医务人员10人，文书员、会计员、管理员、炊事员各一人，财务工作由会计员具体负责。此后会计员以及财务室的工作先后曾隶属于医政股、政工股、行政股、总务股(科)。时至改革开放初期，崔存良、崔云峰、申文福、张永汲等先后从事财务工作。20世纪80年代末，总务科下设财务组，由张喜荣负责。1997年3月，单独设立财务科，张红岚具体负责。2010年，王柏玲担任财务科长，设会计2人。当时，定边县人民医院日常经营记账由会计将相关记账原始单据送至财政局核算中心统一代理记账。2013年5月，财政局将财务交回医院，6月启用了医院财务管理信息系统进行全面信息化管理，同时完善了医院的财务管理制度，规定了合理的财务手续审批流程，财务岗位的设置进一步规范化。在管理方面，对医院的库存物资的管理进行了全面的整改细化，设有各类库存物资的专职人员，有药品库管、药品会计、办公用品库管、办公用品会计、卫生材料库管、卫生材料会计等。2016年，对全院资产进行大清查，配备了各科专职资产管理员，建立了科室资产管理台账，财务管理更加严谨、缜密。

随着医院不断发展，业务不断增加，人民群众需求增大。先后开设了衣食梁院区、新乐院区、惠民院区，财务统一管理，统一核算。2019年起，按照中、省、市、县关于深化医药卫生体制改革的要求，医院与安边镇中心卫生院、白湾子镇中心卫生院、定边县街道办卫生服务中心建立了紧密型医共体。3家医共体医院财务由定边县人民医院财务科统一管理，设有独立账户，独立核算，为此又制定了三家紧密型医共体医院财务管理制度，制定了相关的财务审批手续及流程，配备了专业财务人员，资金使用按照规定由县人民医院财务审核，经领导审批后方可支出，财务内部控制制度执行统一内部审计监督。

截至2021年，医院财务科共有12人，设有主任1人、副主任2人，会计员9人、出纳2人，财务人员岗位设置进一步细化，分工明确，职责清晰。

二、历任科室主任、副主任

主　任　张喜荣（1989—1995）

张红岚（1995—2010）

王柏玲（2010.4—　　）

副主任　曹永明（2019.3—　　）

徐　瑞（2022.5—　　）

第二节　收费室

一、科室概况

定边县人民医院收费室设立于1941年，现有专业人员49人，主要负责医院和医共体分院的收费工作。

科室根据便民需求，现设门诊收费处、门诊医保刷卡慢病一站式报销窗口、出院结算、住院收费处、夜间急诊收费处、儿科收费处、体检中心收费处等多个便民收费窗口。除收费工作外，科室还设立诊断证明、出生证明盖章等多个便民综合服务型窗口。2010年，收费室全面实现信息化办公，安装了天网信息化收费操作系统。

自收费室成立以来，从手工收据办公到电脑信息化办公，有效提高了工作质量和工作效率，满足了广大患者的就医需求。

二、历任科室主任

尉文明（2004—2010）

王国才（2010—　　）

第七章 后勤保障

医院后勤工作是总务管理、设施设备、安全保卫、基本建设等工作的总称。后勤服务中心是医院一级职能科室，领导和指导后勤集体为医院的医疗、教学、科研、预防等工作的正常运行与发展，有计划、有组织地协调各方面人力、物力、财力之间相互交叉、重叠、密不可分的关系，使之发挥最大效益，为患者和医疗一线工作提供所需的服务保障的管理活动。

后勤机构是医院整个体系中的重要构成部分，是医院开展各项活动的基础，同时也是保证各项技术活动、服务工作的前提，不可或缺，至关重要。医院对后勤进行管理的目的在于更好地实现医院发展的目标，为各项科研活动、医疗活动、教学活动等提供服务，尤其是为临床一线提供服务保障。

定边县人民医院从1997年开始，王存金副院长负责后勤管理工作；2010年起，姬兴军副院长负责后勤管理，分管医院物资、采购、设备、生产生活供应与维修等工作，充分发挥其管理、督察、协调、服务等管理职能。后勤管理工作主要具有以下基本特点。

一、综合性。医院后勤管理工作不仅联系面广，既要管院内，又要跑院外，而且涉及的人多，院内职工、病人和院外的有关部门干部群众都要找上门。后勤管理工作的头绪也很多，从当家理财、设备购置、设施维修、环境建设再到车辆水电保障和生活福利等，都属于后勤管理的范畴。所以，医院后勤管理工作的难度大、担子重、延续性强。

二、服务性。医院后勤管理是医院系统的主要组成部分，旨在为医院各项工作和生活提供必要的服务和物质性保障，实现医院的目标和任务。后勤工作的性质，决定了后勤必须坚持为医院的医疗、科研和教学工作服务，特别是为临床第一线服务。只有增强服务意识，提高服务质量，才能充分发挥后勤保障工作的作用。

三、计划性。医院后勤管理和保障服务工作项目繁多、涉及面广，而且由于医院医疗工作的随意性大而带来务必实时保障的要求。因此加强预测和计划就显得尤为重要。否则就会出现忙乱和失误。必须在掌握医院医疗工作规律性的基础上，提前有计划、有预案和应急措施，做好人力、物力安排，建立相适应的工作程序，以应对突发事件、重大事故等之所需，提高计划的时效性和准确性。

四、技术性。医院后勤工作的专业技术性较强，财物保管、设施维护、机械车辆、食堂经营、环境绿化、水电暖氧供应与维修等工作，都有一定技术含量，对选用相关工作人员的要求相对较高，需要具备一定的专业知识和技术的人员来承担各项后勤工作，此为全院正常运行的基础和保障。

五、安全性。积极探索提高医院后勤管理水平，创新后勤工作机制，提升后勤保障能力和质量，为医院实现科学、和谐发展提供坚强的基础保障,确保生命财产安全，是医院后勤工作的重中之重，也是为医院可持续发展、建设和谐平安医院提供保障的关键所在。

六、社会性。医院医疗工作必须面向社会，服务大众。随着社会市场经济的发展与进步，医院后勤服务势必日趋社会化，急需在新的历史条件下突破自我配套的封闭模式，引进竞争机制，把内部后勤服务项目与社会上的服务行业融为一体，一方面双方建立起对称合理的责权利关系，另一方面为患者和职工提供优质、高效、低耗的工作与生活保障服务，最大限度地发挥医院资源中后勤方面人、财、物的综合效益，不断提高医疗卫生单位后勤服务的社会效益。

医院实行增收节支的关键点在后勤成本控制上。对于医院来讲，想要更好地获取经济收益及社会收益，同时稳步发展，就需要从多方面、多角度施行合法的增收节支，降低成本投入，增加经济收益，从而提高自身的市场竞争能力。所以说，在医院整体运营期间，后勤部门在管理资产、开源节流方面有着十分重要的功能，尤其是在定边县人民医院当前的卫生资源相对有限的条件下，增加物、财的应用效率就成为极为关键的事情。后勤部门的成本在整体医院运营成本中占有较大的比例，并且也与市场直接接轨，因此，相关后勤工作人员必须高度重视后勤成本管理工作，缩减资金应用，推动医院更好发展。

第一节　机构设置

一、总务科（后勤服务系统）

（一）科室概况

医院总务科是医院后勤职能部门，主要负责医院内部非医疗设备、器械等多方面的非医疗系列的人员管理，还包括物资管理、基建房产管理、设备管理和生活服务管理等，负责提供水、电、暖、食堂等后勤服务以及日常维修保障等工作；负责安全保卫管理以及医用气体，办公物资等保障和供应；负责固定资产、集体宿舍和医疗废物（院内转运及暂存）的管理，以及污水处理，通信联络，交通运输、门卫车辆管理工作；负责外包业务（电梯运行维护、消防维护、被服洗涤、保洁公司、庭院绿化等）

服务质量的监督管理；负责院内标识、门前三包、生活垃圾清运等工作；坚持下送、下查、下修制度工作。

1972年1月20日，定边县人民医院向上级主管部门上报成立总务股，任命刘志忠为股长。此即总务科的前身。1980年12月25日，杜修和任总务股股长，申文福任副股长。1987年2月25日，雷克强任门诊总务科科长。1997年，正式建立定边县人民医院总务科，副院长王存金兼任科长；2010年5月，由副院长姬兴军兼管。2019年底，张涛任总务科副科长。

2021年，科室管理岗位人员5名；下辖库管室、总配电房、供氧中心、基建维修、保洁公司等内设机构，有技术人员10名，工勤人员45名（安保机构见后）。全科人员本着服务医疗、服务临床、服务病人、服务于医院改革发展的指导思想，以优质高效为工作目标，在力求做好医疗、科研、教学、生产生活等保障工作的同时，着重抓职工的思想教育、技术培训和增收节支工作，完成各项工作任务。

附：保洁公司

榆林赛摩尔物业管理有限公司，是经榆林市工商行政管理局批准成立的专业化物业管理公司，于2008年4月承接定边县人民医院保洁工作。公司管理人员从事过多年物业管理，并多次接受清洗、物业管理、保洁专业培训，具有行业资格证书。

公司利用先进的管理方法和方式，选择聘用具有一定文化程度、经过严格培训、具备相关专业知识和技能、并拥有丰富实践经验的高素质员工，采用先进的专业清洗设备，依据科学规范的施工工艺和严格的施工标准，为医院提供室内外全面的保洁托管服务。规范化、人性化的管理理念使全体后勤员工更加诚恳、更加热忱、更加敬业地为定边县人民医院服务。

（二）总务科主要职能

1.总体负责医院后勤管理、督查、协调和服务。

2.负责全院的水、电、空调、医用气体的管理及设施的维护。

3.负责办公物资的保障和供应。

4.负责全院环境卫生管理和医用被服的洗涤收送管理。

5.负责基建以及装修工程管理。

6.负责固定资产管理。

7.负责保安、运送、机电维修、绿化养护、停车等外包物业监督管理。

8.负责生产安全管理，包括医疗环境安全、电梯安全、消防安全管理。

9.负责患者及员工膳食管理。

（三）历任科室主任、副主任

主　任　刘志忠（1972—1980）

杜修和（1980—1987）

雷志强（1987—1997）

王存金（1997—2010）（兼）

姬兴军（2010—　　）（兼）

副主任　张　涛（2019—　　）

二、保卫科、消防科

（一）科室概况

医院保卫科是维护医院的工作生活秩序、院内综合治理工作的职能科室，在院方和公安机关双重领导下进行工作。保卫工作的方针是预防为主、确保重点、打击罪犯、保障安全。1987年，申应春到保卫室工作；1996年3月13日，定边县人民医院正式任命其为保卫科科长。1998年4月，申应春获榆林公安处1997年度全区文保系统先进个人嘉奖。

2008年，消防成立独立科室，保卫、消防合署工作，即保卫科所有成员同时均为消防兼职人员。2013年，消防科单独成立，由王玉亮负责消防工作。2021年，张金栓担任消防科科长，有专职消防工作人员2名。

2021年，保卫科科长为王亚红；有专职保卫人员12人、兼职8人。科室配有装备防刺背心8件、防暴头盔10顶、盾牌3个、钢叉1个、防暴棍2根（长）、抓捕器1个（脚）、执法记录仪6台、录音笔2支、橡胶棍9根（短）、反光背心2件，警绳2根、警戒线2圈、防刺手套6双、停车牌2个、电警棍2根。

近年来，在上级的高度重视和正确领导下，保卫科把业务工作同群众工作、公开工作同保密工作结合起来，自觉接受群众监督，严格保障医院安全。有保卫科工作制度、保卫科值班制度、保卫科科长职责、反恐怖防范工作制度以及应对医院发生的各类突发情况应急预案等。

警务室

定边县公安局北关派出所驻定边县人民医院警务室成立于2011年，设在定边县人民医院院内，警务室设有值班室，配备民警2名。2021年，高佳科、张能华为警务室专职工作人员。

2011—2019年，崔占荣、史宝林为警务室专职工作人员。

2019年以来，高佳科、张能华为警务室专职工作人员。

警务室主要负责医院范围内的治安管理、安全防范、巡逻防控、医患纠纷的调处工作。统一配备了警用装备，包括橡胶警棍、防割手套、对讲机、摄像机、照相机、录音笔、电脑、打印机、复印机等。警务室实行24小时值班制度，对医院内部重要部位定点定时进行治安巡逻。为方便群众、服务群众，警务室向医院内各科室、各部门以及护士站发放了警民联系卡，警务室日常工作紧紧围绕服务群众，掌握医院内部安全隐患、维护医院治安秩序，及时接受、处理医患人员的报警求助，妥善调解和处理各类医患（或医闹）纠纷开展。警务室成立以来，紧密结合医院治安实际情况，警医互动。

（二）历任科室负责人

保卫科科长：

申应春（1987—2000）

李　勇（2001—2005）

张金栓（2006—2021）

王亚红（2021—　　）

消防科科长：

李　勇（2001—2005）

张金栓（2006—2012）

王玉亮（2013—2020）

张金栓（2021—　　）

第二节　基础设施建设

定边县人民医院始建于1941年，经过几代人的不懈努力，医院由小到大，医疗设备从无到有，截至2021年，定边县人民医院占地面积14000平方米，建筑面积33500多平方米，拥有医技楼、内科楼、门诊楼、住院楼、儿科楼、五官科病区等建筑，科室功能齐全，医疗设备先进，是定边县及周边地区的医疗服务中心。

一、初建

定边县人民医院原址在鼓楼东北角、电影院对面、广播站东侧、粮食局西南角、老税务局院子，分前后院。1951年在街面上只有十多间平房，1955年整体搬迁至现址鼓楼北巷。新建起4排起脊瓦房，每排11间，中间一间是走道，两边各5间，七孔窑洞。起脊房、窑洞总共51间，一年完工，用于医院用房及职工住宿。

二、门诊楼及医技楼建设

1963年定边县人民医院建走廊式门诊部共计30间，结构为砖、木、土结构。总费用5.04万元。

县医院修建于20世纪60年代的门诊部，到了1987年地基下陷，四面墙壁多处裂缝，已无法维修。经院委会研究决定请示上级部门批准，兴建门诊楼一座。门诊楼位于定边县人民医院院内东侧，建筑面积为2362.2平方米，总投资79.8万元，由定边县建筑公司第一分公司承建。于1987年10月13日开工，1988年10月1日竣工，1992年9月投入使用，历时五年。

2001年，定边县人民医院又争取了门诊大楼建设项目，概算总投资476万元。经不懈努力和多方争取，苏州新区援助100万元，其余376万元由定边县筹资解决。新门诊大楼于2001年7月9日动工，2002年7月1日竣工，7月25日投入使用。此楼位于县医院院内西侧，大楼坐东向西，南接原门诊楼，北接原住院楼，临鼓楼北正街。大楼主体5层，局部6层砖混结构，占地面积912平方米，建筑面积4368平方米。工程由榆林市建筑研究院设计，榆林市文昌建工集团有限公司承建。

2010年3月29日，定边县人民政府专题会议指出：县医院新建门诊大楼和医技大楼是省市安排的重点项目，也是国家拉动内需、惠及民生的重大项目。项目建成后，将进一步优化定边县医疗资源配置，改善医疗条件，完善和提高城市公共卫生服务功能，对加快全县医疗事业的发展有着十分重要的意义。会议决定两点：第一点，经济发展局牵头，县医院配合，根据门诊大楼和医技楼建设方案，提出更改意见，尽快向省市有关部门报批；第二点，县医院牵头，城建局、卫生局配合，立即现场丈量，确定医技大楼，门诊大楼建设的具体位置。

该项目于2010年5月经榆林市卫生局和榆林市发改委联合发文立项批复，由中国建筑西北设计研究院有限公司设计。门诊楼和医技楼建设于2010年9月初正式开工，2011年11月初竣工。门诊楼建在鼓楼北街西侧、向阳小学东侧的空地上，大楼设计为6层，地上5层，地下一层，框架结构，南北长86.5米，东西宽15.8米，建筑面积8154.78平方米，投资1850万元。由榆林市中民路桥有限公司中标承建，由陕西智达工程监理有限公司监理。

医技楼建在县医院院内东侧临县委巷，大楼设计为6层，框架结构，南北长51.3米，东西宽16.1米，建筑面积5000.25平方米，投资1086万元，由榆林市欣兴建筑工程有限公司中标承建，由榆林市大成建设监理有限公司监理。定边县人民医院门诊楼和医技楼总建筑面积13155.03平方米，总投资2936万元。门诊楼和医技楼在建设过程中，因设计漏项、图纸变更及其他种种原因，经请示县政府同意，通过建设单位、施工单位、监理单位三方签证后进行变更。门诊楼和医技楼建设工程审计审定总造价5614.63万元。

门诊楼和医技楼建成后，充分发挥了定边县人民医院的人才优势和医疗设备优势，提高了诊断符合率和医疗质量，标准化装备手术室和ICU室，进一步提高技术水平和应急救治能力。病床增加到了400张，能满足全县及周边地区广大群众的就医需求，特别是医保、合疗病人的就医需求，大幅度地改善定边县及周边地区人民群众的医疗保健条件，从根本上解决广大人民群众就医难的问题。

三、住院楼建设

1977年5月，动工修建病房楼（住院楼），该楼两层，建筑面积1300平方米，手术室412平方米，锅炉房80平方米，共1792平方米，可容纳100张病床，手术室3个，并可同时手术，方便患者就医。建设费用35.2万元。

2003年，投资120余万元将1987年修建的门诊楼改造装修为综合住院楼、维修原住院楼和手术室，并将内、外、妇三大科分设为内、外、妇、儿、骨伤五大病区。进一步完善了病房单元设施，装修高档病房13间，更换被褥150套，更换不锈钢病床180张、床垫180块。使病床单元设施达到二级医院标准。

为了使县医院尽快达到二甲医院标准，并解决定边县周边地区广大病患者的就医难问题，2004年6月14日经县长办公会研究决定，在定边县人民医院修建住院大楼。经过反复论证，最终决定将县医院原住院北楼向南移8～10米，在拆除原住院北楼和手术室的旧址上新建综合住院大楼。综合住院大楼设计为九层（包括地下室），钢混全框架结构，整体建筑为高层二类防火类别以及耐火等级。占地面积1241平方米，建筑面积13183平方米，总投资2800余万元。工程总设计、地勘由西北勘探设计院承担。住院大楼工程消防设施由县消防大队购置并负责安装。

为了使住院大楼工程保质保量实施，2004年6月14日第七次县长办公会研究决定，成立定边县住院大楼及传染病区建设项目领导小组，组长由张振武担任，副组长由孙孝军、杨继张担任，成员由相关部门主要领导组成，领导小组下设办公室，设在定边县人民医院，主任由杨继张兼任。领导小组对该工程进行全程监督管理。

住院大楼建设工程于2004年7月动工，2005年5月底竣工并投入使用。住院大楼建成后，病床增加200张，能充分发挥医院人才优势和医疗设备优势，不断提高诊断符合率和医疗质量，从根本上解决广大人民群众的就医难问题，对定边县医疗卫生事业的发展起到巨大的推动作用。该大楼是周边县区最大的、设施最全的现代化住院大楼。

2012年启用新门诊楼和医技楼，完成住院病房改造工程。在启用门诊楼和医技楼后，将原门诊楼改造为住院楼，病床增至600余张，以满足全县乃至周边地区广大群众的就医需求。

四、其他建筑

定边县人民医院职工宿舍和部分办公用房是解放前修建起来的房子，破败不堪，难以维修，有的房屋出现了倒塌现象。1984年，针对县医院职工住宿困难情况，县医院自筹资金1.8万元，修建家属院12间，解决了几名高薪资大夫的住房问题。1985年，修建车库一间。1986年，定边县人民医院职工住房修建位于城关镇东园则村，东至副食加工厂，西至教育局地界，北至第二生产队地界，南至大路边，东西宽33米、南北长258米，共计8514平方米。有效解决了职工住宿问题。1989年建设南楼。

1991年，在县医院院内新修长33.66米，宽10米，占地面积共计270平方米的锅炉房、太平间、浴室等砖混结构的房屋共11间，花费6.62万元。1996年，新建急诊治疗观察室8间。1997年，在鼓楼南北巷县医院东，修建南北长88米，东西宽8.8米，占地面积为774.4平方米、建筑面积为1637平方米的医疗康复楼。医疗康复楼为砖混结构两层楼房，共计58间，主要用于急诊服务、理疗康复服务、预防保健服务、医院美容服务等，工程投资120万元。

2001年，县医院职工集资修建家属楼一栋，位于鼓楼北正街西侧（医院家属区），大楼南北走向共6层，南北长95米，东西宽12米，占地面积为1140平方米，建筑面积6840平方米，总投资461.4万元。

2004年，根据省市关于传染病区建设要求，定边县人民政府专题会议决定，在定边县人民医院修建传染病区。建设项目负责人为院长杨继张，在县医院北楼（普外科）北侧建设。规模为砖混结构单面三层楼，建筑面积800平方米。总投资80万元，其中市、县配套资金各10万元，国家投资60万元。

传染病区建设工程于2004年5月破土动工，于2004年底投入使用。传染病区建成后，能有效应对突如其来的疫情，迅速及时地处置传染病人，既遵循传染病防治的“四早”原则，又有效杜绝交叉感染。

2004年，县医院建车棚三处，并由专人负责看管本院职工及就医患者的车辆，保障了本院职工及患者出行车辆安全。

2008年，定边县医疗卫生事业迅猛发展，就定边县城区而言，除县医院、定边镇医院、中医院、老干部医院、精神病医院五家大型医院外，还有20多家中小型医疗门诊，但各医院医疗垃圾没有一家能够按照国务院《医疗废物管理条例》要求进行处理，所产生的医疗垃圾只能通过自制焚烧炉焚烧处理，严重影响着广大人民群众的身心健康。为了彻底解决这一问题，定边县人民医院建医疗垃圾焚烧场一处，焚烧场建成后由县医院负责统一管理，城区内各医院及门诊所产生的医疗垃圾由县医院指定专人负责统一回收焚烧处理。建医疗垃圾焚烧场，征土地费用20万元，修建焚烧厂10万元，医疗垃圾焚烧炉38万元，购置一辆垃圾专用车18万元，总计费用86万元，其中，医院自筹解决26万元，医疗垃圾焚烧场环保专项资金60万元。

2009年，县医院投资260余万元建设职工、病员食堂，为全院职工免费提供早餐并解决医护人员因加班而误餐问题，为病员平价提供一日三餐。

2013年，为解决招聘大学生的住房问题，调动工作积极性，吸引并留住人才，县医院在新门诊楼西侧（向阳小学东侧）修建招聘大学生保障房545.13平方米，花费156万元。

五、历年改建修缮情况

1985年秋季暴雨中，县医院不少房屋倒塌，直接影响职工的生命财产安全，县医院组织施工人员在大雨中抢修房屋10间，并修建车库1间。

1996年，县医院配合县城市规划安排，于8月主动拆除了104间旧房，开支3万余元。旧房拆迁完成后打通了定边县鼓楼北巷，使人民群众出行、就医大大方便。同年，定边县计划局同意县医院翻修位于医院东侧公路旁起脊砖木结构20间（中间5米大门，南北各10间）的库房，总建筑面积360平方米，工程总投资7.3万元，资金来源为定边县人民医院自筹。

1997年，县人民医院因病房地板年久失修，水泥地板裂缝，被褥破败不堪，给医疗卫生带来很大影响。为改善病房内部环境，县医院铺设病房部所有病房地板，更换被褥，花费3万余元；花费2万余元在县医院东院修建了门房以及封闭式自行车棚，解决了职工停放自行车难、容易丢失的问题。

1999年，因楼房年久失修，房顶漏水、墙壁风化、墙体裂缝、破败不堪，县医院对住院楼进行维修和改建，贴外墙瓷砖2460平方米，铺地板砖1680平方米，油漆粉刷3680平方米，楼顶新铺三油两毡860平方米，更换门窗220平方米。共投入资金43.6万元。

2003年，为了加强卫生管理，创造文明就医环境，县医院投资18万元美化绿化庭院，硬化院落1400多平方米，种植草坪2000多平方米，改造修整花园，栽种花草树木。2007年，重新改造修建县医院大门。

2008年，为了完善病房和病床单元设施，县医院投资30余万元修建洗衣房；投资60余万元全部更换病区病床、被褥等设施；投资10余万元对消防设施进行维护更换，确保消防器材完好。门诊楼、住院部消防设施安全有效，灭火器、消防栓、水桶、铁锹等消防专用工具齐全。县医院加强手术室和供应室的规范化建设，先后投资84万元对手术室和供应室进行改造，并改造医生进出通道和污物流出通道、购置了超声清洗机、高压水枪等设施。

2010年，定边县人民医院对门诊楼、住院楼实施了亮化工程。为了解决患者排队交费、取药等候时间长和服务窗口少且分散的问题，县医院将院内西侧新建的二层楼的一楼改造装修为综合大厅，将收费、取药、办理医保合疗手续、诊断证明盖章、体检盖章等窗口集中，标识清楚。收费窗口由原来的7个增加到11个，取药窗口由原来的4个增加到8个，并单设夜间收费、取药和办理出院手续窗口，配备懂电脑、业务熟的工作人员，有效提高了工作效率，彻底解决了病人高峰期排队拥挤的问题。同时将北侧二层楼的二楼改造装修为干部病房，有效缓解了住院病人高峰期住院难的问题。

2012年，县医院投资300余万元在门诊楼与院部之间、住院楼与住院楼之间、住院楼与医技楼之间搭建天桥；在原门诊楼上安装电梯，将门诊、住院、医技楼连为一体，同时对供应室、洗衣房进行标准化建设。

2013年，县医院南楼建于1989年，门诊楼建于2002年，住院楼建于2005年，新门诊楼和医技楼于2011年建成，院内各楼的电路、供暖管道、排污管道、上下水等较为混乱，难于管理，有安全隐患，需对院内管网进行全面改造，同时在院内花园底下建配电中心、供养中心；对院内电路、供暖管道、排污管道、上下水管道进行全面改造、排除隐患。该工程于2013年竣工，总造价1321.12万元（包括土建变更、配电变更等）资金由定边县人民医院自筹解决。县医院将南楼改造装修为儿科楼并正式启用。儿科楼一层为收费室、药房，二层为儿科门诊，三层为儿科住院部，四层为新生儿室，科室各部位标识规范，私密性良好，绿色通道畅通。患儿就诊实行叫号系统管理，挂号、交费、取药全部在儿科楼完成，方便快捷。改造项目总投资708.2万元，资金由县医院自筹。

2015年，县医院住院楼因人流量大、使用时间长等情况，各楼层楼梯过道、地下室墙体、电梯口吊顶出现裂痕、反碱、脱皮等现象，严重影响就医环境并出现安全隐患。经过刮腻子、吊顶、喷乳胶漆等维修工程，医院住院楼焕然一新。该工程总价为7.16万元，资金由定边县人民医院自筹。

六、定边县人民医院整体搬迁项目

改革开放以来，由于定边县石油开发，经济发展较快，更值西部大开发的历史机遇，县域内流动人口增加，随着人民生活水平的不断提高，广大群众的医疗保健意识也日益增强，特别是医保和新农合政策落实以来，医院病员急剧增加，医院的医疗服务负担明显加重。2015年门诊35万人次，住院病人3万余例；2019年，门诊47.49万人次，住院2.75万人次。医院现状严重制约了业务发展，也不能满足广大群众的就医需求。

为了医院长远发展，2016年，县委、县政府批准在定边县工业新区新建定边县人民医院，进一步提高综合服务能力，全面完善各项功能设施，满足全县及周边地区广大群众的就医需求，医院迁址新建项目严格按照三级乙等医院标准实施。

2017年初，正式启动实施定边县人民医院迁址新建项目。2020年6月3日，定边县人民医院整体搬迁项目举行开工奠基仪式。该项目计划总投资6.7亿元，位于定边县工业新区园内，东靠城郊防护林带，西连创业五路，南接科技三路，北邻县产业园区管委会，占地13.4万平方米（201亩），项目总建筑面积95678平方米，其中地上建筑面积79878平方米，包括门急诊医技行政楼、住院部、培训教学公寓、后勤管理楼，床位由2021年的600张增加到1000 张。地下建筑面积15800平方米，设计机动车停车位953个、非机动车停车位1240个。项目建筑物最高建筑高度39.6米，工程建筑密度22%，容积率1%，绿化率35%。

新建定边县人民医院，是推进健康定边建设的重大战略举措，也是全县人民期盼已久的重大民生工程。该项目定位打造辐射陕甘宁蒙四省（区）七县(旗)，功能设施完善、医疗设备先进、技术力量雄厚、服务质量较高的一所现代化综合医院。项目建成后，定边县人民医院的医疗卫生基础条件和就医环境将得到大幅度改善，医疗技术水平和综合服务能力将得到进一步提高，必将更好地满足全县及周边地区广大群众的看病就医需求，也必将对加快健康定边建设，推动全县卫生健康事业高质量发展起到重要作用。

第三节 医疗设备

20世纪50—60年代，医院医疗条件普遍简陋。县医院当时照明是煤油灯，取暖烧的是煤炭，做手术用气灯照明，医疗设备有听诊器、两台200毫安X光机、一辆救护车。

1978年，从德国进口第一台B超；1985年，有病床85张，检验科有两台简单显微镜，一张20世纪50年代产的万能手术床；1998年，有一台黑白B超，一台500毫安X光机。杨继张院长为颅脑外科购置一台开颅箱，县石油办给儿科赠送一台吸痰机和一台压缩雾化机。

1998以来，县医院先后购置了现代化医疗设施设备1300余台（件）。

1998—2021年定边县人民医院医疗设备明细表

表7-3-1

购置时间	设备名称	数量	购置金额(元)	规格型号	使用部门
1998.1.1	X光机		278600.00	R-500	放射科
1998.1.1	Mdmc120p除颤仪		65000.00		综合内科(ICU)
2003.5.20	奥林巴斯双图显微镜		8800.00		检验科
2003.5.20	PM-900Super便携式多参数监护机	2	38000/台		内二科
2003.9.15	BC-50A高频电力		15000.00		手术室
2003.10.30	CR床头单摇床	2	1300/张		产科
2003.10.30	CR床头单摇床		1459.00		传染科
2003.10.30	CR床头单摇床	5	1300/张		儿科门诊
2003.10.30	CR床头单摇床		1459.00		护理部
2003.10.30	CR床头单摇床	2	1300/张		体检中心
2003.10.30	CR床头单摇床		1459.00		洗衣房
2003.10.30	CR床头单摇床		1300.00		综合办公室
2003.10.30	CR床头单摇床	3	1300/张		综合内科(ICU)
2003.10.30	CR床头单摇床		1529.00		总务科
2003.10.30	CR床头单摇床	3	1300/张		总务科
2004.7.22	B超腹部探头		35000.00		B超室
2004.11.15	血氧探头		1600.00	521DD	综合内科(ICU)
2005.12.31	医学影像工作站(数码阴道镜)		24000.00		妇科
2005.12.31	生化分析仪		763000.00		检验科
2005.12.31	微波治疗仪		10000.00		疼痛康复科
2005.12.31	消毒机		60000.00		胃镜室
2006.3.10	骨科下肢CPM器		9800.00		骨伤科
2006.3.10	生物柜(生物安全柜)		1400.00		检验科
2007.6.20	玻片存档柜		3800.00		病理科
2007.6.20	病理图文分析系统		50000.00		病理科
2007.6.20	生物组织包埋机		16000.00		病理科
2007.6.20	RM2126切片机		40000.00		病理科
2007.6.20	AccuscreenTE听力筛查仪		58000.00		耳鼻喉科
2007.6.20	ITERA 听力计		39000.00		耳鼻喉科
2007.6.20	ST-E600耳鼻喉科综合治疗仪		43000.00		耳鼻喉科
2007.6.20	CR-200IL微波综合治疗台		9000.00		妇科
2007.6.20	监护仪		29000.00		普外科
2007.6.20	监护仪	5	29000/台		心血管内科

续表7-3-1

购置时间	设备名称	数量	购置金额(元)	规格型号	使用部门
2007.6.30	高级组合式基础护理人模型		1663.00		普外科
2007.6.30	高级自动心肺复苏模拟型		4475.21		手术室
2007.9.17	日本希森美康全自动血凝仪		180000.00		检验科
2007.12.18	生物显微镜		4600.00		病理科
2007.12.18	免疫荧光显微镜		9900.00		手术室
2007.12.30	麻醉机		84000.00	ZY9100	妇科
2007.12.30	麻醉机		97000.00	M-904E	手术室
2007.12.30	麻醉机		84000.00	ZY9100	胃镜室
2008.4.29	KJ-2V4型TCD彩色变频多普勒		38000.00		B超室
2008.4.29	不锈钢单摇床	2	1300/张		财务科
2008.4.29	不锈钢单摇床	25	1300/张		产科
2008.4.29	不锈钢单摇床		1300.00		骨伤科
2008.4.29	不锈钢单摇床	19	1300/张		普外科
2008.4.29	不锈钢单摇床	7	1300/张		肾内科
2008.4.29	不锈钢单摇床	1	1300/张		综合办公室
2008.4.29	不锈钢单摇床	25	1300/张		综合内科(ICU)
2008.4.29	不锈钢单摇床		1300.00		总务科
2008.5.26	数字肠胃机		1760000.00		放射科
2008.5.31	屏蔽		220000.00		CT室
2008.5.31	XR600型X光机		338000.00		放射科
2008.5.31	核磁共振		4970000.00		核磁共振
2008.6.15	床柜		3460.00		颅脑外科
2008.6.22	超声波清洗机		3904.00		口腔科
2008.6.22	手机清洗养护机		3180.00		口腔科
2008.6.22	封口机		1584.00		手术室
2008.6.28	爱克发相机		262000.00		放射科
2008.6.28	9100麻醉机		160000.00		手术室
2008.6.28	9300麻醉机		258000.00		手术室
2008.10.4	不锈钢单摇床	4	1300/张		产科
2008.10.4	妇科检查床	3	1520/张		妇科
2008.10.4	不锈钢单摇床	12	1300/张		骨伤科
2008.10.4	免疫分析系统(化学发光)		626000.00		检验科
2008.10.4	钢床		3000.00		西药房
2008.11.27	超声波清洗器		45000.00		手术室

续表7-3-1

购置时间	设备名称	数量	购置金额(元)	规格型号	使用部门
2008.11.27	手术室洗手池		32000.00		手术室
2008.12.16	康德威水处理系统		32000.00		血透室
2008.12.16	CY-H高氧医用液体治疗仪器		48000.00		综合内科(ICU)
2008.12.26	尿道膀胱镜		105500.00		手术室
2008.12.26	中央监护仪		375000.00		综合内科(ICU)
2009.3.3	心电除颤仪		53000.00		急诊科
2009.3.3	冰毯机	2	45000/台		颅脑外科
2009.3.3	多功能麻醉机		256000.00		手术室
2009.3.3	单人血液透析装置DBB-27		150000.00		血透室
2009.3.3	单人血液透析滤过装置DBG		240000.00		血透室
2009.3.3	冰帽机		25000.00		颅脑外科
2009.3.4	输液泵	2	7000/台		儿科
2009.3.4	高压氧		460000.00		高压氧舱
2009.3.4	干燥箱		10300.00	HYC-260	检验科
2009.3.4	注射泵	2	6000/台		普外科
2009.3.4	脉冲磁治疗仪		9800.00		疼痛康复科
2009.3.4	注射泵		6000.00		新生儿科
2009.3.4	注射泵		6000.00		血透室
2009.3.11	监护仪	6	28000/台		心血管内科
2009.3.17	彩色多普勒超声诊断仪		1798000.00	a7	B超室
2009.12.1	彩色多普勒超声诊断仪		2678000.00	a10	B超室
2009.12.1	彩色多普勒超声诊断仪		2298000.00	四维730	B超室
2009.12.7	诊查床		1300.00		儿科康复科
2009.12.7	病床		1300.00		儿科
2009.12.7	乳腺X射线机		1160000.00		放射科
2009.12.7	喉镜		3600.00		急诊科
2009.12.7	预真空灭菌器		29500.00		口腔科
2009.12.7	病床	5	1300/张		颅脑外科
2009.12.7	动态空气消毒器		14500.00	立式	门诊注射室
2009.12.7	雾化器		980.00		内二科
2009.12.7	病床	10	1300/张		内二科
2009.12.7	雾化器	2	980/台		普外科
2009.12.7	病床	28	1300/张		普外科
2009.12.7	雾化器	3	980/台		肾内科
2009.12.7	病床	7	1300/张		肾内科

续表7-3-1

购置时间	设备名称	数量	购置金额(元)	规格型号	使用部门
2009.12.7	喉镜	5	3600/台		手术室
2009.12.7	病床		1300.00		碎石中心
2009.12.7	动态空气消毒器	3	5200/台	挂壁式	胃镜室
2009.12.7	雾化器		980.00		五官综合病区
2009.12.7	雾化器	3	980/台		消化内科
2009.12.7	心电图机	2	23000/台		心电图室
2009.12.7	监护仪	2	29000/台	PM7000	心血管内科
2009.12.7	心电图十二导		23000.00		新生儿科
2009.12.7	全自动洗胃机		8000.00		新生儿科
2009.12.7	动态空气消毒器	4	5200/台	挂壁式	血透室
2009.12.7	病床		1300.00		中药房
2009.12.7	病床		1300.00		普外科
2009.12.7	病床	2	1300/张		综合办公室
2009.12.7	全自动洗胃机		8000.00		综合内科(ICU)
2009.12.7	雾化器		980.00		综合内科(ICU)
2009.12.7	病床	27	1300/张		综合内科(ICU)
2009.12.7	病床	33	1300/张		总务科
2009.12.21	综合急救箱		2500.00		120
2009.12.21	臭氧空气消毒机		6650.00		妇科
2009.12.21	十二导心电图机	2	23000/台		骨伤科
2009.12.21	综合急救箱		2500.00		急诊科
2009.12.21	双通道实时荧光定量PCR仪		490000.00		检验科
2009.12.21	综合急救箱		2500.00		内二科
2009.12.21	综合急救箱		2500.00		普外科
2009.12.21	压力蒸汽灭菌器		38000.00		手术室
2009.12.21	十二导心电图机		23000.00		手术室
2009.12.21	有创呼吸机		365000.00		心血管内科
2009.12.21	综合急救箱		2500.00		综合内科(ICU)
2009.12.21	十二导心电图机		23000.00		综合内科(ICU)
2009.12.27	冰冻切片机		198000.00		病理科
2009.12.27	前列腺电切镜		250000.00		手术室
2009.12.27	纤维胆道镜		350000.00		手术室
2009.12.27	腹腔镜		990000.00		手术室
2010.3.18	多普勒彩超		2298000.00		B超室
2010.3.18	印制笔记本		12500.00		心电图室

续表7-3-1

购置时间	设备名称	数量	购置金额（元）	规格型号	使用部门
2010.5.18	箱包（急救箱）		1840.00		产科
2010.5.18	箱包（急救箱）		1840.00		骨伤科
2010.5.18	箱包（急救箱）		1840.00		心血管内科
2010.9.21	台式离心机		21000.00		皮肤科
2010.9.21	微波治疗机		20000.00		胃镜室
2010.10.25	医院电子病历管理系统		548000.00		病案室
2010.11.3	单向药架	3	1880/个	1000*490*2000	西药房
2010.11.3	单向药架	2	1571/个	820*490*2000	西药房
2010.11.3	储药柜		1700.00	820*450*2000	西药房
2010.11.3	高中草药柜		8744.00	1250*560*2000	西药房
2010.11.3	单向一级库架		2862.00	3000*600*2000	西药房
2010.11.3	单向一级库架		1908.00	2000*600*2000	西药房
2010.11.3	单向一级库架		3074.00	2000*1200*2000	西药房
2010.11.3	单向一级库架		3074.00	2000*1200*2000	西药房
2010.11.3	旋转药盘		4390.00	92*1800	西药房
2010.11.3	双向药架	2	3657/个	1000*930*2000	西药房
2010.11.3	双向药架		3142.00	820*930*2000	西药房
2010.11.3	低中药柜	6	3414/个	1000*500*910	西药房
2010.11.3	高中药柜	4	6592/个	1000*450*1900	西药房
2010.11.3	双向药盘	6	3657/个	七层820*960*2000	西药房
2010.11.3	单向药盘	5	1908/个		西药房
2010.11.3	单向药架	6	1802/个	1000*400*2000	西药房
2010.11.3	高调剂台		3811.00	1620*600*2000	中药房
2010.12.2	全自动诊疗椅		9800.00		耳鼻喉科
2010.12.2	全自动诊疗椅		9800.00		手术室
2011.1.7	病床	3	1180/张		综合内科（ICU）
2011.7.1	病床	20	1180/张		产科
2011.7.1	病床	46	1180/张		颅脑外科
2011.7.1	病床	3	1180/张		肾内科
2011.7.1	病床	22	1180/张		五官综合病区
2011.8.12	微波治疗机		24000.00		皮肤科
2011.11.15	报警主机		5800.00		消防科
2011.11.27	吸引设备		2800.00		手术室
2011.12.27	钢床		1380.00		妇科
2011.12.27	尿分析仪		45000.00		检验科

续表7-3-1

购置时间	设备名称	数量	购置金额(元)	规格型号	使用部门
2011.12.27	医用低速离心器		5200.00		检验科
2011.12.27	监护仪		26000.00		普外科
2011.12.27	喉镜		2800.00		五官综合病区
2011.12.27	心电图机		22000.00		心血管内科
2011.12.27	喉镜		4500.00		新生儿科
2011.12.27	输液泵		9800.00		综合内科(ICU)
2011.12.28	钢床	4	1180/张		产科
2011.12.28	钢床		1180.00		颅脑外科
2011.12.28	钢床	2	1180/张		妇科
2011.12.28	钢床	48	1180/张		骨伤科
2011.12.28	钢床	5	1180/张		急诊科
2011.12.28	钢床	13	1180/张		内二科
2011.12.28	钢床	59	1180/张		心血管内科
2012.3.22	病人推车		2800.00		产科
2012.3.22	电动吸引器		1850.00		普外科
2012.3.22	气垫床	2	1350/张		普外科
2012.4.30	生物显微镜		2920.00		病理科
2012.5.29	高档抢救护理床		10000.00		急诊科
2012.5.29	床垫	2	344/个		急诊科
2012.5.29	床垫	4	344/个		颅脑外科
2012.5.29	高档抢救护理床	2	10000/张		普外科
2012.5.29	床垫	13	344/个		五官综合病区
2012.5.29	高档抢救护理床		10000.00		西药房
2012.5.29	高档抢救护理床		10000.00		消化内科
2012.5.29	高档抢救护理床	6	10000/张		心血管内科
2012.5.29	高档抢救护理床	13	10000/张		血透室
2012.5.29	高档抢救护理床	2	10000/张		颅脑外科
2012.5.29	高档抢救护理床	3	10000/张		综合内科(ICU)
2012.5.29	床垫	11	344/个		总务科
2012.7.1	血液分析仪		500000.00	800I	检验科
2012.7.1	时间分辨分析仪		600000.00	2710	检验科
2012.7.1	尿分析仪	2	250000/台	优利特1600	检验科
2012.7.18	急救车		2400.00		骨伤科
2012.7.18	电动吸引器		1850.00	YBDX23	急诊科
2012.7.18	病历夹推车		2200.00		普外科

续表7-3-1

购置时间	设备名称	数量	购置金额(元)	规格型号	使用部门
2012.7.18	监护仪		25800.00	7000	普外科
2012.7.18	监护仪	2	25800/台	7000	心血管内科
2012.7.18	注射泵	2	7500/台	SK5001	综合内科(ICU)
2012.8.23	输液椅	83	960/把		儿科门诊
2012.8.23	呼吸机		278000.00		肾内科
2012.8.23	空氧混合气		25000.00		体检中心
2012.8.23	电动吸引器		1400.00		五官综合病区
2012.8.23	监护仪		32000.00		五官综合病区
2012.8.23	新生儿暖箱	2	31000/个	BB100W	新生儿科
2012.8.23	监护仪	3	32000/台		新生儿科
2012.8.23	新生儿暖箱	8	22100/个	BB-100G	新生儿科
2012.8.23	监护仪		32000.00		血透室
2012.8.30	急救车		2400.00		急诊科
2012.8.30	送物车		2600.00		颅脑外科
2012.10.7	治疗车		980.00		普外科
2012.10.7	电子胃肠镜		1980000.00		胃镜室
2012.10.10	相机		130000.00		放射科
2012.10.10	肺功能仪		45000.00		体检中心
2012.11.7	电动吸引器		1850.00	TBDX23D	产科
2012.11.7	注射泵		7500.00	SK-5001	普外科
2012.11.7	电动吸引器		1850.00	TBDX23D	血透室
2012.11.9	理疗灯		1800.00		疼痛康复科
2012.12.19	跑步机		4720.00		总务科
2012.12.19	乒乓球台	2	3350/个		总务科
2012.12.19	儿童床	6	1800/张		康复中心
2012.12.19	儿童床	6	1800/张		儿科康复科
2012.12.19	儿童床	36	1800/张		儿科
2012.12.19	多功能抢救护理床	2	10000/张		儿科
2012.12.19	儿童床	12	1800/张		儿科门诊
2012.12.19	多功能空气消毒机		15800.00		骨伤科
2012.12.19	儿童床		1800.00		检验科
2012.12.19	儿童床	5	1800/张		其他
2012.12.19	工作台	2	5400/个		手术室
2012.12.19	洗头机		15000.00		心血管内科
2012.12.19	儿童床	35	1800/张		新生儿科

续表7-3-1

购置时间	设备名称	数量	购置金额(元)	规格型号	使用部门
2012.12.19	多功能空气消毒机		15800.00		综合内科(ICU)
2012.12.19	床位消毒机		25900.00		综合内科(ICU)
2012.12.19	洗头机		15000.00		综合内科(ICU)
2012.12.25	多层螺旋CT		12990000.00		CT室
2013.1.20	急救车		2400.00		CT室
2013.1.20	送货车		4600.00		病案室
2013.1.20	婴儿辐射台		26000.00	HKN-90	产科
2013.1.20	输液泵		7000.00		儿科
2013.1.20	急救车		2400.00	CR	儿科
2013.1.20	病历夹推车		3500.00	CR	儿科
2013.1.20	电动吸引器		1400.00	23D	儿科
2013.1.20	治疗车	2	980/个		儿科
2013.1.20	高频电刀		26800.00		急诊科
2013.1.20	电动吸引器		1400.00	23D	口腔科
2013.1.20	送货车		4600.00		门诊注射室
2013.1.20	病历夹推车		1800.00		内二科
2013.1.20	新生儿喉镜		780.00		手术室
2013.1.20	送货车		4600.00		体检中心
2013.1.20	送货车		4600.00		西药房
2013.1.20	心电图机		24000.00	十二导	心血管内科
2013.1.20	输液泵	6	7000/台		新生儿科
2013.1.20	送货车		2600.00		血透室
2013.3.18	药品柜	6	3200/个		西药房
2013.4.15	血液透析机	5	180000/台	单泵4008B	血透室
2013.4.15	血液滤过机		298000.00	双泵4008S	血透室
2013.4.20	医用低速离心机		7900.00	160A白洋36孔*7ml	检验科
2013.4.20	监护仪		25800.00	7000型	门诊注射室
2013.4.20	心电图机		24000.00	十二导	内二科
2013.4.20	病人推车		3200.00	CR	内二科
2013.4.20	监护仪		25800.00	7000型	手术室
2013.4.20	高频电刀		26800.00		手术室
2013.4.20	婴儿培养箱	2	29800/个	YP-90B	新生儿科
2013.4.30	全自动生化分析仪		2400000.00		检验科
2013.4.30	全自动血液分析仪		750000.00		检验科
2013.6.2	全自动生化分析仪		1390000.00	BS-800	检验科

续表7-3-1

购置时间	设备名称	数量	购置金额(元)	规格型号	使用部门
2013.6.2	血凝分析仪		690000.00	CA-1500	检验科
2013.6.2	尿沉渣分析仪		620000.00	希森美康UF500i	检验科
2013.6.2	血球分析仪		830000.00	BC-6800	检验科
2013.6.24	经皮黄疸仪		15800.00		儿科门诊
2013.6.24	注射泵	2	7500/台	弹道	骨伤科
2013.6.24	注射泵	2	7500/台	单通道	内二科
2013.6.24	输液泵	2	7000/台	SK-6001	手术室
2013.6.24	加热恒温箱		16800.00	中号	手术室
2013.6.24	注射泵	2	7500/台	单通道	消化内科
2013.6.24	输液泵		7000.00	SK-6001	新生儿科
2013.7.15	乒乓球案		3350.00		综合办公室
2013.7.15	跑步机		4720.00		综合办公室
2013.7.18	电子阴道镜		88000.00		妇科
2013.7.18	监护仪		25800.00	迈瑞7000	介入科
2013.7.18	除颤仪		26000.00		门诊注射室
2013.7.18	煎药机		36000.00	3+1	中药房
2013.7.18	冰毯冰帽机		59600.00		颅脑外科
2013.7.24	病人推车		2800.00	2大2小	颅脑外科
2013.7.24	护理车		2800.00		门诊注射室
2013.7.24	病人推车	2	2800/个	CR	门诊注射室
2013.7.24	急救车		2400.00	CR	消化内科
2013.7.24	心电图机	2	24000/台	EC-1220	心电图室
2013.8.12	化学发光测定仪		500000.00	IS1200	检验科
2013.8.26	胃镜检查床	2	4800/张		胃镜室
2013.8.26	搅拌桶	2	3800/个		血透室
2013.9.9	边台		6000.00		病理科
2013.9.9	通风柜		9800.00		病理科
2013.9.9	水槽龙头		700.00		病理科
2013.9.9	医用床		1380.00		传染科
2013.9.9	医用床		1380.00		介入科
2013.9.9	医用床	26	1380/张		内二科
2013.9.9	边台		17800.00		肾内科
2013.9.9	医用床		1380.00		体检中心
2013.9.9	医用床		1380.00		胃镜室
2013.9.9	医用床		1380.00		西药房

续表7-3-1

购置时间	设备名称	数量	购置金额(元)	规格型号	使用部门
2013.9.9	医用床	26	1380/张		消化内科
2013.9.9	医用床	6	1380/张		心电图室
2013.9.9	医用床		1380.00		心血管内科
2013.9.9	边台	2	2850/个		眼科
2013.9.18	妇科检查床		5500.00		产科
2013.9.18	婴儿辐射台		26000.00		产科
2013.9.18	急救车		2400.00		产科
2013.9.18	监护仪	2	25800/台		颅脑外科
2013.9.18	病历夹推车		3500.00		颅脑外科
2013.9.18	病人推车		2800.00		肾内科
2013.9.18	监护仪	4	25800/台		肾内科
2013.9.18	除颤仪		26000.00		肾内科
2013.9.18	病历夹推车		3500.00		肾内科
2013.9.18	急救柜		2600.00		胃镜室
2013.9.18	除颤仪		26000.00		消化内科
2013.9.18	心电图机		24000.00		消化内科
2013.9.18	治疗车		2600.00		血透室
2013.9.24	诊查床	3	1260/张		B超室
2013.9.24	诊查床		1160.00		妇科
2013.9.24	诊查床		1160.00		骨伤科
2013.9.24	双摇抢救床	2	5950/张		颅脑外科
2013.9.24	诊查床		1160.00		皮肤科
2013.9.24	双摇抢救床		5950.00		肾内科
2013.9.24	诊查床	3	1260/张		疼痛康复科
2013.9.24	诊查床	4	1160/张		体检中心
2013.9.24	诊查床		1160.00		五官综合病区
2013.9.24	库房药架	11	1930/个	单面	西药房
2013.9.24	监护大屏		5000.00	康佳42寸	消化内科
2013.9.24	双摇抢救床	2	5950/张		消化内科
2013.9.24	心电接收系统		100000.00	V2.6.3.2	心电图室
2013.9.24	心电分析系统		100000.00	V1.1.20	心电图室
2013.9.24	动态心电检测仪	8	50000/台	HWM-1(3G)	心电图室
2013.9.24	动态血压监测系统	2	30000/个	BPro6000	心电图室
2013.9.24	血压报告管理软件		20000.00	BPROSOFT	心电图室
2013.9.24	工作站及客户端软件	3	9000/个	联想s520	心电图室

续表7-3-1

购置时间	设备名称	数量	购置金额（元）	规格型号	使用部门
2013.9.24	监护大屏	2	5000/个	康佳42寸	心电图室
2013.9.24	诊查床		1260.00		心电图室
2013.9.24	诊查床		1160.00		眼科
2013.9.24	中药柜	8	6700/个	1300*650*1900	中药房
2013.9.24	库房药架	12	1930/个	单面	中药房
2013.9.24	库房药架	4	2930/个	双面	中药房
2013.9.24	诊查床		1160.00		总务科
2013.9.25	诊查床	4	1160/张		B超室
2013.9.25	病床	2	1160/张		儿科
2013.9.25	诊查床	2	1160/张		耳鼻喉科
2013.9.25	诊查床		1160.00		颅脑外科
2013.9.25	诊查床		1160.00		皮肤科
2013.9.25	药柜	3	3690/个	带调剂台	西药房
2013.9.25	诊查床	2	1160/张		眼科
2013.9.25	诊查床	3	1160/张		中医1
2013.9.25	诊查床		1160.00		儿科康复科
2013.9.25	诊查床		1160.00		普外科
2013.9.30	不锈钢防护门		15420.00		口腔科
2013.10.30	净水机		2680.00		口腔科
2013.11.28	放大镜		34500.00		颅脑外科
2013.11.28	自停开颅钻铣刀		747000.00		手术室
2013.11.28	高频电刀		391100.00		手术室
2013.11.28	头架		640600.00		手术室
2013.11.28	双极电凝器		298700.00	GN060	手术室
2013.12.14	输液泵		7000.00		产科
2013.12.14	空气消毒机	3	3800/台		产科
2013.12.14	胎心监护仪		24500.00		产科
2013.12.14	输液泵		7000.00		儿科门诊
2013.12.14	空气消毒机	2	3800/台		妇科
2013.12.14	戊二醛熏箱		2600.00		妇科
2013.12.14	器械台		1600.00		介入科
2013.12.14	技工打磨机		1200.00		口腔科
2013.12.14	无油空压机	2	12000/台		口腔科
2013.12.14	内窥镜		5500.00		口腔科
2013.12.14	根管测量仪	2	1500/台		口腔科

续表7-3-1

购置时间	设备名称	数量	购置金额(元)	规格型号	使用部门
2013.12.14	石膏打磨机		1900.00		口腔科
2013.12.14	根管马达	2	10000/个		口腔科
2013.12.14	超声波洁牙机	5	1200/个		口腔科
2013.12.14	打磨机	2	800/个		口腔科
2013.12.14	牙科综合治疗机	8	55000/台		口腔科
2013.12.14	高速手机45度	2	2000/个		口腔科
2013.12.14	爱国版高速手机	30	1050/个		口腔科
2013.12.14	送物车		4600.00		口腔科
2013.12.14	监护仪	4	25800/台		颅脑外科
2013.12.14	输液泵		7000.00		肾内科
2013.12.14	送物车		4600.00		肾内科
2013.12.14	电动吸引器	2	1400/个		肾内科
2013.12.14	注射泵	4	7500/台		肾内科
2013.12.14	器械台		1600.00		手术室
2013.12.14	器械台		1400.00		手术室
2013.12.14	电动吸引器	2	1680/个		消化内科
2013.12.14	注射泵		7500.00		消化内科
2013.12.14	空气消毒机		3800.00		血透室
2014.1.25	妇科射频治疗仪		350000.00		妇科
2014.1.25	多能多囊肿消融系统		449500.00		妇科
2014.1.25	双摇抢救床		5950.00		颅脑外科
2014.1.25	双摇抢救床		5950.00		肾内科
2014.1.25	综合手术床		15600.00		手术室
2014.1.25	手术无影灯	2	29600/个		手术室
2014.2.1	戊二醛熏箱		3900.00		妇科
2014.2.1	支撑喉镜		26000.00		其他
2014.2.1	灭菌器		18000.00		疼痛康复科
2014.3.25	高档全数字化彩色多普勒超声诊断系统		2798000.00	HI VISON Preirus	B超室
2014.3.25	鼻窦镜门诊系统		170000.00	鼻窦镜门诊系统	耳鼻喉科
2014.3.25	耳鼻喉科低温等离子治疗仪		398000.00	COBLATOP-II	耳鼻喉科
2014.3.25	骨结合测量仪		72000.00	Osstell ISQ	口腔科
2014.3.25	数字化全景+头颅X光系统		520000.00	PAX-400C	口腔科
2014.3.25	外科基础器械		20000.00	PBOSI 25 pcs	口腔科
2014.3.25	种植机		210000.00	INTRAsurg 300Pius	口腔科
2014.3.25	种植体和转移基台	40	3800/个	BTS4010S	口腔科

续表7-3-1

购置时间	设备名称	数量	购置金额（元）	规格型号	使用部门
2014.3.25	锥形工具盒		40000.00	Drill-KIT	口腔科
2014.3.25	内提升工具盒		30000.00	CAS KIT	口腔科
2014.3.25	泌尿外科产品		340000.00	泌尿外科系统	手术室
2014.3.25	鼻窦镜手术系统		190000.00	鼻窦镜手术系统	手术室
2014.3.25	腹腔镜-电切镜		320000.00	腹腔镜/电切镜系统	手术室
2014.3.25	关节镜		180000.00	关节镜系统	手术室
2014.3.25	电子胃镜		360000.00	GIF-H260	胃镜室
2014.3.25	内镜清洗设备		430000.00	LK/NQK	胃镜室
2014.3.25	眼科手术显微镜		580000.00	OMS800	眼科
2014.3.25	眼科 A-B 型超声诊断仪		100000.00	ODM-2100S	眼科
2014.3.25	非接触眼压计		155000.00	CT-80A	眼科
2014.3.25	角膜曲率计		15800.00	YZ38	眼科
2014.3.25	超声眼科乳化治疗仪		490000.00	MEGATRON	眼科
2014.3.25	裂隙灯		80000.00	SL-2G	眼科
2014.3.25	综合验光仪		140000.00	VT-10	眼科
2014.3.25	电脑验光仪		89000.00	RM-8900	眼科
2014.3.25	电脑焦度计		68000.00	CL-300	眼科
2014.3.25	全自动磨边机		18000.00	LE-420	眼科
2014.3.25	验光镜片箱		3600.00	PL232	眼科
2014.3.25	镜片打孔机-中心定位仪		1600.00	AP-1/LS-100	眼科
2014.3.25	镜片抛光机-开槽机-视力表灯箱		2700.00	NH-800T	眼科
2014.4.30	病人推车		2800.00	大	颅脑外科
2014.4.30	注射泵	2	7500/台	单通道	颅脑外科
2014.4.30	灭菌器		44000.00	45L	手术室
2014.4.30	戊二醛熏箱		4600.00		胃镜室
2014.4.30	病历夹推车		2400.00	20位	消化内科
2014.4.30	输液泵		7000.00	普通	心血管内科
2014.4.30	输液泵	2	7000/台	SK-6001	新生儿科
2014.4.30	注射泵	3	9000/台		综合内科（ICU）
2014.5.26	监护仪	2	22000/台	IMCC-10	普外科
2014.6.26	医用床		1380.00	带护栏	病理科
2014.6.26	婴儿床	9	1080/张		产科
2014.6.26	电动综合产床	2	45900/张		产科
2014.6.26	医用床		1380.00	带护栏	高压氧舱
2014.6.26	医用床		1380.00	带护栏	供应室

续表7-3-1

购置时间	设备名称	数量	购置金额(元)	规格型号	使用部门
2014.6.26	医用床	10	1380/张	带护栏	骨伤科
2014.6.26	医用床	2	1380/张	带护栏	合疗医保科
2014.6.26	医用床		1380.00	带护栏	换药室
2014.6.26	医用床	8	1380/张	带护栏	急诊科
2014.6.26	医用床	4	1380/张	带护栏	检验科
2014.6.26	医用床		1380.00	带护栏	颅脑外科
2014.6.26	医用床	2	1380/张	带护栏	颅脑外科
2014.6.26	监护仪	2	22000/台	IMC-10	颅脑外科
2014.6.26	医用床	4	1380/张	带护栏	内二科
2014.6.26	医用床	10	1380/张	带护栏	普外科
2014.6.26	医用床	13	1380/张	带护栏	肾内科
2014.6.26	六合治疗仪		16000.00	LK-D	疼痛康复科
2014.6.26	TDP治疗仪	8	580/台	CQ-29	疼痛康复科
2014.6.26	按摩治疗床	15	780/张	70*75	疼痛康复科
2014.6.26	颈腰椎治疗多功能牵引床		80980.00	JYZ-B	疼痛康复科
2014.6.26	器械车	2	860/个	CR型大号	疼痛康复科
2014.6.26	全自动快速灭菌器		19800.00	CT-ZJ-AFN	疼痛康复科
2014.6.26	超短波治疗仪		8600.00	BL-C-B	疼痛康复科
2014.6.26	中频电疗仪	4	6800/台	XY2P-2C	疼痛康复科
2014.6.26	电针治疗仪	15	800/台	XYD	疼痛康复科
2014.6.26	微波治疗仪	2	7600/台	WB-3100.	疼痛康复科
2014.6.26	医用床	5	1380/张	带护栏	疼痛康复科
2014.6.26	医用床	3	1380/张	带护栏	体检中心
2014.6.26	医用床	19	1380/张	带护栏	消化内科
2014.6.26	医用床	2	1380/张	带护栏	心血管内科
2014.6.26	医用床		1380.00	带护栏	中药房
2014.7.22	超声医学影像工作站软件硬件		28000.00	JY-2210	B超室
2014.7.29	二氧化碳激光治疗仪		21100.00	HGL-MC30	耳鼻喉科
2014.7.29	抗栓泵		32000.00	LGT-2200DVT	骨伤科
2014.7.29	骨伤治疗仪	2	31800/台	LGT-2000	骨伤科
2014.7.29	心电监护仪		22000.00	Imec-10	骨伤科
2014.7.29	二氧化碳激光治疗仪		21100.00	HGL-MC30	皮肤科
2014.7.29	抗栓泵		32000.00	LGT-2200DVT	心血管内科
2014.7.29	监护仪	2	22000/台	IMEC-10	新生儿科
2014.7.29	监护仪	2	45000/台	IPM-10	新生儿科

续表7-3-1

购置时间	设备名称	数量	购置金额(元)	规格型号	使用部门
2014.7.29	小儿呼吸机		120000.00	CPAP-C	新生儿科
2014.7.29	热辐射治疗台		16000.00	BNT-1000	新生儿科
2014.7.29	血液灌流机	2	58000/台	JF-800A	血透室
2014.7.29	心电监护仪		22000.00	Imec-10	综合内科(ICU)
2014.7.29	监护仪	3	22000/台	IMEC-10	综合内科(ICU)
2014.7.31	全自动细菌测定系统		310000.00	DL-96II	检验科
2014.7.31	全自动血培养系统		300000.00	DL-BL-64	检验科
2014.7.31	电热恒温培养箱		11100.00	DH420A	检验科
2014.7.31	血液五元素分析仪		200000.00	MB5	检验科
2014.7.31	医用低速离心机		7900.00	160A	检验科
2014.7.31	血沉仪		25000.00	Micreed	检验科
2014.7.31	尿沉渣		620000.00	UF500i	检验科
2014.7.31	血液冷藏箱		25000.00	HXC-158	检验科
2014.7.31	电热恒温水浴箱		1600.00	600A	检验科
2014.7.31	血浆干式解冻仪		77000.00	BW-1	检验科
2014.7.31	洗板机		20000.00	SI-36W	检验科
2014.7.31	医用低速离心机	2	7900/台	160A	检验科
2014.7.31	血沉仪	2	25000/台	Micreed	检验科
2014.7.31	电热恒温水浴箱		1600.00	600A	检验科
2014.8.11	中耳分析仪系统		198000.00	OT100	耳鼻喉科
2014.8.11	综合治疗台系统		180000.00	DUT-1201	耳鼻喉科
2014.9.30	检验系统		210053.25	无纸化	检验科
2014.10.27	心电监护仪		22000.00	Imec-10	儿科
2014.10.27	12导网络心电图机及软件		48000.00	E100	心电图室
2014.10.27	12导网络心电图机电极片		49800.00	E100	心电图室
2014.11.28	全钢染色通风柜		24300.00	1800*850*2350	病理科
2014.11.28	监护仪		22000.00	iMEC-10	儿科
2014.11.28	308mm准分子紫外线皮肤治疗仪		520000.00	GP908A	皮肤科
2014.11.28	弗丽德光子治疗系统光子嫩肤仪		145000.00	GP666C5	皮肤科
2014.12.25	通风标本柜		7000.00	900*450*1900	病理科
2014.12.25	蜡片柜	2	8000/个	525*480*1550	病理科
2014.12.25	实验边台		6500.00	3000*750*850	病理科
2015.1.29	超声医学影像工作站软件硬件		28000.00	JY-2210	B超室
2015.1.29	全钢取材通风柜		26000.00	1800*850*2350	病理科
2015.1.29	监护仪	2	22000/台	IMEC-10	新生儿科

续表7-3-1

购置时间	设备名称	数量	购置金额(元)	规格型号	使用部门
2015.2.26	婴儿床	9	1080/张	不锈钢	产科
2015.2.26	手术对接车		18000.00	ABC	手术室
2015.2.26	监护仪	2	22000/台	IMEC-10	新生儿科
2015.2.28	便携式彩色多普勒超声诊断仪		1000000.00	Vividi	介入科
2015.2.28	移动式C臂X射线机		4000000.00	OEC9900Elite	介入科
2015.3.31	单泵血液透析机	6	159000/台	4008S	血透室
2015.3.31	水处理设备		326000.00	DWT-DROS	血透室
2015.3.31	电动吸引器		1400.00	23D	耳鼻喉科
2015.3.31	灭菌器		44000.00		耳鼻喉科
2015.3.31	铅衣架		9500.00	10/1	介入科
2015.3.31	液晶观片灯		5200.00	三联	介入科
2015.3.31	电动吸引器		1540.00	23D	介入科
2015.3.31	注射泵	2	14500/台	双通道	介入科
2015.3.31	液晶观片灯		2800.00	两联	颅脑外科
2015.3.31	注射泵		7500.00	单通通	肾内科
2015.3.31	电动吸引器		1540.00	23D	手术室
2015.3.31	急救柜	2	2600/个		手术室
2015.3.31	电动吸引器		1680.00	23D　1	手术室
2015.3.31	麻醉柜		2600.00	CR	手术室
2015.3.31	高频电刀		14800.00	单极	手术室
2015.3.31	液晶观片灯	2	2800/个	两联	消化内科
2015.3.31	电动洗胃机		2800.00		心血管内科
2015.3.31	经皮黄疸仪		15500.00		新生儿科
2015.3.31	注射泵		7500.00	单通通	血透室
2015.3.31	床旁血液透析机	2	350000/台	Rrismatlex	血透室
2015.4.19	电化学发光免疫分析仪		550000.00	411	检验科
2015.4.30	小儿肺热治疗仪		29980.00	AW-61A5	儿科
2015.4.30	天荣移动生命体征远程监护仪		59600.00	TR-900	其他
2015.5.31	灰阶专用显示器		29000.00	DSA/DSI	介入科
2015.5.31	天荣移动生命体征远程监护仪	3	59600/台	TR-900	其他
2015.5.31	新生儿黄疸治疗仪	3	9500/台	B-200	新生儿科
2015.6.30	中心供氧系统		428000.00		内二科/肾内科/消化内科
2015.6.30	呼末二氧化碳模块		22000.00	Mindray-Artema	手术室
2015.6.30	新生儿黄疸治疗仪	2	9500/台	B-200	新生儿科
2015.7.31	微波治疗仪		28800.00	HBS-B	耳鼻喉科

续表7-3-1

购置时间	设备名称	数量	购置金额（元）	规格型号	使用部门
2015.8.30	急救床		28000.00	KL-DBI型(三功能)	儿科门诊
2015.8.30	急救床		28000.00	KL-DBI型(三功能)	骨伤科
2015.8.30	急救床	2	28000/张	KL-DBI型(三功能)	急诊科
2015.8.30	呼吸机		255000.00	飞利浦伟康(V200)	颅脑外科
2015.8.30	急救床	2	28000/张	KL-DBI型(三功能)	颅脑外科
2015.8.30	急救床		28000.00	KL-DBI型(三功能)	内二科
2015.8.30	呼吸机		255000.00	飞利浦伟康(V200)	消化内科
2015.8.30	急救床		28000.00	KL-DBI型(三功能)	心血管内科
2015.8.30	急救床		28000.00	KL-DBI型(三功能)	普外科
2015.8.30	急救床		28000.00	KL-DBI型(三功能)	综合内科（ICU）
2015.8.31	监护仪	2	39000/台	迈瑞iPM12	产科
2015.8.31	监护仪		39000.00	迈瑞iPM12	骨伤科
2015.8.31	监护仪		39000.00	迈瑞iPM12	急诊科
2015.8.31	无影灯		19000.00	KL600-I型	急诊科
2015.8.31	急救指挥平台		558000.00		急诊科
2015.8.31	监护仪		39000.00	迈瑞iPM12	康复中心
2015.8.31	监护仪	2	39000/台	迈瑞iPM12	疼痛康复科
2015.8.31	监护仪	3	39000/台	迈瑞iPM12	手术室
2015.8.31	手术床		40000.00	DL-B型	手术室
2015.8.31	手术床		40000.00	BL-B型	门诊注射室
2015.8.31	无影灯		19000.00	KL600-I型	手术室
2015.9.30	钢床		1380.00	不锈钢床头单摇带护栏	120
2015.9.30	手动三摇护理床	4	9928/张	QY514(定做)	产科
2015.9.30	诊查床		1160.00	不锈钢	传染科
2015.9.30	壁挂式诊断系统		19600.00	QH-BG2000A	耳鼻喉科
2015.9.30	e-scope检耳镜		3000.00	2110-203	耳鼻喉科
2015.9.30	钢床		1380.00	不锈钢床头单摇带护栏	耳鼻喉科
2015.9.30	诊查床		1160.00	不锈钢	妇科
2015.9.30	钢床		1380.00	不锈钢床头单摇带护栏	急诊科
2015.9.30	钢床	18	1380/张	不锈钢床头单摇带护栏	康复中心
2015.9.30	钢床		1380.00	不锈钢床头单摇带护栏	收费室
2015.9.30	钢床	9	1380/张	不锈钢床头单摇带护栏	疼痛康复科
2015.9.30	诊查床	6	1160/张	不锈钢	疼痛康复科
2015.9.30	钢床		1380.00	不锈钢床头单摇带护栏	体检中心
2015.9.30	手动三摇护理床	2	9900/张	QYA514#	心血管内科

续表7-3-1

购置时间	设备名称	数量	购置金额(元)	规格型号	使用部门
2015.9.30	壁挂式诊断系统		19600.00	QH-BG2000A	眼科
2015.9.30	e-scope检眼镜		3000.00	2122-203	眼科
2015.9.30	诊查床		1160.00	不锈钢	普外科
2015.9.30	诊查床		1160.00	不锈钢	总务科
2015.10.31	燃气锅炉(热宝)	2	497000/个	CWNS2.8MW-90/70	总务科
2015.10.31	燃气锅炉(热宝)		296000.00	CWNS1.05MW-90/70	总务科
2015.10.31	灰阶医用显示器		29000.00	ML1903	介入科
2015.11.30	120车载系统		13000.00		120
2015.11.30	心理测评档案管理系统		29000.00	综合版7.0	精神心理科
2015.11.30	有创血压模块		12000.00	Mindray	手术室
2015.11.30	监护仪		22000.00	iMEC10	新生儿科
2015.11.30	血液透析机	2	88000/台	SWS-4000A	血透室
2015.12.27	输液泵		7500.00	SK-600I	产科
2015.12.27	福意联恒温箱		5800.00	YS-100	介入科
2015.12.27	呼末二氧化碳模块	2	22000/个	Mindray-Artema	手术室
2015.12.27	冲洗吸引器		9500.00		手术室
2015.12.27	输液泵	5	7500/台	SK-600I	新生儿科
2016.1.31	药具发放机		7500.00	安阳森普	门诊注射室
2016.2.29	妇科检查床	2	5200/张	KL-4A	产科
2016.2.29	诊查床	2	1160/张	不锈钢	妇科
2016.2.29	诊查床	2	1160/张	不锈钢	皮肤科
2016.2.29	综合手术床		15600.00	KL3008C	急诊科
2016.2.29	不锈钢诊查床		5200.00	KL-4A	普外科
2016.2.29	LED单孔灯		2600.00	YD1-I(LEC)	普外科
2016.2.29	冷光源肛肠检查与手术器械包		9800.00	A2 B1	普外科
2016.2.29	有创血压模块	2	12000/个	Mindray	手术室
2016.2.29	诊查床		1160.00	不锈钢	手术室
2016.2.29	婴儿床		1080.00	不锈钢	手术室
2016.2.29	无影灯		22500.00	KL600-I	手术室
2016.2.29	诊查床		1160.00	不锈钢	体检中心
2016.2.29	输液泵	3	7500/台	SK-600I	新生儿科
2016.2.29	医用病床		1380.00	不锈钢床头单摇带护栏	中医1
2016.2.29	医用病床	17	1380/张	不锈钢床头单摇带护栏	综合内科(ICU)
2016.3.31	输液泵		7500.00	SK-600I	新生儿科
2016.3.31	监护仪	2	22000/台	iMEC10	新生儿科

续表7-3-1

购置时间	设备名称	数量	购置金额(元)	规格型号	使用部门
2016.4.30	漩涡混合器		1500.00	XH-D	检验科
2016.4.30	监护仪	2	22000/台	IMEC-10	新生儿科
2016.5.31	自动核酸分子杂交系统		28000.00	28位	检验科
2016.6.28	医用病床	6	1180/张	不锈钢床头单摇病床	CT室
2016.6.28	护理床		9900.00	手动三摇QY514	传染科
2016.6.28	医用病床	2	1180/张	不锈钢床头单摇病床	传染科
2016.6.28	护理床		9900.00	手动三摇QY514	传染科
2016.6.28	医用病床	5	1180/张	不锈钢床头单摇病床	放射科
2016.6.28	医用病床		1180.00	不锈钢床头单摇病床	骨伤科
2016.6.28	医用病床		1180.00	不锈钢床头单摇病床	核磁共振
2016.6.28	医用病床		1180.00	不锈钢床头单摇病床	口腔科
2016.6.28	中心供氧系统		578000.00		普外科/颅脑外科/心血管内科/综合内科(ICU)/骨伤科/产科/手术室/急诊科
2016.6.28	医用病床	2	1180/张	不锈钢床头单摇病床	门诊注射室
2016.6.28	医用病床	6	1180/张	不锈钢床头单摇病床	手术室
2016.6.28	医用病床		1180.00	不锈钢床头单摇病床	疼痛康复科
2016.6.28	护理床		9900.00	手动三摇QY514	血透室
2016.9.27	病人推车		2800.00	CR	急诊科
2016.9.27	洗手池	2	7500/个	定做感应	介入科
2016.9.27	器械柜	4	2600/个	定做双门	介入科
2016.10.31	病床	5	1180/张	WDE-011	骨伤科
2016.10.31	床垫		200.00	二折	骨伤科
2016.10.31	空气消毒机	2	3800/台		急诊科
2016.10.31	生物安全柜		65000.00		检验科
2016.10.31	血液冷藏箱		46000.00		检验科
2016.10.31	保温保存箱(低温保存箱)		32000.00		检验科
2016.10.31	酶标仪		39000.00		检验科
2016.10.31	洗板机	2	20000/台		检验科
2016.10.31	麻醉咽喉镜		2800.00		介入科
2016.10.31	器械柜	4	2600/个	订做	介入科
2016.10.31	器械车		2200.00	订做	介入科
2016.10.31	药品急救车		2600.00	CR	介入科
2016.10.31	床垫	10	200/个	二折	内二科
2016.10.31	病床		1180.00	WDE-011	消防科
2016.10.31	病床		1180.00	WDE-011	心血管内科
2016.10.31	护理床	3	9900/张	QYA514	血透室

续表7-3-1

购置时间	设备名称	数量	购置金额(元)	规格型号	使用部门
2016.10.31	病床	3	1180/张	WDE-011	总务科
2016.11.30	120车载传输系统		13000.00	车载信息终端及视频画面传输功能	120
2016.11.30	器械柜	4	2600/个	订做	介入科
2016.11.30	带键盘工作台	2	9500/个	订做	介入科
2016.11.30	腹腔镜		1190000.00	卡尔史托斯	手术室
2016.11.30	腹腔镜开关		6500.00	双极	手术室
2016.11.30	动态血压监测仪		18000.00	WBP-02A	消化内科
2016.12.26	烤片机		9500.00	YT-7FB	病理科
2016.12.26	心肺复苏模拟人	2	12800/个		护理部
2016.12.26	灭菌器(高压灭菌器)		6500.00	35L	检验科
2016.12.26	洗眼器		1800.00	复合式	检验科
2016.12.26	病人推车		2800.00	CR小四轮	康复中心
2016.12.26	病历夹推车		2400.00	CR40位	康复中心
2016.12.26	口腔综合治疗机		26800.00		口腔科
2016.12.26	低速手机		3000.00		口腔科
2016.12.26	液晶观片灯		2200.00	单联	普外科
2016.12.26	骨钻		15000.00	XGD-IV	手术室
2016.12.26	电子视屏喉镜		19500.00	CEL-200	手术室
2016.12.26	注射泵		27600.00	双通道	手术室
2016.12.26	病人推车	2	2800/个	CR四小轮	手术室
2016.12.26	器械柜	2	2900/个	定做	疼痛康复科
2016.12.26	心电图机		23800.00	EC-1220	体检中心
2016.12.26	心电图机		24000.00		体检中心
2016.12.26	电动洗胃机		2100.00	7D	消化内科
2016.12.26	动态血压监测仪		18000.00	WBP-02A	心血管内科
2016.12.26	电动吸引器		1400.00	23D	新生儿科
2016.12.26	注射泵	2	6800/台	单通道	综合内科(ICU)
2017.1.31	无影灯	2	18000/个	2F600	产科
2017.1.31	输液泵	2	6000/台	sk-6001	产科
2017.1.31	消毒柜		1180.00		产科
2017.1.31	电动流产吸引器		1850.00	LX-3	妇科
2017.1.31	无影灯		3980.00	落地式	妇科
2017.1.31	医用器械干燥箱		83000.00	MLQ-400L	供应室
2017.1.31	医用高压水枪		3600.00	304	供应室
2017.1.31	切割机		7500.00	ML-212	供应室

续表7-3-1

购置时间	设备名称	数量	购置金额(元)	规格型号	使用部门
2017.1.31	智能煮沸消毒机		71000.00	MLZ-1500	供应室
2017.1.31	智能超声波清洗机		78000.00	MLQ-1500	供应室
2017.1.31	高压气枪		8700.00	304	供应室
2017.1.31	紫外循环消毒机		6800.00	ML/KDSL-B100	供应室
2017.1.31	多功能台		26000.00	ML-2006	供应室
2017.1.31	污物接收台		8600.00	ML-2007	供应室
2017.1.31	清洗工作台		8800.00	ML-2008	供应室
2017.1.31	紫外循环消毒机	5	6800/台	ML/KDSL-B100	供应室
2017.1.31	生物培养箱		6800.00	标准	供应室
2017.1.31	电动吸引器		1680.00	23D	康复中心
2017.1.31	电动吸引器		1680.00	23D	口腔科
2017.1.31	电动吸引器		1680.00	YB-DX23D	内二科
2017.1.31	注射泵		6800.00	单通道	内二科
2017.1.31	伍德灯		5200.00		皮肤科
2017.1.31	血液回收机		250000.00	3000p	手术室
2017.1.31	彩色多普勒超声诊断仪		668000.00	LOGIQe	手术室
2017.1.31	电动吊塔	2	35000/个	HFP-SD90/160	手术室
2017.1.31	无影灯	3	45000/个	ZF600/600	手术室
2017.1.31	LED 无影灯		98000.00	SY02-LED3+3	手术室
2017.1.31	骨科手术床		319000.00	AT-6600	手术室
2017.1.31	单架托盘	2	1580/个	YP-034	手术室
2017.1.31	电动吸引器		1680.00	YD-DY23D	门诊注射室
2017.1.31	电动吸引器		1680.00	YD-DY23D	手术室
2017.1.31	电动吸引器		1680.00	23D	疼痛康复科
2017.1.31	急救柜		2400.00	CR	疼痛康复科
2017.1.31	洗胃机		2100.00	7D	消化内科
2017.1.31	除颤仪		28000.00	M110	心血管内科
2017.1.31	洗胃机	2	2100/台	7D	心血管内科
2017.1.31	注射泵		13800.00	双通道	心血管内科
2017.1.31	经皮黄疸仪	2	14500/台	JH-2	新生儿科
2017.1.31	消毒柜		1180.00		新生儿科
2017.1.31	急救车		2600.00	YT-001B	血透室
2017.1.31	病历车		5500.00	定制72位	综合内科(ICU)
2017.2.28	无影灯		18000.00	ZF600	产科
2017.2.28	输液泵		6000.00	SK-600I	产科

续表7-3-1

购置时间	设备名称	数量	购置金额(元)	规格型号	使用部门
2017.2.28	胎心监护仪		21500.00	F2	产科
2017.2.28	吸引器		1850.00	LX-3	妇科
2017.2.28	观片灯		2200.00	单联	骨伤科
2017.2.28	器械台	3	1580/个	定制	手术室
2017.2.28	骨钻	2	15000/个	XGD-IV	手术室
2017.2.28	电动吸引器		1680.00	23D	手术室
2017.2.28	摇摆仪		4200.00	CZK-IIC	疼痛康复科
2017.2.28	注射泵	2	13800/台	双通道	心血管内科
2017.2.28	胰岛素泵		26500.00	IP-101-IV	心血管内科
2017.2.28	诊查床		1080.00		新生儿科
2017.3.31	彩色多普勒超声诊断仪		716000.00		B超室
2017.3.31	妊高症检测系统		364000.00		产科
2017.3.31	听力筛查仪		166000.00		耳鼻喉科
2017.3.31	DR后处理工作站		2056000.00		放射科
2017.3.31	阴道镜		126000.00		妇科
2017.3.31	蓝氧治疗仪		84000.00		妇科
2017.3.31	呼吸机		400000.00		急诊科
2017.3.31	多功能巡诊包		100000.00		急诊科
2017.3.31	呼吸机		550000.00		其他
2017.3.31	心电图机		48000.00		消化内科
2017.3.31	硬管乳腺内窥镜		800000.00	202205	乳腺科
2017.3.31	乳腺病治疗仪		780000.00	SW-3101	乳腺科
2017.3.31	彩色多普勒超声诊断仪		1850000.00	LOGIQC9	乳腺科
2017.3.31	乳房活检系统		770000.00	HHEX	乳腺科
2017.3.31	手术床		50000.00		门诊注射室
2017.3.31	麻醉机		520000.00		手术室
2017.3.31	手术床		50000.00		手术室
2017.3.31	高频双极电刀		40000.00		门诊注射室
2017.3.31	高频双极电刀		96000.00		手术室
2017.3.31	低温等离子体多功能手术系统		200000.00	SM-D380C	疼痛康复科
2017.3.31	数字式医用红外热像仪		550000.00		疼痛康复科
2017.3.31	超声波骨密度测量仪		220000.00		疼痛康复科
2017.3.31	颈椎脊柱非手术减压治疗系统		1700000.00		疼痛康复科
2017.3.31	腰椎脊柱非手术减压治疗系统		1700000.00		疼痛康复科
2017.3.31	脉冲磁场治疗仪(骨质疏松治疗仪)		230000.00		疼痛康复科

续表7-3-1

购置时间	设备名称	数量	购置金额（元）	规格型号	使用部门
2017.3.31	熏蒸治疗仪		3000.00		疼痛康复科
2017.3.31	气压弹道式体外冲击波治疗仪		680000.00		疼痛康复科
2017.3.31	射频控温热凝器		380000.00		疼痛康复科
2017.3.31	医用臭氧治疗仪		340000.00		疼痛康复科
2017.3.31	全电脑多功能汽疗机		10000.00		疼痛康复科
2017.3.31	电脑骨创伤治疗仪		10000.00		疼痛康复科
2017.3.31	电脑中频治疗仪		1000.00		疼痛康复科
2017.3.31	椎间孔镜		1650000.00		疼痛康复科
2017.3.31	关节镜系统		440000.00		疼痛康复科
2017.3.31	红外偏振光治疗仪		265000.00		疼痛康复科
2017.3.31	高压低频脉冲治疗仪		1000.00		疼痛康复科
2017.3.31	动脉硬化检测仪		287000.00		体检中心
2017.4.19	自动脱水机		96000.00		病理科
2017.4.19	胎心监护仪	2	21500/台		产科
2017.4.19	检查床	2	1160/张		产科
2017.4.19	婴儿床	10	1080/张		产科
2017.4.19	麻醉咽喉镜		1700.00		急诊科
2017.4.19	病人推车		2800.00		急诊科
2017.4.19	检查床		1160.00		内分泌科
2017.4.19	检查床		1160.00		衣食梁移民社区分院
2017.4.19	液晶观片灯		4800.00		手术室
2017.4.19	胎心监护仪		21500.00		手术室
2017.4.19	自动气压止血带		9500.00		手术室
2017.4.19	注射泵	4	13800/台		心血管内科
2017.4.19	检查床	6	1160/张		中医1
2017.5.26	器械台	4	1580/个	不锈钢中号带面包轮	供应室
2017.5.26	注射泵		11500.00		急诊科
2017.5.26	急救车		2600.00		口腔科
2017.5.26	低温等离子体灭菌器		230000.00	PS-100X	手术室
2017.5.26	内镜清洗工作站		138000.00	Center-Y4	手术室
2017.5.26	医用真空干燥柜		67000.00	FEST-T80A	手术室
2017.5.26	电动吸引器	6	1680/台	7A-23D	手术室
2017.5.26	自动气压止血带		9500.00		手术室
2017.5.26	封口机		14000.00	XH100-L	手术室
2017.6.22	呼吸机		350000.00	Hamiltan-C1	心血管内科

续表7-3-1

购置时间	设备名称	数量	购置金额(元)	规格型号	使用部门
2017.7.28	护理车		1600.00		内二科
2017.8.28	医用显示器		45000.00	C42E	CT室
2017.8.28	等离子空气消毒机		5500.00	XD1200	产科
2017.8.28	不锈钢单摇床	2	1180/张	WDE-011	产科
2017.8.28	床垫	28	200/个	单摇	产科
2017.8.28	床头柜		460.00	ABS	儿科
2017.8.28	洗胃机		8000.00	LD-B1	儿科门诊
2017.8.28	床头柜	2	460/个	ABS	耳鼻喉科
2017.8.28	不锈钢单摇床		1180.00	WDE-011	妇科
2017.8.28	床垫		200.00	单摇	妇科
2017.8.28	床头柜		460.00	ABS	供应室
2017.8.28	软水机		29800.00	KH-2000	供应室
2017.8.28	不锈钢单摇床	2	1180/张	WDE-011	骨伤科
2017.8.28	床垫	4	200/个	单摇	骨伤科
2017.8.28	床头柜		460.00	ABS	骨伤科
2017.8.28	医用显示器		45000.00	C42E	核磁共振
2017.8.28	不锈钢单摇床	2	1180/张	WDE-011	换药室
2017.8.28	床垫	2	200/个	单摇	换药室
2017.8.28	不锈钢单摇床	2	1180/张	WDE-011	急诊科
2017.8.28	床垫		200.00	单摇	急诊科
2017.8.28	床头柜	6	460/个	ABS	检验科
2017.8.28	医用射线防护屏		55000.00	KSDS001C	介入科
2017.8.28	牙科综合治疗机		26900.00	S2316(下挂)	口腔科
2017.8.28	根管治疗机		3960.00	普及型带根测	口腔科
2017.8.28	蒸馏水机		1600.00	DRINK	口腔科
2017.8.28	牙周治疗仪		11000.00	PT-MASTER3	口腔科
2017.8.28	不锈钢单摇床	8	1180/张	WDE-011	普外科
2017.8.28	床垫	2	200/个	单摇	普外科
2017.8.28	不锈钢单摇床	2	1180/张	WDE-011	急诊科
2017.8.28	不锈钢单摇床	3	1180/张	WDE-011	心血管内科
2017.8.28	不锈钢单摇床		1180.00	WDE-011	总务科
2017.8.28	不锈钢单摇床		1180.00	WDE-011	心血管内科
2017.8.28	不锈钢单摇床	4	1180/张	WDE-011	衣食梁移民社区分院
2017.8.28	不锈钢单摇床	7	1180/张	WDE-011	心血管内科
2017.8.28	不锈钢单摇床	6	1180/张	WDE-011	普外科

续表7-3-1

购置时间	设备名称	数量	购置金额(元)	规格型号	使用部门
2017.8.28	不锈钢单摇床		1180.00	WDE-011	总务科
2017.8.28	不锈钢单摇床	5	1180/张	WDE-011	骨伤科
2017.8.28	不锈钢单摇床		1180.00	WDE-011	综合办公室
2017.8.28	不锈钢单摇床		1180.00	WDE-011	120
2017.8.28	床垫	2	200/个	单摇	内二科
2017.8.28	床垫		200.00	单摇	急诊科
2017.8.28	床垫	4	200/个	单摇	心血管内科
2017.8.28	床垫	4	200/个	单摇	衣食梁移民社区分院
2017.8.28	床垫	7	200/个	单摇	心血管内科
2017.8.28	床垫	7	200/个	单摇	内二科
2017.8.28	床头柜	2	460/个	ABS	口腔科
2017.8.28	床头柜		460.00	ABS	五官综合病区
2017.8.28	床头柜	12	460/个	ABS	心血管内科
2017.8.28	床头柜	3	460/个	ABS	急诊科
2017.8.28	床头柜	4	460/个	ABS	产科
2017.8.28	床头柜		460.00	ABS	内二科
2017.8.28	床头柜		460.00	ABS	口腔科
2017.8.28	床头柜		460.00	ABS	颅脑外科
2017.8.28	床头柜		460.00	ABS	妇科
2017.8.28	床头柜		460.00	ABS	财务科
2017.8.28	床头柜	9	460/个	ABS	产科
2017.8.28	床垫	32	200/个	单摇	肾内科
2017.8.28	床头柜	2	460/个	ABS	肾内科
2017.8.28	空气净化器	2	15800/个	美国范罗士AMIII	手术室
2017.8.28	床头柜		460.00	ABS	体检中心
2017.8.28	不锈钢单摇床	2	1180/张	WDE-011	总务科
2017.8.28	床垫	5	200/个	单摇	总务科
2017.8.29	污水站应急污水提升泵		5040.00	50WQ14-10-0.75(I)	总务科
2017.8.29	污水站应急污水提升泵排水设备		403.00		总务科
2017.8.29	污泥压滤设备		49896.00	TNW-131	总务科
2017.8.29	污水处理主控制系统		94056.85	ZKXT-80-6-171	总务科
2017.8.29	曝气供氧三叶罗茨鼓风机	2	27468/台	SR-50	总务科
2017.8.29	曝气供氧三叶罗茨鼓风机控制系统		3024.00	FJKZ-80-1-171	总务科
2017.8.29	二氧化氯消毒粉投加装置		57914.77	JY-85-Z-F-300-171	总务科
2017.8.29	机械格栅		29006.00	HF500-2000	总务科

续表7-3-1

购置时间	设备名称	数量	购置金额(元)	规格型号	使用部门
2017.8.29	污水站备用检修梯		529.00		总务科
2017.8.29	废气处理设备		122447.00	FQFY-80-171	总务科
2017.8.29	接触氧化池曝气量调节控制装置		5418.00	BQKZ-80-171	总务科
2017.8.29	主电源进线电控箱		17892.00		总务科
2017.8.29	污水处理站门诊楼地下设备		66001.95		总务科
2017.8.29	污水站应急污水提升泵		5040.00	50WQ14-10-0.75(I)	总务科
2017.8.29	污水站应急污水提升泵排水设备		403.00		总务科
2017.8.29	污泥压滤设备		41028.99	TNW-131	总务科
2017.8.29	污水处理主控制系统		13387.50	ZKXT-360-6-171	总务科
2017.8.29	曝气供氧三叶罗茨鼓风机	2	12348/台	SR-80	总务科
2017.8.29	曝气供氧三叶罗茨鼓风机控制系统		1058.40	FJKZ-360-1-171	总务科
2017.8.29	二氧化氯消毒粉投加装置		13474.44	JY-85-Z-F-300-171	总务科
2017.8.29	机械格栅		21369.60	HF500-2000-5	总务科
2017.8.29	污水站备用检修梯		529.20		总务科
2017.8.29	废气处理设备		22176.00	FQFY-360-171	总务科
2017.8.29	接触氧化池曝气量调节控制装置		497.70	BQKZ-360-171	总务科
2017.8.29	主电源进线电控箱		6552.00		总务科
2017.8.29	污水处理站住院楼地下设备		297340.50		总务科
2017.9.25	超声医学影像工作站		29800.00	JY-2210	B超室
2017.9.25	婴儿洗浴中心		117800.00	HXYY-1000	产科
2017.9.25	模拟人(儿童)	2	9780/个		儿科
2017.9.25	脉动真空灭菌器		368000.00	MAST-A-1200SD-B-M	供应室
2017.9.25	模拟人(成人)	2	12800/个		护理部
2017.10.19	不锈钢器械台	2	1580/个	1000*500*700	供应室
2017.10.19	无菌货架	3	6500/个	1280*500*1800	供应室
2017.10.19	紫外线空气消毒机		3800.00	B-1000	口腔科
2017.10.19	液晶观片灯		3500.00	双联	普外科
2017.10.19	不锈钢无菌推车		4500.00	1200*600*900不含轮子侧面不开门	手术室
2017.10.19	不锈钢无菌推车		4500.00	1000*600*100不含轮子侧面不开门	手术室
2017.10.19	电动洗胃机		2100.00	SXW-A	心血管内科
2017.10.25	病历夹推车		5500.00	75位	产科
2017.11.14	移动式C形臂X射线机		1150000.00	Cios Select S1	手术室
2017.11.14	手术室感应门	2	24638/个	204m*2.2m	手术室
2017.11.23	ABS抢救车		5800.00	QYB320-I	产科
2017.11.23	下肢关节康复器		9500.00	YTK-E型	骨伤科

续表7-3-1

购置时间	设备名称	数量	购置金额(元)	规格型号	使用部门
2017.11.23	ABS抢救车		5800.00	QYB320-I	骨伤科
2017.11.23	ABS抢救车		5800.00	QYB320-I	急诊科
2017.11.23	ABS抢救车		5800.00	QYB320-I	颅脑外科
2017.11.23	ABS抢救车		5800.00	QYB320-I	普外科
2017.11.23	紫外线空气消毒机		3800.00	B-1000	手术室
2017.11.23	自动气压止血仪		9500.00	ATS-I	手术室
2017.11.23	骨钻		15000.00	BJ1102	手术室
2017.11.23	麻醉咽喉镜	2	1700/个	HIS040	手术室
2017.11.23	ABS抢救车		5800.00	QYB320-I	手术室
2017.11.23	经颅超声-神经肌肉刺激治疗仪		67500.00	UE860A	心血管内科
2017.11.23	ABS抢救车		5800.00	QYB320-I	心血管内科
2017.11.23	ABS抢救车		5800.00	QYB320-I	新生儿科
2017.11.23	ABS抢救车		5800.00	QYB320-I	综合内科(ICU)
2017.11.28	污物接收台		8600.00	ML-2007	供应室
2017.12.25	超声波洁牙机	2	1950/个	USD-N2 LED	口腔科
2017.12.25	根管长度测量仪		8300.00	PROPWX-II	口腔科
2017.12.25	高速手机	3	3000/个	WH	口腔科
2017.12.25	低速手机		3000.00	WH	口腔科
2017.12.25	无油空气压缩机		7000.00	HK-4EW-65	口腔科
2018.1.20	PT训练床(备注:电动升降,带PT凳)	2	28890/张	XY-73(XY-81)	疼痛康复科
2018.1.20	PT训练床(备注:电动升降可折叠,带PT凳)		39890.00	XY-72(XY-81)	疼痛康复科
2018.1.20	手法治疗床(九段)		64900.00	XY-K-SF-9	疼痛康复科
2018.1.20	训练用阶梯(三向)		6380.00	XYF-T2	疼痛康复科
2018.1.20	训练用阶梯(抽屉式)		2788.00	XYC-T2	疼痛康复科
2018.1.20	巴氏球		1980.00	XYRT-33	疼痛康复科
2018.1.20	角度尺		640.00	XY-62	疼痛康复科
2018.1.20	巴氏球		1980.00	XYRT-33	疼痛康复科
2018.1.20	系列沙袋(绑式)		1670.00	XY-16	疼痛康复科
2018.1.20	系列哑铃(卧式)		560.00	XYRT-110	疼痛康复科
2018.1.20	系列哑铃(立式)		1630.00	XYYL-1	疼痛康复科
2018.1.20	肩梯		1087.00	XYJ-6	疼痛康复科
2018.1.20	肋木		2706.00	XY-7	疼痛康复科
2018.1.20	平行杠		5790.00	XYG-1	疼痛康复科
2018.1.20	矫正镜		1800.00	XY-21	疼痛康复科
2018.1.20	复式墙拉力器		2986.00	XY-12	疼痛康复科

续表7-3-1

购置时间	设备名称	数量	购置金额(元)	规格型号	使用部门
2018.1.20	站立架		4780.00	XYZL-1	疼痛康复科
2018.1.20	电动直立床		21900.00	XYQ-1	疼痛康复科
2018.1.20	肩关节康复训练器		3190.00	XYJ-2	疼痛康复科
2018.1.20	滑轮吊环训练器		502.00	XYN-4	疼痛康复科
2018.1.20	前臂康复训练器		2252.00	XYJ-4	疼痛康复科
2018.1.20	双轮助行器	3	607/个	XYZ-5	疼痛康复科
2018.1.20	助行器	3	850/个	XYZ-6	疼痛康复科
2018.1.20	四角拐	2	120/个	XYZ-4	疼痛康复科
2018.1.20	手杖	2	125/个	XYZ-1	疼痛康复科
2018.1.20	肘杖	2	150/个	XYZ-2	疼痛康复科
2018.1.20	腋杖	2	280/个	XYZ-3	疼痛康复科
2018.1.20	轮椅	2	2059/把	XY-82	疼痛康复科
2018.1.20	下肢功率车(进口骑式)		82000.00	XY-1A	疼痛康复科
2018.1.20	下肢功率车(进口坐式)		98500.00	XY-2C	疼痛康复科
2018.1.20	四肢联动训练器		178000.00	XY-SZLD-IA	疼痛康复科
2018.1.20	股四头肌训练椅		3900.00	XYGS-2	疼痛康复科
2018.1.20	踝关节矫正板		280.00	XYHJ-3	疼痛康复科
2018.1.20	踝关节训练器		2780.00	XYHJ-2	疼痛康复科
2018.1.20	肌力训练弹力带		190.00	XY-9	疼痛康复科
2018.1.20	平衡板		490.00	XY-47.	疼痛康复科
2018.1.20	电动减重训练系统		158600.00	XY-K-G3	疼痛康复科
2018.1.20	平衡功能检查训练系统		178000.00	XY-PH-I	疼痛康复科
2018.1.20	悬吊训练系统		328900.00	XY-SET-IB	疼痛康复科
2018.1.20	下肢机器人训练系统		698900.00	XYKXZFK-9	疼痛康复科
2018.1.20	上肢机器人训练系统		688000.00	XYKSZFK-1	疼痛康复科
2018.1.20	虚拟情景互动训练及评估系统		298400.00	KINAPSYS	疼痛康复科
2018.1.20	OT桌		1850.00	XY-46	疼痛康复科
2018.1.20	可调式沙磨板及附件		1890.00	XY-33	疼痛康复科
2018.1.20	木制图形插板		490.00	XY-37	疼痛康复科
2018.1.20	木制图形插板		480.00	XY-38	疼痛康复科
2018.1.20	橡皮泥		90.00	XYRT-63	疼痛康复科
2018.1.22	新华牌极速生物阅读器		58000.00	JS-0103	手术室
2018.1.22	上螺母		600.00	XY-58	疼痛康复科
2018.1.22	上螺丝		600.00	XY-57	疼痛康复科
2018.1.22	木插板		750.00	XY-29	疼痛康复科

续表7-3-1

购置时间	设备名称	数量	购置金额(元)	规格型号	使用部门
2018.1.22	分指板	3	400/个	XY-26	疼痛康复科
2018.1.22	滚桶机		850.00	XY-52	疼痛康复科
2018.1.22	体操棒与抛接球		1700.00	XYM-1	疼痛康复科
2018.1.22	手指功能训练箱		1980.00	XY-48	疼痛康复科
2018.1.22	上肢悬挂架		2870.00	XY-51	疼痛康复科
2018.1.22	腕关节康复训练器		17800.00	XY-CPM-IA	疼痛康复科
2018.1.22	上肢关节训练器		23000.00	XY-CPM-ID	疼痛康复科
2018.1.22	上肢协调功能练习器		1000.00	XYN-1	疼痛康复科
2018.1.22	主被动上下肢训练器		278000.00	SP-1100	疼痛康复科
2018.1.22	ELINK训练控制系统		276000.00	XY-CT-I	疼痛康复科
2018.1.22	神经肌肉电刺激仪		19800.00	XY-K-SISS-A	疼痛康复科
2018.1.22	经皮神经电刺激仪		19800.00	XY-K-SJD-A	疼痛康复科
2018.1.22	超声波		35800.00	XY-K-CSB-I	疼痛康复科
2018.1.22	蜡疗仪		279000.00	XYL-III	疼痛康复科
2018.1.22	磁疗仪		86900.00	HXY-C3	疼痛康复科
2018.1.22	紫外线治疗仪		35600.00	XY-K-ZWX-II	疼痛康复科
2018.1.22	激光治疗仪		48500.00	JLP-280-A/C	疼痛康复科
2018.1.22	中频治疗仪(四通道)	3	9960/台	XYZP-ID	疼痛康复科
2018.1.22	三维立体动态干扰电		196000.00	XY-K-GR-CII	疼痛康复科
2018.1.22	生物肌电反馈治疗仪		199700.00	XY-K-SWFK-II	疼痛康复科
2018.1.22	抗痉挛治疗仪		49800.00	XY-K-JLJ-3A	疼痛康复科
2018.1.22	四肢血液循环机(空气波治疗仪)		82000.00	XY-K-WIC-I	疼痛康复科
2018.1.22	微电脑牵引治疗仪(颈牵)		34500.00	YZ-4豪华	疼痛康复科
2018.1.22	微电脑牵引治疗仪(腰牵)		41800.00	YHZ-IV数码	疼痛康复科
2018.1.22	超短波治疗机		15800.00	CD-1A-A	疼痛康复科
2018.1.22	五官超短波治疗机		10700.00	CD-1A-CII	疼痛康复科
2018.1.22	微波治疗仪		69800.00	HYJ-II	疼痛康复科
2018.1.22	排痰仪		29500.00	Huana220LD	疼痛康复科
2018.1.25	电动流产吸引器		12000.00	LDX-100-20B	产科
2018.1.25	纯水机		98000.00	KHRO-500ALS	供应室
2018.1.25	器械检查光源放大镜		1200.00	JK-1027	供应室
2018.2.23	瑞士哈美顿呼吸机	2	350000/台	Hamilton-C1	急诊科
2018.6.20	全自动免疫组化染色机		559800.00	Cemark S300	病理科
2018.6.20	智力评估仪		108000.00	EPX-1	儿科门诊
2018.6.20	脑电图与诱发定位		255000.00	NCERP-S	儿科门诊

续表7-3-1

购置时间	设备名称	数量	购置金额(元)	规格型号	使用部门
2018.6.20	触控呐喊宣泄仪		67000.00	LX-ZNC	精神心理科
2018.6.20	身心反馈音乐放松椅		48000.00	LX-FSSXA	精神心理科
2018.6.20	沙盘		12000.00	标准	精神心理科
2018.6.20	手术室妇科高频电外科系统		950000.00	VI0300D	手术室
2018.6.20	吸烟器		188600.00	IES2	手术室
2018.6.20	电动洗胃机		2100.00	SXW-A	消化内科
2018.7.18	巨鲨佳能显示器		45000.00	C42e	CT室
2018.7.18	注射泵		6800.00	SP1	产科
2018.7.18	病人监护仪(无创)	2	32500/台	iPM10	骨伤科
2018.7.18	心电图机		22800.00	ECG-1220	急诊科
2018.7.18	自动粪便处理分析系统		235000.00	FA160	检验科
2018.7.18	ICU护理床垫	2	344/个	半棕半海绵	颅脑外科
2018.7.18	手动双摇护理床	2	6700/张	QYA418	颅脑外科
2018.7.18	ICU护理床垫	2	344/个	半棕半海绵	肾内科
2018.7.18	手动双摇护理床	2	6700/张	QYA418	肾内科
2018.7.18	液晶观片灯		4800.00	JZ-1100HT	手术室
2018.7.18	不锈钢双臂托盘架	2	1300/个	B-79	手术室
2018.7.18	不锈钢理疗床	5	1260/张	A-81	疼痛康复科
2018.7.18	电动吸引器	2	1480/台	YB-DS23D	心血管内科
2018.7.18	恒温箱(甘露醇溶解机)		5500.00	FRL-YS-50L	心血管内科
2018.7.18	洗胃机	2	2100/台	DSW-A	心血管内科
2018.7.18	心电图机		22800.00	ECG-1220	综合内科(ICU)
2018.8.20	科凌手术床	2	26700/张	3008B	手术室
2018.8.20	磨边机		19000.00	LE-420	眼科
2018.9.14	病床	10	1950/张	单摇、护栏、输液架	衣食梁移民社区分院
2018.9.14	防护铅衣	5	4700/个	成人	CT室
2018.9.14	防护铅衣		4700.00	成人	放射科
2018.9.20	治疗车	2	1000/个	带轮	衣食梁移民社区分院
2018.9.20	紫外线灯	4	700/个	巨光2XC/移动	衣食梁移民社区分院
2018.9.20	心电图机	2	23500/台	凯沃尔ECG-1112	衣食梁移民社区分院
2018.9.20	高压消毒锅	2	1300/个	上海三申手提式	衣食梁移民社区分院
2018.9.20	尿液分析仪		32104.00	山西亚森FA-800	衣食梁移民社区分院
2018.9.20	心电监护仪	2	31500/台	凯沃尔M10	衣食梁移民社区分院
2018.9.20	轮椅	2	800/把	手动	衣食梁移民社区分院

续表7-3-1

购置时间	设备名称	数量	购置金额(元)	规格型号	使用部门
2018.9.20	担架推车	2	2800/个	大小轮	衣食梁移民社区分院
2018.9.20	雾化器	3	600/台	鱼跃402AJ	衣食梁移民社区分院
2018.9.20	病历推车		1500.00	30格	衣食梁移民社区分院
2018.9.20	药柜	6	2100/个	喷塑90*25/40*175	衣食梁移民社区分院
2018.9.20	诊查床	2	1200/张	平床	衣食梁移民社区分院
2018.9.22	离心机		9000.00	TDZ5-BP	衣食梁移民社区分院
2018.9.22	氧气瓶	3	1600/个	40L	衣食梁移民社区分院
2018.9.22	氧气瓶推车		700.00	手推	衣食梁移民社区分院
2018.9.22	治疗台		8710.00	1600*700*1800	衣食梁移民社区分院
2018.9.22	床头柜	10	385/个	ABS	衣食梁移民社区分院
2018.9.22	氧气瓶推车	2	700/个	手推	衣食梁移民社区分院
2018.9.22	氧气稳压器、涡轮流量表、氧气瓶压力表(包括辅材、安装调试费、税金)		96000.00		总务科
2018.10.23	无门药柜	8	1500/个	1820*900*400	衣食梁移民社区分院
2018.10.23	药物架	2	2880/个	2000*2000*600	衣食梁移民社区分院
2018.10.23	药品冷藏收列柜		9600.00	YRFL-460	衣食梁移民社区分院
2018.10.23	F-85妇科检查床		9600.00	L1680*W620*H800	衣食梁移民社区分院
2018.11.24	执法仪		2380.00		衣食梁移民社区分院
2018.11.24	腊块柜		7500.00	A型	病理科
2018.11.24	无影灯		45000.00	ZF600/600	手术室
2018.11.24	治疗车	2	1800/个	B-66	手术室
2018.11.24	手术床		15600.00	3008C	手术室
2018.11.24	等离子空气消毒机		5500.00	XD1200	手术室
2018.11.24	电动吸引器	3	5500/台	YX980D	手术室
2018.11.24	医用冷藏箱	2	13000/个	YY-680	西药房
2018.11.26	病人监护仪(无创)	2	32500/台	iPM10	骨伤科
2018.12.24	不锈钢器械车	2	1500/个	90*60*90	供应室
2018.12.24	主动脉内球囊反搏泵		590000.00	ACATI Plus	介入科
2018.12.24	血管造影注射套装及附件		390000.00	ATP54	介入科
2018.12.24	风霸空压机	2	5052/台	1500*4	口腔科
2018.12.24	静音治疗车		1780.00	TY-301J	内二科
2018.12.24	气垫床		1350.00	YPD-I	内二科
2018.12.24	静音治疗车		1780.00	TY-301J	手术室
2018.12.24	微量泵	3	11500/台	双通道	手术室
2018.12.24	自动气压止血仪		9500.00	ATS-I	手术室
2018.12.24	内窥镜吸引器		1680.00	NKJX-2	胃镜室

续表7-3-1

购置时间	设备名称	数量	购置金额(元)	规格型号	使用部门
2018.12.24	气垫床		1350.00	YPD-I	消化内科
2018.12.24	电动吸引器	2	1680/台	YB-DS23D	心血管内科
2018.12.24	心电图机		22800.00	ECG	心血管内科
2018.12.24	电动洗胃机		2100.00	7DA	衣食梁移民社区分院
2018.12.24	不锈钢护理车		1980.00	YF-B-086	衣食梁移民社区分院
2018.12.24	注射泵		6800.00	SP1	衣食梁移民社区分院
2018.12.24	电动吸引器		1680.00	23D	衣食梁移民社区分院
2019.1.26	动态血压检测仪		18000.00	WBP-02A	肾内科
2019.1.26	经颅超声神经肌肉刺激治疗仪		67500.00	UE860A	肾内科
2019.1.26	原装进口超高档全数字化彩色多普勒超声诊断系统		3120000.00	HI VISION Ascendus	B超室
2019.1.26	原装进口高档全数字化彩色多普勒超声诊断仪		1860000.00	ARIETTA60	B超室
2019.1.26	全自动介入手术床		31000.00	RD-UB03+R15	B超室
2019.1.26	麻醉及呼吸、心电监护系统		80000.00	MJ-560B1	B超室
2019.1.26	射频消融仪		350000.00		B超室
2019.1.26	血压监护仪		50000.00	SD-2003A	B超室
2019.1.26	心电监护仪		99600.00	G60E	手术室
2019.1.26	生物安全柜		43000.00	BSC-1100IIB2-X	普外科
2019.1.26	空气净化器		6000.00	KJH-350	病理科
2019.2.28	LED孔式手术灯		16800.00	KL05L III	衣食梁移民社区分院
2019.2.28	机械手术床		28000.00	3008A	衣食梁移民社区分院
2019.3.31	除颤监护仪		74500.00	TEC-5621	心血管内科
2019.3.31	心肺复苏仪		85000.00	WFS-01A	心血管内科
2019.3.31	阴道分泌物分析仪		191500.00	LTS-V800丽拓	检验科
2019.3.31	精子质量分析仪		300000.00	BEION S3-3	检验科
2019.3.31	生物显微镜		27000.00	CX31	检验科
2019.3.31	显微镜数字成像系统		12000.00	MD50B	检验科
2019.3.31	除颤仪		29000.00	D1	手术室
2019.3.31	医疗保洁车	3	3800/个	0.5立方(订做加大轮)	洗衣房
2019.3.31	半棕半海绵床垫		344.00	QYD407	血透室
2019.3.31	手动三摇护理床		9900.00	QYA514	血透室
2019.3.31	除颤仪		29000.00	D1	急诊科
2019.4.30	多频振动排痰仪		33000.00	PTJ-5002C	心血管内科
2019.4.30	除颤监护仪		74500.00	TEC-5621	介入科
2019.4.30	等离子空气消毒机	2	5500/台	XD1200	检验科
2019.4.30	X、γ辐射空气比释动能率仪		16500.00		CT室

续表7-3-1

购置时间	设备名称	数量	购置金额（元）	规格型号	使用部门
2019.4.30	病人监护仪（无创）	2	32500/台	iPM10	颅脑外科
2019.4.30	半棕半海绵床垫	6	200/个	G-9	内二科
2019.4.30	半棕半海绵床垫	2	200/个	G-9	保卫科
2019.4.30	半棕半海绵床垫		200.00	G-9	急诊科
2019.5.27	麻醉机	2	545000/台	德尔格Fabius trio	手术室
2019.6.30	超声激光神经肌肉电刺激治疗仪		24100.00	APOTREAT-800D	康复中心
2019.6.30	手术室喉镜		18100.00	CEL-200	手术室
2019.6.30	宫腔电切镜		212000.00	26105FA	手术室
2019.6.30	牙科综合治疗机	2	26000/台	KJ-917	口腔科
2019.6.30	超声清洗机		4500.00	明太5L	口腔科
2019.6.30	蒸馏水机		1500.00	sun-w612	口腔科
2019.6.30	高速手机		5200.00	LY-HMP-M4	口腔科
2019.6.30	打磨机	2	950/个		口腔科
2019.6.30	低速手机		5200.00	LY-L-M4	口腔科
2019.6.30	根管长度测量仪	2	4500/台	Woodpex111	口腔科
2019.6.30	除颤仪		29000.00	DEFIB	肾内科
2019.6.30	不锈钢推车		2600.00	WSC-061	洗衣房
2019.6.30	除颤监护仪		74500.00	TEC-5621	急诊科
2019.6.30	十二道自动分析心电图机		73800.00	ECG-2350	急诊科
2019.6.30	高级全自动心肺复苏模拟人		9000.00	BZ-CPR20300S	急诊科
2019.6.30	高级人体气管插管训练模型		5900.00	BZ-J50	急诊科
2019.6.30	不锈钢诊查床		1160.00	WDH-001	产科
2019.6.30	吸痰机	4	1675/台	YX923D	颅脑外科
2019.6.30	无影灯		2300.00	单头D01-LED	颅脑外科
2019.6.30	空气消毒机	3	3800/台	B-1000	门诊注射室
2019.6.30	注射泵（单通道）	2	6800/台	SP1	普外科
2019.6.30	半棕半海绵床垫	5	200/个	半棕半海绵	普外科
2019.7.31	结肠途径治疗机		160000.00	HW-3002	肾内科
2019.7.31	紫外线光疗机		170000.00	SS-09B-10	皮肤科
2019.7.31	红蓝光治疗仪		105000.00	BH-1LB	皮肤科
2019.7.31	中药熏蒸机		30000.00	HB1000	皮肤科
2019.7.31	YAG激光治疗仪		305000.00	QY-520A	皮肤科
2019.7.31	外科能量系统（超声刀）		938000.00	THUNDERBEAT	手术室
2019.7.31	高速手机	2	850/个	LY-HMP-M4	衣食梁移民社区分院
2019.7.31	低速手机		3500.00	LY-L-MA	衣食梁移民社区分院

续表7-3-1

购置时间	设备名称	数量	购置金额(元)	规格型号	使用部门
2019.7.31	全自动血液体液分析仪		677000.00	XN-550	衣食梁移民社区分院
2019.7.31	治疗车	3	1000/个	带轮	衣食梁移民社区分院
2019.7.31	离心机		9000.00	TDZ5-BP	衣食梁移民社区分院
2019.7.31	生物显微镜		42100.00	CX31	衣食梁移民社区分院
2019.7.31	抢救药品存储车		1400.00	两斗两门	衣食梁移民社区分院
2019.7.31	按摩圆凳	4	980/个	PT凳	衣食梁移民社区分院
2019.7.31	床头柜	4	385/个	ABS	衣食梁移民社区分院
2019.7.31	针灸治疗床	4	980/张	开孔	衣食梁移民社区分院
2019.7.31	诊察床		1200.00	平板	衣食梁移民社区分院
2019.7.31	X线胶片观察灯		560.00	双联	衣食梁移民社区分院
2019.7.31	医用单级风冷无油空气压缩机		4500.00	LY-2B-32	衣食梁移民社区分院
2019.7.31	小型压力蒸气灭菌器		18000.00	SUN18-II	衣食梁移民社区分院
2019.7.31	封口机		1800.00	SUN-S740	衣食梁移民社区分院
2019.7.31	紫外线消毒灯车		680.00	QSDC-Ⅱ	衣食梁移民社区分院
2019.7.31	牙挺(微型)	3	2600/个	KEL S3	衣食梁移民社区分院
2019.7.31	根管测量仪		4500.00	Woodpex III	衣食梁移民社区分院
2019.7.31	洁牙机		2600.00	HE-5L	衣食梁移民社区分院
2019.7.31	丁字形牙挺	4	220/个	4#	衣食梁移民社区分院
2019.7.31	45度手机		3200.00	LY-L-M4	衣食梁移民社区分院
2019.7.31	牙挺	18	120/个	HS3	衣食梁移民社区分院
2019.7.31	拔牙钳	10	320/个	成人型150#	衣食梁移民社区分院
2019.7.31	带盖方盘	4	58/个	9寸	衣食梁移民社区分院
2019.7.31	牙片机		18000.00	JYF-10P	衣食梁移民社区分院
2019.7.31	光固化机		1200.00	JR-CL17	衣食梁移民社区分院
2019.7.31	技工打磨机		950.00	STRONG 204	衣食梁移民社区分院
2019.7.31	联体式牙科综合治疗机		26000.00	KJ-917	衣食梁移民社区分院
2019.7.31	超纯水系统		36000.00	SSY-Ⅱ-45L	衣食梁移民社区分院
2019.7.31	低温保存箱		13000.00	FYL-YS-128L	衣食梁移民社区分院
2019.7.31	药品冷藏柜	2	9600/个	YR/FL460	衣食梁移民社区分院
2019.7.31	全自动洗板机		65000.00	RT-3100	衣食梁移民社区分院
2019.7.31	数显三用恒温水箱		2800.00	HH-W600	衣食梁移民社区分院
2019.7.31	全自动生化分析仪		617000.00	BS-380	衣食梁移民社区分院
2019.7.31	检查方凳	2	150/个	木质	衣食梁移民社区分院
2019.7.31	牙挺(微型)		2600.00	KEL S2.5	衣食梁移民社区分院
2019.8.26	床单位臭氧消毒机		17800.00	LK/CXD	产科

续表7-3-1

购置时间	设备名称	数量	购置金额(元)	规格型号	使用部门
2019.8.26	床单位臭氧消毒机		17800.00	LK/CXD	心血管内科
2019.8.26	床单位臭氧消毒机		17800.00	LK/CXD	综合内科(ICU)
2019.8.26	床单位臭氧消毒机		17800.00	LK/CXD	新生儿科
2019.8.26	床单位臭氧消毒机		17800.00	LK/CXD	血透室
2019.8.26	新生儿听力筛查仪		75000.00	OtoRed	产科
2019.8.26	不锈钢诊查床	2	1160/张	WDH-001	耳鼻喉科
2019.8.26	单摇不锈钢床(带护栏)		1380.00	A-50	五官综合病区
2019.8.26	等离子医用空气消毒机(壁挂式)	2	5500/台	XD-1200	颅脑外科
2019.8.26	床单位臭氧消毒机		17800.00	LK/CXD	颅脑外科
2019.8.26	恒温箱		4800.00	FYL-YS-50L	颅脑外科
2019.9.26	半棕半海绵床垫		200.00	半棕半海绵	五官综合病区
2019.9.26	注射泵	2	11500/台	SP3D	肾内科
2019.9.26	电动吸引器		1700.00	7A-23D	胃镜室
2019.10.22	多层螺旋CT		3600000.00	16排	CT室
2019.10.22	电动遥控式医用X射线立式摄片架防护装置		46900.00	电动遥控式KSDS011A	放射科
2019.10.22	半棕半海绵床垫		200.00	半棕半海绵	总务科
2019.10.22	高清电子胃镜		358000.00	奥林巴斯GIF-H260	胃镜室
2019.10.22	高清电子肠镜		499000.00	奥林巴斯CF-H260AI	胃镜室
2019.10.22	注射泵	4	11500/台	SP3D	颅脑外科
2019.10.22	生物刺激反馈仪(盆底筛查仪)		220000.00	MLD 42	产科
2019.10.22	生物刺激反馈仪(盆底治疗仪)		245200.00	MLD B4	产科
2019.10.22	半棕半海绵床垫		200.00	半棕半海绵	总务科
2019.11.15	吞咽神经和肌肉电刺激仪	2	78000/台	XY-K-TY-I	康复中心
2019.11.15	站立架		2780.00	C-ZLJ-02	康复中心
2019.11.15	训练滑梯		7800.00	C-HTI	儿科康复科
2019.11.15	训练浪桥		3480.00	C-LQI-03	儿科康复科
2019.11.15	运动康复训练床		2988.00	PT-PTC-01	儿科康复科
2019.11.15	直立康复训练床		19800.00	B-ZLC-04A	儿科康复科
2019.11.15	平行杠		5980.00	G-PXG-10	儿科康复科
2019.11.15	OT综合训练工作台	2	19800/个	O-OTT-02	儿科康复科
2019.11.15	全自动血液凝固分析仪		885000.00	CA-7000	检验科
2019.11.15	全自动血液细胞分析仪		324000.00	迈瑞BC-5310	检验科
2019.11.15	显微镜		20000.00	CX23奥林巴斯	检验科
2019.11.15	尿液分析仪		30000.00	500B	检验科
2019.11.15	医药冷藏柜		6980.00	HYC-198S	急诊科

续表7-3-1

购置时间	设备名称	数量	购置金额(元)	规格型号	使用部门
2019.11.15	You系列牙科X射线机		16800.00	YOU(M)移动机	口腔科
2019.11.15	自动免疫印迹仪		195000.00	EUROBLOT MASTER II	检验科
2019.11.15	孢子捕捉仪		96000.00	HIRST	检验科
2019.11.20	豪华手术交换车	3	18000/个	RS26-A	手术室
2019.11.20	显微镜		13800.00	CX23奥林巴斯	皮肤科
2019.11.20	高频电刀		14600.00	DGD-300B-2	皮肤科
2019.11.20	微波治疗仪		14700.00	WB-3100AⅢ	皮肤科
2019.12.25	极速生物阅读器		48000.00	JS-0102	供应室
2019.12.25	数字心电图机		22800.00	ECG-1220	肾内科
2019.12.25	换药车(双抽屉)		1850.00	740*450*850	B超室
2019.12.25	急救车		2600.00	600*410*880	B超室
2019.12.25	电动吸引器	2	1650/台	YX932D	颅脑外科
2019.12.25	检查床		1500.00	1900*620*650	儿科
2019.12.25	不锈钢推车		5200.00	1300*850*650	儿科门诊
2019.12.25	液晶观片灯		4800.00	三联J2-1100HT	内分泌科
2019.12.25	麻醉柜	5	2200/个	625*440*880	手术室
2019.12.25	注射泵		11500.00	双通道SP3D	急诊科
2019.12.31	全自动洗板机		60000.00	RT-3100	检验科
2019.12.31	全自动洗板机	2	67500/台	rt-3500	检验科
2019.12.31	生物显微镜		35000.00	CX23	检验科
2019.12.31	微生物恒温培养箱		19600.00	BJPX-150	检验科
2019.12.31	医用离心机	3	24600/台	BY-600C	检验科
2019.12.31	2-48℃恒温箱		25600.00	FYL-YS-150L	检验科
2020.1.29	床单位医用消毒机		17800.00	LK/CXD	内二科
2020.1.29	床单位医用消毒机		17800.00	LK/CXD	骨伤科
2020.1.29	不锈钢诊查床	5	1156/张	WDH-001	征兵体检办公室
2020.4.20	医用真空干燥柜		99600.00	FEST-L50H	手术室
2020.4.20	半棕半海绵床垫		200.00	G-9	综合办公室
2020.4.20	超声多普勒胎儿监护系统		640000.00	FTS-6	产科
2020.4.20	产科综合诊断监护系统		72500.00	MFM-OBM	产科
2020.4.20	呼吸机		345000.00	SV600	消化内科
2020.4.20	呼吸机		345000.00	SV600	综合内科(ICU)
2020.4.20	半棕半海绵床垫	15	200/个	G-9	发热门诊(惠民医院)
2020.4.20	单摇不锈钢床	15	1380/张	A-50	发热门诊(惠民医院)
2020.4.20	病人监护仪		120000.00	BeneViSion N12	介入科

续表7-3-1

购置时间	设备名称	数量	购置金额（元）	规格型号	使用部门
2020.4.20	呼吸机		345000.00	SV600	新生儿科
2020.4.20	呼吸机		345000.00	SV600	颅脑外科
2020.4.20	半棕半海绵床垫		200.00	半棕半海绵	收费室
2020.4.20	动态心电监护仪	10	48800/台	HWM-112W	心电图室
2020.5.28	中药熏蒸机		58000.00	HB710A	普外科
2020.5.28	肛肠病治疗仪		114000.00	LG2000C	普外科
2020.5.28	过氧化氢低温等离子体灭菌器		235000.00	PS-100X	手术室
2020.5.28	血气电解质分析仪		148000.00	BG-800	检验科
2020.6.28	飞利浦监护仪		38000.00	G30	心血管内科
2020.6.28	病人监护仪		24000.00	iMEC12	心血管内科
2020.6.28	凯沃尔心电图机		22000.00	ECG-1112L	心血管内科
2020.6.28	床单位臭氧消毒机		17800.00	LK/CXD	消化内科
2020.6.28	床单位臭氧消毒机		17800.00	LK/CXD	肾内科
2020.6.28	床单位臭氧消毒机		17800.00	LK/CXD	颅脑外科
2020.6.28	床单位臭氧消毒机		17800.00	LK/CXD	普外科
2020.6.28	床单位臭氧消毒机		17800.00	LK/CXD	儿科
2020.6.28	不锈钢床头单摇病床	2	1180/张	不锈钢床头	新院项目部
2020.6.28	半棕半海绵床垫	2	200/个	G-9	新院项目部
2020.6.28	余氯分析仪		1380.00	LHC10	发热门诊（惠民医院）
2020.6.28	余氯分析仪		1380.00	LHC10	总务科
2020.6.28	经皮黄疸测试仪		26800.00	NJ33A	产科
2020.6.28	医用药品冷藏柜		8600.00	YR/FL400	耳鼻喉科
2020.6.28	手动三摇护理床	2	9900/张	QYA514	血透室
2020.7.21	血滤机		291400.00	5008S	血透室
2020.7.21	血滤透析机		193600.00	4008S Version V10	血透室
2020.7.21	半棕半海绵床垫	2	200/个		妇科
2020.7.21	半棕半海绵床垫		200.00		120
2020.7.21	单摇不锈钢床		1380.00		妇科
2020.8.21	医用控温仪		48000.00	BHC-I	消化内科
2020.8.21	空气波压力循环治疗仪		38000.00	HEK-1000	颅脑外科
2020.8.21	十二道心电图机		39700.00	CM1200	妇科
2020.8.21	ABS急救车		5400.00	RZ-A01	妇科
2020.8.21	电动吸引器		1800.00	YX932D	妇科
2020.8.21	心电监护仪		27900.00	G40E	妇科
2020.8.21	脉动真空灭菌器真空泵		14800.00	2BV20700NC002P	供应室

续表7-3-1

购置时间	设备名称	数量	购置金额(元)	规格型号	使用部门
2020.8.21	心电监护仪	3	27900/台	G40E	妇科
2020.8.21	输液泵	2	6900/台	SA511	妇科
2020.9.25	床垫	2	200/个		骨伤科
2020.10.29	半棕半海绵床垫	4	200/个	半棕半海绵	保卫科
2020.10.29	单摇不锈钢床(带护栏)	2	1380/张	A-50	保卫科
2020.11.28	半棕半海绵床垫	2	200/个	G-9	急诊科
2020.12.22	呼吸机		365000.00	HAMILTON-CI	心血管内科
2020.12.22	立式压力蒸汽灭菌器		35000.00	YM100	检验科
2020.12.22	生物安全柜		70000.00	BSC-1500IIB2-X	检验科
2020.12.22	冲击波肌肉骨骼疼痛治疗机		659800.00	HB-ESWT-01.	疼痛康复科
2020.12.23	除颤起搏监护仪	2	74000/台	BeneheartD3	综合内科(ICU)
2020.12.23	除颤起搏监护仪	2	74000/台	BeneheartD3	急诊科
2020.12.23	除颤起搏监护仪	2	74000 台	BeneheartD3	手术室
2020.12.23	除颤起搏监护仪		74000.00	BeneheartD3	看守所
2020.12.23	分娩镇痛监测系统		460000.00	GT5001	产科
2020.12.24	静电消毒喷雾系统		52900.00	PX200ES	发热门诊(惠民医院)
2021.1.12	单摇不锈钢床(带护栏)		1380.00	A-50	心血管内科
2021.1.12	ABS治疗车		4200.00	w3953	胃镜室
2021.1.12	电动吸引器		1680.00	7A-23D	胃镜室
2021.1.12	X射线胶片观片灯		2600.00	BD-A-11	骨伤科
2021.1.12	不锈钢护理车		2200.00	740*450*880	泌尿外科
2021.1.12	双通道注射泵		9500.00	SP3D	泌尿外科
2021.1.12	病人监护仪	3	23000/台	iMEC12	安边卫生院
2021.1.12	电子血压计		28000.00	HBP-9020	安边卫生院
2021.1.12	电动吸引器		1680.00	7A-23D	新生儿科
2021.1.12	经皮黄疸仪		18000.00	JH20-1C	新生儿科
2021.1.12	脉氧仪	2	3800/台	TR8001	新生儿科
2021.1.12	输液泵	7	8500/台	BeneFusionVP1	新生儿科
2021.1.12	双通道注射泵		9500.00	SP3D	新生儿科
2021.1.12	听力筛查仪		38500.00	CN-I-TS	新生儿科
2021.1.12	不锈钢护理车		2400.00	960*540*880	内二科
2021.1.12	X射线胶片观片灯		2600.00	BD-A-11	普外科
2021.1.12	双通道注射泵		9500.00	SP3D	普外科
2021.1.12	单通道注射泵		6800.00	SP1	普外科
2021.1.12	X射线胶片观片灯		2600.00	BD-A-11	手术室

续表7-3-1

购置时间	设备名称	数量	购置金额（元）	规格型号	使用部门
2021.1.12	电动吸引器	3	1680/台	7A-23D	手术室
2021.1.12	医用电动锯钻	2	15000/个	BJ1102	手术室
2021.1.12	电动吸引器		1680.00	7A-23D	血透室
2021.1.12	双通道注射泵	4	9500/台	SP3D	心血管内科
2021.1.12	双通道注射泵	2	9500/台	SP3D	消化内科
2021.1.12	双通道注射泵		9500.00	SP3D	手术室
2021.1.12	双通道注射泵		9500.00	SP3D	康复中心
2021.1.12	双通道注射泵		9500.00	SP3D	新生儿科
2021.1.13	推车双层无抽屉	2	1500/个	小号双层无抽屉式	急诊科
2021.1.13	除颤监护仪		74000.00	BeneHeartD3	急诊科
2021.1.13	除颤监护仪		74000.00	BeneHeartD3	心血管内科
2021.1.13	电动洗胃机		2100.00	7D	急诊科
2021.1.13	热熔牙胶充填仪	3	7400/台	C-FILL	口腔科
2021.1.13	小型灭菌器		14000.00	MAX-23III-P(8X)国际	口腔科
2021.1.13	电子血压计		28000.00	HBP-9020	口腔科
2021.1.13	台式压力蒸汽灭菌器		14000.00	TS—23L	口腔科
2021.1.13	全自动灭菌封口机		26000.00	FK-205	口腔科
2021.1.13	根管治疗仪	7	4100/台	C-SMART	口腔科
2021.1.13	活检枪	2	27000/个	MG1522	B超室
2021.1.13	立式灭菌器		33000.00	LMQ.C-50EP	检验科
2021.1.13	气动升降单臂餐桌	3	1600/张	JL-M019	颅脑外科
2021.1.13	裂隙灯显微镜		25080.00	YZ5X	五官综合病区
2021.1.13	三通道注射泵		15000.00	CP-3100	手术室
2021.1.13	输血加温仪		28500.00	单路	手术室
2021.1.13	三联液晶观片灯		4800.00	JZ-1100HT	骨伤科
2021.1.13	三联液晶观片灯	2	4800/个	JZ-1100HT	放射科
2021.1.13	数字式多道心电图机		36000.00	IMAC 120	心电图室
2021.1.13	数字式多道心电图机		99800.00	iMAC1800	心电图室
2021.1.13	推车 1.3M		2600.00	1.3M 四小轮	儿科门诊
2021.1.13	医用控温仪		48000.00	ZLJ-2000II型	肾内科
2021.1.13	电子血压计	2	28000/台	HBP-9020	体检中心
2021.1.13	电动吸引器	2	1680/台	7A-23D	综合内科（ICU）
2021.1.18	血滤机		290000.00	5008S	血透室
2021.2.1	床	149	1560/张		发热门诊（惠民医院）
2021.2.1	污水处理系统		394100.00		发热门诊（惠民医院）

续表7-3-1

购置时间	设备名称	数量	购置金额(元)	规格型号	使用部门
2021.2.1	消毒设备		127400.00		发热门诊(惠民医院)
2021.2.1	卧式矩形压力蒸气灭菌器		7800.00	YXQUF32-06B	发热门诊(惠民医院)
2021.2.1	轮椅	5	2100/把		发热门诊(惠民医院)
2021.2.1	消毒机推车(灭菌配套用)	2	1800/个		发热门诊(惠民医院)
2021.2.1	输液泵	10	3600/台	SP-100	发热门诊(惠民医院)
2021.2.1	心电监护仪	9	4800/台	MEC-1000	发热门诊(惠民医院)
2021.2.1	平车	5	3000/个		发热门诊(惠民医院)
2021.2.1	呼吸机	4	55250/台	HVJ-880	发热门诊(惠民医院)
2021.2.1	除颤仪	2	23400/台		发热门诊(惠民医院)
2021.2.1	心电图机	3	7475/台	EC=2303B、FX-8322	发热门诊(惠民医院)
2021.2.1	抢救床	2	1740/张		发热门诊(惠民医院)
2021.2.1	洗胃机		1920.00	鱼跃7D	发热门诊(惠民医院)
2021.2.1	双项库房药架	5	1800/个		发热门诊(惠民医院)
2021.2.1	不锈钢中药架	2	6000/个		发热门诊(惠民医院)
2021.2.1	特定电磁波谱治疗仪	4	2100/台	TDP-L3	发热门诊(惠民医院)
2021.2.1	治疗仪(妇科)		53950.00	ZQ-108C	发热门诊(惠民医院)
2021.2.1	监护仪	2	3600/台	STAR8000E	发热门诊(惠民医院)
2021.2.1	电子阴道镜		21450.00	EK-6000C	发热门诊(惠民医院)
2021.2.1	电脑中频治疗仪		50700.00	RC-2000	发热门诊(惠民医院)
2021.2.1	臭氧治疗仪		58500.00	DT-9C	发热门诊(惠民医院)
2021.2.1	诊断用X射线管组件		525000.00	DR拍片系统	发热门诊(惠民医院)
2021.2.1	显微镜		4800.00	DM500	发热门诊(惠民医院)
2021.2.1	洗板机		6000.00	迈瑞	发热门诊(惠民医院)
2021.2.1	水浴箱		1668.00		发热门诊(惠民医院)
2021.2.1	生化分析仪		175000.00	BS-480	发热门诊(惠民医院)
2021.2.1	全自动血沉动态分析仪		13000.00	XC-A10	发热门诊(惠民医院)
2021.2.1	血液分析仪	2	52000/台	BC-5100	发热门诊(惠民医院)
2021.2.1	全自动化学发光免疫分析仪		39000.00	CIA1200	发热门诊(惠民医院)
2021.2.1	尿液分析仪		6000.00	URIT-500B	发热门诊(惠民医院)
2021.2.1	免疫荧光分析仪		6000.00	BIOT-YG-I	发热门诊(惠民医院)
2021.2.1	酶标仪		4800.00	RT-6000	发热门诊(惠民医院)
2021.2.1	离心机	2	3000/台	LD4-1.8、LD4-2D	发热门诊(惠民医院)
2021.2.1	电解质分析仪		3000.00	MI-921CTP	发热门诊(惠民医院)
2021.2.1	纯水机		12000.00	QS-RO	发热门诊(惠民医院)
2021.2.1	X射线计算机断层摄影设备(X线高压发生器)		2080000.00	CT32排16层	发热门诊(惠民医院)

续表7-3-1

购置时间	设备名称	数量	购置金额(元)	规格型号	使用部门
2021.2.1	SonoScape超声彩色多普勒诊断仪		434000.00	4维彩超	发热门诊(惠民医院)
2021.2.1	KingRich超声经颅多普勒血流分析仪		45500.00	JYQ TCD-2000	发热门诊(惠民医院)
2021.2.1	微量注射泵	4	2400/台	BD-3000	发热门诊(惠民医院)
2021.2.1	肛肠治疗仪		32500.00		发热门诊(惠民医院)
2021.2.1	电脑温控仪		31850.00	经皮治疗仪	发热门诊(惠民医院)
2021.2.1	治疗台		1860.00		发热门诊(惠民医院)
2021.2.1	产床	3	4800/张	3004	发热门诊(惠民医院)
2021.2.1	胎心监护仪		2880.00	F-200E	发热门诊(惠民医院)
2021.2.1	电脑温控仪		31850.00	经皮治疗仪	发热门诊(惠民医院)
2021.2.1	治疗台	4	1860/个		发热门诊(惠民医院)
2021.2.1	红光治疗仪		5400.00	YGH 630-B	发热门诊(惠民医院)
2021.2.1	辐射台		1800.00	RS-232	发热门诊(惠民医院)
2021.2.1	骨科牵引床	10	1680/张		发热门诊(惠民医院)
2021.2.1	治疗台(护办里)	3	2100/个		发热门诊(惠民医院)
2021.2.1	工作台(护办)	2	2655/个		发热门诊(惠民医院)
2021.2.1	模拟人		6000.00		发热门诊(惠民医院)
2021.2.1	手术对接车	2	16800/个		发热门诊(惠民医院)
2021.2.1	手术床	3	4800/张		发热门诊(惠民医院)
2021.2.1	麻醉机		61750.00	RY-11C	发热门诊(惠民医院)
2021.2.1	手术室无影灯	3	16800/个		发热门诊(惠民医院)
2021.2.1	检查车		5100.00		发热门诊(惠民医院)
2021.2.1	床头柜	151	450/个		发热门诊(惠民医院)
2021.2.28	病人监护仪		24000.00	iMEC12	普外科
2021.2.28	监护仪		23000.00		普外科
2021.3.26	心电图机	60	16080/台	ECG1200G	看守所
2021.3.26	动态心电仪TLC	60	3750/台	TLC5000	心血管2
2021.3.26	动态血压监护仪	60	3720/台	ABPM50	心血管2
2021.3.26	开放式永磁型磁共振成像系统		2816000.00	OPER-0.5	发热门诊(惠民医院)
2021.3.27	药品冷藏箱		13000.00	YR-FL680	急诊科
2021.3.27	床单位臭氧消毒机		17800.00	LK/CXD	泌尿外科
2021.3.27	低温保存箱	2	5760/台	FYL-YS-128L	检验科
2021.3.27	医用冷藏冷冻箱		7560.00	YCD-265	检验科
2021.3.27	病人监护仪		25000.00	iMC12	急诊科
2021.3.27	双通道注射泵		9500.00	SP3D	内二科
2021.4.20	肝功能剪切波量化超声诊断仪		1512000.00	FibroScan502	B超室

续表7-3-1

购置时间	设备名称	数量	购置金额(元)	规格型号	使用部门
2021.4.20	肝功能剪切波量化超声诊断仪		630000.00	FibroScan402	传染科
2021.4.20	数字病理切片扫描仪		409500.00	KF-PRO-005	病理科
2021.4.20	全自动免疫分析仪(含2000人份)		1071000.00	LUMIPULSEG1200	检验科
2021.4.20	微波消融治疗仪		390600.00	KY2000	传染科
2021.4.20	流式细胞仪		1134000.00	FC500	检验科
2021.4.20	射频肿瘤消融系统		554400.00	RFA-I	传染科
2021.4.20	远程会诊系统		283500.00	华为	传染科
2021.4.26	监护仪	2	23000/台		五官综合病区
2021.4.26	双通道注射泵		9500.00	SPD3	五官综合病区
2021.5.24	眼底照相机(造影+散瞳)(带打印机)		287100.00	TRC-50DX	眼科
2021.5.25	光学相干断层扫描仪(OCT)(带打印机)		323100.00	iVue100	眼科
2021.5.25	角膜内皮显微镜		179100.00	NSP-9900 Ⅱ	眼科
2021.5.25	半导体激光治疗仪(810激光光凝仪)		178650.00	OcuLight SLX	眼科
2021.5.25	激光光凝仪(532激光,带裂隙灯)		228600.00	OcuLight GL	眼科
2021.5.25	裂隙灯显微镜(拓普康DC+打印机)		170100.00	SL-D7	眼科
2021.5.25	电脑非接触眼压计		56700.00	CT-80	眼科
2021.05.25	手术显微镜		287100.00	OMS-800	眼科
2021.5.25	角膜地形图仪		63000.00	TMS-4	眼科
2021.5.25	电动手术台		11250.00	DST-11	眼科
2021.5.25	视野分析仪		230400.00	750i	眼科
2021.5.25	视觉电生理检测仪		143424.00	MKWHAMD	眼科
2021.5.25	裂隙灯显微镜		21600.00	SL-3G	眼科
2021.5.25	电脑验光/角膜曲率仪		75600.00	ARK-510A	眼科
2021.5.25	数字眼底照相机(免散瞳)(带打印机)		133650.00	CR-2	眼科
2021.5.25	蒸汽灭菌器(消毒锅)		42900.00	STATIM2000S	眼科
2021.5.25	手持裂隙灯	2	27290.7/个	YZ3	眼科
2021.5.25	超声生物显微镜(OBM)		242100.00	Eye Cubed	眼科
2021.5.25	超声乳化治疗仪		181937.25	SOVEREIGN Compact	眼科
2021.5.25	数字眼科云系统、远程视频会诊云系统、标准内存配置电脑		33750.00		眼科
2021.5.25	眼科NdYAG激光治疗仪		313110.00	Super Q	眼科
2021.6.28	高血压治疗仪		88000.00	JL-12III	肾内科
2021.6.28	肌兴奋治疗仪	4	50000/台	KJ-10000C	儿科康复科
2021.6.28	经颅磁刺激仪	2	60000/台	NK-IB04	儿科康复科
2021.6.28	痉挛肌治疗仪	4	55000/台	KJ-9100B	儿科康复科
2021.6.28	便携式彩色多普勒超声系统		640000.00	TE7	疼痛康复科

续表7-3-1

购置时间	设备名称	数量	购置金额（元）	规格型号	使用部门
2021.6.28	肌电图诱发电定位		240000.00	NDI-092	疼痛康复科
2021.6.28	语言功能检测处理系统		150000.00	S-YJX-01	儿科康复科
2021.6.28	高频胸壁振荡排痰仪		49500.00	V13	综合内科（ICU）
2021.6.28	飞秒激光角膜屈光治疗仪		6676650.00	VisuMax	眼科
2021.6.28	不锈钢诊查床		1160.00	WDH-001	B超室
2021.7.20	半棕半海绵床垫	2	200/个	半棕半海绵	骨伤科
2021.7.20	单摇不锈钢床（带护栏）	3	1380/张	A-50	新院项目部
2021.7.20	半棕半海绵床垫	2	200/个	半棕半海绵	新院项目部
2021.7.20	听力计		88000.00	AC40	耳鼻喉科
2021.7.20	听力计		27500.00	AD226	耳鼻喉科
2021.7.20	视频眼震电图仪		297000.00	VisualEyes	耳鼻喉科
2021.7.20	动力系统（鼻科）		251900.00	Unidrive SIII Eco	耳鼻喉科
2021.7.20	高频手术系统		322300.00	90IEC	耳鼻喉科
2021.7.20	鼻呼吸量仪		110000.00	NVI	耳鼻喉科
2021.7.20	鼻声反射仪		130350.00	A1	耳鼻喉科
2021.7.20	床垫式睡眠检测系统	2	198000/个	RS-611	耳鼻喉科
2021.7.20	电子鼻咽喉镜		275000.00	11101CMK	耳鼻喉科
2021.7.20	听觉诱发电位+耳声发射		225500.00	Eclipse	耳鼻喉科
2021.7.20	动力系统（儿科）		202400.00	Unidrive SIII Eco	耳鼻喉科
2021.7.27	半棕半海绵床垫		200.00	半棕半海绵	骨伤科
2021.8.30	电动吸引器		1680.00	7A-23D	儿科门诊
2021.8.30	超高档实时四维彩色多普勒超声诊断仪		4185000.00	Voluson E10	B超室
2021.8.30	床头柜	4	460/个	ABS	内二科
2021.8.30	根管治疗仪	3	4100/台	C-SMART	口腔科
2021.8.30	藻酸盐印模粉搅拌机		4200.00	GX300	口腔科
2021.8.30	超声波清洗机		10000.00	RUN-CQ1320	口腔科
2021.8.30	医用清洗器		20000.00	RUN-QZ350	口腔科
2021.8.30	器械台		2600.00	900*600*850	供应室
2021.8.30	除颤监护仪		68000.00	BeneHeartD3	消化内科
2021.8.30	烟雾净化器		5200.00	DA1001/白	皮肤科

第八章　院际交流

定边县人民医院自建院，特别是改革开放以来，一直注重与其他医院开展学习、交流工作。医院先后与北京、西安、宁夏、江苏、延安等地10多家三级医院建立业务技术协作关系和医联体对口帮扶关系，通过与上级医院的交流合作和技术下沉（远程会诊），引入先进的管理理念和医疗技术，全力打造定边县及周边地区医疗特色优势，患者转诊率明显下降，很多疑难、危重患者可就近就医，既免除了因医院条件限制被迫外出就医的诸多不便和额外费用，又使广大群众就近享受三级医院专家高水平的医疗服务，解决了老百姓"看病远、看病难、看病贵"问题，同时也有利于补齐医院发展短板，有效提升医院的医疗水平和综合实力，进一步推动定边县医疗卫生健康事业的全面发展。

第一节　交　流

1957年7月，在县医院的帮助下，全县农村医疗卫生机构陆续建立。定边镇有健民诊所、平民诊所两个；安边有卫生所两个；白泥井有乡卫生所1个、妇幼卫生所1个；白湾子有区卫生所1个（设在小涧子）；张崾岘区有区卫生所1个（设在张崾岘）；姬塬区有区卫生所1个（设在姬塬）；武峁子区有区卫生所1个（设在杨井）。

20纪60年代初，定边县人民医院开启了自建院以来的正式院际交流工作。1961年1月5日，陕西省卫生厅派流行病研究所李锡纯携带伤寒菌种来定边县人民医院开展传染病与地方病防治帮扶工作，取得了良好的效果。

1982年7月20日，县卫生局牵头举办全县护理技术基本功竞赛，调集县医院和部分地段医院、公社卫生院院长及全县护士共52人参加竞赛，决出4名选手参加榆林地区的比赛。

1997年到2001年，西安市第四人民医院与定边县人民医院"结对子"，开展对口帮扶、交流工作，先后向定边县人民医院选派10支专家医疗队。同时为定边县人民医院培训了一大批专业技术人才和业务骨干，改变了定边县人民医院医疗技术落后的局面，使县医院整体医疗水平有了明显提高。

1999年，西安市第四医院院长蔡晓明同医务科长闫建梅带领专家医疗队来到定边县人民医院，详细座谈技术帮扶和人才培养。

1999年，县医院院长杨继张选派20多名医务骨干深入到白湾子、杨井等乡镇，用一个月时间开展义诊活动。其后坚持每个月下乡至少1次，每次至少一个星期。先后义务治疗达万人次以上。

2000年12月，县医院院长杨继张随同县委书记尚宏泽、县人大常委会主任李映边、县长艾保全，县上临时组织的20多人考察团前往苏州新区考察学习。本次考察学习，杨院长不仅带回了先进的医院管理理念，还与苏州新区建立了帮扶关系，得到苏州新区的大力援助，双方初步达成为县医院援建门诊大楼的意向。

2002年4月，院长杨继张参加全省卫生支农会议，其间在省卫生厅争取技术援助。省卫生厅同意派西安交大二附院专家帮扶定边县人民医院，开展院际交流工作。12日，杨继张同西安交大二附院院长王子明及医务部、人事部等相关部门座谈，制定2002—2006年医疗技术帮扶计划，达成每年下派专家5～6名，每期至少1个月，每年给定边县人民医院培养业务骨干4～6名。

2004年，县医院受到榆林市和苏州市大力支持。经榆林市主动联系，苏州市组建首批援榆专家医疗队，由外科主任医师王晓东、内科副主任医师沈卫新、妇产科副主任医师顾雪芳和蒋乐萍组成医疗队到定边县人民医院，进行为期一年的医疗技术援助、交流活动。

2004—2009年，苏州市每年选派医疗队支援县医院共6期，支援专家共15人次，涉及外科、内科、妇产科、放射科、骨科等专业，每期医疗队专家支援时间为半年至一年。

2005年，根据国家卫生部《万名医师支援农村卫生工程实施方案》，在省卫生厅副厅长黄立雄和医政处处长郭孔主持下，定边县人民医院院长杨继张与西安交大一附院院长马爱群签订西安交大一附院支援定边县人民医院项目协议。随后，西安交大一附院副院长吕毅带领7名专家组成的首批医疗队到县医院对口帮扶。

2005—2008年，西安交大一附院对口支援县医院，定期选派医疗专家来县医院坐诊。支援专家共68人次，涉及内科、外科、妇产科、儿科、骨科、放射科、眼科等专业。

这一时期，县医院开展的院际交流工作频次逐渐增多，既有向大医院的学习交流，也有对县域内兄弟医院的帮扶交流。

2009—2012年，西安交大二附院对口支援县医院，定期选派医疗专家共37人次，涉及内科、肿瘤科、泌尿外科、检验科、眼科等专业。

2011年，县医院与北京301医院、北京空军总院、北京协和医院建立业务协作关系，主要就远程会诊寻求技术支持。

2012年6月，应县医院邀请，西安交通大学第二附属医院内分泌科主任医师徐静来院开展坐诊、讲座交流工作。内科、门诊及相关科室医务人员参加培训、学习、交流。

2013年，县医院与第四军医大学西京医院建立对口协作关系。医院根据实际情况，邀请有关专家教授到院开展坐诊、学术讲座、手术示范和疑难杂症会诊工作，帮助和指导医院学科建设、人才培养和新技术、新项目开展。2月26日，西京医院院长熊利泽一行到定边县人民医院调研。下午，熊院长在县医院六楼大会议室举办“追求卓越”为题的讲座。原陕西军分区司令员邱俊本，定边县县长杨志先，县委常委、宣传部部长贺安刚，县政府调研员赵海清，县政协副主席丁海山及全县医疗工作者500多人聆听讲座。

从2013年起，县医院与西安交大二附院签订对口支援项目协议，每三年一个周期。5月2日，西安交大二附院第一批医疗队包括泌尿科主治医师陈琦、肿瘤科主治医师王宝峰、妇产科主治医师尉春艳在内的3名专家到定边县人民医院开展对口支援工作。根据协议，西安交大二附院每年免费为医院培训骨干医师，共选派医疗专家3批21人次，分别有妇产科、肿瘤科、骨科、泌尿外科等专业。三年来，西交大二附院共接收定边县人民医院进修人员17名。

2013年，县医院选派两支医疗队分别对口支援白湾子乡镇卫生院、杨井乡镇卫生院，帮助提高乡镇卫生院的医技水平。

2013年3月，第四军医大学西京医院对口帮扶县医院。2015年10月，第四军医大西京医院与县医院组成医联体，全方位开展交流、帮扶工作。

2013年4月18日，县医院特邀西安交通大学第一附属医院检验科教授郭炫(硕士学位、硕士研究生导师)做《生化检验项目临床应用与评价》专题讲座。县医院全体医师及检验人员200多人参加培训、学习、交流。西安交通大学第一附属医院与县医院建立对口帮扶关系。

2013年9月，北京中日友好医院与县医院建立对口帮扶关系。2—9日，北京中日友好医院党委副书记顾玉芝和对口支援办公室副主任王君一行13人到定边县人民医院开展巡回义诊工作并举行座谈会。医疗队专家均为博士、硕士，一周以来共接诊门诊病人1034人次、开展手术34例、举办学术讲座11场，相关科室人员参加学习、培训、交流。

2014年12月，北京市眼科研究所与县医院合作，开展医疗交流、帮扶工作。

2015年6月，第四军医大学西京医院选派魏光全、李晓苗2名专家到院开展对口交流、帮扶工作。

2015年6—7月，西安交通大学第二附属医院选派耳鼻喉头颈外科副主任医师王正辉、肿瘤科主治医师金迎迎、医学影像科主治医师晋瑞、呼吸内科主治医师史红阳来院开展对口交流、帮扶工作。

2015年7月，苏州高新区医院对口支援县医院，开展交流、帮扶工作。

2015年7月，西安市第五医院与县医院组成医联体，开展交流、帮扶工作。

2015年11月，陕西省结核病防治院与县医院结成医联体，开展交流、帮扶工作。

应县医院邀请，2015年10月13日上午，宁夏医科大学副校长、宁夏医科大学总医院院长杨银学教授率专家团一行46人来到县医院开展大型义诊活动，县卫生局、县医院领导及全院职工参加。启动仪式后，义诊活动、专家讲座和座谈会同时进行，30多位专家教授涉及内科、外科、骨科、妇科、儿科、中医科、耳鼻喉科、眼科、皮肤科、检验科、放射科、心电等专业，先后共义诊患者600多人次，免费给患者发放1万多元的药品，并且免费给患者做化验、拍片、心电及胃镜检查(专家团带两辆有车载设备的大型体检车)60多人次，宁夏医科大学总医院与县医院组成医联体，对县医院开展交流、帮扶工作。

应县医院邀请，2015年10月30日，银川市卫生计划生育委员会主任田永华、银川市第一人民医院党委书记、院长王光英等专家团一行20多人(其中有塞尔维亚籍专家5人)来到县医院开展医疗合作共建及大型义诊活动。有血管外科、新生儿科、胸外科、肝胆外科、肿瘤外科、中医科、放射科、神经内科、呼吸内科、眼科、妇科、骨科、成人及小儿心脏外科等10多位专家，为400多位患者检查治疗。义诊之后，银川第一人民医院和定边县人民医院双方代表签订了医疗合作共建项目协议书，银川市第一人民医院选派专家赴县医院支援，开展交流、帮扶工作，分别有创伤骨科、消化内科、神经内科、心血管内科、肿瘤外科、普外科、胸外科等。

2015年12月，西安众盈医疗信息科技有限公司与县医院合作，开展交流、帮扶工作。

2015年，陕西省肿瘤医院与县医院结成医联体，开展交流、帮扶工作。

2015年，北京同仁眼科医院与县医院建立对口帮扶关系，开展医务交流、帮扶工作。

2016年，县医院应邀参加宁夏医科大学总医院(医院集团)、国家紧急医学救援队(宁夏)建设项目联合举办的“强知识、练本领、赛技能、展风采”应急救治练兵竞赛活动，获得二等奖。

2016年3月，北京远程金卫肿瘤医院管理有限公司与县医院合作，开展交流、帮扶工作；4月，北京市耳鼻咽喉科研究所与县医院合作，开展业务交流、帮扶工作。

2016年4月，延安大学附属医院与县医院结成医联体；10月，西安市红会医院与县医院结成医联体；12月，银川市第一人民医院与县医院结成医联体。

2016年4月，北京亚太肝病诊疗技术联盟与县医院合作，开展交流、帮扶工作。

2016年，在省军区招待所由陕西省护理质控中心举办的陕西省第三届护理品管圈成果展示大赛中，来自全省各地市二、三级医院的护理工作者500多人参赛。县医院护理部主任李俐霞带领品管圈团队参加比赛，以主题为“提高护士配药时粉剂密封瓶药物残余量的合格率”的品管圈获二等奖。

2017年，榆林市儿童医院与县医院结成医联体，开展医务交流、帮扶等工作。

2017年4月14日，西安唐都医院心血管内科副主任牛晓琳、陕西省人民医院神经内科主任宋允章2名专家莅临医院开展学术讲座，全院各内科医师、临床近三年新进大学生参加培训、学习、交流。

2017年4月20日，榆林二院心内科主任谢虎、榆林新元医院内分泌科主任纪东世莅临医院开展学术讲座，全院各内科医师、临床近三年新进大学生参加培训、学习、交流。

2017年5月11日，榆林市第二人民医院急诊科主任医师张长山莅临医院开展学术讲座，全院各临床科室中级及以下医师参加培训、学习、交流。

2017年6月15日，榆林市第一医院检验科副主任刘晓莺莅临医院开展讲座、医技指导工作，全院医生、护士、检验科人员参加培训、学习、交流。

2017年6月17日，宁夏医科大学附属医院主任医师、医学博士杨艳娟教授莅临医院开展学术讲座，心内科、消化内科、肾内科、综合内科、感染科全体医务人员参加培训、学习、交流。

2018年1月15日，西安交大二附院院长李宗芳带队，带领呼吸内科、肿瘤科、CT、血液内科、泌尿外科等5位医疗专家来县医院开展为期1个月的对口支援和健康扶贫工作。这是自2013年以来连续5年开展院际交流、帮扶工作。

2018年8月，榆林市儿科医疗联盟组织儿科医疗专家到医院开展巡回医疗工作，分别有呼吸科、新生儿科、消化科、神经科、血液科等，相关科室人员参加学习、交流。

2018年8月12日，榆林市儿科医疗联盟、榆林市儿童医院专家莅临县医院开展专家义诊、讲座活动，全体儿科医师参加培训、学习、交流。

2018年8月22日，陕西省人民医院儿童病院院长焦富勇教授来医院坐诊。一个上午接诊患儿34名，下午举办“感染性疾病及川崎病的诊治”讲座，相关科室人员参加培训、学习、交流。

为更好开展院际交流工作，提升定边县各医院医技水平，2018年10月12日，由县卫健局、县总工会联合举办的“定边县危重孕产妇和新生儿救治技能竞赛”在县医院举行。县医院参赛队与县中医院、县妇保院3个参赛队竞赛。经过激烈角逐，县医院获得团体优胜奖和医生、护士、助产士个人第一名。18日，县医院应邀派出参赛队参加由榆林市卫生健康委员会、榆林市扶贫开发办公室主办，榆阳区卫生健康局、榆林市星元医院承办的榆林市医疗卫生帮扶体系建设擂台赛。来自全市各县区的11支代表队参加竞赛，定边县人民医院荣获二等奖；是日，县医院参赛队代表定边县卫生局参加榆林市“危重孕产妇和新生儿救治技能竞赛”，荣获团体三等奖，同时荣获多项个人奖：孙嘉敏荣获“妇产科护士组一等奖”，汪涛荣获“新生儿科护士组二等奖”，李鳗丽荣获“助产士三等奖”，边正强荣获“新生儿科医生组优秀选手”奖，赵随香荣获“妇产科医生组综合笔试个人优秀奖”。

2019年，西安交大二附院共选派权乾坤、秦杰、马伟军、翟宏军、易晓青、蔡璇、李刚、刘韡、高彦霞9名医疗专家教授来县医院开展帮扶工作。专家门诊2171人次，收治住院病人207人次，指导查房165次，指导开展各类手术258例，抢救危重患者16人，会诊179人次，开展各类培训讲座22次，培训县级医务人员336人次，指导新技术9个，开展新项目7个。

2019年6月，陕西省护理学会在西安交通大学第一附属医院举办糖尿病专委会血糖管理PDCA质量改善案例比赛。县医院护理部主任李俐霞带领消化内科护理团队进行了以“降低糖尿病住院患者血糖测量不及时的发生率”为主题的血糖管理PDCA质量改善效果展示。经过三个多小时的激烈角逐，通过评委认真严谨、客观公正的综合评判，定边县人民医院消化内科护理团队在比赛中脱颖而出，获三等奖，成为全省唯一获奖的县级医院。

2019年8月，江苏省苏北人民医院在院党委书记徐道亮的带领下，组织相关科室主任、专家一行10人莅临县医院就对口支援工作进行交流，并开展了医疗义诊、专题讲座、临床教学、会议座谈及捐赠仪式等系列活动。双方根据定边县实际需求，重点围绕在今后的对口支援过程中提升县医院科学管理、人才培养、专业技术应用、重点专科建设等达成一致，明确了一项项帮扶举措，为切实有效提升定边县人民医院综合服务能力指明了方向，确保将今后的结对帮扶工作做实做细，取得实实在在的帮扶成效，不断提升定边县人民群众就医满意度和获得感。座谈会最后进行了捐赠仪式（苏北人民医院捐赠定边县人民医院心电监护仪4台、输液泵4台）。苏北人民医院选派常玲美、季河清、费文勇3名医疗专家、教授到医院开展医疗帮扶工作。

2019年8月，北京市各三甲医院15名医疗专家团队到县医院开展医疗义诊、医技交流活动，分别有神经内科、整形外科、儿科、内分泌风湿科、肿瘤科、皮肤科、神经内科、消化科、骨科、眼科、心血管外科等。医院相关科室人员参加学习、交流。

2019年，县医院同安边镇中心卫生院等13个乡镇卫生院建立医共体，开展全方位县乡帮扶、交流工作。

2018年底至2020年4月，江苏省宝应县人民医院派出秦桂来、韩海峰、陈元勇、史成富4名支医专家来医院开展医疗帮扶、交流工作。

2020年，西交大二附院从5月起派驻新一批对口支援专家开展帮扶工作，分别有耳鼻喉头颈外科副主任医师李阳、麻醉科副主任医师马磊和胸科住院医师孙良璋。

2020年5月初，按照国家关于三级医院对口支援县级医院的安排部署，由江苏省苏北人民医院、陕西省西安交大二附院、江苏省宝应县人民医院、陕西省肿瘤医院开展对口帮扶定边县人民医院工作陆续展开。在8个月的时间里，4家三级医院针对定边县人民医院提出的帮扶需求，分批次累计派出20名支援专家（西安交大二附院10名、苏北人民医院6名、陕西省肿瘤医院2名、宝应县人民医院2名），涉及外科、脑外科、胸外科、胃肠外科、骨科、肿瘤妇科、肿瘤内科、麻醉科、儿科、神经内科、消化内科、内分泌科、耳鼻喉科、中医科、超声科、检验科等学科。专家们通过坐诊指导、专题讲座、技术培训、教学查房、手术示范等多种形式，有效提升了定边县人民医院医师的综合业务能力和技术水平。支援期间，专家们在定边县人民医院的门诊量合计2455人次，收住病人478人，参加危重病人抢救131次，临床教学查房145次，参加住院病人手术80台次（其中开展重大手术21台次），科室内部培训53次，开展的新技术、新项目共计17项。

5月19—20日，省级胸痛联盟专家组成员、西安交通大学第二附属医院原急诊科主任、硕士生导师、一级主任医师李丽君教授和西安交通大学第一附属医院心内科、胸痛中心护士长、主管护师高春燕等，对县医院胸痛中心建设进行了预审。专家组成员到急诊科、心血管内科、导管室等重点科室，查看时钟统一、标识标牌、仪器设施设备等情况，对急诊科、心血管内科医务人员以及医院保安、保洁人员进行了相关知识的考核提问，重点查看了胸痛患者从入院到诊疗的全流程。县医院胸痛中心医疗总监贺伟详细汇报了胸痛中心建设情况。李丽君教授充分肯定了胸痛中心建设成果，对胸痛中心建设过程中医院领导的高度重视和全力支持表示肯定。同时，对胸痛中心相关诊疗流程、标识标牌等部分细节问题提出了整改建议。

根据江苏—陕西帮扶协议，2020年5月，由苏北人民医院院长束余声带队，医疗专家组一行12人莅临医院开展医疗帮扶、交流工作。5月初到8月初，苏北人民医院陆续选派脑外科专家甄勇、胃肠外科专家王伟、消化内科专家王璐、肝胆胰外科专家王小东、超声科专家宋旭升5名医疗专家先后到县医院开展对口帮扶工作。这些专家在工作中言传身教，有效提高了县医院年轻医生临床诊治能力和实践技能。5位专家支医期间，共接诊门诊病人近1000人次，指导手术50余台。其中，脑外科专家甄勇参与并指导开展了慢性硬膜下钻孔引流、重型开放性颅脑损伤脑挫伤手术、脑出血软通道引流、急性硬膜外血肿清除术；胃肠外科专家王伟开展了高龄患者腹腔探查术；肝胆胰外科专家王小东完成了县医院第一例腹腔镜下胆总管切开取石+胆总管I期缝合术（免T管引流），填补了医院的空白；超声科专家宋旭升开展了超声引导下经皮胆管穿刺引流术；消化内科专家王璐结合县医院内镜中心实际，开展了内镜下息肉冷切除术，并和医院内镜中心王冲霞主任团队一起克服困难，将内镜下食管卢戈氏液染色、胃肠道肿瘤靛胭脂染色应用到内镜诊疗中去，该技术的使用，极大提升医院早癌的诊断水平。专家们还以理论结合实践的带教方式，在科室内共开展专题学术讲座16次。

2020年5月至11月，陕西省肿瘤医院派妇科主治医师杨雪梅来医院开展医疗帮扶、交流工作。11月，由榆林市麻醉学会主办、定边县人民医院承办的榆林市麻醉学会2020年学术年会在定边县五洲生态酒店会议室召开，出席会议的领导及专家有榆林市卫健委副主任王东林、定边县副县长王彦强、陕西省医学会麻醉学分会主任委员薛荣亮、北京积水潭医院麻醉科教授林惠华、榆林市麻醉学会会长贺峰、西北妇女儿童医院麻醉科主任龚辉、延安市麻醉专业委员会主任委员胡彬、陕西省麻醉医师协会常委郭增林等。定边县各公立医院主要领导及相关科室负责人参加会议。县医院麻醉科主任延柏文主持。贺峰会长致欢迎词。之后，薛荣亮、龚辉、胡彬和林惠华四位教授分别进行了题为“由产妇麻醉后截瘫引发的思考”“陕西省分娩镇痛试点医院推进的现状和问题解析”“解剖与临床——硬脊膜外腔穿刺”和“竖脊肌平面阻滞”的学术讲座。4名专家专题学术讲座内容丰富，台上台下积极互动，学术氛围热烈浓厚。在临床麻醉病例竞赛环节，来自榆林市各县（区）、市级医疗单位的14名选手参加了比赛。通过点评专家现场打分，最后，定边县人民医院麻醉科副主任刘冬获得病例竞赛二等奖，麻醉科付佳廷获得病例竞赛优胜奖。陕西省医师协会常委郭增林对竞赛进行了点评和总结。县医院麻醉科主任延柏文荣获榆林市麻醉学会建设突出贡献奖。

2019—2020年，县医院与安边镇中心卫生院、白湾子镇中心卫生院、定边镇中心卫生院结成紧密型医共体，更名为县医院分院，开展对口帮扶、交流工作。

2021年3月21日，陕西省保健学会、西安交通大学第一附属医院、无锡灵山慈善基金会共同携手走进定边县开展乳腺疾病免费筛查活动，为妇女们带来了福音。活动当天，陕西乳腺筛查健康大篷车走进定边县启动会在县医院小会议室召开，西安交大一附院肿瘤科周灿教授、超声科王云月教授和县医院副院长贺伟及相关临床、医技科室医师参加了会议。周灿教授为各位医师做了《中国早期乳腺癌卵巢功能抑制专家共识》专题讲座，会后进行了现场交流，回答了与会者的提问。之后，专家们在县医院门诊楼前的乳腺筛查车上为提前预约的女性患者进行了乳腺义诊筛查。共筛查妇女230多人。

2021年6月9日，县医院特邀西安交通大学第一附属医院周围血管科主任医师田红燕、主治医师马强在大会议室举办VTE防控体系启动暨培训会，副院长贺伟主持，相关科室医务人员参加培训、学习、交流。

2021年3—10月，西安交通大学第二附属医院消化内科副主任医师邹百仓、普外科主治医师袁庆功、血液内科主治医师王瑾、感染科副主任医师翟嵩、普外科副主任医师蒋安、麻醉科主治医师王瑾等专家到医院开展坐诊帮扶工作。相关科室人员参加跟岗学习、交流。

2021年5—11月，陕西省肿瘤医院乳腺科副主任医师邓智平到医院开展坐诊帮扶工作。相关科室人员参加跟岗学习、交流。9月，县医院与江苏宝应县人民医院签订对口支援协议，每三年一个周期。双方医院开展帮扶、医技交流工作。9—12月，西交大二附院普通外科副主任医师王志东在县医院开展为期3个月的医疗帮扶工作。

为落实苏陕对口支援相关文件精神，苏北人民医院从2021年10月起分批派消化内科、新生儿科、皮肤科、放射科、康复科专家到医院开展医疗帮扶、医技交流工作。

第二节　对口支援医务人员名录

1995—2022年对口支援定边县人民医院的医务人员一览表

表8-2-1

序号	年份	姓名	性别	所在单位	专业	职称	派驻起止时间
1	1995	杨巧玲	女	宁夏回族自治区人民医院	眼科	主任	1995.6.1—1995.6.15
2		彭斯乐	女	宁夏回族自治区人民医院	眼科	主任	1995.7.1—1995.7.15
3		商霆钧	男	宁夏回族自治区人民医院		教授	1995.7.1—1995.7.7
4		尚志清	男	宁夏回族自治区人民医院		副院长	1995.7.1—1995.7.7
5	1997—2000	朱赛琳	女	西安市第四人民医院	眼科	主任	1997—2001
6		倪　伟	女	西安市第四人民医院	眼科	主任	1997—2001
7		李秀云	女	西安市第四人民医院	眼科	主任	1997—2001
8		马乐成	男	西安市第四人民医院	眼科	主任	1997—2001
9		刘建国	男	西安市第四人民医院	眼科	副主任	1997—2001
10		刘建荣	女	西安市第四人民医院	眼科	主治	1997—2001
11		王莉丽	女	西安市第四人民医院	眼科	副主任	1997—2001
12		雷春玲	女	西安市第四人民医院	眼科	副主任	1997—2001
13	1999—2001	高卓平	男	西安市第四人民医院	耳鼻喉科	主任	1999—2001
14		席爱民	男	西安市第四人民医院	耳鼻喉科	副主任	1999—2001
15		陈庆华	女	西安市第四人民医院	耳鼻喉科	主治医师	1999—2001
16		李素景	女	西安市第四人民医院	耳鼻喉科	主治医师	1999—2001
17	2004	王晓东	男	吴江市第一人民医院	普外科	主任医师	2004.2.1—2004.12.1
18		沈卫新	男	常熟市第二人民医院	心血管内科	副主任医师	2004.2.1—2004.12.1
19		顾雪芳	女	昆山市中医院	妇产科	副主任医师	2004.2.1—2004.12.1
20		蒋乐萍	女	常熟市新区医院	产科	副主任医师	2004.2.1—2004.12.1
21	2005	吴福荣	男	昆山市第一人民医院	消化内科	副主任医师	2005.3.1—2005.12.1
22		朱学明	男	吴江市第三人民医院	外科	副主任医师	2005.3.1—2005.12.1
23		王爱芬	女	张家港市中医院	妇产科	副主任医师	2005.3.1—2005.12.1
24		邹余粮	男	西安交通大学第一附属医院	妇产科	副主任医师	2005.7.9—2005.9.9
25		杨康平	男	西安交通大学第一附属医院	骨科	副主任医师	2005.7.9—2005.8.9
26		梁一木	男	西安交通大学第一附属医院	心血管内科	副主任医师	2005.7.9—2005.10.9

续表8-2-1

序号	年份	姓名	性别	所在单位	专业	职称	派驻起止时间
27	2005	周熙惠	女	西安交通大学第一附属医院	儿科	主治医师	2005.7.9—2005.10.9
28		刘学民	男	西安交通大学第一附属医院	普外科	主治医师	2005.7.9—2005.9.9
29		周双利	男	西安交通大学第一附属医院	骨科	主治医师	2005.8.10—2005.9.10
30		王振汉	男	西安交通大学第一附属医院	骨科	主任医师	2005.9.11—2005.10.11
31		王利娟	女	西安交通大学第一附属医院	妇产科	主治医师	2005.9.10—2005.11.10
32		成革胜	男	西安交通大学第一附属医院	儿科	主治医师	2005.10.10—2005.12.3
33		杨　威	男	西安交通大学第一附属医院	普外科	主治医师	2005.9.10—2005.11.10
34		马　巍	男	西安交通大学第一附属医院	骨科	副主任医师	2005.10.12—2005.11.12
35		谢小鲁	男	西安交通大学第一附属医院	内科	副主任医师	2005.10.10—2005.12.3
36		刘晓毅	男	西安交通大学第一附属医院	普外科	副主任医师	2005.11.3—2005.12.23
37		白桂芹	女	西安交通大学第一附属医院	妇产科	主治医师	2005.10.3—2005.12.3
38		郑小璞	女	西安交通大学第一附属医院	内科	副主任医师	2005.12.3—2006.1.3
39		宋红霞	女	西安交通大学第一附属医院	儿科	主治医师	2005.12.3—2006.1.3
40	2006	钱建清	男	常熟市第一人民医院	消化内科	副主任医师	2006.3.1—2006.12.1
41		叶世明	男	昆山市第二人民医院	放射科	副主任医师	2006.3.1—2006.12.1
42		孙　昊	男	西安交通大学第一附属医院	普外科	主治医师	2006.3.11—2006.4.10
43		兰燕平	男	西安交通大学第一附属医院	内科	副主任医师	2006.3.12—2006.4.10
44		李曙明	男	西安交通大学第一附属医院	骨科	副主任医师	2006.3.12—2006.4.10
45		李奇灵	女	西安交通大学第一附属医院	妇产科	主治医师	2006.3.11—2006.5.10
46		王燕妮	女	西安交通大学第一附属医院	内科	副主任医师	2006.3.12—2006.4.10
47		霍雄伟	男	西安交通大学第一附属医院	普外科	主治医师	2006.4.15—2006.5.15
48		王　民	男	西安交通大学第一附属医院	骨科	主任医师	2006.5.9—2006.6.9
49		杨筱凤	女	西安交通大学第一附属医院	妇产科	主治医师	2006.4.28—2006.6.28
50		张小卫	男	西安交通大学第一附属医院	骨科	副主任医师	2006.6.6—2006.7.26
51		贾宗良	男	西安交通大学第一附属医院	普外科	副主任医师	2006.5.28—2006.6.28
52		牟建军	男	西安交通大学第一附属医院	内科	主任医师	2006.6.14—2006.7.14
53		秦　莉	女	西安交通大学第一附属医院	眼科	副主任医师	2006.6.14—2006.7.14
54		沈凤梅	女	西安交通大学第一附属医院	眼科	副主任医师	2006.4.18—2006.5.18
55		屈秋明	男	西安交通大学第一附属医院	内科	主任医师	2006.7.2—2006.8.2
56		鲍立军	男	西安交通大学第一附属医院	妇产科	副主任医师	2006.7.10—2006.8.10

续表8-2-1

序号	年份	姓名	性别	所在单位	专业	职称	派驻起止时间
57	2006	田 刚	女	西安交通大学第一附属医院	内科	副主任医师	2006.7.10—2006.8.10
58		张 明	男	西安交通大学第一附属医院	医学影像科	副主任医师	2006.7.21—2006.7.27
59		张叶霞	女	西安交通大学第一附属医院	原医务部	主任	2006.7.21—2006.7.27
60		李民霞	女	西安交通大学第一附属医院		副主任护师	2006.7.21—2006.7.27
61		汪振英	女	西安交通大学第一附属医院		主管护师	2006.7.21—2006.7.27
62		刘正稳	男	西安交通大学第一附属医院	医务部	主任	2006.11.3—2006.11.6
63		杨 岚	女	西安交通大学第一附属医院	呼吸内科	主任医师	2006.11.4—2006.11.6
64		朱淑群	女	西安交通大学第一附属医院	护理部	主任	2006.11.3—2006.11.6
65		赵为公	男	西安交通大学第一附属医院	骨科	副主任医师	2006.11.3—2006.11.17
66		张忠明	男	西安交通大学第一附属医院	妇产科	副主任医师	2006.11.3—2006.11.30
67	2007	陈革华	男	苏州市吴中人民医院	普外科	副主任医师	2007.3.1—2007.12.1
68		张沿洲	男	昆山市第四人民医院	骨科	主治医师	2007.3.1—2007.12.1
69		郝志明	男	西安交通大学第一附属医院	消化内科	副主任医师	2007.5.10—2007.6.8
70		王 拓	男	西安交通大学第一附属医院	神经外科	主治医师	2007.5.10—2007.6.8
71		贺鹏程	男	西安交通大学第一附属医院	内科	主治医师	2007.5.10—2007.5.27
72		李旭东	男	西安交通大学第一附属医院	泌尿外科	主治医师	2007.5.10—2007.6.8
73		张晓东	男	西安交通大学第一附属医院	神经外科	副主任医师	2007.7.4—2007.7.28
74		李红霞	女	西安交通大学第一附属医院	消化内科	副主任医师	2007.7.4—2007.7.28
75		何 辉	男	西安交通大学第一附属医院	泌尿外科	副主任医师	2007.7.4—2007.7.19
76		王明珠	男	西安交通大学第一附属医院	泌尿外科	主任医师	2007.7.18—2007.7.28
77		秦 莉	女	西安交通大学第一附属医院	眼科	主任医师	2007.7.6—2007.7.11
78		姜海涛	男	西安交通大学第一附属医院	神经外科	副主任医师	2007.9.10—2007.9.28
79		郭 辉	男	西安交通大学第一附属医院	内科	主治医师	2007.9.10—2007.9.18
80		贾 皑	女	西安交通大学第一附属医院	消化内科	主治医师	2007.9.10—2007.9.28
81		张 越	男	西安交通大学第一附属医院	泌尿外科	主治医师	2007.9.10—2007.9.28
82		蒲 丹	女	西安交通大学第一附属医院	内分泌科	主治医师	2007.9.18—2007.9.25
83		邹余粮	男	西安交通大学第一附属医院	妇产科	副主任医师	2007.12.8—2007.12.11
84		韩学哲	男	西安交通大学第一附属医院	骨科	副主任医师	2007.12.8—2007.12.19
85		张忠明	男	西安交通大学第一附属医院	妇产科	主任医师	2007.12.8—2007.12.19
86		刘思伟	男	西安交通大学第一附属医院	眼科	副主任医师	2007.12.8—2007.12.19

续表8-2-1

序号	年份	姓名	性别	所在单位	专业	职称	派驻起止时间
87	2007	罗国刚	男	西安交通大学第一附属医院	神经内科	副主任医师	2007.12.8—2007.12.19
88		常东民	男	西安交通大学第一附属医院	肿瘤外科	副主任医师	2007.12.8—2007.12.19
89	2008	时建明	男	苏州市第四人民医院	肿瘤内科	副主任医师	2008.3.1—2008.12.1
90		张 萍	女	张家港市第一人民医院	妇产科	主任医师	2008.3.1—2008.12.1
91		梁一木	男	西安交通大学第一附属医院	内科	副主任医师	2008.9.5—2008.9.28
92		杜红文	女	西安交通大学第一附属医院	医学影像科	主任医师	2008.9.5—2008.9.18
93		杨益民	男	西安交通大学第一附属医院	骨科	主治医师	2008.9.5—2008.9.28
94		许君望	男	西安交通大学第一附属医院	消化内科	副主任医师	2008.9.5—2008.9.28
95		李妙玲	女	西安交通大学第一附属医院	医学影像科	副主任医师	2008.9.5—2008.9.28
96		杨亦红	女	西安交通大学第一附属医院	病案室	副主任医师	2008.9.18—2008.9.23
97		寇雅莉	女	西安交通大学第一附属医院		副主任护师	2008.9.18—2008.9.23
98	2009	崔新柏	男	苏州市市立医院	妇产科	主治医师	2009.4.29—2009.8.29
99		陆 恬	女	苏州市市立医院	妇产科	主治医师	2009.8.20—2009.12.20
100		朱丽光	女	西安交通大学第二附属医院	医务部	主任	2009.11.2—2009.11.6
101		张德信	男	西安交通大学第二附属医院	呼吸与危重症医学科	副主任医师	2009.11.2—2009.11.6
102		刘 明	男	西安交通大学第二附属医院	妇产科	主任医师	2009.11.2—2009.11.10
103		张 鹏	男	西安交通大学第二附属医院	泌尿外科	副主任医师	2009.11.2—2009.11.10
104		马伟军	男	西安交通大学第二附属医院	耳鼻喉头颈外科	副主任医师	2009.11.2—2009.11.10
105	2010	李洪亮	男	西安交通大学第二附属医院	泌尿外科	副主任医师	2010.6.9—2010.6.25
106		师莉芳	女	西安交通大学第二附属医院	影像科	副主任医师	2010.6.9—2010.6.25
107		李淑琴	女	西安交通大学第二附属医院	检验科	主管技师	2010.6.9—2010.6.13
108		柏 凌	女	西安交通大学第二附属医院	眼科	副主任医师	2010.6.9—2010.6.13
109		李妙羡	女	西安交通大学第二附属医院	检验科	副主任技师	2010.6.17—2010.6.25
110		马君择	男	西安交通大学第二附属医院	眼科	副主任医师	2010.6.17—2010.7.1
111		耿 燕	女	西安交通大学第二附属医院	检验科	主任技师	2010.6.27—2010.7.1
112		王学勤	女	西安交通大学第二附属医院	消化内科	主任护师	2010.7.1—2010.7.27
113		张 鹏	男	西安交通大学第二附属医院	泌尿外科	副主任医师	2010.7.1—2010.7.27

续表8-2-1

序号	年份	姓名	性别	所在单位	专业	职称	派驻起止时间
114	2010	马伟军	男	西安交通大学第二附属医院	耳鼻喉头颈外科	副主任医师	2010.7.1—2010.7.27
115		何　谦	女	西安交通大学第二附属医院	检验科	主任技师	2010.7.5—2010.7.9
116		马　兰	女	西安交通大学第二附属医院	检验科	主管技师	2010.7.12—2010.7.27
117		邹百仓	男	西安交通大学第二附属医院	消化内科	副主任医师	2010.10.12—2010.11.4
118		肖小娥	女	西安交通大学第二附属医院	小儿外科	副主任医师	2010.10.12—2010.11.11
119		祝　康	男	西安交通大学第二附属医院	耳鼻喉头颈外科	副主任医师	2010.10.12—2010.11.4
120		张　茹	女	西安交通大学第二附属医院	神经内科	副主任医师	2010.10.19—2010.10.28
121		卜　宁	女	西安交通大学第二附属医院	神经内科	副主任医师	2010.11.2—2010.11.11
122		杨　侠	女	西安交通大学第二附属医院	呼吸与危重症医学科	主任医师	2010.12.7—2010.12.16
123		孙　宏	男	西安交通大学第二附属医院	神经内科	副主任医师	2010.12.7—2010.12.17
124		侯春兰	女	西安交通大学第二附属医院	干部诊疗科	副主任医师	2010.12.7—2010.12.13
125		方　萍	女	西安交通大学第二附属医院	呼吸与危重症医学科	主任医师	2010.12.19—2010.12.31
126	2011	吴　刚	男	西安交通大学第二附属医院	麻醉科	副主任医师	2011.8.30—2011.9.30
127		代志军	男	西安交通大学第二附属医院	肿瘤科	主任医师	2011.8.30—2011.9.30
128		李　伟	男	西安交通大学第二附属医院	麻醉科	副主任医师	2011.10.8—2011.11.8
129		乔鸿飞	女	西安交通大学第二附属医院	康复科	主任医师	2011.8.30—2011.9.30 2011.10.8—2011.11.30
130		徐尔迪	女	西安交通大学第二附属医院	小儿内科	副主任医师	2011.10.8—2011.11.8
131	2012	赵　琳	女	西安交通大学第二附属医院	眼科	主治医师	2012.5.3—2012.8.3
132		白明华	男	西安交通大学第二附属医院	肿瘤放化疗科	主治医师	2012.5.3—2012.8.3
133		郭正团	男	西安交通大学第二附属医院	儿科	副教授	2012.5.3—2012.8.3
134		雷晓鸣	男	西安交通大学第二附属医院	麻醉科	主治医师	2012.8.13—2012.9.29
135		樊江波	男	西安交通大学第二附属医院	妇产科	主治医师	2012.8.13—2012.9.29
136		侯　瑾	女	西安交通大学第二附属医院	耳鼻喉科	主治医师	2012.8.13—2012.9.29
137	2013	陈　琦	男	西安交通大学第二附属医院	泌尿外科	主治医师	2013.5.5—2013.5.29
138		王宝峰	男	西安交通大学第二附属医院	肿瘤科	主治医师	2013.5.5—2013.5.29

续表8-2-1

序号	年份	姓名	性别	所在单位	专业	职称	派驻起止时间
139	2013	尉春艳	女	西安交通大学第二附属医院	妇产科	主治医师	2013.5.5—2013.5.29
140		李洪亮	男	西安交通大学第二附属医院	泌尿外科	主治医师	2013.6.5—2013.8.5
141		张 欣	男	西安交通大学第二附属医院	妇产科	副主任医师	2013.6.5—2013.8.5
142		昝 英	女	西安交通大学第二附属医院	肿瘤科	主治医师	2013.6.5—2013.8.5
143		樊立宏	男	西安交通大学第二附属医院	骨科	副研究员	2013.10.22—2014.1.21
144		杨 云	女	西安交通大学第二附属医院	血液内科	副主任医师	2013.10.22—2013.12.13
145		惠文涛	女	西安交通大学第二附属医院	肿瘤科	主治医师	2013.10.22—2014.1.21
146	2014	尹晓然	女	西安交通大学第二附属医院	肿瘤科	主治医师	2014.3.1—2014.5.31
147		蔡东阁	女	西安交通大学第二附属医院	妇产科	主治医师	2014.3.1—2014.5.31
148		陈 欣	女	西安交通大学第二附属医院	影像科	副主任医师	2014.3.1—2014.5.31
149		纪泛扑	男	西安交通大学第二附属医院	感染科	主治医师	2014.6.1—2014.7.31
150		和 平	女	西安交通大学第二附属医院	呼吸科	主治医师	2014.6.1—2014.8.29
151		李钊伦	男	西安交通大学第二附属医院	泌尿外科	主治医师	2014.6.1—2014.8.29
152		徐晓忠	男	张家港市中医院	普外科	主治医师	2014.8.8—2014.11.30
153		刘玉林	男	苏州市吴中人民医院	普外科	副主任医师	2014.8.8—2014.11.30
154	2015	史红阳	女	西安交通大学第二附属医院	呼吸内科	主治医师	2015.6.1—2015.7.30
155		王正辉	男	西安交通大学第二附属医院	耳鼻喉科	副主任医师	2015.6.1—2015.9.1
156		金迎迎	女	西安交通大学第二附属医院	肿瘤科	主治医师	2015.7.1—2015.10.1
157		晋 瑞	女	西安交通大学第二附属医院	放射科	主治医师	2015.7.1—2015.10.1
158		代志军	男	西安交通大学第二附属医院	肿瘤科	主任医师	2015.9.1—2015.11.1
159		王志东	男	西安交通大学第二附属医院	普外科	副研究员	2015.10.1—2015.12.31
160	2016	屈 伟	男	西安交通大学第二附属医院	核医学科	副主任医师	2016.7.1—2016.9.30
161		王芳侠	女	西安交通大学第二附属医院	血液科	主治医师	2016.7.1—2016.9.30
162		王宝峰	男	西安交通大学第二附属医院	肿瘤科	副主任医师	2016.6.1—2016.7.30
163		薛建利	男	西安交通大学第二附属医院	骨科	主治医师	2016.9.1—2016.11.30
164		封娟毅	女	西安交通大学第二附属医院	核医学科	副主任医师	2016.10.1—2016.12.31
165	2017	蒋 安	男	西安交通大学第二附属医院	普外科	副主任医师	2017.4.1—2017.5.31
166		王国毓	男	西安交通大学第二附属医院	骨科	副主任医师	2017.4.1—2017.5.31
167		侯 瑾	女	西安交通大学第二附属医院	耳鼻喉科	副主任医师	2017.7.10—2017.8.9
168		宋焕瑾	男	西安交通大学第二附属医院	骨科	副主任医师	2017.7.1—2017.8.31

续表8-2-1

序号	年份	姓名	性别	所在单位	专业	职称	派驻起止时间
169	2017	古流芳	女	西安交通大学第二附属医院	血液科	主治医师	2017.7.3—2017.9.29
170		祝　康	男	西安交通大学第二附属医院	耳鼻喉头颈外科	副主任医师	2017.8.10—2017.10.9
171		刘　棣	男	西安交通大学第二附属医院	肿瘤科	主治医师	2017.8.1—2017.11.26
172	2018	王　瑾	女	西安交通大学第二附属医院	血液内科	主治医师	2018.1.14—2018.2.14 2018.4.10—2018.6.10
173		毛翠平	女	西安交通大学第二附属医院	医学影像科	主治医师	2018.1.14—2018.2.14 2018.4.10—2018.6.10
174		石　婕	女	西安交通大学第二附属医院	呼吸内科	主治医师	2018.1.14—2018.2.14 2018.4.10—2018.6.10
175		郭　亚	女	西安交通大学第二附属医院	肿瘤科	主治医师	2018.1.14—2018.2.14 2018.4.10—2018.6.10
176		付德来	男	西安交通大学第二附属医院	泌尿外科	主治医师	2018.1.14—2018.2.14 2018.3.1—2018.4.30
177		李　丹	女	西安交通大学第二附属医院	儿科	副主任医师	2018.6.1—2018.8.31
178		李　维	女	西安交通大学第二附属医院	呼吸与危重症医学科	主治医师	2018.6.19—2018.9.20
179		宁　宁	女	西安交通大学第二附属医院	核医学科	副主任医师	2018.7.1—2018.9.30
180		李　青	女	西安交通大学第二附属医院	心血管内科	主治医师	2018.8.20—2018.10.5
181		秦桂来	男	宝应县人民医院	感染科	副主任医师	2018.11.8—2019.5.8
182	2019	权乾坤	男	西安交通大学第二附属医院	内科	主治医师	2018.10.16—2019.1.15
183		秦　杰	男	西安交通大学第二附属医院	骨科	主治医师	2018.12.1—2019.2.28
184		马伟军	男	西安交通大学第二附属医院	耳鼻喉头颈科	副主任医师	2019.3.18—2019.4.30
185		李　刚	男	西安交通大学第二附属医院	泌尿外科	主治医师	2019.6.11—2019.9.10
186		易晓青	女	西安交通大学第二附属医院	儿科	主治医师	2019.6.11—2019.9.10
187		蔡　璇	男	西安交通大学第二附属医院	骨科	主治医师	2019.6.11—2019.9.10
188		刘　韡	女	西安交通大学第二附属医院	妇科	主治医师	2019.6.11—2019.9.10
189		翟宏军	男	西安交通大学第二附属医院	普外科	主治医师	2019.6.11—2019.9.10
190		高彦霞	女	西安交通大学第二附属医院	急诊内科	主治医师	2019.8.1—2019.11.1
191		常玲美	女	苏北人民医院	耳鼻喉科	副主任医师	2019.9.9—2019.9.29
192		季河清	男	苏北人民医院	眼科	副主任医师	2019.10.8—2019.11.8
193		费文勇	男	苏北人民医院	关节科	副主任医师	2019.10.8—2019.11.8
194		陈元勇	男	宝应县人民医院	放射科	副主任医师	2019.2.8—2019.5.8
195		韩海峰	男	宝应县人民医院	感染科	副主任医师	2019.7.20—2020.1.20
196		史成富	男	宝应县人民医院	麻醉科	副主任医师	2019.7.20—2020.7.20

续表8-2-1

序号	年份	姓名	性别	所在单位	专业	职称	派驻起止时间
197	2020	李　阳	男	西安交通大学第二附属医院	耳鼻喉科	副主任医师	2020.5.7—2020.8.6
198		马　磊	男	西安交通大学第二附属医院	麻醉科	副主任医师	2020.5.7—2020.8.6
199		程志坚	男	西安交通大学第二附属医院	骨科	主治医师	2020.5.7—2020.8.6
200		王志勇	男	西安交通大学第二附属医院	中医科	主治医师	2020.5.21—2020.8.6
201		孙良璋	男	西安交通大学第二附属医院	胸外科	住院医师	2020.5.7—2020.8.6
202		程　遥	男	西安交通大学第二附属医院	胸外科	主治医师	2020.8.11—2020.11.10
203		郑　龙	男	西安交通大学第二附属医院	核医学科	主治医师	2020.8.11—2020.11.10
204		张　岚	女	西安交通大学第二附属医院	儿科	副主任医师	2020.8.11—2020.11.10
205		金　鑫	女	西安交通大学第二附属医院	超声科	主治医师	2020.8.11—2020.11.10
206		姜　炅	女	西安交通大学第二附属医院	消化内科	主治医师	2020.8.11—2020.11.10
207		甄　勇	男	苏北人民医院	脑外科	主任医师	2020.5.8—2020.6.8
208		王　伟	男	苏北人民医院	胃肠外科	主治医师	2020.6.8—2020.7.8
209		王　璐	男	苏北人民医院	消化内科	副主任医师	2020.7.5—2020.8.5
210		王小东	男	苏北人民医院	肝胆胰外科	副主任医师	2020.7.5—2020.8.5
211		宋旭升	男	苏北人民医院	超声科	主治医师	2020.7.5—2020.8.5
212		景坚	女	苏北人民医院	神经内科	主任医师	2020.10.10—2020.11.1
213		杨雪梅	女	陕西省肿瘤医院	妇产科	主治医师	2020.5.22—2020.11.22
214		陈　旭	女	陕西省肿瘤医院	肿瘤内科	主治医师	2020.12.1—2021.6.1
215		朱宽明	男	宝应县人民医院	超声科	副主任医师	2020.6.10—2020.12.10
216		刘乃刚	男	宝应县人民医院	检验科	副主任技师	2020.6.10—2021.6.10
217	2021	邹百仓	男	西安交通大学第二附属医院	消化内科	副主任医师	2021.3.15—2021.6.14
218		袁庆功	男	西安交通大学第二附属医院	普外科	主治医师	2021.3.15—2021.6.14
219		王　瑾	女	西安交通大学第二附属医院	血液内科	主治医师	2021.3.15—2021.6.14
220		翟　嵩	女	西安交通大学第二附属医院	传染科	副主任医师	2021.4.6—2021.10.5
221		蒋　安	男	西安交通大学第二附属医院	普外科	副主任医师	2021.6.25—2021.9.24
222		王　瑾	女	西安交通大学第二附属医院	麻醉科	主治医师	2021.6.1—2021.9.1
223		王志东	男	西安交通大学第二附属医院	普外科	副主任医师	2021.9.1—2022.2.28
224		邓智平	男	陕西省肿瘤医院	乳腺科	副主任医师	2021.5.25—2021.11.24
225		吴　凯	男	陕西省肿瘤医院	肿瘤外科	副主任医师	2021.12.3—2022.6.2
226		郝思香	女	宝应县人民医院	检验科	副主任技师	2021.7.15—2022.7.15

续表8-2-1

序号	年份	姓名	性别	所在单位	专业	职称	派驻起止时间
227	2021	王洪华	男	宝应县人民医院	超声科	主治医师	2021.7.15—2022.1.15
228		徐　军	男	苏北人民医院	影像科	副主任医师	2021.10.12—2021.4.12
229		尹正录	男	苏北人民医院	康复科	主治医师	2021.10.12—2021.12.12
230	2022	郭玉秀	女	苏北人民医院	儿科	主治医师	2022.2.10—2022.4.9
231		王　奎	男	苏北人民医院	康复科	主治医师	2022.2.10—2022.4.9

第九章 荣 誉

第一节 集体荣誉

1998—2021年定边县人民医院获奖情况表

表9-1-1

获奖名称	颁奖机关	获奖时间
二级乙等医院	中华人民共和国卫生部	1998
1999年度传染病报告先进集体	定边县卫生局	1999.12
1999年度卫生工作任务书完成先进单位	定边县卫生局	2000.2
陕西省卫生行业文明示范单位	陕西省卫生厅	2000.3
文明单位	定边县委、定边县政府	2000.3
99年度卫生工作先进单位	榆林地区卫生局	2000.5
综合目标责任书考核先进单位	定边县卫生局	2000.6
先进党支部	定边县直工委	2000.7
2000年度“创佳评差”最佳单位	榆林市卫生局	2001.4
2000年卫生工作任务书完成先进单位	定边县卫生局	2001.4
文明单位	榆林市委、市政府	2001.4
先进基层党组织	定边县直工委	2001.7
巾帼文明示范岗	定边县妇联	2001.7
2001年度“创佳评差”最佳单位	定边县委、定边县人民政府	2002.4
2002年度党报党刊征订先进单位	定边县委	2002.4
先进基层党组织	定边县直工委	2002.7
卫生先进单位	定边县爱委会	2002.6
卫生先进单位	榆林市爱委会	2002.9
2002年度先进党支部	定边县委	2003.7
2002年度传染病疫情报告管理工作先进单位	陕西省卫生厅	2003.2
2003年度创建“五型机关”活动标兵单位	定边县委、定边县政府	2004.3
2003年度医疗工作先进单位	榆林市卫生局	2004.3
2003年度卫生工作任务书完成先进单位	定边县卫生局	2004.6
2003年度党费收缴管理先进党组织	定边县直工委	2004.7

续表9-1-1

获奖名称	颁奖机关	获奖时间
卫生先进单位	陕西省爱国卫生运动委员会	2004
陕西省十佳诚信服务示范单位	陕西省国情调研中心陕西诚信建设办公室	2005.7
2005年度全省卫生系统“创佳评差”竞赛活动最佳单位	陕西省卫生厅	2006.1
陕西省质量服务信誉AAA级单位	中国市场监测中心	2006.3
榆林市绿色文明示范工程“绿色文明医院”	榆林市人民政府	2007.3
2006年度全市卫生工作“先进单位”	榆林市卫生局	2007.3
2006年度综合工作先进单位	定边县镇党委、政府	2007.3
陕西省“万名医师支援农村卫生工程”先进单位	陕西省卫生厅	2007.8
陕西省十佳创新单位	陕西省“构建和谐社会、全面落实科学发展观”系列活动组委会	2007.10
2007年度农村合作医疗先进单位	定边县委、县政府	2007.11
2007年度平安单位	榆林市社会治安综合治理委员会	2008.2
2007年度先进工作单位	榆林市卫生局	2008.3
2008年度卫生工作先进集体	榆林市卫生局	2009.2
陕西省医院管理年活动先进单位(2005—2008年)	陕西省卫生厅	2009.3
二级甲等医院	陕西省卫生厅	2009.6
全市产科质量建设工作先进单位	榆林市卫生局	2009.7
全国医药卫生系统先进集体	卫生部、国家中医药管理局、国家药监局	2010.1
2009年度医院管理先进集体	榆林市卫生局	2010.1
2009年度卫生工作先进集体	定边县人民政府	2010.3
2009年县直医疗卫生单位任务书考评第一名	定边县卫生局	2010.3
2010年度卫生系统县直单位任务书考评第二名	定边县卫生局	2010.2
2010年度全市医院管理先进集体	榆林市卫生局	2011.3
2010年度政风行风测评优秀单位	定边县人民政府	2011.3
陕西省优质护理服务示范工程先进病区	陕西省卫生厅	2011.2
全省卫生系统“创先争优”活动先进基层党组织	中共陕西省卫生厅党组	2011.6
2011年度全市开展“三好一满意”活动先进集体	榆林市卫生局	2012.3
2011年度全县卫生工作先进集体	定边县卫生局	2012.3
巾帼文明岗(普外科护理单元)	陕西省妇女联合会、陕西省卫生厅	2012.4

续表9-1-1

获奖名称	颁奖机关	获奖时间
榆林市2011年度医疗机构行风先进单位	榆林市人民政府纠纷办	2012.4
先进基层党组织	中共定边县直属机管工作委员会	2012.9
全省卫生系统“创先争优”活动先进集体	中共陕西省卫生厅党组全省卫生系统创先争优活动指导小组	2012.9
全县档案工作先进集体	中共定边县委、定边县人民政府	2012.10
2012年度全县“三好一满意”活动先进集体	定边县卫生局	2013.3
2012年度优质服务护理单元	定边县卫生局	2013.3
2012年度党建工作先进集体	定边县卫生局	2013.3
2012年度全县卫生工作先进集体	定边县卫生局	2013.3
2010—2012年度城乡医院对口支援工作先进集体	陕西省卫生厅	2013.3
榆林市2012年度创建人民群众满意基层单位活动《市级优秀单位》	榆林市人民政府纠风办	2013.3
2012年度全市“三好一满意”活动先进集体	榆林市卫生局	2013.3
2012年度医疗机构规范药房创建优秀单位	榆林市药监局	2013.3
敬老文明号	榆林市老龄委工作委员会	2013.5
2013年度全市控烟工作“先进单位”	榆林市卫生局	2014.3
文明单位(2014—2018)	中共定边县委、定边县人民政府	2014.3
2013年度全县卫生工作先进集体	定边县卫生局	2014.4
2013年度党建工作先进集体	定边县卫生局	2014.4
2013年度“三好一满意”活动先进集体	定边县卫生局	2014.4
2013年度优质服务护理单元(儿科护理单元)	定边县卫生局	2014.4
“珍爱生命、优质服务”演讲比赛优秀组织奖	定边县卫生局	2014.5
先进基层党组织	中共定边县直属机关工作委员会	2014.7
2014年度无偿献血先进集体	榆林市卫生局、榆林市献血办	2014.12
2015年度全省县级公立医院综合改革先进单位	陕西省深化医药卫生体制改革领导小组	2016.2.16
陕西省2013—2015年度城乡医院对口支援工作“先进集体”	陕西省卫生和计划生育委员会	2016.3
文明单位	中共榆林市委、榆林市人民政府	2016.4
2015年度深化医药卫生体制改革先进单位	定边县卫生局	2016.5
2015年度卫生工作先进单位	定边县卫生局	2016.5

续表9-1-1

获奖名称	颁奖机关	获奖时间
优质护理先进科室（血透室）	陕西省卫生和计划生育委员会	2016.5
十佳服务型党组织（普外科）	定边县直工委	2016.6
全市医院管理先进集体	榆林市卫生和计划生育委员会	2016.6
2015年度全面深化改革工作首批创新成果奖	中共定边县委、定边县人民政府	2016.6
“强知识、练本领、赛技能、展风采” 应急救治练兵竞赛活动二等奖	宁夏医科大学总医院（医院集团）	2016.12
深化医药卫生体制改革先进单位	定边县卫生局	2017.5
卫生工作先进单位	定边县卫生局	2017.5
医政管理工作先进单位	定边县卫生局	2017.5
对口支援工作先进单位	定边县卫生局	2017.5
卫生信息化建设工作先进单位	定边县卫生局	2017.5
党建工作先进单位	定边县卫生局	2017.5
党风廉政建设工作先进单位	定边县卫生局	2017.5
安全生产先进单位	定边县卫生局	2017.5
2017年度全面深化改革工作第三批创新成果奖	定边县委、定边县人民政府	2018.7
定边县人民医院二级甲等医院	榆林市卫计局	2018.8
2018年度共建健康陕西先进单位	中国安全健康教育网陕西站	2018.12
榆林市最佳志愿服务组织	榆林市文明办、榆林市志愿者服务总会	2019.3
西北产科联盟医院		2019.8
2019年榆林市医疗卫生帮扶体系建设擂台赛二等级	榆林市卫健委、榆林市扶贫办	2019.10.18
榆林市危重孕产妇和新生儿救治技能竞赛三等奖	榆林市卫健委、榆林市总工会	2019.10
定边县危重孕产妇和新生儿救治技能竞赛团队优胜奖	定边县卫健局	2019.10
中国医疗保健国际交流促进会创伤分会 创伤重症培训部成员单位	陕西重症创伤中心	2019.11
新冠疫情肺炎疫情防控工作先进基层党组织	中共定边县委	2020.7
定边县人民医院 西安交通大学第二附属医院共建临床重点专科优秀集体	陕西省卫生健康委员会	2019.11

续表9-1-1

获奖名称	颁奖机关	获奖时间
2020年“最美定边人·团结奋斗奖”之医疗卫生工作先进集体	中共定边县委、定边县人民政府	2020.8
定边县三八红旗集体	定边县妇女联合会	2021.3
2020 年度卫健系统疫情防控先进单位	定边县卫生健康局	2021.3
2020 年度卫健系统党建工作先进单位	定边县卫生健康局	2021.3
先进基层党组织	中共定边县委	2021.7
定边县卫健系统庆祝建党100周年党建党史知识竞赛优秀组织奖	定边县卫健局直属机关委员会	2021.7
2020 年度全市“平安医院”创建工作先进单位	中共榆林市委平安榆林建设领导小组办公室、榆林市卫生健康委员会	2021.9

第二节　个人荣誉

1998—2020年定边县人民医院个人获奖情况表

表9-2-1

姓名	获奖名称	颁奖单位	时间
张少雄	榆林市第二批“一五二人才工程”拔尖人才	榆林市政府	2000.11
张少雄	2000年度白求恩精神奖	榆林市卫生局	2001.4
张少雄	抗击非典“共产党员胸章”	陕西省委组织部	2003.5
张少雄	榆林市劳动模范、先进工作者	中共榆林市委、市政府	2005.4
张少雄	定边县优秀科技工作者	中共定边县委、县政府	2008.6
张少雄	为全县经济社会发展做出显著成绩的先进个人	中共定边县委、县政府	2008.10
张少雄	2008年度榆林市突出贡献拔尖人才	中共榆林市委、市政府	2009.6
张少雄	首批榆林市优秀科技人才专家	榆林市科学技术协会专家评审委员会	2010.5
张少雄	《一孔双视免气腹腔镜胆囊切除术》获第四届科技调研成果二等奖	榆林市科学技术协会、榆林市人力资源和社会保障局	2010.10
张少雄	2010年度全市卫生工作先进个人	榆林市卫生局	2011.3
张少雄	2011年度全市卫生工作先进个人	榆林市卫生局	2012.3
张少雄	2012年度全市卫生工作先进个人	榆林市卫生局	2013.3
张少雄	《脂肪酸合酶在肝癌中的表达及其对肝癌生物学特性的影响》获陕西省科学技术成果奖	陕西省科学技术厅	2015.4

续表9-2-1

姓名	获奖名称	颁奖单位	时间
张少雄	《脂肪酸合酶在肝癌中的表达及其对肝癌生物学特性的影响》获榆林市科学技术成果奖	榆林市科学技术局	2015.5
张少雄	三秦优秀院长	陕西省卫健委	2015.12
张少雄	优秀共产党员	榆林市委	2016.6
张少雄	2015年度全市医院管理先进个人	榆林市卫计局	2016.6
张少雄	2016年度榆林市有突出贡献专家	榆林市委、市政府	2017.10
张少雄	建党百年——陕西省优秀共产党员	中共陕西省委	2021.7
丁海山	优秀进修生	第四军医大学	1999.8
丁海山	首届榆林好人——最美医生	榆林市精神文明建设委员会	2013.8
丁海山	2003年度优秀政协委员之特殊贡献奖	政协定边县委员会	2004.2
丁海山	优秀提案者	政协榆林市委员会	2014.2
丁海山	最美定边人·人民公仆奖	中共定边县委、县政府	2020.8
丁海山	最美定边人· 特殊贡献奖	中共定边县委、县政府	2020.8
丁海山	定边县有突出贡献拔尖人才	中共定边县委、县政府	2021.8
丁海山	陕西省“三秦最美读书人”	陕西省文化与旅游厅	2021.12
丁银山	2006年度卫生工作先进工作者	定边县卫生局	2007.4
丁银山	优秀共产党员	中共定边县委	2008.7
丁银山	优秀共产党员	中共定边县委	2009.7
丁银山	2009年卫生工作先进工作者	定边县人民政府	2010.3
丁银山	全市卫生系统“创先争优”活动优秀党务工作者	榆林市卫生局	2012.3
丁银山	优秀共产党员	中共定边县委	2013.12
丁银山	2013年度定边县“三访五促、为民服务”活动先进个人	中共定边县委	2014.3
丁银山	优秀党务工作者	中共定边县直属机关工作委员会	2014.7
丁银山	优秀党务工作者	中共定边县委	2018.7
丁银山	2020 年度榆林市卫生健康工作先进工作者	榆林市卫健委	2021.4
贺　伟	“一五二人才工程”第三层次人员	榆林市“一五二人才工程”领导小组	2003.1
贺　伟	全省抗击“非典”先进个人	中共陕西省委、省政府	2003.8
贺　伟	五一劳动奖章	中共榆林市委、市政府	2012.4
贺　伟	优秀医师	中共定边县委、县政府	2019.8

续表9-2-1

姓名	获奖名称	颁奖单位	时间
贺　伟	第六届榆林市最美医生	榆林市精神文明建设委员会	2019.1
贺　伟	第一届“白求恩精神践行者——心内科优秀科优秀医师”	白求恩精神研究会医学科技创新分会	2020.12
贺　伟	2021 年度定边县有突出贡献拔尖人才	中共定边县委、县政府	2021.8
贺　伟	2019 年优秀医师	中共定边县委、县政府	2019.8
张鸿翔	2010 年度县政协优秀提案者	政协定边县委员会	2011.1
张鸿翔	人类健康杰出贡献奖	泰国皇室·素博巴莫亲王	2015.8
姬兴军	优秀科研成果一等奖	全国医药优秀成果编纂委员会	2011.6
姬兴军	创建省级卫生县城工作先进个人	中共定边县委、县政府	2012
姬兴军	政协优秀提案先进个人	定边县政协	2020
孙春霞	巾帼建功标兵	中共定边县委、县政府	2010.3
孙春霞	2017 年度工会工作先进个人	定边县总工会	2018.4
孙春霞	2020 年度工会工作先进个人	定边县总工会	2021.4
韩世英	医技标兵	榆林市精神文明建设委员会办公室、榆林市卫生和计划生育局	2016.3
付福春	全省卫生先进工作者	陕西省卫生厅	1983.12
付福春	陕西省卫生文明先进工作者	陕西省卫生厅	1986.12
付福春	1986 年度优秀共产党员	中共榆林地区委员会	1987.12
付福春	白求恩精神奖	榆林地区卫生局	1993.4
付福春	1989 年度优秀共产党员	中共定边县委	1990.2
付福春	定边县岗位学雷锋标兵	中共定边县委、县政府	1992.3
付福春	第三届定边好人——爱岗敬业好人	中共定边县委、县政府	2021.1
孙　哲	2019 年榆林最美科技工作者提名奖	中共榆林市委宣传部、榆林市科学技术局、榆林市科学技术协会	2019.11
孙　哲	优秀医师	中共定边县委、县政府	2019.8
孙　哲	2021 年度定边县有突出贡献拔尖人才	中共定边县委、县政府	2021.8
王　霞	优秀医师	中共定边县委、县政府	2019.8
李俐霞	先进工作者	中共定边县委、县政府	2012.4
李俐霞	城乡妇女岗位建功先进个人	榆林市妇女联合会	2014.3
李俐霞	优秀政协委员	政协定边县委员会	2015.5

续表9-2-1

姓名	获奖名称	颁奖单位	时间
李俐霞	2015 年度女职工作先进个人	定边县总工会	2016.4
李俐霞	优秀政协委员	政协定边县委员会	2019.3
李俐霞	先进妇女工作者	榆林市妇女联合会	2020.3
李俐霞	2021 年度“人才奉献奖”	中共定边县委、县政府	2021.8
王旭升	2019 第二届建健身房陕西发展大会最美医院管理者	健康陕西发展大会组委会	2019.12
王旭升	2020 年“最美定边人·人民公仆”之优秀医师	中共定边县委、县政府	2020.8
王旭升	2021 年度定边县有突出贡献拔尖人才	中共定边县委、县政府	2021.8
周　翔	抗击新冠肺炎疫情先进个人	中国民主建国会榆林市委员会	2020.4
张平顺	优秀医师	中共定边县委、县政府	2019.8
延柏文	榆林市麻醉学会建设突出贡献奖	榆林市麻醉学会	2020.11
延柏文	优秀医师	中共定边县委、县政府	2019.8
延柏文	首届榆林好人——最美医生	榆林市精神文明建设委员会	2013.8
延柏文	2021 年定边县有突出贡献拔尖人才	中共定边县委、县政府	2021.8
延柏文	医疗卫生行业示范人物	榆林市总工会	2019.9
延柏文	最爱读书的榆林人	中共榆林市委宣传部、榆林市教育局、文广局、文明办、新华书店	2018.11
高　瑜	优秀护理工作者	中共定边县委、县政府	2015.5
高　瑜	2020 年优秀护理工作者	中共定边县委、县政府	2020.6
高　瑜	2021 最美定边人之护理业务能手	中共定边县委、县政府	2021.5
石秀瑞	2018—2019 年度优秀护理工作者	中共定边县委、县政府	2019.5
曹巧荣	优秀护理工作者	中共定边县委、县政府	2014.5
曹巧荣	2018—2019 年度优秀护理工作者	中共定边县委、县政府	2019.5
高　伟	榆林护理质控中心消毒供应专科知识竞赛优秀奖	榆林市卫生和计划生育局、榆林市护理质控中心	2018.1
高　伟	榆林市青年岗位能手	共青团榆林市委	2017.11
郭睿君	爱心人士	陕西省妇女儿童发展基金会、陕西省妇女手工艺协会	2021.6
周春林	优秀医师	中共定边县委、县政府	2019.8
周春林	新冠肺炎疫情防控先进医务工作者	中共定边县委、县政府	2020.5
屈改艳	2009 年度榆林市青年岗位能手	共青团榆林市委、榆林市人力资源和社会保障局	2010.3

续表9-2-1

姓名	获奖名称	颁奖单位	时间
屈改艳	优秀医师	中共定边县委、县政府	2019.8
马建鹏	第七届“榆林好人”提名奖	榆林市精神文明建设委员会	2019.12
马建鹏	2020 年最美定边人·人民公仆奖之优秀医师	中共定边县委、县政府	2020.8
赫宏东	2019 年全市结核病临床诊疗技能竞赛三等奖	榆林市卫生健康委员会	2019.6
赵有才	2020 年最美定边人·人民公仆奖之优秀医师	中共定边县委、县政府	2020.8
高　萌	2021 年最美定边人之优秀医师	中共定边县委、县政府	2021.8
张惠琴	2021 年最美定边人之优秀医师	中共定边县委、县政府	2021.8
常　敏	医疗卫生对口帮扶先进个人	陕西省卫生健康委员会	2020.11
王利阳	优秀医师	中共定边县委、县政府	2019.8

第十章 人 物

第一节 传 略

（以出生年份排序）

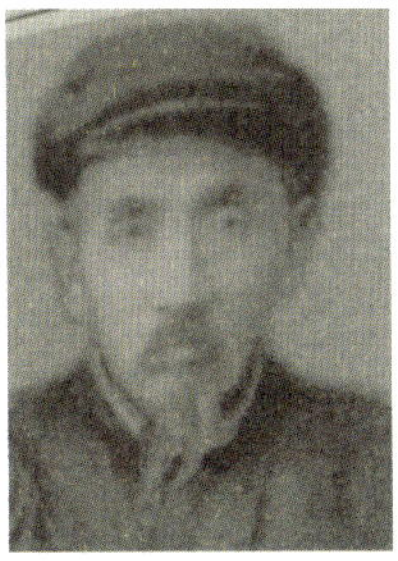

苗子信（1892—1962） 定边县姬塬镇冯团庄苋麻渠子村人。清末生员，学识渊博，医术深厚，随祖父苗兴渤(苗老先生)行医多年，继承祖业，终身从医。民国时期随同兄长苗润芝、苗植庵（苗二先生）在定边城开设“积善堂”坐堂诊病，解除民间病痛疾患。后因故被人民法院判刑，戴罪在定边保健药社当中医师；刑满后于1956年1月转为定边卫生院正式职工。其医德高尚，中医处方药到病除，人称老中医“苗三先生”。1961年仍在县医院中医科坐诊看病。

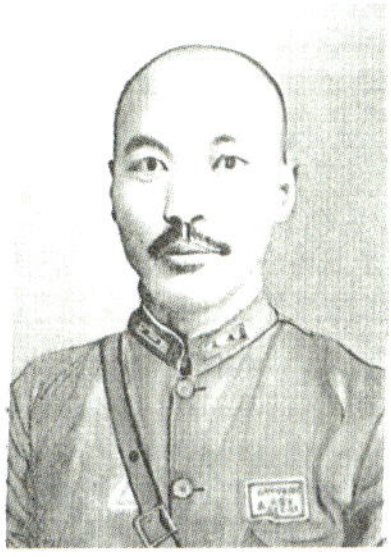

王子震（1901—？） 山西省文水县人。1923年毕业于绥远省私立共和医院附属学校专业皮肤科。后在旧军队中任医生，曾在冯玉祥部任中校医务主任。1933—1952年先后在山西碛口、陕西榆林、甘肃平凉、陕北定边等地开设私人诊所。1953年在定边县卫生院参加工作，1956年7月，任医务股股长。

王子震曾以链霉素及青霉素混合注射，救治不少百日咳和麻疹并发症患儿。

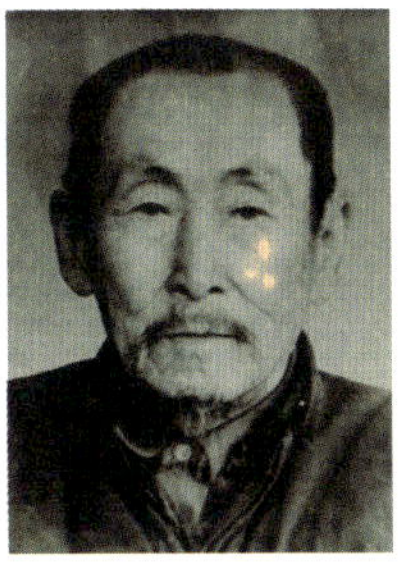

党淑和(1903—1986) 陕西省绥德县人，1908年入私塾，1909年辛亥革命私塾取消后入国民13小学上学，后升入县立高等小学，1917年，赴太原入第一师范，1922年入北京大学中文系后转武汉大学学习，曾受教于鲁迅先生。1927年毕业在武昌中学任教，1928年国民党第四师到武昌招考秘书被录取，后因语言不通，请辞赋闲。1934年入国民党新11旅一团当文书，后升为少校参谋，1945年随军在安边起义，1946年因病不能随军，经申请批准在安边退伍。

退伍后因妻子患病久治不愈，开始自学中医并治好疾病。自此，力笃躬行，医术精进，医声日著。1951年入定边协顺祥药房坐堂，1956年公私合营被吸收入定边县医院做中医大夫，他精于《伤寒论》，旁及诸家，善用经方，对理中汤运用有独到之处，尊崇治病求本之旨，各地患者慕名求医，各类疾病疗效显著，成为当时享誉西北的老中医，因文化底蕴深厚、医术精湛曾多次担任县政协委员。1971年，举家下放油房庄乡，虽身在农村，仍有各地病患四处打听、舟车劳顿前去看病。1978年，经原国民党新11旅、时任宁夏军区副司令员牛化东证实历史清白，得以回定边县医院继续从医工作，1979年退休。

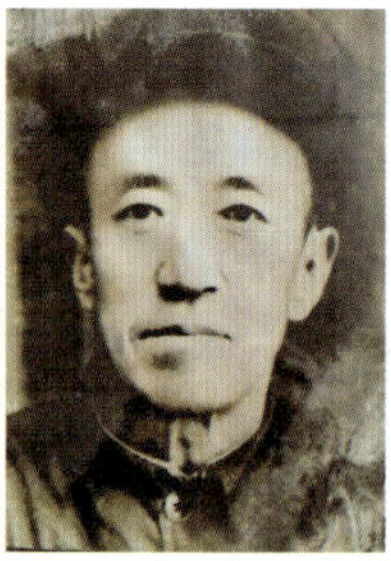

刘文祥（1905—1982） 山西省中阳县三交镇人。幼年丧母，家境寒苦，幼时读过2年私塾，粗通文字，当过雇工。1922年在太原当兵3个月后调为医生，在护士班学习10个月。1928年在太原炮兵三团二营任军医，次年任军医长。1932年榆次发生传染病，其涉嫌造谣被撤职，与友人开药铺行医。1936年参加革命，先后在瓦窑堡军委卫生部、延安中央党校、边区医院、延长煤油厂当医生。延安整风运动中被错关。1944年由固林县委书记韩嗣愈引荐，到定边县保健药社、延长县卫生所、延安陕北行署门诊部、陕北区党委当医生。1950年3月调定边县卫生院工作，1950年4月由韩嗣愈、徐锡林介绍加入中国共产党，1953年3月破格提拔为代副院长，8月任副院长。1956年1月调榆林专署工作。

刘文祥系1936年参加革命工作的老干部，也是卫生战线上的一位老战士。从参加革命开始，从不考虑个人得失，新中国成立后才结婚成家。他从不为个人得私利，直至病故，还住着三间土公房，室内设备简单朴素。

刘文祥一生只有一个女儿叫刘淑霞，婚后与其父一块生活多年，后来随丈夫调回包头市，留下父亲和女儿刘国敏。刘国敏由刘文祥从小抚养成人，也是刘文祥唯一继承人。外孙女刘国敏高中毕业后在县医院西药房做调剂工作。

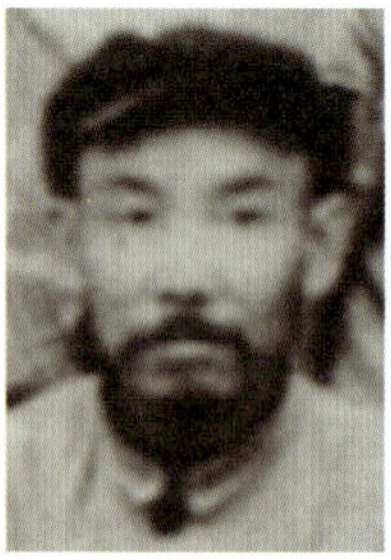

张善（1908—1956） 定边城内南巷人。高小文化。1938年3月参加革命工作，曾任县城区一乡乡长，1941年春至1942年9月任定边保健药社及三边分区药社主任。原系中国共产党党员。1946年5月因故退职回家。1947年3月，马匪侵占三边时，张善被俘，给马匪经管草站。同年6月，敌人被八路军击退，第一次收复三边，张善重新回到革命队伍，在原来的保健药社工作，中医兼职会计。1949年10月，保健药社改名为定边县卫生院，并将原保健药社作为附设的中药房，张善在药房工作。1955年2月组织派张善到西安中医进修学校学习10个月，回定边当中医。1956年4月17日，因故服毒自杀。

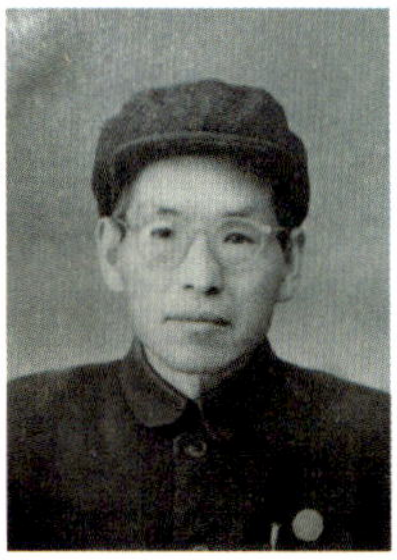

路茂槐（1910—1993）　乳名贵大，字瑞堂。出生于神木县贺家川镇路家南洼村一个十分重视“耕读传家”古训的勤实人家。1927年小学毕业，1929年春考入省立榆林六中。入学不久，经贾怀智介绍加入中国共产党。在校党组织领导的学生运动中经受了锻炼，坚定了革命信念。1931年毕业返乡，先后在杨家沟、贾家沟以教师职业为掩护，从事党的秘密活动。与杨文谟、刘长健、冯道、王兆相、刘晓春、高朗亭、温进霄、贾令德、贾怀忠、贾兰枝、贾如胜、贾怀光、刘北垣等党组织和红军游击队领导保持着密切联系，结下深厚友谊。

1934年正月十六，为掩护高朗亭和刘晓春带领的红军游击队转移出路家南洼后，被闻讯赶来“围剿”游击队的国民党军扑了空。敌人严刑拷打茂槐，逼他说出红军去向及相关情况，并押他到多个村庄示众，审讯、关押长达两个多月，敌人抓不到把柄。经组织暗中营救，友好人士具保后放出。被释后，受神府（神木县和府谷县）领导刘北垣指派，与贾怀智一起赴山西省罗峪口一带为游击队购买到四支枪。同年7月，受命去葭芦地区开辟新区。多次遇险，在群众掩护下，化险为夷。经过三个多月的不懈努力，在好多村子建起贫农会、赤卫队、妇女会、少先队等群众组织，并秘密介绍优秀青壮年参加共产党、青年团，不少人相继参加到革命队伍中来。

1934年7月，受命去葭芦地区开辟新区。10月有事回路家南坬，遭国民党匪军包围，突围中左腿中弹被俘，辗转押到神木关进大牢。其间，碎骨和脓血不断从伤口流出。反动派不准治疗，还软硬兼施逼他自首，但他坚持与敌殊死斗争。后来，根据特委负责人在一次会议上的讲话精神，党组织领导人设法转达的“要机智灵活，想办法逃出去”的暗示，他经过长时间艰难抉择，最后向敌人供认自己是共产党员的身份、职务和一些无损于革命事业情况，并承认以后只当老百姓，这才取保，被关到神木城南一破庙。

1935年3月25日，在攻打新寨子战斗中，茂槐不幸摔下山崖，脊柱受重伤，成终身驼背。伤势略有好转，就到五区帮助区委书记张胜(路茂清）组织花石崖一带的反“围剿”斗争。同年10月，茂槐在本村被国民党军包围。突围中，他中弹被捕，被押到神木县城，虽经残酷折磨，始终拒绝自首。

1936年10月，党组织安排人将他从所关押的破庙中乘夜黑偷救出来，住进设在贺川的红军医院（后改为八路军后方医院）。住院期间，被评定为二等甲级残废。因当时敌我斗争环境相当恶劣，被敌人关押的情况无法核实，所以，他的组织关系未能及时恢复；腿伤经长期医治，没能彻底恢复。

1938年4月，因边区经济极度困难，被动员回家疗养。

回家后，开始学习中医，在自疗长期不愈的伤腿的同时，试着为家人和乡亲们看病。后来红军独立师领导让他到该师所办学校主持工作并任教。教红军八路军家属、子弟及村中小孩读书学文化。

1942年9月至1945年1月，在神府县第二次、第三次两次参议会上，连续被选举为政府委员，出席过晋西北行署召开的国事座谈会，先后任过县直属乡乡长、县财政科科员、副科长。

1947年7月根据县政府决定，组建神府中西药社，任主任。1948年10月调四区组建民众合作社，任主任兼售中药。1950年底组建太和寨区卫生所，任所长，兼当医生。由于辛勤工作，受到政府和群众的一致好评，出席了全县劳模大会。

1952年4月调榆林专署组建陕西省药材供应社榆林支社，任主任。1953年3月，调定边县人民医院主持工作，8月5日，经省政府主席赵寿山批准，正式任命为院长。经全院努力，建成先进医院。1956年8月出席了全省卫生工作者先进代表大会。

“文化大革命”期间，被关进“牛棚”。党的十一届三中全会后，得以彻底平反，担任了县政协两届特邀委员，1986年6月，上级党组织批准，由武俊臣、总支书记马生驭介绍，路茂槐重新加入了中国共产党。圆了他半辈子渴望回到党组织、做一个共产党员的心愿。孜孜不倦为党和人民做奉献的历史得以肯定。1982年离休，享受二级残废军人和地专级待遇。1993年5月1日病逝，享年83岁。

袁野（1915—?）　又名袁锦文，定边黄湾袁兴庄人，高小文化程度。1934年6月奔赴延安吴起白宝川参加革命工作。1935年6月加入中国共产主义青年团，同年9月加入中国共产党，后到三边后方医院任护士长。在陕甘宁边区医校学习。1938年至1941年先后在延安某局、西安办事处、延安边区干休所等卫生所任司长、所长。参加了解放战争，在保卫延安、保卫陕甘宁边区、保卫三边分区的岁月中，做出他应有的贡献，1949年9月至1953年1月，任定边县卫生院院长。

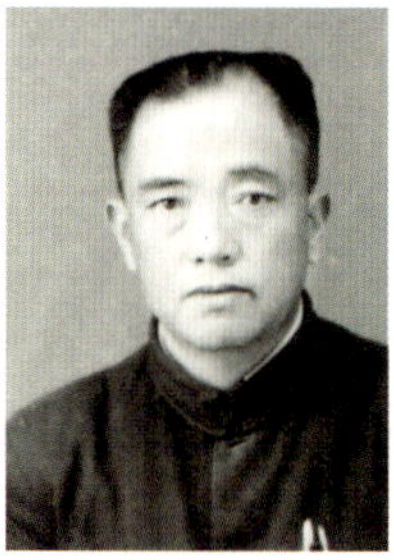

侯东海（1917—1998）　定边城内人。1945年4月1日加入中国共产党。1923年至1928年，定边县一完小上学；1928年至1932年，姑姑家务农；1932年至1935年，定边职业中学半耕半读；1936年至1937年，随王海叔叔到河南洛阳陆军84师500团医务所找军医官侯殿元父，在该所当战士；1937年至1938年9月前，从医务所调84师骑兵第二营营部当医务兵、勤务兵等；1938年9月至1940年9月，延安医大毕业；1940年9月至1941年11月，陕甘宁边区干部休养所医师；1941年11月至1943年10月，陕甘宁边区医院内科主治医师；1943年10月至1945年1月，三边卫生所所长；1945年1月至1947年10月，三边分区警三旅野战医院后方医院院长；1947年10月至1949年9月，三边分区专员公署卫生科科长；1949年9月随军进入宁夏，任省立医院院长；1949年9月至1952年7月，宁夏省卫生处办公室秘书、主任；1952年7月至1953年6月，中国人民政务院任宁夏省体委会委员；1953年6月至1954年8月，宁夏回族自治区人民政府、内蒙古自治区人民政府卫生处处长；1954年8月至1958年1月，内蒙古巴彦淖尔盟盟卫生处处长；1958年1月至1962年8月，内蒙古河套行政区与巴盟合并，任巴盟卫生处处长；1962年8月至1966年5月，巴盟文教卫生办公室主任；1966年5月至1970年4月，“文化大革命”期间工作中止；1970年4月至1971年9月，入“五七”干校；1971年9月至1973年11月，巴盟乌达市人民政府卫生科负责人；1973年11月至1975年7月，巴盟文办副主任；1975年7月至1977年4月，巴盟公署巡视员；1977年4月至1978年12月，巴盟文办主任、盟卫生局局长、党组书记；1978年12月至1983年10月，阿拉善盟卫生局党组书记；1983年10月至1984年5月，巴盟政协副主席；1984年5月至1985年8月，内蒙古自治区党委批准离休，国务院颁发离休荣誉证书。中华人民共和国成立初期，出席全国卫生系统优秀代表大会，受到毛泽东、朱德、周恩来接见，并合影。

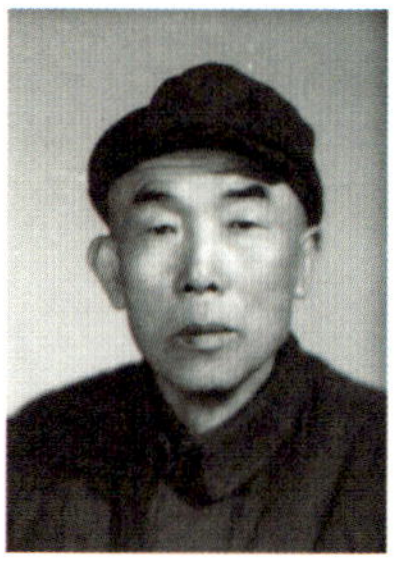

崔存良（1919—1987）　榆阳区人，初中文化程度。1939年毕业于榆林职业中学；1940年在榆林三岔湾、米家园子、刘官寨等小学任教；1946年经营织毯小作坊；1951年2月在榆林地区防疫站工作；1953年3月调至定边县医院工作；1962年2月调至定边县药材公司工作；1976年4月调至定边县政府招待所工作；1979年退休。

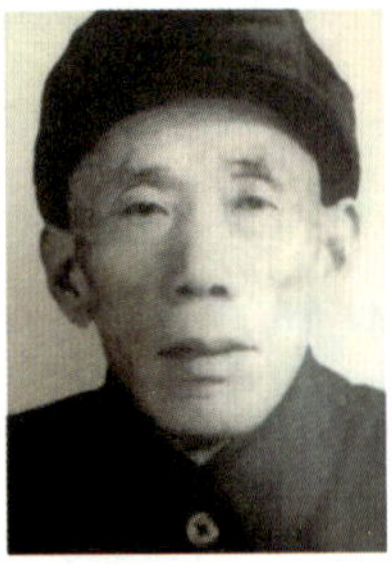

贺连舫（1919—1992） 原名贺增兴，高小文化，山西省襄汾县陶寺乡东坡沟村人。少年到宁夏吴忠随哥贺增基学做生意，其间，被马鸿逵抓壮丁，通过马部卫生学校培训后，随军作战受伤。在老百姓家养伤中，随地下共产党员王永吉离开国统区，到定边，在定边保健医药社坐诊。新中国成立后，曾出席陕西省第一届中西医结合大会，任过定边县卫生协会主席，贺圈、红柳沟医院院长。1979年退休。

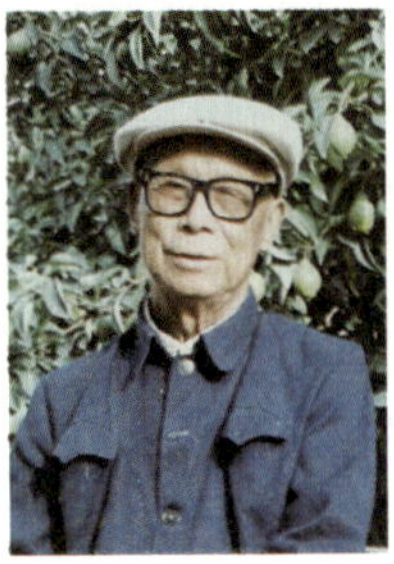

刘锦贵（1919—2002） 米脂县郭兴庄乡人，原籍横山县（现横山区）党岔乡朱家沟村人。自幼聪慧，8岁时在米脂县郭兴庄乡白石畔村小学上学，小学毕业后在榆林一李姓字号当学徒，又上了三年冬学。1946年来到定边与迁居在定边的家兄刘开荣学针灸疗法。1950年在定边中西药保健药社工作，擅长针灸疗法，治好了许多疑难杂症，博得患者好评。1957年，响应政府要注重开展农村医疗条件的有关政策，受县卫生院的委派，刘锦贵与友人冯义飞、赵勘三人到新安边开办“新安边乡卫生所”，这就是新安边地段医院的前身。

三年困难时期，刘锦贵积极响应党的号召，主动精减下放到新安边生产大队三里庙生产小队落户。1966年，响应毛主席“把医疗卫生工作的重点放到农村去”的伟大号召，成了当地赤脚医生。由于刘锦贵为人良善，医术高明，不计报酬，常常是半夜三更走几十里山路出诊，为患者排忧解难，足迹遍布新安边公社的山山水水，得到了当地群众的一致赞扬和好评。

1980年，刘锦贵恢复工作，被县卫生局分配到新安边乡医院工作。1989年退休。

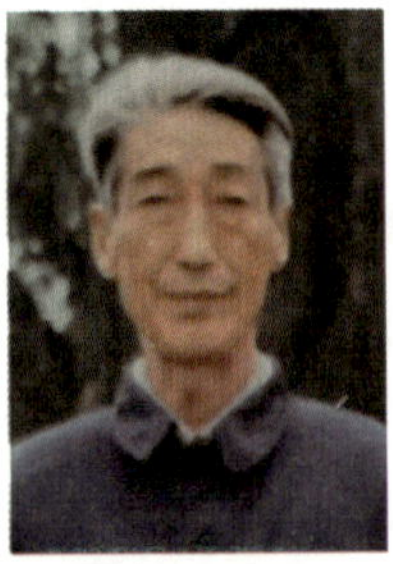

闫学孔（1921—2002） 神木市人。1943年加入中国共产党，1944年参军入伍。先后在神木县保安队、保卫科、榆林专署财政科、卫生科工作。1956年1月任定边县卫生院副院长、县文教局副局长，1956年11月至1968年9月任县卫生院党支部书记。1973年7月4日，因犯错误，留党察看一年处分。1974年11月10日，经县监委研究按期恢复党员权利。“文化大革命”结束后，先后任定边县防疫站站长和定边县药材公司经理。1982年离休闲居家中。

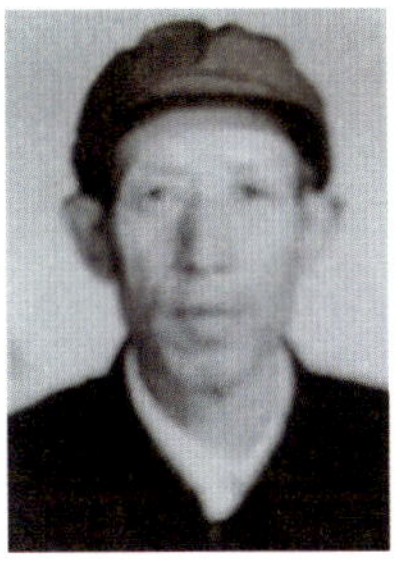

马汝钧（1923—1985）　米脂桥河岔张家峁底人，中共党员，高小文化，主任医师。1945年1月至1945年10月，米脂杨家沟区十一团特务连连长；1945年10月至1947年12月，米脂四团一连班长；1947年12月至1948年12月，山西军政干部学校学习；1948年12月至1950年1月，西北军政大学排长；1950年1月至1950年8月，四川改造起义部队二作团团部警卫排长；1950年8月至1951年10月，西南军区警卫团连长；1951年10月至1953年1月，西南速度成中学区队长；1953年1月至1955年8月，西南军区训练团连长；1955年8月至1962年10月，成都军区65团先后任连长、营参谋长、团部作战股股长；1962年10月至1964年12月，西南军区康巴独立营副营长；1964年12月至1968年7月，定边工商行政管理局局长；1968年9月至1972年11月，定边县医院党支部书记；1972年12月至1979年11月，定边工商局局长；1979年12月至1985年11月，定边石油公司书记。

薛学范（1926—?）　陕西韩城人，初中文化。1956年2月参加革命工作，1957年7月1日加入中国共产党。曾任定边县人民医院革命委员会副主任（群众代表）。

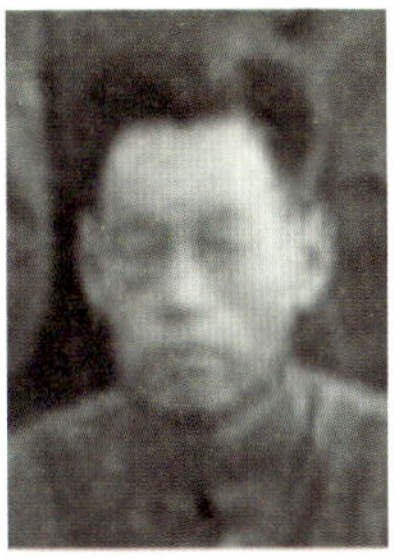

张兴旺（1931—?）　河北省深县人，初中文化。1940年参加工作，1949年6月加入中国共产党。1976年1月16日至1977年3月31日，任定边县医院党支部书记、革委会主任。

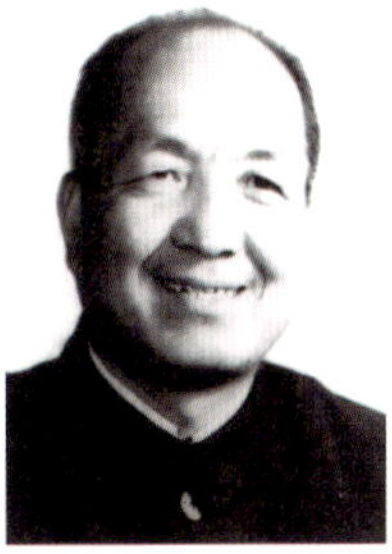

仲纪云（1932—2016）　西安市人，无党派人士，大学学历，1955年10月至1973年4月先后在定边县人民医院、安边医院、杨井医院工作，历任股长、院长；1972年1月至1979年7月任定边县医院革命委员会副主任；1979年10月至1984年6月任安边医院院长；1984年6月至1992年9月任政协定边县第三届委员会副主席；1993年1月至1997年5月任定边县人大常委会副主任。

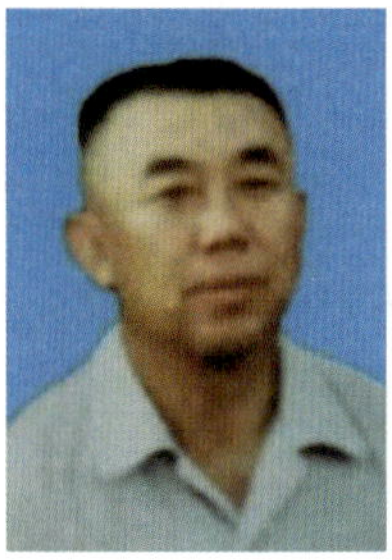

崔志祥（1936—2019）　籍贯榆林，1956年毕业于宝鸡卫校护理专业，1972年3月加入中国共产党。1956年卫校毕业后在县医院工作，其间先后在宝鸡铁路医院、咸阳西铁二处医院转岗进修。自1962年起，在县医院一直从事外科工作，并晋升为外科副主任医师。因工作业绩突出，1984年任县医院副院长。1993年10月退休。

崔志祥把毕生的精力献给了医疗卫生事业。他爱岗敬业、积极工作，有强烈的事业心和责任感，无论在哪个岗位上，总是勤勤恳恳、任劳任怨，兢兢业业，为县医院的事业发展做出了积极贡献。

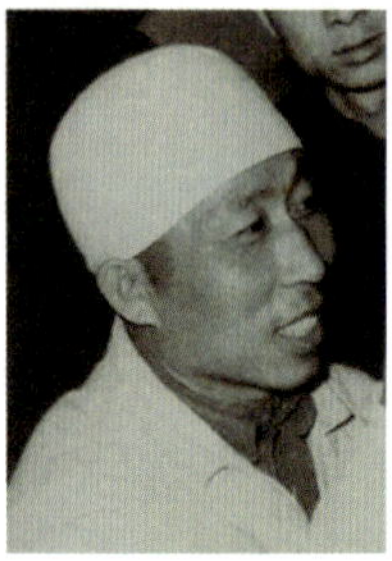

韩祥廷（1937—2020）　佳县神泉公社韩家道人，中技学历，1966年加入中国共产党。1952年至1956年，佳县城关小学上学；1956年至1959年，绥德一中上学；1959年至1962年，绥德卫校上学；1963年8月至1969年6月前，定边县堡子湾医院医生；1969年7月至1982年，定边县人民医院医士， 其间，于1971年3月至1975年4月对苏丹人道主义援助；1975年调咸阳中医学院；1979年调入陕西省中医研究所工作。擅长中药针灸。

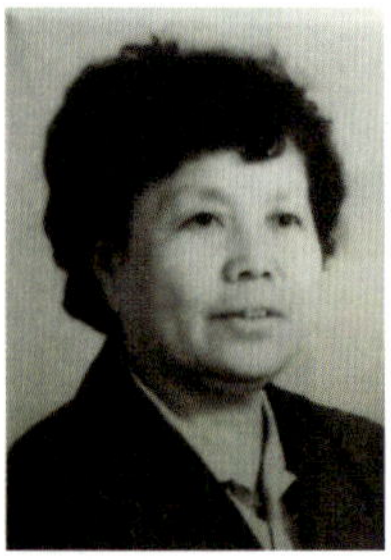

高德沛（1938—2017）　籍贯定边县街道，1965年毕业于延安大学医疗系，先后在白湾子医院、盐场堡医院、定边中学医务室工作，1975年在县医院内儿科工作，后来晋升为儿科副主任医师，1996年退休。

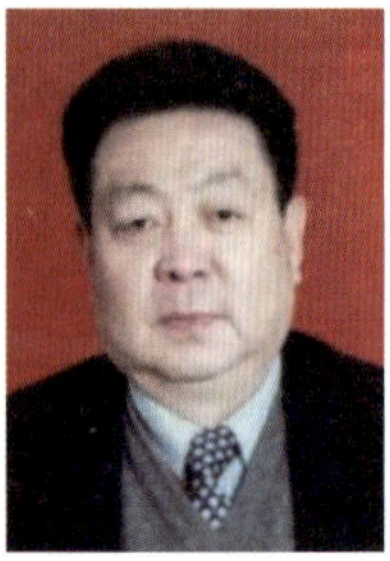

于长雍(1939—2006)　祖籍山东省威海市，中共党员，毕业于西安医学院，本科学历，外科主任医师。1964年5月进入定边县人民医院工作至1984年5月，从一名普通的外科大夫成长为医学权威，任心胸外科主任医师。1972年赴西安骨科医院进修，1976年赴第二军医大学，师从蔡用之教授学习体外循环，擅长医治本专业急、危、重病人及指导抢救治疗工作。先后在国家级核心期刊发表多篇论文。1984年5月调任威海市文登中心医院业务第一副院长，成功实施了威海地区第一例心脏体外循环手术。1993年调任山东省威海市疗养院，任业务副院长，长期主管外科工作，曾被誉为“胶东半岛一把刀”。2000年退休，以外科权威专家身份返聘坐诊，解决疑难杂症并为中青年医生进行临床技术指导，选拔并培养了一批外科杰出人才，为威海地区外科医学水平的提升做出突出贡献。

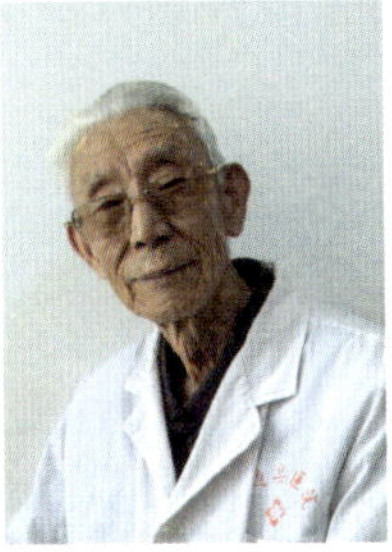

张德（1940—2021）　定边人，副主任医师。1967年毕业于西安医科大学，1968年在贺圈公社医院工作，1973年加入中国共产党，1975年调入定边县人民医院工作，曾任医务股股长、副院长、党支部书记。有论文发表并收录于《中国误诊学现状》一书。

张德在定边县医疗卫生界工作了30多年，在县医院工作25年，一直从事内科工作，始终担当救死扶伤使命，尽职尽责，诊治了无数患者，赢得了医院上下及患者的尊重和好评，为定边县人民医院医疗事业发展做出了积极的贡献。

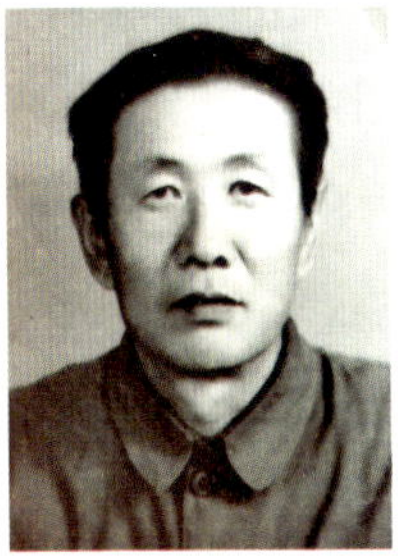

张永汲（1930—1987）　籍贯陕西定边县，出生于石洞沟乡西堆梁村（张寨子），系定边县参加革命工作较早的教育、卫生系统知名人士。幼年家庭较为富裕，生活条件优越，故有幸读书。他刻苦勤奋，聪明机灵，品学兼优，在安边小学毕业之后，于1946年夏考入榆林中学深造。1947年春季，国民党胡宗南部进犯陕北解放区，三边失陷，战乱不息，民众处于水深火热之中，学校的秩序也被打乱。是年7月，他和不少同学被迫辍学回家。1948年6月，家里决定让他转往平凉中学投亲姐姐和岳父，继续求学，途中汽车在固原泾源县十里滩翻车，他的左小腿和右大腿均不幸造成严重骨折。虽经转到西安广仁医院治疗，但终归落下终身残疾，于1949年9月回到西堆梁老家。1950年4月，张永汲由冯生章（长）介绍在堆子梁小学（三完小）参加工作，成为人民教师。1955年3月，由任积山、冯佃（殿）民介绍加入中国共产党；之后，先后被调到定边县东关小学、石洞沟小学（学区）担任教师、教导主任和校长；1965年8月调任安边小学（二完小）校长；1966年2月被调到棋杆山小学（武峁子学区）担任校长。张永汲从教期间，思想进步，工作勤勉，始终自觉以人民教师、共产党员的标准严格要求自己。做教师，钻研教材，关爱学生，精心施教；当助手，任劳任怨，恪尽职守，认真负责；任校长，淡泊名利，严谨务实，克己慎独。不论在哪所学校，都深受教师、学生和家长的欢迎和拥戴。他的书法功底深厚，能写一手漂亮的柳体字。学生练写毛笔字的摹模仿格，都出自他手。日常板书十分工整，同时对学生的书写要求极其严格。时至今日，学子们深感受益终身。

“文化大革命”后，张永汲忍痛离开了他所热爱的教育岗位，于1970年转入卫生系统。他悉心学习财会知识，先后远离家乡到南部山区的姬塬及杨井地段医院从事财会工作。他工作兢兢业业，十余年无差错，1978年被选调到定边县人民医院担任会计。县医院的财务工作量大，账务繁杂，张永汲的老花眼病日益严重，故提前办理了病退手续。经县医院领导多次劝留，他继续返聘留任。

1987年5月，张永汲终因积劳成疾，在工作岗位上去世。

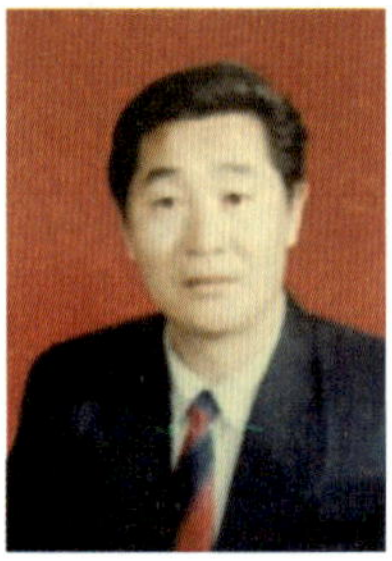

孙应文（1950—2019） 定边县张崾先乡人，大专文化程度，中共党员，外科副主任医师。1970年毕业于陕西省绥德卫生学校，后分配到白马崾先乡卫生院工作，任院长；1975年调罗峁塬卫生院工作；1978年调白马崾先地段医院，任院长；1979年毕业于宁夏医学院外科专修班，1980年在银川市第一人民医院进修普外科一年，1981年在宁夏医学院附属医院进修普外科一年；1984年调县医院工作，曾任副院长、院长；1987年在江苏省无锡江南医学院附属胸科医院进修普通胸外科一年；1988年在上海胸科医院进修心胸外科一年；1987年晋升为外科住院医师，1993年晋升为外科主治医师，1999年晋升为外科副主任医师。擅长普通外科及心胸外科各种手术。1989年被评为陕西省计划生育先进工作者。

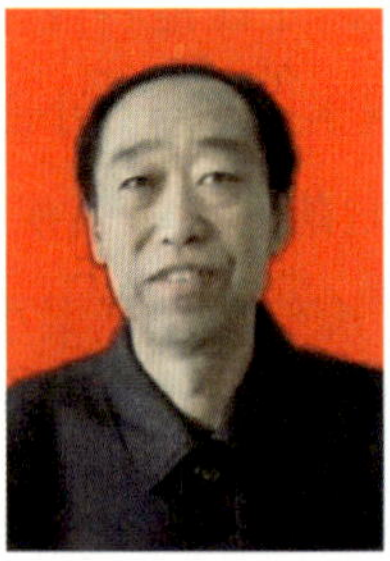

王存金（1954—2020） 定边县红柳沟沙涧人。1976年渭南中医学院毕业后分配到红柳沟卫生院工作，1978年任红柳沟卫生院院长，1978年10月加入中国共产党，1981年调任纪畔卫生院院长，1994年调任安边卫生院院长，1997年调任定边县人民医院副院长，在县医院一直从事内科工作，并晋升为内科副主任医师。

王存金勤于临床实践，研究自组多个配方，治疗多种疾病。治疗胃病很有特色，注重双调气血。治疗肾盂肾炎血尿，有独特的见解及显著的疗效：独自组方黄白二苓汤治愈200多例肾炎，疗效特别显著。积极总结临床经验，撰写论文12篇，其中8篇在国家级杂志上发表，如《坏死性淋巴1例报告》，于1999年4月《中国企事业医学杂志》上发表；《单冠状动脉硬化性心脑病的治与防》于2002年12月《中国乡村医药》杂志上发表；《益气温中摄血法治疗及十二指肠溃疡并出血60例》

于2002年1月《实用乡村医生杂志》上发表;《浅谈中医辨证治疗咳嗽体会》于2002年4月在《陕西中医杂志》上发表;《中医辨证治疗慢性支气管炎并咯血50例》于2002年8月在《现代中西医综合杂志》上发表;《血府逐瘀汤治疗胸膜炎30例》于2002年9月在《现代中西医结合杂志》上发表。

王存金在定边医疗战线工作近40年，甘于奉献，钻研医术、精益求精，不论在乡镇卫生院还是在县医院工作，总是尽职尽责，在平凡的岗位上勤勤恳恳、任劳任怨，脚踏实地、默默付出，赢得了医院上下及患者的尊重和好评。

第二节 简 介

（以姓氏笔画排序）

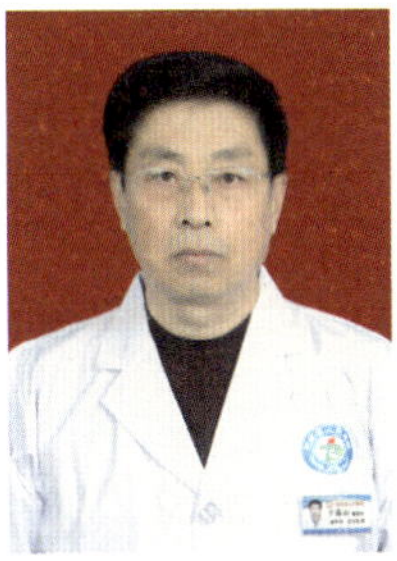

丁海山（1962年11月出生） 定边县贺圈镇王来滩丁寨子村人，无党派人士，外科主任医师，任政协定边县副主席、政协榆林市委员、县人大代表、县医院副院长、中华医学会会员、中华保健杂志社全国理事、榆林市健康教育协会会员、榆林市乳腺疾病学会会员、定边县知联会会长、县慈善协会名誉会长、定边县残联名誉主席等职。

1980年9月至1985年7月在陕西中医学院（后改为陕西中医药大学）中医系就读，获医学学士学位。1985年毕业分配到定边县人民医院外科工作。1994年8月起任副院长，1996年任外科主治医师，2001年起任外科副主任医师，2006年任外科主任医师；2003年任县政协常委，2005年起任政协榆林市二、三、四届委员，2007年起任县政协七、八、九届副主席。曾获县优秀政协委员、优秀提案奖，2013年度、2018年度获榆林市政协优秀提案奖励。定边县人劳局年度考核连续十年获“年度优秀工作者”称号，曾被奖励两级工资；2020年定边县医师节表彰大会上，他获得“最美定边人·人民公仆之特殊贡献奖”；2021年获定边县委、县政府之“定边县有突出贡献人才”奖；并荣获陕西省“三秦最美读书人”奖励。

1985年7月，陕西中医学院医疗系本科毕业，先后在陕西省卫生厅主治医师培训班、第四军医大学西京医院、上海医科大学新华医院等地进修深造普外科肝胆、胃肠、甲状腺、乳腺、胰腺、血管外科等。他临床经验丰富，擅长肝胆、胰、胃肠、直肠、结肠、甲状腺、乳腺及四肢血管疾病的手术治疗，擅长中西医结合治疗急腹症、肠梗阻、阑尾炎、疮疡、烧伤及疑难疾病，是一名德技双馨、擅长疑难杂症、既懂中医又懂西医的好专家、好医生，也是一名既懂医院管理又参与社会管理的不可多得的管理人才。他热爱生活，兴趣广泛，团结同道，与人为善，2013年被评为“榆林好人之最美医生”。

1992年夏，他下乡期间曾创造性地开展了一例手术，在无法转运、又无血源、无麻醉、无检查设备、无手术消毒、不具备手术条件的白泥井卫生院，为“宫外孕大出血、重度休克”昏迷病人手术，成功挽救了患者生命。2001年，白湾子病人郑占某，被宣布无救并准备办理后事，丁海山和张存渊抱着一线希望，挑战病魔、挑战死亡，把病人接上手术台，精心手术，细心分离粘连，切除坏死小肠，行小肠吻合、肠排列术，清洗腹腔，成功救治了这名患者的宝贵生命。海子梁病人王建某车祸致休克、右肱骨颈开放性骨折并腋动脉断裂，他在徒手、直视的情况下开展了定边县医院首例血管吻合术，成功地疗救了伤者也保住了其肢体。2002年，定边镇的韩某某身患“硬化性胆管炎”，在西安银川多处求医未效，一身黄疸骨瘦如柴，丁海山为病人施行了定边县医院首例Roux-y胆肠吻合术并获得成功，使病人摆脱了病魔的折磨，黄疸消退，饮食、体重都恢复了正常。有一次黄湾乡卫生院收治了一个被驴踢伤腹部致肝破裂的5岁患儿，得到求救会诊信息后，丁海山在县医院做好了多科室准备，简化流程为患儿手术，争取了宝贵时间，患儿从死亡线上起死回生。

对丁海山而言，上述医例不胜枚举。针对烧伤、慢性溃疡经久不愈等顽症，他自行研制了外用中药，治疗烧伤、溃疡效果良好；他中西医结合治疗肠梗阻、阑尾炎为许多患者免除了手术。他还善于总结经验，在《第四军医大学学报》《陕西医药杂志》《中国中西医结合杂志》《误诊误治杂志》等核心期刊发表论著论文10余篇。从医近四十年间，无论职务如何变迁，他总是坚守在临床一线，参与值班、手术、门诊、教学、管理等，工作中，他还善于发现问题，借鉴上级医院的先进管理经验，在平素医疗、护理管理工作及创建“二甲”医院过程中，完善和新建了许多管理规章制度，他还在县上领导层中为县医院发展积极呼吁、争取政策和资金、建言献策，为定边县人民医院的发展做出了不可磨灭的贡献。

丁海山出生于红色革命家庭。其祖父丁子齐曾任定边县县长，是定边最早的共产党党员之一。其外祖父崔岳瑞，是定边名中医，曾获陕甘宁边区“特等劳模，破除迷信英雄”称号，受到中央领导的接见。其父在二十世纪六七十年代，当过赤脚医生保健员，救治过许多病人，享誉周边乡村。丁海山从小就受父母“勤俭持家、崇尚科学、知书达理、厚道为人”的家训熏陶，他发奋努力，不断进取，收获了卓著的人生成就。

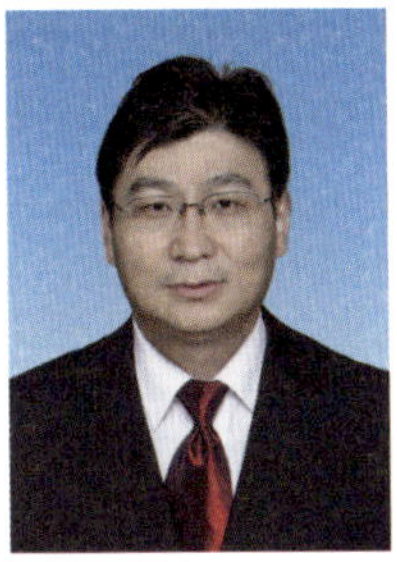

丁银山（1970年10月出生） 男，汉族，定边县周台子乡（后并入白泥井镇）金鸡湾（后更名为金伊湾）村人。1991年7月参加工作，1997年3月加入中国共产党，大学文化。1991年7月绥德师范学校毕业后在周台子乡金鸡湾小学任教，1992年8月调入白泥井中学任教，1999年8月任白泥井中学政教处主任。2000年7月调入定边县人民医院从事文秘工作，2001年3月任办公室主任，2010年11月任党支部副书记，2018年12月任党总支部副书记。2021年5月任党委书记，负责医院党委全面工作。

多年来，始终以积极热情、高度负责的态度做好本职工作，围绕业务抓党建，抓好党建促发展，积极推行“五抓五争当”工作法，创新构建特色鲜明的医院党建文化“八大体系”，开创了医院党建工作新局面。

2007年4月被县卫生局评为“2006年度卫生工作先进工作者”，2008年7月被县委评为“优秀共产党员”，2009年7月被县委评为“优秀共产党员”，2010年3月被县政府评为“2009年度卫生工作先进工作者”，2012年3月被榆林市卫生局评为“全市卫生系统‘创先争优’活动优秀党务工作者”，2013年12月被县委评为“优秀共产党员”，2014年3月被县委评为2013年度全县“三访五促、为民服务”活动先进个人，2014年7月被县直工委评为“优秀党务工作者”，2018年7月被县委评为“优秀党务工作者”，2021年4月被榆林市卫健委评为“2020年度榆林市卫生健康工作先进工作者”。

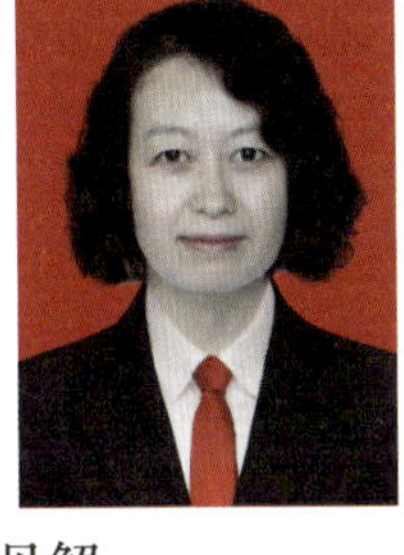

丁晓丽（1980年6月出生） 女，定边县贺圈镇王来滩大队丁寨子村人。妇科副主任医师，毕业于延安大学。2005年8月进入定边县人民医院工作。多次在西安交通大学第二附属医院、陕西省人民医院、郑州大学附属医院进修学习。从事妇产科工作15余年，临床经验丰富，熟练掌握妇产科领域的理论知识、临床疾病的诊治和手术操作。尤其对一些疑难杂症的诊治、复杂手术操作有独特的见解。

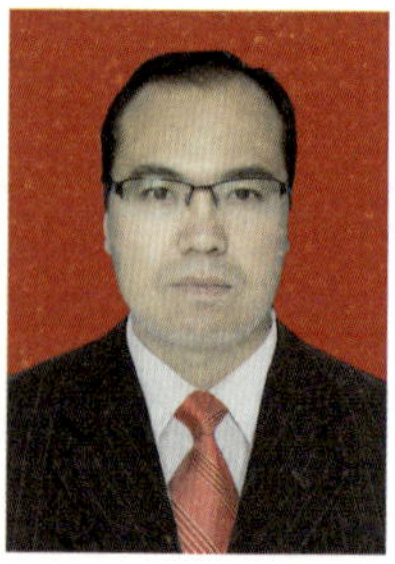

丁晓凌（1976年12月出生） 定边县贺圈镇下闇门人，大学本科，民盟盟员。毕业于西安医科大学，放射科副主任医师，政协定边县第九届委员会委员，榆林民盟委员会定边学习小组组长，定边县党外知识联谊会常务理事，榆林放射学会会员，定边县人民医院CT室主任。

1994年8月至1997年7月在西安医科大学临床医学学习，1997年7月参加工作，分配到杨井中心卫生院工作。2000年1月调入定边县人民医院CT室。2001年8月至2002年7月在第四军医大学西京医院进修影像专业，2008年6月取得放射诊断主治医师，2009年9月任CT室主任，2013年6月在西安交通大学第二附院进修CT三维及心血管重建，2016年3月取得放射诊断副主任医师，2016年11月被选为定边县政协第九届委员会委员。2017年8月加入中国民主同盟，2018年12月任榆林民盟定边县学习小组组长。2018年获评榆林民盟参政议政优秀盟员和2019年榆林民盟先进个人。2018年8月至2019年2月在首都医科大学附属北京友谊医院进修，2020年7月获得定边县“最美医师”和“最美定边人”称号。2020年10月加入定边县党外知识分子联谊会，当选为常务理事。

从事CTMRI诊断二十多年，曾分别在第四军医大学西京医院，首都医科大学附属北京友谊医院进修，师从影像专家马大庆王振常杨正汉教授，擅长CTMRI全身诊断，尤其在胸腹肿瘤增强诊断及全身血管造影等方面独特造诣，相继开展脑动静脉血管成像、脑动脉灌注、肺动脉造影、心脏CTA造影、肾动脉血管成像、颈动脉血管成像，双下肢、上肢CTA造影，全身各部位CT平扫及增强扫描检查；低剂量肺部筛查；CT仿真支气管及肠管仿真内窥镜；面神经管三维重建；甲状腺结节增强定性及TNM分期；各级支气管气道三维成像；肺癌、胰腺癌、胃癌、结肠癌、直肠癌、肝癌、胆囊癌、肾癌、膀胱癌、卵巢癌、宫颈癌等增强定性及术前TNM分期及评估；胰腺炎分级及分度；肠梗阻原因分析，阑尾炎腹股沟斜疝三维重建；全泌尿系CTU；全身骨骼三维成像、肺小结节三维成像、全胃肠三维成像，填补了县域内多项技术空白，使县医院影像诊断水平达到了三级医院水平，影像诊断水平达到了市级技术水平，部分技术超过市级水平，极大提高疾病确诊率。

作为政协定边县第九届委员会委员，他认真履行职责，围绕中心，服务大局，关注民生，建言献策。在深入调查研究的基础上，提出了涉及医疗、医保、交通、民生、城建等多与老百姓息息相关的提案。作为民盟榆林委员会定边学习小组组长，他积极参与盟务工作，带领全体盟员，紧紧围绕盟市委要求，扎实开展工作，了解社情民意，积极建言献策。作为一名医生，他始终从大局出发，从不计较个人得失，爱岗敬业、恪尽职守、默默奉献。他以严谨、敬业的工作态度，在平凡的工作岗位上演绎着“医者仁心”的平凡故事。

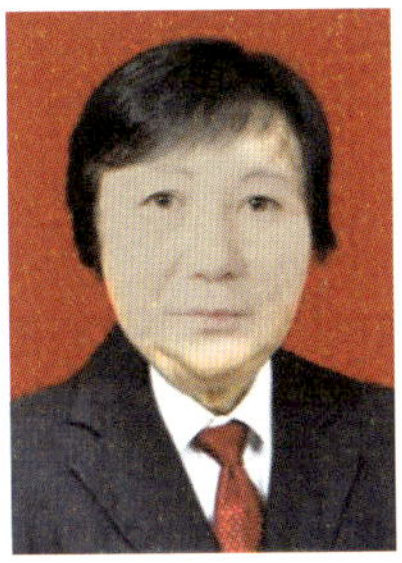

马秀兰（1949年5月出生） 女，绥德人，副主任医师。1968年毕业于榆林地区卫校，1983年到定边县人民医院妇产科工作，擅长诊治妇产科常见病、多发病及各种疑难杂症，多次成功抢救危重患者。1990年任妇产科副主任，1994年任妇产科主任，2004年退休，曾多次被评为“先进个人”和“优秀工作者”。

马秀兰刚到定边县人民医院工作时，妇产科还属于外科管辖，没有独立划分出来，人员少、技术力量薄弱，资源分配不均衡，发展相对迟缓。面对各方面条件和设施极差的工作环境，她不气馁，不放弃，虚心向老大夫求教询问问题，1985年还到西安市中心医院进修，积累了丰富的理论知识和临床经验，进修回来后，她把新知识、新技术应用于临床实践，同时在业务上对年轻大夫进行传帮带，为妇产科发展积蓄了力量，大大提高了妇产科专科水平。1994年任妇产科主任后，马秀兰向院方提出把妇产科从外科独立出来，从此妇产科逐渐发展壮大。

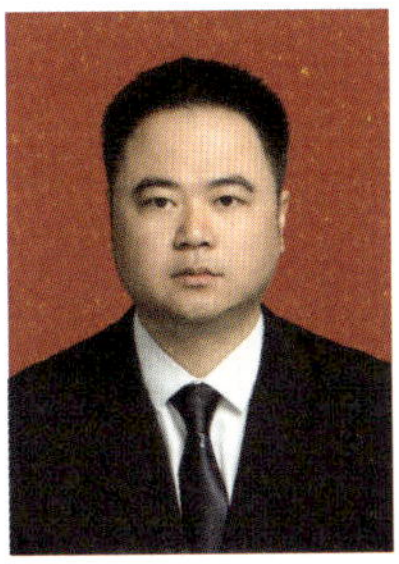

马建鹏（1977年1月出生） 定边县安边镇人，医务科主任、门诊部主任、磁共振室主任，主治医师，2001年8月进入定边县人民医院工作。陕西省工商管理硕士学院医院管理MBA硕士，定边县第十九次代表大会党代表，陕西省保健协会影像专业委员会委员，陕西省医师协会医院管理研究分会会员，陕西省医师协会胰胆疾病专业委员会会员，榆林市病案质控中心委员，宁夏影像专科联盟理事。毕业于陕西医学高等专科学校医学影像学专业，先后多次在西安交通大学第二附属医院、陕西省肿瘤医院进修CT及MRI诊断、CT三维及冠状动脉CTA技术。擅长CTMRI各种疑难疾病的影像诊断检查和医疗质量管理。以共同第一作者发表SCI论文一篇，独立完成5万字的定边县人民医院医患关系经管理改进研究论文一篇。

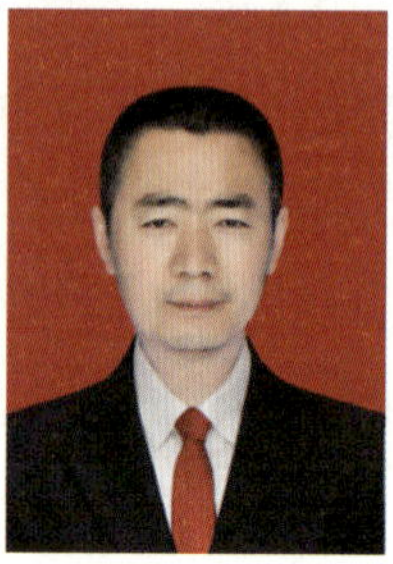

王小平（1971年12月出生） 定边县红柳沟镇沙涧村人。眼科副主任医师，陕西保健学会防盲专业委员会委员、榆林医学会眼科分会委员。多次在西安交大二附院进修学习。1991年7月进入定边县人民医院工作。从事眼科工作30余年，临床经验丰富。擅长眼科白内障、青光眼、葡萄膜炎、泪道等疾病的诊治。

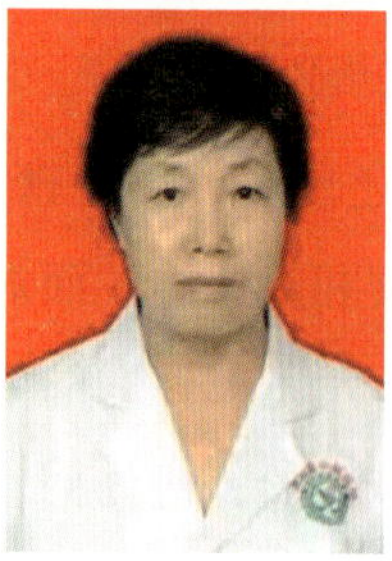

王月娥（1956年出生） 女，定边人。定边中学初71届学生。1971年7月安排至县医院工作，1974年至1978年在延安大学上学，1978年起先后在杨井地段医院、县妇幼保健站、县医院妇产科工作。工作期间先后在省妇幼保健院、全国围产新生儿保健学习班、西安市中心医院妇产科、西安市第四医院妇产科学习进修。1972年6月任主治医师，1998年12月任副主任医师。

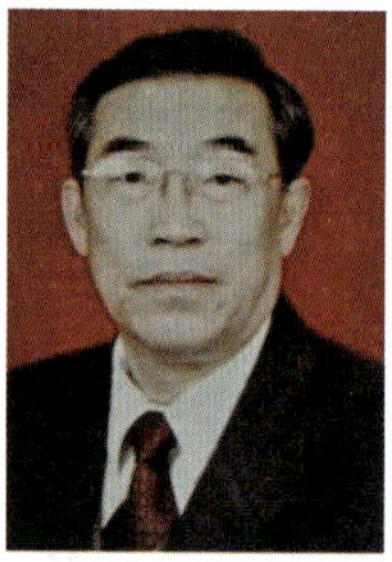

王白石（1941年10月出生） 定边县红柳沟镇水口峁村人。1975年加入中国共产党，儿科副主任医师。1968年延安大学医疗系毕业分配到定边县冯地坑卫生院工作。1972年调到县卫生局工作，1976年到西安市儿童医院进修学习一年。1978年调到定边县医院工作，曾任办公室主任、副院长、院长，2001年退休，县医院返聘2年，2003年辞聘到西安。曾任定边县人大科教文委委员、中华医学会榆林地区儿科分会会员、榆林地区卫生系统中级职称评委、定边县残疾儿童医学鉴定组组长。在冯地坑卫生院工作期间，有位便秘患者五六天未解大便，王白石用手指为患者抠出。一次在救治一位重症肺炎患儿时，该患儿因痰堵窒息，医院当时无吸痰器，王白石马上对患儿口对口吸痰并进行人工呼吸，挽救了患儿生命。王白石是定边县儿科权威，他用自己所学，不断创新医疗技术，挽救了许多“流脑”“毒痢”“重症肺炎”患儿，受到广泛赞誉。他用“小儿腰穿静脉推注”大剂量青霉素、钠盐和“清洁回流灌肠”技术在科内推广使用，取得了显著疗效。王白石1992年担任定边县人民医院院长，着重抓了以下几项工作。一是狠抓医疗技术人员的培训，邀请宁夏回族自治区医院、西安交大二院、西安市四院内科、外科、妇科、中医科、眼科及皮肤科专家到县医院诊治患者传授技术。同时先后派出张少雄、张鸿翔、王旭升、王月娥、刘国敏、李菊林、赵海忠、高丽亚、王霞、尹彩霞、高秋燕等外出进修学习，成为医院各科技术骨干和学科带头人。二是狠抓医院等级评审工作。在其担任院长期间，建立健全各项规章制度，强化管理，不断提高医院医疗水平，获得了二级乙等医院称号，为县医院后续发展打下了基础。三是组建新科室。20世纪90年代，定边县医院仅有外、妇、内儿三大科，之后组建了小儿内科，增设耳鼻喉和中医针灸科，扩充了眼、心电图、理疗、B超等科室。

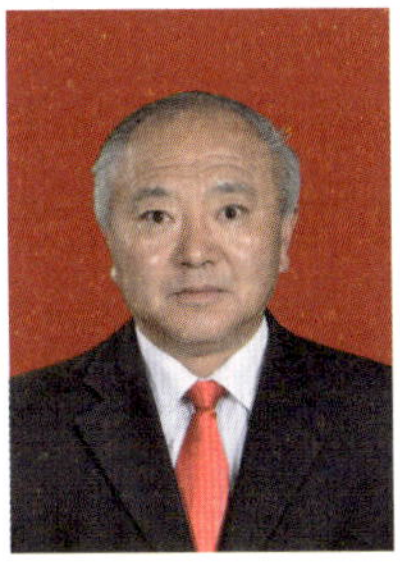

王世忠（1955年12月出生） 定边县定边镇人。1976年7月进入定边县人民医院工作。急诊科副主任医师，曾在银川市人民医院进修深造，从事外科临床工作30余年，临床经验丰富，擅长外科各种疾病的诊治和手术治疗。

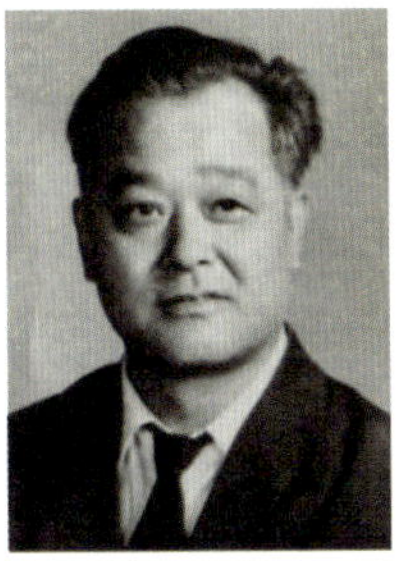

王全（1937年4月出生） 铜川市新区人，中共党员，中专农牧文化学历。1957年8月分配定边县农业部门工作。1972年10月至1976年，任姬塬公社党委书记、革委会主任。1977年至1982年，任定边县人民医院党支部书记、革委会主任。1983年任定边县农业局局长至1997年5月退休。1984年，农业部授予“支边纪念章”及荣誉证书；2021年7月，中组部授予“光荣在党50年”纪念章及荣誉证书；2021年10月，定边县委、县政府授予其“支边纪念章”“最美定边人·杰出人才”荣誉证书。

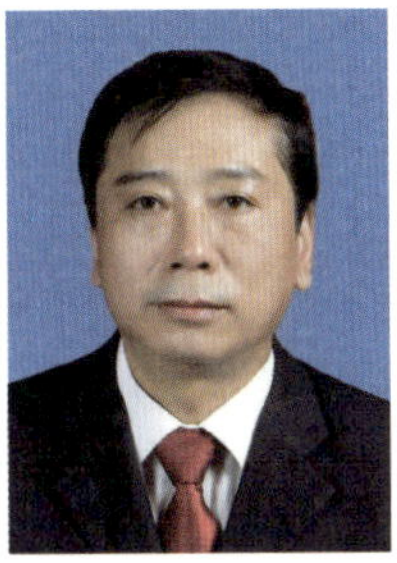

王旭升（1971年8月出生） 盐场堡镇东梁村人。本科学历，主任医师，定边县人民医院消化内科主任，九三学社定边支部委员会主委，榆林市医学会医疗事故技术鉴定专家库成员，2017—2022年度榆林市医学会医疗事故技术鉴定专家库成员，榆林市消化病分会常委，榆林市呼吸病学学会会员。

1994年7月毕业于延安大学临床医学专业，随之进入定边县人民医院工作。1999年3月至2000年3月在西安交通大学第一附属医院消化内科进修一年，2013年晋升为内科主任医师。

自毕业以来，常年工作在临床第一线，每年主管住院病人1500余例，其中75%

以上为危重疑难病人，临床诊断符合率达90%以上，治愈率80%以上，并多次成功抢救各种危急重症病人。

有时是治愈，常常是帮助，总是去安慰。这是长眠在纽约东北部的萨拉纳克湖畔的特鲁多医生的墓志铭，也是王旭升作为医生的追求，记得刚毕业不久，从宁夏医科大学转回来一位肝硬化晚期的病人，由于肝功能严重损伤，病人不能进食，消耗特别厉害，家属放弃治疗，病人也放弃了希望，转回到县医院姑息治疗。王旭升作为主管大夫，不仅每天细心照顾病人，询问病人的情况，给予保肝、营养支持治疗，而且还把重心放到开导病人上，让病人有了生的信心。

2006年任内科主任以来，从行政上、业务上起到领导骨干带头作用。在苏州援榆专家的指导下，率先在榆林市开展一次性中心静脉导管胸腹腔穿刺引流术，取代了以往的多次穿刺，减少了病人的痛苦，效果显著，并发表了相关论文。2000年进修回来后建立定边县第一所电子胃镜室，开展了定边县电子胃肠镜检查，结束了定边县无电子胃肠镜的历史，每年检查1000余例。近年来，逐步开展电子胃肠镜下食道异物取出术，胃肠镜下息肉切除术，胃镜下止血术，单人操作肠镜检查术，肝硬化腹水回输术，并在西安交通大学第二附属医院的指导下，开展了食道静脉套扎术，填补了定边县消化内科的多项空白，并达到了市级先进水平。2010年开展高血压脑出血患者行微创血肿清除引流术，避免了患者开颅的巨大创伤，同时能够达到清除血肿，挽救患者生命的效果。

每当危急的时刻，他总是冲在第一线，2002年“非典”时，担任定边县非典医疗救治组组长；2020年新冠突发时，担任定边县医疗救治组专家组成员。

在学术学业方面，同时承担榆林市卫校、定边县卫校及定边县乡镇卫生院进修人员的带教工作。撰写的论文《高血压脑出血患者行微创血肿清除引流术疗效观察》发表于《吉林医学》；《结核性脑膜炎36例误诊分析》发表于《宁夏医学杂志》；《生长抑素对急性重症胰腺患者肿瘤坏死因子-α水平的影响》发表于《中国基层医药》；《胸腔闭式引流治疗胸腔积液482例疗效观察》发表于《医学综述》；《延安大学学报》等期刊发表多篇论文。独著《消化病临床诊断与治疗》由天津科学出版社于2012年出版发行。

2019年被健康陕西发展大会授予“最美医院管理者”，2020年获得“最美定边人·人民公仆奖”，2021年获得“定边县突出贡献拔尖人才奖”。

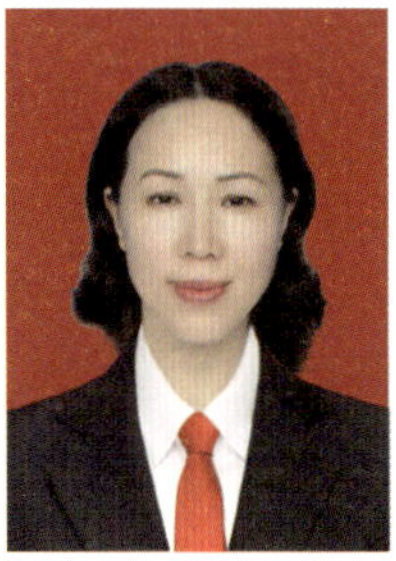

王冲霞（1975年出生）　女，胃镜室主任，陕西省预防医学会第一届消化病预防专业委员会委员，榆林市医学会消化内镜学专业委员会委员。毕业于延安大学专升本临床医学专业，从事消化内镜诊疗工作二十余年，曾在苏州支边援建消化科专家带教下工作两年，后在西安交通大学第一附属医院、西安交通大学第二附属医院、北京中日友好医院、苏北人民医院消化科专家帮扶指导下开展工作。先后在西安交通大学第二附属医院、宁夏医科大学附属医院消化内镜中心进修学习，多次参加全国各地消化内镜学术研讨会。擅长消化道早癌镜下诊断、消化道息肉镜下切除术、消化道异物取出术、消化道出血镜下止血术、食管狭窄扩张术、经胃镜置管术等。

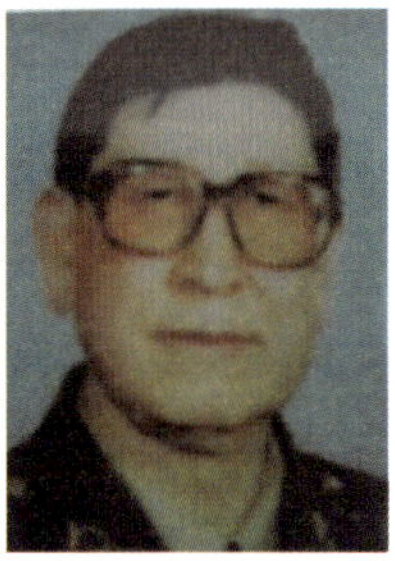

王成山（1934年8月出生）　定边县周台子乡（后并盐场堡镇）贾圈村，中共党员。解放军总院（北京301医院）急诊科原主任，主任医师，教授，文职二级（少将）职衔。1946年10月进入定边县卫生院，之后，在陕甘宁三边区军分区后方医院工作，参加了保卫延安、解放宁夏、解放大西北的战斗。1948年14岁的王成山，已是护士班副班长、治疗护士，被评为优秀护士，是骨干之一。1954年进入中国人民解放军第七军医大学学习。1961年任宁夏军区陆军总院（兰州军区第五医院）心肾科主任。1974年调解放军总院工作，先后担任高干病床、高干门诊、急诊科主任，从事临床内科工作50多年，有丰富临床经验，尤其对心脏传导系统的研究有较深造诣。发表学术论文40余篇，著有《临床心脏传导系统学》（中国科学技术出版社，1992年）《心脏与起搏答疑》（北京科学技术出版社，2000年）《急性心肌梗死临床处置策略》（清华大学医学出版社，2015年）。曾被评为“对国家有突出贡献的科技工作者”，享受国务院政府特殊津贴待遇。

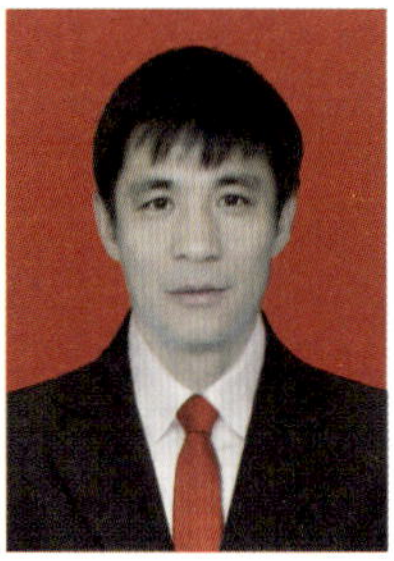

王利阳（1972年9月出生）　定边县定边镇人。2007年7月进入定边县人民医院工作。骨科副主任医师，定边县第八届政协委员、榆林市整形学会常委，多次在宁夏回族自治区人民医院、西京医院骨科进修学习，从事骨科工作20余年，临床经验丰富，擅长骨科常见病及多发病的治疗。

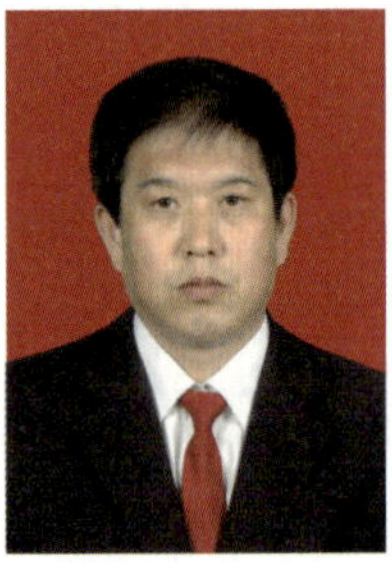

王学广（1965年2月出生） 油房庄乡油房庄村人。1991年1月进入定边县人民医院工作。普外科主任，外科副主任医师，先后在西安交大第二附属医院、解放军451医院进修深造，在西安空军医院进修学习腹腔镜，从事外科工作30余年，擅长普外科、肝胆外科各种疾病的诊治。

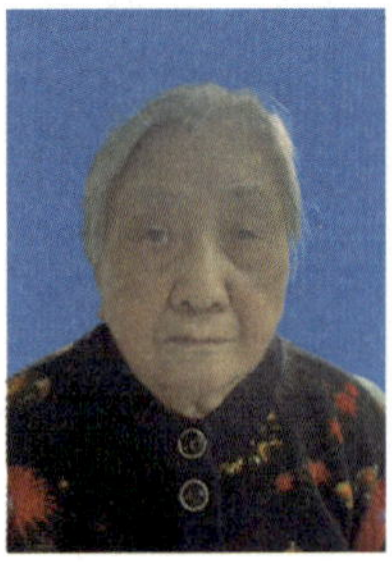

王国霞（1933年7月出生） 女，榆阳区人，1952年参加工作，先在榆林县医院工作，于1955年10月调到定边县医院。1958年至1960年在西安市中心医院护士学校学习，毕业后仍回到定边县医院，担任护士长直至20世纪70年代末，后被调整到医院超声波心电图室，在定边县医院工作了近40年，1993年退休。

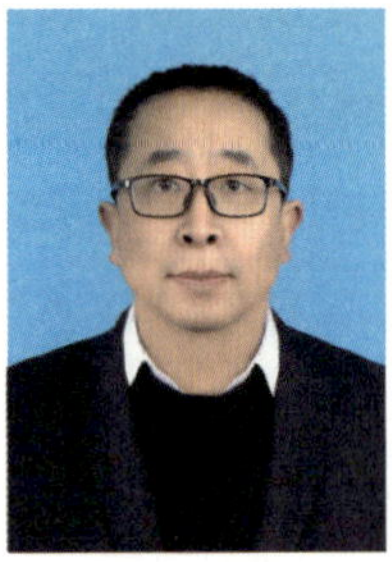

王凯（1967年10月出生） 山西省吕梁市临县白草村人。1988年3月进入定边县人民医院工作。口腔科主任，五官科病区主任，口腔科副主任医师，民建会支部主委。从事口腔科工作30余年，曾先后在西安第四军医大学、上海第三医院、成都华西口腔医院进修学习，2013年分别在北京、韩国首尔接受奥齿泰种植培训。擅长口内的根管治疗，儿童牙病、龋病的治疗及预防，特别对全口义齿修复、美容烤瓷牙修复、种植牙及牙齿矫正方面有着丰富的临床经验。

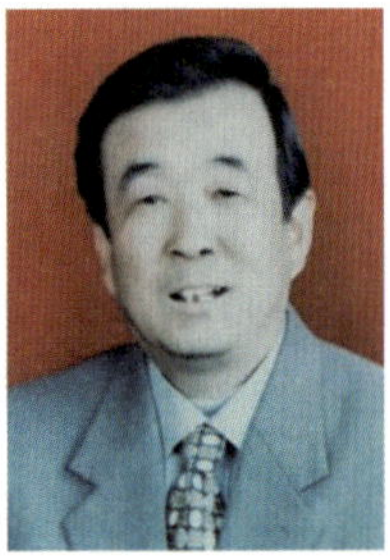

王继红（1943年10月出生） 清涧县人。1968年毕业于延安大学医疗系，1969年1月分配到定边工作，1971年8月调入定边县医院，在县医院外科工作一年后，转至内科工作。1987年3月加入中国共产党。1979年参加陕西省心血管病研讨会一次，1982年在西安医科大学第一附院内科进修学习一年，1986年参加省心脏急诊学习班，1987年在省第一届内科主治医师学习班学习一年。

历任定边县医院内科住院医师、主治医师、副主任医师、副主任、主任，县医院医务科科长，副院长（主管内科、医务科）。担任定边县政协第一届特邀委员、第二届正式委员，1996年起任县专家咨询委员会委员。

王继红在临床工作中理论扎实，经验丰富，擅长内科疑难病、少见病的诊治和危重病的救治，尤其在心脑血管疾病的诊治方面有较深的造诣，从医数十年中诊治抢救过大量的疑难、危重病例。曾抢救一例中毒性菌痢（并中毒性脑病、休克、心衰）。抢救一例暴发型肝炎、肝昏迷，获成功。抢救2例大剂量、重度有机磷农药中毒，痊愈出院。抢救一例难治性心律失常（顽固性室上速并心衰）获成功。抢救成功一例大剂量利眠宁中毒。抢救成功肝硬化并肝昏迷一例。抢救成功一例脑出血（患者昏迷35天后清醒）。抢救成功许多例急性左心衰、脑血管意外感染性休克，暴发性流脑、高血压危象、糖尿病酮症酸中毒昏迷。

王继红先后撰写论文11篇，如《渗出性胸膜炎疗效观察》《60例慢性肺心病心电图分析》《200例心脏病心电图PV终末电势测量分析》《一例继发性肺含铁血黄素着症的误诊分析》《他唑过量引起继发性甲减一例》等，其中《利眠宁中毒一例》发表于《长城医讯》，并获1981年榆林地区医学科研学术交流三等奖。《利尿剂治疗30例渗出性胸腺炎疗效观察》刊登于《长城医讯》，《200例心脏病心电图PV终末电势测量分析》获1984年榆林地区自然科学优秀论文评比三等奖。

1983年在榆林地区主治医师晋升考试中获理论考试第一名。

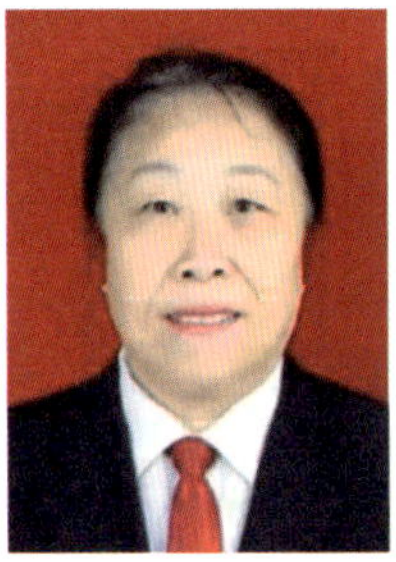

王彩英（1956年2月出生）　女，祖籍吴堡县，出生于榆阳区李学士巷，妇产科副主任医师。从事妇产科工作40余年，临床经验丰富，擅长妇产科各种危重疾病的诊断和（葡萄胎、宫外孕、卵巢囊肿、子宫肌瘤）手术治疗，得到广大患者的信赖和好评。

1971年高中毕业后分配到贺圈公社梁圈大队任民教；1977年至1979年榆林地区绥德卫校医士班毕业后分配在定边县医院妇产科工作。1981年考入榆林地区妇儿科医师提高班理论学习两年，1983年在宁夏回族自治区人民医院妇产科进修1年，1994年在西安市中心医院妇产科进修深造1年，1998年在陕西省妇幼保健院主治学习班学习1年。多次被本单位评为先进工作者。

王彩英刚参加工作时，全院医护人员和后勤人员共50余人，技术力量在全县首屈一指，当时没有先进的医疗设备，各科室诊查患者均靠传统的手工检查完成，妇产科也不例外。

妇产科是高风险岗位，牵涉到母子两条生命，王彩英经常接诊难产（臀位、横位等）、妊娠并发症（妊高症、子痫等）、分娩并发症（产后出血）等患者，都分秒必争及时得到处理、抢救，每当抢救成功患者生命，看到她们平安出院，她心里就多一份成就感。

王彩英在定边县医院工作40余年，兢兢业业，废寝忘食，始终坚守在救死扶伤第一线。她急病人之所急，痛病人之所痛，接生了不计其数鲜活的新生命，多少个日日夜夜从死神手中夺回无数患者生命。曾在《中国实用乡村医生杂志》《延安大学学报》《西安医科大学学报》发表多篇论文。在漫长的行医岁月中，她从未发生过医疗事故，未给患者及院方造成过任何经济损失，平稳过渡至退休。对患者做到了尽心竭力、问心无愧。但她在家庭中上愧对父母，下亏欠孩子。爱人也长年累月战斗在公安第一线，两个孩子少有人照料。1995年6月的一个星期天，王彩英与丈夫都在值班，孩子们饿了，等不到他们回家，孩子便拧开煤气罐开关，一点火，轰一声把厨房墙炸裂了。幸亏当时门大开，差点酿成大祸。他们下班回家看到这一幕，惊得出了一身冷汗。更令她愧疚的是在老母亲临终时，王彩英都没能见上一面。2004年元旦上午，王彩英正在产房给一位回族难产妇接生，刚处理好产妇和新生儿，就接到家人电话，传来母亲病逝的噩耗，她抱憾终生。

王彩英由于长期劳累、熬夜、生活不规律，身体免疫力急剧下降，时感乏困无力，退休前一年，上夜班靠喝浓茶支撑。退休后医院返聘门诊上班近1年，直至病倒在床，外地确诊与定边县医院诊断一致为恶性肿瘤。面对残酷现实，她决定不做手术，进行放、化疗治疗。在县医院领导同事及亲友的关心鼓励下，她靠着顽强的毅力决心与病魔抗争，达到病情稳定。2019年4月王彩英主动申请下乡安边医院，不计任何报酬，带病为定边县医疗卫生事业发挥余热，将把自己有限的生命投入无限的为人民健康服务之中，受到社会各界赞誉。

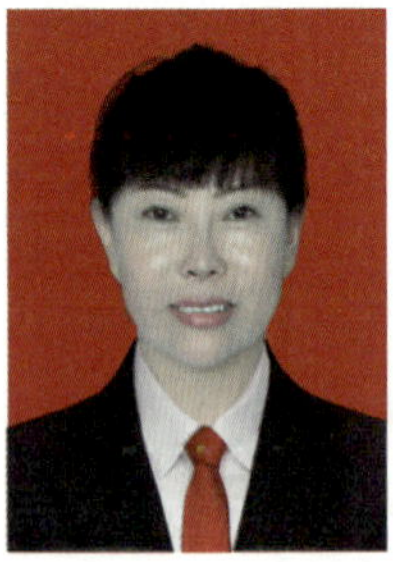

王霞（1966年11月出生） 女，定边县杨井镇（原武峁子乡）海底涧村。1986年7月毕业于榆林地区绥德卫校，分配定边县油房庄乡卫生院工作。后考取宁夏医科大学函授班学习三年，取得本科文凭。1989年调入定边县人民医院工作。曾先后在西安市第四人民医院、西安交通大学第二附属医院进修耳鼻喉科学习3年余。2012年起任定边县人民医院耳鼻喉科主任，耳鼻喉科副主任医师。

王霞是定边县人民医院由综合五官科单独成立耳鼻喉科的首创人。耳鼻喉科从一个一无所有的科室，发展到拥有纯音测听仪器、声阻抗、听性脑干反应、耳声发射、稳态听觉诱发、前庭功能检查仪、视频眼震电图、鼻内镜、耳内镜、喉镜等检查设备齐全的科室。开展的业务有全面的听力检查；前庭功能检查及当下发病率较高的良性阵发性位置性眩晕（耳石症）的诊断和治疗；鼻内镜检查，可发现鼻腔、鼻咽部肿瘤；喉镜检查；耳内镜下鼓室成形手术、中耳乳突根治术；鼻内镜下功能性手术、鼻中隔矫正术；喉直达镜下喉良恶性肿瘤切除术；儿童全麻下扁桃体、腺样体切除术；耳前瘘管切除等常规手术操作。近年来每年诊疗门诊患者约两万人次，住院患者200人次，开展业务手术约100例。能开展耳鼻喉科各种常规手术及疑难杂症的诊治工作，在定边县及周边地区具有一定的权威性和影响力。

王霞医德高尚，爱岗敬业，无私奉献，为定边医疗卫生事业做出了突出贡献。撰写的论文有《胎教与非胎教新生儿103例耳声发射通过时间检测对比》《益气聪明丸治疗突发性耳聋27例》，发表于《现代中西医结合杂志》。还有《鼻渊口服液联合罗红霉素胶囊治疗慢性鼻窦炎的疗效和安全性》《不同填塞止血材料在鼻内镜术后的应用》《唇龈沟入路鼻前庭囊肿切除术和鼻内镜低温等离子射频消融术对鼻前庭囊肿患者生化指标及免疫功能的影响》《耳后注射甲泼尼龙琥珀酸钠联合纤溶酶治疗重度及极重度突发性耳聋患者的疗效观察》《鼓膜切开置管联合药物灌注在难治性分泌性中耳炎治疗中的应用效果》等。2010年12月、2012年12月被单位评为“先进个人”，2019年8月被县委县政府授予“优秀医师”称号。2019年被聘为西安交通大学医疗联盟耳鼻咽喉头颈外科诊疗中心委员。

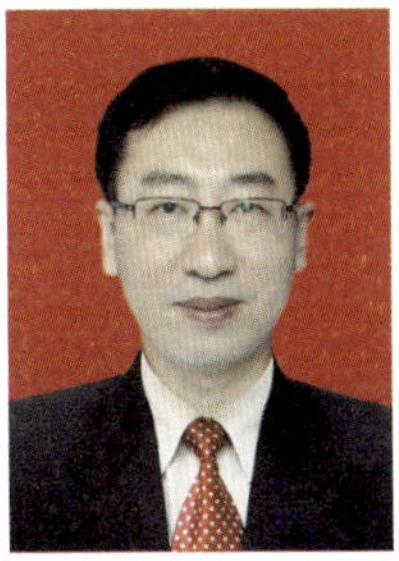

王磊（1972年11月出生） 榆林市榆阳区人。2008年7月进入定边县人民医院工作。肾内科主任，肾内科副主任医师，毕业于西安交大医学院临床医学专业，先后在西安交通大学第一附属医院、兰州大学第一附属医院肾内科进修学习，擅长内科常见病、多发病的诊治，特别对于疑难杂症，危重疾病的救治颇有心得，对肾衰、尿毒症的透析治疗有独特的治疗方法。

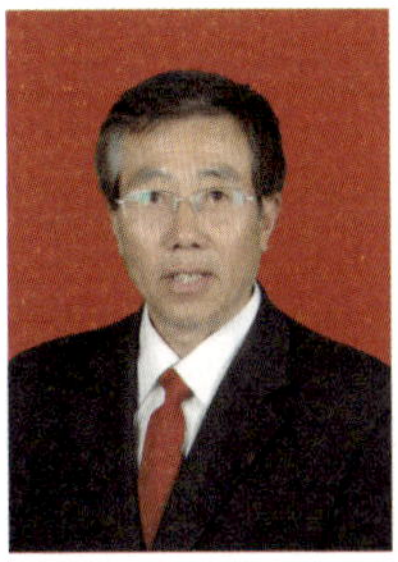

尹发显（1953年10月出生） 河北省邢台县尹家乡村人，生于定边县城关镇，检验科副主任技师。1960年至1971年先后在向阳小学、定中读书。1971年至1979年在贺圈乡郑圈村插队（其间在榆林地区卫生学校检验班学习）。1979年至1983年先后在姬塬乡卫生院、城关镇卫生院从事检验、X光工作；1983年调到定边县县医院从事临床检验工作，其间在西安第一附属医院（解放军第三二三医院）临床检验班进修一年。

1989年7月晋升为检验师，1996年晋升为主管检验师，2002年12月晋升为副主任检验师。从事临床检验工作30余年，在工作中努力学习先进的专业知识和技术，不断更新思想，与时俱进，不怕苦，不怕累，经常加班加点，急病人之所急，想病人之所想。从事检验工作非常执着，给临床提供了准确的科学数据。

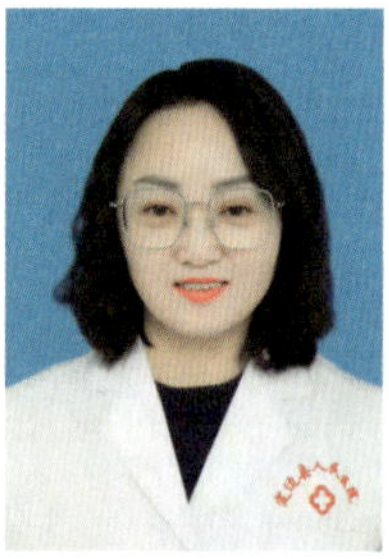

尹东梅（1978年12月出生） 女，安边镇人，中国民主建国会会员，本科学历。1994年2月进入定边县人民医院工作。从事临床检验工作20多年，经历了检验科从手工操作时代、半自动时代、全机动时代、信息化时代。曾多次在西安交通大学第二附属医院进修。2011年任检验科副主任，在行政上、业务上起到领导骨干带头作用，常年从事质量管理和生物安全操作管理，临床常规检验，临床生物化学检验、免疫、微生物技术检验，基因扩增，阴道微生态检测，血细胞形态学、骨髓细胞形态学检验，血库的工作。参加本科室疑难项目的操作及新技术的开展，诊断多例疑难血液病。每年接诊标本量达30000人次以上。

2020年新冠疫情突发，作为一名医务工作者一直工作在一线。在院方的领导下，协助完成了PCR实验室的建设，通过了PCR实验室技术验收并取得了备案凭证。

撰写发表论文3篇，《CA125对原发性上皮卵巢癌患者的检验价值》2014年10月发表于《吉林医学》；《BNP和CRP对急性心肌梗死的诊断价值》2014年6月发表于《内蒙古中医药》；《结核病诊断细菌学检验分析》2017年1月发表于《临床医学研究与实践》。2009年、2015年、2018年、2019年，分别被医院评为“优秀工作者”。2020年任榆林市医学检验学会常务委员。

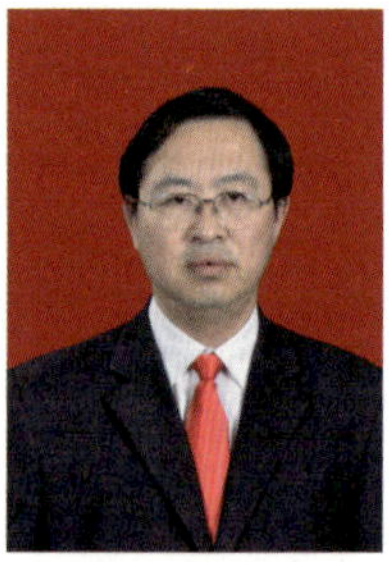

牛国忠（1968年出生） 安边镇牛圈塘村人，副主任医师。陕西省儿科协会榆林分会会员，1987年榆林中学毕业后考入延安医学院，1992年毕业后分配到定边县医院儿科工作，2002年在西京医院进修医学儿科，2003年任儿科主治医师，2008年晋升为儿科副主任医师。从事儿科临床多年，医治好很多儿童疾病，挽救了众多危重儿童的生命。在临床中撰写了《纳洛酮治疗新生儿缺氧缺血性脑病临床观察》刊登在《中国社区医师》2007年第15期；《普米克令舒联合喘乐宁雾化吸入佐治婴幼儿哮喘疗效观察》发表在《中国社区医师》2007年第16期等五篇学术论文。

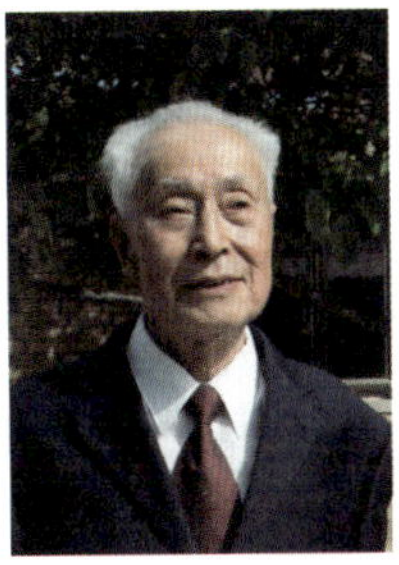

付福春（1937年10月出生） 湖南娄底市新化人，1982年加入中国共产党。付福春1960年西安医学院毕业，自愿来到定边县医院工作。1985年被组织任命为副院长，后担任院副书记。1983年被陕西省卫生厅授予全省卫生先进工作者称号。1986年被陕西省卫生厅授予陕西省卫生文明先进工作者称号。1987年，国防部为在二十多年征兵工作中为国防建设做出贡献，颁发证书和纪念章。1986年、1987年连续两年被中共榆林地区委员会评为优秀共产党员。1986年，因在榆工作二十年以上为振兴榆林做出成绩，榆林地区行政公署颁发荣誉证书。1993年，榆林地区卫生局授予“白求恩精神奖”。1993年，被中共榆林地委、榆林地区行署评为“1992年度学雷锋先进个人”。

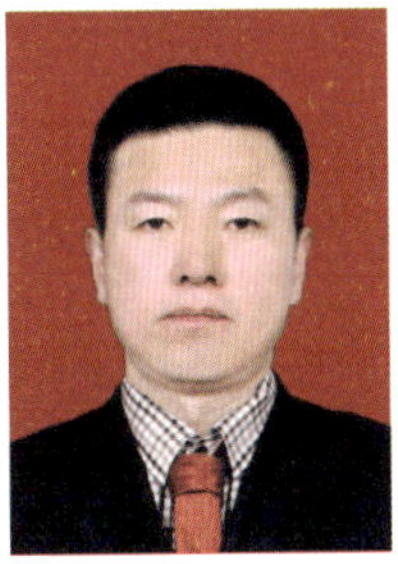

白宏伟（1972年8月出生） 定边县定边镇人。1992年9月进入定边县人民医院工作。影像中心主任，副主任医师，毕业于陕西中医学院，西安交通大学医疗联盟理事会医学影像中心委员，榆林放射学会委员。先后在西安交大第二附属医院、西京医院、北京大学第5临床医学院（北京医院）进修深造，并在各类期刊上发表论文3篇，临床经验丰富，擅长CT、MRI诊断工作，对各种疑难杂症有独特的见解。

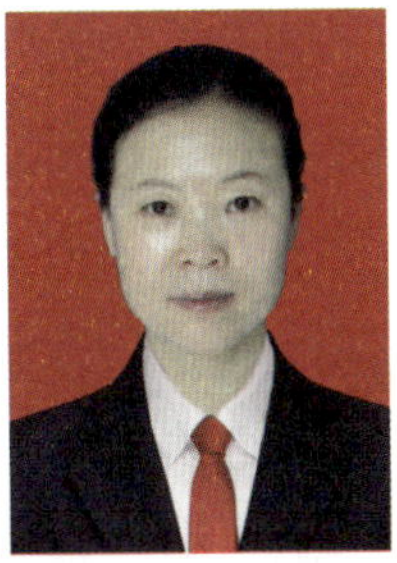

石晔（1976年10月出生） 女，砖井镇石圈村人。1996年7月进入定边县人民医院工作。副主任护师，毕业于榆林市卫校，曾在陕西省附属二院进修学习，从事护理工作20余年，护理经验丰富，擅长阴道镜等检查。

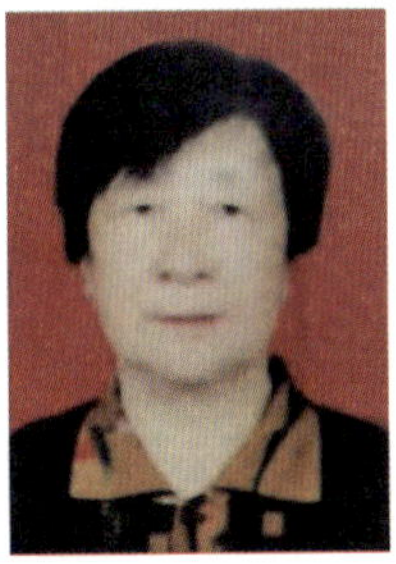

田生梅（1956年3月出生） 女，榆林市镇川镇人，中共党员，定边县卫生职业学校工会主席，内科副主任医师。

1978年毕业于西安医科大学，先后在定边县医院、姬塬地段医院工作。在其临床工作期间，对病人认真负责，能急病人之急，痛病人之痛。对专业技术精益求精，对疾病有较高的诊治水平。1981年调到卫校任教期间，有较高的医学教研理论水平，在陕西省卫生学校专业考试中取得全省第一名，为学校争得锦旗一面。从此县卫校转为卫生职业中专学校。同时在长达三十多年的医疗生涯中多次被评为省、市、县先进工作者。

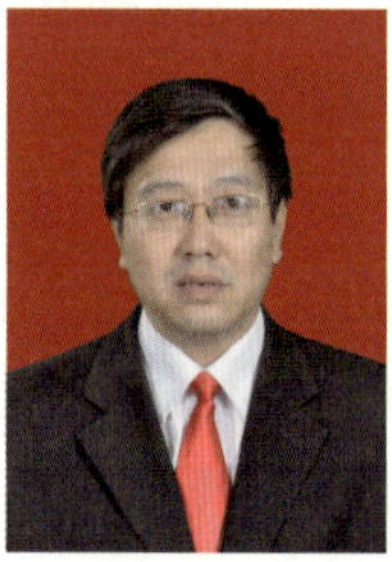

刘双宝（1965年9月出生） 佳县王家砭镇窑湾村人，骨科副主任医师。1988年毕业于延安医学院，分配到定边县医院从事临床骨科工作，1994年在西安红十字医院进修两年，1997年再次在西安红十字医院进修两年，2003年在苏州大学附院学习一年，2008年晋升为骨科副主任医师。他在临床中，精于老年疑难杂症的诊断及治疗。在临床中撰写许多篇论文，《髋臼骨折的手术治疗》一文发表于《中华现代全科医学》杂志2003年11月第3卷第11期；《关节内骨折的手术治疗》发表于《中国实用医学月刊》2003年11月第3卷第2期；《骨关节内跟骨骨折的手术治疗评价》发表于《延安大学学报》2004年4月第2卷第4期。

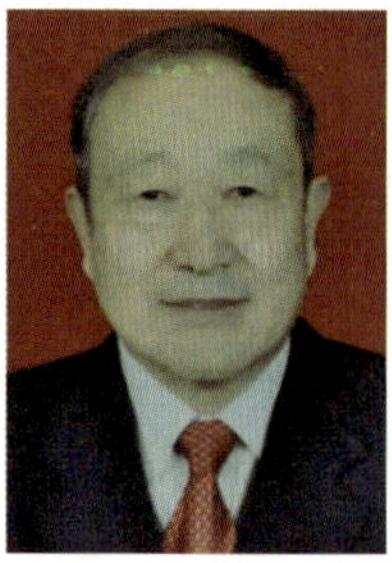

刘志光（1946年12月出生） 榆林市榆阳区普济寺上巷17号，副主任医师，从事临床工作50余年。

刘志光1967年毕业于榆林地区卫校医士专业，后分配到定边县纪畔公社卫生院工作。1971年5月加入中国共产党，1971年12月调胡尖山地段医院，任院长。1973年到宝鸡市中心医院进修一年，回来后开展外科临床手术。1976年调定边县姬塬地段医院，任院长，开展外科下腹部手术、妇产科手术等，取得了成绩，受到了山区人民的表扬。1978年在定边中西医学习班学习中医半年。1979年至1980年在榆林地区外科专科医师进修班和榆林地区中心医院进修外科2年余。回姬塬后对医院进行了扩建，在山区简陋的条件下，开展放射、化验，在没有麻醉师的条件下，自行用神经阻滞麻醉局麻下作了几十例阑尾、疝气、剖宫产、骨科手术等，连续多年被县卫生局评为先进工作者。

1982年调定边县医院工作，搞外科临床。比起农村，县医院医疗条件优越，设备好，刘志光努力学习工作，恰遇定边县手术第一刀——于长雍大夫的重视培养，于长雍人品高尚，医技超群，放手让刘志光做各种手术，使他的医疗水平有很大的提高。

1985年于长雍调回原籍山东。同年刘志光担任大外科主任，主管外科、骨科、妇产科、麻醉科、眼科、皮肤科、手术室等，在院长郭锦文、副院长崔志祥的领导下，他努力工作，得到病人的一致好评。

1998年晋升为普外科副主任医师。多年的临床对肝、胆、肿瘤、肠胃等疾病的诊治有丰富的经验，并撰写的学术论文《肝包虫手术治疗体会》《外伤性肝研究诊治体会》和《腹部穿透伤诊治体会》均在国家级、省级医学刊物上发表。

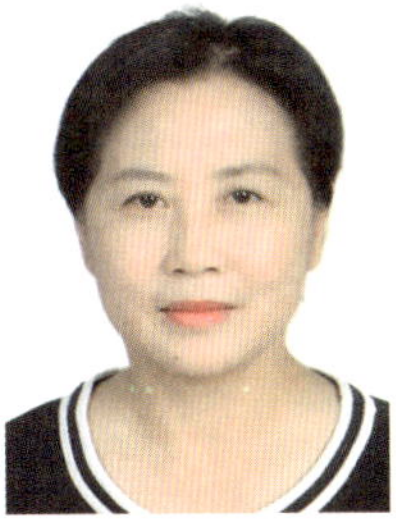

刘国敏（1963年7月出生） 女，籍贯辽宁鞍山,生于榆阳区，副主任医师。1981年参加工作，2004年任定边县妇保站副站长，2009年晋升副主任医师，2010年任定边县人民医院副院长，2013年离岗，2017年退休。曾先后于1985年至1988年在绥德卫校西医士班学习；1992年至1993年在西安市儿童医院临床进修学习；1993年至1994在西安儿童医院全省第四届儿科主治医师提高班理论加临床学习；2000年在西安儿童医院临床进修一年；2006年在宁夏附属医院临床学习一年，2011在西安交大一附院儿科和新生儿进修。

刘国敏是定边县医院儿科创始人，为儿科的创立和发展立下了汗马功劳，为新生婴儿的健康成长做出了应有的贡献，为今天的妇保院发展奠定了基础。刘国敏在三十多年的从医道路上，一路艰辛、一路汗水，具有高超的医疗技术和高尚的医德。在定边县及周边省（区）市县（旗）也享有崇高的威望。

为了创立定边县医院儿科，刘国敏可以说是煞费苦心。1998年前，定边县医院内儿科是个混合科室，全科室共有医生六七个，当时的儿科医生基本都调走外地，只留下她一人是儿科专业，人才缺乏，长期内儿混科，无法提高医护质量，学科发展难度更大。1998年，在她的努力和争取下，医院儿科正式创立。医院儿科刚分设时，资金紧缺，设施设备简陋，特别是医护人员紧缺，刘国敏当时是儿科主任院委会成员，又是学科带头人，可她每天既要做管理，又坐门诊，每周病房还要值夜班两到三次，基本上每天十五六个小时在医院连轴转，从没有周末和节假日。经过一年多的艰辛努力，儿科基本正常运转，但缺乏专业医护人员，她培养专业人士。在一年多时间内，定边县医院儿科在本县乃至周边县旗有了一定声望。

不断学习，不断提高。在当时，刘国敏是全县唯一一名儿科主治医师，但为了将儿科打造成周边市县旗一流科室，为了成为一个老百姓信得过的医生，她多次外出进修学习，有时不顾严寒酷暑、也不顾自己年龄偏大，不断总结临床经验，努力提升自己的医学知识和医学技能。2000年以来，医院儿科业务能力、科学水平、服务态度等有了更高提升。年门急诊、住院例数全院各科第一，儿科护理单元是全院最高，本县儿科急危重症基本达到不出县，同时也吸引了盐池、前旗、靖边、吴起、环县、华池等周边县旗患儿前去就诊。2007年在第四军医大学学报发表学术论文《组织细菌性坏死性淋巴结炎1例》《盐酸布磷芬乳膏治疗浅部真菌感染172例》，在医药界引起很强的影响力。由于刘国敏有扎实的医务理论知识和高超的医术技能，并且又热情服务于每一位患者，她成为一名很有社会影响力的真正的名医。

急百姓之所急，想百姓之所想。新生儿科室的成立使她劳神费力，多方协调，出方案、添设备，创建了当时全省市县级医院率先高标准新生儿科。全县每年出生婴儿五六千例，新生儿科室没成立前，每年全县新生儿死亡率据不完全统计在7/1000以上，新生儿科室成立后，使全县新生儿死亡率降至3/1000以下。

每年发病的高峰期，冬春季节，日诊疗人数在150人以上，有时达到200人以上，成功抢救过危重病人无数。

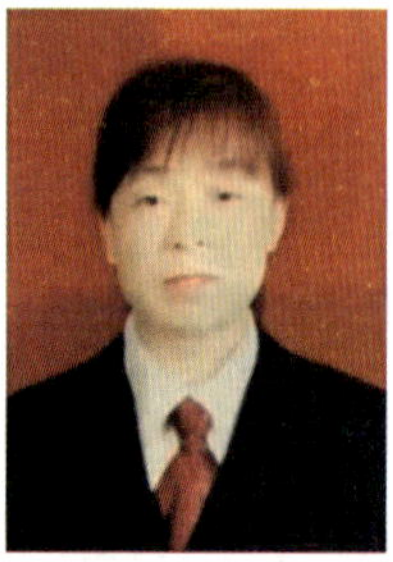

刘惠莲（1958年8月出生） 女，原籍神木县，中共党员，副主任护师。1970年1月至1974年1月在定边中学读书。1974年2月参加工作，先后在砖井医院、白湾子医院工作；1977年7月至1979年7月在榆林地区卫校护士专业学习；1979年9月至1980年在西安医科大学附属二院手术室进修学习；1980年10月至1987年9月在定边县医院工作，任手术室护士长；1987年8月调至定边县计划生育指导站工作；1993年9月至2000年12月又回定边县医院工作，先后任手术室主任，护理部主任；2001年1月至2009年6月在定边县计划生育服务站工作，任护理部主任。2002年12月晋升为副主任护师。参加工作30多年，练就了一手过硬的基本功，使每例手术安全顺利快速进行。在抢救危重病人快速输液、输血进行了股静脉穿刺置管术，在抢救新生儿苍白窒息中应用脐静脉注射法，均收到良好效果。工作成绩突出，受到多次表彰奖励，历年来多次被评为单位和县卫生系统、计生系统的先进工作者；1994年度被省卫生厅授予505医德奖先进工作者；1997年被地区卫生局授予全区优秀护士奖。2004年撰写《宫外孕破裂大出血手术治疗的配合》和《硬膜外麻醉下剖腹产“仰卧位低血压综合症”的预防和护理》刊登于《中华实用医学理论与实践》杂志，并获得优秀论文一等奖。

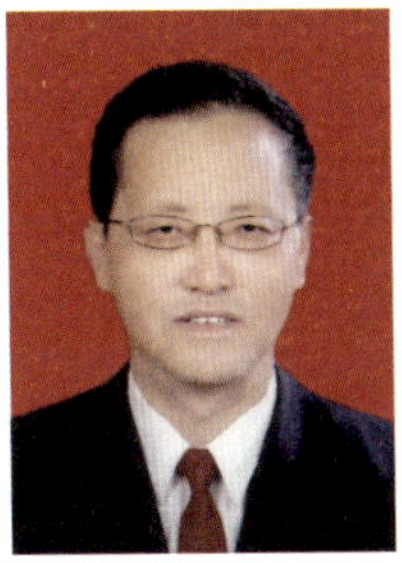

刘锦（1962年8月出生） 榆林市榆阳区人，中医内科副主任医师。1984年7月陕西中医学院毕业后分配到安边医院工作。1987年7月调到定边县医院工作。2002年在陕西交大第二附院进修内科一年。2009年提升为中医内科副主任医师。多年来主搞中、西医内科临床工作，长于糖尿病、心脑血管病及部分内科杂病的诊治。并撰写许多篇论文，其中2008年5月《自拟柴葛银蝉汤治疗外感发热32例》一文刊登在《陕西中医学院学报》第五期；2008年4月，《半夏泻心汤治疗慢性糜烂胃窦炎28例》一文收入《现代中医学》一书。

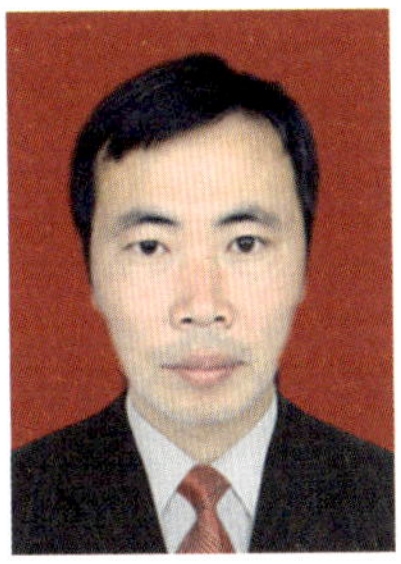

安彦君（1981年6月出生） 子洲县周硷镇营盘村人，2005年8月进入定边县人民医院工作。泌尿外科副主任医师。毕业于延安大学医学院，多次在交大二附院进修学习，从事泌尿外科工作多年，临床经验丰富，擅长经尿道前列腺、膀胱结石、肿瘤等微创手术治疗。

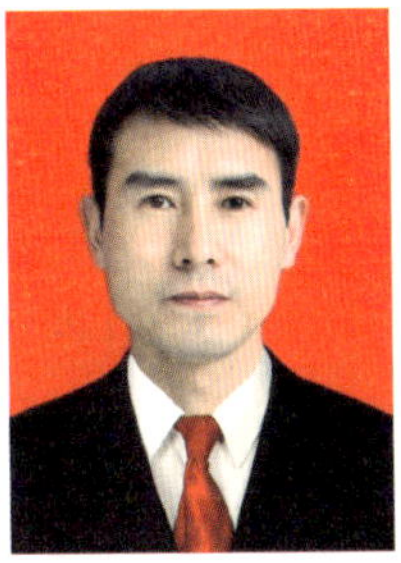

延柏文（1978年7月出生） 定边县人，麻醉科副主任医师。毕业于西安交通大学，本科学历，榆林市劳动模范，定边县有突出贡献拔尖人才，现任定边县人民医院手术麻醉科主任，任政协定边县委员，定边县党外知识分子联谊会医疗卫生组负责人，苏北人民医院医疗集团麻醉专科联盟委员，陕西省麻醉协会委员，陕西省中西医结合学会疼痛专业委员会委员，陕西省医师协会疼痛专业委员会委员，榆林市麻醉学会常务委员等职。他1998年到定边县人民医院工作后，先后在大外科，大内科轮转学习，于2000年开始从事麻醉工作。曾先后荣获首届榆林市最美医师，榆林市医疗行业示范人物，榆林市麻醉学会建设突出贡献奖（榆林麻醉学会成立10年来无论单位或个人唯一颁发的奖项）等荣誉称号。被榆林市委、市政府评为榆林市劳动模范。被榆林市委宣传部、榆林市教育局、榆林精神文明委员会等五部委评为最爱读书的榆林人，被定边县委、县政府评为优秀医师、定边县有突出贡献拔尖人才，先后三次被评为定边县先进个人，入选《全国模范事迹汇编》，拥有国家发明专利一项。先后在《实用临床医药杂志》发表了《低流量七氟醚麻醉和全静脉麻醉对肝肾功能的影响》《右旋美托咪啶和可乐定在硬膜外麻醉妇科手术中的比较》，在《医药界》发表了《膝关节表面置换术中瑞芬太尼，异丙酚全麻与硬膜外麻醉的应用研究》，在《临床医学研究与实践》发表了《探讨小剂量咪唑安定辅助腰硬联合麻醉在妇科腹腔镜手术中的可行性》等学术论文。他于2004年创建麻醉科，在院领导的大力支持下，经过二十余年的心血发展，将缺设备、缺人员、少技术、无制度流程的小科室，发展为拥有医护团队32人，配备各型进口麻醉机、监护仪、自体血回输机、血气分析仪、支气管纤维镜、美国GE彩超、输血输液加温仪、3 M手术加温毯等先进设备，拥有困难气道处理车，过敏反应处理车，配有各型喉罩，德国成人、小儿环甲膜穿刺器，光棒，可视喉镜等先进设备的省市麻醉强科，年完成手术量4500余例。麻醉科工作的特点是风险高，任务重，应急性强。他积极提倡科室文化，将科室管理核心定为“以人为本”，将“认真做事”定为科训，将“拯救余生”定为科歌，提倡团队精神。以精准麻醉，安全麻醉，人文麻醉，品质麻醉为最终目标。他在科室管理中，采取了建章立制，科室氛围，人才培养，品牌建设，持续改进，未来挑战等环环相扣的管理策略，要求科室每个人都拧成一股绳，形成一股力，大胆探索，勇于创新。在新技术方面，于2016年底购买GE彩超，开创了榆林市B超引导下神经阻滞，深静脉穿刺，桡动脉穿刺等新技术的先河。在管理方面，率先在医院实行工作日交班，要求每天每件事，事事清楚，做到汇报及时，查漏补缺，排除隐患。实行每周二、五轮流讲课制，掌握学术前沿动态，提高理论水平。还实行了每月17日全科病例大讨论，对特殊病例总结回顾，严抓质控。他将麻醉随访改为麻醉集体查房，与患者紧密接触，了解患者诉求，促进麻醉改革。主要业绩（专业技术工作情况）积极开展麻醉前沿技术，提升区域学术交流平台，多项技术走到了全县乃至全市全省前列，在医疗技术方面做出了突出贡献。一是2015年率先在榆林市二级医院开展了无痛分娩的新技术，利用科学的方法让产妇的剧痛转化为微痛，甚至可以微笑着生孩子，为广大孕产妇带来了福音。二是2016年开设了定边县最早的麻醉后恢复治疗室，为全麻患者苏醒及加快手术台周转提供了安全保障，此工作也走在榆林市二级医院的前列。三是2016年榆林县级医院最早开展术中动脉血气分析，尤其针对休克，危急重症，高龄患者的体内环境纠正起到关键作用。四是2017年榆林市县级医院第一家开展术中加温输液、输血，术中进口保温设备为患者保持体温，尤其在失血性休克中预防凝血功能障碍，心脏病患者预防术中失温，术后寒战，有效避免心血管不良事件，作用重大。五是2017年医院引进自体血回输机，他积极开展自体血回输，为肝脾破裂、颅脑外伤及宫外孕等失血性休克患者抢救性手术中，在库存血告急的情况下，为挽救患者生命，起到了至关重要的作用，在榆林市县级医院里，此技术的开展和应用走在了前列（目前只有府谷医院开展），能够累计节省不可再生的宝贵血资源2万余毫升，也受到了榆林市中心血站的高度重视，成为榆林用血的亮点单位，被要求上报自体血回输数据，为榆林市倡导的节约用血，科学用血做出了积极贡献。六是2018年开设了定边县第一家麻醉科综合门诊，提供术前评估及开展麻醉科特色治疗，走在了全市二级医院的前列。七是2018年榆林市第一家将麻醉后随访拓展为麻醉大查房的科室，可以更好地汇总术后患者信息，为以后开展加快外科术后快速康复工作提供了平台与依据（2020年麻醉常委筹备会作为经验交流）。八是2018年建设了榆林市第一家麻醉科会诊中心，为疑难手术患者提供良好的多学科协作平台，为保证术中安全提供了更好的保障，同时增加医患沟通，避免医疗纠纷（2020年榆林麻醉常委会进行经验交流）。九是2019年，经过认真学习和前期充分准备，开展了支气管封堵器在开胸手术中的应用，此技术难度大，但安全性高，应用范围灵活，达到了国内先进水平。十是2016年，他积极开展麻醉学科先进的可视化新技术，于同年底率先在全榆林市开展了B超下各类神经阻滞、B超下深静脉穿刺、B超下桡动脉穿刺等技术，由过去的盲打盲穿转变为B超可视下操作（第一位受此技术帮助的患者为定边交警大队民警刘某）。此技术要求高，难度大，但麻醉安全性高，尤其适合于危重手术患者，开创了榆林市此项技术的先河，填补了榆林市市此项技术的空白，走在了麻醉技术的前沿，也受到了时任榆林麻醉学会主委榆林二院麻醉科郭增林主任的高度赞扬（2020年麻醉年会上作为技术创新亮点进行汇报）。十一是2020年，在学术上，由于创新和良好的管理，得到了榆林市麻醉学会的高度关注，并将定边麻醉科的突出表现作为业务典型拟向全榆林市推广，经过自己多方协调努力和充分准备并在医院的大力支持下，2020年榆林市麻醉学会年会暨临床病例竞赛在定边县成功召开，邀请了来自北京、宁夏、陕西等地的麻醉学教授，及陕西省麻醉学会主委，延安市麻醉学会主委，榆林市麻醉学会主委，榆林市卫健委领导，定边县领导，县卫健局领导，县各级医院院长、科技局领导、科协主席，榆林及宁夏各区县近200名麻醉界人士参会，定边县电视台全程报道，会议进行了全市的麻醉病例竞赛，并对定边麻醉科的学科建设进行全市经验分享，这是一次高规格的学术盛会，也是定边县卫生系统有史以来第一次举办市级学术会议，结束了定边县无市级学术会议举办的历史。也是榆林市级学术会议第一次在县上来开，其意义特别重大，影响深远，开创了全新的学术交流模式，这是榆林市市卫健系统的一件大事、一件好事，受到榆林市卫健委党组成员，副主任王东林，陕西省麻醉学会主任委员西安交大第二附属医院全国知名专家薛荣亮教授，榆林市麻醉学会主任委员榆林第三医院贺峰院长，定边县王彦强副县长及相关领导的一致好评。为有力促进地域麻醉学科的业务提高乃至推动榆林市麻醉学科的整体发展做出了突出贡献。十二是获“榆林市麻醉学会突出贡献奖”，这是榆林市麻醉学会成立10年来，无论是单位和个人唯一颁发的奖项，他对此殊荣更是十分珍惜，也是榆林卫健委，榆林麻醉学会，对他在医疗领域所做的贡献给予的高度肯定。他曾先后在西安交通大学第一附属医院，浙江大学第一附属医院进修深造，理论知识丰富，各项技术过硬，尤其在处理危重症患者的术中管理上经验独到。擅长急危重症的全院会诊及麻醉方案的制定，指导术中抢救治疗，取得了多项麻醉高新技术的重大突破。

他从事医疗工作23年，兢兢业业，任劳任怨。他带领麻醉科团队先后承担了来自北京、重庆、兰州、苏州、西安、榆林、银川等多地专家在外科、骨科、妇产科、口腔科，耳鼻喉科、颅脑科、泌尿科等各个领域的手术麻醉和危重症抢救会诊工作，为各手术科室大力开展新技术、新项目提供了生命安全和可行性的有力保障，作为医院的枢纽和平台科室，带动了全院医疗工作的迅速发展。他精湛的专业技术水平，高尚的医德及良好的服务态度得到患者的高度赞扬和领导的认可，赢得了社会的普遍赞誉。工作事迹先后被榆林电视台、《榆林日报》、定边电视台等媒体报道。

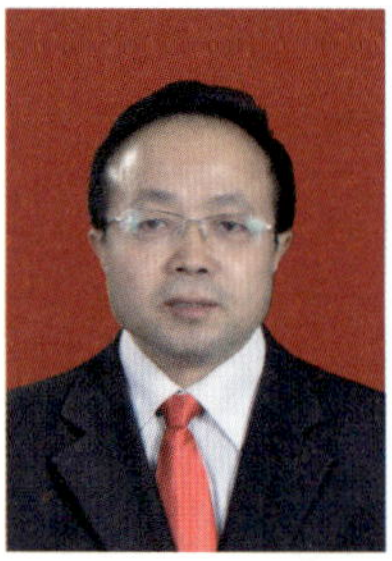

孙双智（1965年11月出生） 定边县堆子梁镇石庄村人。1988年7月进入定边县人民医院工作。综合内科(ICU室)主任，内科主任医师，1988年西安医科大学本科毕业，之后获得南京医科大学在职研究生学历。原工作于江苏大学附属武进医院，2008年返聘回定边县人民医院，从事临床工作30余年，对内、外科各类危重、疑难病例诊治和抢救经验丰富，尤其擅长呼吸内科疾病的诊治。

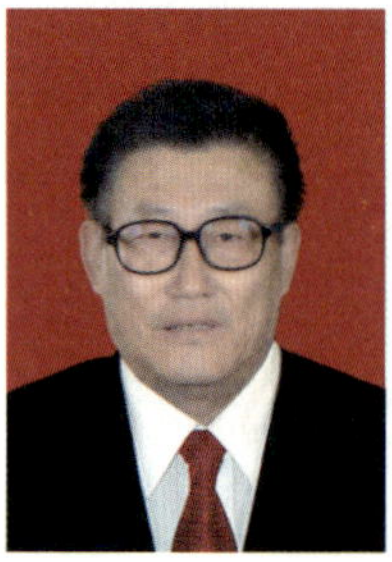

孙玉贵（1954年3月出生） 定边县城关镇人，副主任医师。1978年毕业于西安医学院医学系，分配到定边县医院放射科工作。1988年晋升为放射科诊断主治医师，1998年晋升为副主任医师。从事临床放射诊断工作中，开辟了“静脉脑血管透影、低张力气钡结肠双重造影”等检查，填补了定边县医院放射科项目上的空白。在临床中还撰写了《肺心病诊断》发表在《陕西医学杂志》1985年第2期上；《小儿肺门鉴别诊断》刊登在《陕西医学杂志》1995年第4期上。

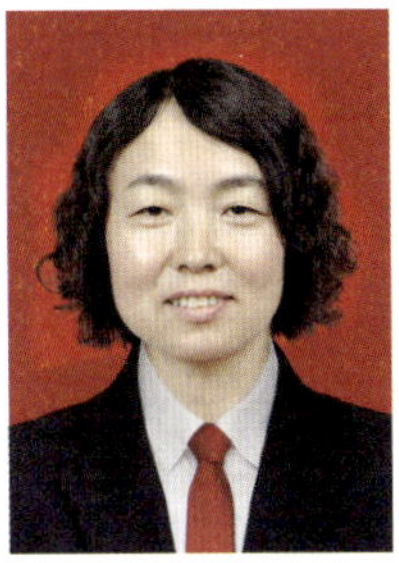

孙春霞（1968年12月出生） 女，砖井镇孙梁村。1988年7月毕业于绥德卫校，分配在安边医院工作，1992年12月份调入定边县人民医院，2010年任定边县人民医院工会主席，2013年晋升为副主任护师。

孙春霞调入定边县人民医院工作后，立足本职工作，从一个小护士做起，勤勤恳恳、任劳任怨，刻苦学习，先后担任手术室护士长、手术室主任、护理部主任等职。

在手术室工作期间，改变了多年来医务人员进入手术室不更衣及患者上下手术台由家属协助的陋习，同时规范了手术器械的消毒灭菌工作，为手术室、供应室规范化建设奠定了基础，2003年通过“两室达标”的验收。为了更好地做好手术室管理工作，多次参加省市护理质控中心举办的护理质量培训班学习，并在宁夏附院进修手术室管理。 2007年调入护理部任护理部主任，带领全院护士整章建制，注重护理队伍建设，强化护理人员培训，在2008年的“二甲”医院评审中圆满完成了各项护理工作指标。参与堆子梁镇“12 · 2”特大煤气中毒事件的救治，带领护理抢救小组配合医生不分昼夜，精心护理，终于从死神手里保住了一名患儿的生命，赢得了家属和领导的一致好评。孙春霞从事护理工作多年，受到了县卫健局、县医院多次表彰，2010年被县委、县政府评为“巾帼建功标兵”。

2010年担任县医院工会主席后，在维护职工合法权益的基础上，注重职工身心健康陶冶，多次举办丰富多彩的文体活动及健康讲座，创建了劳模示范岗、母婴关爱室等，多次被县总工会评为先进个人和先进工会组织。

孙春霞对分管的护理、院感、防保、妇产科工作也是成绩突出，走在全市前列。特别是院感工作，在起步晚、认识不足的情况下，面对突如其来的新冠疫情，亲临一线，亲力亲为，带领院感科定制度，布流程，抓培训，督落实，强化各项防控措施，守住医院零感染的底线。自从分管院感、传染病工作后，医院的一些重点科室开设，亲自对流程布局进行规划，符合院感防控要求。传染病的防控工作也多次受到上级部门和疾控部门的好评。

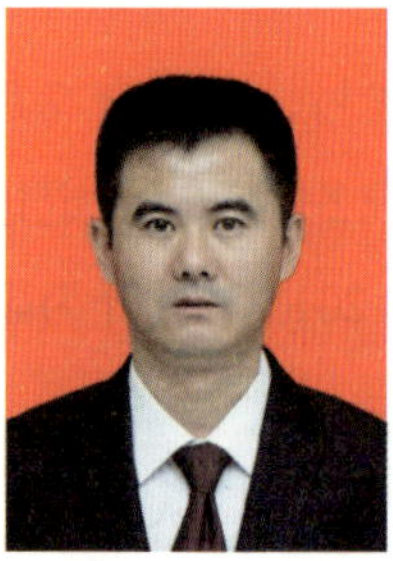

孙哲（1980年月出生） 男，定边县安边镇罗峁村人，定边县人民医院疼痛·康复科主任，副主任医师，硕士研究生，首都医科大学访问学者。全国疼痛联盟委员会会员、陕西省疼痛委员会委员、榆林市疼痛委员会常务委员，榆林市康复委员会常务委员，榆林市科技进步三等奖获得者，榆林市先进科技工作者。发表SCI论文一篇，核心期刊论文10余篇。曾先后在西安交通大学第一附属医院麻醉科，首都医科大学宣武医院疼痛科学习，师从国内疼痛科专家倪家骧教授。

2003年毕业于西安交通大学医学院临床专业，同年进入定边县人民医院，18年来锐意进取，不断超越和提升自我，用勇于探索诠释着大医精诚。因工作需要，先后在外科、麻醉科、疼痛·康复科工作，成为医院复合型医疗人才。

因毕业于临床专业，进院伊始，被安排至外科工作。工作中勤奋刻苦，严谨细致，经过两年多的努力，他扎实的外科基础得到了师父的充分肯定和患者的广泛赞誉。2005年，为了改变县人民医院麻醉技术力量薄弱的现状，提升医院整体医疗水平，时任院领导找到他，希望他能够去学习麻醉技术到麻醉科发展。从一名外科大夫转行成为一名麻醉医师，专业相去甚远，相当于一切都要从头开始。为此他也曾有过一丝犹豫，但院领导语重心长的谈话以及平时的工作实际使他认识到，一台成功的手术，不仅要有过硬的外科手术技术，麻醉技术同样重要。为了医院的长远发展，也为了给患者带来更好的医疗服务，他决心转岗，并到西安交通大学第一附属医院麻醉科学习一年半。跨专业的学习既是压力更是动力，勤学好问，刻苦钻研，仅半年多便熟练掌握了麻醉常规操作技术，得到了带教老师的肯定和赏识。学成归来后，将所学的麻醉技术积极运用于工作实践，逐渐成为县域内有着好口碑的麻醉医师。

2014年，正当他对麻醉技术已经轻车熟路并准备在麻醉科大展身手的时候，院长推荐他去首都医科大学进行为期一年的疼痛专科访问学者培训学习，为医院后期开展疼痛、康复治疗技术打好基础。他义无反顾地踏上了进京的列车，开启了北上学习之路；克服重重困难在求学的道路上继续前行。通过导师的精心指导和自身努力，一年下来，他熟练掌握了颈椎间盘突出症、腰椎间盘突出症，三叉神经痛、退行性骨关节炎等临床常见“颈肩腰腿痛”患者的基本诊疗技能；能独自完成常见的微创治疗技术，也积累了宝贵的临床经验。

在医疗技术得到极大提升的同时，他潜心钻研，在学术研究方面也取得了一定成绩。先后与宣武医院疼痛科主任倪家骧教授、副主任岳建宁教授在《世界复合医学杂志》上共同发表了《CT引导下射频热凝术联合臭氧消融治疗腰椎间盘突出症疗效观察》《射频联合胶原酶盘内治疗腰椎间盘突出症的疗效观察》《腰椎间盘射频热凝术围手术期护理对患者的影响》等多篇学术论文。

因肩负着院领导的重托和家乡疼痛患者的期待，在学习期间，他还积极与北京宣武医院疼痛专家进行接洽并达成合作意向。学习结束后，通过宣武医院的技术支持，2015年9月8日定边县人民医院率先成立了榆林市县级医院第一个疼痛·康复科，他担任科主任。在医院领导的大力支持下，特聘了宣武医院疼痛科副主任岳剑宁教授、王琦教授、解放军301医院康复科主任高谦教授等知名专家定期来院坐诊和技术指导，为定边县的疼痛患者带来福音，使他们足不出县即可享受到国内顶级专家的医疗服务。

定边县人民院疼痛·康复科开科短短几年的时间，已接诊门诊患者30000余人次，收治住院病人1000余人次。随着医务同僚和病人之间的口口相传，定边县人民医院疼痛·康复科的诊疗技术水平不断提高，诊疗科目不断完善；患者越来越多，不少周边县市的病人亦慕名前往就诊。在赢得了患者的肯定和赞誉的同时，医院医疗业绩也得到了显著提升。

在未来的道路上，他将继续带领定边县人民医院疼痛·康复科的全体医护人员，致力于发扬“除痛创新，厚德厚生”的宗旨，坚持仁心为本，创新为源，积极探寻与疼痛和康复相关的治疗新途径，为更多患者解除病痛。

获得荣誉：

2018年获得榆林市科技进步三等奖（排序第一人）；2019年获“榆林市先进科技工作者”称号；2019年被评为“定边县优秀医师”；2021年评为“定边县突出贡献拔尖人才”；2021年增补《中国当代医药》杂志审稿专家。

发表论文：

2015年第一作者在《世界复合医学》发表论文《CT引导下射频热凝术联合臭氧消融治疗腰椎间盘突出症疗效观察》；2015年第一作者在《世界复合医学》发表论文《射频联合胶原酶盘内治疗腰椎间盘突出症的疗效观察》；2016年第一作者在《世界复合医学》发表论文《腰椎间盘射频热凝术围手术期护理对患者的影响》；2017年第一作者在《临床医学研究与实践》发表论文《红外偏振光照射星状神经节结合牵引治疗椎动脉型颈椎病的临床效果》；2017年第一作者在《世界最新医学》发表论文《低温等离子射频消融髓核成形术治疗高龄腰椎间盘突出症的疗效观察》；2017年第一作者在《健康世间》发表论文《臭氧灌洗疗法与封闭疗法治疗退行性膝关节炎的疗效对比研究》；2018年作者在SCI发表论文《MiR-125b-5p下调去乙酰化酶-7抑制胆管癌恶

性进展》；2020年第一完成人发明专利一项《一种超声引导穿刺装置》。

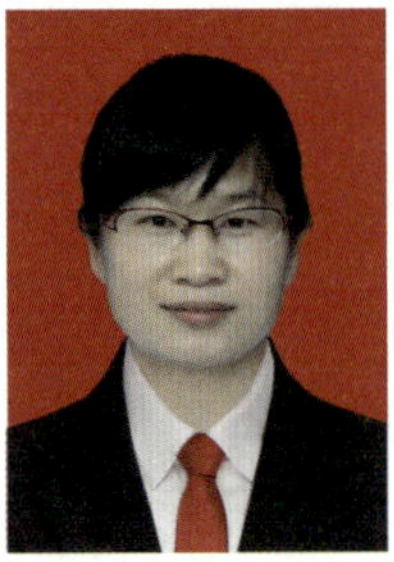

余帆（1980年10月出生） 女，佳县王家砭乡旧寨村人。2004年7月进入定边县人民医院工作。儿科副主任，儿科副主任医师，毕业于延安大学临床医学系，先后在宁夏医学院附属医院、西安儿童医院进修学习。擅长新生儿窒息、高胆红素血症、呼吸支持及多脏器功能衰竭的治疗。

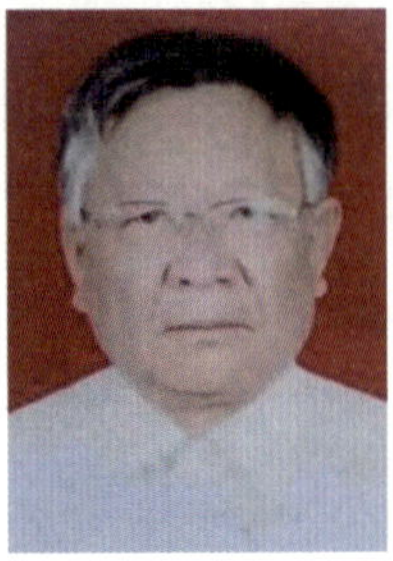

汪志田（1947年9月出生） 籍贯榆林，1967年8月毕业于绥德卫校四年制医士专业班。1968年分配到定边县罗庞塬公社卫生院任医师，1971年调定边县防疫站搞布氏杆菌病、鼠疫防治工作。1972年4月到西安医学院医疗系就读，其间担任学生会宣传干事、副主席，1975年12月毕业，到定边县海子梁公社卫生院任院长。1980年调县防疫站开展氟中毒研治一年，1981年再调海子梁公社医院任院长。1985年10月调定边县医院内科任住院医师、主治医师、科主任、副主任医师。在没有科研条件下，开展“有机磷中毒新法抢救”“胆碱之酶的快速测定”“血一氧化碳浓度测定”“肝硬化腹水回输数的测定”，为临床上多次抢救危重病人提供了技术支持。1998年晋升为副主任医师。

汪志田在海子梁医院工作期间，把该院带成全县乡镇一流的医院，本乡的病人一般不转院就能解决病痛，同时为周边乡镇的患者也提供了就医方便。任县医院内科主任期间，与内科的同人团结一致，与患者的关系和谐相融，医疗工作取得了最佳效果。1970年开展布氏杆菌病防治期间，在疫区驻守一年，基本搞清了定边县布病流行情况。1980年开展氟中毒研治期间，深入病区调研，掌握第一手资料，仅凭一架海鸿照相机记录了定边氟中毒的各种症状，然后形成图文并茂的书面资料，上报中央北方病办公室引起中央领导重视并给定边县拨专款，使定边氟中毒防治走上正轨。

发表论文有：《长期联合使用抗菌素引致的霉菌感染》发表于《西安医学院学报》1976年第一期；《洗胃致胃穿孔病例报告》发表于《中国企业医药》1997年第二期。《二十三例食物中毒的病因分析》发表于《中国企业医药》1998年第一期 。1998年底受聘担任美中医学交流杂志特约编辑，并受邀参加该编辑部举办的全国学术研讨会，同年被选为定边县第五届政协委员。

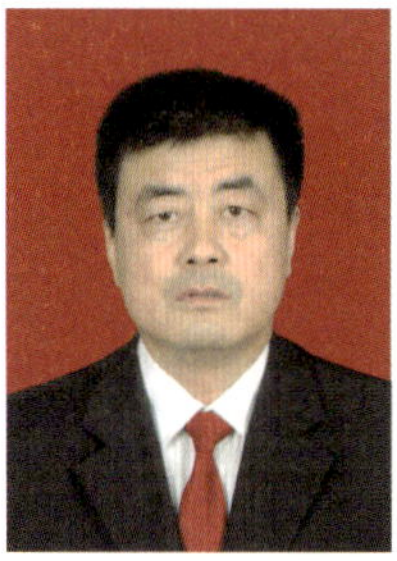

李伟（1961年5月出生） 定边县定边镇人。1987年延安医学院本科毕业，1988年3月进入定边县人民医院工作，神经外科副主任医师，2004年任院长助理。先后在西安市中心医院神经外科、北京空军总医院神经外科进修，曾在西安、上海、海南等地多次参加学术研讨会和培训班。擅长颅脑外科疾病的诊治及手术。

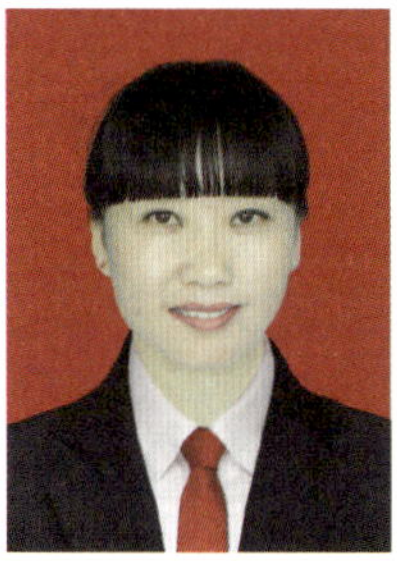

李俐霞（1978年10月出生） 女，砖井镇任圈村人，共产党员，本科学历，副主任护师。1994年7月至1997年7月在榆林地区卫生学校上学，1997年7月至2001年5月在定边县刘峁塬乡卫生院工作，2001年5月调入定边县人民医院工作，2005年12月至2011年2月担任定边县人民医院普外科护士长，2011年2月起担任定边县人民医院护理部主任，2010年8月至2014年1月延安大学护理本科学习毕业。

政协定边县第七届、第八届委员会委员、第九届委员会常委。中华护理学会会员，陕西省护理质控中心理事，陕西省护理质控中心护理管理委员会委员，榆林市护理学会常务理事。多次被市县评为优秀护士长，2012年被县妇女联合会评为“三八红旗手”，2013年被评为定边县“先进工作者”、定边县“十大杰出青年”，2014年被榆林市妇联会评为“城乡妇女岗位建功先进个人”，2015年、2019年分别被政协定边县委员会评为“优秀政协委员”，2016年被定边县总工会评为“女职工工作先进个人”。2020年3月被榆林市妇女联合会评为榆林市“先进妇女工作者”，2021年5月被中共定边县委、定边县人民政府授予执业20年优秀护理工作者，2021年8月被中共定边县委组织部授予“定边县人才奉献”奖，曾带领护理团队在省内外业务知识及技能大赛中获得大奖共十余项。

在工作中她将初心、使命融入医疗护理服务工作的具体实践中，用饱满的工作热情和高度的职业责任心、敢于创新的管理理念，带领团队全心全意为患者提供优质的护理服务，通过人性化管理，传播新思想、新风尚、正能量，开创了护理工作的新天地，赢得了广大患者及家属的尊重、信赖和社会各界的好评。2020年初新冠疫情突发，她在第一时间签写了支援一线的请战书。从1月31日至3月1日，在一个多月的时间里，她一直奋战在疫情防控的前沿，没有踏入过家门半步。她用自己的无私付出，彰显了一名医者的责任与担当。

2012年9月编写《深化优质服务内涵 弘扬独特护理文化》的宣传册，2014年9月汇编《护理知识精选500题》，2012年8月在《吉林医学》发表护理论文《浅谈护患沟通》，2017年3月在《临床医学研究与实践》发表护理论文《人性化护理模式对剖宫产术后患者的效果分析》并被评为年度“百佳”优秀论文金奖，2021年1月参与修订《护理管理手册》《疾病护理常规及健康教育》。

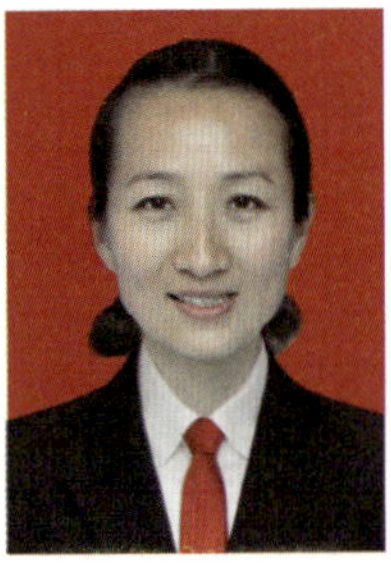

李莉（1982年10月出生） 女，佳县佳芦镇李家庄村人。2005年7月进入定边县人民医院工作。心血管内科副主任，内科副主任医师，陕西省保健学会慢病管理心内科委员。毕业于延安大学临床医学院，先后在西安交通大学第一附属医院、广州中山大学第一附属医院心血管内科进修学习。擅长心血管急危重病人的抢救治疗及心血管病、慢病的管理及治疗。

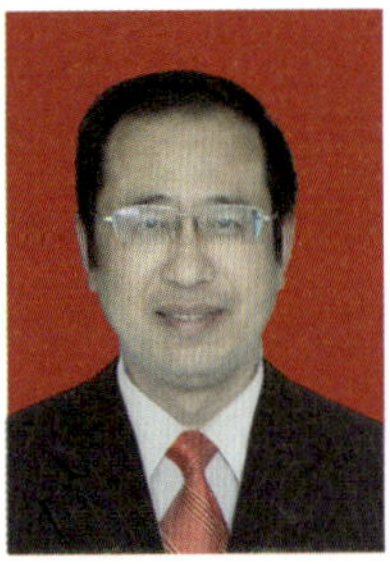

李勇（1968年3月出生） 定边县定边镇人。1984年10月进入定边县人民医院工作。医院感染控制办、感染科主任，内科副主任医师，毕业于绥德地区卫生学校，曾多次在西安医科大学第二附属医院、西安市传染病医院、西安市结核病医院进修学习，从事传染病管理工作二十余年，现主要从事医院感染控制及各类传染病的诊疗工作，尤其对重点传染病、结核病有丰富临床经验。

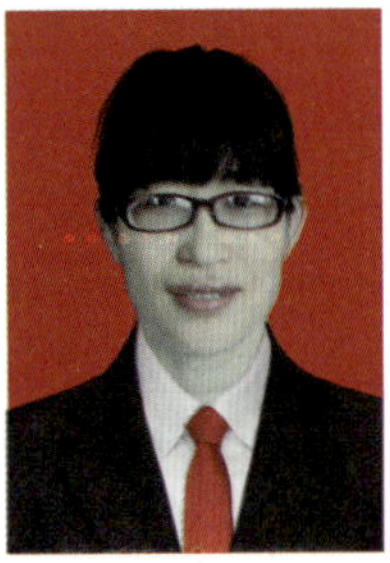

李雪（1972年10月出生） 女，榆林市靖边县东坑镇四十里铺村人。大学本科，中共党员。1991年分配到定边县人民医院妇产科工作。榆林市妇产科学会第二届委员会委员；西北产科联盟第一届委员会委员；中华医学继续教育委员会妇产科专业委员会常务委员；陕西省性学会妇科微创专业委员会委员。产科主任，妇产科副主任医师，曾多次在西安交大二院、榆林市第一人民医院等进修学习。从事妇产科临床工作20余年，临床经验丰富，涉及产科各类疾病的诊治，参加工作30年来，工作兢兢业业，一丝不苟。先后8次评为定边县人民医院“优秀工作者”；2010年评为定边县第十七届“科技之春”宣传月活动先进个人；2019年被定边县人民政府评为“优秀医师”。曾多次外出进修学习，擅长子宫肌瘤、卵巢囊肿等妇产科常见病，多发病及各种疑难杂症，对孕妇难产及新生儿复苏有丰富的临床经验。多次成功抢救危重患者，无一例医疗事故。

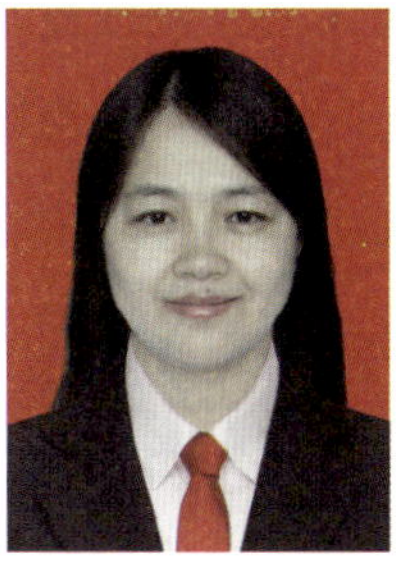

李淑娟（1977年5月出生） 女，定边县定边镇人。2000年1月进入定边县人民医院工作。超声科副主任，超声副主任医师，毕业于西安交通大学临床医学专业，现为榆林市超声医师协会副会长，先后在西安交通大学医学院、西京医院等三甲医院进修学习超声，师从雷小英、李军教授。从事超声工作20余年，擅长心脏、四肢血管、腹部、妇产科、浅表器官、胎儿畸形排查的超声诊断。

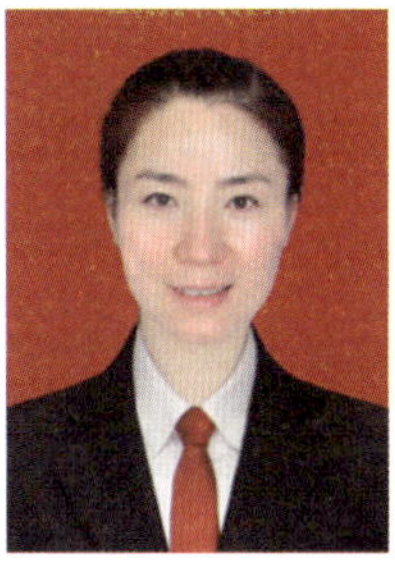

杜晓华（1982年2月出生） 女，定边县定边镇人。2005年7月进入定边县人民医院工作。皮肤科副主任，皮肤科副主任医师，毕业于陕西中医学院，从事皮肤科临床工作15年。曾在西安交大第二附属医院皮肤科进修学习，多次参加省市及国家级皮肤科会议。擅长过敏性皮肤病、真菌性皮肤病、银屑病、性传播疾病等常见病及多发病的诊断和治疗。

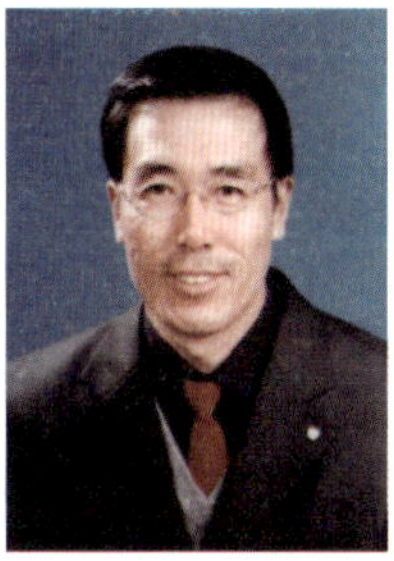

沈志杰（1958年11月出生） 杨井镇沈口子村人，副主任医师。1978年毕业于陕西中医学院后分配到定边县医院中医内科工作。从事中医专业以来，刻苦钻研医学理论，结合多年临床实践，对诊治消化系统之慢性萎缩性胃炎、胃溃疡、慢性肠炎、各类肝炎、肝硬化等方面有独到之处；对诊治急慢性肾炎、肾病综合征、肾衰等疾病具有丰富的临床经验；对妇科之盆腔炎、附件炎、功能性子宫出血、乳腺增生的治疗取得了一定的效果。近年来又潜心钻研风湿、类风湿关节炎、骨增生的治疗。并先后在国家级医学杂志发表论文十余篇，其中有突出的论著：《胃炎灵治疗萎缩性胃炎100例》《定痛汤治疗癫痫50例》发表在《现代中西医结合杂志》2007年第20期和第31期上；《痹痛治疗类风湿性关节炎56例》一文刊登在《中医杂志增刊》2008年9月第26期上。

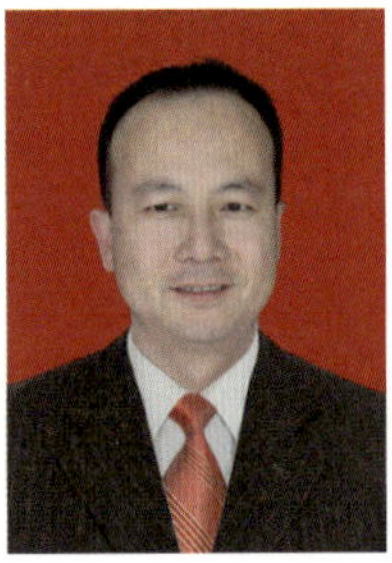

沈海虎（1976年9月出生） 定边县杨井镇沈口子村人。1998年10月进入定边县人民医院工作。呼吸与危重症学科副主任，内科副主任医师，榆林市呼吸病学会常委、西安交通大学医疗联盟呼吸与危重症医学诊疗中心委员、陕西省预防医学结核病防治分会会员、陕西省重症医学会榆林分会理事、陕西中药协会会员。从事医疗工作20余年，曾多次在第四军医大学唐都医院进修学习，可熟练掌握纤维支气管镜、有创无创呼吸机的常规操作。擅长慢性咳嗽、胸腔积液、慢阻肺、支气管哮喘、支气管扩张、肺间质性疾病、重症肺炎等内科常见病、疑难病的诊治及危重症患者的抢救工作。

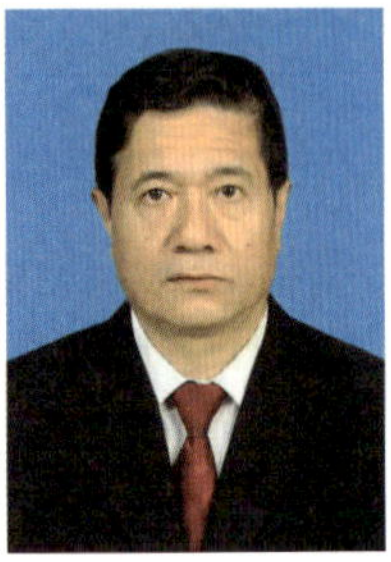

张少雄（1965年10月出生） 男，1965年10月生，陕西定边人，祖籍子洲，1997年加入中国共产党，在职研究生学历。1989年7月西安医科大学毕业后，分配到定边县人民医院外科工作至今。1998年晋升为外科主治医师，1998年8月被任命为定边县人民医院副院长。2000年被榆林市政府评为“榆林市第二批‘一五二人才工程’拔尖人才”。2001年被榆林市卫生局授予“2000年度白求恩精神奖”。2003年晋升为外科副主任医师。2003年获省委组织部颁发的抗击非典“共产党员胸章”，2004年被任命为县医院党支部书记兼副院长。2005年被榆林市委、市政府评为“榆林市劳动模范、先进工作者”。2008年晋升为外科主任医师。2008年被定边县委、县政府评为“为全县经济社会发展做出显著成绩的先进个人”。2008年被定边县委、县政府授予“定边县优秀科技工作者”称号。2009年被榆林市委、市政府评为“2008年度榆林市有突出贡献拔尖人才”。2010年被榆林市科学技术协会专家评审委员会确定为“首批榆林市优秀科技人才库专家”。2010年5月被任命为县医院院长。2010年主持开展的《一孔双视免气腹腔镜胆囊切除术》获榆林市第四届科技调研成果二等奖。2011年被榆林市卫生局评为“2010年度全市卫生工作先进个人”。2012年被榆林市卫生局评为“2011年度全市卫生工作先进个人”。2013年被榆林市卫生局评为“2012年度全市卫生工作先进个人”。2015年完成的“脂肪酸合酶在肝癌中的表达及其对肝癌生物学特性的影响”获陕西省和榆林市科学技术成果奖。2015年被陕西省卫计委授予陕西省“三秦优秀院长”称号。2016年被榆林市委授予全市“优秀共产党员”称号。2016年被榆林市卫计局评为“2015年度全市医院管理先进个人”。2016年5月获得南开大学医院管理专业硕士学位。2017年被榆林市委、市政府授予“2016年度榆林市有突出贡献专家”称号。2021年被中共陕西省委授予“建党百年——陕西省优秀共产党员”称号。

曾任县人大代表，现任榆林市党代表、榆林市人大代表。

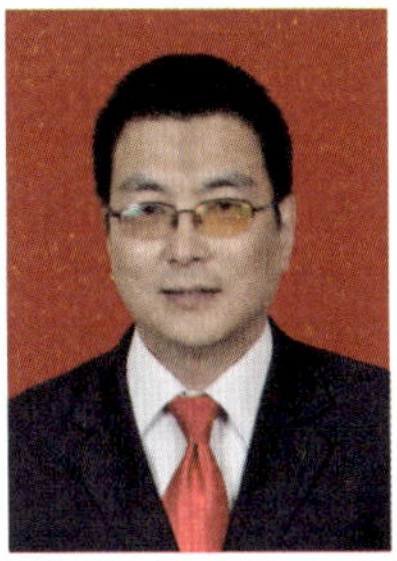

张予平（1967年4月出生）　河南省新乡市人。特聘专家，院长助理，腹腔镜中心主任，乳腺科主任，普外科副主任医师，毕业于第三军医大学，曾在银川解放军第五医院工作20余年，擅长标准的近远端胃癌D2根治、直结肠癌根治、胆管癌根治、胆管囊肿切除、半肝切除以及运用腹腔镜技术行胆囊阑尾切除、胆管切开取石、胃十二指肠穿孔修补、肠梗阻、直肠癌、小儿疝气等各类胃肠、肝胆、乳腺外科手术，临床经验丰富。1986年8月至2013年10月受聘于定边县人民医院。

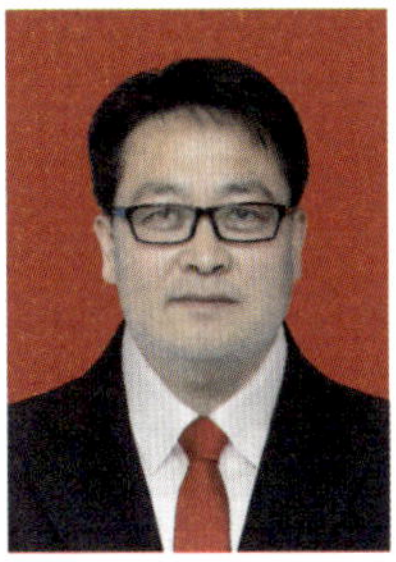

张平顺（1976年8月出生）　贺圈镇郑尔壮村。2015年加入中国民主建国会，副主任医师。1997年毕业陕西省中医学院，随之分配到定边县人民医院工作，在皮肤性病科工作15年。曾在交大一附院、二附院、陕西省中医院皮肤科进修学习，擅长中西医结合治疗皮肤性病美容科各种常见病、多发病，尤以中西医结合治疗荨麻疹、湿疹、痤疮、银屑病、脱发、白癜风、过敏性紫癜及各种病毒性疣为特长。在定边县开创了中医拔罐、穴位埋线、穴位注射、宫氏脑针、火针治疗各种顽固性皮肤病的先河。将定边县医院的皮肤科发展成为陕北地区县级医院综合实力强劲的皮肤科。2013年及2015年定边县医院评为院级优秀大夫，2019年定边县卫计委评为县级优秀大夫。现为中国整形美容协会中医美容协会会员，陕西省性学会青年专家委员会委员，陕西省皮肤病协会会员，榆林市皮肤病协会副主任委员。

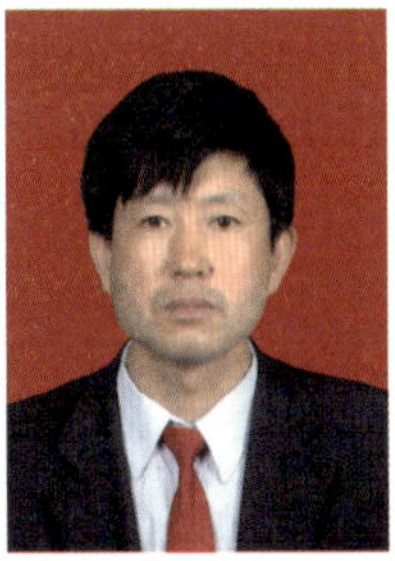

张存渊（1958年12月出生）　贺圈镇梁圈村人。1981年7月进入定边县人民医院工作。泌尿外科主任，外科副主任医师，先后在西安市中心医院、上海第二医科大学附属医院泌尿外科进修，擅长泌尿外科及男性病诊治。发表论文《快捷尿道会师治疗后尿道断裂13例体会》，2010年获得全国医疗技术新进展与临床应用成果一等奖。

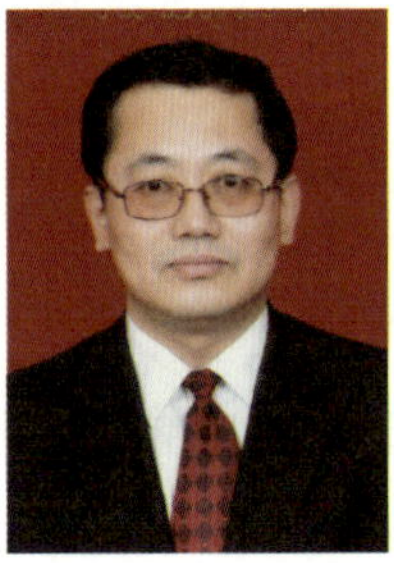

张旭亮(1965年出生) 白泥井乡向阳村人，普外副主任医师。1983年榆林卫校毕业后分配到杨井医院工作，1991年调至新安边医院工作，2003年调至定边县医院工作。从事临床26年，先后在延安医学院、陕西省人民医院肿瘤科、西安交大二附院普外科、小儿外科进修学习。1996年晋升为主治医师。2008年晋升为副主任医师。擅长肿瘤、肝、胆、胰、胃肠外科疾病、小儿科疾病的治疗，及创伤急救。以第一助手参加手术完成定边县医院首例胆肠Roux-Y吻合术及胰十二指肠切除术。2000年获榆林市卫生系统“创佳评差”最佳个人。主要论著:《尿素联合四环素局部注射治疗头面部血管瘤》发表在《陕西医学杂志》2005年第7期上;《腹部穿透伤33例诊治体会》刊登在《陕西医学杂志》2006年第7期;《肝包虫病手术158例体会》发表在《现代中西医结合杂志》2008年第5期;《外伤性肝挫伤32例诊治体会》刊登在《陕西医学杂志》2007年第11期;《外伤性小肠破裂诊治体会》发表于《延安医学报》2008年第4期。

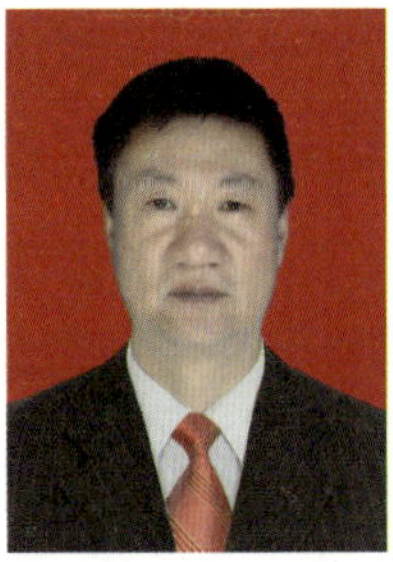

张安平(1964年4月出生) 河南省温县潘田镇北孟村人。于1981年毕业于定边卫校,同年参加工作,任白湾子医院医生。1983年参军,任宁夏武警部队卫生员。1991年汉中(012)基地卫校毕业,2007年任定边县人民医院急诊科主治医师,曾两次被评为先进工作者。2017年3月授予普外科副主任医师,于2020年5月任定边县人民医院驻看守所卫生所所长。

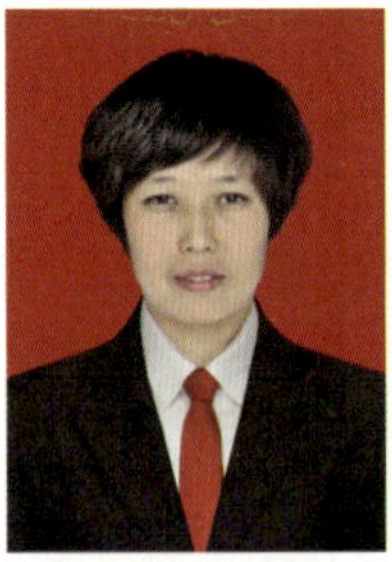

张晓兰(1978年8月出生) 女，定边县定边镇人。1996年7月毕业于榆林地区卫生学校，中专学历，2005年取得广播电视大学高等护理专业学历，2015年取得延安大学临床专业本科学士学历。1997年7月至2006年6月在定边县人民医院内科从事护理工作，2006年7月至2010年5月在内科担任护士长，其间被卫生局评为优秀护士长，获得护理技术竞赛一等奖;2010年6月至2012年9月在医保科从事医保工作，2012年9月至2020年19担任医保科副科长，2020年10月至今担任医保科科长，2021年3月被评为2020年度定边县医保先进工作者。

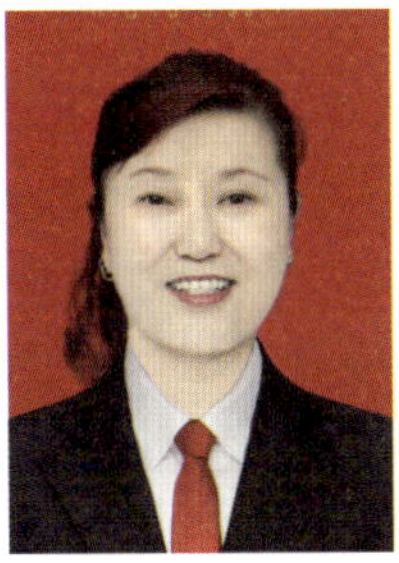

张竞（1965年10月出生）　女，子洲县槐树岔乡黄柏沟村人。1984年7月进入定边县人民医院工作。妇产科副主任医师。从事妇产科工作多年，多次外出学习，能熟练处理产科常见病、多发病及疑难杂症，擅长不孕症诊治，对难产及新生儿抢救有丰富的经验。

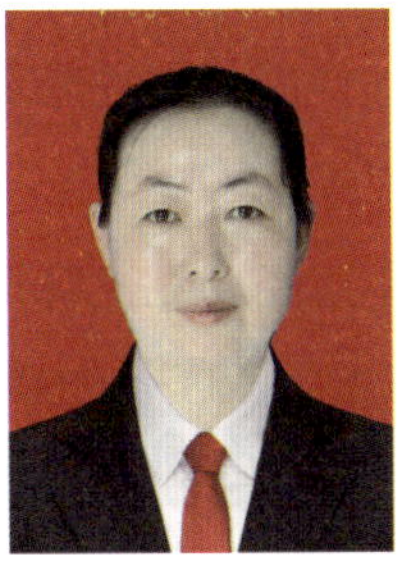

张鸿梅（1975年8月出生）　女，定边县杨井镇五里涧子村。妇产科副主任护师，1994年7月毕业于榆林地区卫生学校，1994年8月分配于定边县人民医院，从事护理工作。多次在交大二附院体外碎石科进修学习，2010年起从事体外碎石工作。

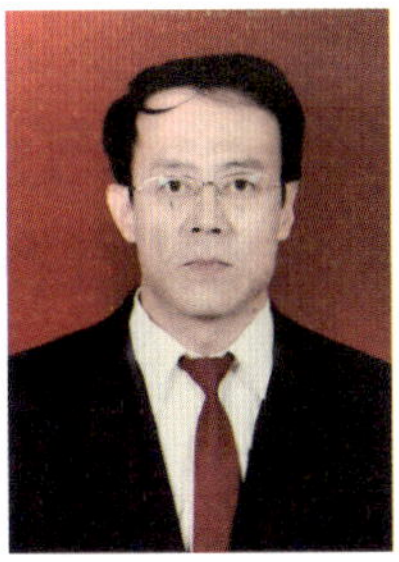

张鸿翔（1965年出生）　祖籍河北省武安市梁庄乡东梁庄村，大专学历，骨外科副主任医师，定边县人民医院副院长。政协定边县第六届委员，第七届、八届政协常委，中华医学会会员，中国管理科学研究院学术委员会特约研究员，陕西省中西医结合学会委员，榆林市医学会第一届理事会理事，榆林市骨科学会常委。

1979年10月参加工作，在定边县轻纺化工职工医院学习中医，1983年10月至1986年6月在榆林市卫生学校在职医士班学习临床医学，1987年9月至1989年8月参加北京中国智力开发函授学院医疗卫生系学习，1988年3月至1989年3月参加长春中医学院函授学习，1988年10月调入定县人民医院外科从事临床工作。1994年在宁夏回族自治区人民医院骨科进修学习一年，2001年起任定边县人民医院外科副科长，2003年创建定边县人民医院骨伤科，任骨科主任，2010年11月被任命为定边县人民医院副院长，2011年晋升为骨外科副主任医师。

2004年入选《中国专家人名辞典》，成为第四届中国名医论坛特邀嘉宾，2005年入选《中华百业新闻人物》，2009年定边县食品药品监督管理局聘为特邀监督员，第六届优秀政协委员，第七届政协优秀提案工作者，2015年入选《圆梦中华　时代楷模》画传并任特约编委，2015年入选《中国医学创新成就大典》并任特约编委，2015年获泰国皇室“人力健康杰出贡献奖”，2015年被评为全县卫生工作先进个人，连续多年被医院评为先进个人。

常年在临床一线工作，骨科学术带头人。注重科室梯队建设和人才培养，言传身教，大胆放手，为年轻医生营造良好的学习成长环境。能及时准确完成上级指令性任务，积极参与突发恶性事故和重大自然灾害的院前急救工作。

成功组织抢救创伤性休克、多发性复合伤800余例，不断引进新技术，率先在定边县人民医院开展腰椎间盘突出手术40多例，胸腰椎骨折切开复位钉棒内固定术60余例，骨盆骨折及各种关节内感染手术200余例，全髋关节置换术160余例，全膝关节置换术220余例，假体周围骨折内固定术20余例。累计完成各种手术25000多例，手术效果好，填补了定边县人民医院骨科空白，深受广大群众好评，在周边地区享有盛誉。

张鸿翔在临床实践的同时，不忘学习钻研、总结创新，撰写论文《经皮克氏针撬拨复位外固定治疗盖世骨折24例》2000年发表在《骨与关节损伤杂志》第3期，《中药熏洗配合关节内注射玻璃酸钠治疗膝关节骨性关节液》发表在《新世纪骨伤科论坛论文集》，《自拟方黄赤散外敷治疗踝关节扭伤86例》2003年发表在《中华医药研究与创新》第1期，《康复训练配合腔内注射玻璃酸钠对膝关节液清理术后功能康复的临床观察》2010年发表在《现代中医药杂志》第2期，《中西医结合治疗胫骨骨折60例》2010年发表在《光明中医》杂志第10期，《加压空心钉治疗股骨颈骨折37例》2011年发表在《内蒙古中医药》杂志第15期，《三枚松质骨螺钉内固定治疗股骨颈骨折46例》2002年收录在《中华临床医药研究》，《改良后外侧小切口全髋关节置换术24例》2011年发表在《内蒙古中医药》杂志第10期，2021年5月国家知识产权局受理《中医骨科治疗熏洗装置》《骨科治疗架》实用发明专利两项，2021年6月启动定边县人民医院创伤中心创建工作。

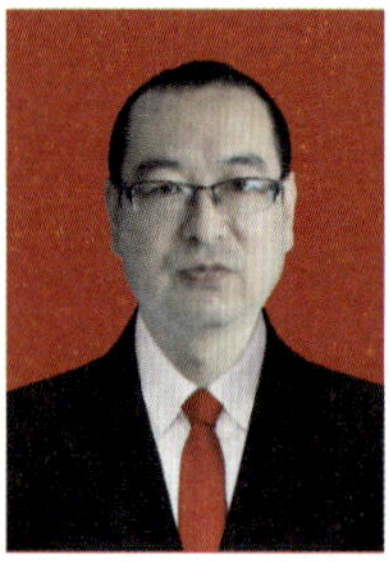

张彭玮（1964年11月出生） 吴堡县郭家沟乡侯家村人。1987年7月进入定边县人民医院工作。麻醉科副主任医师，从事临床麻醉工作30余年，独立完成各种疑难杂症手术麻醉1万余例，多次参加危重症患者的抢救，临床经验丰富。

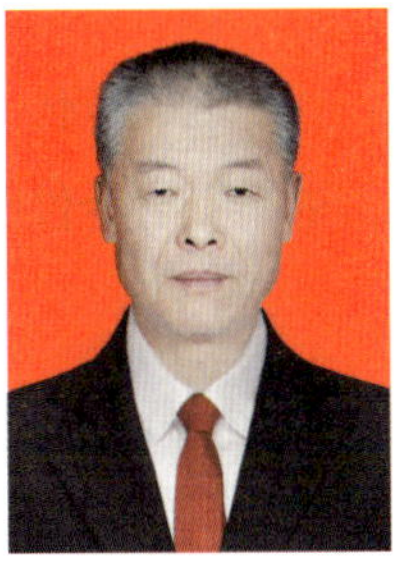

张晓阳（1958年3月出生）　宁夏回族自治区中卫市人。特聘专家，外科主任医师、教授，曾任宁夏医科大学第二附属医院外科主任、胸心外科主任多年。曾在上海瑞金医院、上海胸科医院、北京大学人民医院、天津医科大学附属医院、韩国首尔峨山医院等医院学习研修访问。主持策划宁夏中俄韩卡瓦心脏中心（CAVAR）的筹建、成立和实际运行。

多年来一直在临床教学第一线，主持普外科、甲乳外科、肿瘤外科、肝胆外科高危重症抢救及手术治疗；胸部各类疾病及恶性肿瘤的规范化诊断与手术治疗；高龄高危晚期胸部恶性肿瘤的手术及围术期治疗；胸部疾病的胸部微创外科及胸腔镜外科诊断与治疗；大宗病例严重胸部损伤、心脏外伤、腹部创伤及胸腹结合部损伤的抢救手术治疗；肺气肿肺减容术;晚期恶性肿瘤内放疗（碘125粒子植入术）；心脏大血管外科诊断及手术治疗。2020年1月受聘于定边县人民医院普外科坐诊。

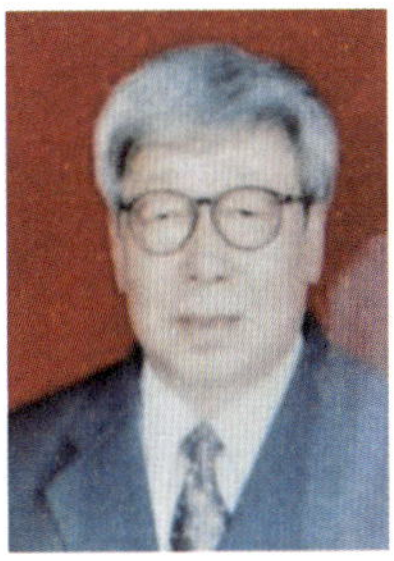

张瑜晋（1940年出生）　祖籍山西临县，出生于陕西榆林榆阳城内。中医内科主任医师。1957年从医，1960年毕业于省卫生学校，1964年毕业于陕西省中医学院，是陕西省新中国成立以后培养的第一届中医本科毕业生。同年分配到定边县医院工作。曾先后担任定边县医院中医科主任，榆林地区中医院内科主任，定边县中医院党支部书记。中华医学会中医学会理事，陕西省中医学会理事，榆林市中医学会理事。在国家级、省级中医专业刊物上发表论文多篇，获得多项省市奖。尊崇经典，治学勤奋，善于思考。曾在北京、郑州、西安等地进修多次，从事中西医临床工作五十余年，有丰富的临床经验，擅长内、外、妇、儿各种疑难杂症，尤对心血管疾病、糖尿病、肝硬化等危重症有独特的治疗心得，是榆林市资深中医专家之一。

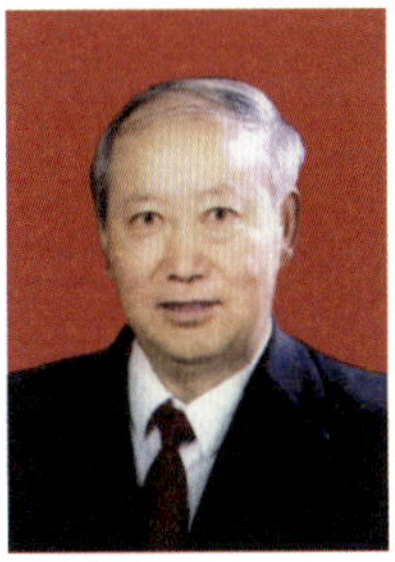

宋怀明（1954年2月出生）　定边县白湾子镇人，副主任医师，大学本科，1976年毕业于西安交通大学，从医30余年，1980年在西安红会医院进修1年，发表论文2篇。曾担任骨科主任多年。从事创伤骨科方向。擅长四肢创伤与修复，开放伤的急诊处理，尤其是对关节内骨折、肩胛骨骨折、老年髋部脆性骨折的微创治疗有丰富的经验。常规开展周围神经损害及常见四肢骨与软组织肿瘤的手术治疗。

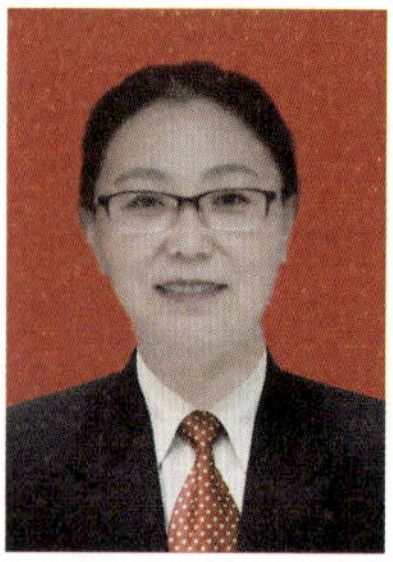

宋静（1967年10月出生） 女，安边镇北园子村人。1990年7月进入定边县人民医院工作。妇产科副主任医师，多次外出进修学习，能熟练处理常见病及多发病，对产科有丰富的临床经验和独到见解，擅长难产、产科急救及新生儿急救。

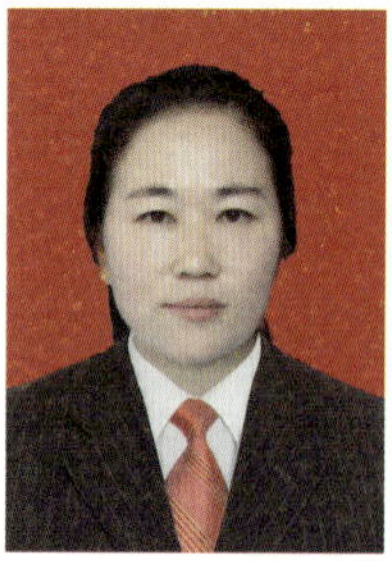

屈改艳（1974年8月出生） 女，石洞沟乡张寨子村人。1998年7月进入定边县人民医院工作。神经内科主任，神经内科副主任医师，1998年毕业于西安医科大学，2005年在西安交通大学第一附属医院神经内科进修学习，2010年在西京医院神经内科进修学习，擅长神经内科疾病的诊治。

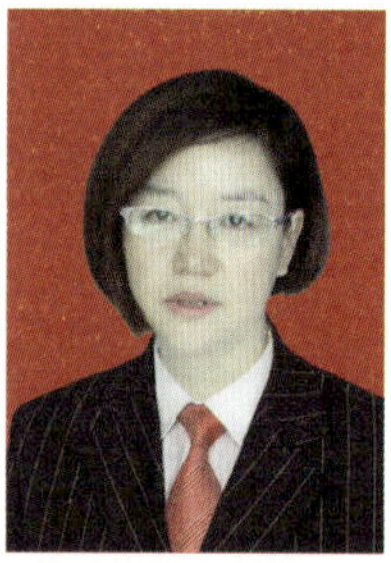

陈心玫（1974年2月出生） 女，定边镇人。1993年8月进入定边县人民医院工作。硕士研究生学历，超声副主任医师，毕业于宁夏医科大学超声影像专业，从事超声工作10余年，先后在兰州、西安等三甲医院进修学习。2014年作为访问学者在北京安贞医院由国内心脏超声权威杨娅教授代培。擅长心脏、胎儿心脏及妇科超声的诊断，是榆林市为数不多能独立诊断胎儿心脏畸形的超声医师，在周边地区具有一定影响力。

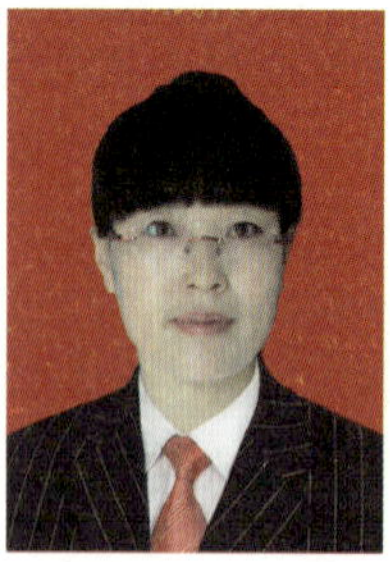

陈瑜（1976年8月出生） 女，定边县石洞沟乡石洞沟村人。副主任护师，1996年7月毕业于榆林地区卫生学校，1996年8月分配至定边县人民医院外科从事护理工作，2000年调至手术室，2007年任手术室护士长。多次在交大二附院胃镜室进修学习，2010年调至胃镜室工作至今。

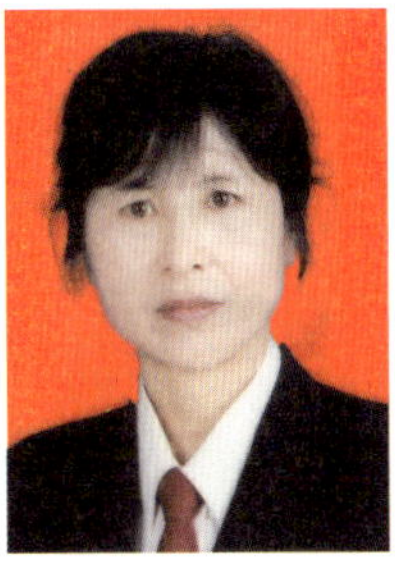

苗艳英（1959年9月出生） 女，定边县冯地坑乡冯地坑村人。1981年7月进入定边县人民医院工作。儿科副主任医师，一直从事儿科临床工作，曾先后在第四军医大学、西安交大二附院进修学习，擅长儿科各系统疾病的诊治及危重患儿的抢救。

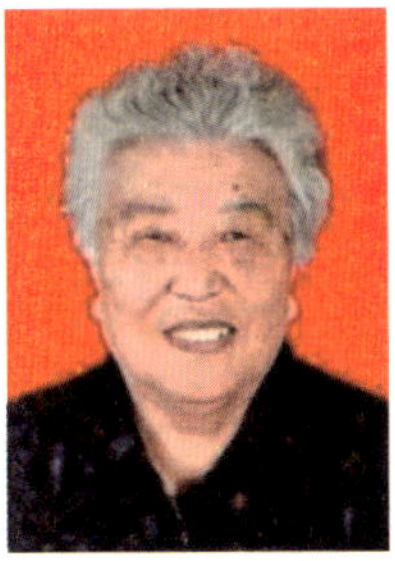

杨玉兰（1936年6月出生） 女，榆阳区万佛楼中巷。1958年8月参加工作，无党派人士，妇产科医师。

1957年参加陕西省榆林地区医院医训班学习培训一年。1958年8月至1962年4月，在陕西省咸阳西铁二处医院从事护理工作；1962年8月至1966年7月，在陕西省定边县红柳沟镇医院从事药房工作；1966年7月至1972年8月，在陕西省定边县砖井镇医院从事药房工作（1974年在宝鸡市中心医院妇产科进修学习一年）；1976年8月至1992年8月，在定边县人民医院妇产科工作，1985年任妇产科主任。1992年退休后被定边县人民返聘工作（妇产科）至1997年。

杨玉兰在定边县人民医院妇产科工作期间，曾多次被县医院评为先进工作者，并多次受到榆林地区卫生局和定边县委、县政府表彰奖励；杨玉兰曾任定边县政协一届、二届、三届、四届政协委员，三届、四届政协常委，并被选举为定边县第十届人民代表（卫生系统）。

20世纪80年代，杨玉兰先后赴城关镇、贺圈、红柳沟、冯地坑、王盘山、白湾子、砖井、堆子梁、白泥井等乡镇开展计划生育手术过万例，成功实施孕妇接生约3000例。先后抢救失血性休克产妇20多例，成功处理异位难产(包括臀位难产、横位难产、头位难产等)70多例；经阴式手术切除子宫4例；成功处理子宫肌瘤外翻、将子宫复位1例。从医期间，从未出现过医疗事故。

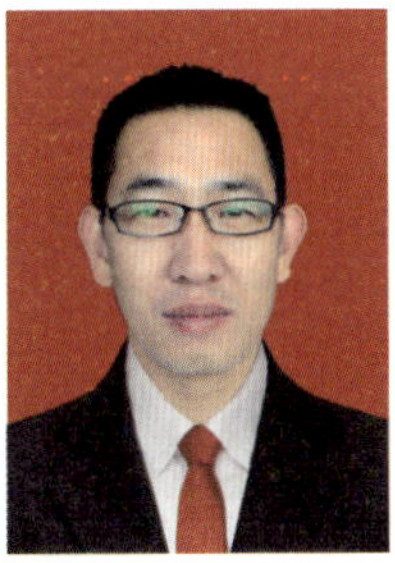

杨志维（1978年12月出生） 定边镇人。2004年7月进入定边县人民医院工作。神经外科主任，神经外科副主任医师，榆林市微创神经外科学会常务委员。毕业于延安大学医学院，先后多次在宁夏医科大学附属医院神经外科、第四军医大学西京医院颅脑外科进修学习，2019年被评为优秀医师，多次参加国内神经外科学术会议。擅长创伤性颅内出血、高血压脑出血微创引流术、开颅手术及危重症病人抢救治疗，成功地挽救了多名患者生命，深受广大群众的好评。

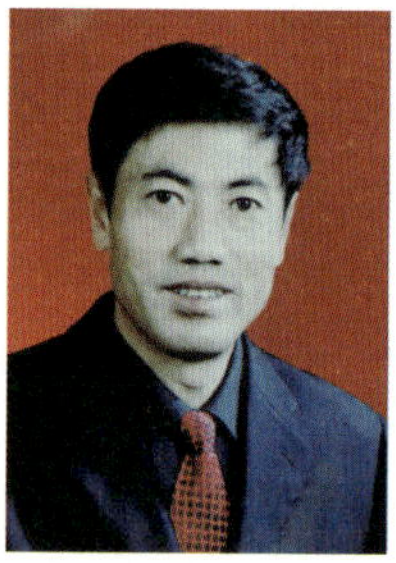

杨继张（1958年3月出生） 冯地坑镇人。1974年3月参加工作，1985年6月加入中国共产党，大专学历，主治医师。

主要学习工作经历：

1974年3月至1976年9月任冯地坑公社冯崾先大队赤脚医生。同年在公社医院培训学习三个月。

1975年3月至8月，在蒙海子赤脚医生培训班学习。1976年9月至1979年3月在地区卫校定边分校医士班学习。1979年3月至10月，在冯地坑公社卫生院任内科医士。1979年11月至1982年3月，任冯地坑公社计生专干兼卫生院医士工作。1982年4月至1986年4月，任冯地坑公社医院院长，兼公社计划生育专干。1986年4月至1987年6月，在县卫生局政秘股工作。1987年6月至1991年6月任定边县托儿所所长。1991年7月至1994年6月任定边县第二幼儿园园长。1994年7月至1998年7月，任县卫生局医政股股长，兼县公社办工作，继续兼任第二幼儿园园长。（1995年1月至1997年1月在西安医科大函授学习两年，自考毕业，取得大专学历）1998年8月至2003年2月任定边县人民医院院长。2003年2月至2010年5月，任定边县卫生局副局长兼县人民医院院长。2010年5月离岗。2010年5月至2012年3月按县委要求负责县医院门诊大楼和医技大楼建设工作。2016年3月退休。

获得荣誉：

1974年至1975年先后两次获先进个人奖励，1976年7月，出席首届榆林地区赤脚医生代表大会，授予优秀赤脚医生称号。

1981年3月全县召开计划生育工作先进集体和先进个人表彰大会上获先进个人奖励。

1991年12月被榆林地区教育局评为先进幼教工作者，并多次受到县委优秀共产党员和先进工作者奖励，连年获得卫生系统先进个人奖励。

自1998年8月任定边县人民医院院长以来，定边县医院先后被省卫生厅评为“陕西省卫生行业文明示范单位”，被榆林市卫生局评为“创佳评差”最佳单位，先后4次被榆林市卫生局评为“医疗工作先进单位”，两次被评为“医院管理年活动”先进单位。杨继张被榆林市卫生局评为“2004年度医院管理工作”先进个人、“2006年度医院管理工作”先进个人；县医院被榆林市委、市政府授予“文明单位”，被陕西省卫生厅评为全省卫生系统“创佳评差”最佳单位，被陕西省爱国运动委员会评为“卫生先进单位”，被榆林市政府命名为“绿色文明医院”，被榆林市综治委评为“平安医院”。2009年3月，杨继张被陕西省卫生厅评为“陕西省医院管理年活动优秀院长”，2010年1月，定边县人民医院被卫生部、国家食品药品监督管理局、国家中医药管理局评为“全国医疗卫生系统先进集体”，2010年4月，定边县人民医院被省卫生厅评为“医院管理工作先进单位”，杨继张被省卫生厅评为“医院管理工作”先进个人。

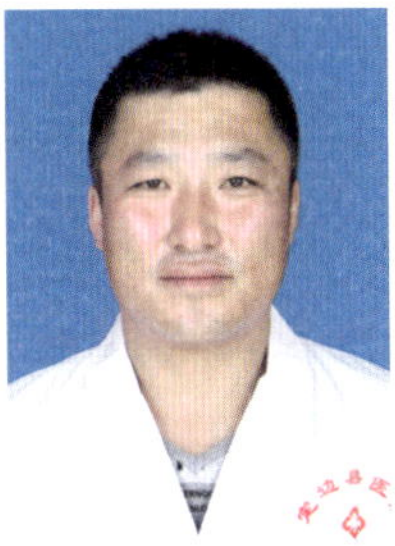

拓国峰（1974年9月出生） 佳县人。1997年毕业于西安医科大学临床系。2004年6月进入定边县人民医院工作。呼吸内科副主任医师，曾在西安交大二附院、北京中日友好医院、陕西省结核病院进修学习。擅长呼吸、心血管、消化系统常见病，多发病的诊疗。2014年10月撰写《银丹心脑通软胶囊治疗心绞痛的临床疗效》，发表于《内蒙古中医药杂志》；2019年2月撰写《阿米卡星联合支气管肺泡灌洗治疗呼吸机相关性肺炎的效果》，发表于《临床医学研究与实践》；2019年7月撰写《血清炎症因子及血浆渗透压与慢阻肺的关系》，发表于《贵州医药》；2021年10月撰写《低相对分子质量肝素抗凝治疗慢性阻塞性肺疾病急性加重期患者的接诊疗效及对凝血功能、肺功能的影响》，发表于《血栓与止血学》。从医25年接诊患者近10万余人次，积极参与危重症患者的抢救工作，获得患者一致好评。多次评为院内先进工作者。2016—2021年积极响应国家医改新政策，数次工作下沉基层，亲自坐诊，带教基层医生提高了基层医生的诊疗服务水平，提升了基层患者的幸福感、满意度。现为榆林呼吸协会会员。

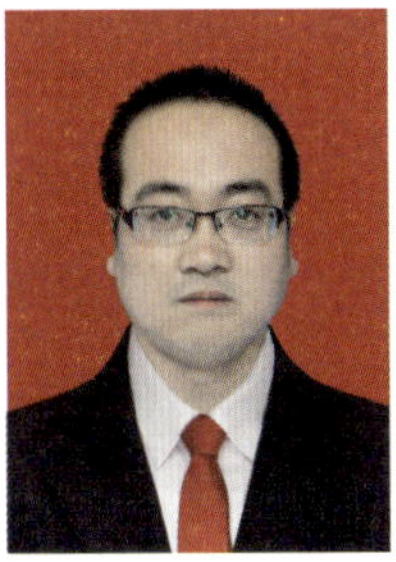

周春林（1978年11月出生） 米脂县十里铺乡周家沟村人。2004年7月进入定边县人民医院工作。消化内分泌科副主任，内科副主任医师，毕业于延安大学临床医学系。多次在西京医院、宁夏附属医院神经内科及心内科进修。擅长神经内科脑梗死，脑出血，脑炎的诊断及治疗。

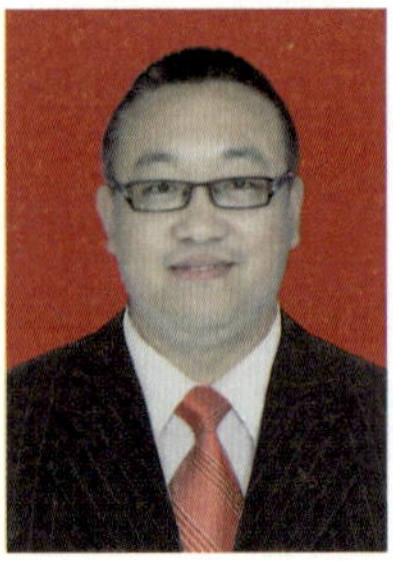

周翔(1974年2月出生) 定边人。1997年7月毕业于第四军医大学临床医学系，本科学历。1997年9月参加工作，2015年9月加入民主建国会，定边县党外知识分子联谊会理事。2021年5月加入中国共产党，放射医学副主任医师，榆林放射学会会员。2008年至2020年任定边县人民医院影像中心副主任，后任定边县人民医院放射科主任。

1997年到定边县医院工作，先在大外科——骨科转科，曾被誉为“骨科金手指”。2000年开始从事放射工作，2003年到西安交大二附院进修放射医学，多次参加省内外各种放射学习班。2008年1月考取陕西中医学院成人本科学历，经过三年的专业学习于2011年1月获得陕西中医学院影像医学本科毕业证书。从执业助理医师、执业医师、主治医师、副主任医师，拿到了相应的证书。2016年3月晋升为放射医学副主任医师。他刻苦钻研业务，爱岗敬业，医术精湛，对待患者永远充满着微笑。他的放射诊断水平在榆林市及周边地区享有盛誉。他撰写了《急性胰腺炎CT影像学分析与临床价值》《膈疝的影像学诊断与检查方法》等论文，发表在《放射学杂志》上。

周翔每年接诊患者3万多人次，县医院放射检查诊断费用收入达300多万元。他经常下乡义诊，足迹遍布全县各个乡镇，注重基层卫生人才培养，全县各个医疗机构放射科几乎都有他的学生。

他是定边县人民医院放射科的发展见证人和接班人，从一台透视机发展至2021年拥有多台DR、PS+800数字胃肠机、乳腺钼靶机等，能够开展普通透视、常规摄片、各类消化道造影、胆囊造影、静脉肾盂造影、子宫输卵管造影、各种瘘管造影检查。放射科不再是单一的透视、照相，而且能够通过放射技术引导开展介入、穿刺、造影等治疗工作及妇女乳腺疾病筛查等工作，在定边县及周边地区具有一定的权威性和影响力。

周翔也是定边县人民医院放射科放疗组的创始人，从无到有，刻苦学习新知识新技能的同时，于2020年指派专人出去到交大二附院放疗中心进修学习。随之积极筹建放射科放疗组，为医院搬迁新址成立放疗组做人才梯队建设、培养及科室规划。

无论身担何职，他总是坚守在一线，积极参与值班、门诊、住院、教学、管理等。在工作中善于发现问题、解决问题，借鉴上级医院的先进工作、管理经验，在平时医疗工作及创建“二甲”医院过程中，一手完善和新建了许多放射管理规章制度，积极参与基层医疗工作，为定边县人民医院放射科的发展做出了卓越的贡献。

2020年疫情防控期间，积极参与发热医院放射科的筹建与改制，被中国民主建国会榆林市委员会授予“新冠疫情防控先进个人”称号。

时值医改构建医共体，提升患者的就医面和治病远、治病难的现象，在全县医疗卫生部门的统一领导部署下，他为县医院托管的安边分院、白湾子分院、城关镇分院、老干部分院、衣食梁分院、惠民分院的放射科的筹建和启用殚精竭虑。在人才奇缺的情况下，抽调科室精兵强将下沉到各个分院，为分院培训、培养专业人才。

周翔医德高尚，恪尽职守，无私奉献，关注民生，诠释了一个民建会员、中共党员“医者仁心、全心全意为人民服务”的高尚品格，为定边医疗卫生事业做出了突出贡献。

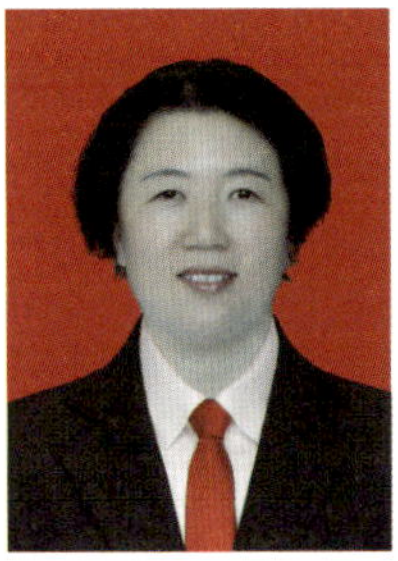

侯丹凤（1973年4月出生）　女，定边镇人。1995年7月进入定边县人民医院工作。妇产科主任医师，本科学历，毕业后从事妇产科临床工作至今，曾多次外出进修学习，具有丰富的理论知识和临床经验，擅长治疗子宫肌瘤、卵巢囊肿、不孕症、盆腔炎及产科各类手术，对产科急重症和难产的抢救治疗有独到之处。

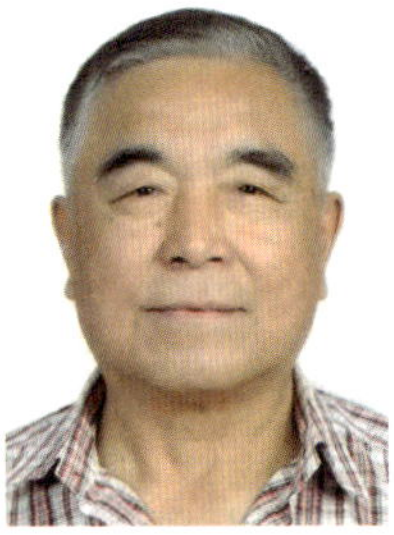

赵云林（1951年10月出生）　榆阳区牛家梁乡人，毕业于陕西中医药大学，中医副主任医师，一直在定边从事中医临床工作。

1958年至1968年在原籍上小学、初中，1968年至1972年在原籍插队，1972年至1975年在陕西中医药大学中医临床专业学习，1975年毕业分配到定边县医院，在中医门诊工作。1976年至1978年调白泥井地段医院工作，在此期间，曾在定边县卫生局举办的西学中班任教。1979年调定边卫校工作，1981年调定边县医院工作。1981年至1984年，在榆林市举办的中医提高班及陕西中医药大学中医函授班榆林分校任教。

1982年县医院中医科成立，任中医科主任；1989年至2007年任县医院二门诊部主任（二门诊部址位于定边东正街）；2007年至2010年在县医院中医门诊上班；2011年退休。

1976年任定边县医院团支部书记；1981年入党，任党支部委员。

1988年晋升为中医内科主治医师，1999年晋升为中医内科副主任医师。曾于1985年荣获榆林市科技优秀论文二等奖，并在省内外中医杂志发表过数篇论文。从事临床工作近五十载，具有坚实的中医基础理论以及丰厚的临床经验，医术精湛，医德高尚，在定边周边及内蒙古一带享有盛誉。擅长中医内科、妇科、儿科的治疗，尤其对脾胃病、肝胆病及痔瘘的疗效卓著。

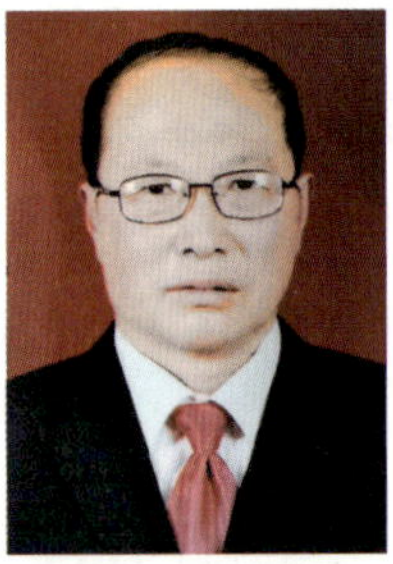

赵国庆（1962年3月出生）　籍贯河北省邢台市，中共党员，1981年8月参加工作，大专文化程度。1988年12月调入县医院工作，1994年8月任县医院党支部副书记，2004年8月调入县卫生职业学校任校长，2020年9月县级事业单位机构改革，并入定边县卫生健康服务中心工作任七级职员。

赵国庆在定边县人民医院工作期间，先后担任秘书、办公室主任兼总务科主任、党支部副书记等职。他担任副书记期间，分管行政后勤工作和日常医疗后勤保障工作，尽职尽责，任劳任怨，与班子成员密切配合，齐心协力抓好全院医德医风建设和医疗质量工作，使医院在两个文明建设和两个效益提高方面，取得了显著成效。

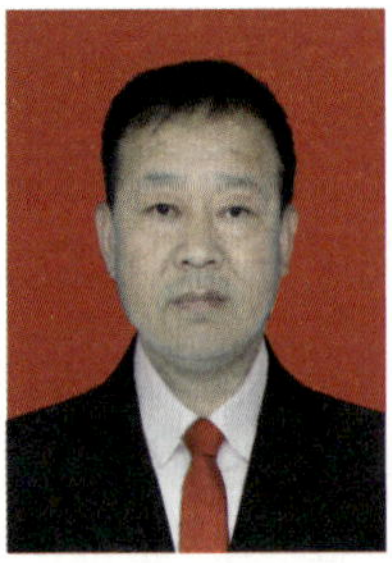

赵生孝（1965年1月出生）　定边镇人。1983年8月进入定边县人民医院工作。痔瘘科主任，外科副主任医师，先后在陕西省人民医院、陕西省纺织医院进修学习，从事外科临床工作20余年，擅长普外科、肝胆外科各种疾病的诊断和手术治疗。

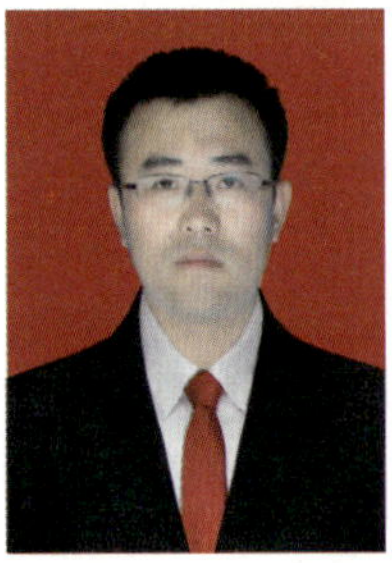

赵有才（1981年5月出生）　杨井镇高天梁村人。2005年8月进入定边县人民医院工作。骨伤科副主任，骨科副主任医师，毕业于延安大学临床医学专业，陕西医师协会创伤专业委员会委员、陕西中西医结合骨科微创专业委员会委员，先后在西京医院、宁夏医科大学附属医院进修深造。从事骨科临床十余年，在创伤骨科、运动损伤、关节疾病及常见病的诊断和手术方面有着丰富经验。

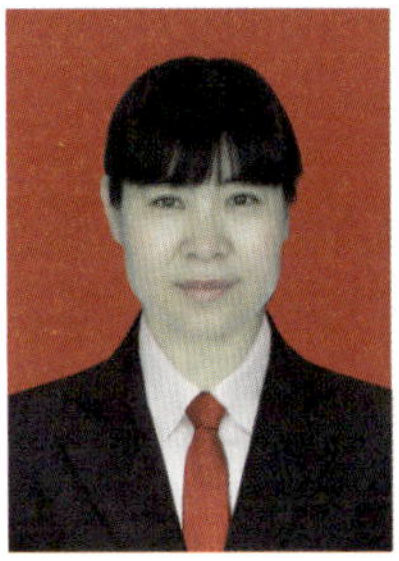

赵艳玲（1967年9月出生） 女，姬塬镇姬塬村人。1987年7月进入定边县人民医院工作。妇产科副主任医师，1987年7月毕业于榆林地区卫校，从事临床护理工作20余年，曾在宁夏附属医院进修学习，2008年在苏州妇产科专家指导下学习电子阴道镜检查，现能熟练完成电子阴道镜检查。

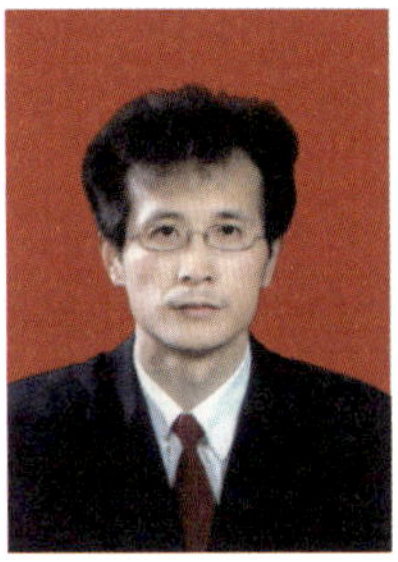

赵海忠（1972年8月出生） 定边镇人。1995年9月进入定边县人民医院工作。儿科主任，儿科主任医师，1995年延安医学院本科毕业，曾先后在西安市儿童医院、苏州儿童医院进修深造。擅长儿科各种疾病的诊治及危重患儿的抢救。

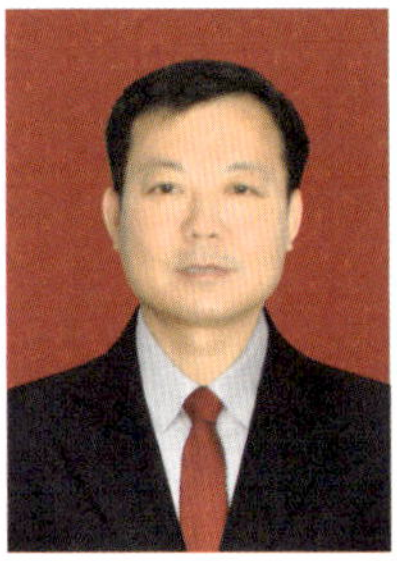

赵霆（1971年6月出生） 子洲县殿市镇赵寨村人。1992年8月进入定边县人民医院工作。儿科副主任医师，从事儿科临床工作20余年，先后在宁夏医科大学总医院儿科、西安市儿童医院进修学习，临床经验丰富。擅长小儿呼吸、消化系统疾病以及危急重症患儿的抢救。

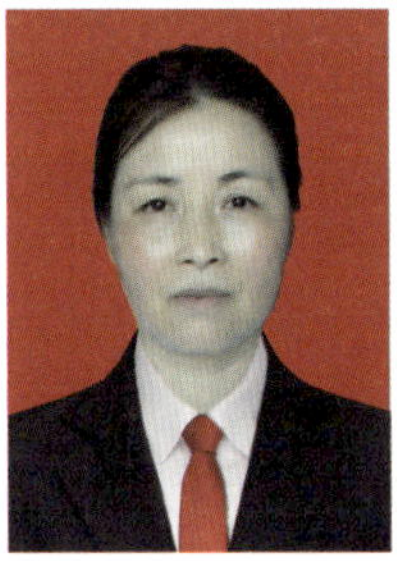

姚彩霞（1966年1月出生） 女，贺圈镇彭滩村人，本科学历，超声副主任医师，1984年毕业于绥德卫校。1984年到1986年在定边县油房庄卫生院工作，1986年到1987年县医院急诊科工作，1987年到1991年在内儿工作，1991年到2001年在手术室工作，1996年任手术室护士长，2001年起在B超室工作。从事超声工作30余年，多次参加超声学术研讨会及培训班，擅长心脏、血管、腹部、妇产科、小器官超声诊断。曾获得妇联授予的三八红旗手、优秀护理工作者等称号。

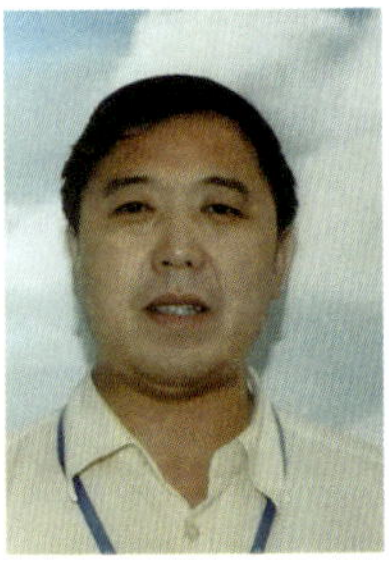

贺向荣（1961年3月出生） 大专学历，定边县医院口腔科副主任医师。1979年高中毕业后于10月参加工作至定边县人民医院，1979年10月至1985年10月在定边县人民医院后勤任管理员，药剂科任药品会计，1982年参加市卫生局举办的药品会计学习班。

1985年10月至1988年7月通过成人中专考试，被录取在榆林地区卫校医士班学习，学习期间任班里团组织委员。1988年10月任定边县人民医院口腔科医士，1992年任定边县人民医院口腔科医师，1999年任定边县人民医院口腔科主治医师，2010年晋升为定边县人民医院口腔科副主任医师，2021年3月退休于定边县人民医院。

1995年3月至2006年12月任定边县人民医院门诊部主任，1996年参加了定边县六十大庆卫生系统队列方阵；1997年代表卫生系统参加了香港回归全县组织的大合唱；2005年参加医院住院大楼落成及院庆的接待工作；医院评审二级甲等医院时担任接待专家组成员。

2009年被聘为榆林市口腔医学会第一届理事；2011年定边县政府颁发从事医疗工作三十年荣誉证书；2017连任为榆林市口腔医学会第二届理事，任期5年；2018年被聘为陕西省口腔医学会口腔急诊专业委员会第一届委员会委员，任期3年。

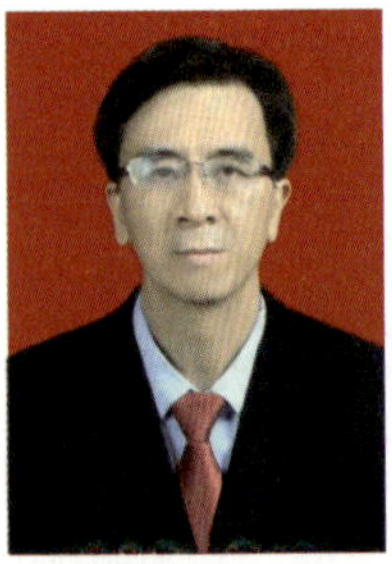

贺伟（1966年10月出生） 定边镇第六居委会（后改为长城社区）人，内科主任医师，定边县人民医院副院长，中华医学会陕西分会委员，陕西省心血管专科联盟理事，陕西省预防医学会高血压防治专业委员会委员，陕西省保健协会委员，榆林市医学会理事，榆林市心血管内科常委，延安市医疗集团胸痛联盟副理事长，定边县知联会副会长，白求恩优秀心内科医师获得者，陕西省抗击非典先进个人，榆林市“一五二人才”获得者。

1990年，毕业于延安医学院（后改为延安大学医学院）大学本科，临床医学专业，获得学士学位。1990年9月毕业后分配在定边县人民医院工作。1999年任内科主任、主治医师，2004年任定边县人民医院副院长、副主任医师，2008年任内科主任医生。2014年至2016年就读南开大学—澳大利亚弗林德斯大学医学管理专业，获硕士研究生学位。2021年5月由榆林市委组织部、榆林市人社局审批，获主任医师三级岗位。

在定边县人民医院一直从事内科临床工作，先后在西安交大第一附属医院、郑州大学第一附属医院、西京医院、北京阜外医院进修，多次参加国内大型医学专题培训学习，阅读了大量医学文献与专著，做了大量的学习笔记，不断钻研医学知识，2003年被榆林市政府评为“一五二人才”工程第三层次人员。2003年在抗击非典防治工作中，任定边县非典防治治疗组组长，被榆林市评为“非典防治先进个人”，《榆林日报》刊登了《我是医生必须靠近非典——记定边县人民医院内科主任贺伟》的报道文章。2003年被陕西省委、省政府授予“全省抗击非典先进个人”称号。2009年被定边县卫生局评为“定边县优秀医生”，2013年获榆林市委、市政府颁发的“榆林市五一劳动奖章”称号，2019年获榆林市精神文明建设委员会颁发的“第六届榆林好人·最美医师”称号。2019年被定边县委县政府评为“优秀医师”。2021年被定边县委县政府评为“定边县有突出贡献拔尖人才”。

贺伟热爱医学事业，关心关爱病人，业务能力强，是定边县人民医院内科学科带头人。临床经验丰富，擅长心血管、脑血管内科及内科危重疾病的诊治，特别是心力衰竭、心律失常、冠心病、高血压、心肌病、脑卒中等心血管疾病的救治。撰写论文20余篇，在《中国医学月刊》《中国医药与临床杂志》《延安大学学报》《宁夏医学杂志》《当代医学》《中国卫生标准管理CHSM》《中国实用医药》《中国循证医学心血管医学杂志》等期刊发表。

在30年的临床工作中，贺伟工作勤恳，医德高尚，视病人如亲人，以挽救患者的生命为最高人生目标，使无数濒临死亡的危重症患者重获新生。他任劳任怨，遇到疑难病人不分昼夜随叫随到。他在夜间每个时间段都到过医院加班抢救过病人。他率先开展了“高血压脑出血微创椎颅血肿抽吸术”“急性心肌梗死静脉溶栓术”“脑梗死早期溶栓术”“心包穿刺及腔内治疗术”“蛛网膜下腔出血脑脊液置换治疗术”“顽固性心衰并心源性休克”的抢救治疗，填补了医院的多项空白。

在张少雄院长运筹帷幄下，贺伟和他的团队及屈改艳主任、夏和平副主任以及全院多学科团队（MDT）通力合作，2021年医院胸痛中心通过国家胸痛中心的审核，并授牌。

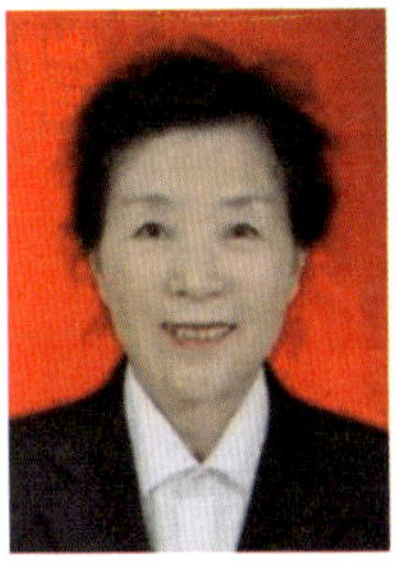

贺美林（1953年12月出生） 女，榆林市榆阳区人。副主任检验师，一直从事临床检验工作40余年。

1976年毕业于延安大学医学系，毕业后留校于延安大学附属医院检验科工作，同年8月加入中国共产党，并担任校团委委员，系团支部书记。1977年至1978年，先后在北京医疗队在延安举办的检验提高班及延安中医院学习一年，1979年在延安地区医院进修一年，1981年调回定边县防疫站检验科工作，曾获全国水质检测合格证书，1984年调至定边县县医院检验科工作，任检验科主任。1994年晋级为主管检验师，1999年在西安第四人民医院检验科进修学习微生物及临床检验一年，2000年在西安交大第一附属医院骨髓室进修半年，2002年晋级为副主任检验师，2009年退休。

1976年毕业留校后正遇延安发大水，贺美林冒着生命危险，到延安聋哑学校救回定边师家一名聋哑儿童，并留宿舍照看一周（当时交通阻断），其间她不顾齐胸的洪水，抢救学校财物，和师生一起泥土中抢救王家坪展物，沿着延河边寻找失去的同学，被延安大学党委评为抗洪救灾模范。1981年从延安调回防疫站工作期间因县医院征兵体检缺人被借调一周，由于贺美林吃苦耐劳对工作认真负责，对病人热忱服务，视病人为亲人。郭锦文院长要求把她调到县医院工作，在县医院工作期间，她爱岗敬业，工作勤恳，医技精湛，医德高尚，连续多年征兵体检未退兵，受到院方及武装部的表扬，多次被评为优秀工作者及先进工作者。

贺美林在工作之余经常翻阅医学文献新资料，做了大量的笔记，学习掌握本专业的新动态、新技术、新知识，撰写发表论文有《谈尿分析的临床应用体会》《献血人和正常人生化指标对比》《空气酸、重金属离子影响氯化高铁法测定血红蛋白》《乙肝表面抗原的三种测定方法的评价》等，分别发表于《美中医学交流》杂志2001年第一卷第三期，《陕西中医学院报》第25卷第六期等杂志。

贺美林热爱本职工作，在工作期间，有高度的责任心，省质控活动中，和同人经常加班加点到深夜，无计报酬，直至得到可靠的数据，取得了每年四个季度的全省质量室内控制的较好成绩。她对工作一丝不苟，尽心尽力，在临床检验工作中熟练及时地解决业务上遇到的复杂疑难问题，紧密配合临床抢救危重病人，及时提供可靠的科学依据，临床经验丰富，业务能力强。先后在院内讲述了“预防控制经血传播疾病”“安全用血，合理用血”“新开展项目的临床应用”等新的理论知识。2000年进修回来开展了骨髓检查、微生物检查，填补了定边县医院临床检验的空白，成为学科带头人。

贺美林在退休之余，坚持不断学习，在定边县协和医院打工期间，到唐都医院学习了不孕不育的检测，方便了不孕不育患者。她学习朗诵，组织退休姐妹们学习朗诵“毛主席语录诗词”“白衣天使之歌”，组织“白大褂T台走秀”，用行动语言赞美、歌颂她热爱的医疗卫生事业。

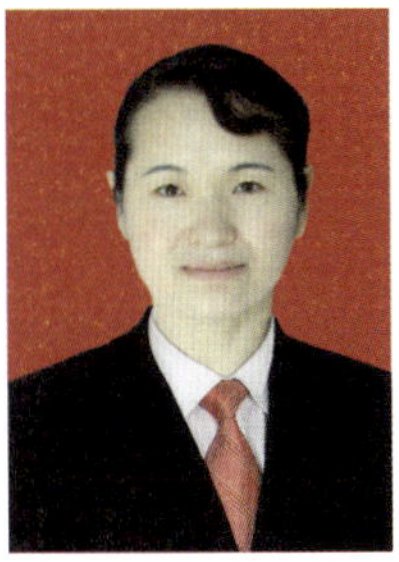

姜昀（1966年11月出生）　女，樊学乡樊学村人。1985年7月进入定边县人民医院工作。儿科副主任护师，1985年7月毕业于绥德卫生学校，从事临床护理工作20余年，2009年在湖南湘雅医院进修学习高压氧治疗。

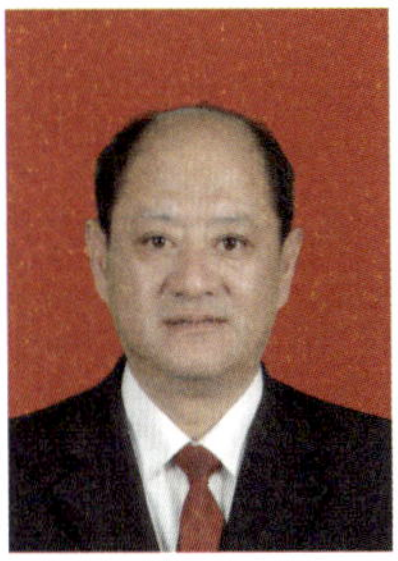

郝希平（1958年月出生）　榆林市榆阳区人，中共党员，外科副主任医师，定边县医院急诊科主任。1981年毕业于榆林地区卫生学校，分配到红柳沟医院工作；1985年调到定边县医院工作；1990年在西安电力中心医院进修两年；1993年在西安中医院进修一年；1995年在宁夏附属医院进修学习普外和肛肠专业两年；2008年晋升为外科副主任医师。在临床医疗中，擅长肛肠和普外的诊断和治疗，每年接诊病人在4000多人次，住院病人200多人次，做各类手术300余人次，抢救疑难危重病人20余人次。主要论著：《扩肛注射药治疗慢性肛裂60例临床观察》一文发表于《中国实用医学月刊》2004年第4期；《高龄大肠癌病人围手术期处理及营养支持》一文发表于《大肠肛门病杂志》即现在的《结直肠肛门外科》2005年第5期；《双吻合器技术在低位直肠癌保肛手术56例的应用》一文发表于《中国肛肠病杂志》2005年第8期；《一期根治术治疗肛周脓肿156例临床观察》一文发表于《中国肛肠病杂志》2007年第5期；《前列腺切除膀胱颈部缝扎加交锁缝合止血法120例应用》一文发表于《陕西医学杂志》2007年第7期；《肛瘘术式的分析与选择》一文发表于《延安大学学报》2007年第4期。

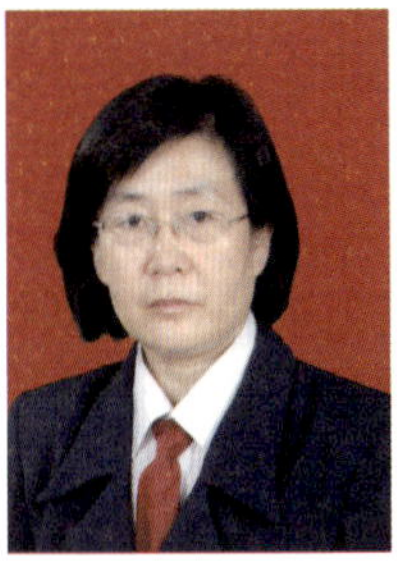

高小琴（1963年8月出生）　女，横山县石窑沟乡榆树峁村人。1983年7月进入定边县人民医院工作。先后任妇科副主任、妇产科副主任医师，曾多次外出进修深造，从事妇产科工作30余年，对妇科肿瘤、产科急救、新生儿急救具有丰富的临床经验。

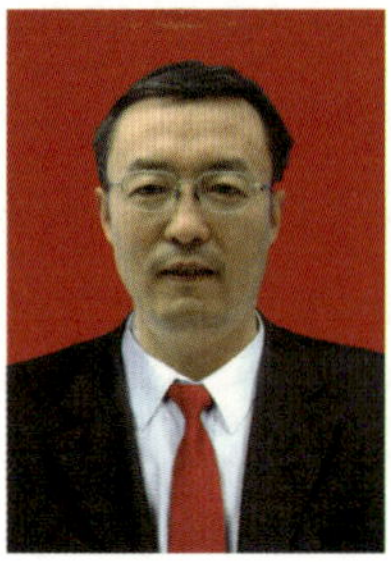

高坦兵（1966年1月出生） 白泥井镇先进村人。1991年7月进入定边县人民医院工作。特聘专家，院长助理，妇科主任，妇科副主任医师。从事妇产科工作近30年，曾先后多次赴北京301医院、北医大附属医院、西京医院进修学习妇科宫腔镜微创技术，累计完成妇科宫腔镜微创手术5000余例。擅长诊治功能性子宫出血、卵巢囊肿、子宫肌瘤、子宫癌、不孕不育、宫外孕、女性生殖道畸形等妇科疾病，尤其擅长宫腹腔镜微创手术治疗各种妇科疾病。

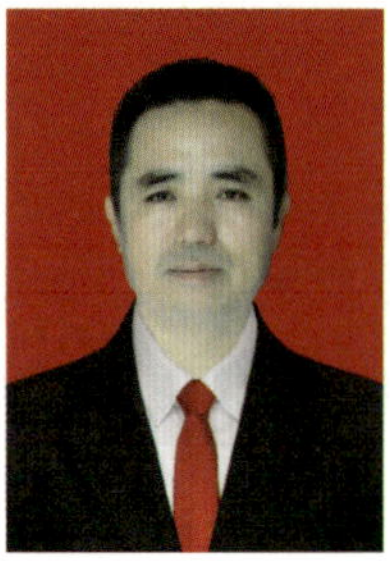

耿鸿欣（1972年12月出生） 定边县耿尔庄村人。1996年9月进入定边县人民医院工作。超声科副主任医师，毕业于延安大学医学院，从事超声工作20余年。先后在西安、北京等地进修学习。擅长心脏、腹部、甲状腺、乳腺、产科等超声检查。

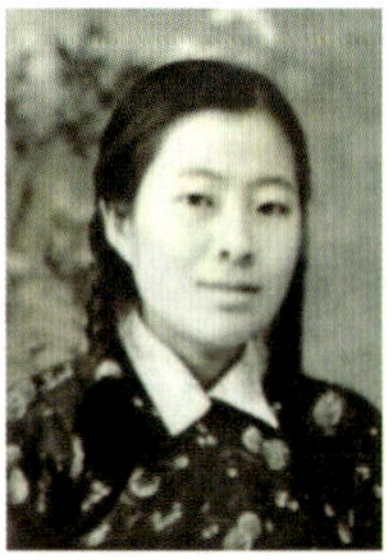

郭启明（1929年10月出生） 女，定边人。中共党员。1946年奔赴西北野战军三边后方医院二所参加工作，1947年转为护士。解放战争中，在保卫延安、保卫陕甘宁边区、保卫三边分区的岁月中，几乎天天转移，两年的时间里，翻山越岭，几乎走遍了三边和华池、环县，穿草鞋，吃野菜，喝稀粥，就咸盐，在恶劣、艰苦的环境下，救死扶伤，做出她应有的贡献。1948年加入中国共产党。1949年9月23日银川解放，随军挺进银川，工作于宁夏省立医院。1955年，陕西省速成中学学习，1958年考入西安医学院。1963年毕业后，分配回宁夏工作。1965年，调陕西省咸阳市人民医院工作。1978年，调西安机床电器厂医务室工作，至离休。

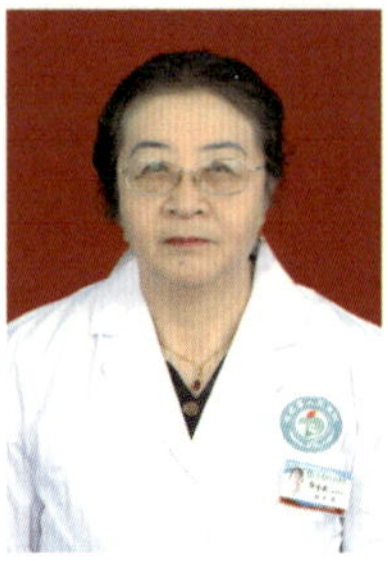

郭金娥（1963年出生） 女，定边镇人，祖籍陕西旬邑县，副主任医师。1979年定边中学毕业，1986年1月榆林地区外科大专班毕业。先后在堆子梁乡卫生院、盐场堡卫生院工作，1986年调入定边县医院妇科工作，担任妇产科医师、主治医师、副主任医师。从医以来，坚持临床工作第一线，出色地完成了本职工作，成功救治了300多例危重病人，如妊娠高血压综合征，产后大出血，宫外孕破裂失血性休克，妇科肿瘤等疑难危重病例，完成了较大手术1000余例，迎接了数千名的新生儿生命的诞生。

善于总结临床工作经验，撰写论文《产后出血78例临床分析》《老年妇科手术83例手术期特点分析》《老年妇女生殖器脱垂68例分析》等8篇论文在《现代中西医结合杂志》《实用老年医学》《苏州大学学报》等省级刊物发表。

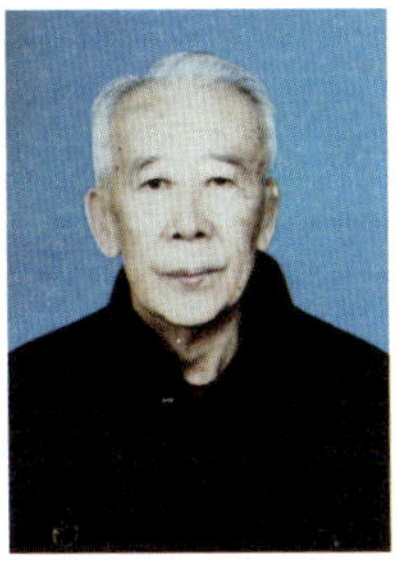

郭锦文（1933年3月出生） 榆林市人。1949年8月参加工作，1953年3月加入中国共产党，本科学历，1956年调定边县医院工作。曾任安边卫生院院长，定边县医院医务科科长，副院长、院长兼书记等职。

郭锦文刻苦钻研业务技术，精益求精，为定边人民的健康付出了毕生心血。于1949年8月在陕北党校医师班学习两年，1959年在陕西省卫生进修学院学习3年，获得了大学文凭，并从医师一直获得外科副主任医师的职称。他用小夹板外固定术治疗骨折，开创了定边县医院先例，他不仅在骨科方面成就突出，且在普外科方面也造诣深厚。他曾主刀巨大腹包虫、肝包虫等手术和胃癌胃穿孔失血性休克的抢救手术。1984年12月，一工人因钢桶爆炸，造成右胸开放性气胸、肝损伤，来定边县医院时病人已经休克，他紧急抢救，及时手术，抢救了患者的生命。

郭锦文从1968年担任定边县人民医院革委会副主任以来，曾兼任定边县卫生局副局长，1982年担任定边县人民医院院长兼党支部书记，一直从事领导工作。1982年医疗卫生大改革以来，郭锦文汲取全国卫生改革经验，结合定边县医院的实际情况，进行了一系列的改革创新，全院上下，人人思变，人心思干。他从培养人才着手，各个学科均有带头之人，出现了一大批像外科于长雍、内科王继红、儿科王白石、妇产科赵乐凤和杨玉兰、中医科党淑和与张瑜晋等一众优秀人才，使得定边县医院成为周边四省交界的医疗中心，周边县患者纷纷慕名而至。门诊病人一号难挂，住院病人一床难求是当时医院的真实写照。县医院固定资产在他担任院长期间翻了几番，继而修建了门诊楼、会议室，为高年资大夫修建家属院，为医院增添当时先进的B超等医疗设备，职工的年收入也增加了两倍多。至1988年底，医院账面盈利四十多万元，定边县医院因此成为省市县改革成绩优异单位，并多次获得上级奖励。郭锦文真正做到了将定边县医院发展为从小到大、从弱到强，为定边县医院奠定了未来发展的坚实基础。

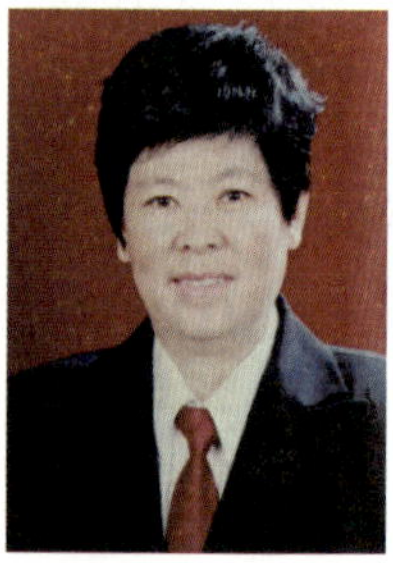

郭润霞（1955年8月出生） 女，榆林人，1974年2月参加工作，1975年7月加入中国共产党，1987年9月考取燕京函授医学院，1990年8月获得燕京函授医学院毕业证书，内科副主任医师。

1973年毕业于定边中学高中部，1974年2月插队到定边城关镇李园子村，1974年8月在城关镇曹园子小学任教，1977年2月分配至定边县安边镇医院从事护理工作，同年被委派到绥德卫校护训班理论学习1年。1979年5月受县卫生局委派到陕西省第三人民医院（汤峪疗养院）进修理疗1年半，1981年9月考入陕西省卫生厅举办的理疗医师提高班学习1年，1982年9月调到定边县医院开展理疗工作，在理疗岗位工作至1996年，历时14年。

她在理疗科工作期间，开展超声波、超短波、红外线、紫外线、直流电离子导入、针灸、牵引、按摩等各项治疗工作。她利用超短波配合直流电药物导入治疗急性乳腺炎、阑尾炎、盆腔炎、膀胱炎取得很好的疗效，并运用红外线配合中草药照射为患者治疗急慢性关节炎、扭挫伤、骨增生、坐骨神经痛取得了不错的效果，减轻了患者的病痛，受到广大患者的一致好评。她运用封闭疗法治疗急性扁桃体炎效果颇为显著，尤其是运用超短波治疗外科、妇科术后患者伤口愈合效果明显，解决了外科、妇科术后伤口愈合不良的问题。郭润霞在理疗科工作期间，近10万人次患者获益。

1996年她自费在西安交大第一附属医院内科进修3年，其间参加陕西省内科副主任医师提高班学习1年。她在学习期间不耻下问，虚心向带教老师学习，白天参加治疗，晚上翻阅资料，做了大量的笔记，积累了丰富的临床治疗知识。经过3年的不懈努力，她成为一名擅长内科疾病治疗的专业医师，对心血管、内分泌、消化系统、呼吸系统、肾内科等内科疾病都有较高的治疗水平。学成回到单位后，她调至内科工作，积极参加院内疑难病例的会诊和讨论，解决了不少内科疑难病例。在诊疗工作期间，同时担负实习生的带教工作，几十年来为定边县医疗卫生界培养了一批技术骨干。

她从事临床工作多年，不断总结经验，也撰写了多篇论文，其中《普瑞博思联合丽珠肠乐治疗功能性便秘的临床对照观察》发表在2002年12月《美国中华临床药学杂志》上，《有机磷中毒的诊断与治疗》发表在2002年12月《美中医学交流杂志》上，《慢性阻塞性肺疾病继发肺部真菌感染的临床治疗分析》发表在《中国现代药物应用》2007年第1卷第7期杂志上，《静脉胺碘酮治疗急性心肌梗死并快速心律失常临床研究》发表在《中外医疗》2007年第17期。

她为人热情，对待患者有耐心，检查精心，治疗细心，受到广大患者的一致好评，连续6年被评为定边县人民医院优秀工作者，退休后仍然坚持在临床工作，发挥余热。

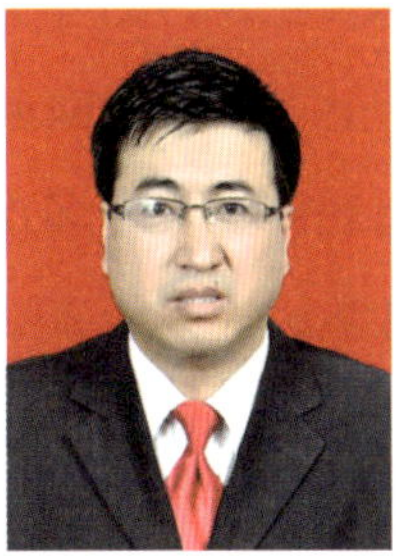

姬兴军（1975年11月出生） 定边县冯地坑乡人，中共党员，研究生学历，定边县人民医院副院长、皮肤科主任医师。

1991年9月至1994年6月在延安卫生学校上学，1994年7月至1997年4月在定边县红柳沟镇中心卫生院工作，1997年5月调入定边县人民医院工作。1999年8月至2000年9月在西交大二附院皮肤科进修学习，2004年7月毕业于广播电视大学临床医学专科专业。2003年9月至2010年10月任定边县人民医院药剂科主任，2006年5月取得皮肤病与性病学专业主治医师职称，2010年1月毕业于陕西中医学院（临床医学专业），本科学历。2010年11月起，任定边县人民医院副院长，2011年5月加入中国共产党，并担任第一党支部书记。

2011年在《吉林医学》发表论文《皮肤损伤后人体皮肤组织蛋白酶K的动态变化分析》《两种方法治疗特应性皮炎的临床对比分析》。2012年3月取得皮肤病与性病学专业副主任医师职称，2017年在《临床医学研究与实践》发表论文《窄波紫外线光疗与斯皮仁诺联合治疗糠枇孢子菌毛囊炎》《寻常型鱼鳞病合手足皲裂症运用复方乳酸软膏治疗》《白癜风患者应用他克莫司进行治疗的临床疗效及其对皮损处TNF-Q的影响》。2018年3月取得皮肤病与性病学专业主任医师职称，2019年6月毕业于中国南开大学与澳大利亚佛林德斯大学（医院管理专业）研究生班。

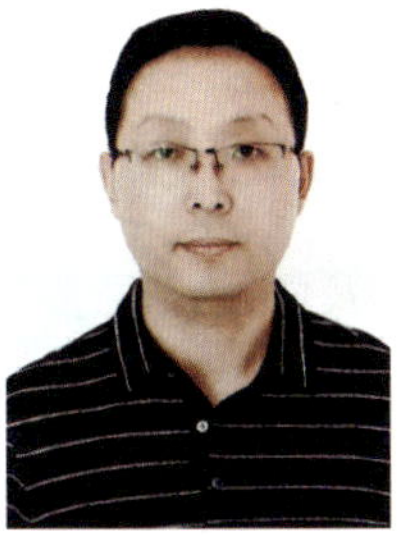

尉文明（1973年2月出生） 陕西定边人。1989—1992年在定边中学完成高中学业，1994—1997年就读于延安大学数学系计算机专业，2004年在定边县医院工作至今。2005—2011年担任收费室主任并兼管县医院信息化工作，2011年县医院成立信息科担任信息科科长，2012年参加国家网信办培训，取得“网络安全高级工程师”证书，带领信息科全体同人先后完成门诊楼、医技楼、儿科楼、内科楼、发热门诊（原惠民医院）、衣食梁移民社区医院、新乐院区以及医共体医院（安边、白湾子、城关）等医院的信息化建设。

尉文明为人正派，业务娴熟，工作敬业，多次受到院领导和上级有关部门的嘉奖。

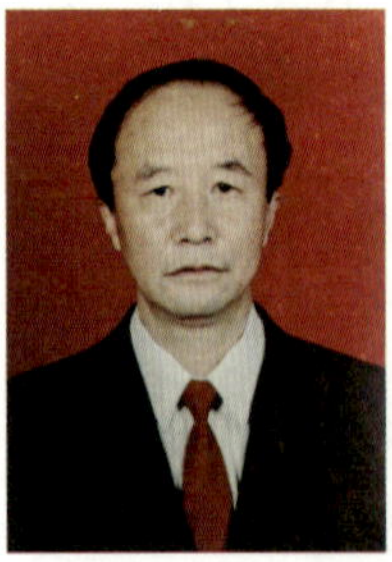

韩世英（1956年10月出生） 原籍横山县。1974年2月参加工作，1976年9月加入中国共产党，本科学历，超声副主任医师，曾任定边县医院副院长。

他于1982年到定边县医院工作，至2021年近40年。1983年开始自修医科大学本科全部教材，做了大量的学习笔记，并于1984年到北京、成都等地进修超声医学，1985年开始从事超声工作，多次参加省内外各种超声学习班。2009年2月考取陕西中医学院成人本科学历，并于2012年1月获得陕西中医学院毕业证书。2011年1月晋升为超声副主任医师，任榆林市超声学会常务理事。他刻苦钻研业务，爱岗敬业，医术精湛，他的超声诊断水平在榆林市及周边地区享有盛誉，他的超声诊断宁夏医学专家给予较高的评价。他撰写的《超声诊断结石性胆囊炎的价值》《超声诊断脾破裂的价值》等论文，发表在《现代中西医结合杂志》上；《超声诊断异位妊娠52例分析》发表在《延安大学学报》上。

他每年接诊患者4万多人次，县医院超声诊断费用收入达300多万元。他常年坚持下乡义诊，足迹遍布全县各个乡镇。注重基层卫生人才培养，全县各个医疗机构超声科几乎都有他的学生。2016年退休后，拒绝了多个医疗机构的高薪聘请，毅然奋斗在定边县人民医院医疗第一线，每周仍然抽两天下乡支援乡镇卫生院。

他是定边县人民医院超声科的创始人，从一台黑白超声机发展至2020年拥有多功能超声机近10台，能够开展心脏、四维等多项超声检查，超声科不再是单一地通过检查开具诊断，而且能够通过超声技术引导开展介入、穿刺等治疗工作，在定边县及周边地区具有一定的权威性和影响力。韩世英也是定边县人民医院体检中心的创始人，使县医院从只能够开展基础的体检工作，到2020年能够开展健康、职业病等体检工作，发展成为全科体检中心。县医院体检收入也从刚开始的每年几十万元增加到2020年的700多万元。

他在1982年至1988年任定边县人民医院办公室主任兼秘书，其间积极学习管理，参与医院的重大改革，也是改革方案的撰写者，协助当时院长郭锦文及院委会完善了改革，使当时的县医院成为全县乃至周边地区的医疗中心，医院改革工作取得了巨大成绩。1998年担任副院长后，他以他在医院多年的权威和影响力，用他的管理才智和改革经验，协助院长杨继张进行大刀阔斧的改革，使医院顺利通过了二甲评审，获得了“全省卫生先进集体”的称号。

他医德高尚，爱岗敬业，无私奉献，诠释了一个共产党员医者全心全意为人民的高尚品格，为定边医疗卫生事业做出了突出贡献。他连续十年被评为县医院优秀工作者。先后获得定边县第二届先进科技工作者、榆林市卫生标兵等荣誉称号。患者曾赠予他“金奖银奖不如百姓夸奖、金杯银杯不如百姓口碑”等多枚锦旗，定边电视台曾连续一周播放他的专访事迹。榆林市卫生标兵获奖致辞对他的评价是：“你刻苦钻研业务，精益求精，你是消除患者病痛的千里眼。”

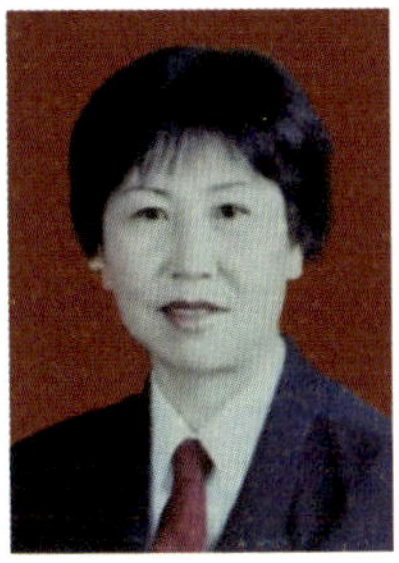

曹安文（1947年出生）　女，子洲县殿寺人，1967年毕业于榆林地区卫生学校，退休前任定边县人民医院中医内科副主任医师。1968年卫校毕业后分配到堡子湾乡卫生院工作，1970年调回县医院从事护士工作，1976年经过考试护士转为中医士，1979年5月晋升为中医医师，1987年参加在重庆举办的全国中医急症第七期学习，1988年8月地区考试名列前茅，职称晋升为中医主治医师，并被聘为榆林地区卫校中医学高级讲师，同年参与《妇科精神》编辑工作，并发表论文《胎动不安治验》，2001年选登于《中华医药研究与创新》，并获得中国农村医药学术论文奖。1998年9月职称晋升副主任医师，同年发表了《活血化瘀法治疗血液性头痛50例疗效观察》。1999年在《糖尿病（消渴病）中医诊疗荟萃》发表《糖尿病辨治浅淡》，被编入了《欧洲医学科学年鉴》并获奖，2000年10月发表《糖尿病并脑血管病辨治》收编于《糖尿病中医研究进展》杂志，并载入陕西《高级医药卫生专家名人志》，后又被收编《世界人物辞海》。2011年入编了共产党成立70周年专刊《党在我心中——当代论文奖》。2002年4月退休，随即被定边县人民医院返聘，工作到2019年6月底。

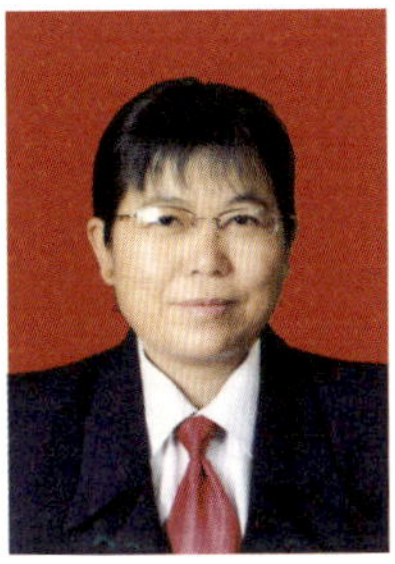

麻俊梅（1964年5月出生）　女，绥德县张家砭镇麻家沟村人。1987年7月进入定边县人民医院工作。妇产科副主任医师，从事妇产科工作30余年，曾在西京医院、宁夏医学院附属医院进修深造两年，擅长产科孕妇难产处理及新生儿抢救，对子宫肌瘤等产科手术经验丰富。

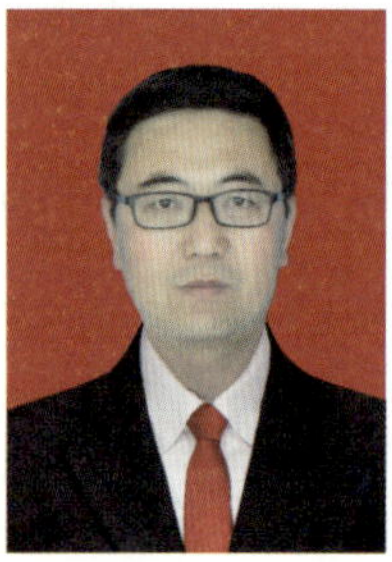

龚万义(1973年5月出生) 定边镇人。1996年7月进入定边县人民医院工作。门诊部主任、眼科主任，眼科副主任医师，1996年毕业于延安医学院，1998年在西交大二附院进修学习，擅长白内障超声乳化、各类型青光眼和斜视、慢性泪囊炎以及翼状胬肉的手术治疗。

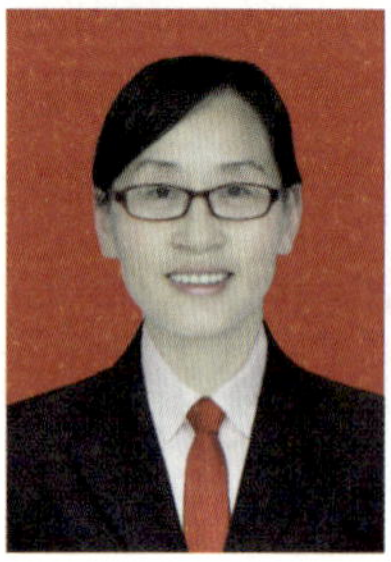

赫媚雅(1973年11月出生) 女，定边镇人。1993年7月进入定边县人民医院工作。药剂科主任，副主任药剂师，药学理事会成员，从事临床药剂工作20余年，多次参加临床药学学术讨论会，擅长精麻药品的管理及指导患者合理用药。

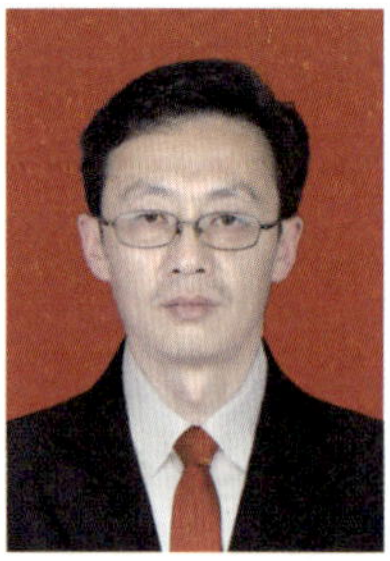

薛树军(1973年9月出生) 定边镇人。1998年9月进入定边县人民医院工作。骨科副主任，骨科副主任医师，先后在宁夏回族自治区人民医院、西安交大第二附属医院进修学习，擅长骨伤科及颈、腰、腿疼相关疾病的诊治。

第三节 定边县人民医院历年入职职工名单

1941—1951年入职人员

张　善	袁　野	侯东海	苗子信	孙芦山	贺连舫
苗润芝	苗植庵	刘开荣	刘锦贵	高丹如	王照新

1952—1966年入职人员

路茂槐	刘文祥	张志清	阎学孔	郭锦文	赵乐芬
杨　燕	王汝俊	梁仲芳	雷云峰	胡启泰	张建堂

杨泽民	杨廷栋	王宏基	毛顺长	张定邦	胡金（景）元
申忠民	陈群英	陈世祖	齐子才	薛学范	南岳灵
刘兴国	曹　杰	申文福	刘文华	于文喜	吴文鼎
王思选	雷志强	薛振国	魏元贞	李桂芬	崔存良
王子震	毛启明	崔志祥	杨锦秀	白秀兰	林玉光
李旺忠	白彩娥	党淑和	王瑞珍	张　渤	刘志华
杨思宾	潘天赐	孙惠庵	李岁玄	田宏基	仲纪云
陆子豪	乔万选	刘兴本	王月增	郭福来	张新（兴）良
郑永峰	李登云	张文来	张　让	刘宪瑞	何景泰
陈政德	丁启民	高　燕	李　杰	郭成银	高春茹
刘志忠	任庆来	王菊梅	刘双喜	曹正杰	李山章
马鹏飞	杜永侃	霍玉亭	关子祥	崔文远	屈子清
薛　智	段惠珍	马秀英	郑玉英	申云霞	宋清（廷）秀
李春明	李月紫	邢美珍	刘清泉	杨　军	贺丰年
王天玲	赵春芳	思成祥	张望领	李殿臣	王国霞（侠）
秦自毅	姚生玉	高锦玉	李少煊	孙玉兰	李自（志）安
左怀刚	姬林周	何永缘	张　钊	薛选堂	贾增禄
赵宝荣	陈政德	王淑贤	王秀珍	俞永平	谷志先
郭建胜	纪鸿飞	吴秉芩	党正金	魏邦国	苗万成
陈　平	郭秀芬	齐　晶	王　斌	王智仁	赵玉兰
王玉珍	张万生	仲月英	朱荣贵	常凤莲	屈子清
薛元雄	付福春	郭淑娥	王树清	王存霞	治淑珍
李秀琴	杭玉华	宋兰英	武兆堂	郭秀芬	赵茂轩
张向东	杨玉兰	李兴翠	魏惠珍	黄永岐	刘岗民
张玉林	张巨新	李青山	尚爱珍	王玉兰	王淑芬
王崇斌	赵茂林	李文焕	毕月英	程治平	曹子杰
李寿天	李玉堂	陈之英	郭淑娥	王瑞珍	张永良
刘亚芳	叶天林	张　玉	宁文哲	朱明哲	解应举
杨桂梅	屈文桂	王振忠	吴忠平	朱明升	高仲举
张俞晋	王克明	宋桂英	杨晓云	何延玲	李　柯
于长雍	刘瑶琴	曹艳琴	童天元	韩守仓	张守银

王云昌	阎守忠	韩云昌	刘德荣	赵国治	姜学武
潘淑霞	刘国翔	刘德明	田培基	薛彩芳	李云净
郭周燕	王昌祥	苏小琴	张永贵	韩世忠	徐怀德
郭周兰	马腾飞	崔学斌（强）			

1967—1979年入职人员

马汝钧	温敏强	罗治安	王玉香	李生明（工宣队代表）	
王振华	薛立勋	陈玉祥	王继红	刘子义	高德沛
韩祥庭	申芳菊	崔志英	孙保仓	刘志忠（管理员）	
唐立勋	张兴旺	沈仲贤	拓生孝	曹秋莲	张红霞
叶志明	王志贤	韩守仓	李明忠	徐怀发	赵勤嶙
刘惠萍	马小平	刘世坤	吕庆莲	王栋才	贺万忠（炊）
丁兆万	陈祥云	刘志民	崔秀芳	王振兴	尤高升
高孝元	屈柏瑾	吕学恭	许照坤	王保善	马世华
焦武其	姚凤英	白　晋	陈玉祥	黄彩珍	田凤英
张玉英	朱开萍	郭宏霞	李占祥	王定娥	韩守廉
苗恒轩	曹安文	刘秀华	田生梅	张复本	郑彩云
李占宁	辛秀兰	陈文英	武玉萍	王振华	刘爱萍
晋贤芝	李馥兰	齐秀兰	麻玉清	房焕英	赵云林
李进轩	吕玉华	高莲香	梅秀峰	任玉珍	陈在鸣
郝宏霞	王　全	蒋良鹏	王白石	张　德	张永汲
武玉峰	仲彩霞	呼玉莲	刘志华	崔秀芳	方成元
朱聿俊	路文云	郭丁昌	杨树芬	董　浩	李秀莲
李晓峰	刘统锦	王月娥	刘慧莲	岳自立	张崇守
周生财	常贵桥	孙玉贵	代文革	刘艳平	薛艳红
张玉英	王学仁	王天钟	刘桂琴	张彩云	郭宏霞
申凤英	高小林	张巧莹	边红玲	叶润芳	刘玉忠
胡宝生	贺向荣	马　琴	党自喻	杜修和	童秀芳
王彩英	陈凤霞	马菊花	刘秀华	王桂莲	杨桂英
刘竹强	高明强	高金山	景永茂	张玉英	尉克芳
张艳萍	石喜亮	李丽娟	刘亚平	刘志民	何治荣

薛　梅　　崔志玲（林）

1980—1990年入职人员

贺秀芳	任丽芳	屈俊梅	郭爱芳	陈凤霞	常文琴
韩世英	白志秀	齐彩娥	刘志光	张凤杰	贺美林（玲）
张存渊	蔡凤英	王爱霞	郝翠花	韩克菲	刘万芳
马秀兰	田耕年	刘兆春	王艳玲	王冬美	张滨海
贾玉宝	郭润霞	王毓英	马江鲁	王廷银	沈志杰
冯治斌	薛广前	尹发显	牛世兰	牛文云	齐彩梅
孙应文	闵玉萍	刘国敏	高孝元	尹彩霞	曹映汝
田春生	李占祥	郝建忠	梁丽平	马海峰	张宝东
刘榆平	王凤英	薛秀云	李　勇	宋怀明	王旭升（大）
苗艳英	郝希平	雷彩凤	高连祥	张晓燕	叶丽霞
张彩霞	高利亚	高凤玲	王世忠	刘　锦	张　静
汪志田	王定占	张喜荣	姚彩霞	赵瑞莲	李俊莲
丁海山	潘红玫	李　伟	姜　昀	赵艳玲	申应春
孙双智	刘双宝	乔秋霞	白成定	高艳霞	陈云莲
赵国庆	高秋燕	王尔利	郭金娥	郭晓霞	李　侠
张　琴	赵彩铃	郭桂莲	王彦芳	王　霞	窦晓梅
张少雄	贺　伟	刘　晔	王　凯	郭锦娥	薛海霞
张鸿翔	王芳敏	苏　英	郭锦强	李春霞	张宏霞
张桂英	刘玉霞	杨生枝	徐宝军	张继霞	刘桂芳
张红兰	孟弟兵	董学斌			

1991—2000年入职人员

王小平	王咏梅	魏桂琴	白宏伟	解焕娥	李　雪
丁建斌	王学广	齐志士	孙春霞	延学峰	张　微
牛国忠	张　斌	陈惠平	李　梅	王旗芳	齐彩娥
王柏玲	赫媚雅	张鸿梅	王冲霞	侯燕武	王旭升（小）
高海峰	李菊林	刘瑞琴	贺　蓓	汪清泽	陈润梅
王海明	侯晓霞	王艳利	李凤琴	郭金娥	王芳明

姚彩霞	高晓琴	赵学琴	高润英	武志秀	高　莉
赵海忠	李定宝	孙霆芳	侯丹凤	李菊林	向　艳
延九锡	尹冬梅	张统计	付晓霞	郭金亚	王世海
陈继刚	刘　芳				
杨继张	王存金	倪国栋	张　琴	张玲芳	姬兴军
龚万义	阎红梅	姬媛媛	陈　瑜	石　晔	郭玉娥
张晓兰	汪惠晴	安艳霞	麻俊梅	延柏文	张鹏伟
王明芳	王宝娥	屈改艳	黄惠梅	薛树军	郭永霞
丁银山	李俐霞	耿宏欣	宋　静	李淑娟	丁晓凌
王翠萍	蒋　艳	薛景瑞	王春霞		

2001—2005年入职人员

高玉龙	曹巧荣	苗　莉	马建鹏	王　曦	孙灵芝
张嘉敏	张红娟	冯昊奎	张金栓	高艳琴	高　宇
石红艳	白雨苗	薛艳艳	张　燕	刘晓丽	高彩英
石秀瑞	孙　哲	贾彩萍	张旭亮	周春林	余　帆
田永琴	杨志雄	郭　艳	尉文明	李　莉	李　星
杜晓华	赵有才	丁晓丽	袁　娜	安彦君	

2006—2010年入职人员

李凤霞	马艾菲	路晓丽	郝丽雅	曹　歌	李巧梅
高东平	刘　淼	郭睿君	夏和平	牧媛媛	高　燕
张安平	王丽娜	阎旭东	韩茂林	张海燕	杨春艳
王利阳	马有萍	李美艳	何春宜	曹艳梅	刘昭昭
蔡　佳	杨晓灵	张艳梅	叶小丽	屈冬梅	刘　勇
梁丽娜	樊泳江	白春燕	薛玲玲	高锦科	朱　娜
唐　艳	徐荣华	曹海静	何文娟	张耀芳	王璐璐
王晓玲	邢彦龙	孙双智	王　磊	童　丹	王　敏
乔　霞	孙　萌	高瑞娣	李　霞	张　丽	邹景成
张　娜	马喜爱	高　伟	薛　媛	沈海虎	张平顺
申海芬	刘　惠	潘　霞	丁筱崙	张艳丽	张　雪

刘　英	徐　莉	叶　云	张丽梅	石　敏	贺晓娜
白　洁	张晓瑜	乔晓宇	高玉功	郭明飞	张月梅
韩　燕	何巧锐	申　静	李　婷	张雪丽	邹对梅
马静榕	郭彩荣	米晓飞	张对玲	纪云霞	王海梅
余小雨	王彦飞	乔瑞利	范　玲	贺歆婷	曹桂林
白允奇	刘志国	葛　萍	汤正强	陈巧玲	雷　莲
李　恒	何海霞	刘天宏	李海霞	王喜军	任志军
丁艳玲	张旭明	胡　佳	李　娜	屈　娜	葛亚萍
叶　晓	彭金华	李金芳	张潇续	刘　香	王海涛
王　谋	杨　蕾	董文龙	张　涛	郭效玲	曹永明
何庆霞	尉彩艳	郝丽丽	韩慧琴	江　蕾	陈争艳
陈小梅	刘　冬	付福玲	李　奋	王国才	龚　强
王　珺	张丽云	韩　静	白旭东	张红梅	王红艳
樊彦秀	云　娜	申　娟	龚　莉	王姣姣	李艳丽
李佳芝	吕瑞瑞	周　佳	王亚玲	王宇帆	孙瑞莉
田　婷	陈亚梅	张红梅	郭　芮	丁晓媛	王艳茸
董　帆	孙玲娜	刘小涛	郝卫胜	孙　华	柳贝贝
张彦雯	曹建强	张春梅	李春琴		

2011年入职人员

陈学敏	王娅妮	高　源	李姣荣	贾　媛	马　瑞
马晨晨	王亚红	赵世琴	蒋美丽	王　富	崔占荣
姚　雪	高亚梅	马媛媛	齐晶华	徐　瑞	郭　华
蔡艳丽	刘昱彤	田亚楠	杨家欣	武泳汀	邱军伟
杜星来	王　梅	拓玉芬	米添成	张　瑜	白　婧
郭鹏耀	王亿荣	马　莉	刘　晓	贺朝霞	王　莉
佘飞龙	郑梅梅	倪彦英	姬媛媛	阎秀兰	卢艳艳
杨　雁	赵桂香	田晓强	韩　渊	赵立晶	刘　嘉
赵亚雄	郭亚娟	王晓燕	王欣荣	白浪潮	吴旭东
曹娜娜	张　薇	顾红荣	白　蓉	周煜皎	边凡新
陈润花	赵　晴	白耀光			

2012年入职人员

马占洋	曹雯雯	齐　莹	郭改英	乔爱茹	郑瑞楠
王苗苗	张媛媛	张　婧	陈心玫	李巧芬	阎　萍
朱　佳	毛圆圆	李巧玲	邵　宇	屈艳芳	曹娇娇
方　艳	钱改梅	夏琦艳	马甜甜	黄　娜	张凤霞
边正强	王亚娥	王玉亮	张艳楠	张凤仙	刘娜娜
白静丽	袁艳霞	范云云	孙　璐	汤丽丽	李鳗丽
周　婷	郑颖慧	贺　姗	刘春艳	王　毛	郭　京
张雅姣					

2013年入职人员

常　敏	王玉琴	周　蕊	魏婷婷	赵生孝	孙　玮
高　琦	孙雪平	高小萌	马胜芩	郑　玲	高愿卿
陈丽君	乔石娇	李　龙	刘锦莲	户　娟	张世林
马　然	陈浩元	张钰皎	杨巧英	滕国瑞	郭婷婷
高美蓉	周新苑	张　惠	高亚红	赵随香	陈艳芬
刘小霞	鲍娅红	刘红香	刘向宏	孙淑娟	沈　波
张美妮	阎芃颖	李欣玻	拓国峰	李瑞霞	薛李金
孙俐蓉	李雅雯	任　惠	刘昱芩	郑　青	马彩虹
马统玉	毕有军	张少会	张亚芬	齐彬凤	李翠霞
高　瑜	屈亚妮	丁培钊	张又丹	康文飞	晋静静
郭　晶	白亚丽	申佳宜	康延玲	杨　燕	王　荣
李　艳	薛　惠	张瑞娟	李凌春	丁元胤	王瑞妮
杜茜茜	张玉玲	王国安	胡俐蓉	李艳玲	郭甜甜
姚文娟	尚小艳	李月瑞	董文渊	张予平	周　芳
李领弟	任彦飞				

2014年入职人员

高　云	薛亚萍	任宏瑞	薛婷婷	曹艺凡	孙　艺
郭红梅	南小兰	高焕玲	张　娟	周苗苗	周瑞红

樊小鸿	李京芳	王晓慧	张海梅	周二刚	高培蓉
夏 涛	白利利	薛 璟	郑亚玲	刘红瑞	李 妍
王 芳	沈佳静	者劲晓	王若彩	高 锦	孙春艺
訾 娜	姚娅妮	孙 莉	薛 宏	陈 玲	屈文慧
朱银燕	苗铭淇	沈文文	郑璐璐		

2015年入职人员

王雪玉	杨 丽	葛纳彤	赵 园	乔晓丽	王 娟
郝飞飞	高 磊	王 姣	夏 琪	赵 青	梁松云
冯天鹏	刘 勇	纪 惠	郝永德	姬航周	张如勤
马 凯	朱 洁	师 瑜	艾蓉蓉	孙晨捷	李艳翠
张秀芝	张朝朝	王媛媛	白雪姣	高玲玲	马 荣
王雯洁	张永军	贺小琴	阎家镕	高志成	马瑞桐
王 艳	王 鑫	胡雨婷	郑文秀	叶舒君	王宇仙
沈秀秀	刘 琳	万梦珠	陈思丹	赵 静	孙 郡
李建富	李慧萍	尚苗苗	王 娜	吴国艳	高雪玲
高彦芳	石彩瑞	董瑞瑞	王明明	康予铭	杨冬梅
杨 艳	刘建宝	周东林	常娇娇	赵 燕	赵娇娇
高坦兵	卢妮妮	张亚东	蒋 云	田 升	窦 姣
王建钊	郭大炜	贺健文	张惠琴	王永明	赫宏东
杨建云	李延娜	毕晓霞	乔仲妮	陈 霆	王玉丽
高 瑜	高 婧	马 瑞	赵新芳	高 鹏	顾小欣
刘子财	张彩蓉	周 茜	邵志雄	张煜英	艾建宇
武玉粉	张生霞	张能华			

2016年入职人员

丁 高	高宏蕾	王亚芳	陈致茹	高 芳	吕彦龙
薛泽印	张慧龙	王 丹	马玲玲	吕慧慧	邹雨倩
王 媛	王月娟	陈 欢	马欢欢	李宏扬	樊蓉蓉
杜 丽	郝彦卉	武亚雄	王 楠	窦茂升	王 瑄
孙涉理	刘丹红	王逸静	倪晓丽	曹茹南	段荣丽

齐万婵	燕丹丹	陈俊涅	刘婷婷	张　蕊	刘凤霞
薛媛媛	薛春霞	康力晨	丁　跃	周　煜	赵好洋
郭　博	龙乃卉	付佳廷	赵爱国	高巧玲	王小云
王龙梅	霍雨佳	梁艳玲	王　涛	李欢欢	朱海瑞
何　丹	王　宁	刘　瑜	屈巧丽	辛昱蓉	许小艳
米春园	张志鹏	苏秀秀	李宝明	慕晓霞	马德珍
张巧凤	张继琴	王泓宇	孙利利	冯文奎	白景霖
晋瑞瑞	马晓瑞	邹晓瑜	高　莉	罗　娜	白　琳
韩晶晶	孙　鹏	高利梅	武玲玲	郭　丹	米昱红
贾彩芸	马晓丽	李惠玲	白　瑞	郭启云	吴玉茹
蒋翠翠	薛晓童	孙文艳	吕兰锁	马蓉蓉	

2017年入职人员

吕亚亚	王　华	田雨慧	佘素素	郭馨禧	高瑞梅
王雪姣	武巧丽	李　霞	高　阳	李国霞	张　佳
刘　剑	郑丽蓉	赵苗苗	高　晶	王晶晶	刘咪咪
孙婷婷	杨振彪	张丽梅	刘海亚	马新宝	刘宝军
王萌萌	朱宏伟	沈婷婷	田磊磊	韩彩霞	刘亚明
杨　刚	石艳飞	朱海儒	吕　茹	薛双娥	张步蕾
李洋洋	汪嘉伦	崔　桓	陈小翠	张爱英	宋咪咪
倪　芮	李焕焕	王蓉蓉	王明珠	李　蕙	贾巧芬
陈春妍	王伟伟	杜娅凤	冯生富	王红丽	白小平
陈东花	周家玉	王丹丹	冯强强	阎薇薇	高　萌
李宇宇	董亚玲	武茸茸	张志恒	孙　敏	鲁宝英

2018年入职人员

袁园园	康翠丽	白　鸽	贾春霞	李佳睿	马　婧
卜小书	陈永红	叶　雪	王　壮	向媛媛	卢奇奇
吴怡帆	乔　佳	周家辉	师蓉蓉	赵双喜	李　甜
张晓慧	刘　涛	薛　垚	谢锁林	朱文倩	付　蓉
张双军	赵嘉伟	贺桃圆	蒋晶晶	王　欢	徐　苗

郝芳会	王 荣	王春丽	周雅蓉	张金瑞	拓继红
刘 芸	贾 娜	乔桂平	马 荣	刘金隆	牛亚俊
张举敏	王 琴	王晓慧	高 艳	刘致源	赵青过
牛婉琼	韩佳怡	薛 睿	高树楠	邱清梅	乔仲磊
郑 祺	薛海瑞	杨晓晓	赵洋洋	唐 瑭	孙 萍
张 军	郑 勤				

2019年入职人员

杨 咪	寇文琴	王海燕	赵 霆	邵艳芳	刘争平
高佳科	孙光耀	郭雅茹	白亚峰	高凤梅	胡嘉城
刘国成	王生苍	任亚伟	张郁洁	王曼郦	丁海波
白慧文	张雅婷	王佳梅	韩鹏云	孟 欣	阎香羽
丁建鹏	孙翔宇	郑建彬	郑佳勋	刘浩琦	沙彦明
文 韬	郭岩松	魏一婷	李 娟	崔改霞	张富国
沈 慧	王 凯	白 龙	侯富凡	刘江永	赫壹霞
曹 宁	马 超	刘小慧	刘 娇	王亚荣	贺娇娇
牛国燊	窦婷婷	梁文博	华 磊	郭潇萌	康乃云
张水蓉	胡皓然				

2020年入职人员

叶昱彤	钟 静	尤嘉春	王宁宁	孙艳春	赵蓉蓉
王昭雯	卢菲菲	高 嘉	赵旭铭	晋世杰	李宇欣
杨景瑞	崔生海	王 瑞	任志华	曹 静	韩丽娜
杨 娜	朱建蓉	许婷婷	丁家骏	乔晓蕊	晋志杰
姬丽婷	吕思羽	丁香香	石改娜	刘婷婷	汪承栋
王 锋	缪 香	曹 文	党婷婷	李金鸿	刘 婧
许 芳	范文姝	王 蕊	龚平平	陈 瑞	宋佳文
付改玲	薛园园	王界军	张森杰	王云霞	庞丹莉
韩娜娜	郭佳惠	苗田田	牛帅帅	朱璐璐	杨妮妮
齐 天	鲁静如	张蓉蓉	李 彩	冯 强	师沛杰
张馨雅	郝银凤	赵宇鸿	王 娜	马小文	赵瑞芬

李文乐　边云昭　郭　欢　贺富云　朱昭霖　白成博
韩　伟　王雯雯　范明瑞　高惠敏　尹红艳　刘天宇
孙毛毛　丁建伟　张晓阳　张永飞　冯珍珍　高博俊
徐反宁　刘　智　周佳蓉　王勇森　王　荣

2021 年入职人员

石新琰　王浩维　李　蔓　边蓉蓉　马象程　徐　婧
袁　瑞　曹　建　李茂峰　王媛媛　李　伟　邹　伟
刘　琳　白兆华　张　珊　屈　敏　牛生栋　王　晶
张惠荣　刘志凤　段小丽　张娇娇　韩艳莉　张雅婷
马娅雯　高漫露　石治霞　夏琦琴　刘秀珍　刘　雨
李秋艳　郭昊东　张益瑞　李　娟　刘帅帅　樊　静
张耀梅　陈小宇　李丹丹　白　浪　孙　玥　王辽辽
姬田田　蔡晓东　何春岩　吕　锐　徐春芸　李　婵
赵娜娜　王　丽　李星苒　赵青过　石姣姣　张彦彦
李彦佼　胡晓芸　王彦成　马晶晶　苗　娟　董彦琳
郑艳梅　肖亮妮　周艳玲　范叶平　张　萌　吴志萍
陈亚妮　蒙春妮　王　瑞　杨惠丹　张正德　谢小欢
南欣雨　谷鹏瑞　何　霄

第四节　离退休人员和在职人员

1984—2021 年定边县人民医院离退休人员一览表

表 10-4-1

序号	姓名	出生年月	参加工作时间	退休时间	职称	备注
1	李少煊	1936.1	1957.8	1984.12	专业技术人员十二级	已故（2019.2）
2	王志贤	1930.6	1954.12	1987.8	技术工五级	已故（2021.6）
3	高春茹	1935.8	1952.7	1988.2	检验师	
4	薛学范	1925.5	1956.1	1990.8	专业技术人员十级	已故（2017.4）
5	张定邦	1932.6	1952.6	1991.9	专业技术人员十二级	已故（2021.12）
6	崔志祥	1937.6	1952.6	1993.1	副主任医师	已故（2019.4）

续表10-4-1

序号	姓名	出生年月	参加工作时间	退休时间	职称	备注
7	杨玉兰	1939.3	1958.8	1993.1	专业技术人员十二级	
8	雷志强	1934.1	1948.1	1993.1	专业技术人员十级	
9	张喜荣	1935.4	1956.8	1993.1	会计师	
10	王国霞	1935.8	1952.6	1993.1	专业技术人员十二级	
11	郭锦文	1933.1	1949.8	1993.2	专业技术人员七级	
12	李兴翠	1939.11	1958.9	1993.3	专业技术人员十级	
13	闵玉萍	1938.9	1955.6	1993.4	专业技术人员十二级	
14	郭淑娥	1938.4	1958.8	1993.4	专业技术人员十二级	
15	胡启泰	1935.1	1949.6	1993.5	药剂师	已故(2022.8)
16	田春生	1946.6	1965.1	1994.6	技术工五级	已故(2021.8)
17	高德沛	1939.1	1965.9	1996.8	副主任医师	已故(2017.2)
18	马　琴	1940.8	1959.7	1996.8	专业技术人员十二级	
19	徐怀德	1936.7	1966.2	1996.8	技术工五级	已故(2017.12)
20	付福春	1937.1	1960.8	1997.1	副主任医师	
21	齐　晶	1938.8	1956.1	1998.11	专业技术人员十级	已故(2020.7)
22	郭周兰	1941.12	1965.9	1998.11	专业技术人员十级	
23	李　霞	1945.11	1965.7	1998.11	技术工三级	
24	王荣昌	1940.1	1964.8	1999.4	专业技术人员七级	
25	张　德	1940.8	1967.9	2000.3	副主任医师	已故(2021.7)
26	王白石	1941.11	1968.7	2001.1	副主任医师	
27	崔志玲	1945.5	1968.2	2001.8	主管药师	
28	延九锡	1941.1	1962.1	2001.8	副主任医师	
29	路文云	1944.1	1968.9	2001.8	统计师	
30	张滨海	1941.1	1965.5	2002.12	副主任医师	
31	张崇守	1946.5	1966.3	2002.12	技术工五级	
32	曹安文	1947.3	1968.1	2002.6	副主任医师	
33	杨桂英	1952.9	1972.12	2002.6	技术工三级	
34	雷彩凤	1949.1	1968.12	2003.1	副主任医师	

续表10-4-1

序号	姓名	出生年月	参加工作时间	退休时间	职称	备注
35	马秀兰	1949.5	1968.1	2004.8	副主任医师	
36	武玉萍	1955.8	1971.1	2004.8	经济员	
37	郝建忠	1947.1	1968.7	2005.5	技术工五级	
38	郭润霞	1955.8	1974.2	2005.9	副主任医师	
39	张巧英	1957.9	1975.1	2007.4	技术工三级	
40	尹彩霞	1959.11	1977.9	2008.8	主管检验师	
41	郝翠花	1952.1	1964.6	2009.12	专业技术人员十二级	
42	刘志光	1946.11	1967.7	2009.12	副主任医师	
43	刘瑞琴	1954.12	1976.6	2009.12	专业技术人员十二级	
44	叶润芳	1953.1	1972.12	2009.12	主治医师	
45	汪志田	1946.8	1967.7	2009.2	副主任医师	
46	贺美玲	1953.8	1969.8	2009.2	副主任检验师	
47	牛文云	1958.3	1975.3	2009.2	技术工三级	
48	郭爱芳	1958.9	1975.3	2009.2	技术工三级	
49	屈君梅	1957.3	1975.1	2009.2	专业技术人员十级	
50	张彩霞	1952.9	1973.1	2009.2	主管药师	
51	王芳明	1960.2	1977.3	2009.2	技术工三级	
52	高连祥	1954.5	1968.1	2009.5	副主任药师	
53	陈凤霞	1954.4	1977.2	2009.5	主管护师	
54	乔秋霞	1959.8	1975.3	2009.9	技术工三级	
55	薛海霞	1961.9	1978.1	2010.1	主管药师	
56	王宝娥	1960.9	1976.3	2010.1	技术工三级	
57	郑彩云	1955.3	1972.12	2010.11	主管护师	
58	赵云林	1951.9	1968.1	2010.12	副主任医师	
59	吕玉花	1955.3	1975.12	2010.7	主治医师	
60	王月娥	1955.7	1971.7	2010.8	副主任医师	
61	边红玲	1955.3	1972.12	2010.9	主管护师	
62	李俊连	1956.12	1980.9	2011.1	主管护师	

续表10-4-1

序号	姓名	出生年月	参加工作时间	退休时间	职称	备注
63	苗艳英	1959. 9	1981.7	2011.1	副主任医师	
64	王彩英	1956.1	1971.7	2011.3	副主任医师	
65	郭晓霞	1961.4	1977.7	2011.4	主治医师	
66	王尔利	1962.9	1977.8	2012.1	主管检验师	
67	李春霞	1957.9	1979.3	2012.1	技术人员中级	
68	高秋艳	1962.1	1981.1	2012.11	主治医师	
69	齐彩娥	1962.1	1982.6	2012.2		
70	常文琴	1957.12	1980.7	2013.1	专业技术人员十级	
71	党自愉	1962.12	1979.7	2013.1	技术工三级	
72	尹发显	1953.1	1971.5	2013.11	副主任技师	
73	贺秀芳	1958.3	1980.9	2013.4	专业技术人员十级	
74	郭金娥	1963.4	1981.6	2013.6	副主任医师	
75	王存金	1954.11	1976.9	2014.12	副主任医师	已故(2020.9)
76	宋怀明	1954.2	1976.9	2014.3	副主任医师	
77	孙玉贵	1954.3	1971.9	2014.4	副主任医师	
78	王世忠	1955.12	1976.7	2015.11	副主任医师	
79	薛光前	1955.1	1971.11	2015.11	主治医师	
80	韩世英	1956.1	1974.2	2015.12	副主任医师	
81	刘玉忠	1955.6	1971.11	2015.7		
82	王学仁	1956.9	1972.12	2016.1	专业技术人员十级	
83	郭丁昌	1956.1	1971.9	2016.2	技术人员中级	
84	梁丽萍	1966.2	1983.12	2016.3	专业技术人员十二级	
85	张玲芳	1962.11	1986.7	2017.12	主治医师	
86	李菊林	1957.4	1979.3	2017.5	副主任医师	
87	张凤杰	1957.6	1975.3	2017.5	主治医师	
88	沈志杰	1958.11	1982.7	2018.12	副主任医师	
89	郝希平	1958.1	1979.1	2018.2	副主任医师	
90	郭金亚	1968.6	1983.1	2018.7	技术人员初级	

续表10-4-1

序号	姓名	出生年月	参加工作时间	退休时间	职称	备注
91	申应春	1958.8	1976.2	2018.9	主治医师	
92	赵瑞莲	1963.8	1982.1	2018.9	专业技术人员十级	
93	刘国敏	1963.6	1981.7	2018.9	副主任医师	
94	张存渊	1958.12	1981.7	2019.1	副主任医师	
95	王庭银	1958.12	1980.9	2019.1	技术工三级	
96	张　薇	1969.1	1989.1	2019.11	技术工二级	
97	刘万芳	1964.1	1982.1	2019.11	技术人员中级	
98	延雪峰	1969.1	1990.8	2019.2	技术人员初级	
99	张继霞	1969.8	1988.12	2019.9	技术工五级	
100	高凤羚	1965.1	1984.8	2020.11	技术人员中级	
101	张　琴	1965.1	1985.7	2020.11	技术人员中级	
102	刘竹强	1960.1	1979.11	2020.2	工人	
103	李凤琴	1970.4	1991.2	2020.5	技术人员初级	
104	王彦芳	1966.1	1985.8	2021.2	主管药师	
105	贺向荣	1961.3	1979.1	2021.4	副主任医师	
106	李　伟	1961.5	1987.7	2021.6	副主任医师	
107	王红梅	1971.2	1991.7	2021.3	副主任医师	
108	陈润梅	1971.6	1991.8	2021.7	副主任医师	

1989年7月至2021年12月定边县人民医院在职人员基本情况表

表10-4-2

序号	姓名	科室	用工关系	性别	出生年月	参加工作时间	入职时间	职称	获职时间	政治面貌	入党时间	职务	毕业院校	第一学历	最高学历
1	张少雄	行政	正式	男	1965.10.29	1989.7	1989.7	主任医师		中共党员	1997.1	院长	西安医科大学	本科	硕士研究生
2	丁银山	行政	正式	男	1970.10.26	1991.7	2000.7			中共党员	1997.3	书记	西南大学	大专	本科
3	孙春霞	行政	正式	女	1968.12.9	1988.7.1	1991.12	副主任护师	2013.12			工会主席	榆林市卫校	中专	本科
4	陈学敏	行政	正式	男	1987.10.10	2011.8	2011.8			中共党员	2019.10		滨州医学院	本科	本科
5	丁　高	行政	正式	男	1992.1.17	2016.9	2016.9			中共党员	2011.7		西安医学院	本科	本科
6	倪　芮	行政	正式	女	1994.9.13	2017.11	2017.11			中共党员	2013.6		陕西师范大学	本科	本科
7	石新琰	行政	临时	女	1995.10.15	2021.1.1	2021.1.1			群众			西安医学院	本科	本科
8	王学林	行政	正式	男	1965.8.28	1987.7	2010.3						榆林市卫校	中专	大专
9	齐晶华	行政	正式	女	1986.12.27	2013.9	2013.9			中共党员	2013.7		吉林农业大学	研究生	研究生
10	张　涛	行政	临时	男	1983.3.26	2007.7	2007.7			中共党员			西安交通大学	大专	本科
11	邹雨倩	行政	临时	女	1992.10.26	2016.3	2016.3						西安外事学院	本科	本科
12	曹　歌	行政	临时	女	1984.10.28	2006.12	2006.12						西京学院	大专	大专
13	刘春艳	行政	临时	女	1977.5.15	2012.8	2012.8						咸阳中医学院	大专	大专
14	高　宇	注射室	临时	女	1984.1.10	2002.12.10	2002.12.10	主管护师	2017.5.28	群众		科护士长	宁夏医科大学	中专	本科
15	潘芝利	注射室	临时	女	1985.12.29	2006.6.18	2006.6.18	护师	2015.5.24	群众			陕西兵器工业职业大学	大专	大专
16	曹娜娜	注射室	辞职 2020.3.25	女	1989.5.18	2011.8.16	2011.8.16	护师	2015.5.24	群众			广播电视大学	大专	本科
17	刘红瑞	注射室	临时	女	1989.1.28	2014.2.18	2014.2.18	护师	2016.5.22	群众			宁夏医科大学	大专	本科

续表10-4-2

序号	姓名	科室	用工关系	性别	出生年月	参加工作时间	入职时间	职称	获职时间	政治面貌	入党时间	职务	毕业院校	第一学历	最高学历
18	沈佳静	注射室	临时	女	1980.9.13	2014.5.28	2014.5.28	护士	2013.5.19	群众			山东大学	中专	大专
19	马晓丽	注射室	临时	女	1989.5.6	2016.7.11	2016.7.11	护师	2018.6.3	群众			宁夏医科大学	大专	大专
20	杜茜茜	注射室	临时	女	1994.7.10	2013.8.1	2013.8.1	护理员		群众			宁夏医科大学	中专	大专
21	张　丽	注射室	辞职	女	1983.8.16	2008.5.20	2008.5.20	主管护师	2017.5.28	群众			西安科技卫校	中专	大专
22	屈文慧	质控科	正式	女	1985.7	2014.12	2014.12	中级	2017.3.8	党员	2013.7	无	辽宁医学院	本科	研究生
23	杜　丽	质控科	正式	女	1992.6	2016.7	2016.7	无		群众		无	山西医科大学	本科	本科
24	郝彦卉	质控科	正式	女	1992.12	2016.7	2016.7	无		群众		无	陕西中医药大学	本科	本科
25	刘凤霞	院感办	正式	女	1988.2.19	2016.9	2016.9	检验师	2018.6.3	中共党员	2008.1.6	无	商洛学院	本科	本科
26	张郁洁	院感办	借调	女	1985.10.3	2008.1	2019.5	主管护师	2021.9	群众			宁夏医科大学	中专	本科
27	田永琴	院感办	借调	女	1982.12	2010.6.1	2004.8.15	主管护师	2016.5.22	群众	无	副主任	延安大学	大专	本科
28	刘国成	预防保健科	正式	男	1964.10.14	1985.8.1	2019.5.20	副主任医生	2011.12.08	党员	1999.9.1	无	榆林市卫校	中专	中专
29	何文娟	预防保健科	正式	女	1983.10.10	2007.11.1	2008.6.1	主管护师	2016.5.22	群众	无	无	第四军医大学	大专	本科
30	王娜娜	预防保健科	临时	女	1998.2.5	2020.1.1	2020.1.1	护士	2018.7.13	群众			西安医学高等专科学校	中专	大专
31	常　敏	医务科	正式	男	1988.10	2013.1.1	2013.1.1	初级	2014.5.25	中共党员	2011.10.1	医务科副主任	陕西科技大学	本科	本科
32	慕晓霞	医务科	正式	女	1991.3	2016.8.1	2016.8.1	无		群众		无	西安医学院	本科	本科
33	马德珍	医务科	正式	女	1993.8	2016.8.1	2016.8.1	无		群众		无	陕西中医药大学	本科	本科
34	王萌萌	医务科	正式	女	1995.4	2017.11.1	2017.11.1	无		群众		无	湖北中医药大学	本科	本科
35	杨　咪	医务科	正式	女	1996.11	2019.1.1	2019.1.1	无		群众		无	西安医学院	本科	本科

续表10-4-2

序号	姓名	科室	用工关系	性别	出生年月	参加工作时间	入职时间	职称	获职时间	政治面貌	入党时间	职务	毕业院校	第一学历	最高学历
36	张启农	保卫科	临时	男	1988.9	2019.7	2019.7			群众			四川省中等职业学校	专科	
37	赵青过	保卫科	临时	男	1968.7	2018.7	2018.7								
38	郝希平	急诊科	返聘	男	1958.1	1979.1	1985.10	副主任医师		党员		急诊科主任	榆林地区卫校	中专	中专
39	赫媚雅	药剂科	正式	女	1973.11.22	1993.7.1	1993.7.1	副主任药师	2013.12			科主任	延安大学	陕西省卫生学校	本科
40	刘竹强	药剂科	返聘	男	1960.2.1	1977.7.1	1977.7.1	高工	1996.12.28			科副主任	定边中学	高中	高中
41	王欣荣	药剂科	正式	男	1987.3.4	2011.8.1	2011.8.1	主管药师	2018.6.3	民盟	2018.8.20	科副主任	海南医学院	本科	本科
42	沈秀秀	药剂科	正式	女	1988.7.29	2015.10.1	2015.10.1	主管药师	2018.6.3	中共党员	2015.6.16	无	西安交通大学	研究生	研究生
43	薛李金	药剂科	正式	男	1984.4.13	2013.1.1	2013.1.1	初级药师	2014.5.26			无	陕西科技大学	本科	本科
44	刘　琳	药剂科	正式	女	1986.12.13	2015.10.1	2015.10.1	初级药师	2017.5.28	中共党员	2009.12.18	无	哈尔滨商业大学	研究生	研究生
45	孙利蓉	药剂科	正式	女	1989.3.28	2013.1.1	2013.1.1	初级药师	2015.5.24			无	西安培华学院	本科	本科
46	王彦芳	药剂科	退休2021.2	女	1966.1.30	1985.7.1	1988.12.1	主管护师	1993.5.10			无	榆林卫校	中专	中专
47	纪云霞	药剂科	正式	女	1981.4.18	2000.7.1	2009.5.6	主管中药师	2016.5.22	群众		无	陕西中医学院	中专	本科
48	闫雅睿	药剂科	正式	女	1993.4.15	2018.10.15	2018.10.15	无				无	西北大学	本科	本科
49	张金瑞	药剂科	正式	男	1993.9.2	2018.10.15	2018.10.15	无				无	西安医学院	本科	本科
50	卢燕燕	药剂科	临时	女	1990.4.15	2011.11.1	2011.11.1	初级药士	2013.5.27			无	宁夏医科大学	中专	本科
51	孙　华	药剂科	临时	女	1991.7.17	2010.8.1	2010.8.1	初级药士	2018.6.3			无	宁夏医科大学	中专	本科
52	胡俐蓉	药剂科	临时	女	1987.2.18	2013.9.1	2013.9.1	初级药师	2018.6.3			无	延安大学	中专	大专
53	孙琳娜	药剂科	临时	女	1991.9.18	2010.7.1	2010.7.1	无				无	西安交通大学	中专	本科
54	马晨晨	药剂科	临时	女	1990.9.12	2011.1.1	2011.1.1	初级药士	2013.5.26			无	宁夏医科大学	中专	本科
55	高凤梅	药剂科	临时	女	1995.3.20	2019.5.1	2019.5.1	初级药士	2018.6.3			无	西安医学院	大专	大专
56	郑梅梅	药剂科	临时	女	1990.7.4	2011.10.1	2011.10.1	无				无	西安交通大学	中专	本科
57	高利梅	药剂科	临时	女	1993.6.16	2016.4.16	2016.4.16	初级药士	2017.5.28			无	西安医学院	大专	本科

续表10-4-2

序号	姓名	科室	用工关系	性别	出生年月	参加工作时间	入职时间	职称	获职时间	政治面貌	入党时间	职务	毕业院校	第一学历	最高学历
58	武玲玲	药剂科	临时	女	1993.12.08	2016.4.16	2016.4.16	初级药士	2017.5.28			无	西安交通大学	大专	本科
59	张　娜	药剂科	临时	女	1989.4.17	2008.7.1	2008.7.1	无		群众		无	西安交通大学	中专	大专
60	倪彦英	药剂科	临时	女	1989.3.3	2011.10.1	2011.10.1	初级药士	2015.5.24			无	宁夏医科大学	中专	本科
61	张艳楠	药剂科	临时	女	1991.5.3	2012.11.1	2012.12.1	无				无	宁夏医科大学	中专	大专
62	张　婧	药剂科	临时	女	1989.11.30	2012.9.1	2012.9.1	初级药士	2017.7.6			无	西安交通大学	中专	本科
63	孙　莉	药剂科	临时	女	1990.6.6	2014.9.1	2014.9.1	初级药士	2019.5.28			无	宁夏医科大学	中专	本科
64	张潇续	药剂科	临时	女	1987.10.12	2009.10.1	2009.10.1	初级药士	2014.5.25			无	陕西中医学院	大专	大专
65	陈亚梅	药剂科	临时	女	1981.7.17	2010.6.1	2010.6.1	初级药士	2013.10.26			无	山东大学	中专	本科
66	申海芬	药剂科	临时	女	1986.12.8	2008.10.1	2008.10.1	初级药士	2015.5.17			无	宁夏医学院	大专	大专
67	白允奇	药剂科	临时	男	1975.9.9	2009.9.1	2009.9.1	执业医师	2018.8.16			无	宁夏医学院	大专	大专
68	韩　渊	药剂科	临时	男	1986.1.9	2011.7.1	2011.7.1	初级药士	2011.5.25			无	中国医科大学	大专	本科
69	郭　芮	药剂科	临时	女	1991.1.13	2010.6.1	2010.6.1	无				无	西安交通大学	中专	本科
70	姚　雪	药剂科	临时	女	1989.9.23	2011.5.1	2011.5.1	初级药士	2018.6.3			无	西安交通大学	中专	本科
71	柳贝贝	药剂科	临时	女	1991.11.26	2010.8.1	2010.8.1	初级药士	2016.5.22			无	山东大学	中专	本科
72	周家辉	药剂科	临时	女	1996.12.24	2018.4.12	2018.4.12	无				无	西安医学高等专科学校	大专	大专
73	康文飞	药剂科	临时	男	1989.2.5	2013.3.1	2013.3.1	初级药士	2018.6.3			无	西安交通大学	大专	本科
74	田雨慧	药剂科	临时	女	1993.2.1	2017.4.1	2017.4.1	无				无	西安交通大学	中专	本科
75	马婧榕	药剂科	临时	女	1989.6.12	2009.3.1	2009.3.1	初级药士	2011.5.25	党员	2016.12	无	宁夏医科大学	中专	本科

续表10-4-2

序号	姓名	科室	用工关系	性别	出生年月	参加工作时间	入职时间	职称	获职时间	政治面貌	入党时间	职务	毕业院校	第一学历	最高学历
76	王　媛	药剂科	临时	女	1996.1.15	2016.3.1	2016.3.1	无				无	西安交通大学	中专	大专
77	卢奇奇	药剂科	临时	男	1994.10.13	2018.3.1	2018.3.1	无				无	陕西国际商贸学院	本科	本科
78	赵　园	药剂科	临时	女	1991.9.10	2015.2.1	2015.2.1	初级药士	2016.5.22			无	西安交通大学	大专	本科
79	郭　丹	药剂科	临时	女	1993.8.6	2016.4.16	2016.4.16	无				无	西安医学院	大专	本科
80	者劲晓	药剂科	临时	女	1992.1.10	2014.7.1	2014.7.1	无				无	西安交通大学	中专	大专
81	王晶晶	药剂科	临时	女	1995.10.3	2017.6.1	2017.6.1	无				无	西安医学院	大专	大专
82	高亚梅	药剂科	临时	女	1991.6.6	2011.5.1	2011.5.1	初级药士				无	西安培华学院	中专	大专
83	顾红荣	药剂科	临时	女	1987.6.17	2011.9.18	2011.9.18	无				无	宁夏医科大学	中专	本科
84	姬媛媛	药剂科	临时	女	1992.8.7	2011.10.1	2011.10.1	无				无	宁夏医科大学	中专	本科
85	晋静静	药剂科	临时	女	1988.9.9	2013.3.1	2013.3.1	无				无	榆林财贸学校	中专	中专
86	马媛媛	药剂科	临时	女	1992.2.15	2011.5.1	2011.5.1	无				无	西安交通大学	中专	本科
87	张彦雯	药剂科	临时	女	1986.2.10	2010.8.1	2010.8.1	护士				无	宁夏医科大学	中专	本科
88	张媛媛	药剂科	临时	女	1978.3.13	2012.6.1	2012.6.1	初级药士	2010.1.15			无	西安交通大学	中专	本科
89	牛国燊	药剂科	临时	男	1991.2.22	2019.11.1	2019.11.1	无				无	河北工业大学城市学院	本科	本科
90	齐　莹	药剂科	临时	女	1992.5.8	2012.1.15	2012.1.15	无				无	宁夏医科大学	中专	大专
91	杨　丽	药剂科	借调	女	1985.12.20	2010.5.10	2015.1.15	主管药师	2016.5.22			无	河南大学	本科	本科
92	张玲芳	药剂科	返聘	女	1962.11.26	1986.7.1	1986.7.1	主治医师	2002.5.25			无	西安交通大学	中专	大专
93	常文琴	药剂科	返聘	女	1958.1.11	1976.2.1	1976.2.1	主管护师	1993.5.20			无	绥德卫校	中专	中专

续表10-4-2

序号	姓名	科室	用工关系	性别	出生年月	参加工作时间	入职时间	职称	获职时间	政治面貌	入党时间	职务	毕业院校	第一学历	最高学历
94	范文姝	药剂科	临时	女	1997.5.1	2020.8.1	2020.8.1			群众			西安外事学院	大专	大专
95	王　晶	药剂科	临时		1990.9.26	2021.4.1	2021.4.1			群众			西安医学院	大专	大专
96	李　娟	药剂科	临时	女	1992.3.16	2021.7.1	2021.7.1			群众			西安培华学院	本科	本科
97	苏有岐	药剂科	临时	男	1999.11.4	2022.3.1	2022.3.1			群众			渭南职业技术学院	大专	大专
98	龚万义	眼科	正式	男	1973.5.26	1996.7.1	1996.7.1	副高	2013.12.1	群众		科主任	延安大学	大专	本科
99	王小平	眼科	正式	男	1971.12.20	1991.7.1	1991.7.1	副高	2017.3.28	群众			商洛地区卫校	中专	中专
100	张凤仙	眼科	正式	女	1989.10.29	2012.12.1	2012.12.1	主治	2018.6.3	群众			天津医科大学	本科	本科
101	贺小琴	眼科	正式	女	1990.5.10	2015.7.1	2015.7.1	住院医师	2016.12.1	群众			长沙医学院	本科	本科
102	崔改霞	眼科	临时	女	1989.10.15	2012.12.1	2019.10.1			群众			西安医学院	大专	大专
103	张瑞娟	血透室	正式	女	1990.11.24	2013.7.1	2013.7.1	护师	2014.5.25	群众			陕西中医学院	本科	本科
104	白雨苗	血透室	临时	女	1982.2.17	2002.12.12	2002.12.12	主管护师	2018.6.3	群众		护士长	西安培华学院	中专	大专
105	高　伟	血透室	临时	女	1986.4.16	2008.8.1	2008.8.1	主管护师	2018.6.3	群众			延安大学	大专	本科
106	张对玲	血透室	临时	女	1982.4.25	2009.5.1	2009.5.1	主管护师	2018.6.3	群众			宁夏医科大学	大专	本科
107	袁　娜	血透室	临时	女	1984.11.1	2005.8.4	2005.8.4	护师	2012.5.27	群众			宁夏医科大学	中专	本科
108	王海梅	血透室	临时	女	1990.9.13	2009.6.15	2009.6.15	护师	2014.5.25	群众			宁夏医科大学	中专	本科
109	王晓燕	血透室	临时	女	1989.6.28	2011.7.25	2011.7.25	护师	2015.5.24	群众			郑州大学	中专	本科
110	李　霞	血透室	临时	女	1984.5.29	2008.4.11	2008.4.11	护师	2009.5.10	群众			宁夏医科大学	大专	本科
111	薛　媛	血透室	临时	女	1989.8.16	2008.9.1	2008.9.1	护师	2014.5.25	群众			西安交通大学	中专	本科

续表10-4-2

序号	姓名	科室	用工关系	性别	出生年月	参加工作时间	入职时间	职称	获职时间	政治面貌	入党时间	职务	毕业院校	第一学历	最高学历
112	尉文明	信息科	临时	男	1973.2.19	1998.10	2004.6			群众		科主任	延安大学	大专	本科
113	贾　媛	信息科	临时	女	1987.11.12	2010.7.10	2011.4			群众			陕西教育学院	大专	本科
114	马　瑞	信息科	临时	女	1988.10.23	2008.11.11	2011.4			中共党员	2008		陕西工业职业技术学院	大专	本科
115	晋蕊蕊	信息科	临时	女	1992.7.25	2016.10.9	2016.10.9			中共党员	2013		宁夏大学	本科	本科
116	窦　姣	信息科	临时	女	1985.2.26	2008.7.16	2015.8.20			中共党员	2007		西安理工大学	本科	本科
117	郭　华	信息科	临时	男	1987.9.25	2011.6	2011.6			群众		科副主任	南京炮兵学院	本科	本科
118	王雪姣	信息科	临时	女	1992.3.17	2017.2.13	2017.2.13			群众			重庆理工大学	本科	本科
119	丁波涛	信息科	临时	男	1992.11.28	2015.7	2019.5			群众			西安欧亚学院	专科	专科
120	晋志杰	信息科	临时	男	1985.3.9	2020.6.1	2020.6.1			群众			陕西服装艺术职业学院	大专	大专
121	高惠敏	信息科	临时	女	1997.4.2	2020.11.1	2020.11.1			群众			陕西服装工程学院	大专	大专
122	邹　伟	信息科	临时	男	1991.2.28	2021.2.1	2021.2.1			群众			西安思源学院	大专	大专
123	王昱翔	信息科	临时	男	1996.4.2	2022.1.1	2022.1.1			群众			西安财经大学行知学院	本科	本科
124	陈润梅	心电图室	退休2021.7	女	1971.6.15	1991.7.1	1991.7.1	执业医师	1999	群众		科主任	榆林卫校	中专	中专
125	王娅妮	心电图室	临时	女	1987.7.23	2009.8.1	2011.10	医士		群众			延安大学	大专	大专
126	韩慧琴	心电图室	临时	女	1986.1.11	2013.8.23	2010.10	助理医师	2018	群众			延安大学	大专	本科
127	丁艳玲	心电图室	临时	女	1989.11.9	2009.8.1	2009.8	技士		群众			北华大学	中专	本科在读
128	江　蕾	心电图室	临时	女	1983.8.4	2010.1.1	2010.1	主治医师	2019	群众			延安大学		本科
129	钟　静	心电图室	辞职 2020.11.25	女	1994.11.26	2020.2.1	2020.2.1			群众			新乡医学院三全学院	本科	本科

续表10-4-2

序号	姓名	科室	用工关系	性别	出生年月	参加工作时间	入职时间	职称	获职时间	政治面貌	入党时间	职务	毕业院校	第一学历	最高学历
130	孙巧玲	心电图室	临时	女	1997.8.28	2021.11.1	2021.11.1			群众			西安医学高等专科学校	大专	大专
131	王旭升	消化内科	正式	男	1971.8	1994.7.1	1994.7.1	主任医师	2013.12	群众		科主任	延安医学院	本科	本科
132	周春林	消化内科	正式	男	1978.11	2004.7.1	2004.7.1	副主任医师	2017.3	群众		科副主任	延安大学医学院	本科	本科
133	阎旭东	消化内科	正式	男	1983.1	2007.7.1	2007.7.1	主治医师	2019.5	群众			陕西中医学院	本科	本科
134	张晓瑜	消化内科	正式	男	1984.11	2009.7.1	2009.7.1	主治医师	2015.5	群众			延安大学医学院	本科	本科
135	张红梅	消化内科	正式	女	1986.9	2010.7.1	2010.7.1	主治医师	2017.6	党员	2008		遵义医学院	本科	本科
136	李京芳	消化内科	正式	女	1988.7.26	2011.9.1	2014.7.1	主治医师	2017.6	群众			内蒙古医学院	本科	硕士研究生
137	王玉琴	消化内科	正式 辞职 2021.12.28	女	1987.9.1	2013.1.1	2013.1.1	主治医师	2019.6	群众			贵阳医学院	本科	本科
138	何　丹	消化内科	正式	女	1991.10	2016.7.1	2016.7.1	住院医师	2018.12	群众			陕西中医药大学	本科	本科
139	万梦珠	消化内科	正式	女	1990.7	2015.10.1	2015.10.1	住院医师	2015.11	群众			西安医学院	本科	本科
140	陈思丹	消化内科	正式	女	1992.6	2015.10.1	2015.10.1	住院医师	2015.11	党员	2014		西安医学院	本科	本科
141	徐　苗	消化内科	正式	女	1985.9	2018.10.1	2018.10.1	主治医师	2019.6	群众			蚌埠医学院	本科	硕士研究生
142	王　宁	消化内科	正式	男	1992.5	2016.7.1	2016.7.1	住院医师		群众			昆明医学院	本科	本科
143	李佳睿	消化内科	正式	女	1992.3	2017.11.1	2018.3.1	住院医师		群众			陕西中医药大学	本科	本科
144	郝芳会	消化内科	正式	女	1992.12	2018.10.1	2018.10.1	住院医师		群众			延安大学	本科	本科
145	张耀芳	消化内科	正式	女	1983.10	2007.12.1	2008.7.1	主管护师	2015.5	群众		护士长	西安医学院	大专	本科
146	陈丽君	消化内科	正式	女	1987.10	2013.7.1	2013.7.1	护师	2014.5	群众			延安大学	本科	本科
147	朱海瑞	消化内科	正式	女	1992.4	2016.5.20	2016.5.20	护师	2017.5	群众			西安医学院	本科	本科

续表10-4-2

序号	姓名	科室	用工关系	性别	出生年月	参加工作时间	入职时间	职称	获职时间	政治面貌	入党时间	职务	毕业院校	第一学历	最高学历
148	高　云	消化内科	临时	女	1989.9	2014.2.1	2014.2.1	住院医师	2015.11	群众			延安大学	大专	本科
149	刘　慧	消化内科	临时	女	1985.7	2008.10.1	2008.10.1	护师	2013.5	群众			陕西能源职业技术学校	大专	本科
150	张　雪	消化内科	临时	女	1982.10	2009.1.1	2009.1.1	护士	2008.5	群众			陕西科技卫校	中专	本科
151	李佳芝	消化内科	临时	女	1991.1	2010.10.1	2010.10.1	护士	2018.5	群众			陕西科技卫校	中专	本科
152	王亚娥	消化内科	临时	女	1986.11	2012.10.1	2012.10.1	护师	2017.5	群众			延安卫校	中专	本科
153	薛亚萍	消化内科	临时	女	1989.10	2014.2.1	2014.2.1	护师	2015.5	群众			西安交通大学	中专	本科
154	任宏瑞	消化内科	临时	女	1990.10	2014.2.1	2014.2.1	护师	2016.5	群众			榆林市卫校	中专	本科
155	王晓慧	消化内科	临时	女	1990.1	2014.7.1	2014.7.1	护师	2016.5	群众			西安外事学院	大专	本科
156	赵　静	消化内科	临时	女	1991.1	2015.10.1	2015.10.1	护士	2013.5	群众			陕西医科学校	中专	大专
157	高　芳	消化内科	临时	女	1992.11	2016.3.1	2016.3.1	护士	2011.5	群众			咸阳市卫生学校	中专	本科
158	陈永红	消化内科	临时	女	1994.12	2018.6.1	2018.6.1	护士	2017.5	群众			西安思源学院	大专	大专
159	高宏蕾	消化内科	临时	女	1994.1	2016.1.1	2016.1.1	护士	2015.5	群众			榆林学院	大专	大专
160	张雪丽	五官科	临时	女	1985.8.13	2009.2.1	2009.2.1	护师	2015.5.24	群众		科护士长	宁夏医科大学	中专	本科
161	丁婷婷	五官科	临时	女	1987.10.14	2006.9.13	2006.9.13	护师	2015.5.24	群众			西安培华学院	中专	本科
162	郭彩荣	五官科	临时	女	1986.9.12	2009.3.10	2009.3.10	护师	2014.5.25	群众			宁夏医科大学	中专	大专
163	董　帆	五官科	临时	女	1989.3.18	2010.6.20	2010.6.20	护师	2017.5.28	群众			西安交通大学	中专	大专
164	李　妍	五官科	临时	女	1989.7.14	2014.3.21	2014.3.21	护师	2016.5.22	群众			西安交通大学	大专	本科
165	申佳宜	五官科	临时	女	1989.3.4	2013.4.19	2013.4.19	护师	2017.5.28	群众			西安交通大学	中专	大专

续表10-4-2

序号	姓名	科室	用工关系	性别	出生年月	参加工作时间	入职时间	职称	获职时间	政治面貌	入党时间	职务	毕业院校	第一学历	最高学历
166	叶昱彤	五官科	临时	女	1996.3.2	2020.1.1	2020.1.1	护士	2018.7.13	群众			渭南职业技术学院	大专	大专
167	王冲霞	胃镜室	正式	女	1975.11.12	1994.8.1	1994.8.1	主治医生	2014.5.25	群众		科主任	榆林地区卫生学校	中专	本科
168	陈　瑜	胃镜室	正式	女	1976.8.4	1996.7.1	1996.7.1	副主任护师	2016.3.17	群众			榆林地区卫生学校	中专	本科
169	康予铭	胃镜室	正式	女	1992.4.6	2015.10.1	2015.10.1	医师	2016.12.2	群众			西安医学院	本科	本科
170	王　敏	胃镜室	临时	女	1987.3.23	2008.2.1	2008.2.1	护士	2010.5.30	群众			榆林地区卫生学校	中专	本科
171	薛　睿	胃镜室	临时	女	1992.10.4	2018.8.1	2018.8.1	护士	2017.5.8	群众			天津天师学院	本科	本科
172	高　源	体外碎石	临时	女	1987.8.12	2011.1	2011.1	放射技士	2011.5	群众			陕西职工大学	中专	大专
173	付晓云	体检中心	临时	女	1978.9.26	1999.7.6	1999.7.6	护师	2009.5	群众		护士长	榆林卫校	中专	本科
174	王璐璐	体检中心	临时	女	1988.6.1	2008.7.1	2008.7.1	护师	2018.1.1	群众			山东益都卫校	中专	大专
175	李巧玲	体检中心	临时	女	1992.8.10	2012.5.1	2012.5.1	护士	2016.3.8	群众			宁夏医科大学	中专	本科
176	朱　娜	体检中心	临时	女	1984.10.19	2008.4.1	2008.4.1	护师	2015.5.24	群众			西安医学院	大专	本科
177	丁培钊	体检中心	临时	男	1990.12.9	2013.12.1	2013.12.1	检验士	2016.4.5	群众			西安医学院	大专	本科
178	孙　玮	体检中心	临时	男	1992.10.16	2013.3.1	2013.3.1	超声		群众			延安大学	大专	本科
179	马　凯	体检中心	临时	男	1992.11.16	2015.3.1	2015.3.1	三级工程师	2015.10.8	中共党员	2013.6.1		陕西能源职业技术学院	大专	本科
180	郭彩英	体检中心	临时	女	1985.5.12	2003.7.1	2003.7.1	护士	2007.5.27	群众			宁夏护校	中专	本科
181	米添成	体检中心	临时	男	1989.10.1	2011.5.1	2011.5.1	技师	2017.4.28	中共党员	2011.6.1		西安医学院	大专	本科
182	毕有军	体检中心	借调	男	1987.4.21	2009.5.1	2013.10.1	执业医师	2013.12.18	群众		科主任	第四军医大学	大专	本科
183	薛光前	体检中心	返聘	男	1955.10.11	1971.12.1	1982.10.1	病理主治医师	1998.8.12	群众			绥德卫校	中专	中专

续表10-4-2

序号	姓名	科室	用工关系	性别	出生年月	参加工作时间	入职时间	职称	获职时间	政治面貌	入党时间	职务	毕业院校	第一学历	最高学历
184	宋怀明	体检中心	返聘	男	1954.2.07	1976.12.1	1994.1.1	副主任医师	2000.12.10	中共党员	1980.8.7		西交大医学院	本科	本科
185	王尔利	体检中心	返聘	女	1960.9.28	1976.12.1	1983.3.1	主管检验师	1994.3.1	群众			绥德卫校	中专	大专
186	王世忠	体检中心	返聘	男	1955.12.2	1976.07.1	1986.8.1	副主任医师	2002.12.13	中共党员	1984.8.1		绥德卫校	中专	中专
187	高培蓉	体检中心	辞职 2020.5.29	男	1990.5.6	2014.11.1	2014.11.1	住院医师	2015.11	群众			广东医科大学	本科	硕士研究生
188	蔡晓东	体检中心	临时	男	1995.2.25	2021.9.10	2021.9.10			群众			商洛职业技术学院	大专	大专
189	孙　哲	疼痛康复科	正式	男	1980.10.28	2002.5.20	2003.10.20	副主任医师	2018.12.23	群众		科主任	西安交通大学	大专	研究生
190	闫　蕊	疼痛康复科	正式	女	1987.1.1	2013.1.1	2013.1.1	主治医师	2015.5.24	群众			陕西中医药大学	本科	硕士研究生
191	孙　郡	疼痛康复科	正式	男	1991.1.14	2015.10.1	2015.10.1	住院医师	2015.11.30	党员	2008.7.1		陕西中医药大学	本科	本科
192	李建富	疼痛康复科	正式	男	1990.10.20	2015.10.1	2015.10.1	住院医师	2016.12.2	党员	2013.1.12		陕西中医药大学	本科	本科
193	李慧萍	疼痛康复科	正式	女	1990.12.26	2015.10.1	2015.10.1	住院医师	2016.12.2	群众			陕西中医药大学	本科	本科
194	闫家镕	疼痛康复科	正式	男	1992.1.05	2015.7.1	2015.7.1			党员	2010.9.1		内蒙古医科大学	本科	本科
195	寇文琴	疼痛康复科	正式	女	1993.7.11	2019.1.1	2019.1.1			群众			陕西中医药大学	本科	本科
196	丁建斌	疼痛康复科	正式	女	1969.10.24	1989.9.1	1991.10.1	主管护师	2003.9.14	群众			榆林地区卫校	中专	中专
197	王晓玲	疼痛康复科	正式	女	1979.9.26	1998.7.1	2008.7.1	主管护师	2013.5.25	群众			宁夏医科大学	中专	本科
198	梁艳玲	疼痛康复科	正式	女	1991.8.8	2016.5.1	2016.5.1	护师	2017.5.28	群众			西安外事学院	本科	本科
199	郭鹏耀	疼痛康复科	辞职2021.9	男	1989.12.26	2011.7.1	2011.7.1	中医助理医师	2012.11.25	党员	2009.7.1		陕西中医学院	大专	本科
200	李　霖	疼痛康复科	临时	男	1993.2.15	2015.7.1	2017.4.1			群众			渭南职业技术学院	大专	大专
201	郑建彬	疼痛康复科	临时	男	1996.10.12	2019.7.1	2019.7.1			群众			渭南职业技术学院	大专	大专

续表10-4-2

序号	姓名	科室	用工关系	性别	出生年月	参加工作时间	入职时间	职称	获职时间	政治面貌	入党时间	职务	毕业院校	第一学历	最高学历
202	文　韬	疼痛康复科	临时	男	1997.4.24	2019.8.6	2019.8.6			党员	2016.5.15		渭南职业技术学院	大专	大专
203	郭岩松	疼痛康复科	临时	男	1994.2.27	2019.8.6	2019.8.6			群众			宝鸡职业技术学院	大专	大专
204	白　鸽	疼痛康复科	临时	女	1995.8.30	2018.1.10	2018.1.10			群众			宝鸡职业技术学院	大专	本科
205	张双军	疼痛康复科	临时	男	1993.8.12	2018.8.1	2018.8.1			群众			渭南职业技术学院	大专	大专
206	赵嘉伟	疼痛康复科	临时	男	1995.3.11	2018.8.1	2018.8.1			群众			渭南职业技术学院	大专	大专
207	魏一婷	疼痛康复科	临时	女	1999.11.10	2019.8.6	2019.8.6			群众			汉中职业技术学院	大专	大专
208	郑佳勋	疼痛康复科	临时	男	1997.2.16	2019.7.1	2019.7.1			群众			西安医学高等专科学校	大专	大专
209	李艳丽	疼痛康复科	临时	女	1988.10.6	2010.7.30	2010.7.30	护师	2014.5.25	群众		科护士长	西安交通大学	大专	本科
210	邢彦花	疼痛康复科	临时	女	1984.3.23	2008.7.1	2008.7.1	护师	2017.5.28	群众			宁夏医科大学	中专	本科
211	丁筱嵛	疼痛康复科	临时	女	1989.7.5	2008.11.1	2008.11.1	护师	2016.5.30	群众			西安交通大学	中专	本科
212	吕瑞瑞	疼痛康复科	临时	女	1989.4.16	2010.10.1	2010.10.1	护师	2015.5.24	群众			西安交通大学	中专	本科
213	闫　萍	疼痛康复科	临时	女	1989.3.28	2012.2.1	2012.2.1	护士	2013.5.19	群众			西安交通大学	大专	本科
214	尚苗苗	疼痛康复科	临时	女	1991.3.17	2015.10.1	2015.10.1	护师	2018.6.3	群众			西安交通大学	大专	本科
215	王　娜	疼痛康复科	临时	女	1992.1.29	2015.10.1	2015.10.1	护士	2014.5.18	群众			宁夏医科大学	大专	本科
216	王红燕	疼痛康复科	临时	女	1995.8.10	2019.3.1	2019.3.1	护士	2017.5.08	群众			安康职业技术学院	大专	大专
217	刘浩琦	疼痛康复科	临时	女	1996.3.29	2019.7.1	2019.7.1	护士	2016.5.22	群众			西安医学高等专科学校	大专	大专
218	高　嘉	疼痛康复科	临时	女	1996.11.27	2020.3.1	2020.3.1			中共党员	2018.7.10		昆明医科大学	本科	本科
219	陈　瑞	疼痛康复科	临时	女	1998.3.8	2020.10.1	2020.10.1			群众			西安医学高等专科学校	大专	大专

续表10-4-2

序号	姓名	科室	用工关系	性别	出生年月	参加工作时间	入职时间	职称	获职时间	政治面貌	入党时间	职务	毕业院校	第一学历	最高学历
220	宋佳文	疼痛康复科	临时	男	1998.8.25	2020.10.1	2020.10.1			群众			安康职业技术学院	大专	大专
221	付改玲	疼痛康复科	临时	女	1996.1.10	2020.10.1	2020.10.1			群众			山东协和学院	本科	本科
222	薛园园	疼痛康复科	临时	女	2001.12.20	2020.10.1	2020.10.1			群众			西安医学高等专科学校	大专	大专
223	王界军	疼痛康复科	临时	男	1997.1.5	2020.10.1	2020.10.1			群众			陕西能源技术学校	大专	大专
224	张森杰	疼痛康复科	临时	男	1992.10.17	2020.10.1	2020.10.1			群众			西安海棠职业学院	大专	大专
225	沈　慧	疼痛康复科	正式	女	1995.12.12	2019.10.1	2019.10.1			群众			陕西中医药大学	本科	本科
226	王云霞	疼痛康复科	正式	女	1995.11.21	2020.10.1	2020.10.1			群众			南京特殊教育师范学院	本科	本科
227	张耀梅	疼痛康复科	正式	女	1976.6.23	1998.5	2021.7.6			群众			榆林地区卫生学校	中专	本科
228	延柏文	手术室	正式	男	1975.8.23	1991.12.1	1997.11.12	副主任医师	2018.10.19	群众		科主任	西安交通大学	大专	本科
229	张彭玮	手术室	正式	男	1964.11.3	1987.7.15	1999.12.20	副主任医师	2012.5.30	群众			榆林地区卫校	中专	中专
230	葛亚萍	手术室	正式	女	1982.4.10	2008.1.1	2009.5.6	主治医师	2016.5.30	群众			延安大学	大专	本科
231	刘　冬	手术室	正式	男	1984.1.11	2010.6.1	2010.6.1	主治医师	2018.6.3	群众		科副主任	西安医学院	大专	本科
232	陈浩元	手术室	正式	男	1988.6.27	2013.7.17	2013.7.17	住院医师	2015.5.30	党员			赣南医学院	本科	本科
233	付佳廷	手术室	正式	男	1992.9.22	2016.7.25	2016.7.25	住院医师	2017.12.7	群众			延安大学	本科	本科
234	郑　勤	手术室	正式	男	1993.4.13	2018.12.1	2018.12.1			群众			湖北医药学院	本科	本科
235	郭　京	手术室	正式	女	1986.6.2	2009.6.20	2012.10.1	主管护师	2015.5.30	党员	2005.7.5	科副护士长	第四军医大学	本科	本科
236	张世林	手术室	正式	男	1988.2.13	2013.7.10	2013.7.10	护师	2015.5.30	党员	2011.5.12		西安医学院	本科	本科
237	赵新芳	手术室	正式	女	1991.1.28	2015.4.10	2015.4.1	护师	2018.5.30	群众			陕西中医药大学	本科	本科

续表10-4-2

序号	姓名	科室	用工关系	性别	出生年月	参加工作时间	入职时间	职称	获职时间	政治面貌	入党时间	职务	毕业院校	第一学历	最高学历
238	赵好洋	手术室	正式	男	1992.11.4	2016.7.1	2016.7.1	护师	2018.5.30	群众			西安医学院	本科	本科
239	郭　博	手术室	正式	男	1992.2.17	2016.7.1	2016.7.1	护师	2018.5.30	群众			西安医学院	本科	本科
240	龙乃卉	手术室	正式	女	1993.8.10	2016.7.1	2016.7.1	护师	2018.5.30	群众			南昌大学	本科	本科
241	王丹丹	手术室	正式	女	1992.1.11	2017.9.1	2017.9.1	护师	2018.5.30	群众			西安医学院	本科	本科
242	唐　瑭	手术室	正式	女	1997.8.6	2018.9.1	2018.9.1	护士		群众			湖南中医药大学	本科	本科
243	华　磊	手术室	正式	男	1986.10.11	2013.7.1	2019.11.4	住院医师	2015.11.30	党员			西安医学院	本科	本科
244	白耀光	手术室	临时	男	1989.12.1	2011.7.1	2011.7.1	住院医师	2018.10.19	党员	2010.6.20		西安医学院	大专	本科
245	薛纪艳	手术室	临时	女	1978.6.30	1999.12.1	1999.12.1	主管护师	2017.5.30	群众		科护士长	榆林市卫校	中专	本科
246	路晓丽	手术室	临时	女	1983.10.17	2006.3.10	2006.3.10	主管护师	2017.5.30	群众			陕西航空医科学校	中专	本科
247	高东平	手术室	临时	女	1987.11.1	2007.10.15	2007.10.15	护师	2018.5.30	群众			榆林市卫校	中专	本科
248	刘　香	手术室	临时	女	1987.12.19	2009.5.10	2009.5.10	护师	2015.5.30	群众			榆林市卫校	中专	本科
249	杨晓灵	手术室	临时	女	1982.1.3	2005.1.10	2008.5.1	护师	2012.5.30	群众			延安市卫生学校	中专	本科
250	张艳梅	手术室	临时	女	1984.7.23	2008.5.10	2008.5.10	护师	2011.5.30	群众			榆林市卫校	中专	本科
251	屈　娜	手术室	临时	女	1986.12.18	2009.4.23	2009.4.23	主管护师	2018.5.30	群众			榆林市卫校	中专	本科
252	胡　佳	手术室	临时	女	1987.7.3	2009.2.22	2009.2.22	护士		群众			榆林市卫校	中专	本科
253	李　奋	手术室	临时	女	1988.11.6	2010.8.1	2010.8.1	护士		群众			陕西科技卫生学院	中专	本科
254	陈争艳	手术室	临时	女	1988.10.6	2010.1.7	2010.1.7	护师	2012.5.30	群众			榆林市卫校	中专	本科
255	郭婷婷	手术室	临时	女	1989.8.27	2013.8.10	2013.8.10	护师	2016.5.30	群众			西安培华学院	大专	本科

续表10-4-2

序号	姓名	科室	用工关系	性别	出生年月	参加工作时间	入职时间	职称	获职时间	政治面貌	入党时间	职务	毕业院校	第一学历	最高学历
256	户 娟	手术室	临时	女	1987.9.18	2011.6.10	2013.7.1	主管护师	2018.5.30	群众			重庆医科大学	本科	本科
257	马 然	手术室	临时	男	1991.10.5	2013.7.10	2013.7.10	护师	2018.5.30	群众			西安外事学院	大专	本科
258	沈文文	手术室	临时	女	1992.10.12	2014.6.1	2014.6.1	护师	2018.5.30	群众			咸阳职业技术学院	大专	本科
259	高 鹏	手术室	临时	男	1989.10.1	2015.5.6	2015.5.6	护师	2018.5.30	群众			西安医学院	大专	本科
260	吕玉花	手术室	退休	女	1955.7.25	1975.12.30	1975.12.30	主治医师	1996.10.12	群众			榆林市卫校	高中	中专
261	姬丽婷	手术室	辞职 2020.9.21	女	1994.8.16	2020.6.1	2020.6.1	护士		群众			西安市卫生学校	中专	中专
262	王浩维	手术室	临时	男	1994.2.22	2021.1.1	2021.1.1	护士		群众			商洛职业技术学院	大专	大专
263	王国才	收费室	临时	男	1984.3.28	2010.8.1	2010.8.1			群众		主任	宁夏理工学院	大专	本科
264	陈小梅	收费室	临时	女	1978.3.13	2010.3.1	2010.3.1			群众			定边县卫生职业学校	中专	大专
265	李巧梅	收费室	临时	女	1980.2.6	2007.1.1	2007.1.1			群众			宁夏大学	大专	大专
266	李凤霞	收费室	临时	女	1972.12.1	2006.1.1	2006.1.1			群众			定边卫校	中专	中专
267	王 荣	收费室	临时	女	1991.8.13	2013.6.1	2013.6.1			群众			河北科技大学	中专	大专
268	叶小丽	收费室	临时	女	1986.4.24	2008.6.1	2008.6.1			群众			宁夏医学院	中专	大专
269	李 艳	收费室	临时	女	1985.3.5	2013.6.1	2013.6.1			群众			宝鸡文理学院	中专	大专
270	刘锦莲	收费室	临时	女	1987.4.26	2013.6.1	2013.6.1			群众			榆林学院	大专	大专
271	薛 慧	收费室	临时	女	1985.11.23	2013.6.1	2013.6.1			群众			西安财经学院	大专	大专
272	赫丽雅	收费室	临时	女	1978.10.5	2006.9.1	2006.9.1			群众			中国法律业余大学	大专	大专
273	马艾菲	收费室	临时	女	1982.2.23	2006.1.1	2006.1.1			群众			榆林地区卫校	中专	大专

续表10-4-2

序号	姓名	科室	用工关系	性别	出生年月	参加工作时间	入职时间	职称	获职时间	政治面貌	入党时间	职务	毕业院校	第一学历	最高学历
274	李金芳	收费室	临时	女	1988.11.8	2009.9.1	2009.9.1			群众			西安交大	大专	大专
275	张钰皎	收费室	临时	女	1989.12.27	2013.8.1	2013.8.1			群众			西安石油大学	大专	大专
276	杨巧英	收费室	临时	女	1987.12.5	2013.8.1	2013.8.1			群众			西安培华	大专	大专
277	刘娜娜	收费室	临时	女	1990.10.2	2012.12.1	2012.12.1			群众			山东大学	中专	大专
278	龚　强	收费室	临时	男	1985.1.7	2010.9.1	2010.9.1			群众			徐州航空学院	大专	大专
279	王　珺	收费室	临时	女	1988.9.14	2010.9.1	2010.9.1			群众			西南大学	大专	本科
280	白　蓉	收费室	临时	女	1987.10.1	2011.1.1	2011.1.1			群众			西安医学院	大专	大专
281	滕国瑞	收费室	临时	女	1988.10.9	2013.8.1	2013.8.1			群众			陕西电子信息学校	中专	中专
282	边凡新	收费室	临时	女	1980.7.21	2011.2.1	2011.2.1			群众			延大成教院	大专	大专
283	陈润花	收费室	临时	女	1971.7.5	2011.4.1	2011.4.1			群众			榆林学院	中专	大专
284	赵　晴	收费室	临时	女	1990.3.4	2011.4.1	2011.4.1			群众			陕西银行学校	大专	大专
285	曹娇娇	收费室	临时	女	1989.5.9	2012.7.1	2012.7.1			群众			宝鸡卫校	中专	中专
286	张　慧	收费室	临时	女	1992.8.29	2013.11.1	2013.11.1			群众			西安医学院	大专	大专
287	郑璐璐	收费室	临时	女	1991.2.20	2014.11.1	2014.11.1			群众			西安财经学院	大专	大专
288	王玉丽	收费室	临时	女	1987.1.13	2015.3.1	2015.3.1			群众			陕西服装艺术学院	大专	大专
289	张煜英	收费室	临时	女	1992.5.2	2015.11.1	2015.11.1			群众			陕西三和学院	中专	中专
290	艾建宇	收费室	临时	女	1990.6.1	2015.11.1	2015.11.1			群众			西安职业技术学院	大专	大专
291	张慧龙	收费室	临时	男	1992.1.13	2016.1.1	2016.1.1			党员	2012.7.8		西安培华	本科	本科

续表10-4-2

序号	姓名	科室	用工关系	性别	出生年月	参加工作时间	入职时间	职称	获职时间	政治面貌	入党时间	职务	毕业院校	第一学历	最高学历
292	王小云	收费室	临时	女	1990.6.20	2016.9.1	2016.9.1			群众			西安思源学院	大专	大专
293	宋咪咪	收费室	临时	女	1993.10.29	2017.4.1	2017.4.1			群众			西北大学现代学院	本科	本科
294	陈东花	收费室	临时	女	1995.8.27	2017.6.13	2017.6.13			群众			榆林理工学校	大专	大专
295	周家玉	收费室	临时	女	1994.5.20	2017.6.13	2017.6.13			群众			银川大学	大专	大专
296	鲁宝英	收费室	临时	女	1977.8.13	2017.12.22	2017.12.22			群众			陕西正大技师学院	大专	大专
297	白小平	收费室	临时	男	1991.8.22	2017.12.22	2017.12.22			群众			西安财经大学行知学院	本科	本科
298	王佳梅	收费室	临时	女	1995.9.26	2019.1.1	2019.1.1			群众			宝鸡职业技术学院	大专	大专
299	韩鹏云	收费室	临时	男	1994.9.5	2019.1.1	2019.1.1			群众			西安航空学院	本科	本科
300	赵旭铭	收费室	临时	男	1995.5.5	2020.3.1	2020.3.1			群众			西安外事学院	本科	本科
301	晋世杰	收费室	临时	男	1994.4.17	2020.3.1	2020.3.1			群众			西安思源学院	大专	大专
302	李宇欣	收费室	临时	女	1990.1.23	2020.3.1	2020.3.1			群众			西京学院	大专	大专
303	丁建鹏	收费室	临时	男	1997.9.26	2019.9.1	2019.9.1			群众			陕西北方工程技术学院	中专	大专
304	窦婷婷	收费室	临时	女	1989.4.26	2019.11.1	2019.11.1			群众			新疆大学	大专	大专
305	吕思羽	收费室	临时	女	1999.7.15	2020.6.1	2020.6.1			群众			天津滨海职业学院	大专	大专
306	李　蔓	收费室	临时	女	1988.3.7	2021.1.1	2021.1.1			群众			西北工业大学	大专	大专
307	屈　敏	收费室	临时	女	1989.8.28	2021.3.1	2021.3.1			群众			西安广播电视大学	大专	大专
308	边蓉蓉	收费室	临时	女	1991.6.23	2021.1.1	2021.1.1			群众			内蒙古师范大学	大专	大专
309	夏琦琴	收费室	临时	女	1994.8.15	2021.6.1	2021.6.1			群众			西安思源学院	本科	本科

续表10-4-2

序号	姓名	科室	用工关系	性别	出生年月	参加工作时间	入职时间	职称	获职时间	政治面貌	入党时间	职务	毕业院校	第一学历	最高学历
310	王　磊	肾内科	正式	男	1972.11	1996.9.1	2008.7.1	副主任医师	2015.1.1	群众		科主任	西安交大医学院	大专	本科
311	马占洋	肾内科	正式	男	1980.8	2008.6.1	2012.1.1	主治医师	2013.5.1	群众			甘肃中医学院	研究生	研究生
312	乔晓宇	肾内科	正式	女	1985.6	2009.7.1	2009.7.1	主治医师	2015.5.1	党员	2007.12.1		延安大学	本科	本科
313	刘　英	肾内科	正式	女	1982.8	2009.1.1	2009.1.1	主治医师	2015.5.1	群众			延安大学	本科	本科
314	唐　艳	肾内科	正式	女	1982.5	2004.10.1	2008.5.1	住院医师	2011.12.1	群众			西安交大医学院	大专	本科
315	吴国艳	肾内科	正式	女	1989.11	2015.10.1	2015.10.1	住院医师	2015.12.1	群众			陕西中医学院	本科	本科
316	高雪玲	肾内科	正式	女	1989.3	2015.10.1	2015.10.1	住院医师	2017.12.1	群众			陕西中医学院	本科	本科
317	高彦芳	肾内科	正式	女	1991.10	2015.10.1	2015.10.1	住院医师	2016.12.1	群众			成都医学院	本科	本科
318	王　荣	肾内科	正式	男	1991.12	2018.10.1	2018.10.1			党员	2017.1.1		陕西中医药大学	本科	本科
319	李艳翠	肾内科	正式	女	1989.10	2015.4.1	2015.4.1	护师	2015.5.24	群众			西安医学院	本科	本科
320	王翠萍	肾内科	临时	女	1979.4	2000.6.1	2000.6.1	主管护师	2019.6.3	群众		科护士长	西安交通大学	中专	本科
321	徐　莉	肾内科	临时	女	1987.9	2007.1.1	2009.1.1	护师	2014.5.25	群众			西安交通大学	中专	本科
322	潘　霞	肾内科	临时	女	1984.10	2008.10.1	2008.10.1	主管护师	2019.6.3	群众			西安培华学院	中专	本科
323	韩　静	肾内科	临时	女	1989.2	2010.1.1	2010.1.1	护师	2015.5.25	群众			西安交通大学	中专	本科
324	叶　云	肾内科	临时	女	1988.10	2009.1.1	2009.1.1	护师	2018.6.3	群众			宁夏医科大学	中专	本科
325	王　梅	肾内科	临时	女	1989.2	2011.3.1	2011.3.1	护师	2015.5.25	群众			西安交通大学	中专	本科
326	杨春艳	肾内科	临时	女	1986.5	2007.10.1	2007.10.1	护师	2017.5.28	群众			宁夏回族自治区大学	中专	本科
327	周瑞红	肾内科	临时	女	1992.11	2012.7.1	2014.4.1	护师	2019.5.28	群众			西安交通大学	中专	本科

续表10-4-2

序号	姓名	科室	用工关系	性别	出生年月	参加工作时间	入职时间	职称	获职时间	政治面貌	入党时间	职务	毕业院校	第一学历	最高学历
328	方　艳	肾内科	临时	女	1987.3	2012.7.1	2012.7.1	护师	2015.5.25	党员	2009.6.1		渭南职业技术学院	大专	大专
329	石彩瑞	肾内科	临时	女	1989.12	2015.10.1	2015.10.1	护师	2017.5.28	群众			西安交通大学	大专	本科
330	袁园园	肾内科	临时	女	1991.5	2018.1.1	2018.1.1	护师	2018.6.3	群众			渭南职业技术学院	大专	大专
331	卜小书	肾内科	临时	女	1988.8	2012.7.1	2018.5.1	护师	2019.5.28	群众			宁夏医科大学	大专	大专
332	尤嘉春	肾内科	临时	女	1994.1.24	2020.2.1	2020.2.1	护士		群众			榆林市卫生学校	中专	中专
333	康翠丽	肾内科	临时	女	1992.4	2018.1.1	2018.1.1	护士	2017.7.1	群众			延安大学	大专	大专
334	张美妮	肾内科	借调	女	1989.5	2013.8.1	2013.8.1	主治医师	2019.6.1	党员	2012.12.1		西安医学院	本科	本科
335	王　凯	肾内科	正式	男	1995.11.7	2019.10.1	2019.10.1						陕西中医药大学	本科	本科
336	高　莉	乳腺科	正式	女	1976.6.6	1996.4	1997.04	主管护师	2009.1.1	群众			榆林卫校	中专	大专
337	张予平	乳腺科	临时	男	1967.4.27	1986.8	2013.10	副主任医师	2005.12	党员	2003.7	科主任	第三军医大学	本科	本科
338	薛海瑞	乳腺科	借调	女	1983.3.18	2004.7	2018.9	执业医师	2012.12	群众			定边县卫生职业学校	中专	本科
339	丁海山	普外科	正式	男	1962.11.9	1985.8.1	1985.8.1	主任医师	2009.3.25	无党派		副院长	陕西中医学院	本科	本科
340	王学广	普外科	正式	男	1965.2.21	1983.8.30	1991.12.1	副主任医师	2009.3.25	党员	1989.12.1	主任	榆林地区卫生学校	中专	本科
341	张旭亮	普外科	正式	男	1965.2.15	1983.8.30	2004.6.30	副主任医师	2009.3.25	党员	1989.7.1		榆林地区卫生学校	中专	本科
342	韩茂林	普外科	正式	男	1982.9.1	2007.7.22	2007.7.22	主治医师	2015.5.22	党员	2004.7.1	副主任	延安大学	本科	本科
343	高玉功	普外科	正式	男	1985.7.21	2009.7.1	2009.7.1	主治医生	2016.5.22	群众			延安大学	本科	本科
344	高志成	普外科	正式	男	1988.4.5	2015.7.7	2015.7.7	住院医师	2018.4.27	群众			陕西中医药大学	本科	本科
345	马瑞桐	普外科	正式	男	1991.7.15	2015.7.7	2015.7.7	住院医师	2018.4.27	党员	2015.7.1		西安医学院	本科	本科

续表10-4-2

序号	姓名	科室	用工关系	性别	出生年月	参加工作时间	入职时间	职称	获职时间	政治面貌	入党时间	职务	毕业院校	第一学历	最高学历
346	沙彦明	普外科	正式	男	1991.8.27	2016.7.25	2019.7.25	住院医师	2018.12.5	党员	2013.7.15		陕西中医药大学	本科	本科
347	张志鹏	普外科	正式	男	1990.11.22	2016.7.25	2016.7.25	住院医师	2018.12.5	党员	2013.12.5		延安大学	本科	本科
348	高锦科	普外科	正式	男	1983.11.3	2004.7.11	2008.3.25	主治医师	2013.5.22	群众			西安交通大学	中专	本科
349	沈　波	普外科	正式	男	1990.2.24	2013.7.20	2013.7.20	住院医师	2014.12.31	群众			延安大学	本科	本科
350	拓继红	普外科	正式	女	1994.5.10	2018.10.15	2018.10.15			群众			陕西中医药大学	本科	本科
351	刘　芸	普外科	正式	女	1994.12.14	2018.10.15	2018.10.15			群众			陕西中医药大学	本科	本科
352	童　丹	普外科	正式	女	1984.10.18	2004.11.11	2008.7.1	护师	2011.5.29	群众		护士长	榆林市卫生学院	中专	本科
353	王姣姣	普外科	正式	女	1987.1.2	2010.7.10	2010.7.10	主管护师	2017.5.28	党员	2005.7.25	副护士长	延安大学医学院	本科	本科
354	许小艳	普外科	正式	女	1988.2.22	2016.7.15	2016.7.15	护师	2017.5.28	群众			西藏民族学院	本科	本科
355	孙婷婷	普外科	正式	女	1996.2.24	2017.9.11	2017.9.11	护士	2017.5.8	群众			陕西中医药大学	本科	本科
356	刘红香	普外科	正式	女	1989.10.3	2013.7.10	2013.7.10	护师	2014.5.24	群众			西安医学院	本科	本科
357	张永飞	普外科	正式	男	1993.9	2018.12	2018.12	住院医师	2020.11.30				西安医学院	本科	本科
358	白旭东	普外科	临时	男	1987.1.27	2009.7.1	2010.1.1			群众			延安市卫校	中专	大专
359	吕彦龙	普外科	临时	男	1987.7.27	2016.3.10	2016.3.10			群众			延安大学	大专	本科
360	薛泽印	普外科	临时	男	1992.10.22	2016.3.10	2016.3.10			群众			西安医专	大专	大专
361	高　阳	普外科	临时	男	1995.7.19	2017.5.1	2017.5.1			群众			延安大学	专科	本科
362	张　瑜	普外科	临时	女	1990.1.6	2009.10.30	2012.3.1	护师	2017.5.24	群众			陕西科技卫生学院	中专	本科
363	王亿荣	普外科	临时	女	1991.1.5	2011.3.1	2011.7.1	护师	2015.5.24	群众			西交大附设卫生学院	中专	本科

续表10-4-2

序号	姓名	科室	用工关系	性别	出生年月	参加工作时间	入职时间	职称	获职时间	政治面貌	入党时间	职务	毕业院校	第一学历	最高学历
364	夏琦艳	普外科	临时	女	1986.8.26	2012.2.8	2012.8.2	护师	2015.5.24	群众			渭南职业技术学院	大专	本科
365	郭红梅	普外科	临时	女	1991.1.20	2013.7.29	2014.2.15	护师	2015.5.24	群众			山东益都卫校	中专	本科
366	李翠霞	普外科	临时	女	1991.12.18	2013.7.1	2013.11.1	护师	2017.5.28	群众			延安卫校	大专	本科
367	朱　洁	普外科	临时	女	1985.11.1	2014.5.7	2015.3.1	护师	2017.5.28	群众			陕西医科学校	中专	本科
368	张朝朝	普外科	临时	女	1995.12.16	2014.8.1	2015.5.1	护士	2014.5.18	群众			延安大学应用技术学院	大专	本科
369	张巧芬	普外科	临时	女	1994.5.21	2015.11.6	2016.8.1	护士	2015.5.17	群众			西安海棠职业学院	大专	本科
370	马晓瑞	普外科	临时	女	1994.1.3	2015.11.8	2016.11.1	护士	2015.5.17	群众			榆林市卫生学院	中专	本科
371	王媛媛	普外科	临时	女	1992.10.6	2015.1.1	2015.5.1	护士	2014.5.18	群众			延安大学	大专	本科
372	刘海亚	普外科	临时	女	1993.4.8	2016.10.31	2017.10.31	护士	2016.5.22	群众			榆林市卫生学院	中专	大专
373	叶　雪	普外科	临时	女	1994.8.1	2017.6.16	2018.6.4	护士	2014.5.18	群众			西安交大卫校	中专	大专
374	贺桃圆	普外科	临时	女	1998.1.29	2017.8.21	2018.8.1	护士	2017.5.8	群众			榆林市卫生学院	中专	大专
375	李　婧	普外科	临时	女	1999.3.12	2018.10.26	2019.9.1	护士		群众			榆林市卫生学院	中专	大专
376	王晶晶	普外科	临时	女	1995.3.20	2016.8.21	2017.9.1	护士	2016.5.22	群众			铜川职业技术学院	大专	大专
377	刘咪咪	普外科	临时	女	1993.2.19	2016.8.16	2017.9.1	护士	2015.5.17	群众			陕西医科学校	中专	大专
378	张晓阳	普外科	临时	男	1958.3	2021	2021	主任医师	2003.8.28	党员			宁夏医学院		本科
379	赵生孝	普外科	借调	男	1965.1.13	1983.8.30	2013.1.20	副主任医师	2011.3.25	党员	1991.7.01		榆林地区卫生学校	中专	大专
380	张存渊	普外科	返聘	男	1958.12	1981.7.1	1981.7.1	副主任医师	2009.3.25	群众		泌尿外科主任	榆林地区卫校	中专	
381	郭明飞	普外科	辞职	男	1983.8.20	2009.7.1	2009.7.1	主治医生	2017.5.22	党员	2007.7		延安大学	本科	本科

续表10-4-2

序号	姓名	科室	用工关系	性别	出生年月	参加工作时间	入职时间	职称	获职时间	政治面貌	入党时间	职务	毕业院校	第一学历	最高学历
382	丁香香	普外科	临时	女	1996.1.3	2020.6.1	2020.6.1	护士		群众			西安医学高等专科学校	大专	大专
383	白　龙	普外科	正式	男	1993.10.15	2019.10.1	2019.10.1						西藏民族大学	本科	本科
384	马象程	普外科	临时	男	1995.5.10	2021.1.1	2021.1.1			群众			长春医学高等专科学校	大专	大专
385	李　蝉	普外科	临时	女	1993.9.29	2021.10.1	2021.10.1	护士	2015.1	群众			西安医学院	大专	本科
386	张平顺	皮肤科	正式	男	1976.8.28	1998.8.10	2008.8.10	副主任医师	2017.10.18	中国民建	2017.12.10	皮肤科主任	渭南市中医学校	专科	本科
387	杜晓华	皮肤科	正式	女	1982.2.3	2005.7.28	2005.7.28	副主任医师	2017.10.18	群众			陕西中医学院	本科	本科
388	王瑞妮	皮肤科	正式	女	1990.3.2	2013.7.28	2013.7.28	住院医师	2015.11.30	党员	2014.8.1		西安医学院	本科	本科
389	白　琳	皮肤科	正式	女	1983.2.28	2008.7.20	2016.12.20	住院医师	2014.11.30	群众			西安医学院	大专	大专
390	米春园	皮肤科	临时	女	1988.1.7	2014.7.20	2016.7.20	住院医师	2018.10.19	群众			陕西能源职业技术学院	大专	本科
391	姬　瑞	皮肤科	借调	女	1992.12.17	2019.5	2021.5	住院医师	2020.9.30	群众			宁夏医科大学	本科	本科
392	贺　伟	内一科	正式	男	1966.10.11	1990.9	1990.9	主任医师	2009.3	群众		副院长	延安大学医学院	本科	本科
393	屈改艳	内一科	正式	女	1974.8	1998.7	1998.7	副主任医师	2015.1.24	群众		科主任	西安医科大学	本科	本科
394	李雅雯	内一科	正式	女	1987.3.28	2013.1.1	2013.1.1	住院医师	2016.6.17	党员	2012.6		广西中医学院 塞恩斯新医院学院	本科	本科
395	乔仲妮	内一科	正式	女	1992.5.9	2015.10	2015.7	住院医师	2017.5.31	群众			西安医学院	本科	本科
396	刘婷婷	内一科	正式	女	1990.6.8	2016.7	2016.7	住院医师	2018.5.4	群众			陕西中医药大学	本科	本科
397	丁元胤	内一科	正式	女	1988.4.5	2013.7.13	2013.7.13	住院医师	2015.5	党员	2010.12		西安医学院	本科	本科
398	毕晓雯	内一科	正式	女	1989.10.30	2015.10	2015.6	住院医师	2015.11	群众			西安医学院	本科	本科
399	张　蕊	内一科	正式	女	1992.6.3	2016.7	2016.7	住院医师	2018.5	群众			杭州师范大学	本科	本科

续表10-4-2

序号	姓名	科室	用工关系	性别	出生年月	参加工作时间	入职时间	职称	获职时间	政治面貌	入党时间	职务	毕业院校	第一学历	最高学历
400	杜娅凤	内一科	正式	女	1992.10.24	2017.8	2017.8	住院医师	2018.12	群众			大连大学	本科	本科
401	陈　霆	内一科	正式	男	1991.6.2	2015.10	2015.7	住院医师	2018.12	群众			陕西中医药大学	本科	本科
402	武亚雄	内一科	正式	男	1990.9.30	2016.7	2016.7			群众			西安医学院	本科	本科
403	冯生富	内一科	正式	男	1991.12.7	2017.9	2017.9			群众			西安医学院	本科	本科
404	李　莉	内一科	正式	女	1982.10.2	2005.7	2005.7	副主任医师	2017.3.28	群众			延安大学	本科	本科
405	任志军	内一科	正式	男	1985.8.12	2009.7	2009.7	主治医师	2015.5	党员	2007.6		延安大学医学院	本科	本科
406	夏和平	内一科	正式	男	1982.4.26	2007.7	2007.7	主治医师	2013.5.26	群众			延安大学	本科	本科
407	王　楠	内一科	正式	女	1992.5.2	2016.7	2016.7	住院医师	2017.11.6	群众			西安医学院	本科	本科
408	孙晨捷	内一科	正式	男	1990.3.17	2015.10	2015.3.25	住院医师	2015.11	群众			延安大学	研究生	研究生
409	蔚彩艳	内一科	正式	女	1985.6.26	2010.7	2010.7	主治医师	2017.5.28	群众			延安大学医学院	本科	本科
410	郝丽丽	内一科	正式	女	1984.10.20	2010.7	2010.7	主治医师	2018.6.3	党员	2008.4		延安大学医学院	本科	本科
411	吕艳梅	内一科	正式	女	1981.1.24	2000.2.1	2006.9.1	主管护师	2013.5.26	群众		护士长	绥德卫校	中专	本科
412	张海燕	内一科	正式	女	1980.12.12	1998.2.10	2007.8.8	护师	2015.5.24	群众		副护士长	榆林卫生职业学校	中专	本科
413	刘小霞	内一科	正式	女	1989.3.26	2013.7.6	2013.7.6	护师	2014.5.25	群众			重庆医科大学	本科	本科
414	南小兰	内一科	正式	女	1990.11.5	2014.2.20	2014.2.20	护师	2015.5.24	党员	2014.7.1		西安创新学院	本科	本科
415	张秀芝	内一科	辞职 2021.1.29	女	1991.10.7	2015.4.25	2015.4.25	护师	2015.5.24	党员	2013.5.15		西安外事学院	本科	本科
416	辛昱蓉	内一科	正式	女	1991.5.6	2016.7.6	2016.7.6	护师	2017.5.28	群众			西安医学院	本科	本科
417	申　娟	内一科	临时	女	1987.3.2	2009.7.15	2010.5.16	护师	2018.6.3	群众			陕西能源职业技术学校	大专	本科

续表10-4-2

序号	姓名	科室	用工关系	性别	出生年月	参加工作时间	入职时间	职称	获职时间	政治面貌	入党时间	职务	毕业院校	第一学历	最高学历
418	杨　雁	内一科	临时	女	1988.3.23	2011.11.4	2011.11.4	护士	2011.5.21	群众			宁夏医科大学	中专	本科
419	钱改梅	内一科	临时	女	1991.4.8	2012.7.12	2012.7.12	护师	2017.5.28	群众			湖北十堰市卫校	中专	本科
420	李瑞霞	内一科	临时	女	1991.12.26	2013.9.20	2013.9.20	护师	2018.6.3	群众			宝鸡职业技术学院	大专	本科
421	孙　艺	内一科	临时	女	1989.1.20	2014.2.12	2014.2.12	护师	2018.6.3	群众			随州职业技术学院	中专	本科
422	高焕玲	内一科	临时	女	1992.5.10	2014.2.22	2014.2.22	护士	2012.5.19	群众			陕西科技卫生学校	中专	本科
423	李　婷	内一科	临时	女	1987.3.22	2009.8.8	2009.8.8	护师	2016.5.22	群众			延安市卫生学校	中专	本科
424	李巧芬	内一科	临时	女	1991.10.29	2012.1.18	2012.1.18	护士	2011.5.29	群众			榆林卫生职业学校	中专	本科
425	张丽梅	内一科	临时	女	1986.9.12	2009.2.23	2009.2.23	护师	2016.5.22	群众			榆林卫校	中专	本科
426	高愿卿	内一科	临时	女	1989.5.10	2013.6.16	2013.6.16	护师	2018.6.3	群众			通辽职业学院	大专	本科
427	张又丹	内一科	临时	女	1991.2.19	2014.12.18	2013.12.18	护师	2017.5.28	群众			咸阳职业技术学院	大专	本科
428	薛　璟	内一科	临时	女	1991.10.27	2014.12.7	2014.12.7	护士	2012.5.19	群众			山东益都卫生学校	中专	本科
429	胡雨婷	内一科	临时	女	1994.8.29	2015.8.10	2015.8.10	护师	2018.6.3	群众			陕西能源职业技术学校	大专	本科
430	云　娜	内一科	临时	女	1987.10.17	2010.5.14	2010.5.14	护师	2015.5.24	群众			石家庄柯棣华医学中等专业学院	中专	本科
431	赵　燕	内一科	临时	女	1993.4.5	2015.12.6	2015.12.6	护士	2015.5.17	群众			榆林市卫生学校	中专	本科
432	李欢欢	内一科	临时	女	1991.8.2	2016.5.8	2016.5.8	护师	2017.5.28	群众			商洛职业技术学院	大专	本科
433	郭馨禧	内一科	临时	女	1996.4.6	2017.2.4	2017.2.4	护士	2015.5.17	群众			榆林学院	大专	本科
434	高瑞梅	内一科	临时	女	1992.3.14	2017.2.11	2017.2.11	护师	2018.6.3	党员	2012.6.20		咸阳职业技术学院	大专	本科
435	吕亚亚	内一科	临时	女	1994.12.2	2017.1.9	2017.1.9	护士	2016.5.22	群众			西安医学高等专科学校	大专	本科

续表10-4-2

序号	姓名	科室	用工关系	性别	出生年月	参加工作时间	入职时间	职称	获职时间	政治面貌	入党时间	职务	毕业院校	第一学历	最高学历
436	贾春霞	内一科	临时	女	1994.4.10	2016.12.13	2018.1.10	护士	2015.5.17	群众			榆林学院	大专	本科
437	邵彦芳	内一科	临时	女	1990.6.6	2018.4.12	2019.4.12	护士	2012.5.19	党员	2012.7.01		延安市卫生学校	中专	本科
438	贺姣姣	内一科	临时	女	1995.1.18	2019.11.1	2019.11.1	护士		群众			西安外事学院	大专	
439	韩丽梅	内一科	临时	女	1995.11.3	2020.4.1	2020.4.1	护师	2019.6.2	群众			榆林市卫生学校	中专	中专
440	杨　娜	内一科	临时	女	1996.1.9	2020.4.1	2020.4.1	护士	2018.5.7	群众			铜川职业技术学院	大专	大专
441	侯富凡	内一科	正式	男	1995.2.18	2019.10.1	2019.10.1						西安医学院	本科	本科
442	张惠荣	内一科	临时	女	1997.11.10	2021.4.1	2021.4.1	护士		群众			石家庄医学高等专科学校	大专	大专
443	刘志凤	内一科	临时	女	1996.10.24	2021.4.1	2021.4.1	护士		群众			陕西能源职业技术学院	大专	大专
444	赵娜娜	内一科	临时	女	1995.8.26	2021.10.1	2021.10.1			群众			西安培华学院	本科	本科
445	王　丽	内一科	临时	女	1994.10.23	2021.10.1	2021.10.1	护士	2016.12	群众			榆林学院	大专	本科
446	张　燕	内二科	正式	女	1979.3.27	2002.8.5	2002.8.5	主管护师	2014.5.25	群众		护士长	宁夏医科大学	大专	本科
447	韩佳怡	内二科	正式	女	1995.11.25	2018.7.15	2018.7.15	护士	2018.5.7	群众			西安医学院	本科	本科
448	邹对霞	内二科	临时	女	1988.8.17	2009.2.1	2009.2.1	护师	2015.5.24	群众			西安交通大学	中专	本科
449	余小雨	内二科	临时	女	1989.12.7	2009.6.8	2009.6.8	护士	2011.1.1	群众			宁夏医科大学	中专	本科
450	蒋美丽	内二科	临时	女	1986.1.9	2011.2.11	2011.2.11	护师	2018.6.3	群众			宁夏医科大学	中专	本科
451	任　慧	内二科	临时	女	1991.4.5	2013.1.1	2013.1.1	护师	2018.6.3	群众			延安大学	大专	本科
452	王　芳	内二科	临时	女	1994.12.18	2014.4.1	2014.4.1	护师	2017.5.28	群众			西安交通大学	中专	本科
453	姚娅妮	内二科	临时	女	1992.2.5	2014.8.25	2014.8.25	护师	2017.5.28	党员	2012.11.28		宁夏医科大学	大专	本科

续表10-4-2

序号	姓名	科室	用工关系	性别	出生年月	参加工作时间	入职时间	职称	获职时间	政治面貌	入党时间	职务	毕业院校	第一学历	最高学历
454	常娇娇	内二科	临时	女	1989.10.15	2015.11.5	2015.11.5	护师	2017.5.28	群众			榆林学院	大专	本科在读
455	张步蕾	内二科	临时	女	1991.10.20	2017.6.28	2017.6.28	护师	2017.5.28	群众			宁夏医科大学	中专	本科
456	葛纳彤	内二科	临时	女	1993.2.19	2015.1.27	2015.1.27	护士	2013.5.19	群众			榆林学院	大专	本科
457	孙瑞莉	内二科	临时	女	1990.11.3	2010.10.2	2010.10.2	护士	2010.5.30	群众			山东省益都卫生学校	中专	本科在读
458	段小丽	内二科	临时	女	1992.8.24	2021.4.1	2021.4.1	护师		群众			榆林市卫生学校	中专	中专
459	刘　锦	门诊	正式	男	1962.9.5	1984.7.1	1987.7.1	副高	2009.7.5	群众			中医学院	本科	本科
460	王　琴	门诊	正式	女	1994.1.28	2018.11.13	2018.11.13			群众			陕西中医药大学	本科	本科
461	刘　瑜	门诊	正式	女	1987.9.7	2016.7.1	2016.7.1			党员	2011.7.1		陕西中医药大学	本科	本科
462	周苗苗	门诊	临时	女	1989.7.28	2014.3.15	2014.3.15	住院医师	2017.7.5	群众			延安大学	大专	本科
463	郭润霞	门诊	返聘	女	1955.8.11	1974.1.1	1981.7.1	副高	2002.7.1	党员	1975.7.1		绥德卫校燕京函授	中专	大专
464	郭晓霞	门诊	返聘	女	1961.1.13	1977.7.1	1977.7.1			群众			陕西省中医函授	中专	大专
465	沈志杰	门诊	返聘	男	1958.11.24	1982.7.1	1982.7.1	副高	2009.3.25	群众			中医学院	中专	大专
466	李　伟	颅脑泌尿妇科	退休2021.6	男	1961.5	1987.7.1	1987.7.1	主治医师	1998.12	党员			延安医学院	本科	
467	杨志维	颅脑泌尿妇科	正式	男	1978.12.4	2004.7.1	2004.7.1	副主任医师	2017.3.28	群众			延安大学医学院	本科	本科
468	安彦君	颅脑泌尿妇科	正式	男	1981.6.26	2005.8.5	2005.8.5	副主任医师	2017.3.28	群众			延安大学医学院	本科	本科
469	李　恒	颅脑泌尿妇科	正式	男	1985.7.18	2009.7	2009.7	主治医师	2018.6.3	群众			延安大学医学院	本科	本科
470	王统玉	颅脑泌尿妇科	正式	男	1988.11.28	2013.1.7	2013.1.7	住院医师	2015.6.20	群众			成都医学院	本科	本科
471	李凌春	颅脑泌尿妇科	正式	男	1988.10.14	2013.7.10	2013.7.10	住院医师	2014.12.31	群众			西安医学院	本科	本科

续表10-4-2

序号	姓名	科室	用工关系	性别	出生年月	参加工作时间	入职时间	职称	获职时间	政治面貌	入党时间	职务	毕业院校	第一学历	最高学历
472	蒋　云	颅脑泌尿妇科	正式	男	1988.11.30	2015.7.15	2015.7.15			群众			西安医学院	本科	本科
473	郭啟云	颅脑泌尿妇科	正式	男	1991.10.24	2016.7.25	2016.7.26			群众			陕西中医药大学	本科	本科
474	刘亚明	颅脑泌尿妇科	正式	男	1993.4.21	2017.11.20	2017.11.20			群众			西安医学院	本科	本科
475	马新宝	颅脑泌尿妇科	正式	男	1990.4.10	2017.10.5	2017.10.6			群众			陕西中医药大学	本科	本科
476	董　莉	颅脑泌尿妇科	正式	女	1980.8.1	1999.2.14	1999.2.14	护师	2013.5.24	群众			延安大学	中专	本科
477	薛艳艳	颅脑泌尿妇科	正式	女	1982.10.2	2002.7.12	2002.7.12	主管护师	2018.6.3	群众			宁夏医科大学	中专	本科
478	田　升	颅脑泌尿妇科	正式	女	1992.8.24	2015.7.20	2015.7.21	护师	2016.5.26	群众			西安医学院	本科	本科
479	白　瑞	颅脑泌尿妇科	正式	女	1991.1.21	2016.7.25	2016.7.25	护师	2019.7.25	群众			陕西中医药大学	本科	本科
480	刘　静	颅脑泌尿妇科	临时	女	1998.4.3	2020.7.1	2020.7.1	护士		群众			西安外事学院	大专	大专
481	王　华	颅脑泌尿妇科	正式	女	1991.5.15	2017.2.24	2017.2.24	护师	2016.5.22	党员	2016.7.27		陕西中医药大学	本科	本科
482	高坦兵	颅脑泌尿妇科	正式	男	1966.1.28	1991.7.19	2015.7.10	副主任医师	2003.11.24	群众			延安医学院	本科	本科
483	高小琴	颅脑泌尿妇科	正式	女	1963.8.18	1983.7.11	1995.10.2	副主任医师	2009.12.5	群众			榆林市卫校	中专	大专
484	张亚东	颅脑泌尿妇科	正式	女	1972.9.23	1990.7.6	2015.7.10	主治医师	2016.5.24	群众			陕西广播电视大学	中专	大专
485	丁晓丽	颅脑泌尿妇科	正式	女	1980.6.4	2005.8.10	2005.8.10	副主任医师	2018.5.24	群众			延安大学	本科	本科
486	石　晔	颅脑泌尿妇科	正式	女	1976.10.6	1996.7.20	1996.7.18	副主任医师	2018.5.24	群众			榆林市卫校	中专	本科
487	范　玲	颅脑泌尿妇科	正式	女	1986.9.6	2009.7.4	2009.7.5	主治医师	2016.5.22	群众			宁夏医科大学	本科	本科
488	郭亚娟	颅脑泌尿妇科	正式	女	1986.2.20	2011.7.9	2011.7.10	住院医师	2013.10.23	群众			西安医学院	本科	本科
489	乔晓丽	颅脑泌尿妇科	正式	女	1990.9.24	2014.7.1	2015.4.17			群众			宁夏医科大学	本科	本科

续表10-4-2

序号	姓名	科室	用工关系	性别	出生年月	参加工作时间	入职时间	职称	获职时间	政治面貌	入党时间	职务	毕业院校	第一学历	最高学历
490	蒋翠翠	颅脑泌尿妇科	正式	女	1991.11.9	2016.7.8	2016.7.9	住院医师	2018.10	群众			延安大学	本科	本科
491	吴玉茹	颅脑泌尿妇科	正式	女	1991.7.25	2010.7.20	2016.7.8	住院医师	2017.10.24	群众			西安医学院	本科	本科
492	赵艳玲	颅脑泌尿妇科	正式	女	1962.9.9	1987.7.5	1988.9.10	副主任护师	2016.3.16	群众			医学高等专科学校	中专	中专
493	乔　霞	颅脑泌尿妇科	临时	女	1988.1.2	2008.2.10	2008.2.11	护师	2015.5.24	群众			西安交通大学	中专	本科
494	贺歆婷	颅脑泌尿妇科	临时	女	1987.9.25	2008.9.8	2009.7.6	护师	2015.5.24	群众			西安医学院	大专	本科
495	曹桂林	颅脑泌尿妇科	临时	女	1985.6.21	2004.7.1	2009.8.10	护士	2009.1.1	群众			宁夏医科大学	中专	本科
496	王艳茸	颅脑泌尿妇科	临时	女	1990.5.16	2010.6.15	2010.6.16	护师	2015.5.24	群众			延安大学	大专	本科
497	曹雯雯	颅脑泌尿妇科	临时	女	1988.10.29	2011.9.10	2012.1.1	护师	2015.5.24	群众			延安市卫生学校	大专	本科
498	郭改英	颅脑泌尿妇科	临时	女	1990.10.20	2011.11.1	2012.3.1	护士	2012.1.1	群众			山东大学	中专	大专
499	郑　青	颅脑泌尿妇科	临时	女	1991.11.21	2013.5.4	2013.1.3	护师	2015.5.24	群众			山东省益都卫校	中专	本科
500	齐彬凤	颅脑泌尿妇科	临时	女	1989.12.11	2013.10.5	2013.10.6	护士	2014.1.1	群众			西安医学院	大专	大专
501	王若彩	颅脑泌尿妇科	临时	女	1987.6.8	2013.10.1	2014.7.1	护师	2015.5.26	群众			西安交通大学	大专	本科
502	郑亚玲	颅脑泌尿妇科	临时	女	1992.2.26	2014.2.14	2014.2.14	护师	2017.5.24	党员	2013.5.24		延安大学	大专	本科
503	白亚丽	颅脑泌尿妇科	临时	女	1987.1.12	2009.7.12	2013.5.13	护师	2015.5.24	群众			陕西能源职业技术学院	大专	本科
504	韩晶晶	颅脑泌尿妇科	临时	女	1992.6.8	2016.12.3	2016.12.4	护师	2018.7.25	群众			西安交通大学	大专	本科
505	朱海儒	颅脑泌尿妇科	临时	女	1993.10.5	2016.6.12	2017.5.12	护士	2015.5.24	群众			延安大学	大专	本科
506	王　姣	颅脑泌尿妇科	临时 辞职 2022.3.21	女	1992.4.27	2015.5.20	2015.5.20	护士	2015.5.24	群众			宁夏医科大学	大专	大专
507	马蓉蓉	颅脑泌尿妇科	临时	女	1995.5.6	2016.8.16	2016.8.16	护士	2016.7.16	群众			西安医专	大专	本科

续表10-4-2

序号	姓名	科室	用工关系	性别	出生年月	参加工作时间	入职时间	职称	获职时间	政治面貌	入党时间	职务	毕业院校	第一学历	最高学历
508	李洋洋	颅脑泌尿妇科	临时	女	1992.10.9	2015.9.13	2017.6.4	护士	2016.7.17	党员	2015.6.10		西安医学高等专科学校	大专	本科
509	高树楠	颅脑泌尿妇科	临时	女	1994.12.26	2017.12.6	2018.8.17	护士	2016.5.24	群众			榆林学院	大专	大专
510	王宁宁	颅脑泌尿妇科	临时	女	1995.6.27	2020.2.1	2020.2.1	护士	2018.5.7	群众			西京学院	大专	本科
511	赵娇娇	颅脑泌尿妇科	临时	女	1992.2.12	2015.6.23	2015.6.24			群众			延安大学	大专	大专
512	孙艳春	颅脑泌尿妇科	临时	女	1983.5.7	2020.2.1	2020.2.1	护士	2008.7.1	群众			榆林市卫校	中专	中专
513	王　娟	颅脑泌尿妇科	借调	女	1987.7.16	2010.6.11	2015.4.18	主治医师	2016.5.22	群众			陕西中医药大学	本科	研究生
514	吕　茹	颅脑泌尿妇科	辞职 2020.1.30	女	1993.10.23	2017.6.14	2017.6.14	护士	2016.6.24	群众			西安海棠职业学院	大专	大专
515	孙毛毛	颅脑泌尿妇科	临时	女	1997.4.20	2020.12.1	2020.12.1	护士		群众			西安培华学院	本科	本科
516	姚　瑶	颅脑泌尿妇科	临时	女	1997.11.24	2021.2.10	2021.2.10	护士		群众			上海健康医学院	大专	大专
517	白兆华	颅脑泌尿妇科	临时	女	1997.5.13	2021.2.10	2021.2.10	护士		群众			西安医学高等专科学校	大专	大专
518	张娇娇	颅脑泌尿妇科	临时	女	1992.1.4	2021.4.1	2021.4.1	护士		群众			咸阳市卫生学校	中专	中专
519	韩艳莉	颅脑泌尿妇科	临时	女	1995.2.9	2021.4.1	2021.4.1	护士		群众			陕西科技卫校	中专	中专
520	张雅婷	颅脑泌尿妇科	临时	女	1996.8.13	2021.4.1	2021.4.1	护士		群众			西京学院	大专	大专
521	马娅雯	颅脑泌尿妇科	临时	女	1998.1.3	2021.4.1	2021.4.1	护士		群众			榆林学院	大专	大专
522	庞丹莉	颅脑泌尿妇科	辞职 2021.11.11	女	1994.2.13	2020.10.1	2020.10.1	护师		群众			湖南师范大学	研究生	研究生
523	刘秀珍	颅脑泌尿妇科	临时	女	1997.12.13	2021.6.1	2021.6.1	护士		群众			榆林学院	大专	大专
524	杨　刚	口腔科	正式	男	1993.10.25	2017.11.23	2017.11.23	住院医师	2018.10.19	群众	无	无	河北医科大学	本科	本科
525	刘昱岑	口腔科	正式	女	1987.5.7	2013.1.1	2013.1.1	主治医师	2018.6.3	党员	2006.5	无	湖北医学院	本科	本科

续表10-4-2

序号	姓名	科室	用工关系	性别	出生年月	参加工作时间	入职时间	职称	获职时间	政治面貌	入党时间	职务	毕业院校	第一学历	最高学历
526	张王玲	口腔科	正式	女	1988.10.10	2013.8.1	2013.8.1	主治医师	2019.8	党员	2015.12	无	西安医学院	本科	本科
527	牛婉琼	口腔科	正式	女	1994.10.24	2018.12.1	2018.12.1			群众	无	无	西安医学院	本科	本科
528	王　凯	口腔科	正式	男	1967.10.3	1984.12	1988	副主任医师	2012	民建	2013	科主任	宁夏医科大学	中专	本科
529	朱银燕	口腔科	临时	女	1990.3.10	2014.12	2014.12	高级技工修复师	2014.4.28	党员	2009.7	无	宁夏医科大学	专科	大专
530	米昱红	口腔科	临时	女	1990.10.25	2012.8.1	2016.5.1	住院医师	2018.10.19	群众	无	无	西安医学院	专科	本科
531	樊泳江	口腔科	临时	男	1983.7.28	2008.3.1	2008.3.1	住院医师	2014.9	群众			西安医学院	本科	本科
532	康延玲	口腔科	临时	女	1993.3.18	2013.5.1	2013.5.1	住院医师	2019.8.28	群众	无	无	宁夏医科大学	专科	本科
533	郭雅茹	口腔科	临时	女	1996.10.14	2019.4.10	2019.4.10			群众	无	无	西安外事学院	专科	专科
534	李领弟	口腔科	临时	女	1988.1.23	2013.5	2013.5	高级修复技师	2012.2	群众	无	无	宁夏医科大学	专科	专科
535	孙翔宇	口腔科	临时	男	1996.10.24	2019.8.1	2019.8.1			群众			陕西国际商贸学院	专科	专科
536	田　婷	口腔科	临时	女	1986.12.10	2010.5.1	2010.5.1	高级修复技师	2011.2	群众	无	无	河南医科大学	专科	专科
537	李　甜	口腔科	临时	女	1993.3.16	2018.1	2018.1	高级修复技师	2014.7	群众	无	无	西安医学高等专科学校	专科	本科
538	张雅婷	口腔科	临时	女	1995.5.9	2019.4	2019.4	助理医师	2018.10	群众	无	无	山东中西医结合大学	专科	本科
539	郭潇萌	口腔科	临时	男	1995.8.2	2019.12.1	2019.12.1	助理医师		群众			齐鲁医药学院	大专	大专
540	康乃云	口腔科	临时	女	1997.8.26	2019.12.1	2019.12.1	助理医师		群众			西安医学高等专科学校	大专	本科
541	张水蓉	口腔科	临时	女	1995.3.21	2019.12.1	2019.12.1			群众			西安医学高等专科学校	大专	本科
542	李延娜	口腔科	借调	女	1987.7.25	2013.10	2015.12	主治医师	2019.8	群众	无	无	齐齐哈尔医学院	本科	本科
543	夏　琪	口腔科	借调	男	1975.3.6	1998.9	2015.2	主治医师	2014.8	党员	2015.7		西安医科大学	专科	

续表10-4-2

序号	姓名	科室	用工关系	性别	出生年月	参加工作时间	入职时间	职称	获职时间	政治面貌	入党时间	职务	毕业院校	第一学历	最高学历
544	郭　欢	口腔科	临时	女	1996.11.27	2020.10.12	2020.10.12	口腔修复工		群众			陕西能源职业技术学院	大专	大专
545	贺富云	口腔科	临时	男	1994.1.16	2020.10.12	2020.10.12			群众			石家庄医学高等专科学校	大专	大专
546	朱昭霖	口腔科	临时	男	1996.12.28	2020.10.12	2020.10.12			群众			石家庄医学高等专科学校	大专	大专
547	白成博	口腔科	临时	男	1997.10.12	2020.10.12	2020.10.12			群众			西安外事学院	大专	大专
548	韩　伟	口腔科	临时	男	1997.1.7	2020.10.12	2020.10.12			群众			西安医学高等专科学校	大专	大专
549	王雯雯	口腔科	临时	女	1999.5.14	2020.10.12	2020.10.12			群众			榆林市卫生学校	中专	中专
550	尹红艳	口腔科	临时	女	1999.2.19	2020.11.1	2020.11.1			群众			西安医学高等专科学校	大专	大专
551	赵佳乐	口腔科	临时	男	1999.2.23	2022.1.1	2022.1.1			群众			西安医学高等专科学校	大专	大专
552	李佩荣	口腔科	临时	女	1996.9.13	2022.3.1	2022.3.1			群众			湖北职业技术学院	大专	本科
553	窦茂升	精神心理科	正式	男	1993.7	2016.7	2016.7	心理治疗师	2018.6	群众			陕西理工大学		本科
554	贺健文	精神心理科	正式	男	1992.10	2015.9	2015.9	心理治疗师	2017.6	群众			三亚学院		本科
555	王　瑄	精神心理科	正式	女	1992.1	2016.7	2016.7	心理治疗师	2019.6	群众			河南师范大学新联学院		本科
556	王伟伟	精神心理科	正式	男	1994.5	2017.11	2017.11	心理治疗师	2019.6	群众			陕西理工大学		本科
557	张惠琴	精神心理科	临时	女	1977.2	1999.12	2015.9	中级	2019.6	群众		科主任	宁夏医学院	大专	本科
558	高　燕	介入科	临时	女	1980.8	2003.2	2007.3	主管护师	2018.5	群众		无	陕西省专业技术学校	中专	大专
559	蔡　佳	介入科	临时	女	1986.12	2004.8	2008.7	主管 护师	2017.5	群众		无	陕西省榆林市卫校	中专	本科
560	董文龙	介入科	辞职	男	1980.9	2005.6	2013.6	护士		群众					
561	付福玲	检验科	正式 辞职 2021.12.31	女	1987.7.4	2010.7.10	2010.7.10	临床医学检验主管技师	2016.5.22	中共党员	2010.5.3	无	宁夏医科大学	本科	本科

续表10-4-2

序号	姓名	科室	用工关系	性别	出生年月	参加工作时间	入职时间	职称	获职时间	政治面貌	入党时间	职务	毕业院校	第一学历	最高学历
562	顾小欣	检验科	正式	女	1989.7.11	2014.9.1	2015.6.20	临床医学检验技师	2015.5.17	群众		无	宁夏医科大学	本科	本科
563	孙　萍	检验科	正式	女	1994.10.21	2018.10.15	2018.10.15	临床医学检验技师	2019.8.2	群众		无	西安医学院	本科	本科
564	闫薇薇	检验科	正式	女	1993.9.13	2017.11.1	2017.11.1	临床医学检验技师	2018.6.3	群众		无	西安医学院	本科	本科
565	刘子财	检验科	正式	男	1992.12.24	2015.7.28	2015.7.28	临床医学检验技师	2016.5.22	群众		无	西安医学院	本科	本科
566	高　萌	检验科	正式	女	1989.9.23	2017.11.1	2017.11.1	临床医学检验主管技师	2018.6.3	群众		无	第四军医大学	研究生	研究生
567	李宇宇	检验科	正式	女	1990.12.6	2017.11.1	2017.11.1	临床医学检验技师	2017.5.28	群众		无	天津医科大学	本科	本科
568	董亚玲	检验科	正式	女	1991.8.1	2017.11.1	2017.11.1	临床医学检验技师	2018.6.3	群众		无	浙江中医药大学	本科	本科
569	武茸茸	检验科	正式	女	1992.10.26	2017.11.1	2017.11.1	临床医学检验技师	2018.6.3	群众		无	延安大学	本科	本科
570	赵爱国	检验科	正式	男	1991.10.24	2016.7.25	2016.7.25	临床医学检验技师	2019.6.2	群众		无	陕西中医药大学	本科	本科
571	张　军	检验科	正式	男	1993.10.12	2018.10.15	2018.10.15	临床医学检验技师	2019.7.1	群众		无	陕西中医药大学	本科	本科
572	王红丽	检验科	正式	女	1991.2.6	2015.10.1	2017.3.24	无		群众		无	西安医学院	大专	本科
573	邵志雄	检验科	正式辞职2021.11.30	男	1993.12.16	2015.7.5	2015.10.1	临床医学检验技师	2017.5.28	群众		无	陕西中医药大学	本科	本科
574	高巧玲	检验科	正式	女	1991.10.27	2016.7.25	2016.7.25	临床医学检验技师	2019.6.2	群众		无	大连大学	本科	本科
575	张志恒	检验科	正式	男	1989.2.21	2017.11.1	2017.11.1	无		群众		无	上海应用技术大学	本科	本科
576	张彩蓉	检验科	正式	女	1992.1.17	2015.7.28	2015.7.28	临床医学检验技师	2017.7.6	群众		无	西安医学院	本科	本科
577	屈冬艳	检验科	正式	女	1985.12.14	2008.7.10	2008.7.10	临床医学检验主管技师	2014.5.25	群众		无	南方医科大学	本科	本科
578	刘　淼	检验科	正式	女	1980.2.3	1998.8.1	2007.12.28	临床医学检验主管技师	2014.5.25	群众		无	宁夏医科大学	大专	本科
579	尹东梅	检验科	正式	女	1978.12.20	1994.2.1	1994.2.1	临床医学检验副主任技师	2017.3.28	群众		科副主任	延安大学	中专	本科

续表10-4-2

序号	姓名	科室	用工关系	性别	出生年月	参加工作时间	入职时间	职称	获职时间	政治面貌	入党时间	职务	毕业院校	第一学历	最高学历
580	冯昊奎	检验科	正式	男	1981.5.23	2002.5.13	2002.5.13	临床医学检验主管技师	2016.5.22	中共党员	2001.7.1	科主任	西安医学院	中专	本科
581	孟　欣	检验科	临时	女	1998.3.21	2018.7.1	2019.1.1	无		群众		无	西安医学高等专科学校	大专	大专
582	马　瑞	检验科	临时	女	1993.1.27	2015.3.8	2015.3.9	临床医学检验技士	2015.5.24	群众		无	西安医学高等专科学校	大专	大专
583	张丽云	检验科	临时	女	1988.7.11	2011.11.1	2010.11.1	临床医学检验技师	2016.5.22	群众		无	陕西科技卫校	中专	本科
584	彭金华	检验科	临时	女	1987.11.1	2009.7.27	2009.7.27	临床医学检验技师	2016.5.22	群众		无	西安医学院	大专	本科
585	丁　跃	检验科	临时	男	1995.8.26	2016.6.1	2016.6.1	临床医学检验技士	2017.5.28	群众		无	西安医学院	大专	本科
586	周　煜	检验科	临时	女	1995.7.28	2016.6.1	2016.6.1	临床医学检验技士	2016.5.01	群众		无	安康职业技术学院	大专	大专
587	朱文倩	检验科	临时	女	1994.6.15	2018.3.7	2018.3.7	无		群众		无	安康职业技术学院	大专	大专
588	苗铭淇	检验科	临时	女	1992.10.26	2014.3.9	2014.3.9	临床医学检验技士	2016.5.22	群众		无	西安医学院	大专	本科
589	李　娜	检验科	临时	女	1988.7.14	2009.3.1	2009.3.1	临床医学检验技士	2012.5.30	群众		无	绥德卫校	中专	本科
590	孙　敏	检验科	临时	女	1996.10.11	2016.6.10	2017.11.1	无		群众		无	榆林卫生学院	中专	大专
591	冯强强	检验科	临时	女	1991.11.15	2017.9.1	2017.9.1	临床医学检验技师	2017.5.28	群众		无	新乡医学院三全学院	本科	本科
592	薛春霞	检验科	临时	女	1990.2.22	2016.3.7	2016.3.7	无		群众		无	西安医学院	大专	大专
593	王龙梅	检验科	临时	女	1989.4.8	2011.8.1	2016.11.9	临床医学检验技士	2019.7.26	群众		无	延安大学	大专	大专
594	高美蓉	检验科	临时	女	1990.4.15	2012.9.11	2013.10.1	临床医学检验技士	2015.5.24	群众		无	西安医学院	大专	本科
595	高　瑜	检验科	临时	女	1989.10.20	2011.12.1	2015.3.8	临床医学检验技师	2019.6.2	群众		无	延安大学	大专	本科
596	高　婧	检验科	临时	女	1990.4.24	2015.3.8	2015.3.8	临床医学检验技士	2015.5.24	群众		无	安康职业技术学院	大专	大专
597	张雅姣	检验科	临时	女	1991.6.5	2012.7.1	2012.7.1	临床医学检验技师	2019.6.2	群众		无	西安医学院	大专	本科

续表10-4-2

序号	姓名	科室	用工关系	性别	出生年月	参加工作时间	入职时间	职称	获职时间	政治面貌	入党时间	职务	毕业院校	第一学历	最高学历
598	康力晨	检验科	临时	男	1994.2.6	2016.5.1	2016.5.1	临床医学检验技士	2016.5.22	群众		无	延安大学	大专	大专
599	张红娟	检验科	临时	女	1979.5.15	2001.12.1	2002.1.1	临床医学检验技师	2011.5.29	群众		无	西安交大医学院	大专	本科
600	闫　晓	检验科	临时	男	1985.12.1	2009.7.1	2009.7.1	临床医学检验技师	2018.6.3	中共党员	2009.7.1	无	延安大学	大专	本科
601	周新苑	检验科	临时	女	1992.11.17	2013.10.1	2013.10.1	临床医学检验技士	2015.5.24	群众		无	陕西科技卫校	中专	大专
602	周煜皎	检验科	临时	女	1994.1.19	2011.1.1	2011.1.1	临床医学检验技士	2016.5.22	群众		无	榆林卫生学校	中专	本科
603	赵蓉蓉	检验科	临时	女	1995.8.7	2020.2.1	2020.2.1	检验士	2016.5.22	群众			陕西省科技卫生学校	中专	大专
604	王昭雯	检验科	临时	女	1996.4.9	2020.2.1	2020.2.1	无		群众			陕西能源职业技术学院	大专	本科
605	卢菲菲	检验科	临时	女	1992.1.14	2020.2.1	2020.2.1	检验士	2017.5.28	群众			陕西能源职业技术学院	大专	本科
606	周　茜	检验科	借调	女	1980.7.9	2004.8.15	2015.8.25	临床医学检验主管技师	2014.5.25	中共党员	2007.7.1	无	西安交通大学医学院	大专	本科
607	尹发显	检验科	返聘	男	1953.10..9	1971.10.1	1983.6.1	临床医学检验副主任技师	2002.6.2	群众		无	榆林卫生学校	中专	中专
608	石改娜	检验科	临时	女	1998.8.5	2020.6.1	2020.6.1			群众			安康职业技术学院	大专	大专
609	刘江永	检验科	正式	男	1996.6.19	2019.10.1	2019.10.1			群众			中国医科大学	本科	本科
610	赫壹霞	检验科	正式	女	1996.3.20	2019.10.1	2019.10.1			群众			陕西中医药大学	本科	本科
611	曹　宁	检验科	正式	女	1995.1.12	2019.10.1	2019.10.1			群众			牡丹江医学院	本科	本科
612	徐　婧	检验科	临时	女	1997.11.28	2021.1.1	2021.1.1			群众			西安医学高等专科学校	大专	大专
613	袁　瑞	检验科	临时	男	1997.1.4	2021.1.1	2021.1.1			群众			榆林市卫生学校	中专	中专
614	韩娜娜	检验科	正式	女	1997.10.1	2020.10.1	2020.10.1			党员			西安医学院	本科	本科
615	郭佳惠	检验科	正式	女	1998.5.18	2020.10.1	2020.10.1			党员			西安医学院	本科	本科

续表10-4-2

序号	姓名	科室	用工关系	性别	出生年月	参加工作时间	入职时间	职称	获职时间	政治面貌	入党时间	职务	毕业院校	第一学历	最高学历
616	苗田田	检验科	正式	女	1998.3.4	2020.10.1	2020.10.1			群众			滨州医学院	本科	本科
617	牛帅帅	检验科	正式	男	1997.3.28	2020.10.1	2020.10.1			党员			长江大学	本科	本科
618	王辽辽	检验科	临时	女	1998.8.14	2021.9.1	2021.9.1			群众			汉中职业技术学院	大专	大专
619	姬田田	检验科	临时	女	1995.4.11	2021.9.1	2021.9.1			群众			西安医学高等专科学校	大专	大专
620	张晓芬	检验科	临时	女	1999.4.22	2022.2.1	2022.2.1			群众			西安医专	大专	大专
621	王喜军	急诊科	正式	男	1982.7.17	2004.8	2009.5	医师	2015.12	群众		科主任	延安医学院	中专	本科
622	冯天鹏	急诊科	正式	男	1988.11.01	2015.10	2015.10	医师	2015.11	党员	2012.12		西安医学院	本科	本科
623	刘 勇	急诊科	正式	男	1987.10.22	2015.10	2015.10	医师	2015.11	党员	2013.12		西安医学院	本科	本科
624	张安平	急诊科	正式	男	1964.4.	1981.7	2007.5	副高	2017.3	群众			汉中012 基地卫校	中专	中专
625	任彦飞	急诊科	正式	男	1986.4.20	2013.8	2013.8	医师	2018.9	党员			西安医学院	本科	本科
626	曹茹南	急诊科	正式	女	1993.9.15	2016.7	2016.9	护师	2018.6	群众			赣南医学院	本科	本科
627	贾巧芬	急诊科	正式	女	1994.8.6	2017.9	2017.9	护师	2018.6	群众			山西医科大学	本科	本科
628	张旭民	急诊科	临时	男	1986.1.3	2009.1	2009.8	医师	2015.12	群众			榆林卫校	中专	本科
629	武泳汀	急诊科	临时	男	1987.1.4	2011.8	2011.8			群众			内蒙古医学院	大专	大专
630	邱军伟	急诊科	临时	男	1987.9.28	2011.8	2011.8			群众			宁夏医科大学	大专	大专
631	杨家欣	急诊科	临时	男	1989.1.3	2010.7	2011.7			群众			阿尔多斯卫生学院	中专	大专
632	谢锁林	急诊科	临时	男	1993.3.29	2018.2	2018.2			群众			山东力明学院	大专	大专
633	赵洋洋	急诊科	临时	男	1992.9.4	2018.8	2018.8			群众			延安医学院	大专	大专

续表10-4-2

序号	姓名	科室	用工关系	性别	出生年月	参加工作时间	入职时间	职称	获职时间	政治面貌	入党时间	职务	毕业院校	第一学历	最高学历
634	白慧文	急诊科	临时	男	1996.8.15	2019.3	2019.3			群众			宝鸡职业技术学院	大专	大专
635	孙灵芝	急诊科	临时	女	1979.8.20	2001.8	2001.8	主管护师	2019.8	群众		护士长	陕西医学职业技术学校	大专	本科
636	李　静	急诊科	临时	女	1982.2.14	2002.12	2002.12	主管护师	2016.5	群众		护士长	陕西省榆林市卫生学校	中专	本科
637	陈巧玲	急诊科	临时	女	1985.8.8	2009.2	2009.2	主管护师	2019.8	群众			陕西省榆林市卫生学校	中专	本科
638	李美艳	急诊科	临时	女	1987.1.8	2008.7	2008.7	护师	2014.5	群众			陕西省榆林市卫生学校	中专	本科
639	雷莲	急诊科	临时	女	1985.12.4	2009.6	2009.6	护师	2014.5	群众			陕西省榆林市卫生学校	中专	大专
640	蔡艳丽	急诊科	临时	女	1986.6.17	2011.2	2011.6	护师	2015.5	群众			陕西省榆林市卫生学校	中专	本科
641	刘昱彤	急诊科	临时	女	1988.1.4	2011.3	2011.6	护师	2015.5	群众			河南医学科技大学	大专	大专
642	李艳玲	急诊科	临时	女	1986.7.1	2012.7	2013.3	护师	2016.5	群众			陕西省中医学院	大专	本科
643	薛　宏	急诊科	临时	女	1989.12.12	2014.2	2014.11	护师	2017.5	党员	2009.6		陕西省中医学院	大专	本科
644	赵　青	急诊科	临时	女	1991.1.6	2014.5	2015.3	护士	2014.1	群众			西安外事学院	中专	大专
645	燕丹丹	急诊科	临时	女	1994.8.12	2015.10	2016.12	护士	2015.5	群众			陕西省榆林市卫生学校	中专	中专
646	尚小艳	急诊科	临时	女	1988.7.15	2013.1	2013.7	护士	2010.5	群众			陕西省榆林市卫生学校	大专	大专
647	张晓慧	急诊科	临时	女	1996.11.8	2016.11	2018.1	护士	2016.5	群众			西安医专	大专	本科
648	范云云	急诊科	临时	女	1987.1.20	2012.2	2012.2			群众			陕西省榆林市卫生学校	中专	中专
649	梁松云	急诊科	临时	女	1995.6.28	2014.5	2015.3			群众			陕西省榆林市卫生学校	大专	大专
650	李焕焕	急诊科	临时	女	1995.8.22	2016.5	2017.2			群众			铜川职业技术学院	大专	大专
651	王蓉蓉	急诊科	临时	女	1993.2.27	2016.3	2017.2			群众			陕西省榆林市卫生学校	大专	大专

续表10-4-2

序号	姓名	科室	用工关系	性别	出生年月	参加工作时间	入职时间	职称	获职时间	政治面貌	入党时间	职务	毕业院校	第一学历	最高学历
652	乔仲磊	急诊科	临时	男	1997.10.4	2018.8	2018.8	护士	2018.5	群众			汉中职业技术学院	大专	大专
653	陈　玲	急诊科	临时	女	1981.10	2014.11	2014.11			群众			陕西师范大学	大专	大专
654	何海霞	急诊科	借调	女	1986.5.3	2009.4	2009.7	护师	2012.5	群众		副护士长	西安医学院	大专	本科
655	刘婷婷	急诊科	临时	女	1993.3.3	2020.6.1	2020.6.1	护士		群众			河南平顶山卫生学校	中专	中专
656	汪承栋	急诊科	临时	男	1996.11.14	2020.6.1	2020.6.1			群众			宝鸡职业技术学院	大专	大专
657	张　珊	急诊科	临时	女	1995.12.13	2021.2.10	2021.2.10	护师		群众			榆林市卫生学校	中专	中专
658	牛生栋	急诊科	正式	男	1989.1.2	2010.5.27	2021.3.17			群众			西安工业大学	大专	本科
659	高漫露	急诊科	临时	女	1992.5.13	2021.4.1	2021.4.1			群众			河南平顶山学院	中专	中专
660	朱璐璐	急诊科	正式	女	1995.6.27	2020.10.1	2020.10.1			群众			河北北方学院	本科	本科
661	杨妮妮	急诊科	正式	女	1996.4.3	2020.10.1	2020.10.1			群众			西安医学院	本科	本科
662	齐　天	急诊科	正式	女	1996.6.18	2020.10.1	2020.10.1			群众			长治医学院	本科	本科
663	鲁静如	急诊科	正式	女	1996.8.24	2020.10.1	2020.10.1			群众			陕西中医药大学	本科	本科
664	张蓉蓉	急诊科	正式	女	1997.4.21	2020.10.1	2020.10.1			群众			延安大学	本科	本科
665	李　彩	急诊科	正式	女	1991.6.25	2020.10.1	2020.10.1	住院医师		群众			宁夏医科大学	研究生	研究生
666	冯　强	急诊科	正式	男	1995.8.5	2020.10.1	2020.10.1			群众			延安大学医学院	本科	本科
667	师沛杰	急诊科	正式	男	1996.5.23	2020.10.1	2020.10.1			群众			延安大学医学院	本科	本科
668	张馨牙	急诊科	正式 辞职 2021.12.28	女	1996.7.6	2020.10.1	2020.10.1			群众			广西医科大学	本科	本科
669	郭昊东	急诊科	临时	男	1996.10.8	2021.6.10	2021.6.10			群众			长春中医药大学	本科	本科

续表10-4-2

序号	姓名	科室	用工关系	性别	出生年月	参加工作时间	入职时间	职称	获职时间	政治面貌	入党时间	职务	毕业院校	第一学历	最高学历
670	李星苒	急诊科	临时	女	2001.1.9	2021.10.1	2021.10.1	护士	2018.12	群众			石家庄柯棣华医学中等专业学院	中专	大专
671	霍星月	急诊科	临时	女	1999.10.22	2021.11.15	2021.11.15	护士	2020.9.15	群众			陕西医科学校	中专	大专
672	田琪琦	急诊科	临时	男	1999.9.27	2021.11.1	2021.11.1	护士	2020.9.15	群众			西京学院	大专	大专
673	杨琪琪	急诊科	临时	女	1995.11.12	2021.11.1	2021.11.1	护士	2017.5.8	群众			西安医学高等专科学校	大专	本科
674	白　静	急诊科	临时	女	1995.9.14	2022.3.1	2022.3.1	护士	2015.5.17	群众			延安市卫生学校	中专	大专
675	王茹霞	急诊科	临时	女	1993.2.7	2022.3.1	2022.3.1	护师	2021.4.18	群众			咸阳职业技术学院	大专	大专
676	郭睿君	换药室	正式	女	1971.4	1990.7	2007.4	主管	2003.9.04	群众			榆林地区卫生学校	中专	中专
677	王艳丽	换药室	正式	女	1972.7	1992.7	1994.4	主管	2008.5.25	群众			榆林地区卫生学校	中专	大专
678	安艳霞	换药室	正式	女	1978.11	1996.7	1996.7	主管	2009.5.10	群众			榆林地区卫生学校	中专	大专
679	李俐霞	护理部	正式	女	1978.10	1997.5.20	1997.7.12	副主任护师	2017.3.28	党员	2015.9.18	护理部主任	绥德卫校	中专	本科
680	杨　娜	护理部	正式	女	1983.10	2005.11.11	2006.6.5	主管护师	2016.5.22	群众			第四军医大学	大专	本科
681	薛晓童	护理部	正式	女	1993.6	2016.8.1	2016.8.1			群众			陕西中医药大学	本科	本科
682	王海涛	护理部	临时	女	1982.9	2005.7.23	2009.10.1	护师	2013.5.26	群众			宁夏护士学校	中专	本科
683	孙双智	呼吸内科	正式	男	1965.11.29	1988.7.06	2008.7.10	主任医师	2011.8.12	群众		科主任	西安医科大学	本科	本科
684	沈海虎	呼吸内科	正式	男	1976.9.22	1998.10.11	2008.8.6	副主任医师	2017.3.10	党员	1996.10.10	科副主任	延安大学	中专	本科
685	佘飞龙	呼吸内科	正式	男	1980.1.20	2003.5.11	2011.8.10	主治医师	2013.5.10	群众		医师	宁夏医学院	本科	本科
686	刘向宏	呼吸内科	正式	男	1989.3.10	2013.7.10	2013.7.10	住院医师	2014.12.10	党员	2012.12.10	医师	西安医学院	本科	本科
687	鲍娅红	呼吸内科	正式	女	1989.4.20	2013.7.6	2013.7.6	住院医师	2014.12.10	群众		医师	西安医学院	本科	本科

续表10-4-2

序号	姓名	科室	用工关系	性别	出生年月	参加工作时间	入职时间	职称	获职时间	政治面貌	入党时间	职务	毕业院校	第一学历	最高学历
688	孙利利	呼吸内科	正式	女	1989.8.12	2014.7.10	2016.9.1	住院医师	2015.12.10	群众		医师	西安医学院	本科	本科
689	张永军	呼吸内科	正式	男	1990.6.20	2015.6.16	2015.6.16			群众		医师	吉林大学	本科	本科
690	冯文奎	呼吸内科	正式	男	1992.11.11	2016.9.11	2016.9.11	住院医师	2018.12.10	群众		医师	陕西中医药大学	本科	本科
691	王春莉	呼吸内科	正式	女	1992.2.4	2018.10.10	2018.10.10			群众		医师	陕西中医药大学	本科	本科
692	石红艳	呼吸内科	正式	女	1979.12.17	2002.12.2	2002.12.10	主管护师	2014.5.20	群众		科护士长	陕西医学高等专科学校	大专	本科
693	王丽娜	呼吸内科	正式	女	1982.10.4	2006.5.4	2007.5.2	主管护师	2018.5.20	群众		副护士长	陕西能源职业技术学院	大专	本科
694	高小萌	呼吸内科	正式	女	1989.4.15	2013.5.11	2013.5.11	主管护师	2019.5.20	党员	2009.6.6	护士	赛恩斯医药学院	本科	本科
695	付　蓉	呼吸内科	正式	女	1995.3.6	2018.7.7	2018.7.7	护士	2018.5.20	群众		护士	湖南医药学院	本科	本科
696	邵　宇	呼吸内科	临时	男	1988.12.13	2009.10.10	2012.5.10			群众		医师	陕西中医学院	专科	专科
697	徐荣华	呼吸内科	临时	女	1985.3.14	2008.5.5	2008.5.11	护师	2014.5.20	群众		护士	延安市职业卫生学校	中专	本科
698	马有萍	呼吸内科	临时	女	1987.4.24	2007.10.10	2007.10.10	护师	2015.5.20	群众		护士	延安市职业卫生学校	中专	本科
699	张红梅	呼吸内科	临时	女	1983.9.2	2002.8.6	2010.4.5	护师	2015.5.20	群众		护士	西安市卫生学校	中专	本科
700	樊彦秀	呼吸内科	临时	女	1988.11.22	2010.5.11	2010.5.11	护师	2015.5.20	群众		护士	榆林市卫生学校	中专	本科
701	闫秀兰	呼吸内科	临时	女	1983.6.22	2011.10.10	2011.10.10	护师	2015.5.20	群众		护士	陕西兵器工业职工大学	大专	本科
702	杨　蕾	呼吸内科	临时	女	1989.12.27	2009.11.2	2009.11.2	护师	2018.5.20	群众		护士	山东益都卫生学校	中专	本科
703	高　琦	呼吸内科	临时	女	1986.1.9	2013.4.4	2013.4.4	护师	2019.5.20	群众		护士	内蒙古鄂尔多斯卫校	中专	本科
704	孙淑娟	呼吸内科	临时	女	1989.12.5	2013.7.10	2013.7.10	护士	2013.1.10	群众		护士	咸阳职业技术学院	中专	大专
705	刘　晓	呼吸内科	临时	女	1987.6.7	2011.7.8	2011.7.8	护师	2016.5.20	群众		护士	随州职业技术学院	大专	本科

续表10-4-2

序号	姓名	科室	用工关系	性别	出生年月	参加工作时间	入职时间	职称	获职时间	政治面貌	入党时间	职务	毕业院校	第一学历	最高学历
706	郑文秀	呼吸内科	临时	女	1992.10.10	2015.8.10	2015.8.10	护士	2017.5.20	群众		护士	西安医学院	大专	本科
707	高玲玲	呼吸内科	临时	女	1991.12.19	2015.5.6	2015.5.6	护士	2013.2.10	群众		护士	咸阳职业技术学院	大专	本科
708	陈致茹	呼吸内科	临时	女	1993.3.18	2016.2.15	2016.2.15	护师	2018.5.20	群众		护士	十堰市医药卫生学校	中专	大专
709	邹晓瑜	呼吸内科	临时	女	1991.3.8	2016.11.8	2016.11.08	护士	2014.1.15	群众		护士	陕西能源职业技术学院	大专	大专
710	高　莉	呼吸内科	临时	女	1990.5.7	2016.11.11	2016.11.11	护师	2017.5.20	群众		护士	陕西能源职业技术学院	大专	本科
711	张　佳	呼吸内科	临时	女	1993.8.8	2017.5.15	2017.5.15	护士	2016.5.20	群众		护士	宝鸡职业技术学院	大专	大专
712	黄　娜	呼吸内科	临时	女	1991.7.16	2012.10.5	2012.10.5	护士	2018.5.20	群众		护士	西安交大附属卫校	大专	大专
713	高　晶	呼吸内科	临时	女	1994.12.24	2017.8.8	2017.8.8	护士	2016.5.20	群众		护士	宝鸡职业技术学院	大专	本科
714	张丽梅	呼吸内科	临时	女	1994.11.3	2017.10.10	2017.10.10	护士	2017.5.20	群众		护士	西安海棠职业学院	大专	大专
715	马　婧	呼吸内科	临时	女	1995.5.2	2018.3.18	2018.3.18	护士	2015.5.20	群众		护士	渭南职业技术学院	大专	大专
716	拓国峰	呼吸内科	借调	男	1974.9.19	2004.6.12	2013.8.10	副主任医师	2016.3.10	群众		医师	西安交通大学	大专	本科
717	朱建蓉	呼吸内科	临时	女	1995.1.27	2020.4.1	2020.4.1	护士	2016.5.22	群众			西安医学高等专科学校	大专	大专
718	许　方	呼吸内科	临时	女	1996.10.20	2020.7.1	2020.7.1	护士		群众			宝鸡职业技术学院	大专	大专
719	郝银凤	呼吸内科	临时	女	1998.7.27	2020.10.1	2020.10.1	护士		群众			西安医学高等专科学校	大专	大专
720	马　超	呼吸内科	正式	男	1995.2.22	2019.10.1	2019.10.1			群众			广东药科大学	本科	本科
721	刘　琳	呼吸内科	临时	女	1995.11.16	2021.2.1	2021.2.1			群众			榆林学院	大专	大专
722	石治霞	呼吸内科	临时	女	1983.1.26	2021.4.1	2021.4.1	护士		群众			榆林市卫生职业中专学校	中专	中专
723	陈小宇	呼吸内科	临时	女	1994.8.20	2021.8.1	2021.8.1	护士		群众			西安外事学院	大专	大专

续表10-4-2

序号	姓名	科室	用工关系	性别	出生年月	参加工作时间	入职时间	职称	获职时间	政治面貌	入党时间	职务	毕业院校	第一学历	最高学历
724	姬兴军	后勤	正式	男	1975.11	1994.7.10	1997.5.13	主任医师	2018.3.12	党员	2012.5	副院长	南开与澳大利亚弗林德斯大学	中专	硕士研究生
725	杨 兴	后勤	正式	男	1989.8	2013.3.1	2012.12.1	初级师	2017.3.8	群众			陕西能源职业技术学院	大专	本科
726	曹 建	后勤	临时	男	1995.1.29	2021.1.1	2021.1.1			群众			长沙理工大学	大专	大专
727	赵彩玲	后勤	正式	女	1967.3	1986.7.10	1989.9.20	主管护师	2004.6.19	群众			榆林市绥德卫校	中专	
728	王亚红	后勤	正式	男	1987.8	2007.6.4	2011.1.16			群众			西北工业大学	大专	
729	崔占荣	后勤	离岗退休	男	1958.6	1971.1.15	2011.4.13			党员	1978.6			高中	
730	郝永德	后勤	临时	男	1957.7	2011.1.1	2011.1			群众					
731	姬航周	后勤	临时	男	1972.9	2015.3	2015.3			群众					
732	刘志国	后勤	临时	男	1976.1	200.9.10	2009.9.10			群众					
733	王 谋	后勤	临时	男	1966.2	2009.10.1	2009.10.1			群众					
734	王生苍	后勤	临时	男	1965.6	2019.8.12	2019.8.12			群众					
735	汤正强	后勤	临时	男	1963.2	2009.9.9	2009.9.9			群众					
736	刘勤红	后勤	临时	男	1976.7	2006.9.3	2006.9.3			群众					
737	周东林	后勤	临时	男	1986.12	2016.4.1	2015.11.1			群众			西安交通大学网络教育	大专	
738	郝卫胜	后勤	临时	男	1968.2	2003.5	2010.7.15			群众			郝家寨子小学	小学	
739	张爱英	后勤	临时	女	1975.12	2009.11	2017.9.1			群众			宜川中学	初中	
740	赵桂香	后勤	离岗退休	女	1947.6	211.11	2011.11.1			群众					
741	王 毛	后勤	临时	女	1966.12	1990.10	2012.8			群众			吉利平小学	小学	

续表10-4-2

序号	姓名	科室	用工关系	性别	出生年月	参加工作时间	入职时间	职称	获职时间	政治面貌	入党时间	职务	毕业院校	第一学历	最高学历
742	贺　姗	后勤	临时	女	1974.11	2009.3	2012.7			群众			郝家墕中学	初中	
743	张春梅	后勤	临时	女	1968.1	1992.8.9	2010.9.21			群众			杨井中学	高中	
744	王玉亮	后勤	离岗退休	男	1958.4	2012.10.3	2012.10.3	消防员	2013.1.22	群众		消防科科长	定边县安边中学	高中	
745	张金栓	后勤	临时	男	1968.1	1991.6.12	2002.1.25			群众		保卫科科长	定边中学	高中	大专
746	王　富	后勤	临时	男	1991.7	2009.5.14	2011.3.12			群众			宁夏工业职业学院	中专	
747	张少会	后勤	临时	男	1977.12	2013.10	2013.10.1			群众			定边中学	高中	
748	白景霖	后勤	临时	男	1988.11	2016.1	2016.1.10			群众			定边职业中学	中专	大专
749	郝飞飞	后勤	临时	男	1993.1	2015.5	2015.5.10			群众			定边中学	高中	大专
750	李宏扬	后勤	临时	男	1991.6	2016.4	2016.4.11			群众			西安中等职业学院	中专	中专
751	孙　鹏	后勤	临时	男	1990.11	2016.4	2016.4.11			群众			定边职业中学	高中	高中
752	胡嘉诚	后勤	临时	男	1994.9	2015.10.1	2019.5.1			群众			陕西警官职业学院	大专	大专
753	汪嘉伦	后勤	临时	男	1999.12	2017.7	2017.7.12			群众			定边职业中学	高中	高中
754	崔　桓	后勤	临时	男	1996.8	2017.7	2017.7.12			群众			宁夏警官职业学院	大专	大专
755	高　磊	后勤	临时	男	1990.4	2011.11.11	2015.5.10			党员	2015.5		宁夏工业职业学院	中专	中专
756	武玉粉	后勤	临时	女	1967.9	2008.1.1	2016.5.1			群众			定边二中	初中	
757	张生霞	后勤	临时	女	1968.8	2008.1.1	2016.5.1			群众			盐池中学	初中	
758	张如勤	后勤	临时	男	1960.3	2014.1	2014.1			群众					
759	高佳科	后勤	临时	男	1969.11	1989.2.14	2019.2.5			党员	1991.7		陕西师范大学函授学院		大专

续表10-4-2

序号	姓名	科室	用工关系	性别	出生年月	参加工作时间	入职时间	职称	获职时间	政治面貌	入党时间	职务	毕业院校	第一学历	最高学历
760	张能华	后勤	临时	男	1968.4	1984.10	2020.8.1			党员	1989		定边党校	大专	大专
761	孙光耀	后勤	退休	男	1960.5	1978.10.23	2019.2.5			党员	1987.9		陕西绥德师范	中专	
762	王庭银	后勤	返聘	男	1958.12	1980.9	1984.10			群众					
763	杨景瑞	后勤	临时	男	1981.6.24	2020.3.1	2020.3.1			群众			定边中学	高中	高中
764	崔生海	后勤	临时	男	1962.10.26	2020.3.1	2020.3.1			群众			郝滩中学	初中	初中
765	王　锋	后勤	临时	男	1989.6.15	2020.6.1	2020.6.1			群众			西南大学	大专	大专
766	缪　香	后勤	临时	女	1960.3.19	2020.6.1	2020.6.1			群众			——	——	——
767	王　瑞	后勤	临时	男	1969.1.11	2020.3.1	2020.3.1			群众			安边中学	初中	初中
768	任志华	后勤	临时	女	1968.11.11	2020.3.1	2020.3.1			群众			红柳沟中学	初中	初中
769	曹　静	后勤	临时	女	1977.8.10	2020.3.1	2020.3.1			群众			靖边小学	小学	小学
770	丁建伟	后勤	临时	男	1993.5.4	2020.12.1	2020.12.1			群众			陕西通信技师学院	大专	大专
771	刘帅帅	后勤	临时	男	1994.11.7	2021.7.1	2021.7.1			群众			西北工业大学	大专	大专
772	李　燕	后勤	临时	女	1980.3.29	2022.2.1	2022.2.1			党员	2020.3		定中	高中	高中
773	张晓兰	医保合疗科	正式	女	1978.8.20	1996.8.1	1996.8.1	副主任护师	2018.12	群众		副主任	榆林市卫校	中专	本科
774	向　艳	医保合疗科	正式	女	1975.6.10	1993.1.1	1993.1.1	技师	2018.9.30	群众			定边中学	高中	大专
775	郭永霞	医保合疗科	正式	女	1977.10.30	1997.9.1	1997.9.1	主管护师	2011.9	群众			宁夏卫校	中专	本科
776	王宁宁	医保合疗科	临时	女	1986.5.4	2006.9.1	2006.9.1	护师	2015.5.24	群众			榆林市卫校	中专	本科
777	王彦飞	医保合疗科	临时	男	1988.2.22	2009.7.1	2009.7.1			群众			西安电子科技学院	大专	大专

续表10-4-2

序号	姓名	科室	用工关系	性别	出生年月	参加工作时间	入职时间	职称	获职时间	政治面貌	入党时间	职务	毕业院校	第一学历	最高学历
778	葛　萍	医保合疗科	临时	女	1971.12.5	2009.9.28	2009.9.26			群众			定边中学	高中	大专
779	邹景成	医保合疗科	临时	男	1962.8.1	2008.6.1	2008.6.1			中共党员			定边中学	高中	大专
780	王宇帆	医保合疗科	临时	女	1986.5.10	2010.10.1	2010.10.1			群众			定边职业学校	中专	本科
781	乔爱茹	医保合疗科	临时	女	1989.10.12	2012.3.15	2012.3.15			群众			陕西省科技卫生学校	中专	本科
782	郑瑞楠	医保合疗科	临时	女	1990.6.6	2012.3.15	2012.3.15	护士	2010.5.30	群众			榆林市卫生学校	中专	大专
783	张亚芬	医保合疗科	临时	女	1991.5.14	2013.10.1	2013.10.1			群众			西安医药科技职业学校	中专	大专
784	訾　娜	医保合疗科	临时	女	1987.8.28	2014.8.1	2014.8.1	初级中学教师资格	2008.7.10	群众			榆林学院	大专	大专
785	夏　涛	医保合疗科	临时	男	1995.11.24	2014.11.20	2014.11.24			群众			西安石油学院	大专	大专
786	王月娟	医保合疗科	临时	女	1983.12.28	2016.3.1	2016.3.1	护士	2006.5.28	群众			陕西省卫生学校	大专	大专
787	陈　娜	医保合疗科	辞职	女	1989.9.22	2016.3.1	2016.3.1			群众			西安翻译学院	大专	大专
788	刘万芳	医保合疗科	退休 2019.11	女	1964.10.1	1982.8.1	1984.8.1	主管护师	1999.12	中共党员	1979.8	科主任	榆林市卫校	中专	中专
789	张鸿翔	骨科	正式	男	1965.5.20	1979.10.1	1988.10.1	副主任医师	2011.12	群众		副院长	绥德卫校	中专	大专
790	刘双宝	骨科	正式	男	1965.9.19	1988.7.1	1988.7.1	副主任医师	2005.11.1	群众		科主任	延安大学医学院	本科	本科
791	薛树军	骨科	正式	男	1973.9.5	1998.9.1	1998.9.1	副主任医师	2012.12.13	群众		科副主任	陕西中医药大学	本科	本科
792	赵有才	骨科	正式	男	1981.5.24	2005.8.1	2005.8.1	副主任医师	2017.12.13	群众		科副主任	延安大学	中专	本科
793	王利阳	骨科	正式	男	1972.9.22	1988.3.1	2007.7.1	副主任医师	2017.12.13	群众			延安医学院	本科	本科
794	赵立晶	骨科	正式	男	1984.8.26	2011.7.1	2011.7.1	住院医师	2012.12.18	党员	2011.7.1		西安医学院	本科	本科
795	白浪潮	骨科	正式	男	1986.9.25	2011.8.1	2011.8.1	主治医师	2013.12.13	群众			西安医学院	本科	本科

续表10-4-2

序号	姓名	科室	用工关系	性别	出生年月	参加工作时间	入职时间	职称	获职时间	政治面貌	入党时间	职务	毕业院校	第一学历	最高学历
796	刘小涛	骨科	正式	男	1986.12.30	2010.7.1	2010.7.1	主治医师	2018.12.13	群众			西安医学院	本科	本科
797	吴旭东	骨科	正式	男	1986.12.4	2011.8.1	2011.8.1	主治医师	2018.12.13	群众			西安医学院	本科	本科
798	王国安	骨科	正式	男	1987.8.23	2013.8.1	2013.8.1	住院医师	2007.12.13	党员	2009.7.1		西安医学院	本科	本科
799	王建钊	骨科	正式	男	1989.8.18	2015.9.1	2015.9.1	住院医师	2018.5.2	群众			西安医学院	本科	本科
800	贾彩萍	骨科	正式	女	1979.5.14	2003.9.1	2003.9.1	主管护师	2014.5.25	群众		护士长	陕西能源职业技术学院	大专	本科
801	李慧玲	骨科	正式	女	1991.11.19	2016.7.2	2016.7.2	护士	2017.5.28	群众			陕西中医药大学	本科	本科
802	薛双娥	骨科	正式	女	1993.10.28	2017.6.2	2017.6.2	护师	2018.6.03	群众			江西中医药大学	本科	本科
803	高瑞娣	骨科	临时	女	1988.5.7	2008.3.2	2008.3.2	护师	2015.5.24	群众			榆林卫生职业学校	中专	本科
804	李春琴	骨科	临时	女	1989.10.20	2010.9.3	2010.9.3	护师	2015.5.24	群众			榆林卫生职业学校	中专	本科
805	孙　萌	骨科	临时	女	1986.7.22	2008.3.1	2008.3.1	护师	2017.5.28	群众			延安市职业卫生学校	中专	本科
806	丁晓媛	骨科	临时	女	1989.9.3	2010.6.1	2010.6.1	护师	2015.5.24	群众			榆林卫生职业学校	中专	本科
807	郭　晶	骨科	临时	女	1990.9.7	2013.3.1	2013.3.1	护师	2015.5.24	群众			长春医学高等专科学校	大专	本科
808	田晓强	骨科	临时	女	1988.8.24	2011.11.4	2011.11.4	护士	2010.5.30	群众			榆林卫生职业学校	中专	大专
809	赵世琴	骨科	临时	女	1987.3.24	2011.1.5	2011.1.5	护师	2018.6.03	群众			商洛职业卫生学校	中专	大专
810	王雪玉	骨科	临时	女	1992.3.3	2015.1.1	2015.1.1	护士	2016.3.8	群众			渭南职业技术学院	大专	本科
811	马欢欢	骨科	临时	女	1992.6.16	2016.3.4	2016.3.4	护士	2013.5.19	群众			榆林卫生职业学校	中专	本科
812	罗　娜	骨科	临时	女	1990.9.6	2016.12.1	2016.12.1	护士	2015.5.17	群众			陕西中医学院	大专	本科
813	吴怡帆	骨科	临时	女	1995.5.1	2018.3.1	2018.3.1	护士	2016.5.22	群众			延安大学	大专	大专

续表10-4-2

序号	姓名	科室	用工关系	性别	出生年月	参加工作时间	入职时间	职称	获职时间	政治面貌	入党时间	职务	毕业院校	第一学历	最高学历
814	乔　佳	骨科	临时	女	1992.1.17	2018.3.1	2018.3.1	护士	2016.5.22	群众			宁夏医科大学	大专	大专
815	师蓉蓉	骨科	临时	女	1995.11.22	2018.6.1	2018.6.1	护士	2017.5.28	群众			铜川职业技术学院	大专	大专
816	王慧玲	骨科	临时	女	1992.10.18	2018.11.2	2018.11.2	护士	2015.5.17	群众			西安海棠职业学院	大专	大专
817	任亚伟	骨科	临时	女	1996.3.1	2019.9.1	2019.9.1	护士	2016.5.22	群众			宁夏医科大学	中专	大专
818	刘召召	骨科	借调	女	1986.10.21	2008.11.1	2008.11	主管护师	2014.5.25	群众		副护士长	郧阳医学院	本科	本科
819	赵宇鸿	骨科	临时	女	1989.3.5	2020.10.1	2020.10.1	护士		群众			内蒙古通辽职业学院	大专	大专
820	王　蕊	骨科	临时	女	1996.1.5	2020.9.1	2020.9.1	护士		群众			宝鸡职业技术学校	大专	大专
821	郭　艳	供应室	正式	女	1981.10.4	2004.7.1	2004.7.1	护师	2009.5.10	群众			陕西省建筑职业大学	大专	本科
822	张　琴	供应室	退休 2020.11	女	1965.10.22	1985.7.15	1988.12.22	主管护师	2002.5.15	群众			榆林卫校	中专	中专
823	李凤琴	供应室	退休2020.5	女	1970.1.13	1993.5.1	1997.10.1	护师	1998.10.9	群众			榆林卫校	中专	中专
824	王　曦	供应室	临时	女	1978.11.17	2001.11.1	2001.11.1	主管护师	2015.5.24	中共党员	2003.1.1	科护士长	榆林卫校	中专	本科
825	蒋　艳	供应室	临时	女	1979.6.17	2000.1.1	2000.1.1	护师	2010.5.10	群众			榆林卫校	中专	大专
826	李　星	供应室	临时	女	1982.11.16	2005.1.1	2005.1.1	护师	2014.5.25	群众			榆林卫校	中专	本科
827	高艳琴	供应室	临时	女	1980.11.24	2002.12.1	2002.12.1	护师	2010.5.30	群众			陕西省医科职业学校	中专	本科
828	王苗苗	供应室	临时	女	1986.12.11	2012.4.1	2012.4.1	护士	2010.5.30	群众			西安医学院	大专	
829	姜　昀	高压氧舱	正式	女	1966.11.5	1985.7	1988.7	副主任医师	2015	群众		无	榆林地区卫校	中专	
830	牧媛媛	高压氧舱	临时	女	1988.3.26	2007.11	2007.11	护师	2017	群众		无	延安大学	中专	本科
831	李　勇	感染性疾病科	正式	男	1968.3.29	1984.10	1984.10	副主任医师	2016.5	群众		科主任	榆林卫校	中专	中专

续表10-4-2

序号	姓名	科室	用工关系	性别	出生年月	参加工作时间	入职时间	职称	获职时间	政治面貌	入党时间	职务	毕业院校	第一学历	最高学历
832	刘丹红	感染性疾病科	正式	女	1991.12.9	2016.8	2016.8	住院医师	2017.8	群众			北京中医药大学东方学院	本科	本科
833	王逸静	感染性疾病科	正式	女	1991.7.12	2017.8	2016.8			群众			西安医学院	本科	本科
834	薛媛媛	感染性疾病科	正式	女	1992.3.21	2016.9.1	2016.9.1			群众			广西中医药大学赛恩斯新学院	本科	本科
835	王永明	感染性疾病科	临时	女	1984.4.8	2015.9	2015.9	执业助理医师	2016.8	群众			榆林市卫生职业学校	中专	本科
836	赫宏东	感染性疾病科	借调	男	1981.7.9	2004.7	2015.9	住院医师	2015.8	群众			西安交通大学	大专	本科
837	杨建云	感染性疾病科	借调	男	1989.10.27	2013.9	2015.9	住院医师	2018.8	群众			陕西中医学院	本科	本科
838	郭金娥	妇科	返聘	女	1963.5.1	1981.6	1981.6	副主任医师	2006.8	群众			榆林普外大专班	大专	大专
839	周　翔	放射科	正式	男	1974.2.4	1997.9.6	1997.9.16	副主任医师	2016.3.17	民建	2018.4.17	影像中心副主任	第四军医大学	专科	本科
840	乔石娇	放射科	正式	女	1990.4.5	2013.7.1	2013.7.1	住院医师	2015.9.6	群众			西安医学院	本科	本科
841	李　龙	放射科	正式	男	1987.10.19	2013.7.1	2013.7.1	住院医师	2016.6.14	群众			长治医学院	本科	本科
842	王　艳	放射科	正式	女	1990.11.9	2015.7.7	2015.7.7	住院医师	2017.6.12	群众			延安大学医学院	本科	本科
843	赵苗苗	放射科	正式	女	1993.2.22	2017.7.31	2017.7.31	影像技师	2018.6.3	群众			湖北医药学院	本科	本科
844	曹海静	放射科	临时	男	1982.7.14	2005.7.1	2008.5.12	影像技师	2018.6.3	群众			长江大学医学院	专科	本科
845	郭大炜	放射科	临时	男	1993.12.30	2015.8	2015.8	影像技士	2018.6.3	群众			西安医学院	专科	本科
846	孙涉理	放射科	临时	男	1992.9.5	2016.7	2016.7			群众			安康职业技术学院	专科	本科
847	陈俊涅	放射科	临时	男	1992.5.8	2016.9	2016.12			群众			商洛职业技术学院	专科	本科
848	刘　勇	放射科	临时	男	1987.2.18	2008.1	2008.1.1			群众			榆林市卫校	专科	本科
849	薛　垚	放射科	临时	男	1996.1.14	2018.4	2018.4			群众			商洛职业技术学院	专科	专科

续表10-4-2

序号	姓名	科室	用工关系	性别	出生年月	参加工作时间	入职时间	职称	获职时间	政治面貌	入党时间	职务	毕业院校	第一学历	最高学历
850	刘　涛	放射科	临时	男	1989.11.27	2015.7.15	2018.3			群众			西安医学院	专科	专科
851	申应春	放射科	返聘	男	1958.12.18	1976	1981	主治医师	1999.10	群众		放射科主任	陕西榆林市卫校	专科	专科
852	孙玉贵	放射科	返聘	男	1954.3.5	1971	1978	副主任医师	1989.1	群众			西安医学院	大专	大专
853	李茂峰	放射科	临时	男	2000.5.4	2021.1.1	2021.1.1			群众			西安医学高等专科学校	大专	大专
854	王　娜	放射科	正式	女	1997.10.14	2020.10.1	2020.10.1			党员			西安医学院	本科	本科
855	王　霞	耳鼻喉科	正式	女	1966.11	1986.7.1	1988.9.1	副主任医师	2011.12.8	群众		科主任	榆林卫校	中专	本科
856	苗　莉	耳鼻喉科	正式	女	1983.1	2001.7.1	2001.7.1	主治医师	2013.5.26	群众			榆林卫校	中专	本科
857	王曼郦	耳鼻喉科	正式	女	1994.8	2018.12.1	2018.12.1			群众			陕西中医药大学	本科	本科
858	杨　燕	耳鼻喉科	临时	女	1974.9	1995.10.5	2013.5.1			群众			榆林卫校	中专	大专
859	刘宝军	耳鼻喉科	临时	男	1994.4	2017.10.7	2017.10.7			群众			渭南职业技术学院	大专	本科
860	邱清梅	耳鼻喉科	临时	女	1997.3	2018.9.15	2018.9.15			群众			宝鸡职业技术学院	大专	本科
861	袁艳霞	儿一科	正式	女	1987.3.2	2012.12.18	2012.12.18	护师	2014.5.25	群众			西安医学院	本科	本科
862	曹　娥	儿一科	临时	女	1979.6.10	1997.10.1	1997.10.1	护师	2010.5.30	群众		科护士长	榆林市卫校	中专	本科
863	张月梅	儿一科	临时	女	1982.2.21	2009.7.3	2009.7.3	护师	2015.5.24	群众			榆林市卫校	中专	本科
864	周　佳	儿一科	临时	女	1987.12.13	2010.10.1	2010.10.1	护师	2017.5.28	群众			延安市卫职校	中专	本科
865	王红艳	儿一科	临时	女	1987.11.8	2010.5.10	2010.5.10	护师	2014.5.25	群众			榆林市卫生学校	中专	大专
866	张艳丽	儿一科	临时	女	1986.7.14	2008.12.5	2008.12.5	护士		群众			陕西省医科职业学校	中专	大专
867	张凤霞	儿一科	临时	女	1989.11.21	2012.4.6	2012.10.8	护师	2015.5.24	群众			宁夏卫生学校	中专	大专

续表10-4-2

序号	姓名	科室	用工关系	性别	出生年月	参加工作时间	入职时间	职称	获职时间	政治面貌	入党时间	职务	毕业院校	第一学历	最高学历
868	屈艳芳	儿一科	临时	女	1991.11.2	2012.1.20	2012.6.01	护士		群众			陕西科技卫生学校	中专	本科
869	高　瑜	儿一科	临时	女	1993.10.15	2013.5.20	2013.11.01	护师	2017.5.28	群众			河南平顶山卫生学校	中专	本科
870	师　瑜	儿一科	临时	女	1992.10.24	2014.5.24	2015.3.01	护师	2017.5.28	群众			商洛职业技术学院	大专	大专
871	蒋晶晶	儿一科	临时	女	1993.3.29	2017.6.3	2018.8.01	护士		群众			河南平顶山卫生学校	中专	大专
872	曹　文	儿一科	临时	女	1995.9.13	2020.6.1	2020.6.1	护士		群众			榆林学院	大专	大专
873	王　鑫	儿科门诊	正式	女	1993.1.24	2015.8.1	2015.8.1	护师	2016.5.22	群众		护士	广西中医药大学赛恩斯新医药学院	本科	本科
874	石绣瑞	儿科门诊	临时	女	1983.9.13	2003.9.1	2003.9.1	护师	2010.5.30	群众		护士长	榆林市卫生职业中专学校	中专	本科
875	杨小燕	儿科门诊	临时	女	1981.6.14	2006.3.1	2006.3.1	护师	2012.5.27	群众		护士长	西安市卫生学校	中专	本科
876	任晓莉	儿科门诊	临时	女	1985.9.4	2006.12.1	2006.12.1	护师	2013.5.26	群众		护士	第四军医大学	大专	本科
877	白春燕	儿科门诊	临时	女	1988.3.12	2008.3.1	2008.3.1	护师	2014.5.25	群众		护士	榆林市卫生学校	中专	本科
878	梁丽娜	儿科门诊	临时	女	1986.9.3	2008.1.1	2008.1.1	护士	2009.5.10	群众		护士	榆林市卫生学校	中专	本科
879	王亚玲	儿科门诊	临时	女	1991.7.26	2010.10.1	2010.10.1	护师	2015.5.24	群众		护士	山东益都学院	中专	本科
880	张　瑜	儿科门诊	临时	女	1985.7.20	2011.5.1	2011.5.1	主管护师	2018.6.3	群众		护士	西安外事学院	大专	本科
881	孙雪平	儿科门诊	临时	女	1989.5.21	2013.5.1	2013.5.1	护师	2015.5.24	群众		护士	西安医学高等专科学校	大专	本科
882	马胜苓	儿科门诊	临时	女	1984.6.18	2013.6.1	2013.6.1	护师	2012.5.27	群众		护士	榆林市卫生学校	中专	本科
883	高亚红	儿科门诊	临时	女	1979.6.21	2013.7.1	2013.7.1	护师	2014.5.25	群众		护士	石家庄冀联医学中等专业学校	中专	大专
884	屈亚妮	儿科门诊	临时	女	1990.10.18	2013.11.1	2013.11.1	护师	2015.5.24	群众		护士	延安大学	大专	本科
885	薛婷婷	儿科门诊	临时	女	1987.12.1	2014.2.1	2014.2.1	护士	2010.5.30	群众		护士	延安市卫生学校	中专	本科

续表10-4-2

序号	姓名	科室	用工关系	性别	出生年月	参加工作时间	入职时间	职称	获职时间	政治面貌	入党时间	职务	毕业院校	第一学历	最高学历
886	王雯洁	儿科门诊	临时	女	1989.11.20	2015.6.1	2015.6.1	护师	2015.5.24	群众		护士	延安大学	大专	本科
887	石艳飞	儿科门诊	临时	女	1993.4.29	2017.12.1	2017.12.1	护士	2014.5.18	群众		护士	咸阳市卫生学校	中专	大专
888	王　欢	儿科门诊	临时	女	1991.3.15	2018.8.1	2018.8.1	护师	2017.5.28	群众		护士	咸阳市卫生学校	中专	大专
889	刘　雨	儿科门诊	临时	女	1993.11.26	2021.6.1	2021.6.1	护师		群众			榆林卫生学校	中专	中专
890	李丹丹	儿科门诊	临时	女	1996.7.6	2021.8.1	2021.8.1	护师		群众			长春医学高等专科学校	大专	大专
891	赵海忠	儿科	正式	男	1972.8.23	1995.9.15	1995.9.15	主任医师	2015.1.24	群众		科主任	延安大学	本科	本科
892	牛国忠	儿科	正式	男	1968.5.12	1992.7.1	1992.7.1	主任医师	2016.3.25	群众		科副主任	延安医学院	本科	本科
893	赵　霆	儿科	正式	男	1971.6.1	1992.8.10	2019.3.13	副主任医师	2019.2.25	党员	2005.11.27		榆林市卫生学校	中专	大专
894	余　帆	儿科	正式	女	1980.10.5	2004.7.1	2004.7.1	副主任医师	2017.3.28	群众		科副主任	延安大学	本科	本科
895	边正强	儿科	正式	男	1983.9.6	2011.7.6	2012.9.6	主治医师	2016.5.22	党员	2011.11.30	科室副主任	黑龙江中医药大学	硕士研究生	硕士研究生
896	贺朝霞	儿科	正式	女	1985.5.15	2009.8.1	2011.8.1	主治医师	2016.5.22	群众			宁夏医科大学	本科	本科
897	何巧锐	儿科	正式	女	1985.10.17	2009.7.9	2009.7.9	主治医师	2017.5.28	党员	2007.11.11		延安大学	本科	本科
898	白　洁	儿科	正式	女	1984.10.18	2007.12.1	2009.5.6	主治医师	2018.6.3	群众			西安交通大学	大专	本科
899	王　莉	儿科	正式	女	1987.3.29	2011.8.1	2011.8.1	主治医师	2018.6.3	党员	2010.10.10		宁夏医科大学	本科	本科
900	闫芃颖	儿科	正式	女	1990.5.16	2013.8.1	2013.8.1	住院医师	2015.6.3	党员			西安医学院	本科	本科
901	李宝明	儿科	正式	男	1991.8.28	2016.7.28	2016.7.28	住院医师	2018.5.3	群众			陕西中医药大学	本科	本科
902	贾　娜	儿科	正式	女	1993.8.11	2018.10.15	2018.10.15	住院医师		群众			延安大学	本科	本科
903	乔桂平	儿科	正式	女	1992.2.10	2018.10.15	2018.10.15	住院医师		群众			延安大学	本科	本科

续表10-4-2

序号	姓名	科室	用工关系	性别	出生年月	参加工作时间	入职时间	职称	获职时间	政治面貌	入党时间	职务	毕业院校	第一学历	最高学历
904	曹巧荣	儿科	正式	女	1978.9.28	1997.7.13	2001.10.5	主管护师	2011.5.25	群众		科护士长	榆林市卫生学校	中专	本科
905	薛玲玲	儿科	正式	女	1983.9.14	2006.7.6	2008.3.1	主管护师	2017.5.28	群众		科副护士长	第四军医大学	专科	本科
906	白静丽	儿科	正式	女	1988.3.12	2012.12.17	2012.12.17	主管护师	2018.6.3	群众			西安交通大学城市学院	本科	本科
907	董瑞瑞	儿科	正式	女	1990.7.19	2015.10.1	2015.10.1	护师	2015.5.24	群众			西安医学院	本科	本科
908	王亚芳	儿科	正式	女	1988.9.2	2013.8.24	2016.1.1	护士	2014.1.10	群众			广西中医药大学	本科	本科
909	王海丽	儿科	正式	女	1995.6.1	2018.7.15	2019.1.1	护士	2018.5.7	群众			西安医学院	本科	本科
910	张海梅	儿科	临时	女	1988.3.13	2008.7.1	2014.8.1	助理医师	2012.12.01	群众			榆林市卫生学校	中专	本科
911	韩彩霞	儿科	临时	女	1983.8.19	2007.11.17	2017.11.17	主管护师	2017.5.28	群众		科副护士长	陕西兵器工业职工大学	专科	本科
912	石　敏	儿科	临时	女	1986.10.1	2006.7.16	2009.3.4	护师	2014.5.25	群众			延安卫生职业学校	中专	本科在读
913	贺晓娜	儿科	临时	女	1988.10.2	2009.3.9	2009.3.9	护师	2014.5.25	群众			榆林市卫生学校	中专	本科
914	申　静	儿科	临时	女	1986.6.16	2009.7.19	2009.7.19	护师	2014.5.25	群众			石家庄柯棣华医学院	中专	本科
915	白　婧	儿科	临时	女	1984.10.16	2008.8.12	2011.6.1	护师	2014.5.25	群众			榆林市卫生学校	中专	本科
916	马　莉	儿科	临时	女	1988.5.10	2009.5.1	2011.7.1	护师	2017.5.28	群众			天津中医学院	中专	本科
917	朱　佳	儿科	临时	女	1986.9.2	2012.2.8	2012.2.8	护师	2017.5.28	群众			西安现代化工程技术学院	大专	本科在读
918	郑　玲	儿科	临时	女	1991.7.24	2013.6.1	2013.6.1	护师	2015.5.24	群众			山东益都卫校	中专	本科
919	白雪姣	儿科	临时	女	1990.6.17	2010.10.8	2015.5.1	护师	2016.5.22	群众			延安大学	专科	本科
920	魏婷婷	儿科	临时	女	1991.10.13	2013.1.17	2013.1.17	护师	2017.5.28	群众			山东益都学院	中专	本科
921	马　荣	儿科	临时	女	1991.1.28	2015.5.17	2015.5.17	护师	2017.5.28	群众			商洛职业技术学院	专科	本科

续表10-4-2

序号	姓名	科室	用工关系	性别	出生年月	参加工作时间	入职时间	职称	获职时间	政治面貌	入党时间	职务	毕业院校	第一学历	最高学历
922	叶舒君	儿科	临时	女	1991.7.15	2010.10.3	2015.9.1	护士	2010.5.25	群众			宁夏护士学校	中专	大专
923	马甜甜	儿科	临时	女	1989.8.15	2012.9.1	2012.9.1	护士	2011.5.29	群众			延安大学	大专	本科在读
924	汪　涛	儿科	临时	女	1992.6.26	2013.7.5	2016.5.1	护士	2014.5.18	群众			西安医学高等专科学院	专科	本科
925	郑丽蓉	儿科	临时	女	1995.9.19	2015.7.12	2017.7.1	护士	2015.5.24	群众			西安医学高等专科学院	专科	本科在读
926	苗艳英	儿科	返聘	女	1958.11.10	1981.1.23	1981.1.23	副主任医师	2011.12.8	群众			榆林市卫生学校	中专	中专
927	拓玉芬	儿科	辞职	女	1986.5.11	2010.7.10	2011.3.11	主治医师	2018.6.3	群众			宁夏医科大学	本科	本科
928	刘小慧	儿科	正式	女	1994.7.19	2019.10.1	2019.10.1			群众			安徽理工大学医学院	本科	本科
929	刘　娇	儿科	正式	女	1995.12.12	2019.10.1	2019.10.1			群众			西北民族大学	本科	本科
930	马建鹏	磁共振室	正式	男	1977.1	2001.8.1	2001.8.1	初级	2012.5.22	群众		科主任	陕西医学高等专科学校	大专	研究生
931	王明明	磁共振室	正式	男	1990.3	2015.10.1	2015.10.1	初级	2017.6.12	群众			西安医学院	本科	本科
932	高　艳	磁共振室	正式	女	1994.3	2018.12.1	2018.12.1			群众			长沙医学院	本科	本科
933	刘致源	磁共振室	正式	男	1995.5	2018.12.1	2018.12.1			群众			潍坊医学院	本科	本科
934	刘　剑	磁共振室	临时	男	1994.7	2017.6.1	2017.6.1			群众			安康职业技术学院	专科	专科
935	牛亚俊	磁共振室	临时	女	1993.7	2018.11.1	2018.11.1			群众			山东力明职业技术学院	专科	专科
936	张举敏	磁共振室	临时	女	1991.4	2018.11.1	2018.11.1			群众			宝鸡职业技术学院	专科	专科
937	乔欣蕊	磁共振室	临时	女	1992.9.12	2020.5.1	2020.5.1			群众			西安医学院	大专	大专
938	马小文	磁共振室	正式	男	1995.2.2	2020.10.1	2020.10.1			群众			陕西中医药大学	本科	本科
939	陈柏彤	磁共振室	临时	男	1998.9.26	2021.11.1	2021.11.1			群众			西京学院	本科	本科

续表10-4-2

序号	姓名	科室	用工关系	性别	出生年月	参加工作时间	入职时间	职称	获职时间	政治面貌	入党时间	职务	毕业院校	第一学历	最高学历
940	朱宏伟	产科	正式	男	1991.3.13	2017.11.11	2017.11.11			群众			齐鲁医药学院	本科	本科
941	屈巧丽	产科	正式	女	1991.7.15	2016.7.1	2016.7.1	住院医师	2017.11.6	群众			泰山医学院	本科	本科
942	陈艳芬	产科	正式	女	1988.1.1	2013.7.11	2013.7.2	住院医师	2015.8.1	群众			西安医学院	本科	本科
943	沈婷婷	产科	正式	女	1990.6.4	2017.11.1	2017.11.11			党员	2015.5.25		西安医学院	本科	本科
944	苏秀秀	产科	正式	女	1991.2.22	2016.7.25	2016.7.25	住院医师	2018.12.10	群众			陕西中医药大学	本科	本科
945	侯丹凤	产科	正式	女	1973.4.6	1995.7.1	1995.7.1	主任医师	2018.3.31	群众			延安医学院／宁夏医学院	大专	本科
946	李　雪	产科	正式	女	1972.10.20	1991.7.1	1991.7.5	副主任医师	2011.1.24	党员	1991.2.1	妇产科主任	宁夏医科大学	中专	本科
947	赵随香	产科	正式	女	1989.12.25	2013.7.1	2013.7.1	住院医师	2015.11.30	群众			宁夏医科大学	本科	本科
948	宋　静	产科	正式	女	1967.10.23	1990.7.1	1998.7.1	副主任医师	2014.5.18	群众			榆林卫校	中专	大专
949	麻俊梅	产科	正式	女	1964.5.15	1987.7.15	1997.7.1	副主任医师	2014.5.18	党员	1987.7.15		延安地区卫校	中专	中专
950	张　竞	产科	正式	女	1965.10.27	1984.7.1	1987.3.1	副主任医师	2014.5.18	群众			榆林地区卫校	中专	中专
951	韩　燕	产科	正式	女	1984.2.9	2009.7.4	2009.7.4	住院医师	2014.5.18	群众			西安交通大学医学院	大专	本科
952	田磊磊	产科	正式	男	1992.3.8	2017.11.11	2017.11.11			群众			陕西中医药大学	本科	本科
953	何春宜	产科	正式	女	1980.10.12	2004.7	2008.7	主管护师	2017.5	群众			榆林市卫生职业学校	中专	本科
954	倪晓丽	产科	正式	女	1992.9.9	2016.8	2016.8	护师	2017.5	群众			南昌大学	本科	本科
955	陈春妍	产科	正式	女	1993.10.23	2017.9	2017.9	护师	2018.6	群众			西安医学院	本科	本科
956	曹艺凡	产科	临时	女	1989.9.2	2013.8.2	2014.2.3			群众			西京大学	大专	大专
957	武巧丽	产科	临时	女	1991.10.3	2013.3.1	2017.3.1	助产士	2013.5.19	群众			安康职业技术学院	大专	大专

续表10-4-2

序号	姓名	科室	用工关系	性别	出生年月	参加工作时间	入职时间	职称	获职时间	政治面貌	入党时间	职务	毕业院校	第一学历	最高学历
958	毛圆圆	产科	临时	女	1991.1.2	2010.12.2	2012.4.2	护师	2017.5.28	群众			陕西科技卫生学校	中专	本科
959	李国霞	产科	临时	女	1992.9.25	2013.7.1	2017.5.1	护士	2014.5.18	群众			延安大学	大专	大专
960	樊小鸿	产科	临时	女	1989.3.7	2011.7.1	2014.4.1	助理医师	2014.5.18	群众			延安大学	大专	本科
961	孙嘉敏	产科	临时	女	1982.11.15	2002.12	2002.12	主管护师	2017.5	群众		护士长	定边卫校	中专	本科
962	曹艳梅	产科	临时	女	1989.8.10	2008.8	2008.8	护士	2010.5	群众			陕西省科技卫校	中专	本科
963	李海霞	产科	临时	女	1987.11.25	2008.7	2009.10	护师	2015.5	群众			榆林卫校	中专	本科
964	郭效玲	产科	临时	女	1985.8.20	2009.8	2010.4	护师	2013.5	群众			陕西能源技术学校	大专	本科
965	田亚楠	产科	临时	女	1989.11.4	2009.4	2011.7	护士	2010.5	群众			榆林卫校	中专	大专
966	孙　璐	产科	临时	女	1992.10.16	2011.10	2012.3	护师	2014.5	群众			延安大学	大专	本科
967	李姣荣	产科	临时	女	1989.5.12	2011.10	2011.10	护师	2014.5	群众			陕西省中医学院	大专	大专
968	郑颖慧	产科	临时	女	1988.5.6	2011.7	2012.10	护师	2015.5	群众			渭南职业技术学校	大专	本科
969	姚文娟	产科	临时	女	1991.11.12	2013.6	2013.6	护师	2017.5	群众			榆林学院	大专	本科
970	李鳗丽	产科	临时	女	1990.7.30	2011.5	2012.4	护师	2018.6	群众			西安市卫校	中专	本科
971	汤丽丽	产科	临时	女	1990.5.4	2011.8	2012.3	护士	2013.5	群众			榆林卫校	中专	大专
972	郭甜甜	产科	临时	女	1991.10.18	2008.4	2013.5	护士	2010.5	群众			山东益都卫校	中专	大专
973	李月瑞	产科	临时	女	1991.8.12	2012.4	2013.8	护师	2018.6	群众			榆林卫校	中专	大专
974	董文渊	产科	临时	女	1988.2.19	2011.7	2013.8	护师	2016.5	群众			西安医学高等专科学校	大专	本科
975	周　芳	产科	临时	女	1991.2.24	2012.7	2013.10	护师	2015.5	群众			宝鸡职业技术学校	大专	本科

续表10-4-2

序号	姓名	科室	用工关系	性别	出生年月	参加工作时间	入职时间	职称	获职时间	政治面貌	入党时间	职务	毕业院校	第一学历	最高学历
976	纪　慧	产科	临时	女	1992.9.9	2014.10	2015.10	护师	2017.5	党员	2012.9		西安医学院	大专	本科
977	王　丹	产科	临时	女	1991.8.15	2015.3	2016.3	护师	2017.5	群众			陕西省科技卫校	中专	大专
978	马玲玲	产科	临时	女	1992.9.2	2016.3	2016.3	护师	2017.5	党员	2012.6		延安大学	大专	本科
979	吕慧慧	产科	临时	女	1990.5.4	2016.1	2016.3	护师	2018.6	群众			西安市卫生学校	中专	本科
980	齐方婵	产科	临时	女	1992.6.27	2016.4	2016.11	护士	2012.5	群众			榆林市卫生学校	中专	本科
981	王明珠	产科	临时	女	1993.10.18	2016.3	2017.3	护士	2015.5	群众			陕西省科技卫校	中专	大专
982	佘素素	产科	辞职 2021.6.1	女	1994.3.14	2016.12	2017.10	护师	2018.6	群众			安康职业技术学院	大专	本科
983	杨晓晓	产科	临时	女	1992.4.4	2018.3	2018.11	护士	2016.5	群众			大庆医学高等专科	大专	大专
984	许婷婷	产科	临时	女	1997.10.22	2020.4.1	2020.4.1	护士	2018.5.7	群众			安康职业技术学院	大专	大专
985	王亚荣	产科	正式	女	1995.6.1	2019.10.1	2019.10.1			群众			包头医学院第一临床医学院	本科	本科
986	王媛媛	产科	临时	女	1997.12.3	2021.1.1	2021.1.1	护士		群众			西安医学高等专科学校	大专	大专
987	王柏玲	财务科	正式	女	1991.5.4	1991.7	1991.7	中级	1997.3	群众		科主任	陕西省卫生学校	中专	本科
988	魏桂琴	财务科	正式	女	1970.7.2	1990.7	1992.1	主管护师	2003	群众			榆林地区卫校	中专	中专
989	曹永明	财务科	临时	男	1986.11.20	2010.4	2010.4	初级		群众		科副主任	西安交通大学城市学院	本科	本科
990	刘天宏	财务科	临时	男	1984.6.16	2009.8	2009.8			群众			陕西电子科技学院	大专	大专
991	何庆霞	财务科	临时	女	1986.6.10	2010.5	2010.5			群众			张家口卫生职工中等专业学校	中专	本科
992	徐　瑞	财务科	临时	女	1989.10.7	2011.5	2011.5			群众			宝鸡职业技术学院	大专	本科
993	周　婷	财务科	临时	女	1991.7.7	2012.4	2012.4			群众			西安经济技术学院	大专	本科

续表10-4-2

序号	姓名	科室	用工关系	性别	出生年月	参加工作时间	入职时间	职称	获职时间	政治面貌	入党时间	职务	毕业院校	第一学历	最高学历
994	段荣丽	财务科	临时	女	1992.7.17	2016.9	2016.9	初级	2014.8	群众			陕西省商洛市商洛学院	本科	本科
995	樊蓉蓉	财务科	临时	女	1992.10.13	2016.6	2016.6			中共党员			西北工业大学明德学院	本科	本科
996	郑　祺	财务科	临时读研	男	1997.4.15	2018.8	2018.8	初级	2018.8	群众			西安科技大学高新学院	本科	本科
997	闫香羽	财务科	临时	女	1997.7.7	2019.7	2019.7			群众			陕西职业技术学院	大专	大专
998	龚平平	财务科	临时	女	199510.6	2020.9.1	2020.9.1			群众			西安翻译学院	本科	本科
999	李　蕙	财务科	临时	女	1990.5.6	2017.7	2017.7			群众			榆林财贸学校	中专	中专
1000	李　伟	财务科	辞职	男	1991.11.28	2021.1.1	2021.1.1			群众			陕西科技大学镐京学院	本科	本科
1001	张益瑞	财务科	正式	男	1982.5.6	2010.6.1	2021.6.24	助理会计师	2007.5	党员	2008.5.8		西安财经学院	本科	本科
1002	孙　玥	财务科	临时	女	1996.10.4	2021.8.20	2021.8.20			群众			西北工业大学明德学院	本科	本科
1003	高玉龙	病理科	正式	男	1976.9.22	2001.5.1	2001.5.1	执业医师	2006.12.8	群众		科主任	延安大学医学院	大专	本科
1004	贾彩芸	病理科	正式	女	1992.1.03	2016.7.1	2016.7.1			群众			陕西中医药大学	本科	本科
1005	白亚丽	病理科	临时	女	1990.3.18	2013.3.1	2013.3.1	执业医师	2017.11.6	党员	2011.3.7		延安大学	大专	本科
1006	王　壮	病理科	临时	男	1996.10.12	2018.2.5	2018.2.1			群众			榆林卫生学校	中专	大专
1007	向媛媛	病理科	临时	女	1995.10.12	2018.2.5	2018.2.1	检验士	2017.5.28	群众			西安交通大学	大专	本科
1008	王红梅	病案室	退休2021.3	女	1971.3.9	1991.8.2	1991.8.2	护师	1998.7	群众			榆林卫校	大专	大专
1009	张　薇	病案室	正式	女	1968.9.29	1990.7.1	2011.9.1			群众			延安卫校	中专	中专
1010	马彩虹	病案室	离岗退休	女	1969.4.15	2013.1.5	2013.1.5			群众					
1011	刘　嘉	病案室	临时	女	1983.11.21	2011.7.1	2011.7.1			群众			银川护校	大专	大专

续表10-4-2

序号	姓名	科室	用工关系	性别	出生年月	参加工作时间	入职时间	职称	获职时间	政治面貌	入党时间	职务	毕业院校	第一学历	最高学历
1012	李向欣	病案室	临时	男	1987.6.25	2006.7.1	2006.7.1			群众			陕西中医学院	本科	本科
1013	延雪峰	病案室	返聘	女	1969.1.13	1990.7.1	1990.8.1	护师	1998.7	群众		科主任	榆林卫校	大专	大专
1014	樊　静	病案室	临时	女	1994.5.12	2021.7.1	2021.7.1	护师		群众			西安医学院	大专	大专
1015	白宏伟	CT室	正式	男	1972.8.20	1991.7.1	1992.9.1	副主任医师	2017.3.28	中共党员	1990.07.1	影像中心主任	陕西中医学院	中专	本科
1016	丁晓凌	CT室	正式	男	1976.12.11	1997.9.1	2000.1.1	副主任医师	2016.3.17	民盟	2017.12.1	科主任	陕西中医药大学	专科	本科
1017	李欣玻	CT室	正式	女	1990.7.10	2013.8.1	2013.8.1	执业医师	2016.6.22	群众			西安医学院	本科	本科
1018	艾蓉蓉	CT室	正式	女	1989.5.23	2014.8.1	2015.3.1	执业医师	2016.7.18	中共党员	2013.12.24		延安大学医学院	本科	本科
1019	张继琴	CT室	正式	女	1990.2.18	2016.8.1	2016.8.1	执业医师	2017.11.06	群众			宁夏医科大学	本科	本科
1020	王泓宇	CT室	正式	男	1992.9.20	2016.8.1	2016.8.1			群众			陕西中医药大学	本科	本科
1021	马　荣	CT室	正式	女	1995.12.16	2018.10.16	2018.10.16	技师	2019.7.26	群众			长沙医学院	本科	本科
1022	刘金隆	CT室	正式	男	1993.1.12	2018.10.16	2018.10.16			群众			西安医学院	本科	本科
1023	杨振彪	CT室	正式	男	1992.3.2	2017.8.25	2017.10.1	技师	2018.6.3	群众			辽宁何氏医学院	本科	本科
1024	杜星来	CT室	临时	男	1985.10.3	2011.1.1	2011.1.1	技士	2017.7.6	群众			西安医学院	大专	本科
1025	龚　莉	CT室	临时	女	1982.9.2	2001.3.1	2010.6.1	护师	2012.5.27	群众			宁夏医科大学	中专	本科
1026	张　娟	CT室	临时	女	1991.1.21	2013.7.1	2014.3.1	技士	2018.6.3	群众			宁夏医科大学	中专	本科
1027	霍雨佳	CT室	临时	女	1992.10.20	2015.4.1	2016.4.1			群众			宁夏医科大学	大专	本科
1028	王宇仙	CT室	临时	女	1993.8.10	2014.7.1	2015.9.1			中共党员	2014.12.1		宁夏医科大学	大专	本科
1029	白利利	CT室	临时	女	1984.9.24	2014.3.2	2014.12.1			群众			榆林卫校	中专	大专

续表10-4-2

序号	姓名	科室	用工关系	性别	出生年月	参加工作时间	入职时间	职称	获职时间	政治面貌	入党时间	职务	毕业院校	第一学历	最高学历
1030	梁文博	CT室	临时	男	1999.1.28	2019.11.1	2019.11.1			群众			安康职业技术学校	大专	大专
1031	刘天宇	CT室	临时	男	1998.8.18	2020.11.1	2020.11.1			群众			西安医学高等专科学校	大专	大专
1032	郭宏霞	CT室	临时	女	1998.5.16	2021.4.1	2021.4.1			群众			西安医学高等专科学校	大专	大专
1033	赵瑞芬	CT室	正式	女	1996.12.8	2020.10.1	2020.10.1			群众			西安医学院	本科	本科
1034	李文乐	CT室	正式	女	1997.1.25	2020.10.1	2020.10.1			群众			陕西中医药大学	本科	本科
1035	白　浪	CT室	临时	男	1999.1.9	2021.8.1	2021.8.1			群众			西安海棠职业技术学院	大专	大专
1036	陈　强	CT室	临时	女	1996.1.23	2021.11.1	2021.11.1			群众			西安医学高等专科学校	大专	大专
1037	李淑娟	B超室	正式	女	1977.5.29	2000.1.1	2000.1.1	副主任医师	2017.3.28	群众		副主任	西安医科大学	中专	本科
1038	姚彩霞	B超室	正式	女	1966.1.16	1984.9.1	1986.9.10	副主任医师	2011.1.24	群众			榆林地区卫校	中专	中专
1039	耿鸿欣	B超室	正式	男	1972.12.4	1996.9.1	1996.9.1	副主任医师	2017.3.28	群众			延安大学医学院	大专	大专
1040	陈心玫	B超室	正式	女	1974.2.16	1993.8.1	2012.9.14	副主任医师	2015.1.1	群众			榆林地区卫生学校	中专	硕士研究生
1041	马喜爱	B超室	正式	女	1984.3.16	2008.7.20	2008.7.20	主治医师	2016.5.20	中共党员	2007.1.1		延安大学	本科	本科
1042	高　锦	B超室	正式	女	1989.4.20	2014.7.1	2014.7.1	住院医师	2017.11.15	中共党员	2011.11.15		西安医学院	本科	本科
1043	杨冬梅	B超室	正式	女	1989.12.20	2015.10.1	2015.10.1	住院医师	2018.10.19	群众			山西医科大学	本科	本科
1044	孙文艳	B超室	正式	女	1992.8.27	2016.8.1	2016.8.1	住院医师	2017.11.1	群众			陕西中医药大学	本科	本科
1045	杨　艳	B超室	正式	女	1990.5.25	2015.10.1	2015.10.1	住院医师	2016.11.1	群众			西安医学院	本科	本科
1046	陈小翠	B超室	正式	女	1991.11.4	2017.7.7	2017.7.7	住院医师	2018.11.1	群众			陕西中医药大学	本科	本科
1047	乔瑞丽	B超室	临时	女	1986.11.20	2009.7.1	2009.7.1			群众			西安医学院	大专	本科

续表10-4-2

序号	姓名	科室	用工关系	性别	出生年月	参加工作时间	入职时间	职称	获职时间	政治面貌	入党时间	职务	毕业院校	第一学历	最高学历
1048	孙春艺	B超室	临时	女	1993.2.13	2012.6.1	2014.7.1			群众			陕西中医学院	大专	本科
1049	吕兰锁	B超室	临时	女	1992.5.12	2015.7.1	2016.8.1			群众			咸阳职业技术学院	大专	本科
1050	卢妮妮	B超室	临时	女	1993.9.15	2015.7.1	2015.7.1			群众			陕西能源职业技术学院	大专	大专
1051	刘争平	B超室	辞职 2020.12.1	男	1995.8.3	2019.1.1	2019.1.1			群众			安康职业技术学院	大专	大专
1052	白亚峰	B超室	临时	男	1996.10.24	2019.4.4	2019.4.4			群众			西安医学高等专科学校	大专	大专
1053	胡皓然	B超室	临时	女	1998.9.25	2019.12.1	2019.12.1			群众			榆林卫生职业学校	中专	大专
1054	韩世英	B超室	返聘	男	1956.10.9	1974.2.1	1982.1.1	副主任医师	2011.12.1	中共党员	1976.9.1	科主任	陕西中医学院	大专	本科
1055	高秋艳	B超室	返聘	女	1962.10.7	1979.9.1	1985.9.1	主治医师	1989.9.1	群众			华山冶金医专	大专	大专
1056	丁家俊	B超室	临时	男	1997.12.16	2020.4.1	2020.4.1			群众			延安职业技术学院	大专	大专
1057	边云召	B超室	正式	男	1996.11.22	2020.10.1	2020.10.1			群众			海南医学院	本科	本科
1058	吕东沅	B超室	临时	男	2000.8.17	2022.1.1	2022.1.1			群众			安康职业技术学院	大专	大专
1059	薛景瑞	120车队	临时	男	1973.1.3	2000.7.20	2000.7.20			群众		车队队长	宁夏警察学院	大专	大专
1060	曹建强	120车队	临时	男	1986.1.15	2010.8.15	2010.8.15			群众			榆林市卫生学院	中专	中专
1061	赵亚雄	120车队	临时	男	1985.2.2	2011.7.1	2011.7.1			群众			定边县第二中学	初中	初中
1062	米晓飞	120车队	临时	男	1983.9.25	2009.3.5	2009.3.5			群众			陕西能源职业技术学院	大专	大专
1063	周二刚	120车队	临时	男	1987.8.10	2014.10.1	2014.10.1			群众			镇川中学	初中	初中
1064	刘建宝	120车队	临时	男	1977.2.18	2015.10.2	2015.10.2			群众			安边中学	初中	初中
1065	赵双喜	120车队	临时	男	1975.11.8	2018.6.6	2018.6.6			群众			蒙海子中学	初中	初中
1066	范明瑞	120车队	临时	男	1989.12.4	2020.10.9	2020.10.9			群众			宁夏人民警察学校	大专	大专

续表10-4-2

序号	姓名	科室	用工关系	性别	出生年月	参加工作时间	入职时间	职称	获职时间	政治面貌	入党时间	职务	毕业院校	第一学历	最高学历
1067	任平安	120车队	临时	男	1994.10.29	2021.10.1	2021.10.1			群众			西安城市建设职业学院	大专	大专
1068	冯珍珍	呼吸内科	正式	女	1995.9.20	2018.12.1	2018.12.1	住院医师	2019.12.9				延安大学	本科	
1069	高博俊	骨科	正式	男	1993.3.22	2018.12.1	2018.12.1	住院医师	2021.11.15				西安医学院	本科	
1070	徐反宁	麻醉科	正式	女	1992.3.16	2018.12.1	2018.12.1	住院医师	2018.12.15				宁夏医科大学	本科	
1071	刘　智	骨科	正式	男	1991.7.25	2018.12.1	2018.12.1	住院医师	2021.11.15				陕西中医药大学	本科	
1072	周佳蓉	儿科	正式	女	1996.2.9	2018.12.1	2018.12.1	住院医师	2019.12.9				陕西中医药大学	本科	
1073	王勇森	骨科	正式	男	1922.3.6	2017.10.1	2017.10.1								
1074	王　荣	内一科	正式	女	1986.9.25										
1075	高凤羚		退休2020.11	女	1965.10.2	1984.8.1	1984.9								
1076	郭金强		正式	男	1965.11.21	1984.1.1	1984.1								
1077	贺向荣		退休2021.4	男	1961.11.19	1979.10.1	1979.10								
1078	侯燕武		正式	女	1976.2.2	1994.7.1	1994.7								
1079	汪惠晴		正式	女	1976.9.29	1996.9.1	1996.9								
1080	汪清泽		正式	男	1974.8.22	1990.1.1	1990.1								
1081	王咏梅		正式	女	1968.3.26	1991.1.1	1990.1								
1082	王旭升		正式	男	1963.10.15	1981.9.1	1981.9								
1083	张鸿梅	体外碎石	正式	女	1975.8.19	1994.7.1	1994.7	副主任护师	2016.3.17				榆林地区卫校	中专	本科
1084	党婷婷	监所卫生所	临时	女	1991.1.13	2020.6.1	2020.6.1	住院医师		群众			西安医学院	大专	大专

续表10-4-2

序号	姓名	科室	用工关系	性别	出生年月	参加工作时间	入职时间	职称	获职时间	政治面貌	入党时间	职务	毕业院校	第一学历	最高学历
1085	李金鸿	监所卫生所	临时	男	1974.4.30	2020.6.1	2020.6.1	住院医师		群众			定边县卫生职业学院	中专	中专
1086	李秋艳	衣食梁分院	临时	女	1991.10.24	2021.6.1	2021.6.1			群众			延安大学	大专	本科
1087	何春岩	预检分诊	临时	男	1997.2.7	2020.5.1	2021.9.10			群众			西安医学高等专科学校	大专	大专
1088	吕　锐	预检分诊	临时	男	1997.9.28	2018.6	2021.9.10			群众			商洛职业技术学院	大专	大专
1089	徐春芸	预检分诊	临时	女	1996.9.10	2019.10	2021.9.10			群众			河北中医学院	大专	大专
1090	石姣姣	新乐院区	临时	女	1996.4.8	2021.10.1	2021.10.1			群众			榆林市卫校	中专	中专
1091	张彦彦	新乐院区	临时	女	1987.10.12	2021.10.1	2021.10.1	检验师		群众			陕西科技卫校	中专	中专
1092	李彦佼	新乐院区	临时	女	1989.9.4	2021.10.1	2021.10.1	中药师		群众			杨凌职业技术学院	大专	大专
1093	胡晓芸	新乐院区	临时	女	1990.8.29	2021.10.1	2021.10.1	初级		群众			陕西科技卫生学校	中专	中专
1094	王彦成	新乐院区	临时	男	1980.10.3	2021.10.1	2021.10.1	住院医师		群众			陕西医学高等专科学校	大专	大专
1095	马晶晶	新乐院区	临时	女	1993.12.10	2021.10.1	2021.10.1			群众			宝鸡职业技术学院	大专	大专
1096	苗　娟	新乐院区	临时	女	1979.8.2	2021.10.1	2021.10.1			群众			定边卫校	中专	中专
1097	董彦琳	新乐院区	临时	女	1998.11.2	2021.10.1	2021.10.1			群众			陕西医科学校	中专	中专
1098	郑艳梅	新乐院区	临时	女	1991.11.4	2021.10.1	2021.10.1			群众			西安医学院	大专	大专
1099	肖亮妮	新乐院区	临时	女	1989.9.13	2021.10.1	2021.10.1			群众			山东省益都卫生学校	中专	中专
1100	周艳玲	新乐院区	临时	女	1987.4.21	2021.10.1	2021.10.1			群众			榆林市卫生学校	中专	中专
1101	范叶平	新乐院区	临时	女	1988.12.8	2021.10.1	2021.10.1			群众			西安交通大学医学院附属卫生学校	中专	中专
1102	张　萌	新乐院区	临时	女	1995.12.20	2021.10.1	2021.10.1			群众			陕西科技卫生学校	中专	中专

续表10-4-2

序号	姓名	科室	用工关系	性别	出生年月	参加工作时间	入职时间	职称	获职时间	政治面貌	入党时间	职务	毕业院校	第一学历	最高学历
1103	武志萍	新乐院区	临时	女	1994.6.21	2021.10.1	2021.10.1	护师		群众			延安大学	大专	大专
1104	陈亚妮	新乐院区	临时	女	1991.6.24	2021.10.1	2021.10.1			群众			西安交通大学	大专	大专
1105	孟春妮	新乐院区	临时	女	1980.1.24	2021.10.1	2021.10.1			群众			陕西广播电视大学	中专	中专
1106	王　瑞	新乐院区	临时	女	1990.7.12	2021.10.1	2021.10.1			群众			陕西高新科技职业学院	中专	中专
1107	杨惠丹	新乐院区	临时	女	1992.1.5	2021.10.1	2021.10.1			群众			西安医学院	大专	大专
1108	张正德	新乐院区	正式	男	1971.4.14	1989.3	2020.12.22	技师		群众			中共榆林市委党校	大专	大专
1109	谢小欢	新乐院区	正式	女	1993.5.7	2018.12	2020.12.22	初级		群众			陕西中医药大学	本科	本科
1110	南欣雨	新乐院区	正式	女	1996.10.15	2018.12	2020.12.22			群众			陕西中医药大学	本科	本科
1111	谷鹏瑞	新乐院区	正式	女	1993.4.10	2018.12	2020.12.22			群众			陕西中医药大学	本科	本科
1112	何　霄	新乐院区	正式	男	1971.5.23	1989.3	2020.9								

图像志

一 历史记忆

（一）友谊长存

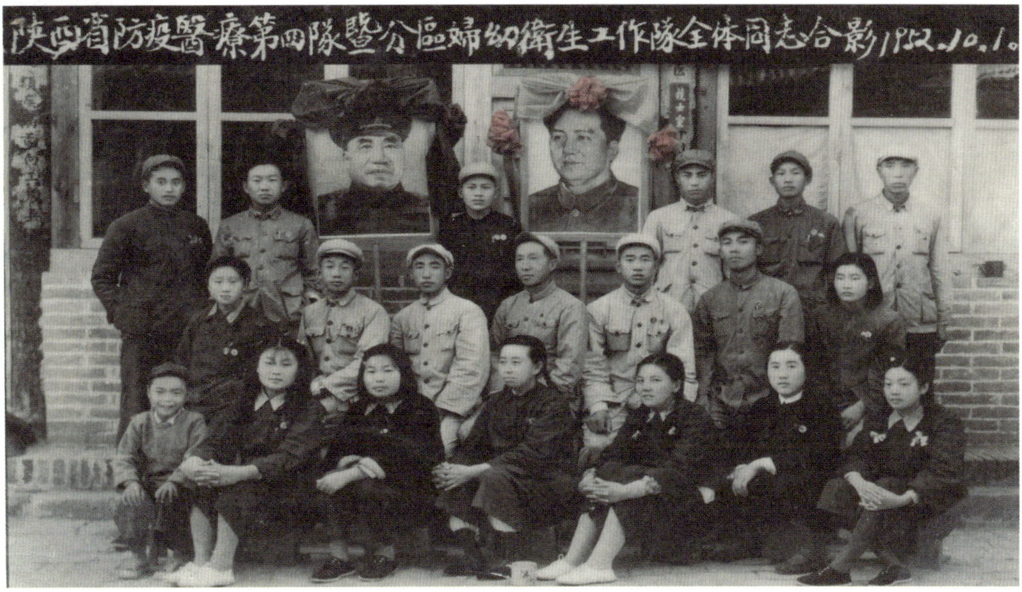

陕西省防疫医疗第四队暨分区妇幼卫生工作队全体同志合影（1952.10.1）

左起：第一排：顾×× 谭 琪 张修明 尚柴媛 刘兰芳 杨芝兰 贺玉芍

第二排：××× 黄兆雄 王志高 白金壁 柴×× 崔存良 齐淑贤

第三排：李长保 李长义 郭福来 孟启玉 孙兴华 老郭师

（崔志杰提供）

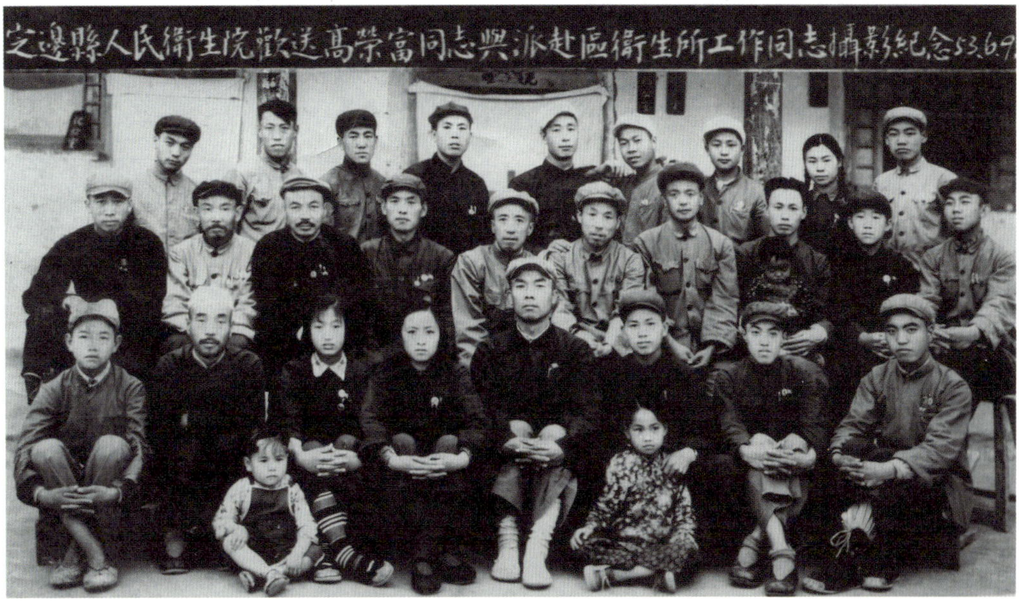

定边县人民卫生院欢送高荣富与派赴区卫生所工作同志摄影纪念（1953.6.9电影院对面老税务局院内）

左起：第一排：刘志忠 炊事员老薛 （刘兴国女儿刘玉凤） 段惠珍 王瑞珍 崔存良 郭福来 王月增 李旺忠

第二排：郭锦文 张 善 王子震 路茂槐 刘文祥 高荣富 田培基 齐子才 薛治国 崔志祥

第三排：张定邦 王宏基 刘兴国 王士选 管理员老安 毛启明 王汝俊 杨 燕 胡启泰

（崔志杰提供）

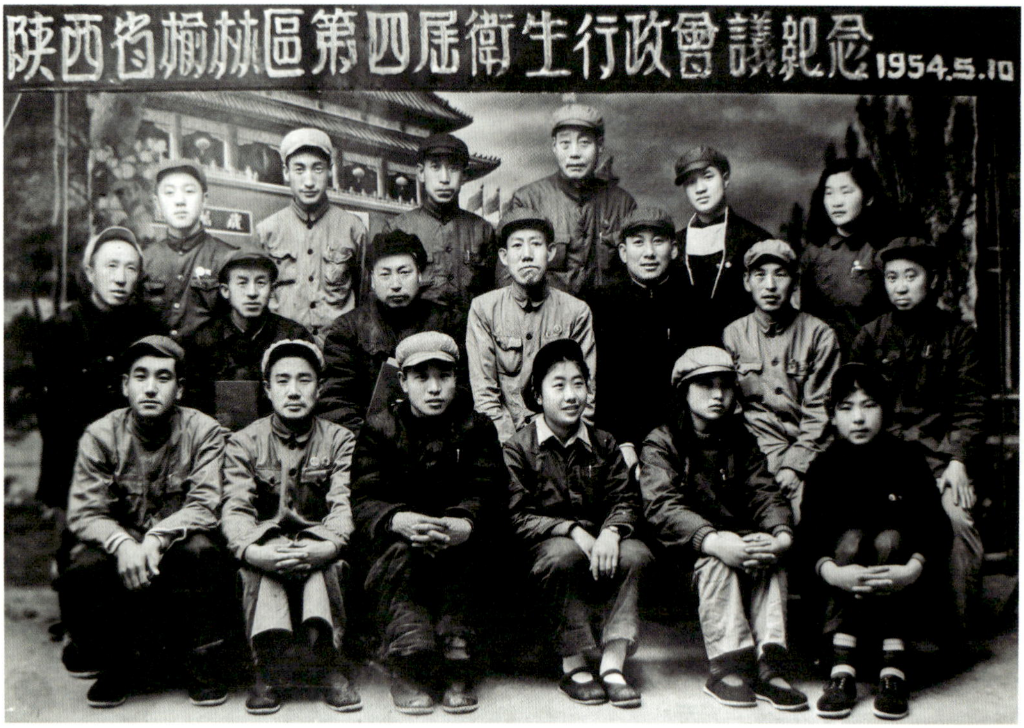

陕西省榆林区第四届卫生行政会议纪念（1954年5月10日）

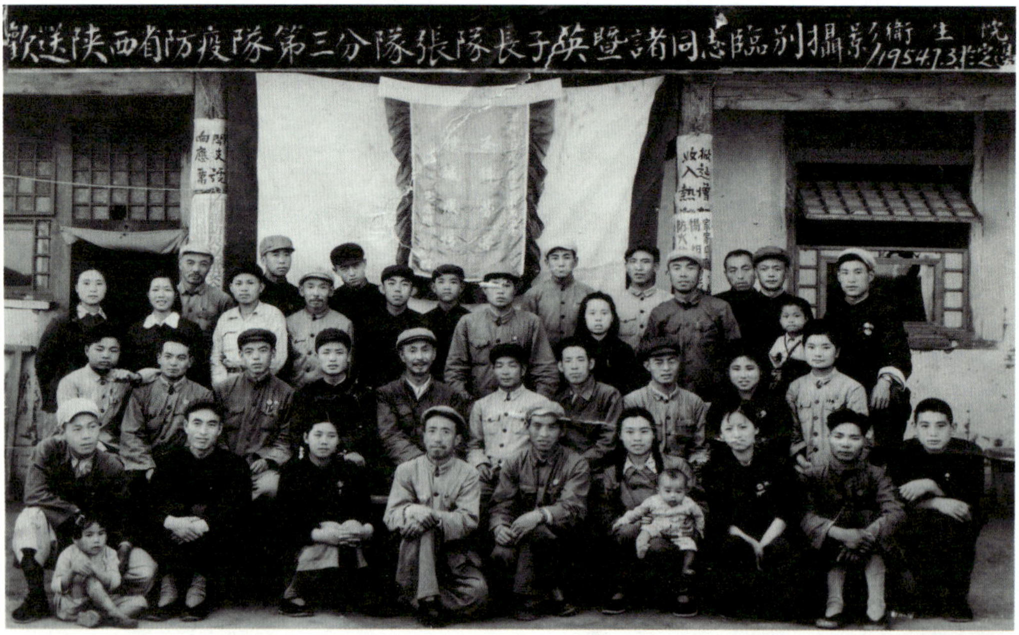

欢送陕西省防疫队第三分队张队长子英暨诸同志临别摄影（1954.7.3于定边卫生院电影院对面老税务局院内）

左起：第一排：毛启明　刘玉凤　孙庐山　省防疫人员　刘文祥　路茂槐　杨　燕　王瑞珍　省防疫人员　李岁煊

第二排：前三人为省防疫人员　顾生杰　郭子范　张子英　后四人为省防疫人员

第三排：王菊梅　魏元贞　郭福来　张　善　崔志祥　张　波　马秀英　崔存良　崔志杰　梁仲芳

第四排：王子震　郭锦文　雷志强　刘志忠　刘兴国　张建堂　炊事员老崔　田培基　（崔志杰提供）

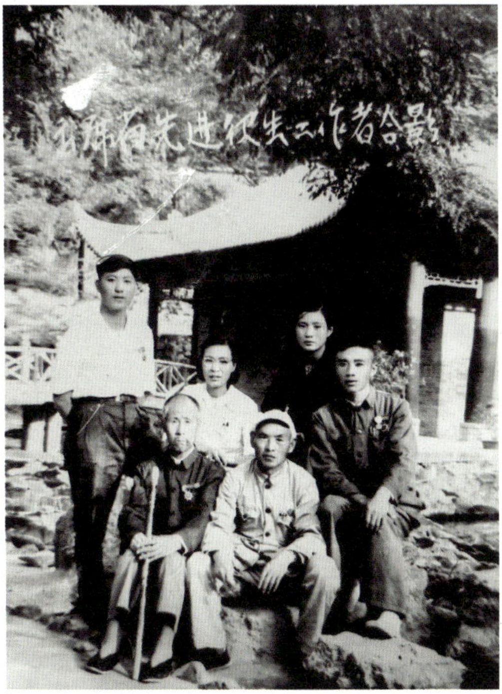

院长路茂槐（前排中）出席陕西省先进卫生工作者会议合影
（1956年8月，摄于临潼华清池）

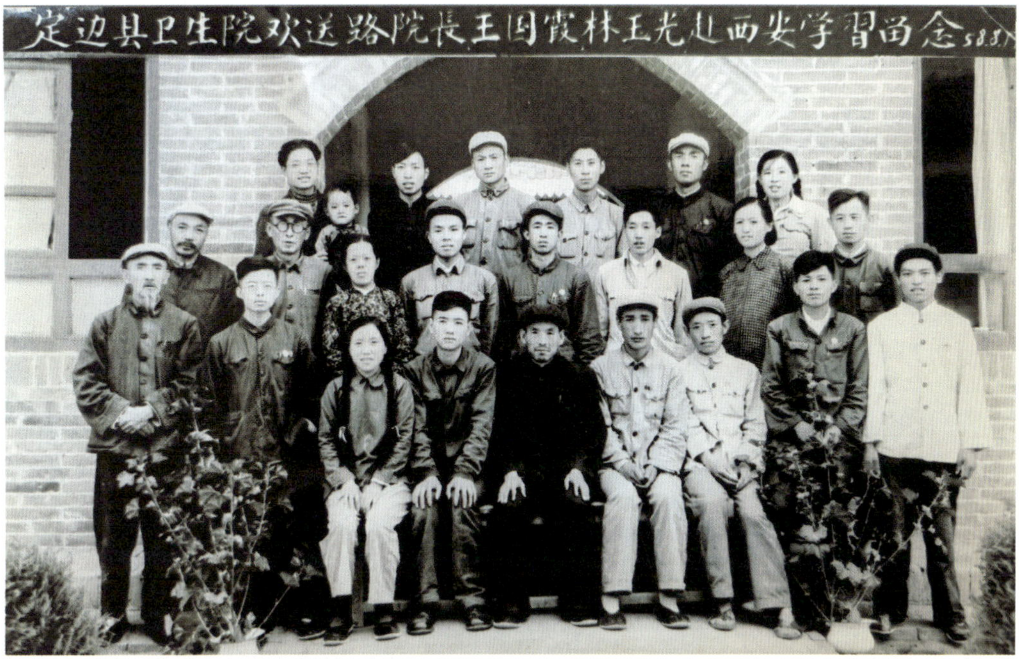

定边县卫生院欢送院长路茂槐和王国霞、林玉光赴西安学习留念（1958年8月）

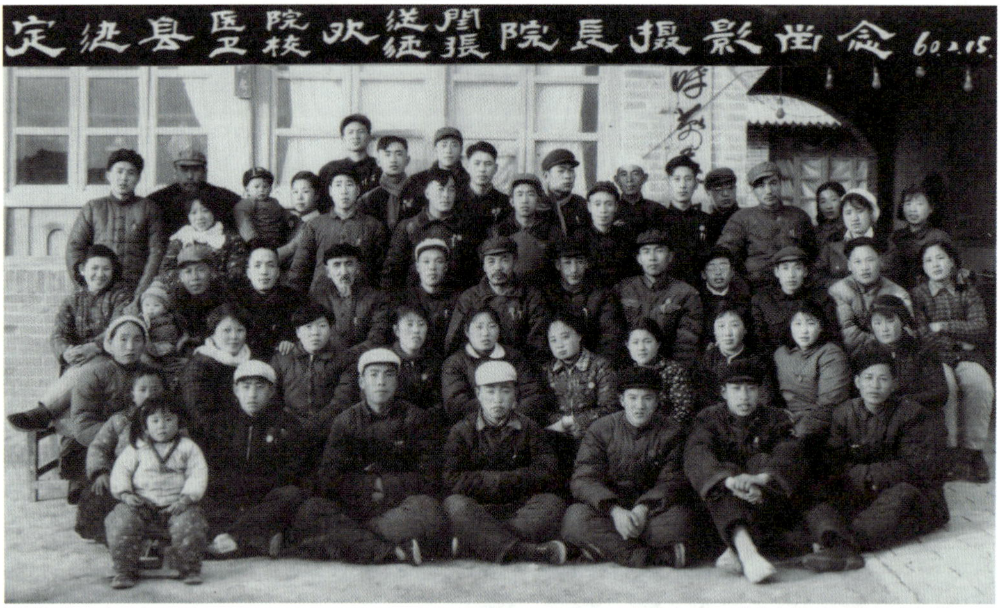

定边县医院、卫校欢送闫院长、欢迎张院长摄影留念（1960.1.15于县医院第一排过洞西药房前）

左起：第一排：炊事员老丁女儿　安小玲　朱永贵*　思成祥*　张向东　屈孝忠*　张新良　郭福来

第二排：护工安婆　王玉英*　崔志英　毕月英*　高志琴*　葛凤仙*　刘月琴*　申云霞*　蔡凤英*　曹彦琴*

第三排：郭淑娥　毛启明　仲纪云　苗子信　张志清　王子震　闫学孔　崔存良　沈秘书　胡锦元　李　杰　王秀珍

第四排：姬林周　杭玉华　陈群英　王智仁　宋廷秀*　屈子清　炊事员老丁　高锦玉　张定邦　苏小琴　高春茹

第五排：党淑和　郭成银　武兆堂*　李少煊　齐　晶　张　波　薛　智　曹　杰　张　琳*（代*为中医班实习生）

（崔志杰提供）

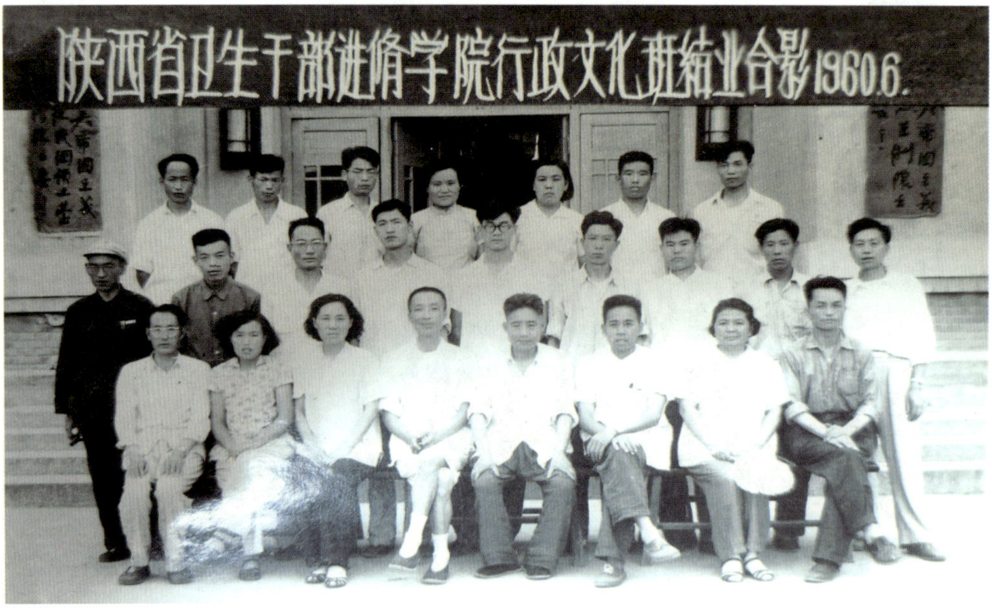

陕西省卫生干部进修学院行政文化班结业合影（1960年6月）

第二排右一为院长路茂槐

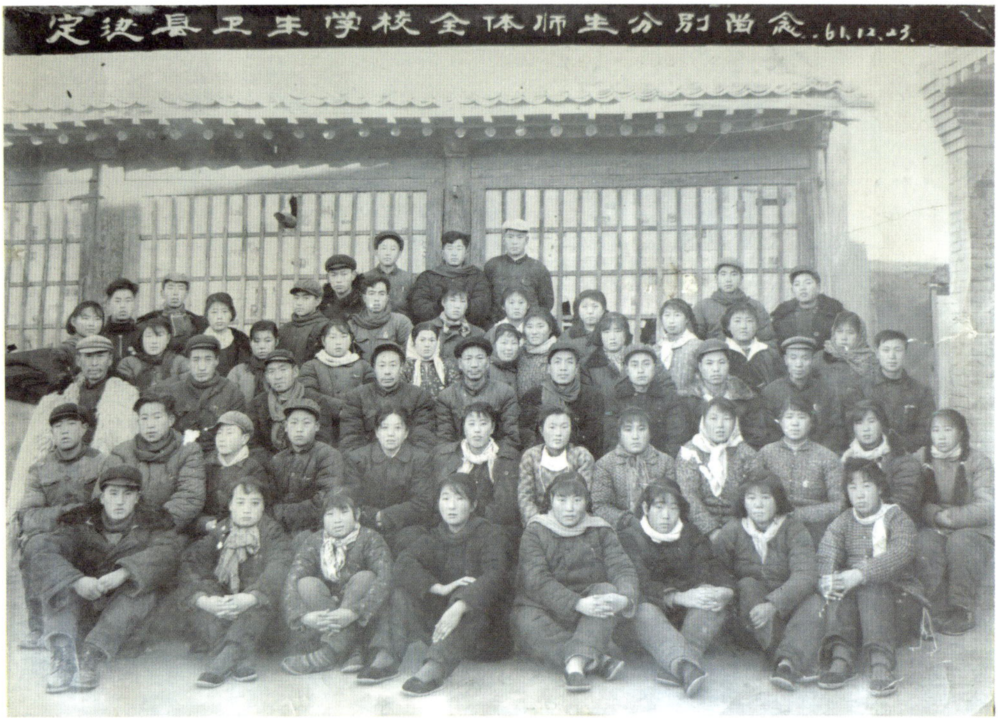

定边县卫生学校全体师生分别留念(1961年12月23日)

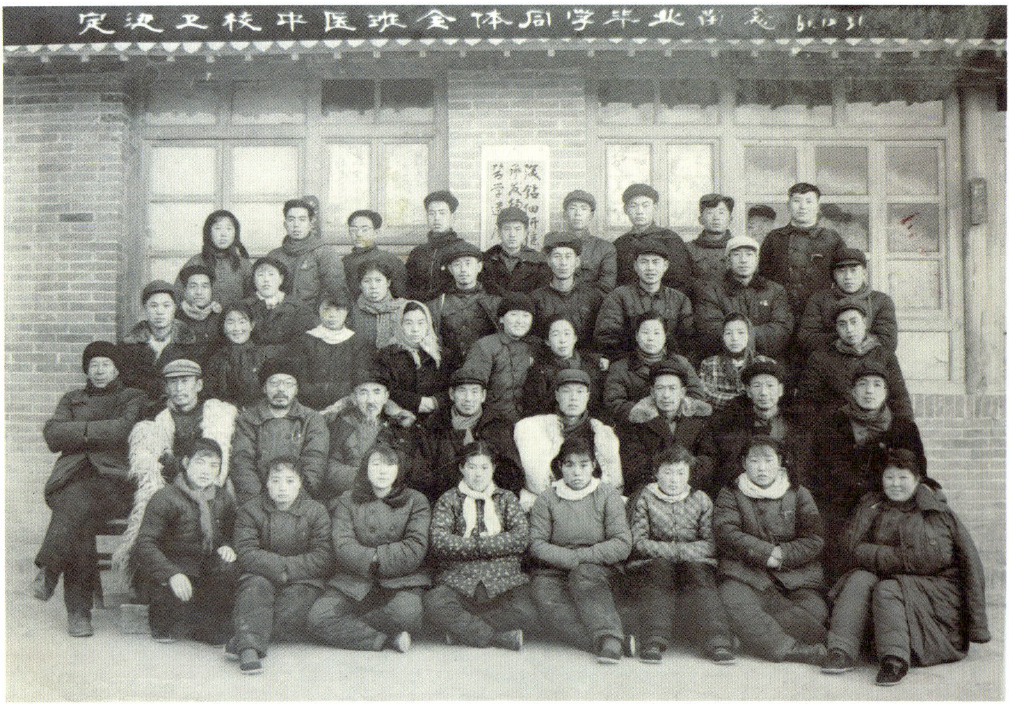

定边县卫校中医班全体同学毕业留念（1961年12月31日）

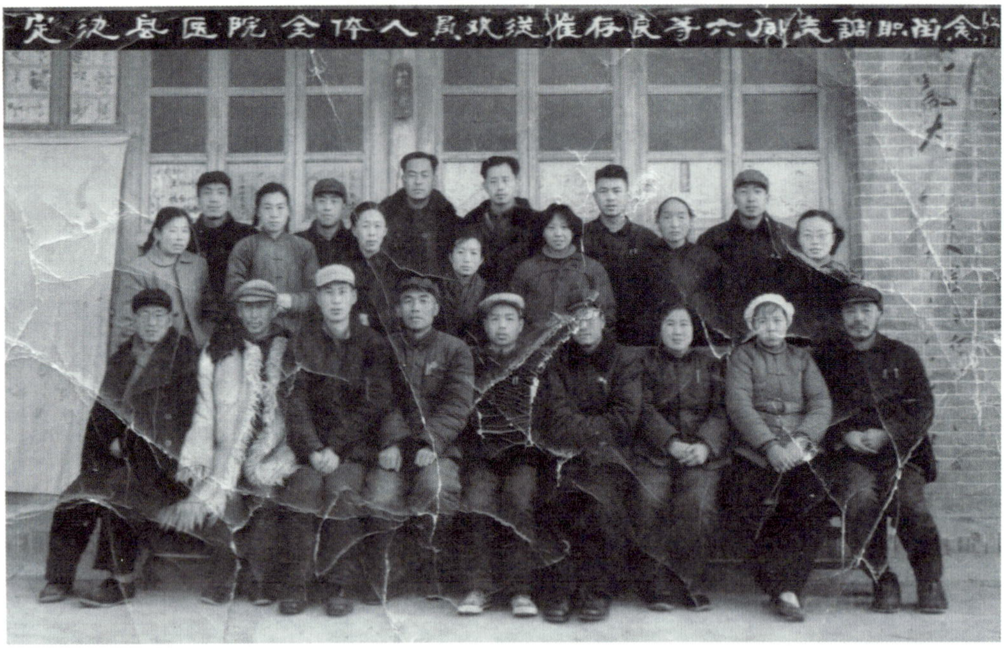

定边县医院全体人员欢送崔存良等六同志调职留念（1962 年 1 月摄于县医院第一排过洞西药房前）

左起：第一排：路茂槐　党淑和　高锦玉　崔存良　宁文哲　杜永凯　宋兰英　李兴翠　王子震

第二排：高春茹　杨　燕　赵秘书　赵乐凤　杭玉华　安　婆　何彦林

第三排：仲纪云　李少煊　宋廷秀　薛学范　齐　晶　张新良

（崔志杰提供）

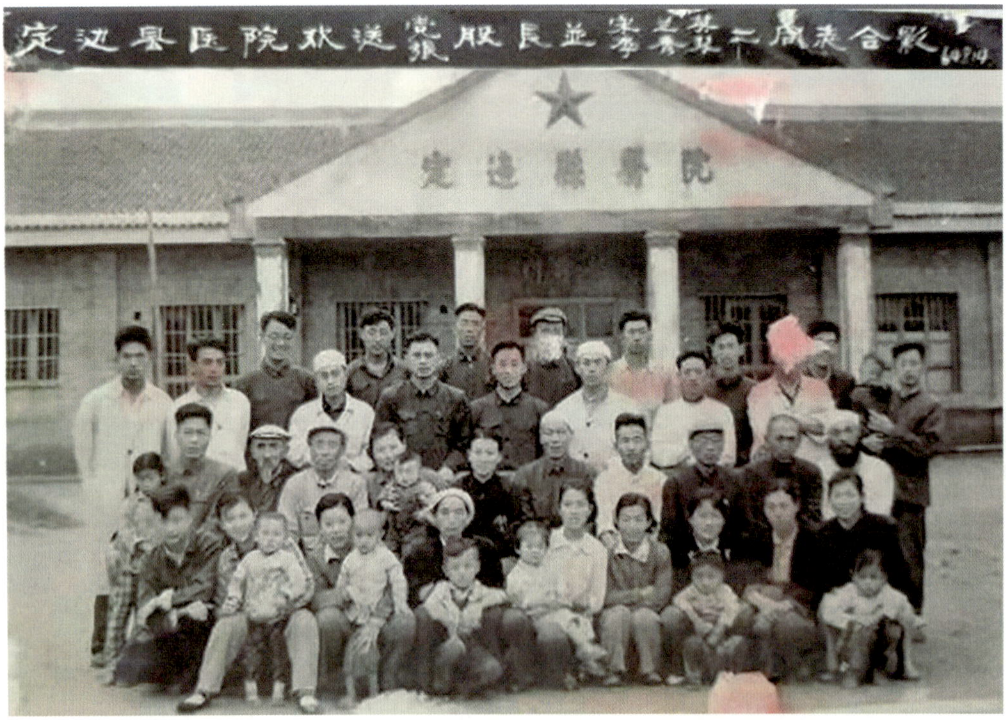

定边县医院欢送党股长、张股长并宋兰英、李秀琴二同志合影（1964 年 4 月）

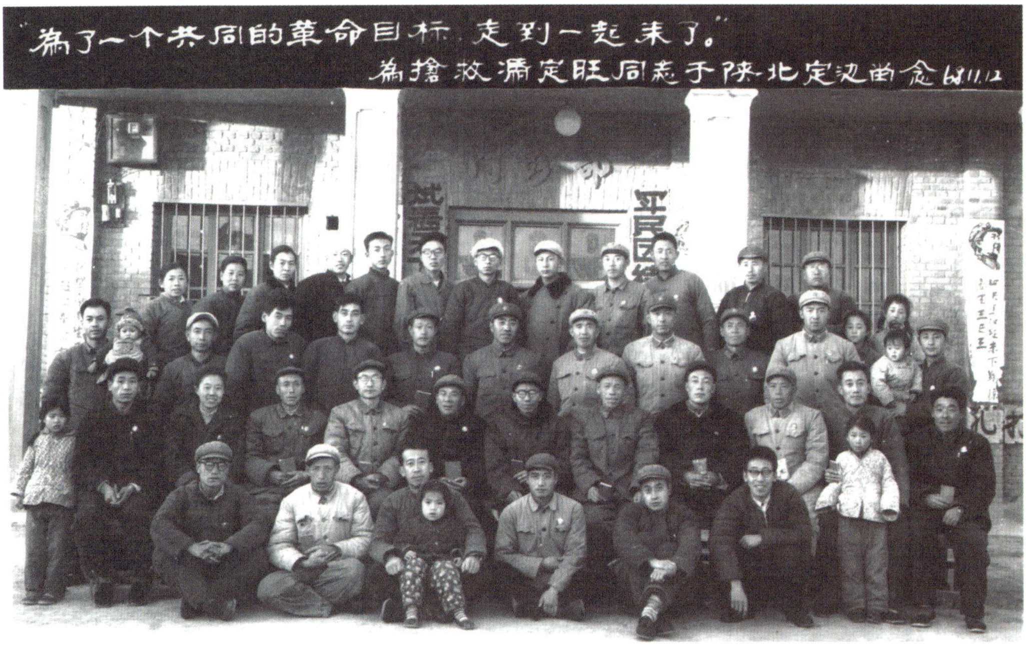

为抢救山西冯定旺同志于陕北定边留念（1968年11月12日）

左起：第一排：曹正杰　马汝均　郭锦文　刘德荣　付福春　张瑜晋

第二排：宫继荣（山西出差干部）　田大夫（女，忻州医院）　文子齐（县革委会主任）　陈敏章（卫生部医生）　潘仁发（县长）　张宗泽（宁夏附院院长）　拓荣周（县武装部政委）　王炳欣（宁夏附院）　×××　×××　×××

第三排：齐　晶　×××　胡启泰　李　柯　单金生　王世忠　宁逸乐　丁耀山　贺有义　刘宏建　王汝俊

第四排：高春汝　陈群英　杨　燕　×××　×××　×××　王荣昌　刘海珠（实习生）　韩守仓　姜学武　薛学范　申文福

（马胜青提供）

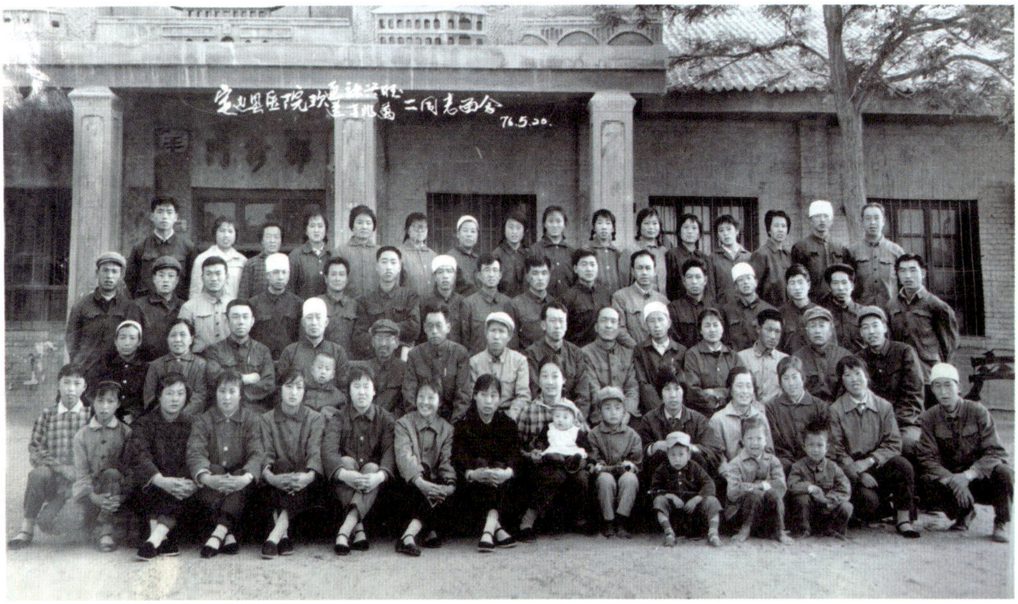

定边县医院欢迎张兴旺、欢送丁兆万二同志留念（1976年5月20日）

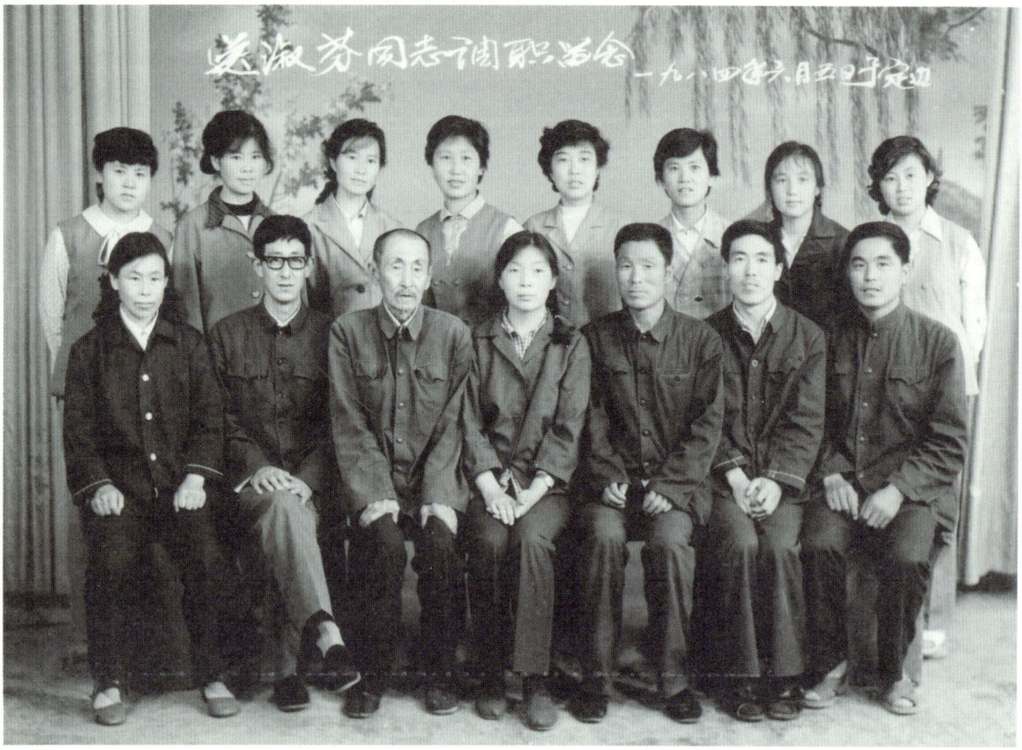

欢送杨淑芬调职留念（1984年6月5日）

左起：第一排：王凤英　张宾海　党淑和　杨淑芬　拓牛孝　沈志杰　赵云林

　　　第二排：党自愉　郭润霞　叶丽霞　曹安文　屈俊梅　边红玲　陈凤霞　张红梅

（赵云林提供）

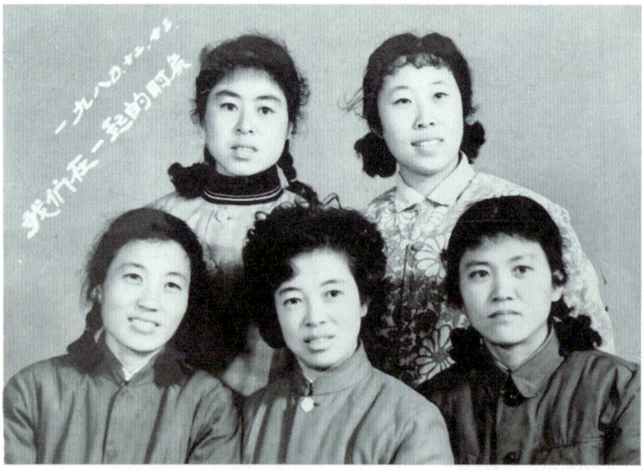

我们在一起的时光（1980年12月23日）

前排左起：田凤英　乔凤兰　边红玲

后排左起：薛　梅　王彩英

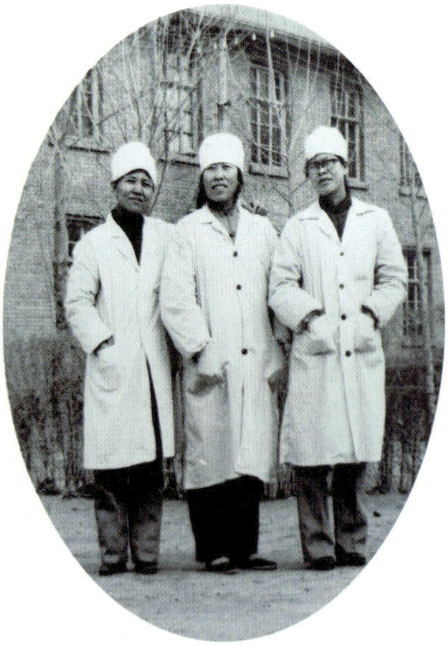

左起：边红玲、王彩英、齐彩娥（1986）

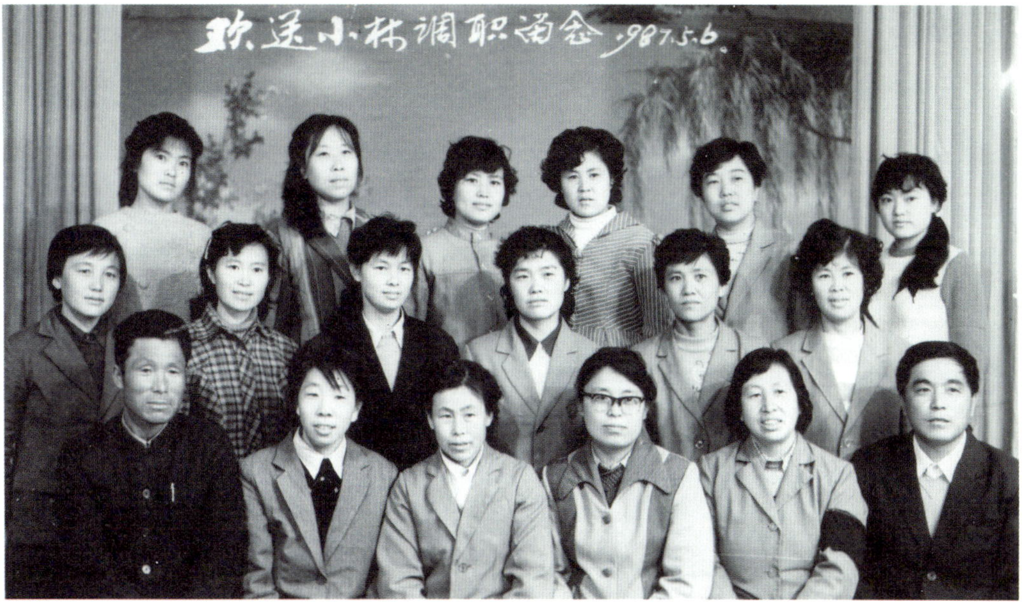

欢送高小林调职留念(1987年5月6日)

左起:第一排:拓生孝　春　玲　辛秀兰　高小林　闵玉萍　赵云林

第二排:陈凤霞　叶丽霞　常文琴　张彩霞　边红玲　郭润霞

第三排:郭小霞　王彩英　牛文云　党自榆　屈俊梅　白云霞　(赵云林提供)

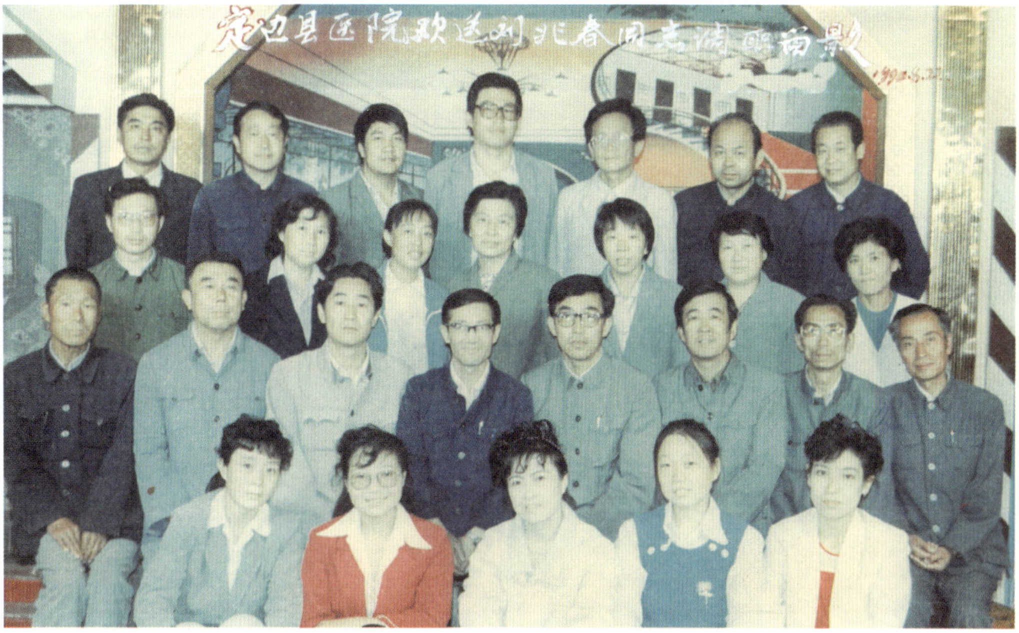

欢送刘兆春调职留念(1990年8月22日)

左起:第一排:贺美林　白玉秀　李俊莲　马江鲁　王××

第二排:拓生孝　崔志祥　孙应文　刘兆春　王白石　王继红　王永昌　付福春

第三排:赵国庆　马秀兰　贺秀芬　杨玉兰　辛秀兰　蔡凤英　边红玲

第四排:赵云林　刘志光　贾玉宝　孙玉贵　汪志田　齐　晶　田耕年　(赵云林提供)

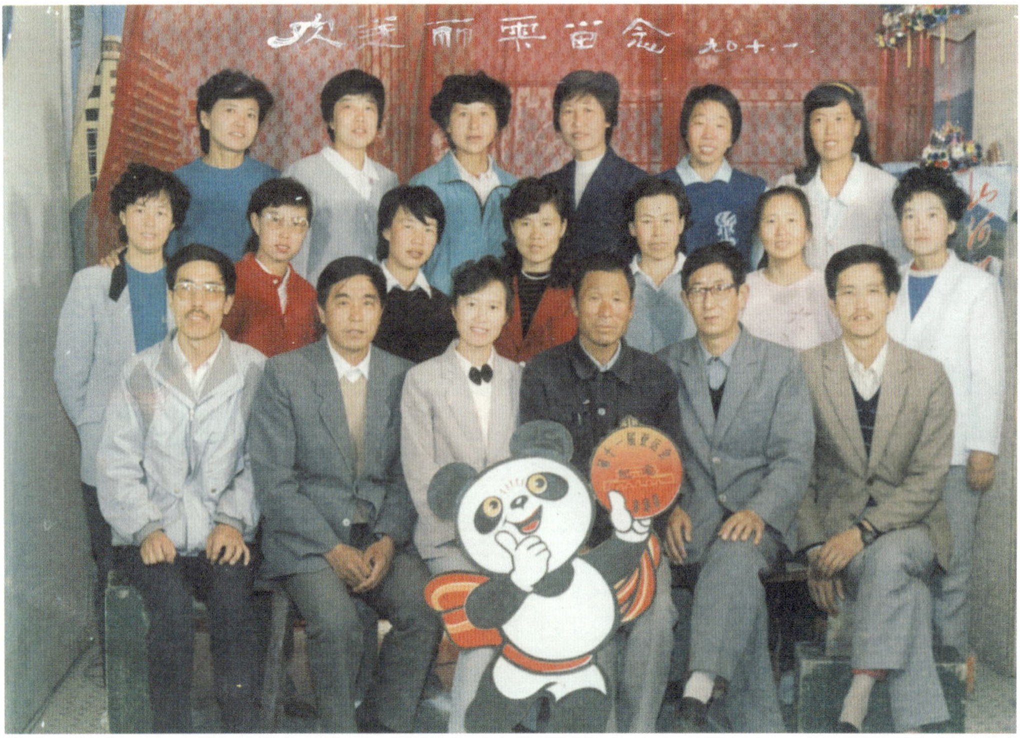

欢送叶丽霞留念(1990年10月1日)
左起:第一排:沈志杰　赵云林　叶丽霞　拓生秀　张宾海　刘　锦
第二排:常文琴　王　霞　王艳芬　党自榆　王凤英　郭爱芳　郭小霞
第三排:边红玲　屈俊梅　苗艳英　曹安文　辛秀兰　郑彩云　　(赵云林提供)

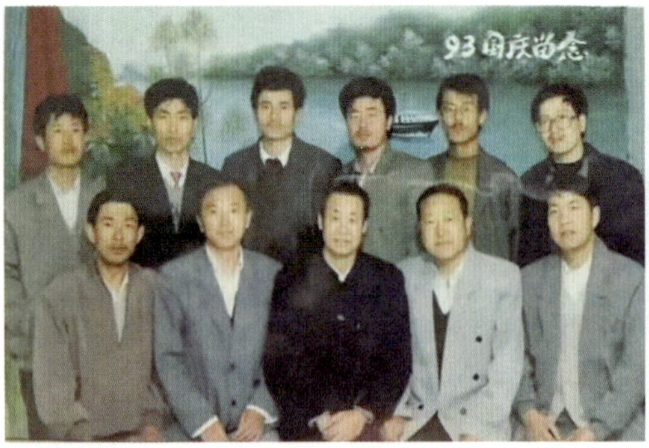

前排左起:郭丁昌　王世忠　田耕年　刘志光　贾玉宝
后排左起:张存渊　丁海山　张少雄　李　伟　张鸿翔
刘双宝

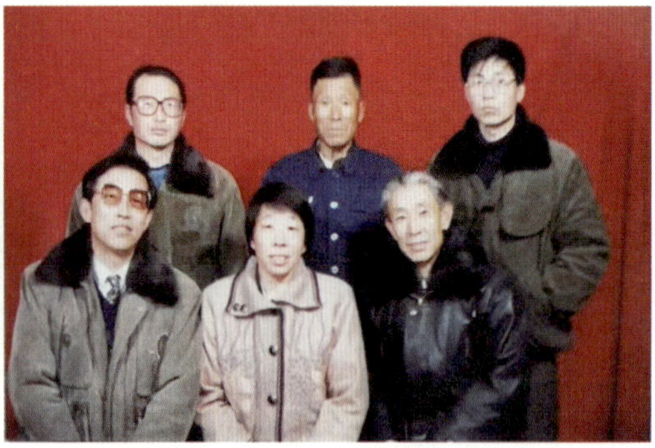

欢送辛秀兰调职留念(1994年)
前排左起:王白石　辛秀兰　张　德
后排左起:赵国庆　拓生孝　丁海山

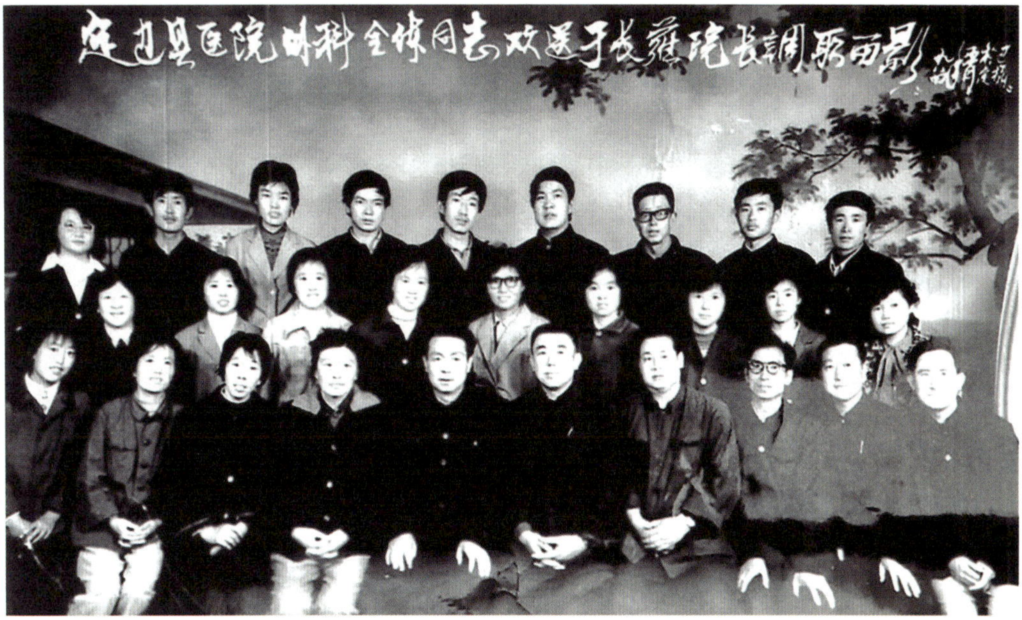

定边县医院外科全体同志欢送于长雍院长(二排左五)调职留影(1994年5月)

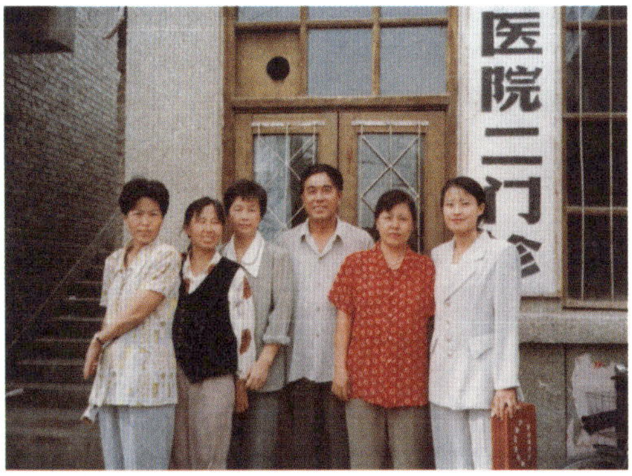

二门诊人员留影(1997年8月16日)

左起:郭小霞　郭爱芳　常文琴　赵云林　党自愉　王永梅　(赵云林提供)

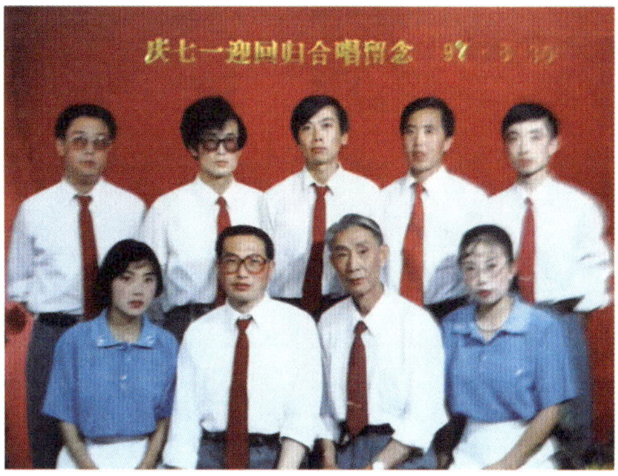

庆“七一”迎香港回归大合唱留念(1997年6月30日)

前排左起:张红兰　赵国庆　张　德　王　霞

后排左起:申应春　赵海忠　王旭升　贺向荣　李宝定

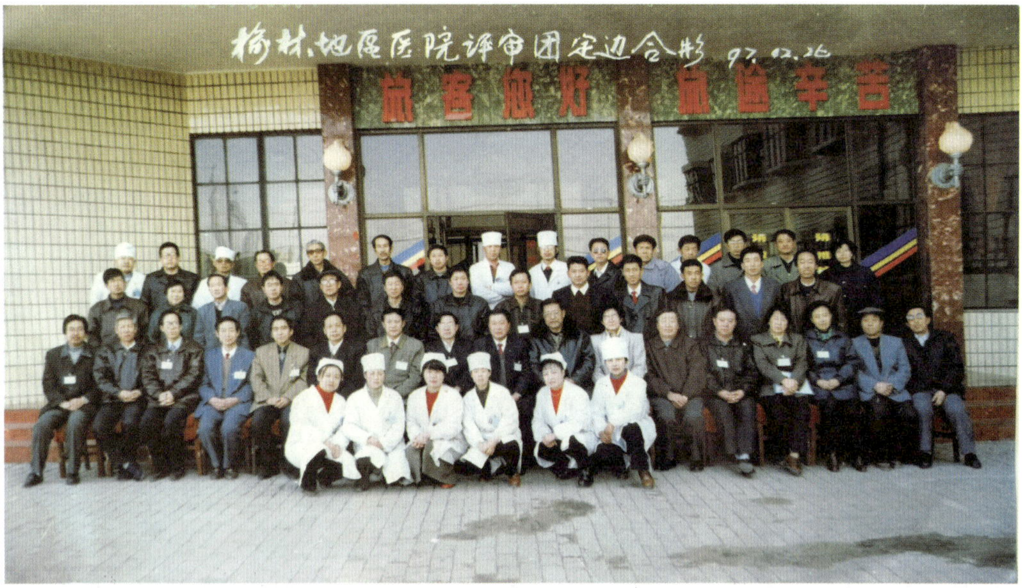

榆林地区医院评审团定边合影（1997年12月26日）

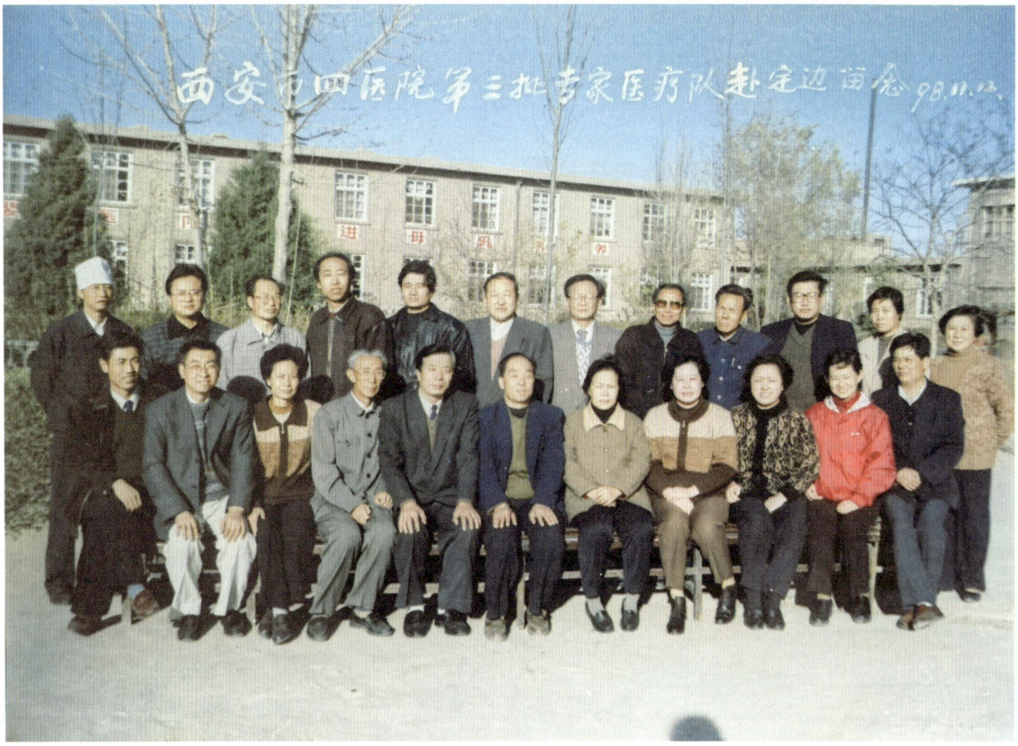

西安市四医院第三批专家医疗队赴定边留念（1998年11月12日）

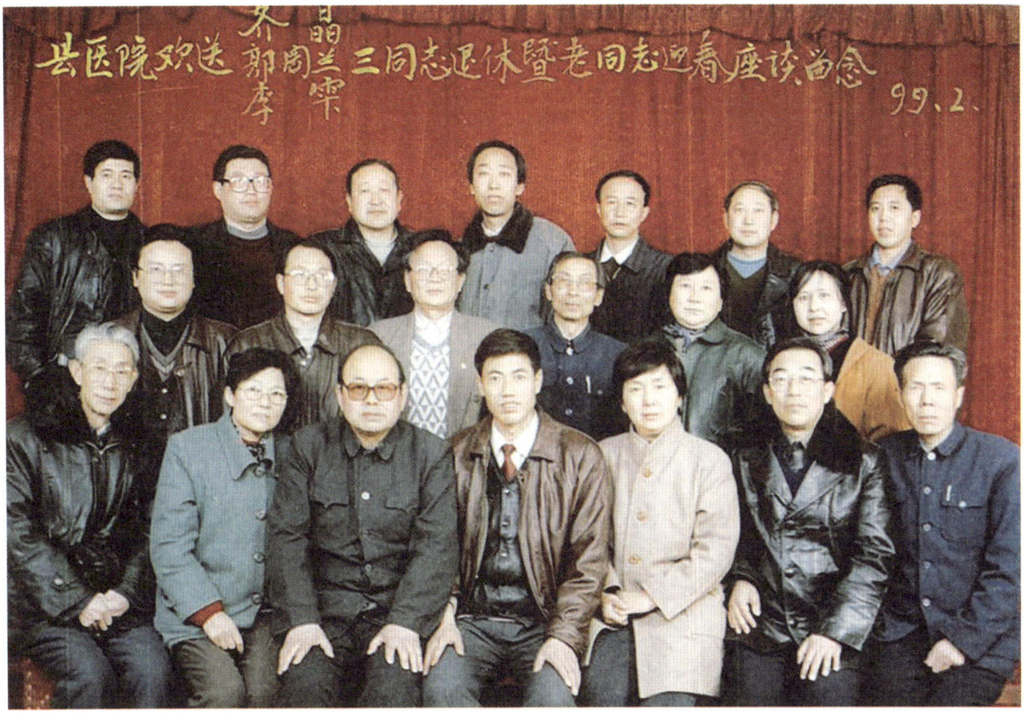

欢送齐晶、郭周兰、李霞三同志退休暨老同志迎春座谈会留念(1999.2)

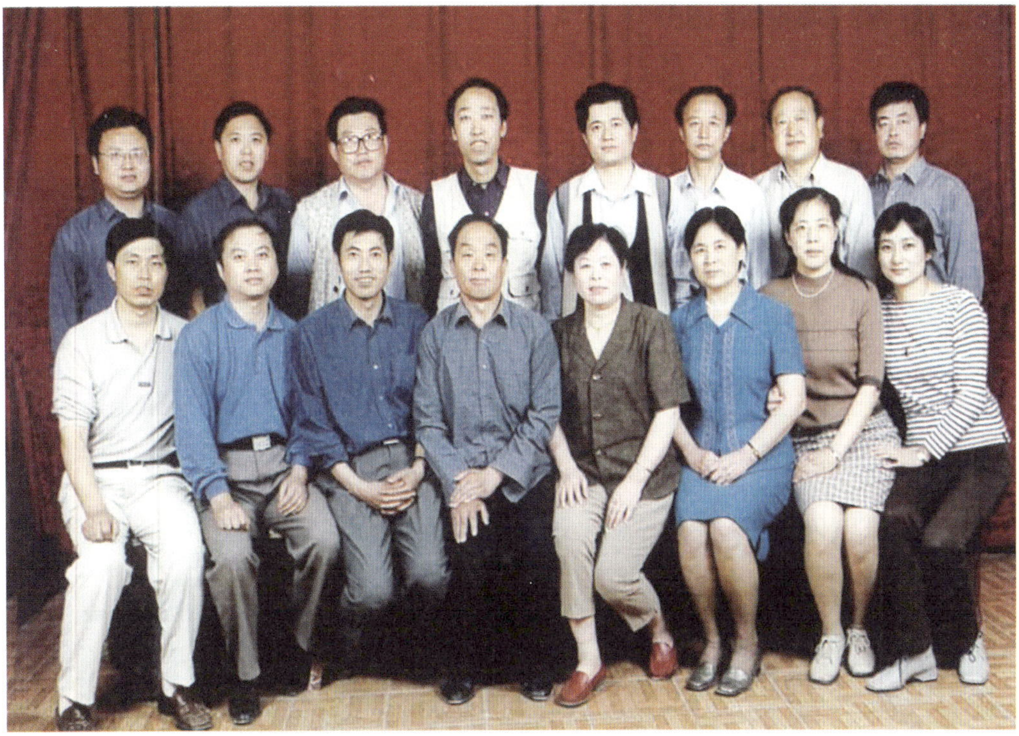

欢送第四批西安第四医院专家医疗队留影(1998.6)

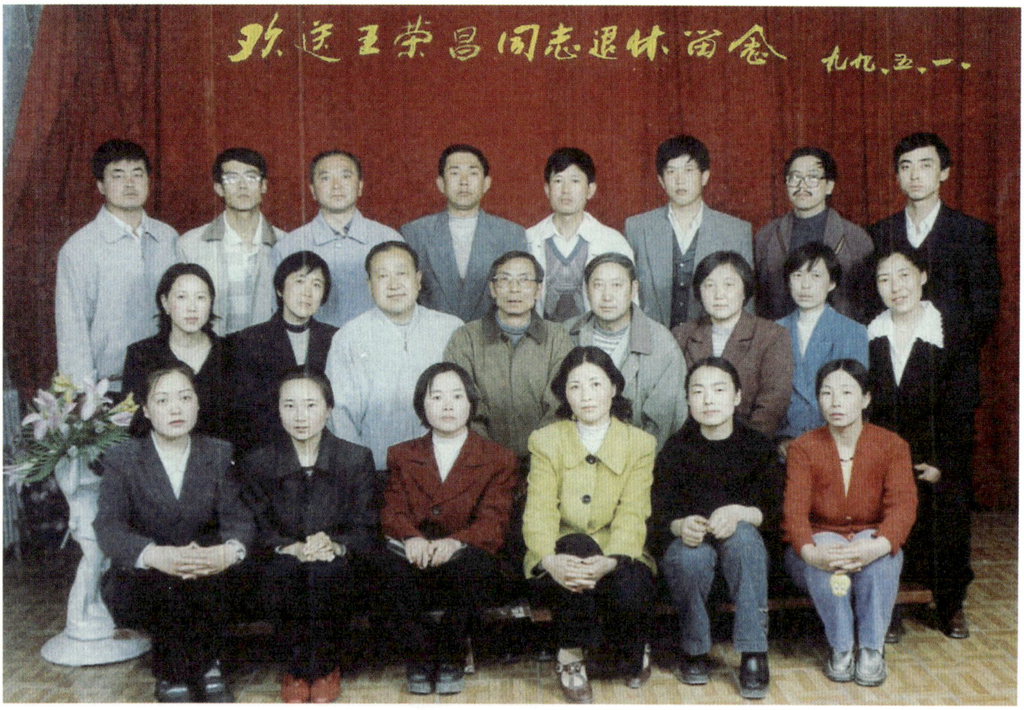

欢送王荣昌退休留念（1999年5月1日）

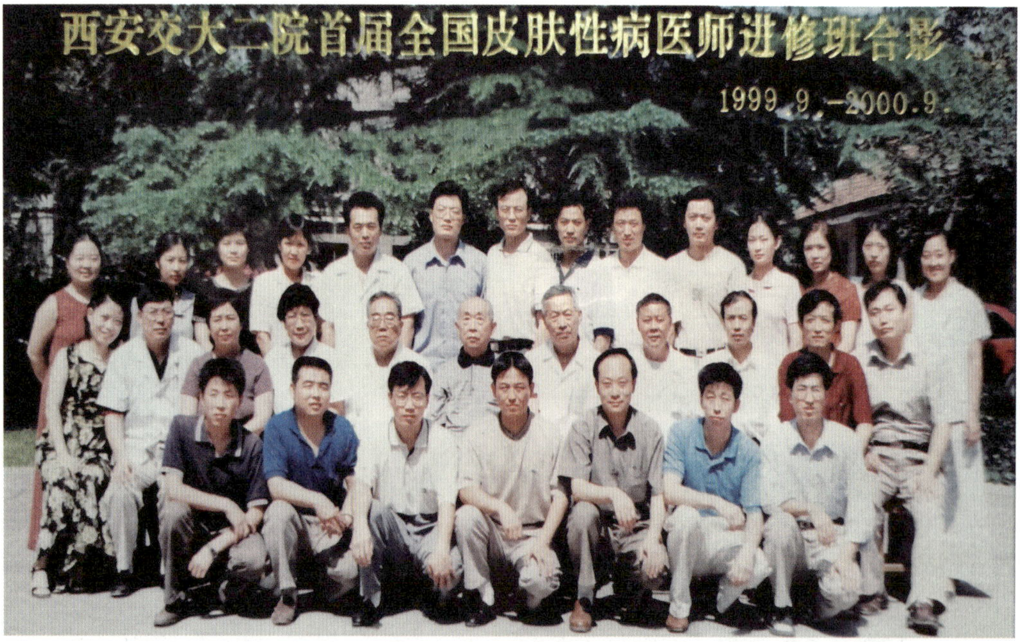

西安交大二院首届全国皮肤性病医师进修班合影（1999年9月—2000年9月）

左起：第一排：黄　亮　贾建新　杜红璇　严延喜　姬存星　米耀武　姬兴军
第二排：向　进　刘恩让　王香兰　冯　捷　徐汉卿　刘辅仁　赵焕章　彭振辉　王万卷　姬存武　裴文斌
第三排：柳惠丽　卫　莉　李亚玲　李惠仙　刘红军　周　铭　关保宏　靳　宣　蔡建虎　高武军　梁玉红　杨桂侠　刘　飞　周建茹

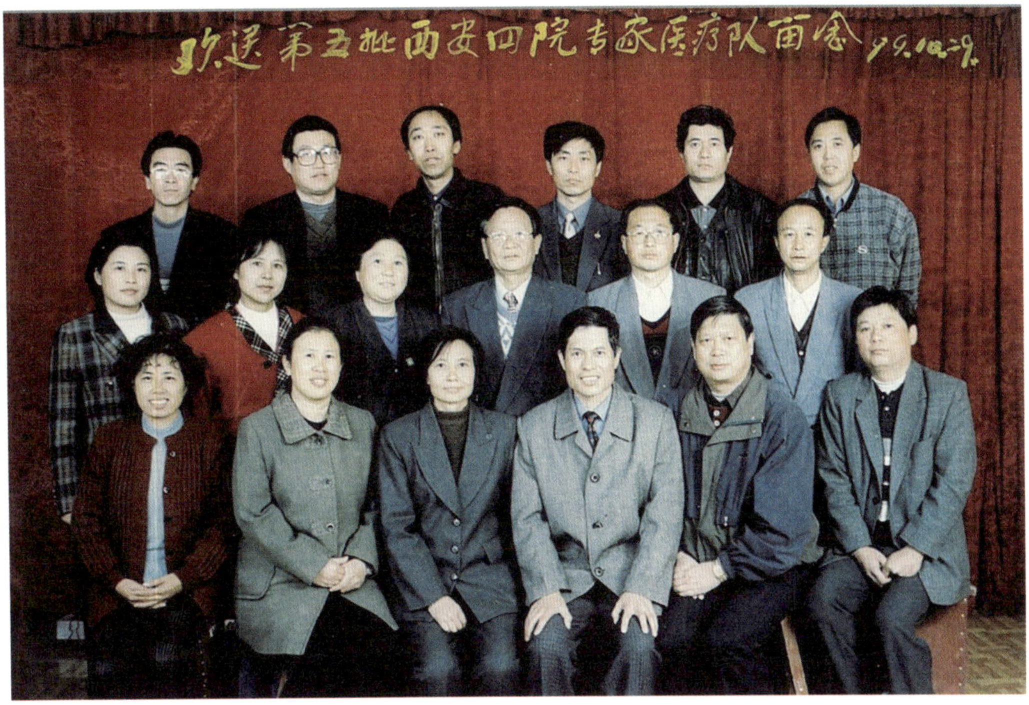

欢送第五批西安四院专家医疗队留念（1999年10月29日）

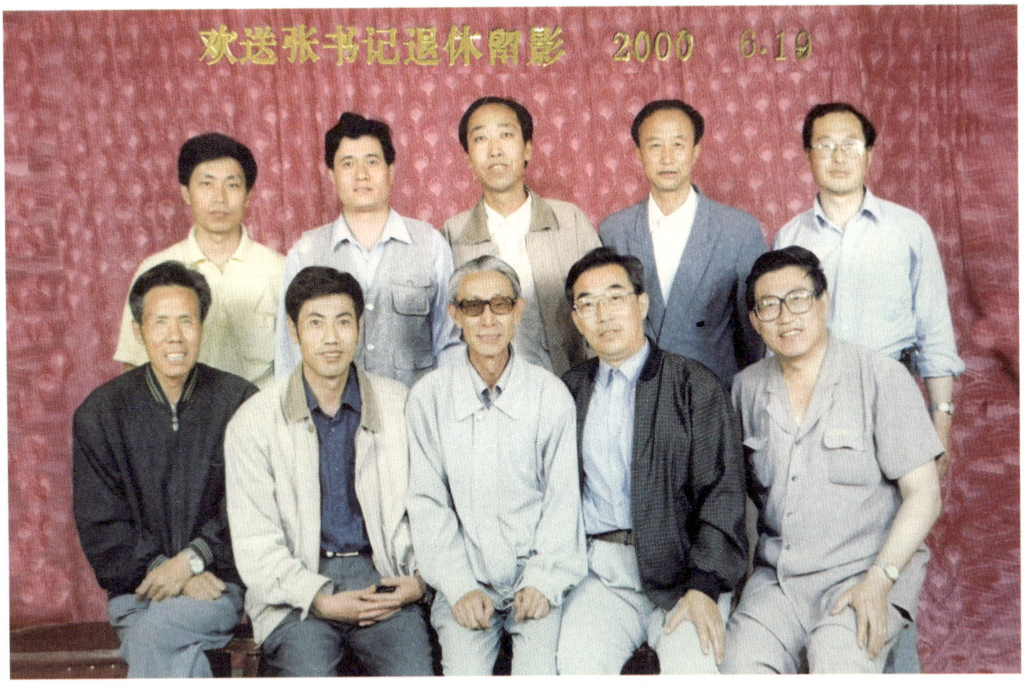

欢送书记张德退休留影（2000年6月19日）

前排左起：延九锡　杨继张　张　德　王白石　孙玉贵

后排左起：丁海山　张少雄　王存金　韩世英　赵国庆

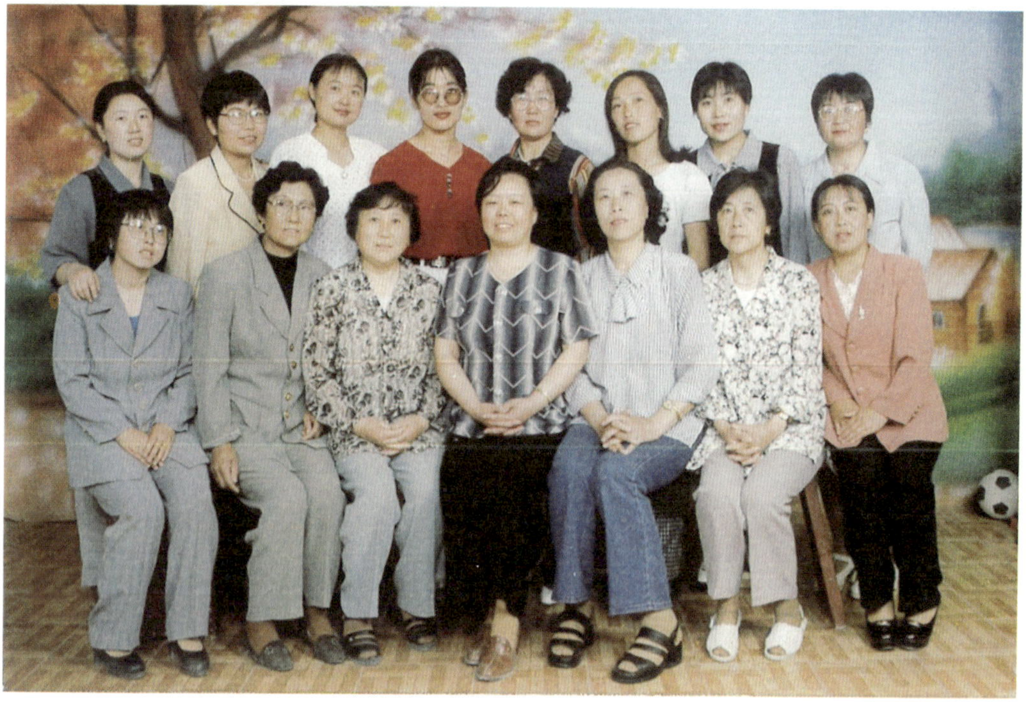

妇产科全体医务人员留影(2000年)

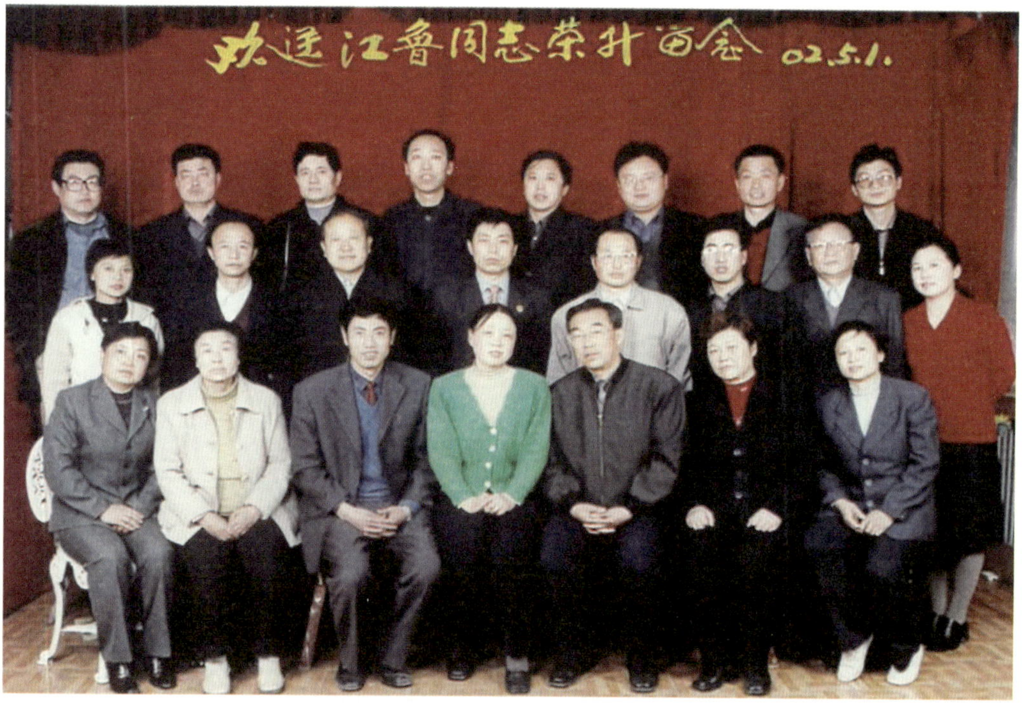

欢送马江鲁荣升留念(2002年5月1日)

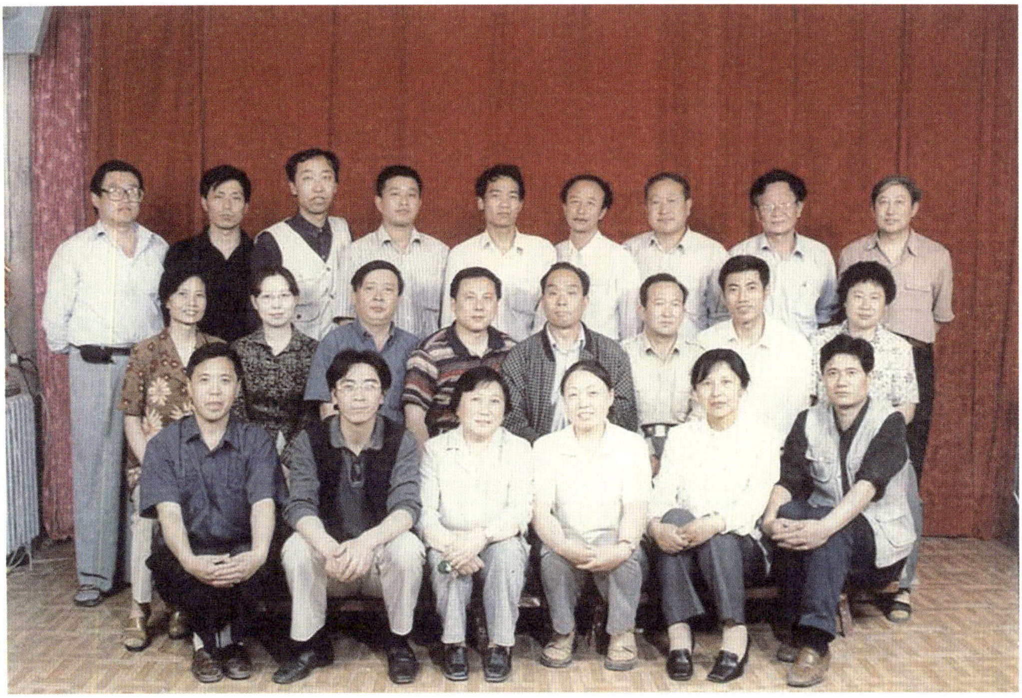

我们曾经在一起(2002年)

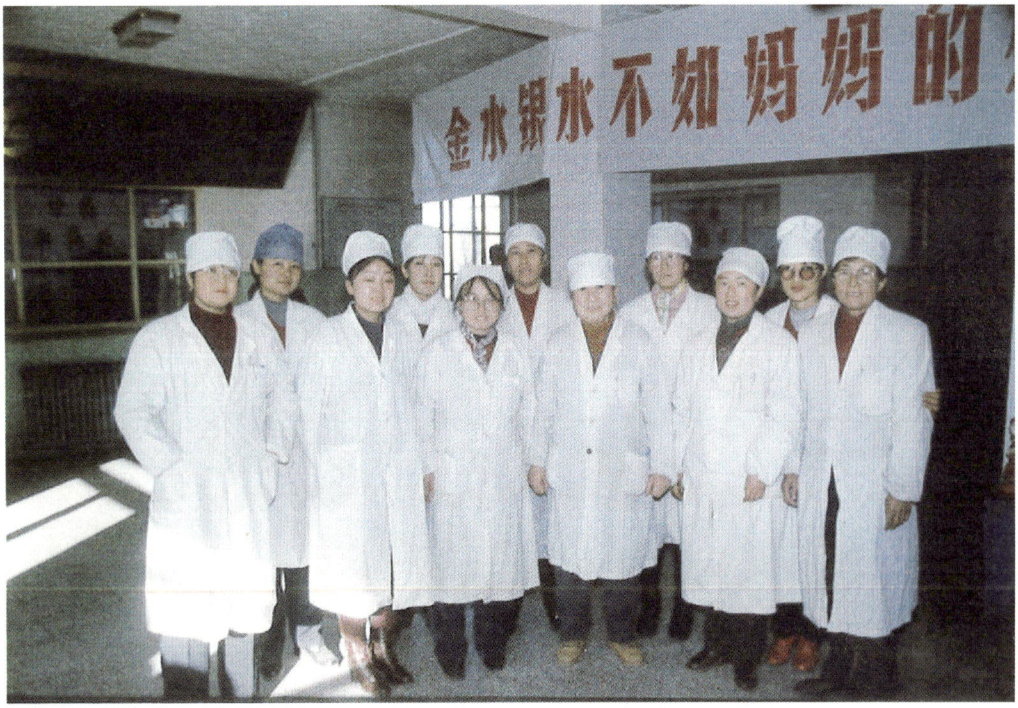

妇产科医生(2002年)

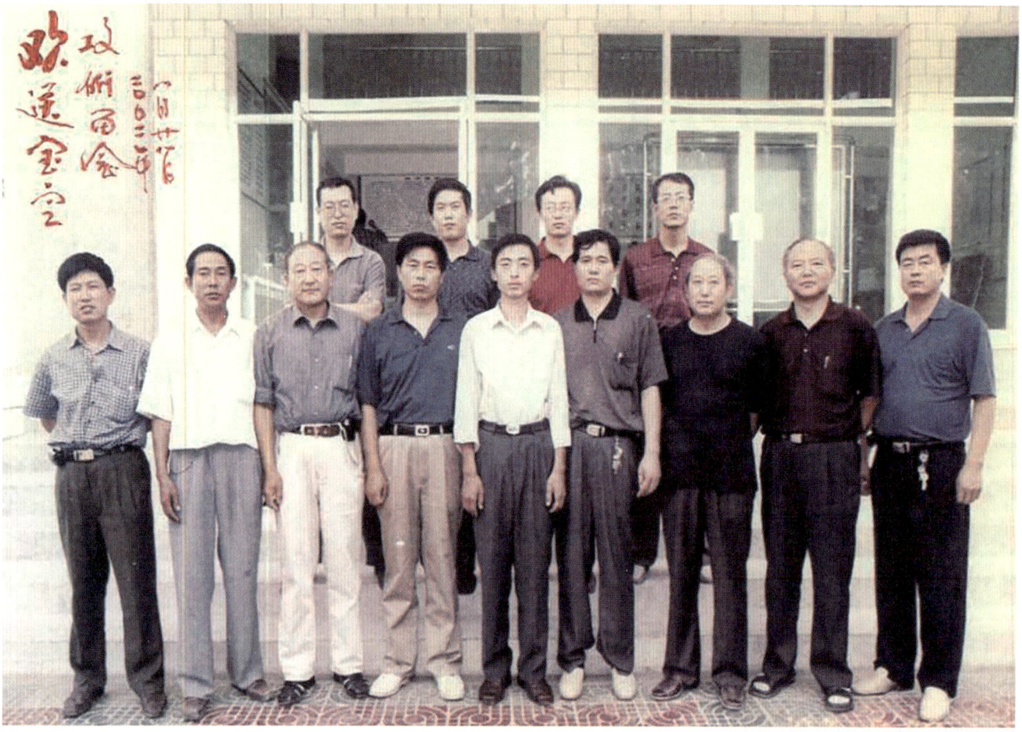

欢送李宝定读研留念(2002年8月28日)

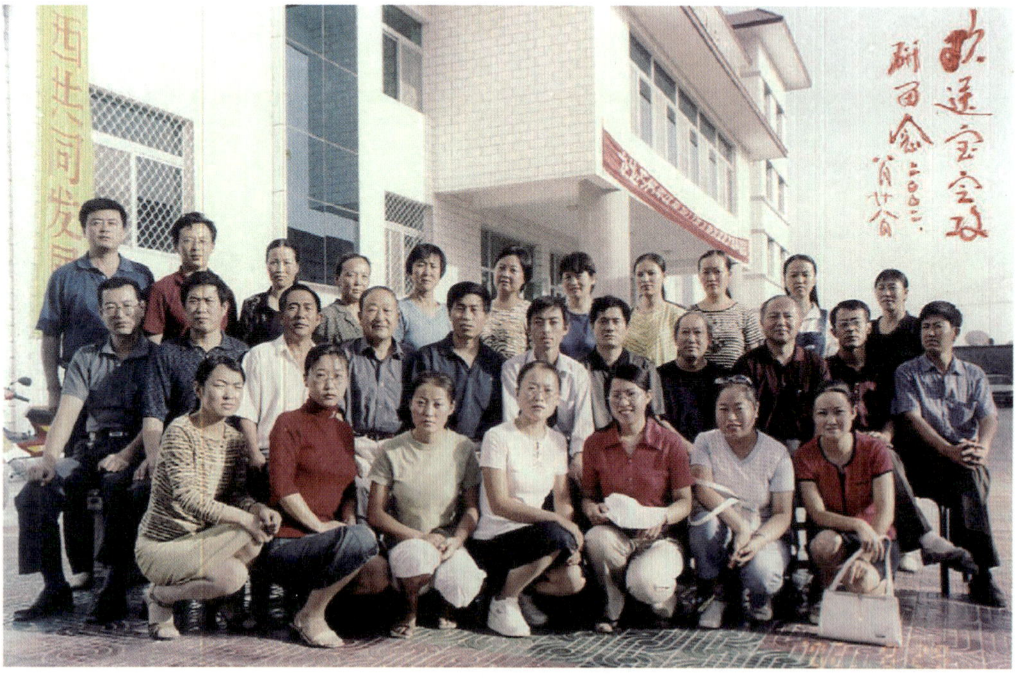

欢送李宝定读研留念(2002年8月28日)

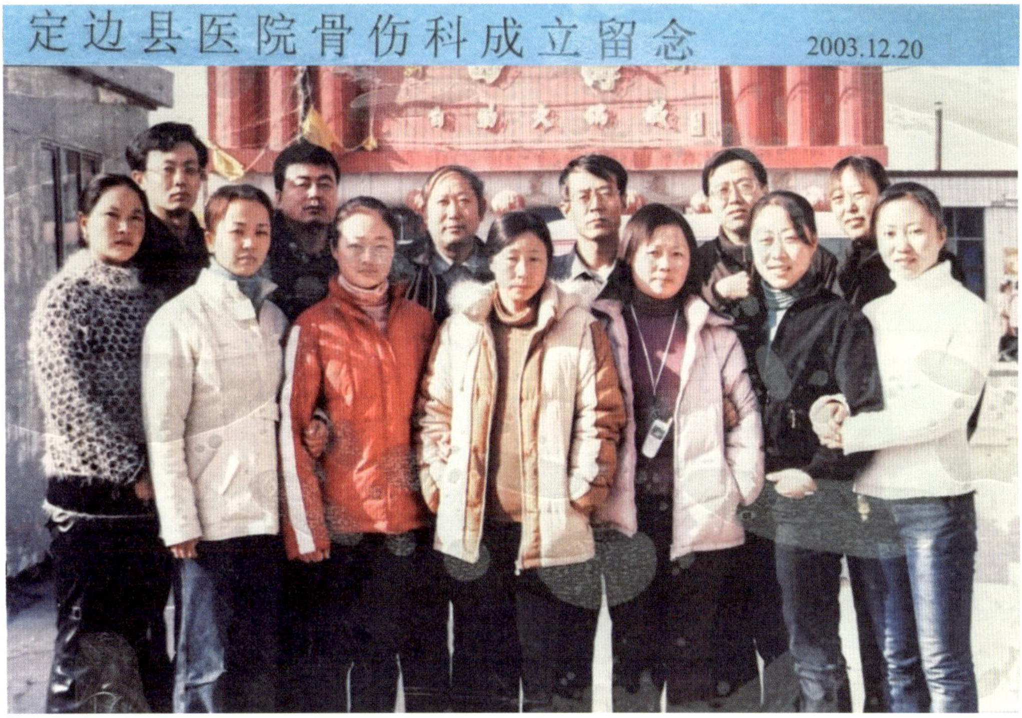

定边县医院骨伤科成立留念(2003年12月20日)

前排左起:田利琼　王翠萍　李　静　赵彩玲　安艳霞　王　曦　贾彩萍

后排左起:薛树军　李　伟　宋怀明　张鸿翔　刘双宝　贺秀芳

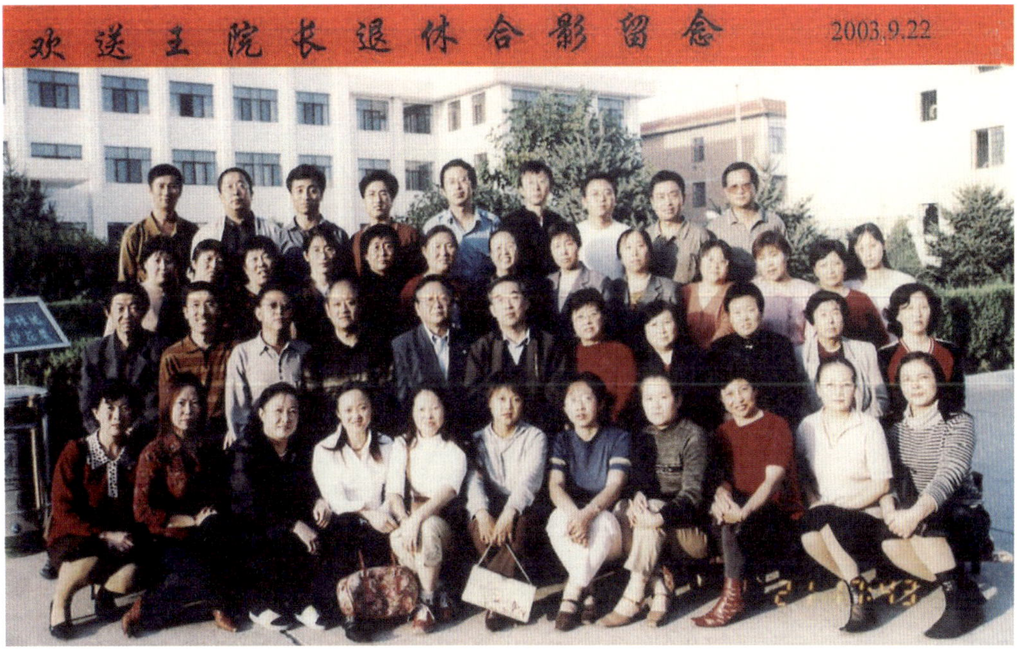

欢送王白石院长退休合影留念(2003年9月22日)

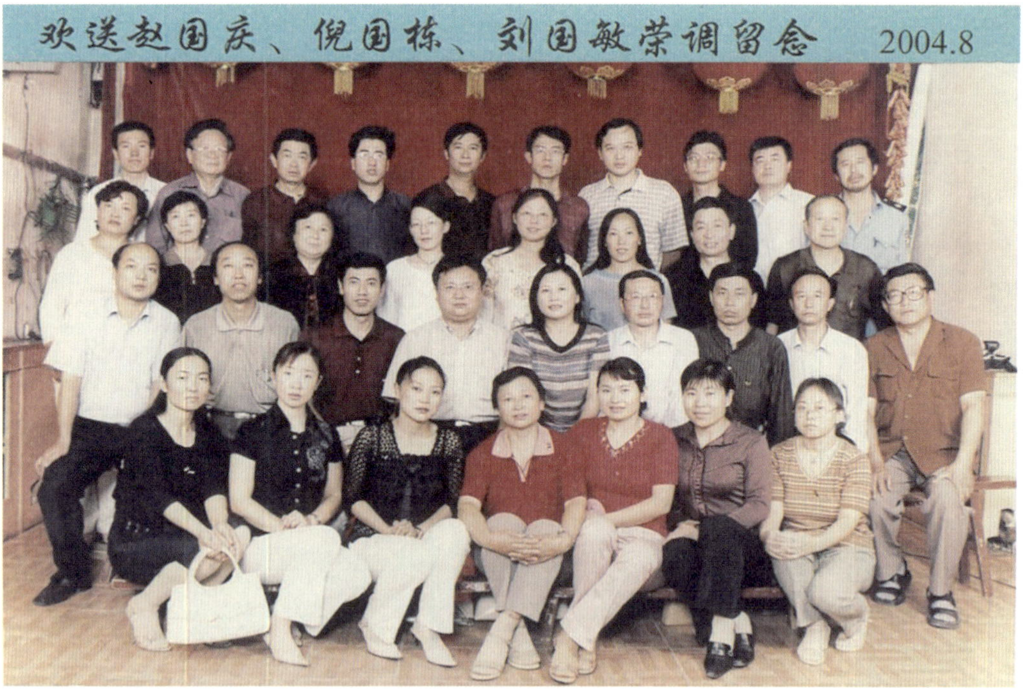

欢送赵国庆、倪国栋、刘国敏荣调留念(2004年8月)

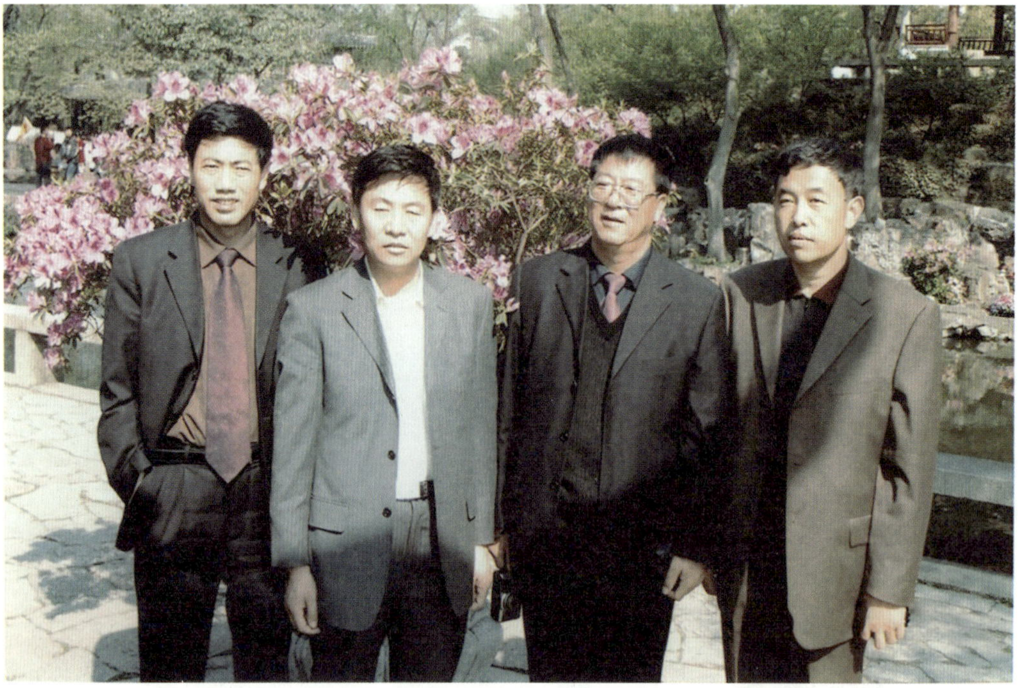

2004年4月9日，时任榆林市卫生局局长崔志杰(右二)与定边县卫生局局长孙孝君(左二)、副局长兼县医院院长杨继张(左一)、工会主席高增军(右一)在榆林参加全市卫生工作会议时留影

(崔志杰提供)

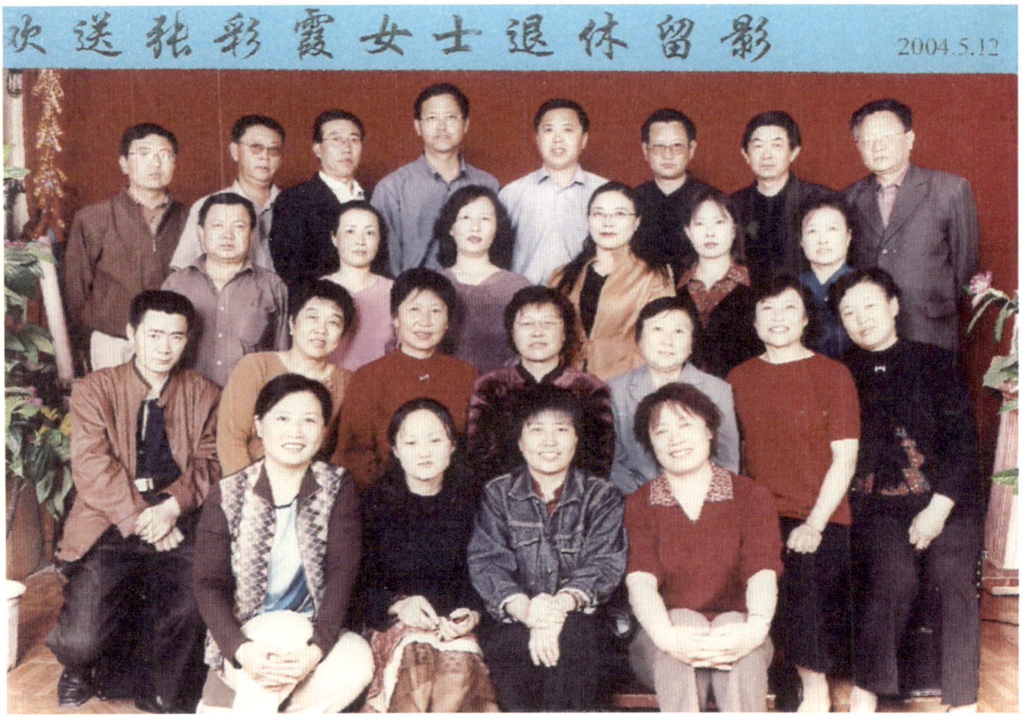

欢送张彩霞退休留影(2004年5月12日)

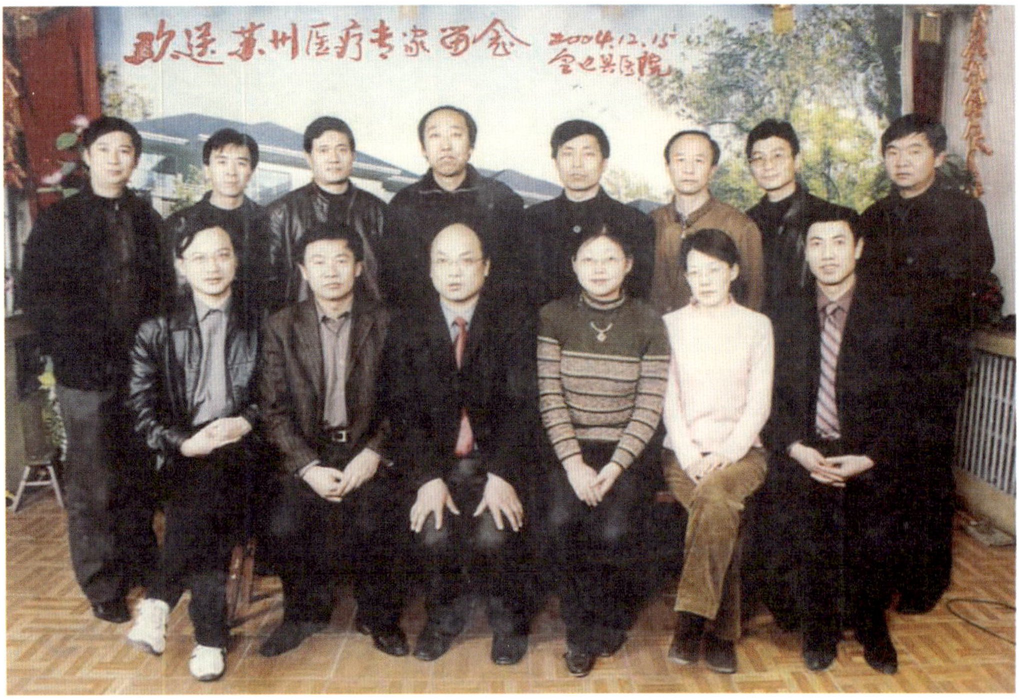

欢送苏州医疗专家留念(2004年12月15日)

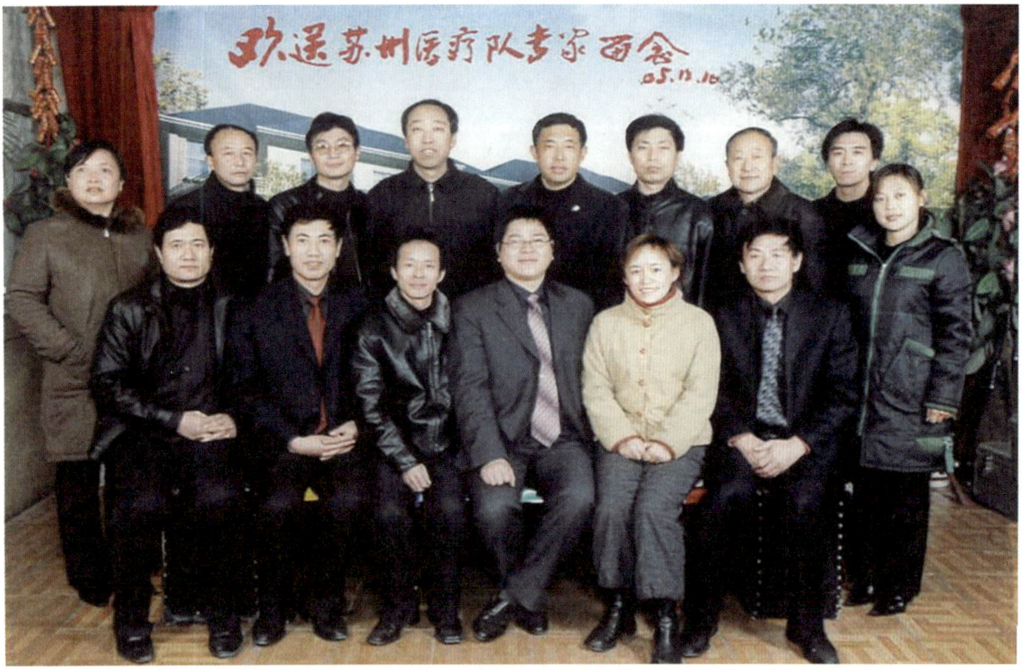

欢送苏州医疗队专家留念（2005年12月10日）

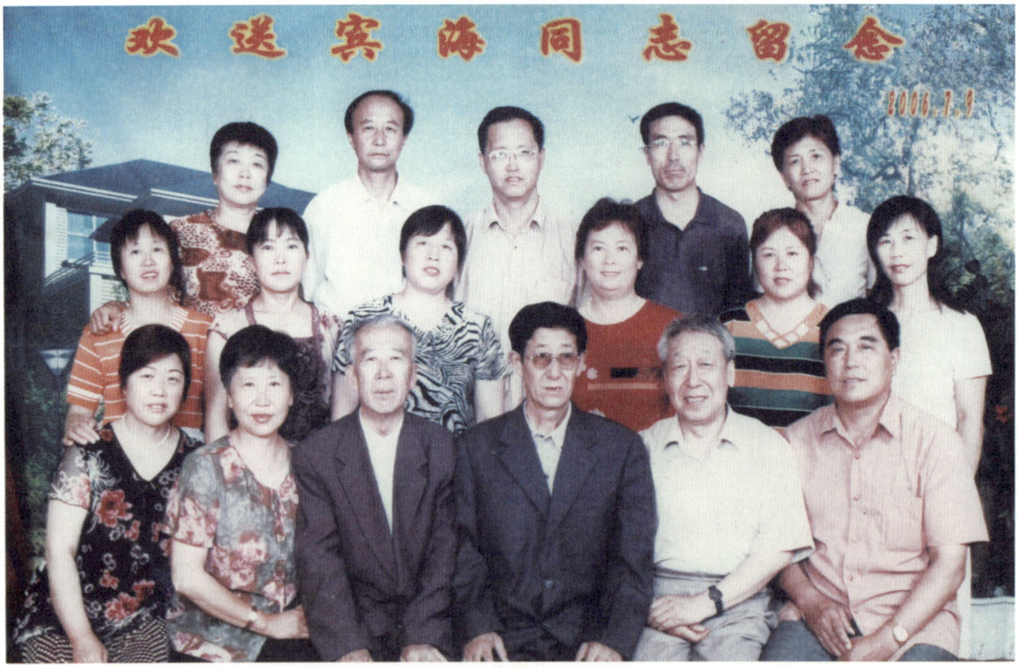

欢送张宾海留念（2006年7月9日）

第一排左起：张彩霞　曹安文　郭锦文　张宾海　张榆晋　赵云林
第二排左起：郭爱芳　郭小霞　张巧英　常文琴　党自榆　王艳芬
第三排左起：屈俊梅　韩世英　刘　锦　沈志杰　边红玲　（赵云林提供）

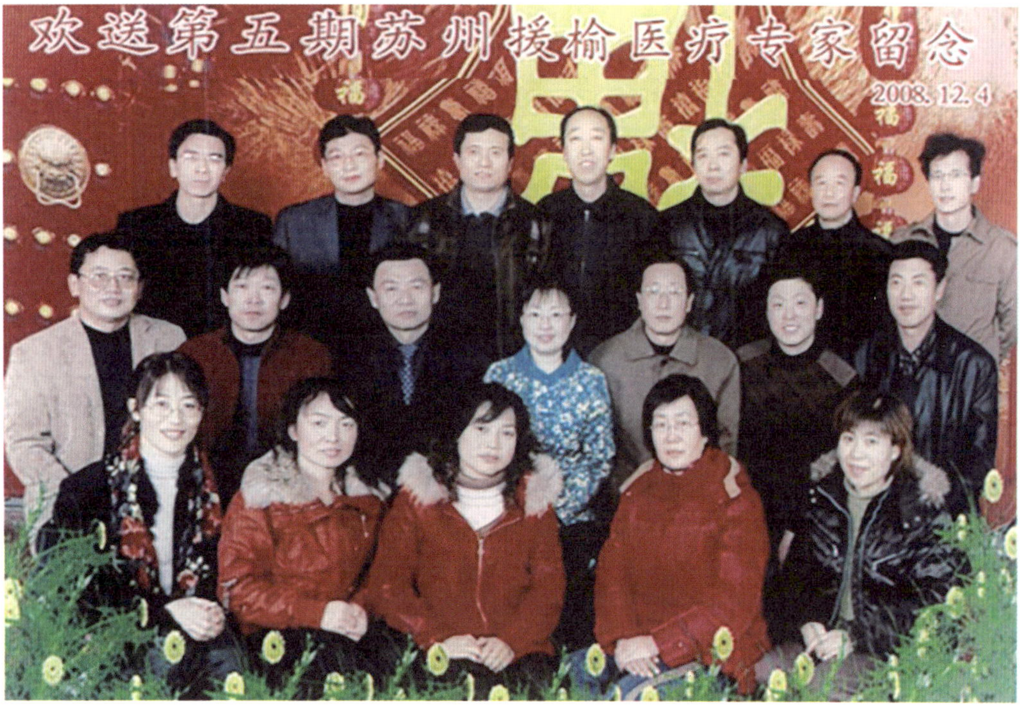

欢送第五期苏州援榆医疗专家留念(2008年12月4日)

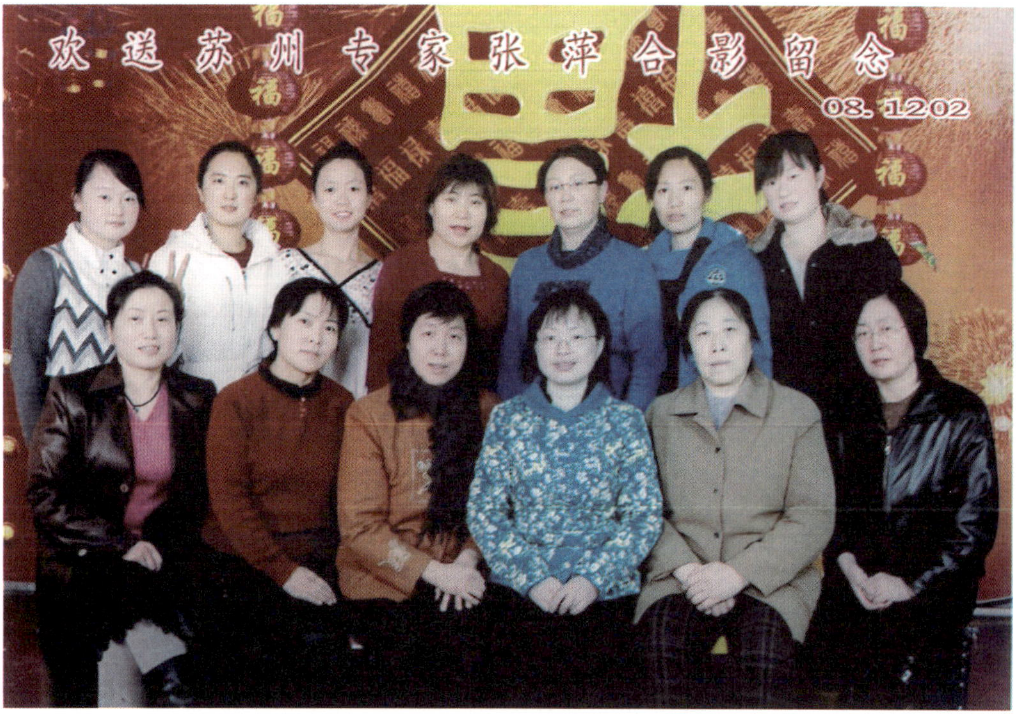

欢送苏州专家张萍合影留念(2008年12月2日)

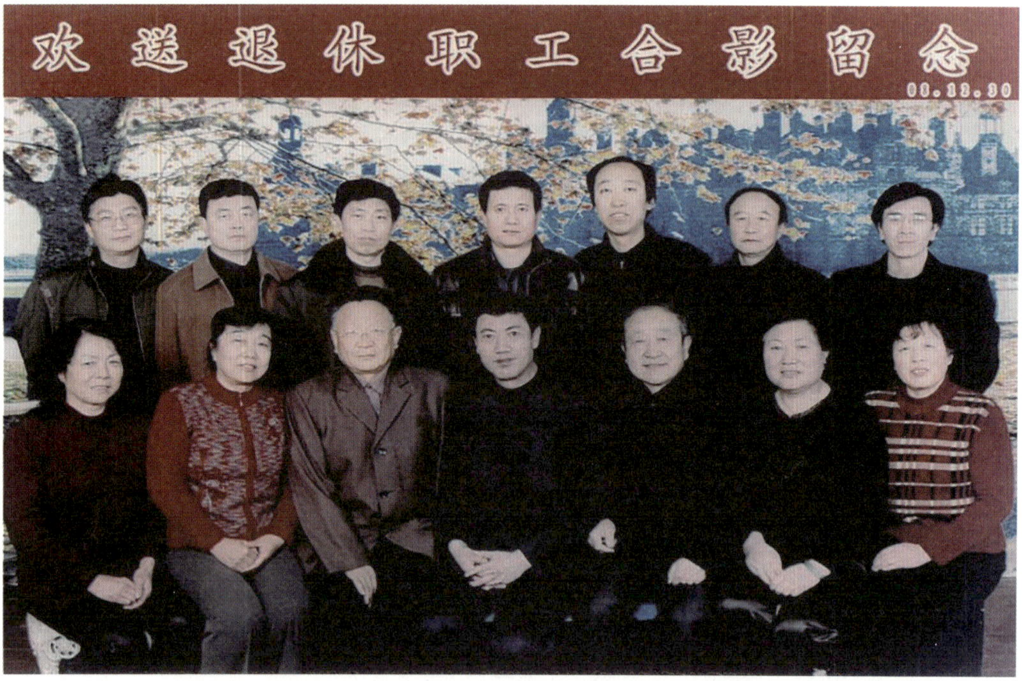

欢送退休职工合影留念(2008年12月30日)

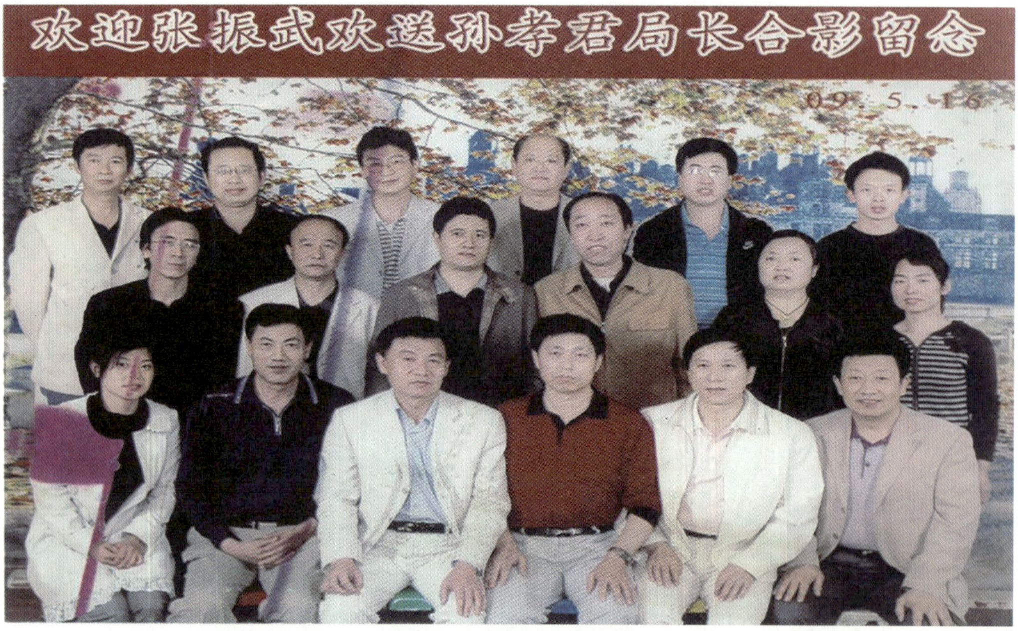

欢迎张振武局长、欢送孙孝君局长合影留念(2009年5月16日)

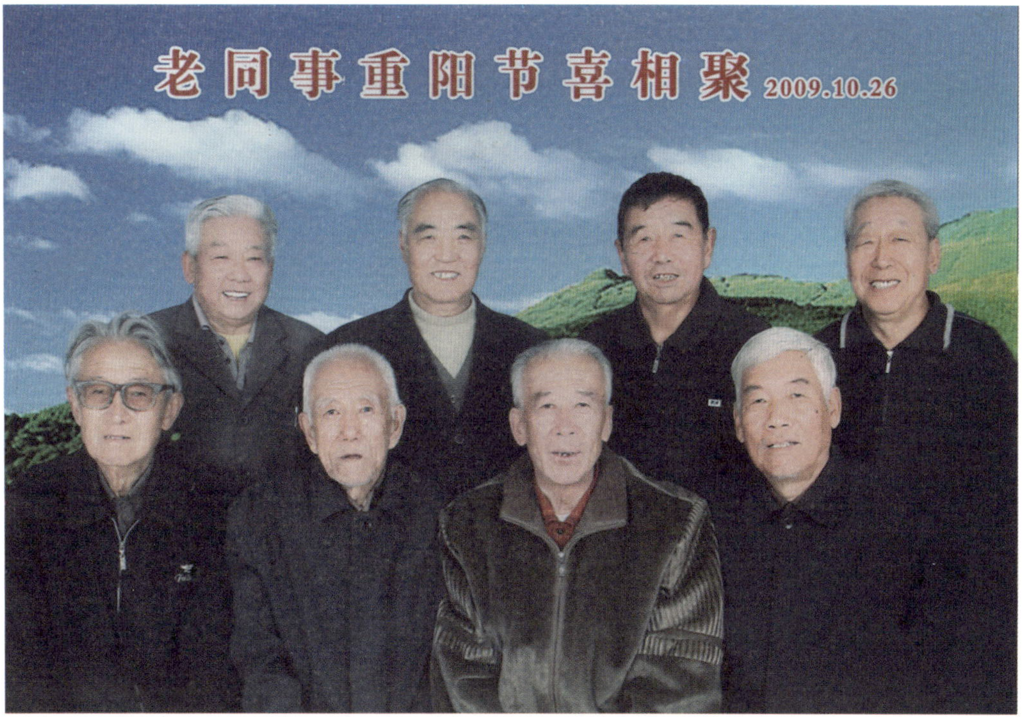

县医院退休老同事重阳节喜相聚(2009年10月26日)
前排左起:雷志强 刘兴国 郭锦文 胡启泰
后排左起:任庆来 李旺忠 刘志忠 张榆晋 （刘瑜提供）

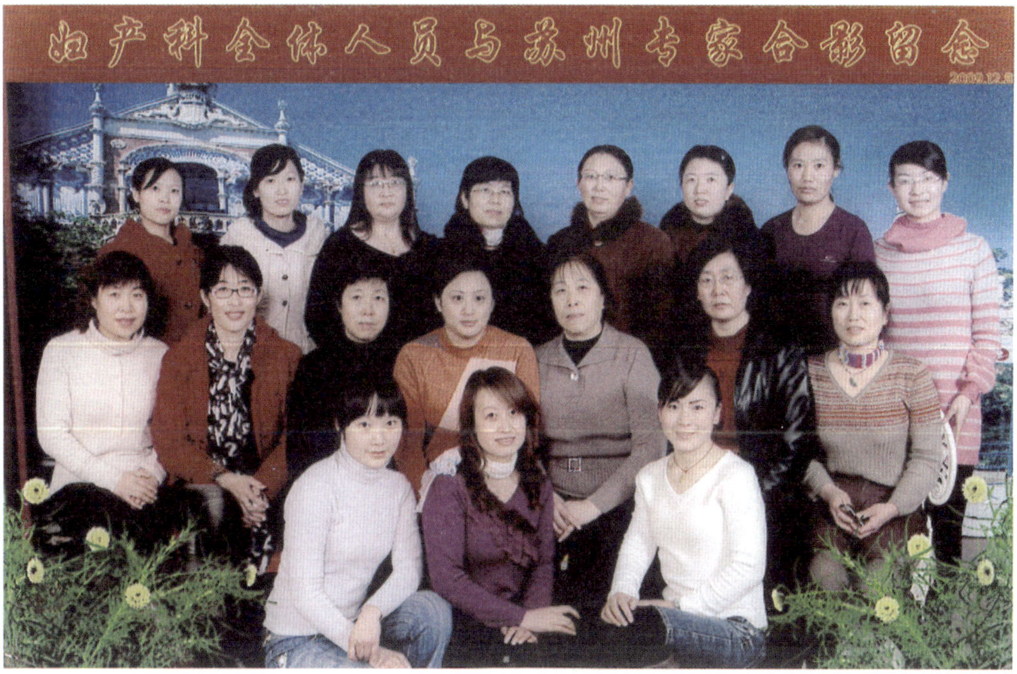

妇产科全体人员与苏州专家合影留念(2009年12月)

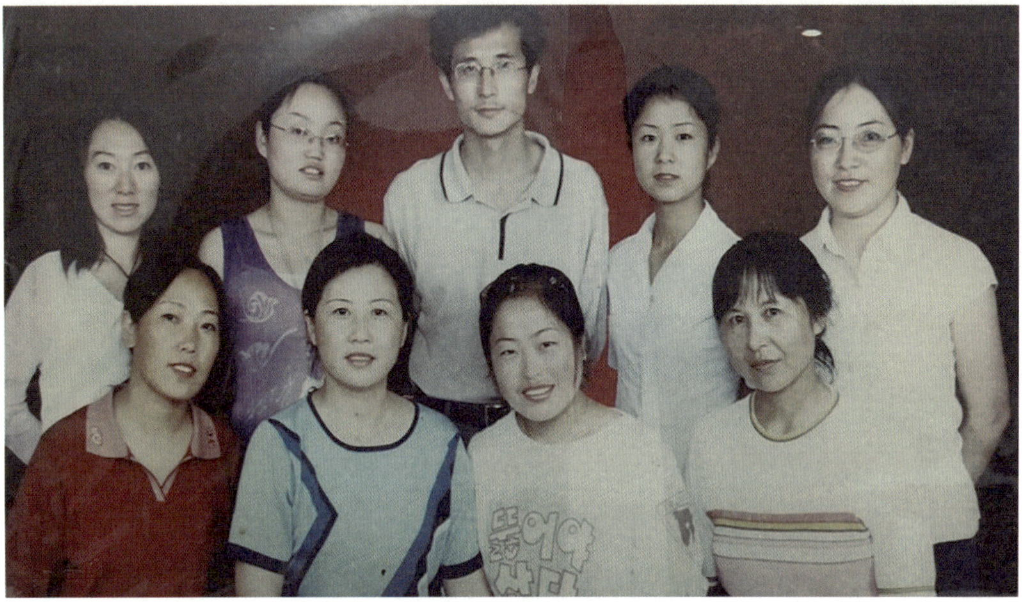

儿科医护人员合影

前排左起：丁建彬　刘国敏　王丽芳　苗艳英

后排左起：曹　娥　蔡桂梅　赵海忠　黄　艳　曹巧荣

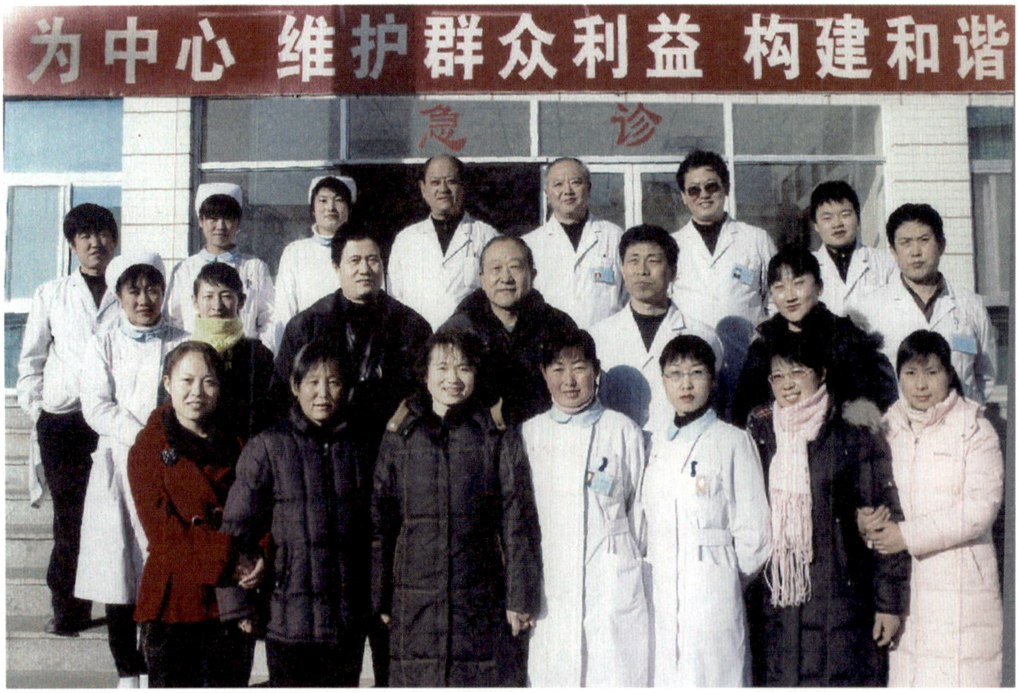

我们在一起

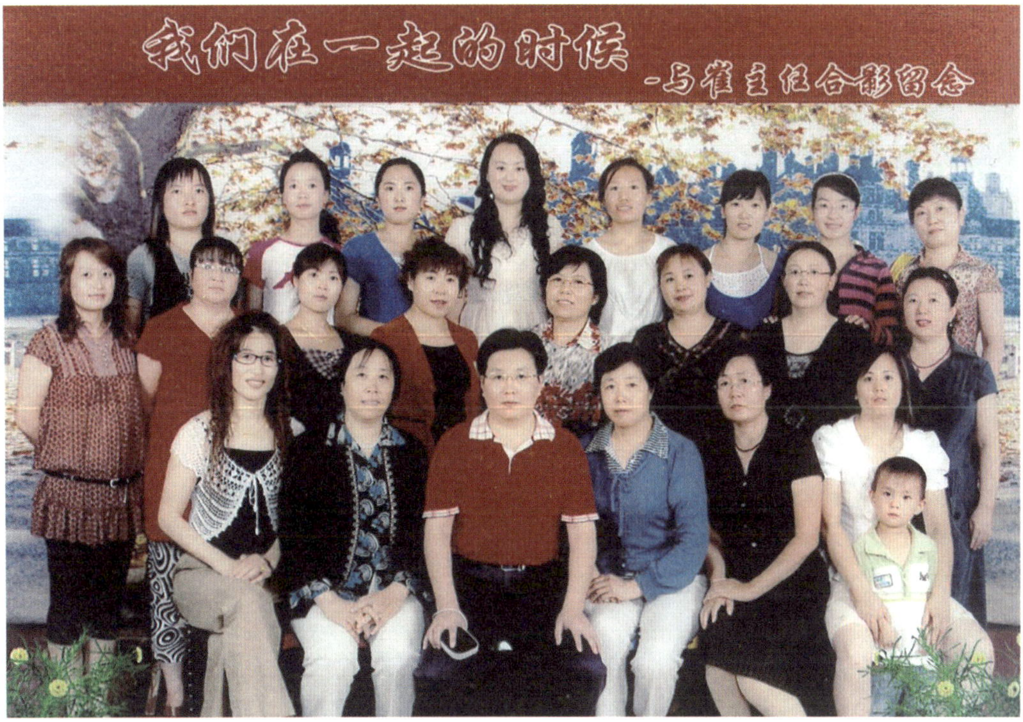

我们在一起的时候——与苏州专家崔新柏主任合影留念(2009年8月14日)

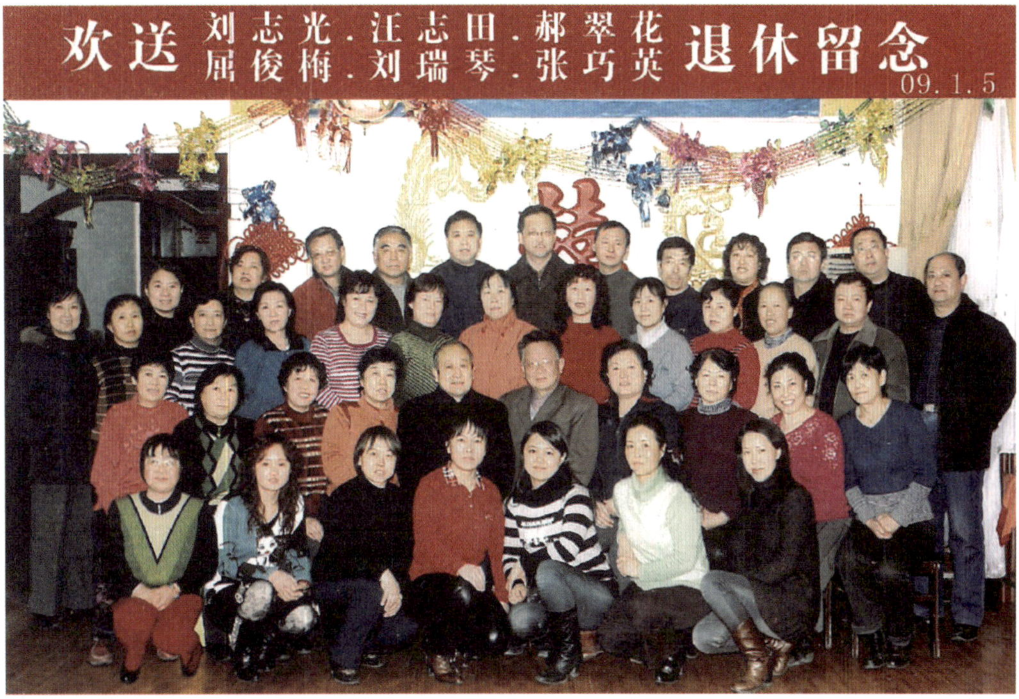

欢送刘志光、汪志田、郝翠花、屈俊梅、刘瑞琴、张巧英退休留念(2009年1月5日)

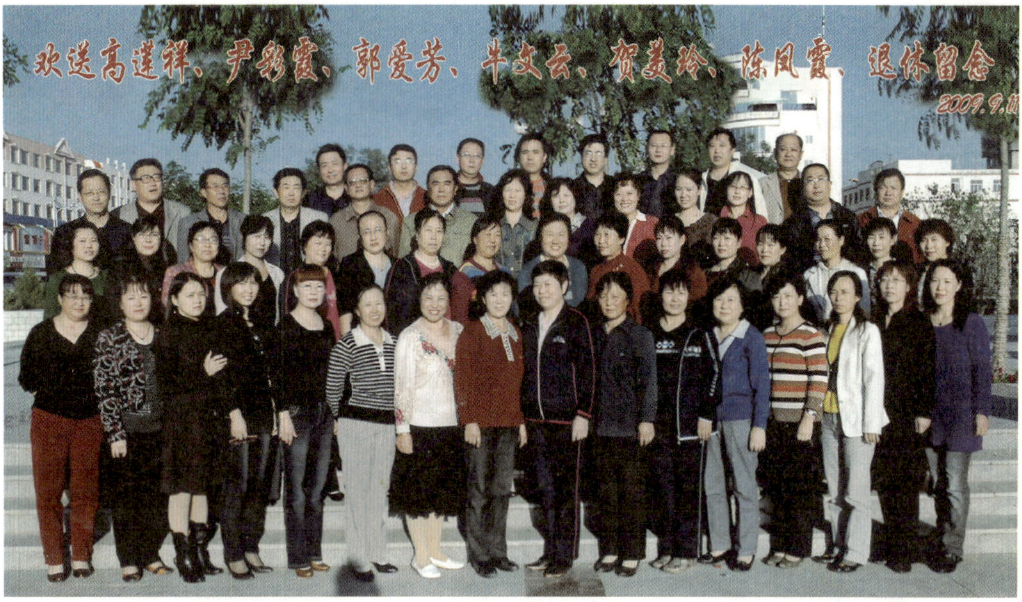

欢送高莲祥、尹彩霞、郭爱芳、牛文云、贺美玲、陈凤霞退休留念（2009 年 9 月 11 日）

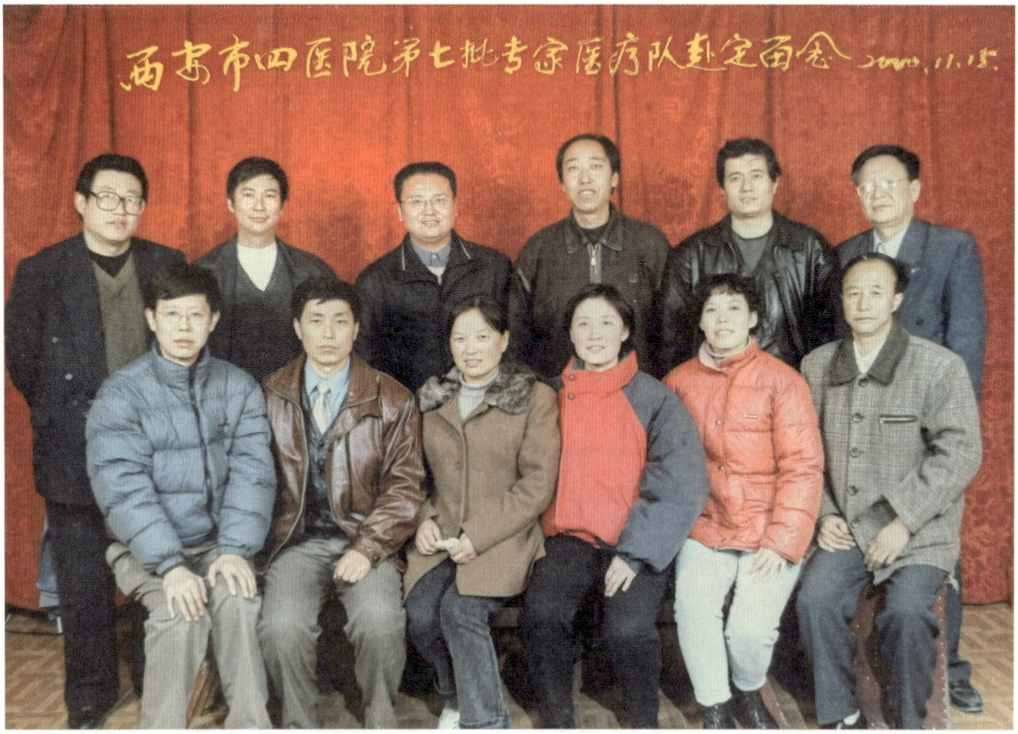

西安市四医院第七批专家医疗队赴定留念（2000 年 11 月 15 日）

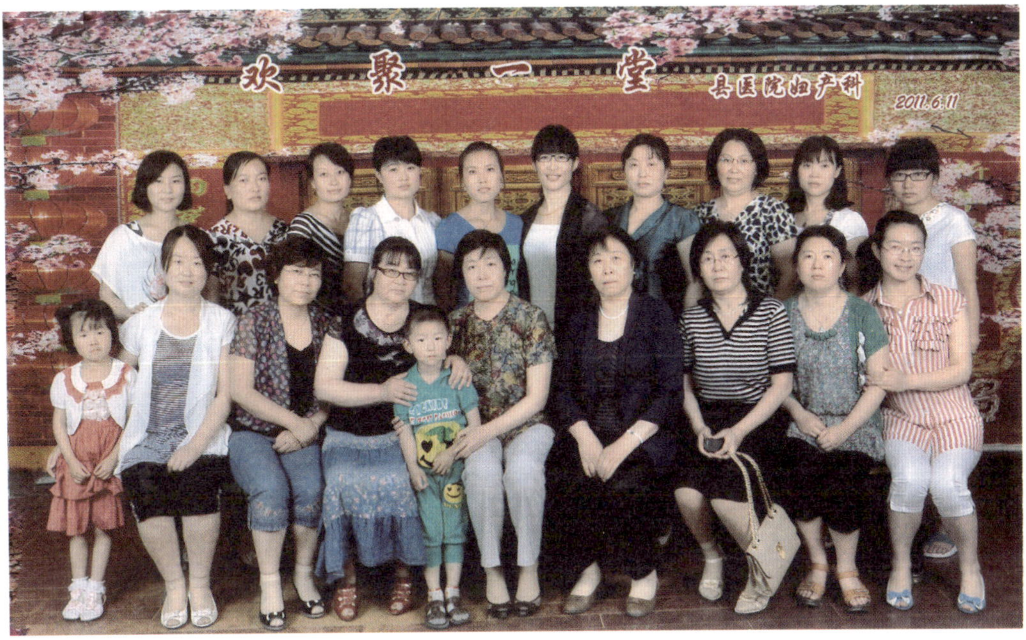

妇产科医务人员合影(2011年6月11日)

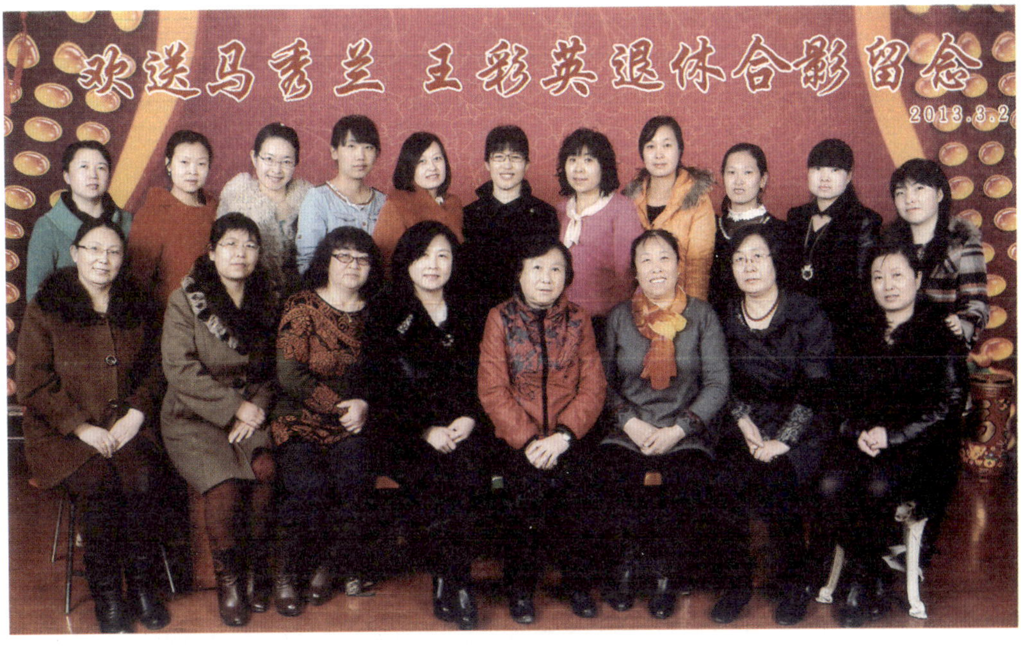

欢送马秀兰、王彩英退休合影留念(2013年3月2日)

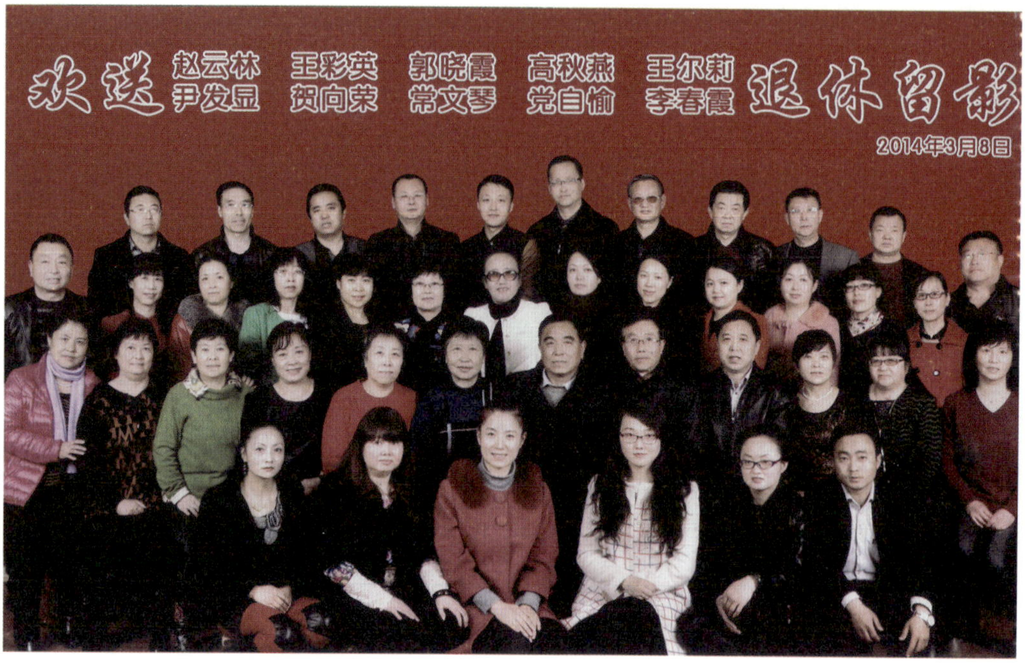

欢送赵云林、王彩英、郭晓霞、高秋燕、王尔莉、尹发显、贺向荣、常文琴、党自愉、李春霞退休留影

(2014年3月8日)

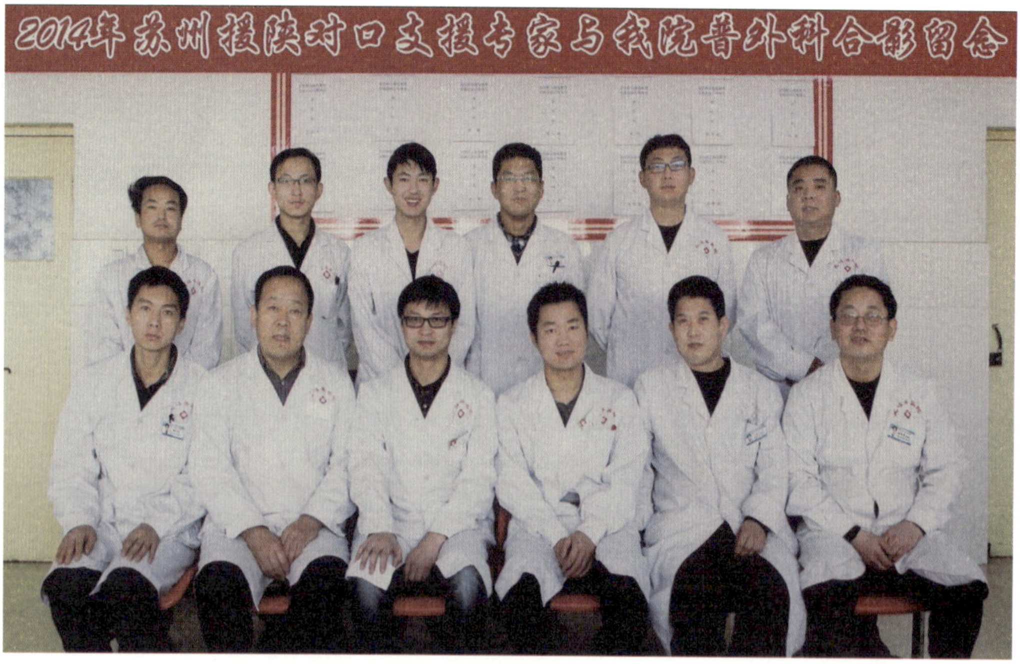

苏州援陕对口支援专家与县医院普外科医生合影留念(2014年)

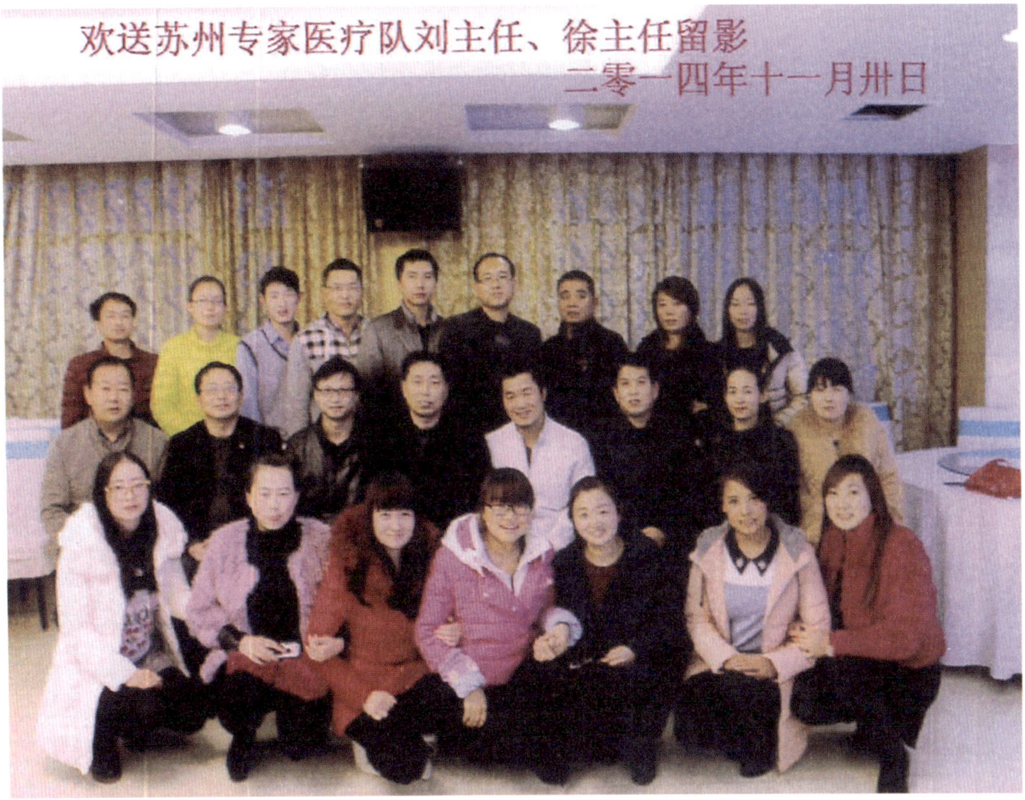

欢送苏州专家医疗队刘主任、徐主任留影(2014年11月30日)

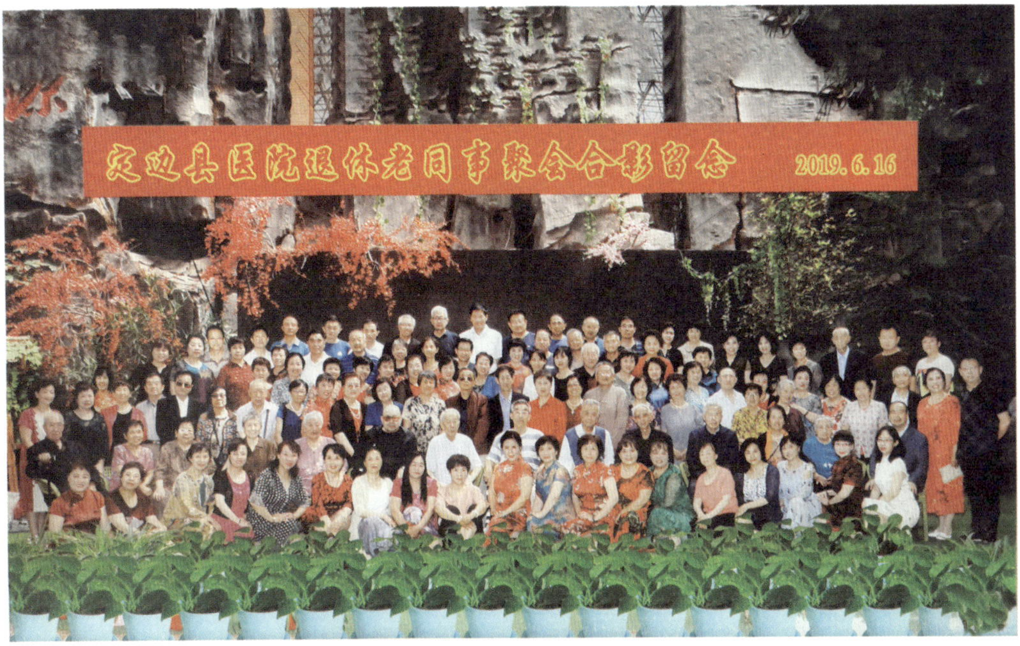

退休老同事聚会合影留念(2019年6月16日)

(二)难忘岁月

定边县人民医院自1941年建院至2021年，历任13位院长：

张善、侯东海、袁野、路茂槐、马汝均、唐立勋、张兴旺、王全、郭锦文、孙应文、王白石、杨继张、张少雄

1.张善，1941年春至1942年9月任定边县保健药社主任

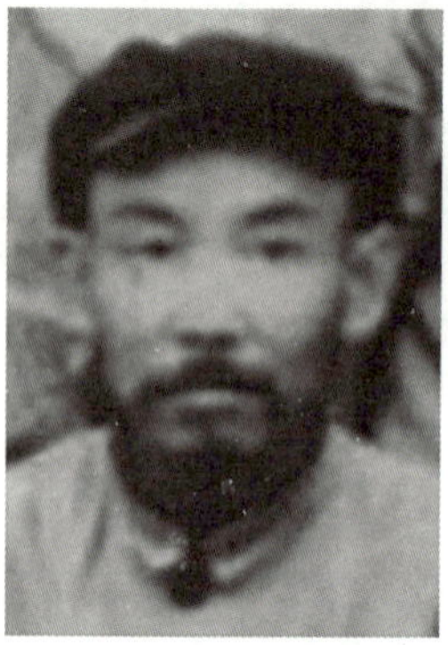

2.侯东海，1943年10月至1945年1月任三边分区卫生所所长，1946年8月至1947年4月任陕甘宁晋绥联防军新十一旅后方医院院长，1947年4月至1948年3月任陕甘宁三边分区后方医院院长

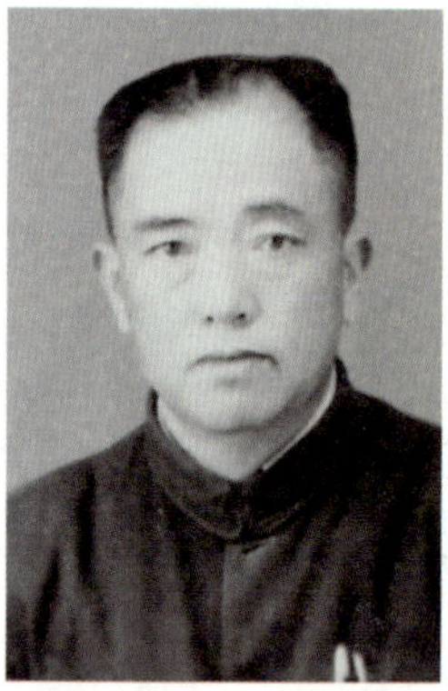

3.袁野，1949年8月至1953年1月任定边县卫生院院长(无照片)

4.路茂槐，1953年3月至1968年9月任定边县人民卫生院院长

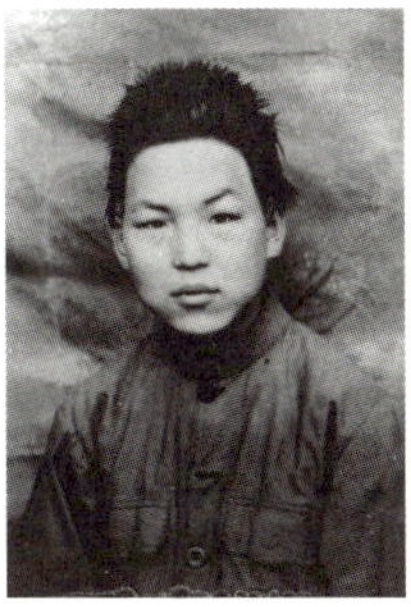

青年路茂槐

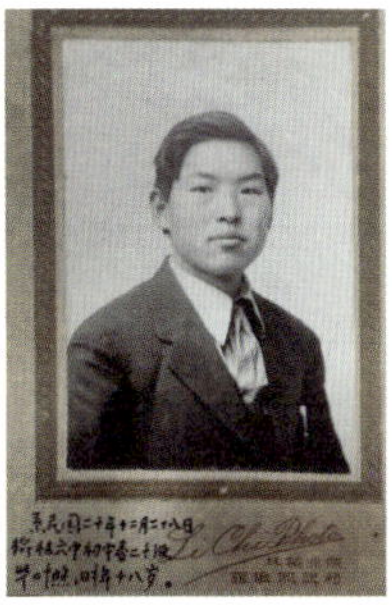

榆林六中初中春二十级毕业留念
（1931年12月28日，时年18岁）

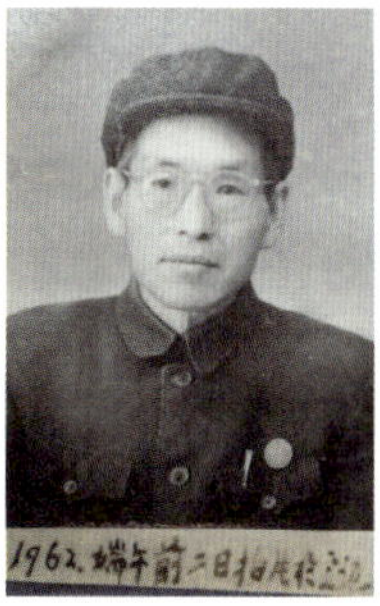

1962年留影

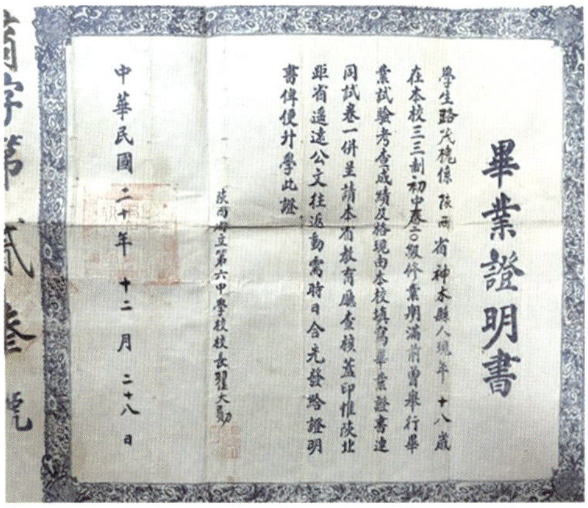

畢業證明書

學生路茂槐係陝西省神木縣人現年十八歲
在本校三三制初中春二〇級修業期滿前曾舉行畢
業試驗考查成績及格現由本校填寫畢業證書連
同試卷一併呈請本省教育廳查核蓋印惟陝北
距省遥遠公文往返動需時日合先發給證明
書俾便升學此證

陝西省立第六中學校校長瞿大勳

中華民國二十年十二月二十八日

陕西省立第六中学毕业证

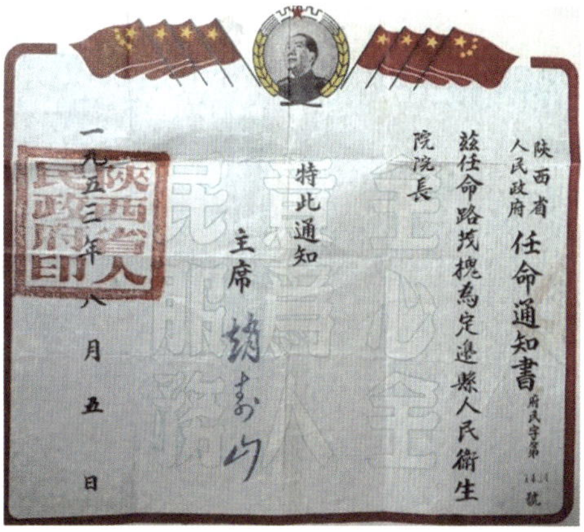

陝西省人民政府 任命通知書 府民字第[illegible]號

茲任命路茂槐為定邊縣人民衛生院院長

特此通知

主席 趙壽山

一九五三年八月五日

陝西省人民政府印

陕西省主席赵寿山为路茂槐颁发的任命其为定边县人民卫生院院长的任命书

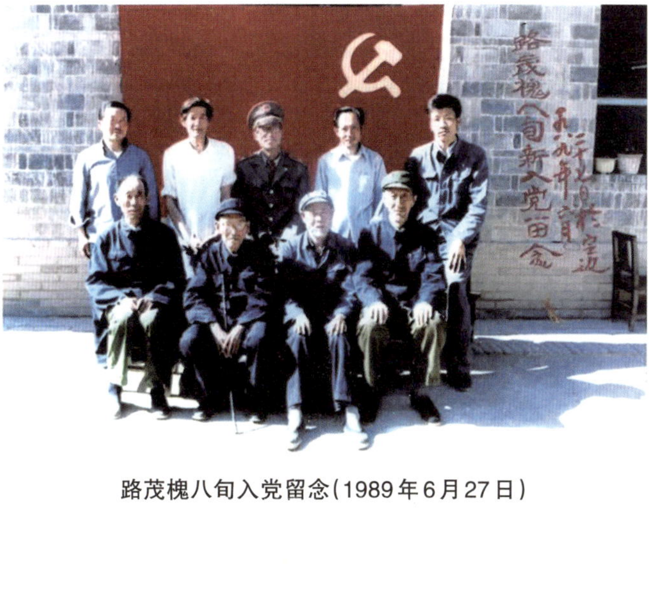

路茂槐八旬入党留念（1989年6月27日）

5.马汝均，1968年9月至1972年11月任定边县人民医院革委会主任

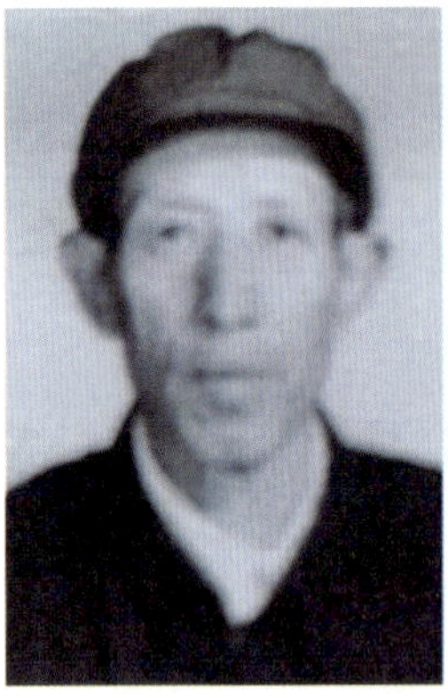

马汝均

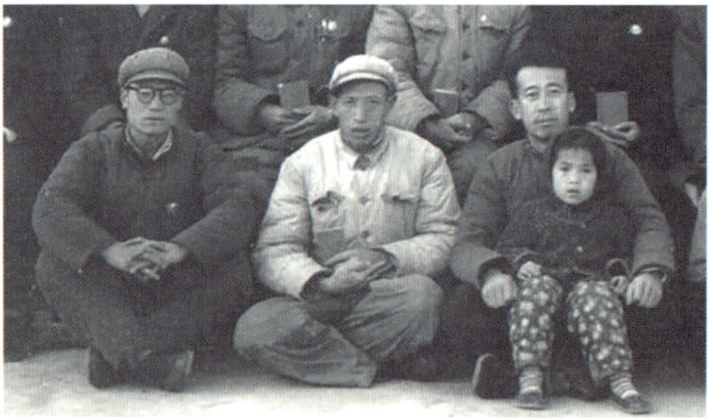

马汝均（中）和郭锦文（右）在一起(1968年11月)

6.唐立勋，1972年11月至1976年1月任定边县人民医院革委会主任（无照片）

7.张兴旺，1976年1月至1977年3月任定边县人民医院革委会主任

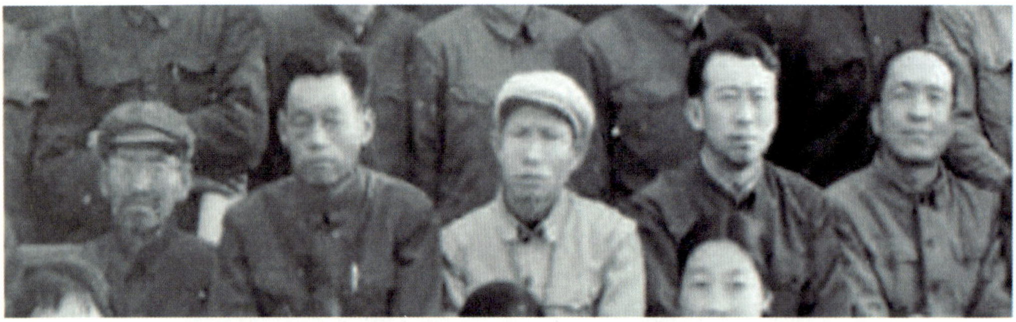

张兴旺(左二)与丁兆万(左三)、郭锦文(左四)留影(1976年5月)

8.王全，1977年3至1977年12月任定边县人民医院革委会主任，1977年12月至1982年3月任定边县人民医院院长兼书记

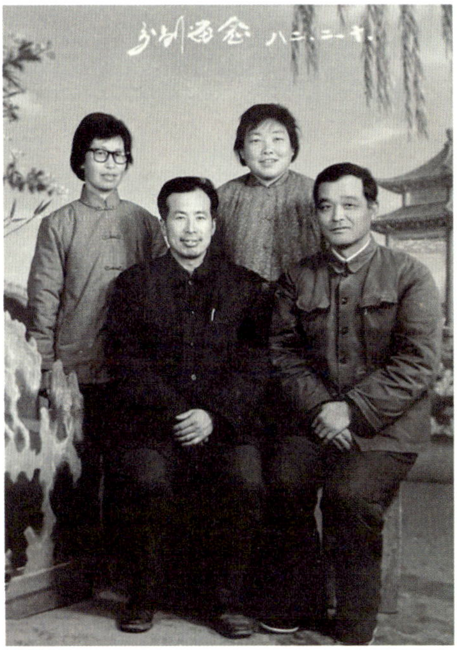

分别留念(1982年)
前排左起:王崇斌　王　全
后排左起:王淑芳　常凤莲(王全妻)

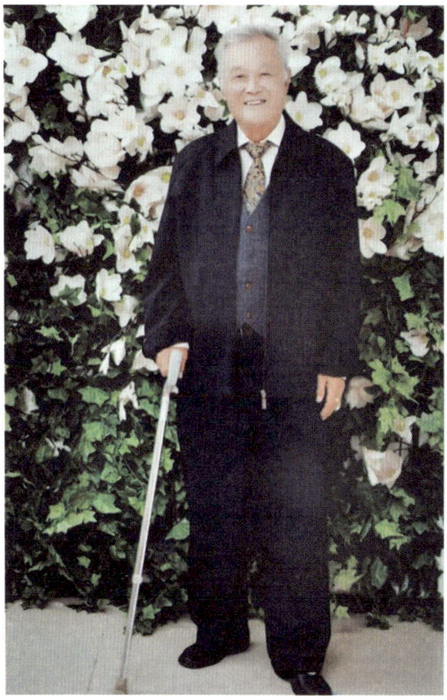

退休后的王全

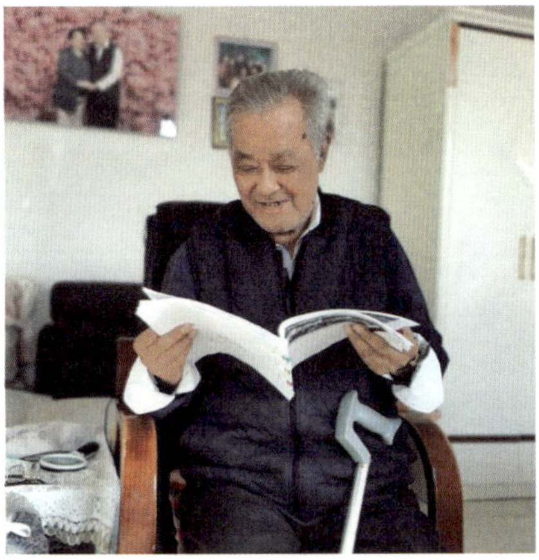

王全关注《定边县人民医院志》的编写情况

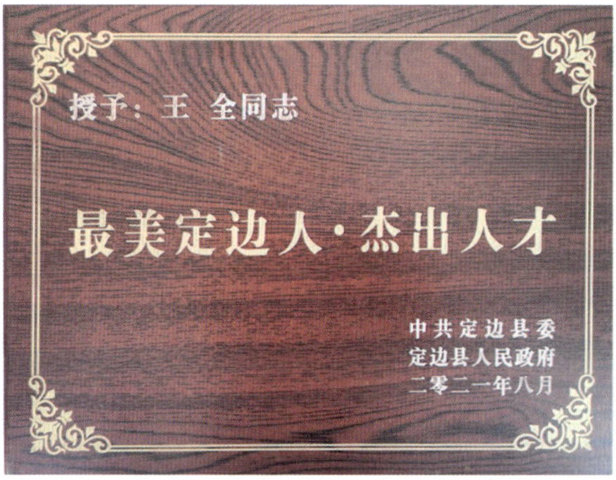

中共定边县委、定边县人民政府授予王全“最美定边人·杰出人才”荣誉称号

9.郭锦文,1982年3月至1991年2月任定边县人民医院院长

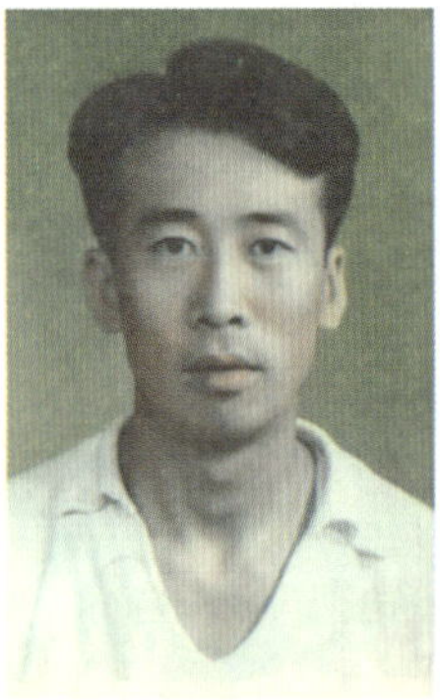

青年郭锦文

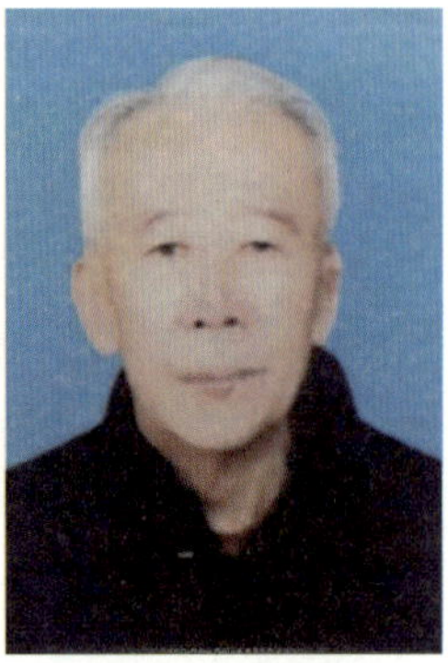

老年郭锦文

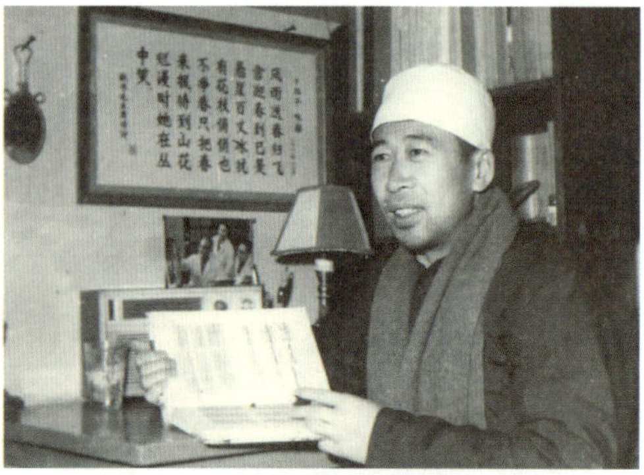

郭锦文在学习

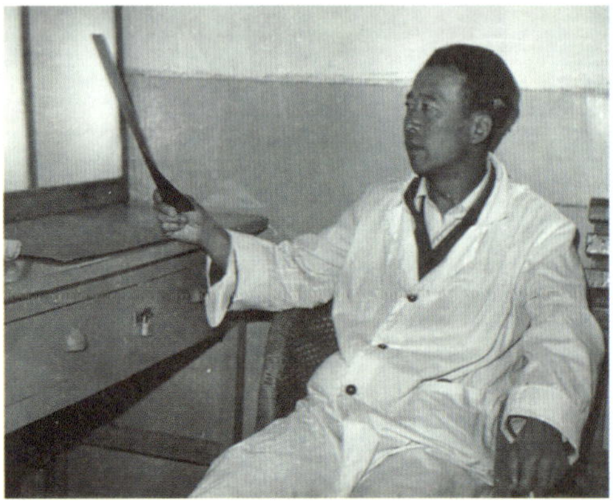

郭锦文在阅片

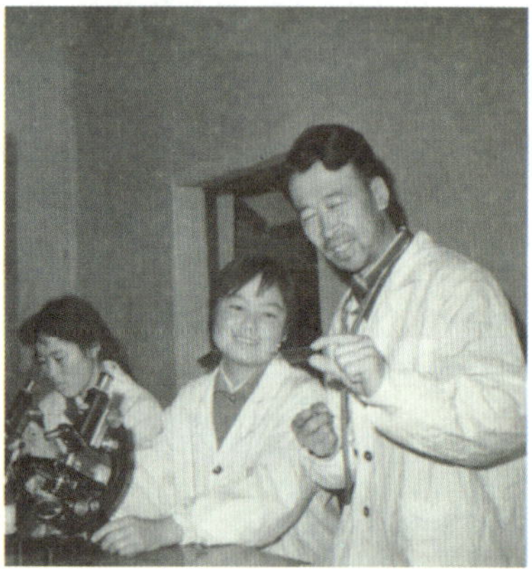

1976年,化验室刚成立,郭锦文(右一)在化验室指导工作

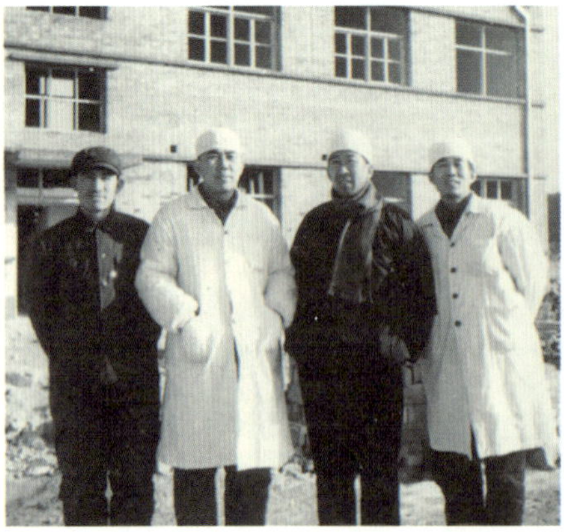

左起:李占宁、崔志祥、郭锦文、王继红

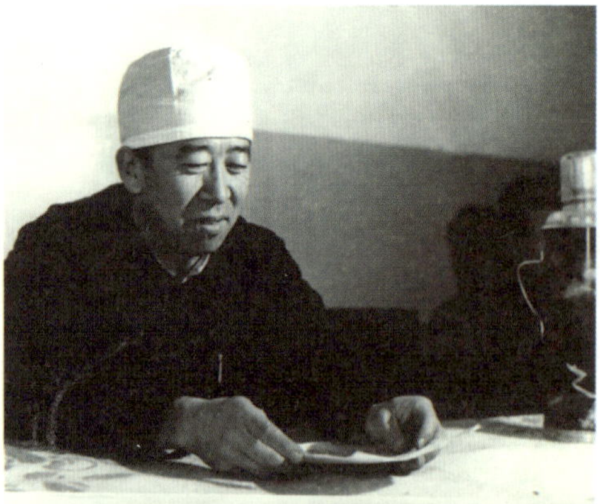

郭锦文在办公

10.孙应文，1988年12月至1991年2月任定边县人民医院院长

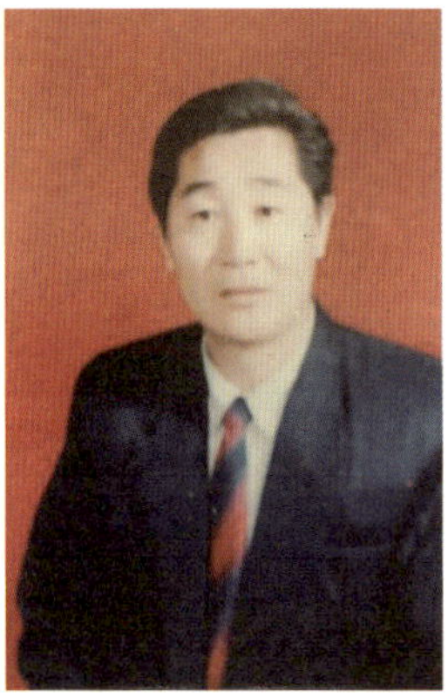

孙应文

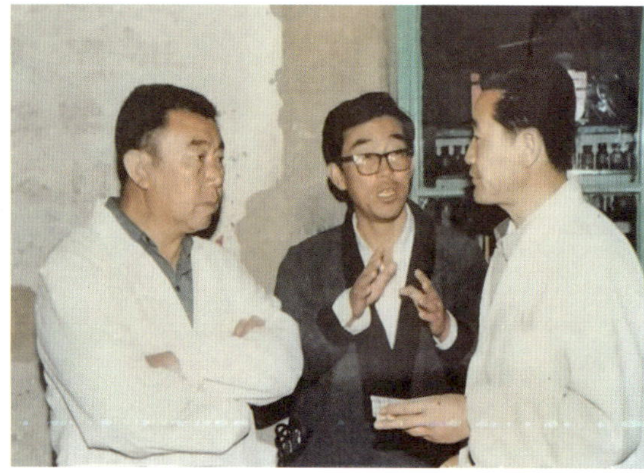

孙应文在听取汇报(1990年)
左起:崔志祥　王白石　孙应文

11.王白石，1991年2月至1998年8月任定边县人民医院院长

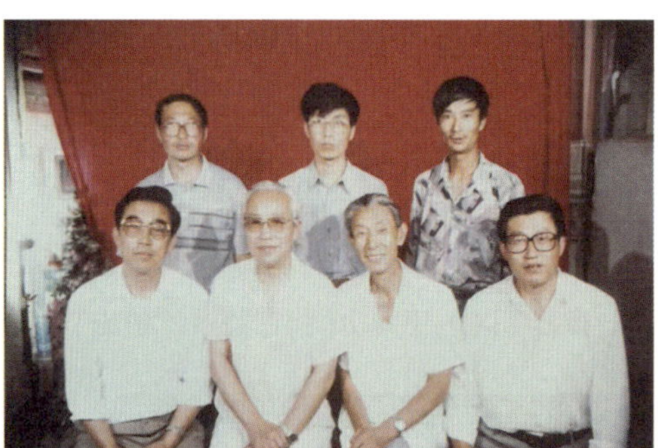

前排左起:王白石　商霆钧(宁夏人民医院教授)
张　德　孙玉贵
后排左起:赵国庆　丁海山　高海峰(1995年)

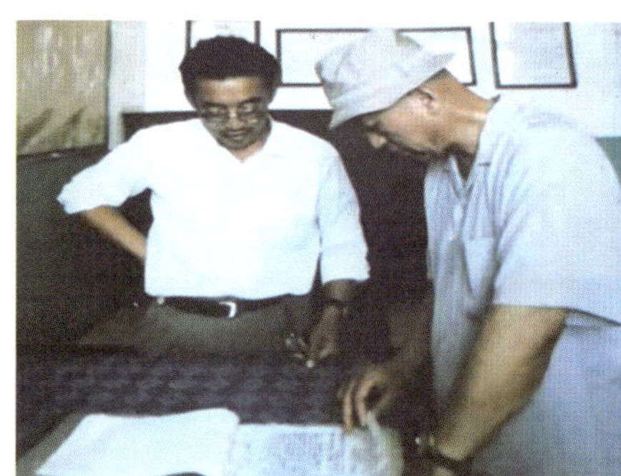

宁夏人民医院副院长尚志清到县医院指导工作(1995年)

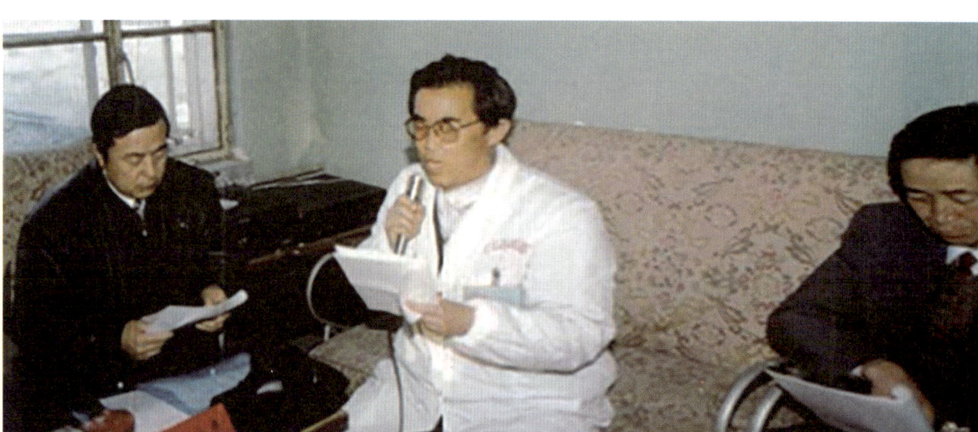

王白石院长(中)在向县人大常委会副主任钱金堂(左)汇报工作(1996年)

12.杨继张，1998年8月至2010年5月任定边县人民医院院长

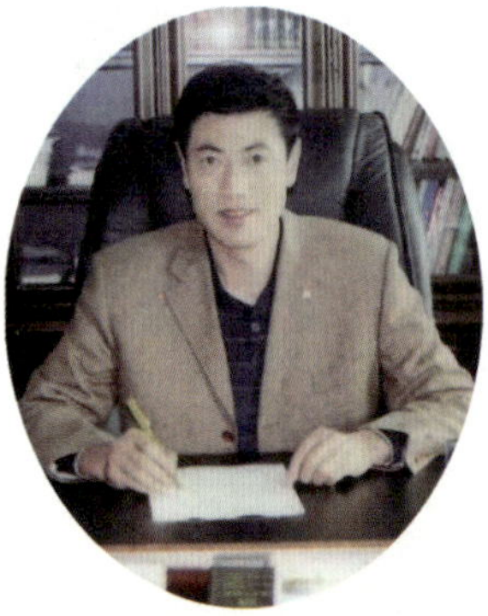

杨继张

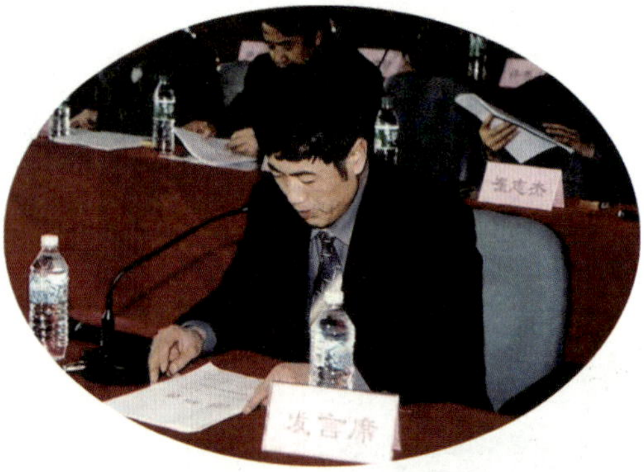

杨继张在榆林市卫生系统会议上发言

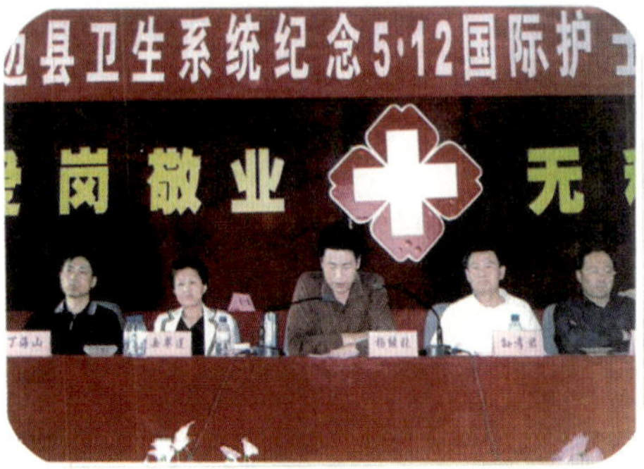

杨继张在2005年5月12日护士节大会上讲话

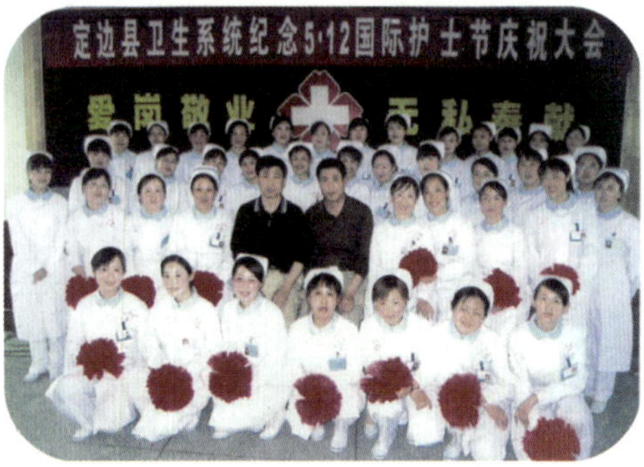

杨继张(右)、丁海山(左)在“5·12”护士节留影

2009年5月，榆林市委常委，副市长井剑萍来县医院检查指导工作（左一院长杨继张，左二井剑萍，右二副院长张少雄）

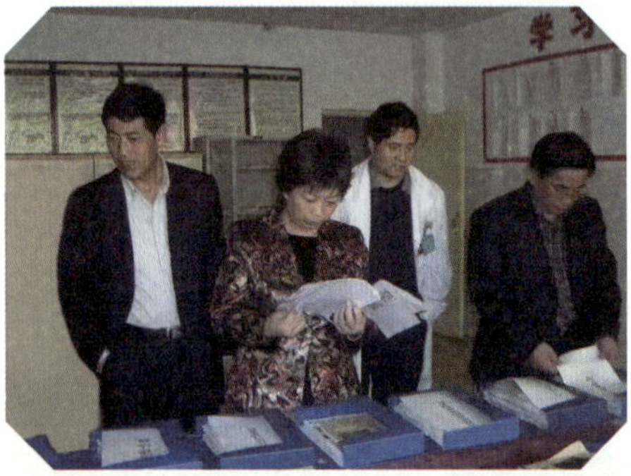

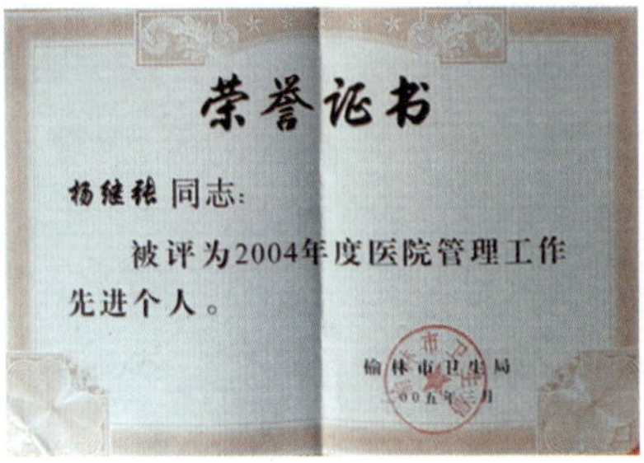

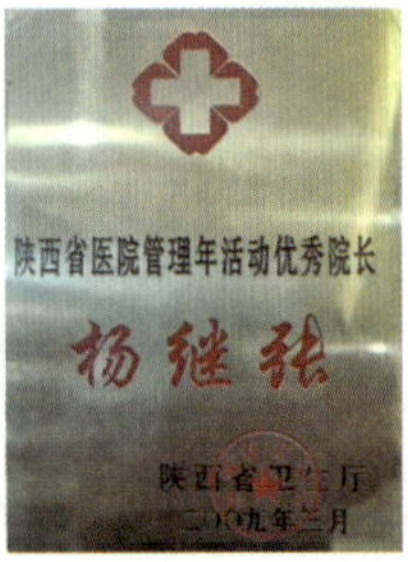

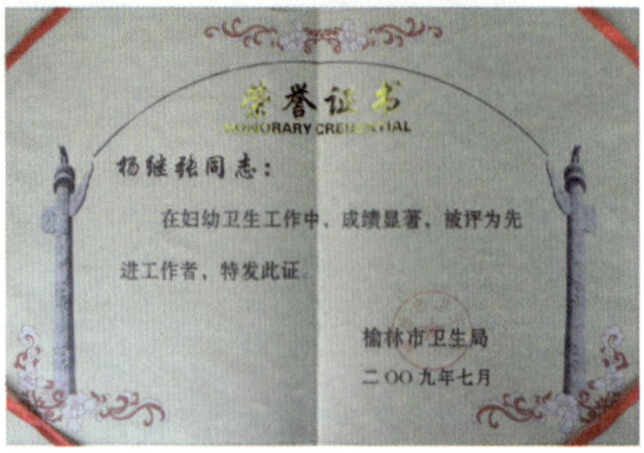

杨继张的荣誉证

13.张少雄，2010年5月起任定边县人民医院院长

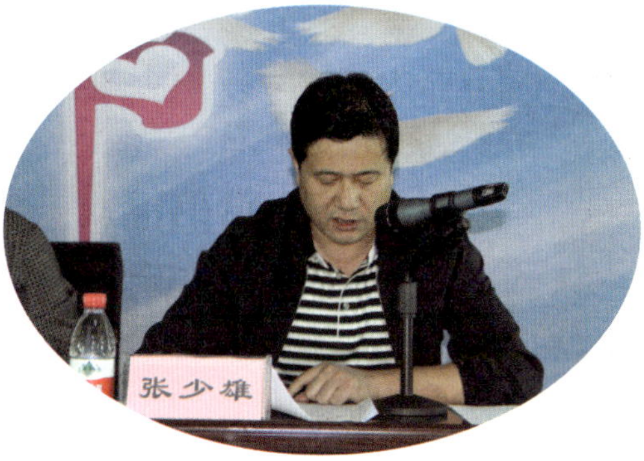

张少雄讲话

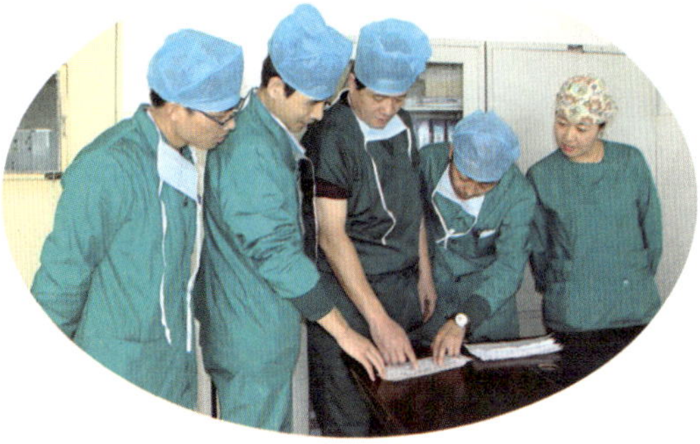

张少雄术前讨论

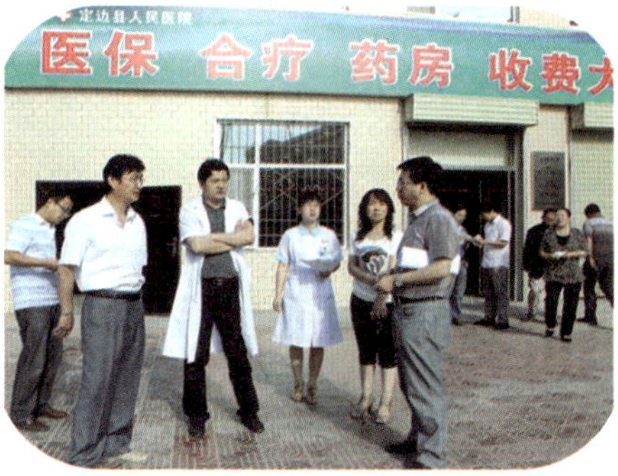

张少雄检查工作

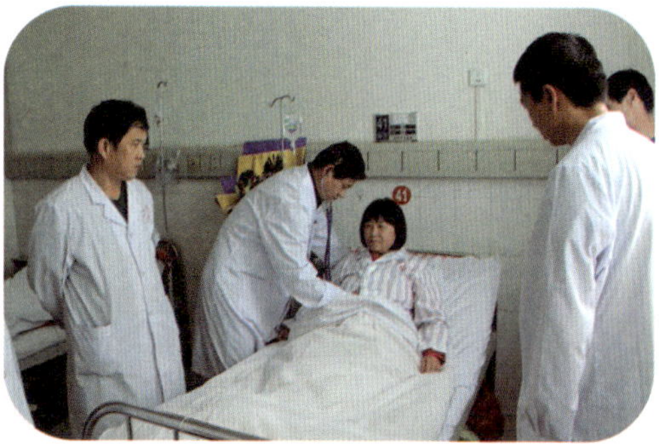

张少雄给患者查体

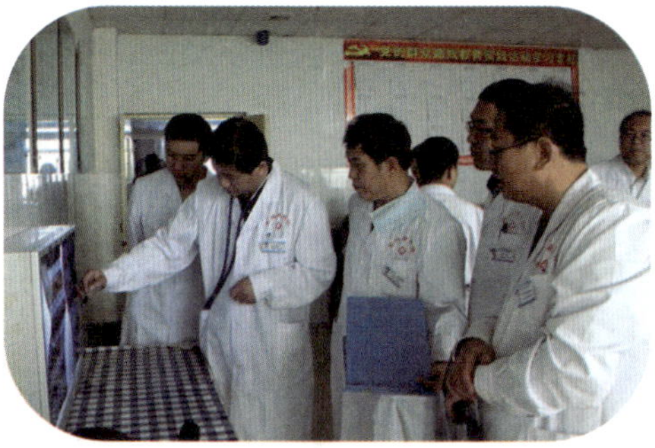

张少雄在阅片

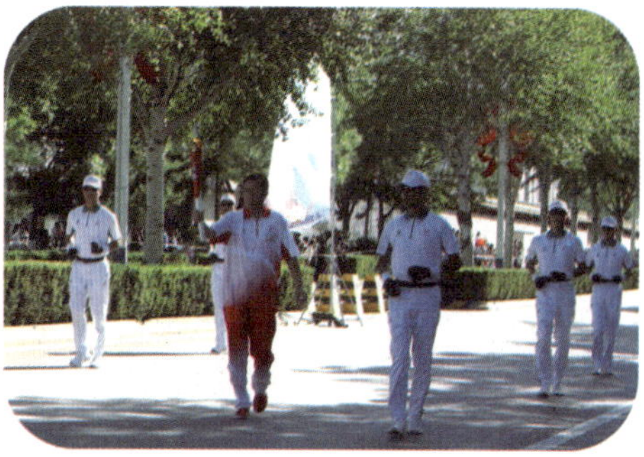

张少雄在榆林参加“十四运和残特奥会”圣火传递(2021年8月24日)

（三）遥想当年

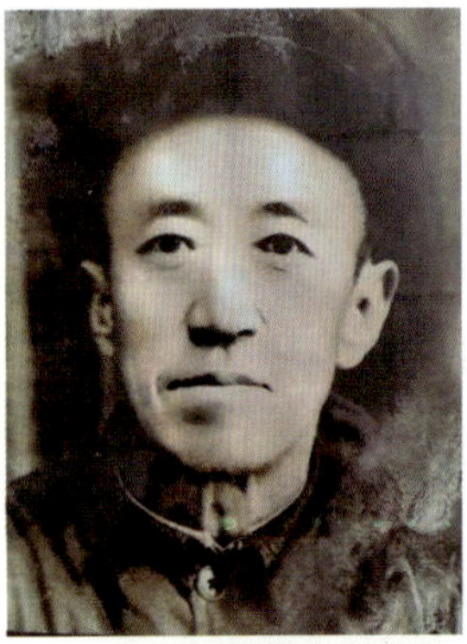

刘文祥，1953 年 5 月至 1956 年 1 月任定边县卫生院副院长

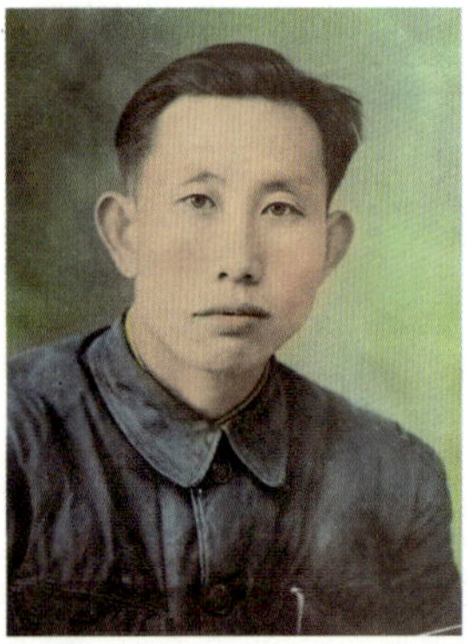

丁兆万，1973 年 5 月至 1976 年 5 月任定边县人民医院革委会副主任

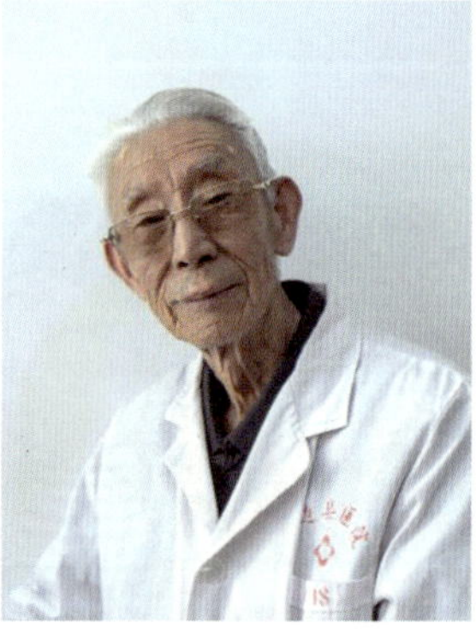

张德，1991 年 2 月至 1998 年 8 月任定边县人民医院党支部书记

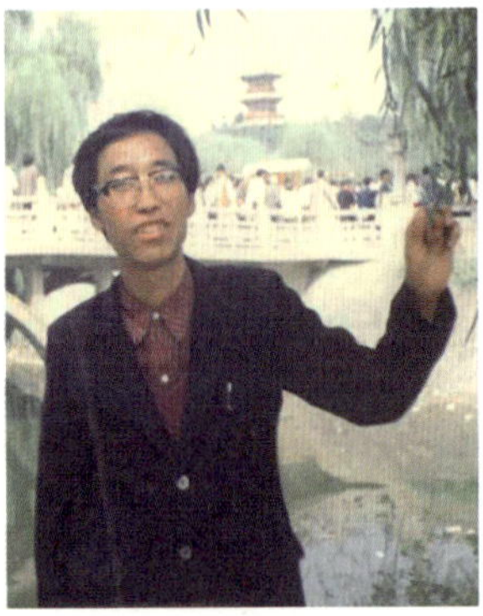

王存金，1997 年 1 月至 2009 年 3 月任定边县人民医院副院长

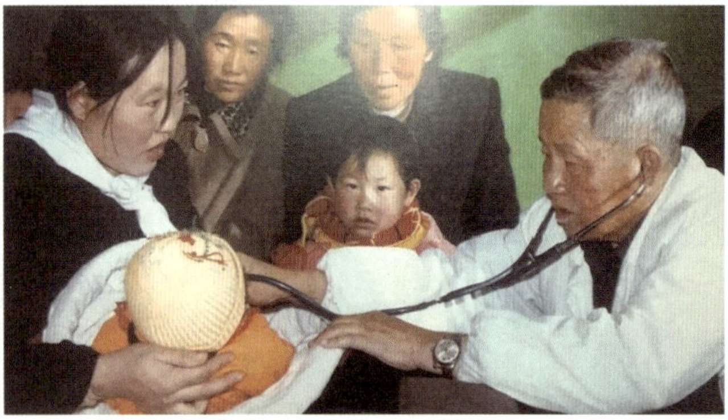

郭福来给患儿治病

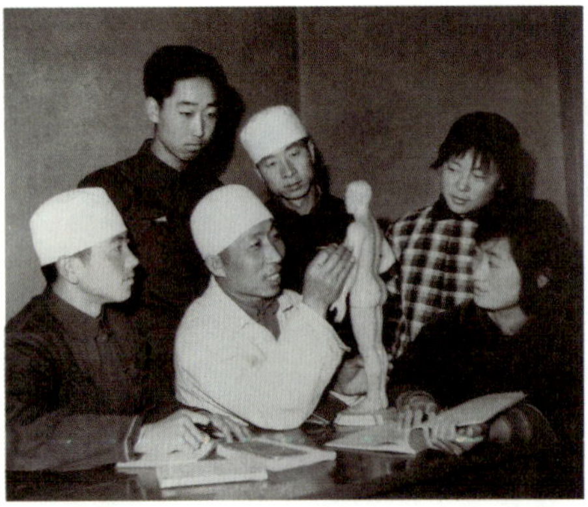

中医韩祥庭传授针灸技术（1974 年）

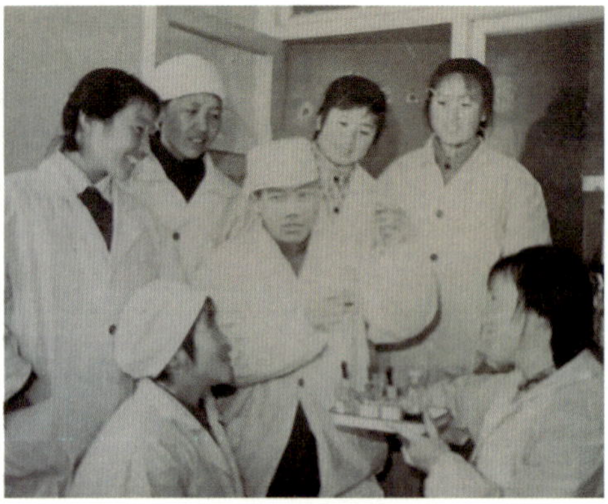

胡启泰讲解制剂方法

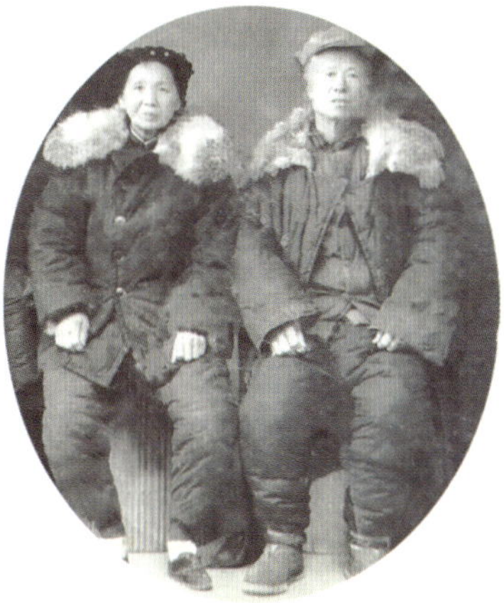

1957年，在县医院帮助下，刘开荣在定边镇开办健民诊所。图为1963年，刘开荣夫妇照

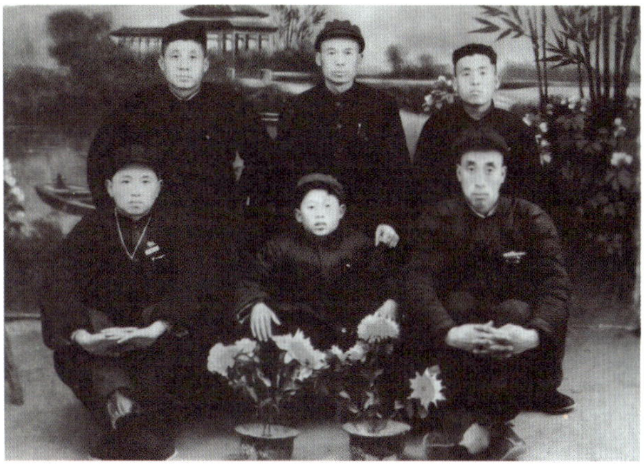

1954年，刘锦贵(后排中)在定边县卫生院工作时留影

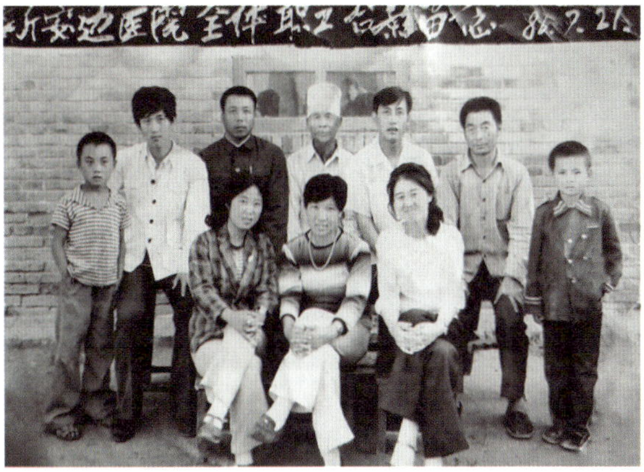

刘锦贵在新安边医院工作照(1986年7月)
前排左起：韩小玲　陈连琴　马新君
后排左起：王学广　薛志堂　刘锦贵　白秀山　刘序树

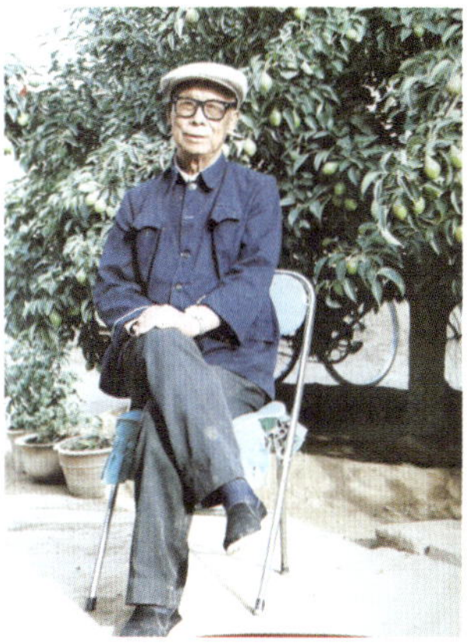

退休后在家赋闲的刘锦贵(1993年5月)

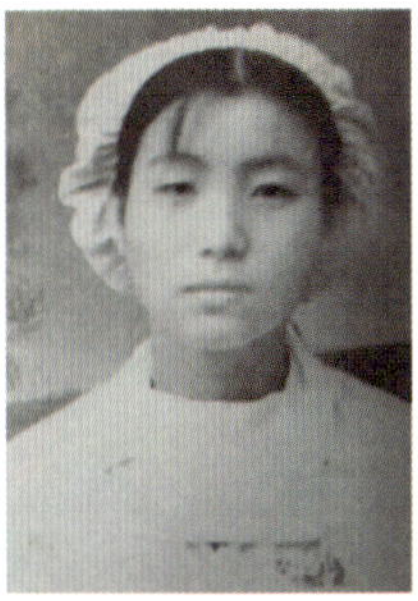

赵乐芬在定边县医院工作期间留影(1952年7月)

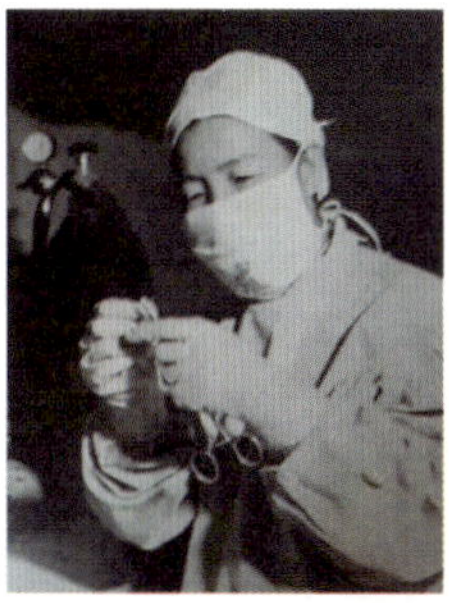

赵乐芬在工作(1980年)

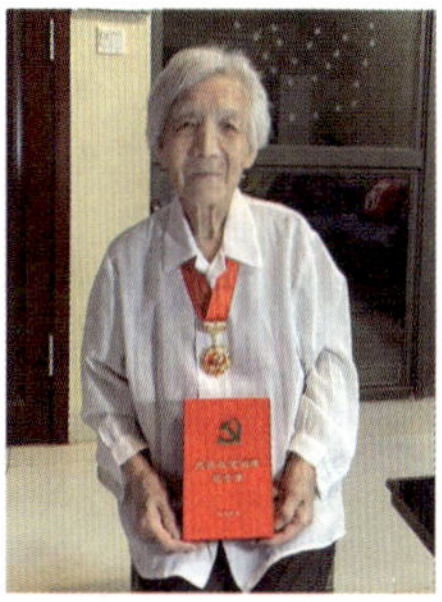

退休后的赵乐芬教授

医学世家——崔存良、崔志祥、杨玉兰、崔志杰

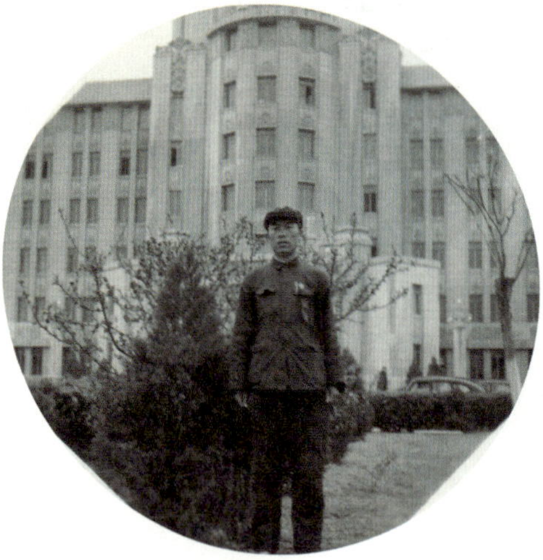

定边县医院会计崔存良参加全省卫生工作群英会时在西安人民大厦前留影(1959年春)

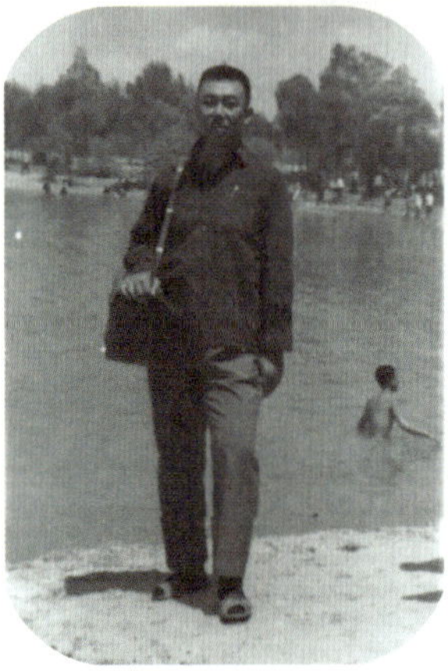

1974年夏，马莲滩方海子举行全县游泳比赛，图为担任救护人员的崔志祥

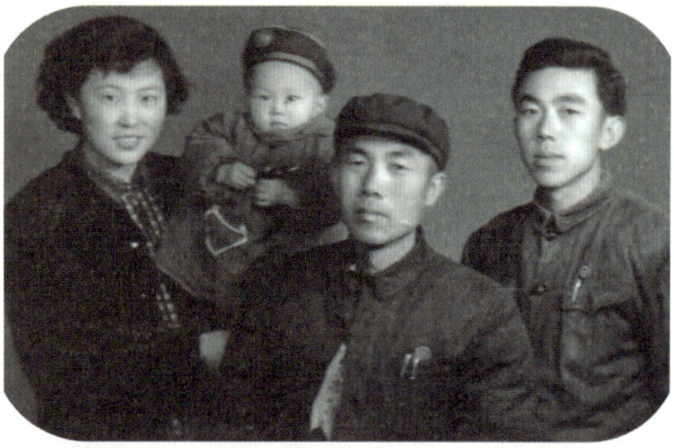

1959年春，崔存良在西安开会期间和儿子崔志祥、儿媳杨玉兰以及孙子崔祝明合影留念

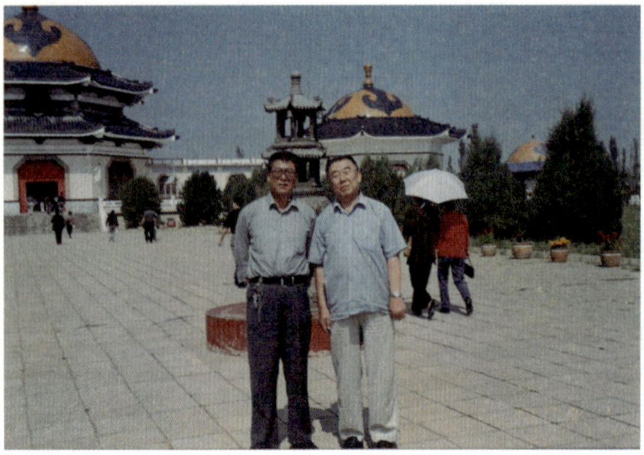

2004年8月，崔志祥和崔志杰兄弟二人在参加全省卫生工作研讨会期间在成陵留影

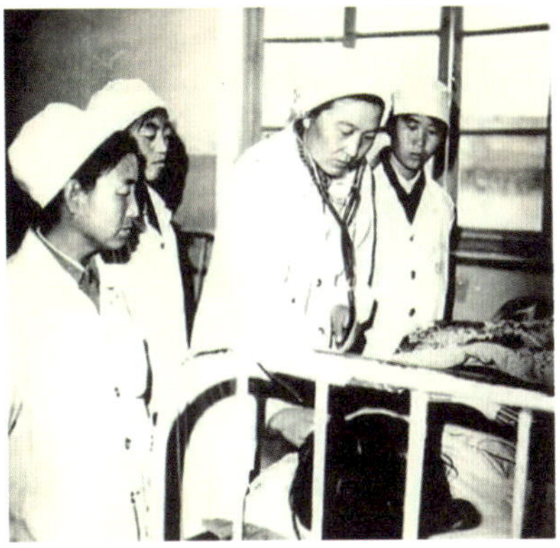

妇产科主任杨玉兰(右二)查房(1980年)

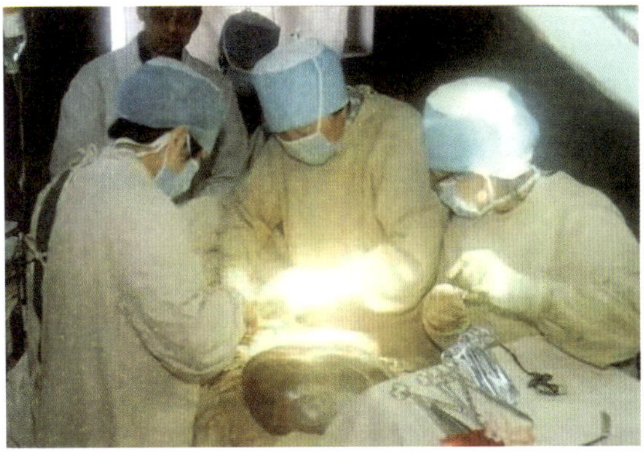

杨玉兰(右二)从病人体内取出23斤重的一块肿瘤(1982年)

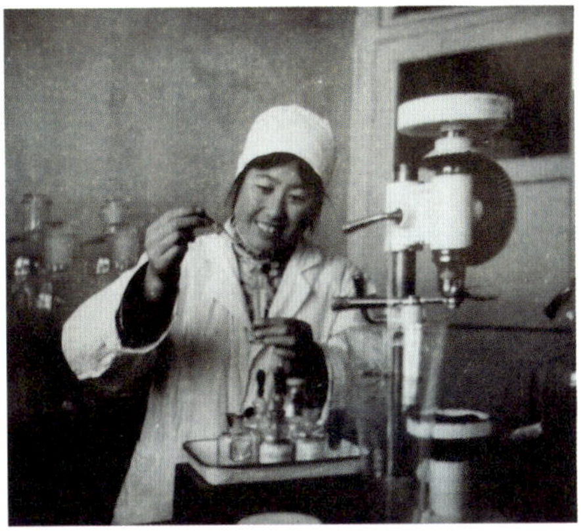

尉克芳在工作(1972年)

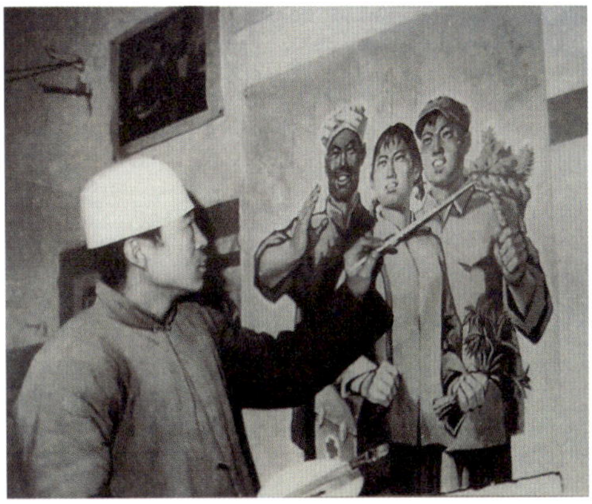

王继红正在创作宣传画——把医疗卫生工作放到农村去(1973年)

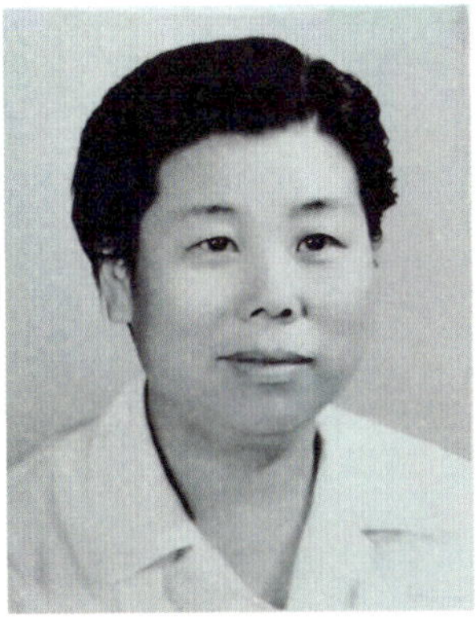

陈群英(1956年从西安调到县医院工作)

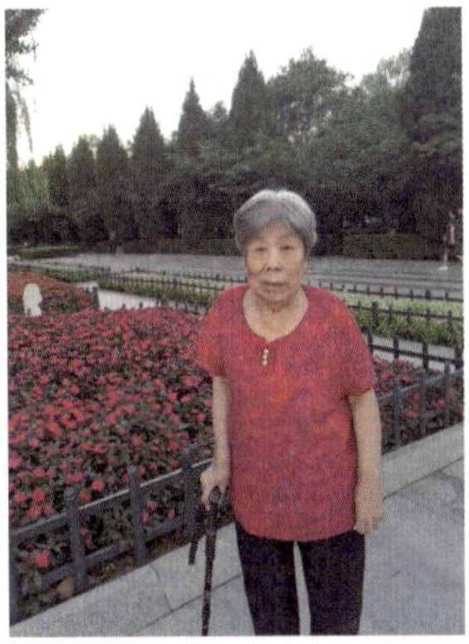

老年陈群英

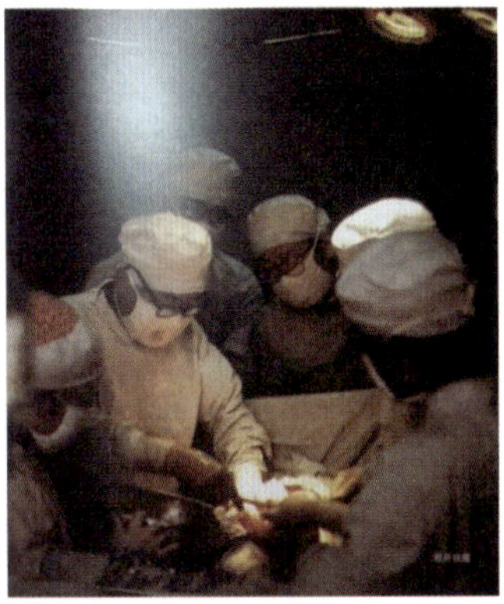

被称为“一把刀”的外科大夫于长雍为病人做手术

（四）沧桑院貌

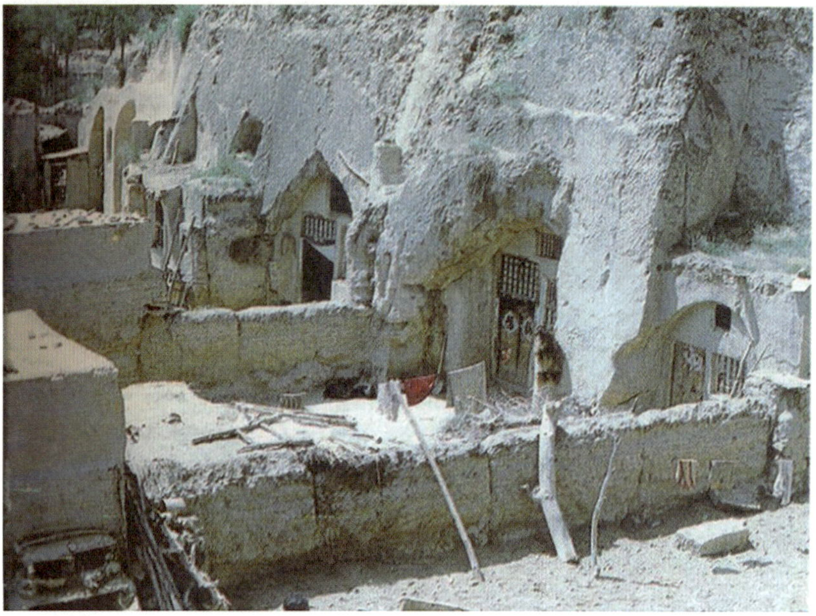

县医院驻新安边赵家窑子(1946年10月)

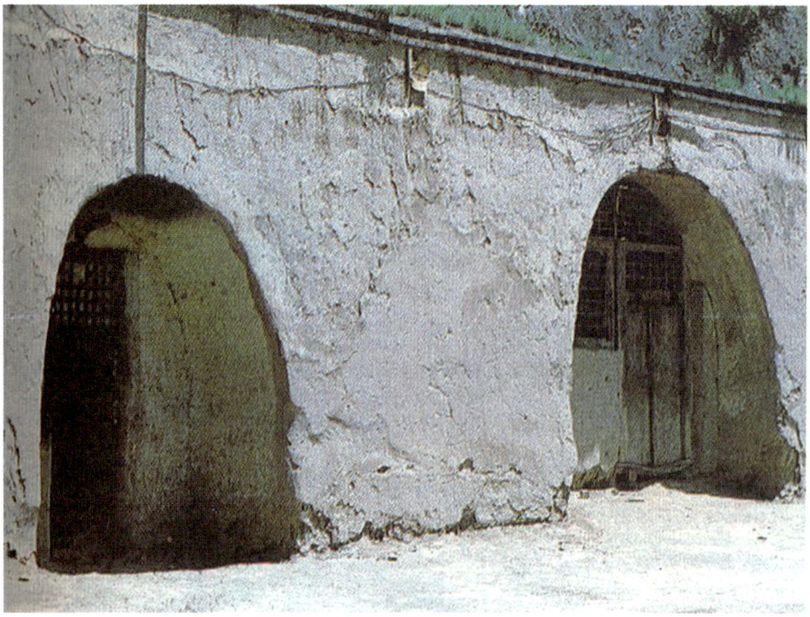

县医院驻新安边时的窑洞，左为病房，右为伤员住处

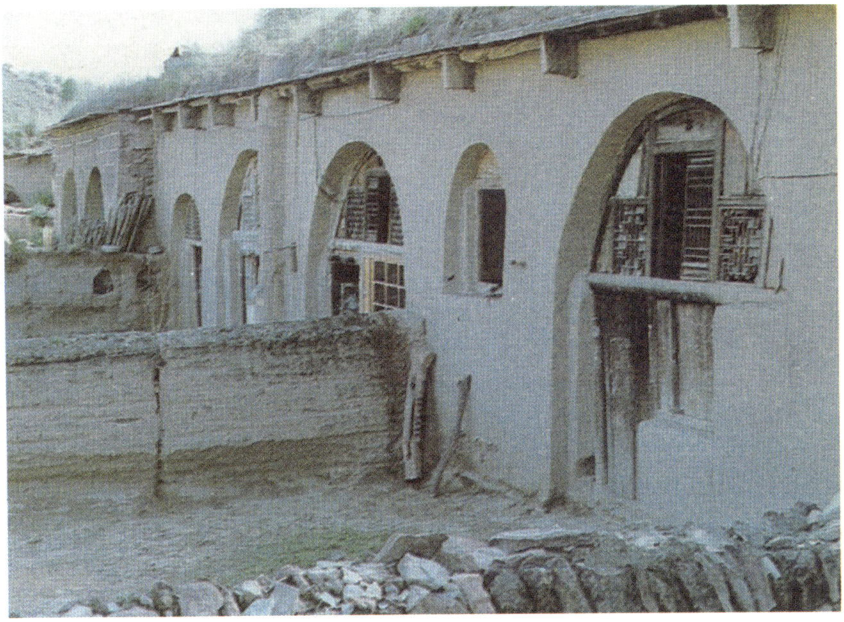

1949年1月,医院转移至吴起县梁台,左起:特护室、手术室、伤员住处

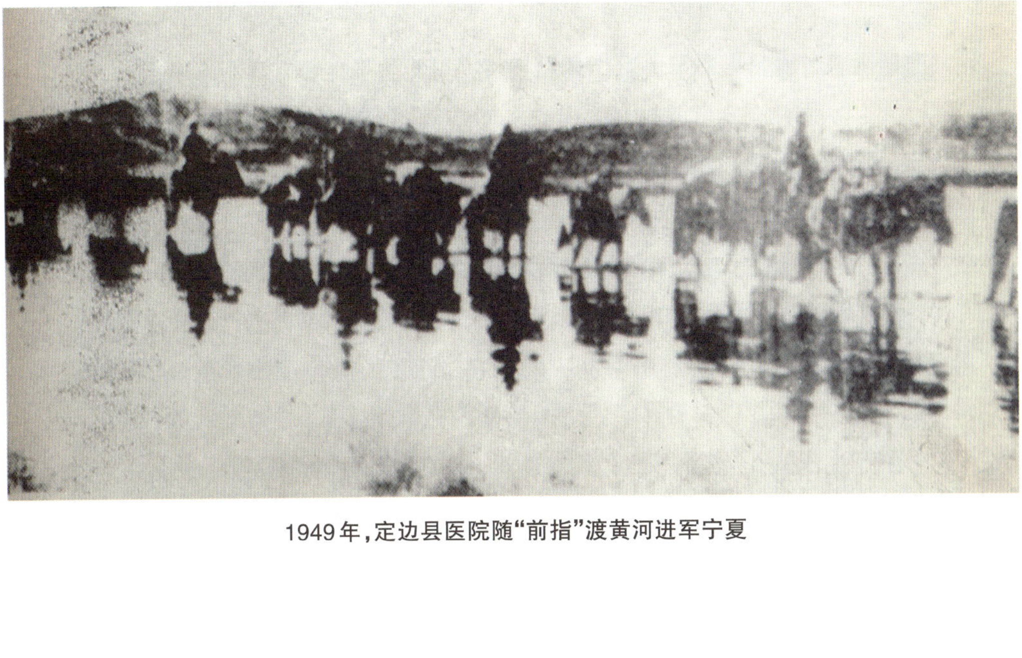

1949年,定边县医院随“前指”渡黄河进军宁夏

二　精神文化

(一) 精神指引

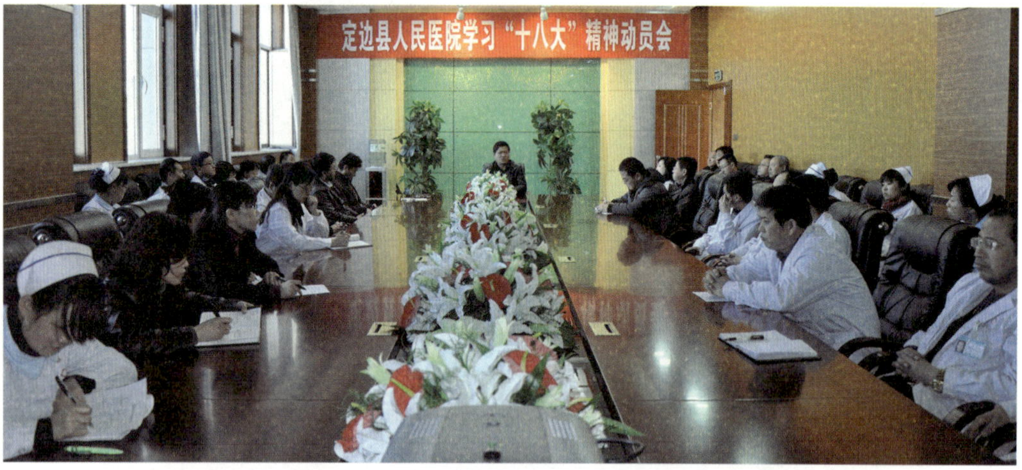

2012年11月29日,院长张少雄主持召开学习党的十八大精神动员会

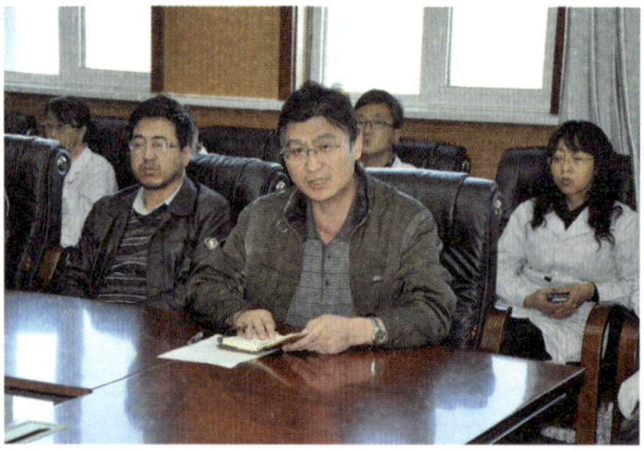

副书记丁银山安排部署学习党的十八大精神

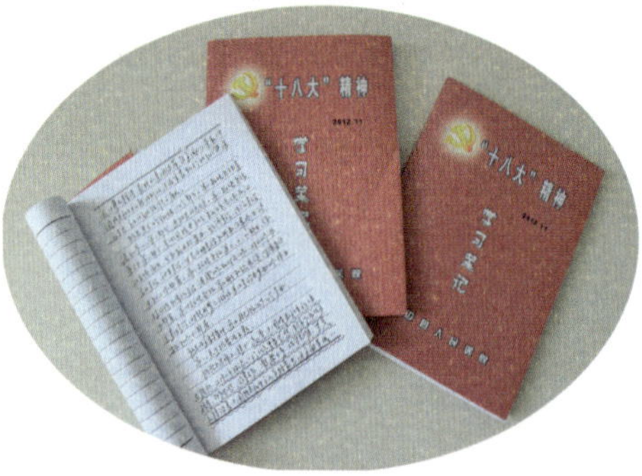

党的十八大精神学习笔记

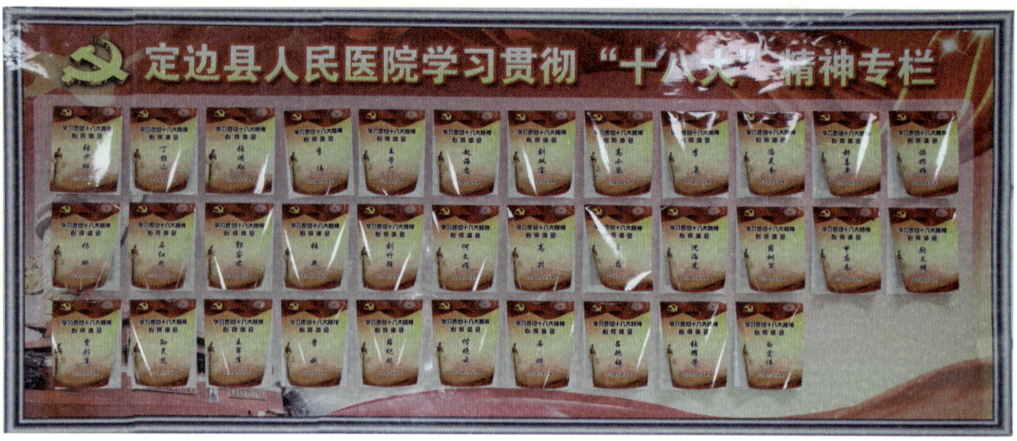

党的十八大精神学习专栏

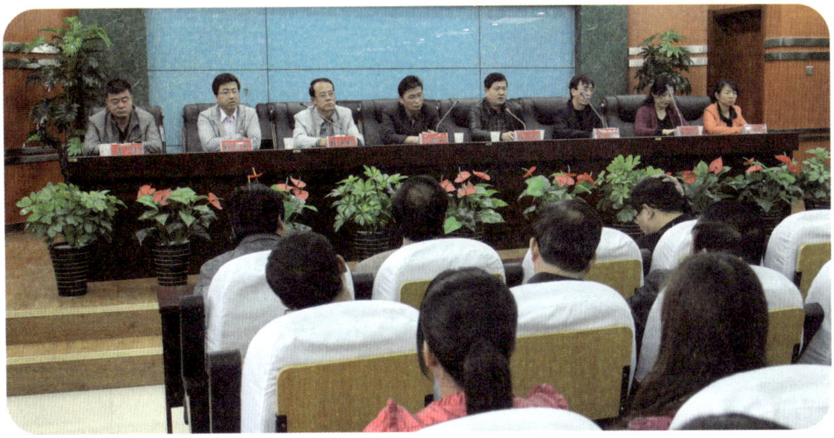

2013年3月12日，召开“三好一满意”活动再动员大会

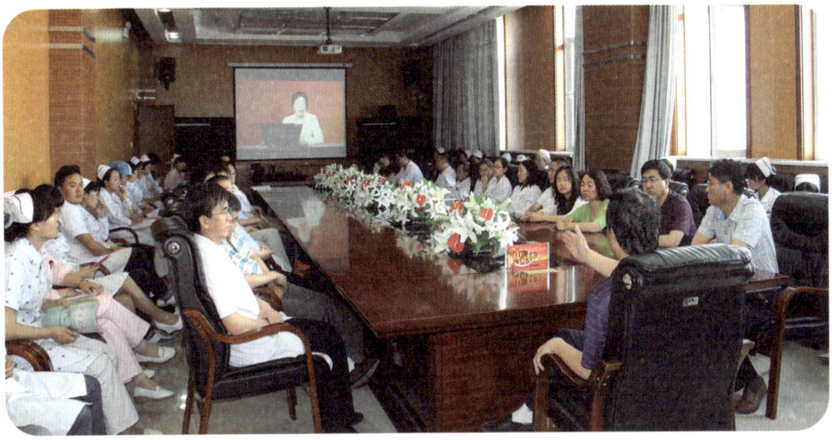

2016年4月，召开“两学一做”学习教育工作会议。副书记丁银山主持会议，院长张少雄讲话

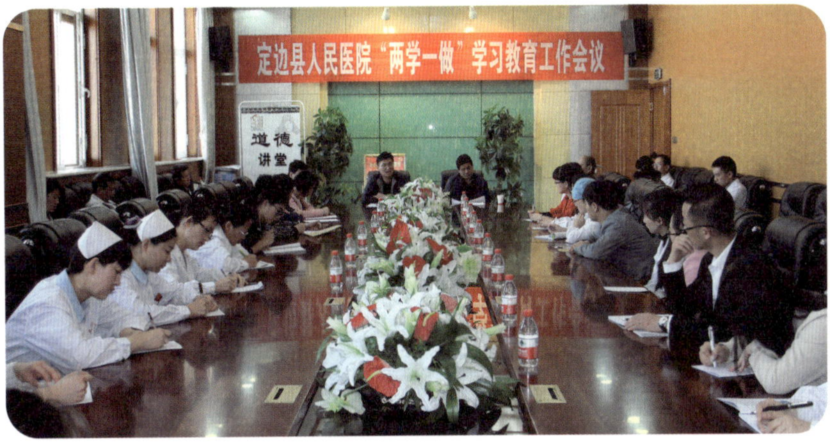

2016年8月6日，召开“两学一做”集中学习会议

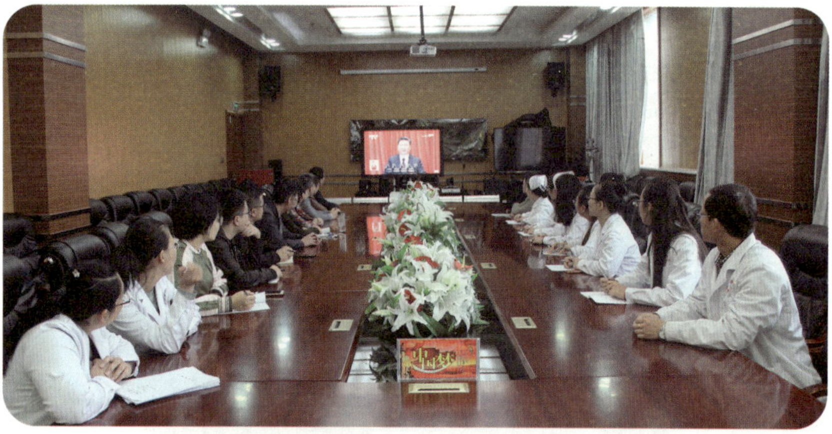

2017年10月18日,组织党员干部职工收看党的十九大开幕会

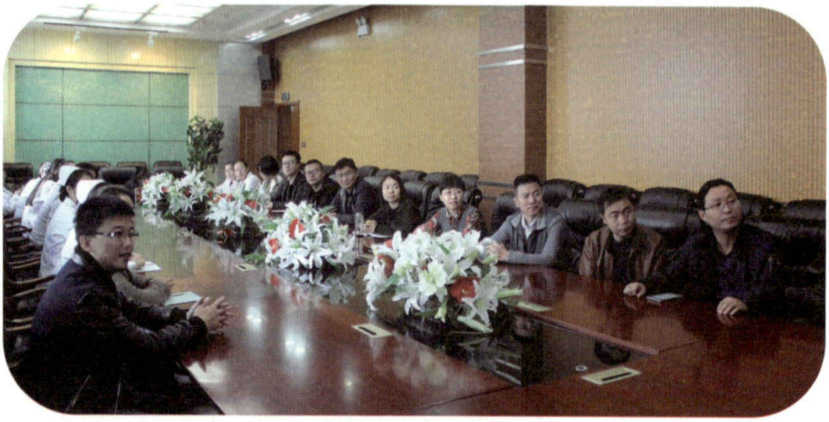

各科室同步收看党的十九大开幕会

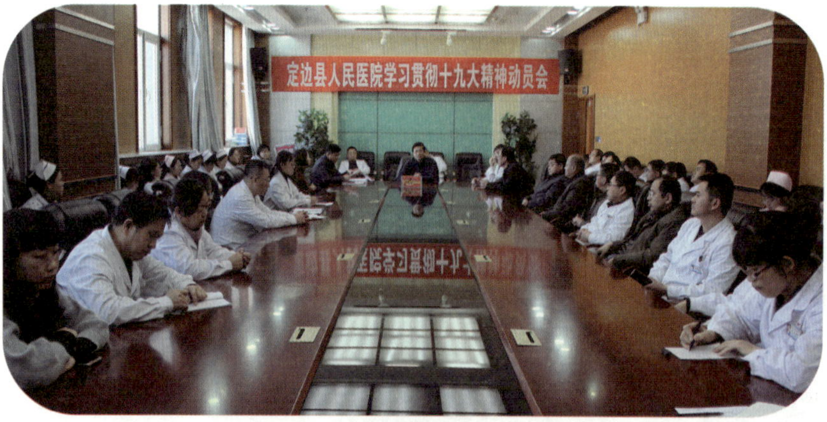

2017年12月9日,召开学习宣传贯彻党的十九大精神动员会

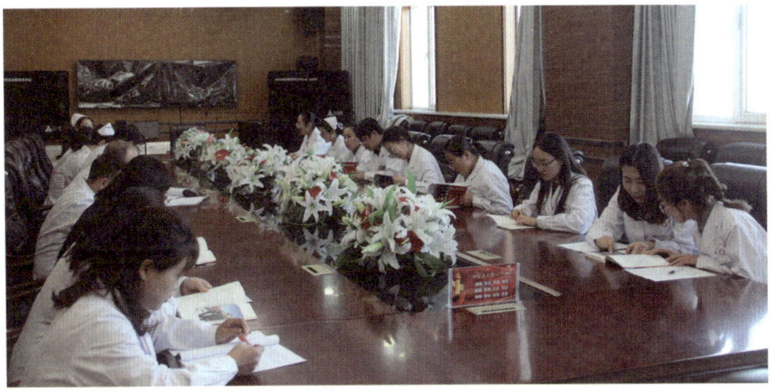

2018年10月，组织全体党员干部职工集中学习梁家河精神

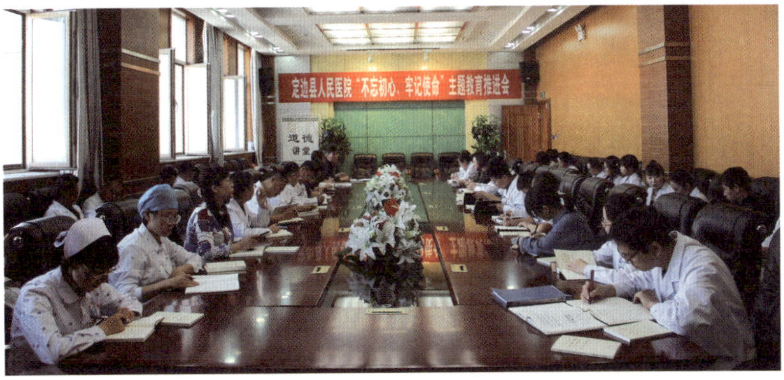

2019年9月26日，召开“不忘初心、牢记使命”主题教育推进会

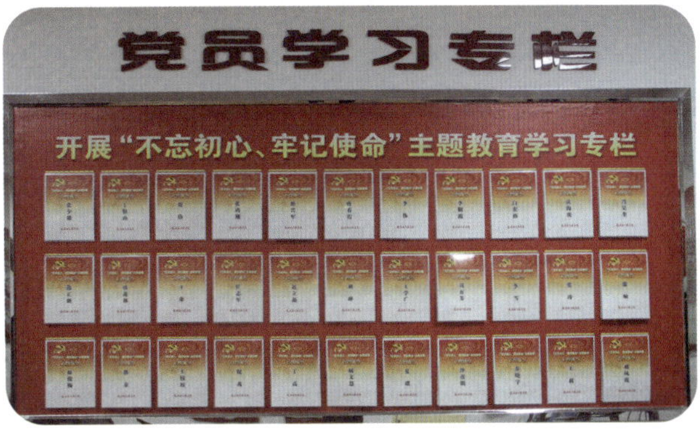

“不忘初心，牢记使命”学习专栏

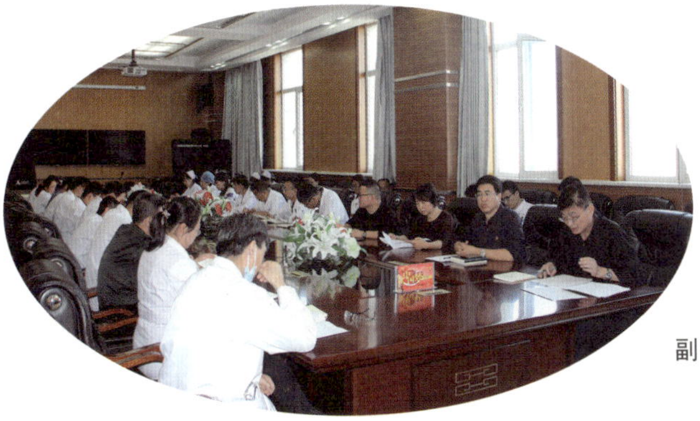

副书记丁银山（右一）主持集中学习会议

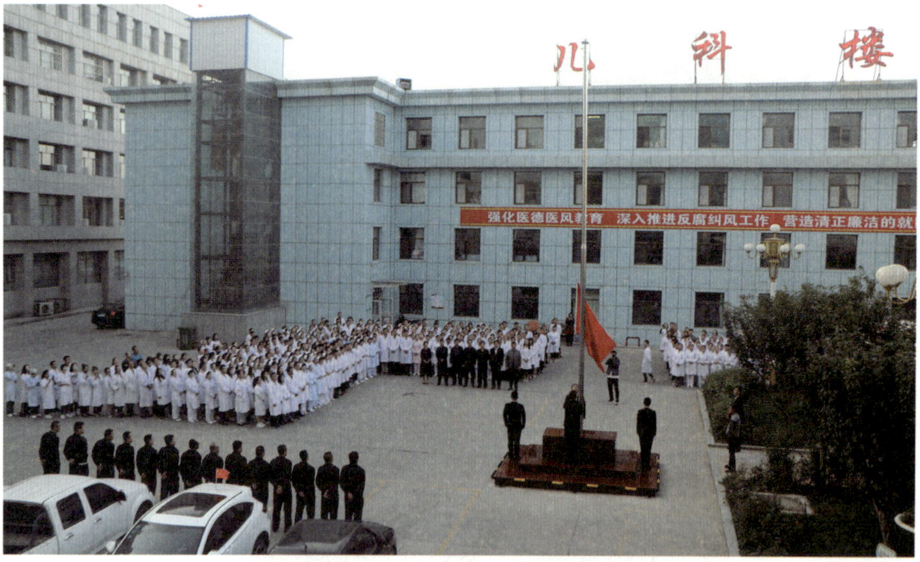

2019年9月30日早晨，举行升国旗仪式

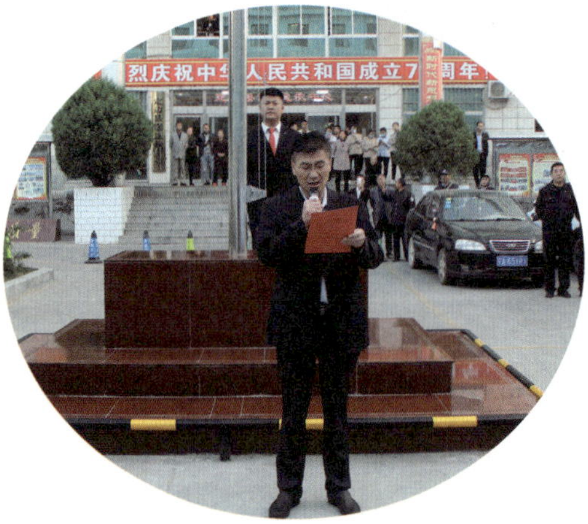

副书记丁银山主持仪式

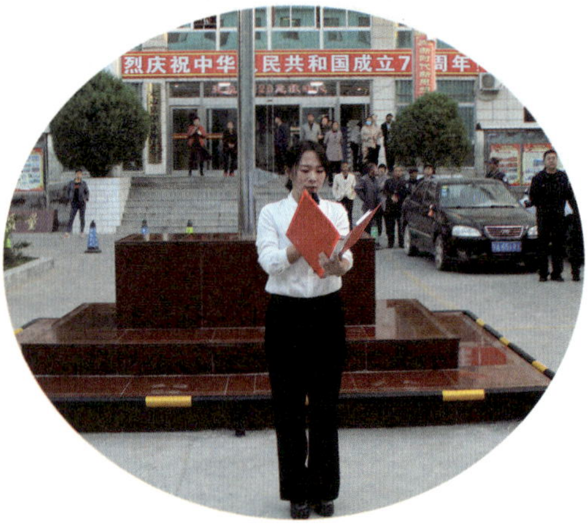

医务科屈文慧以《壮丽七十年，奋斗新时代》为题，在国旗下演讲

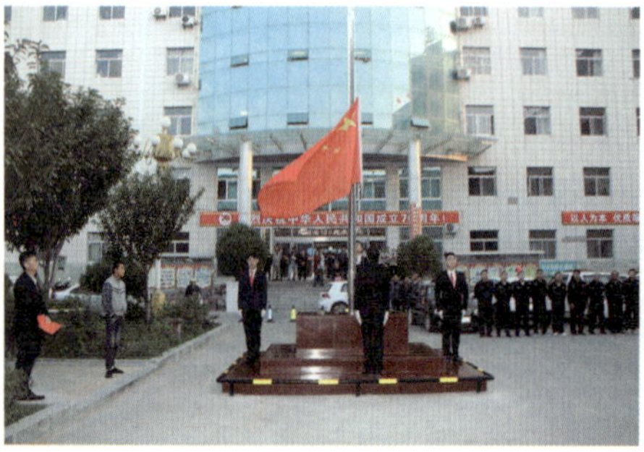

护旗手升旗

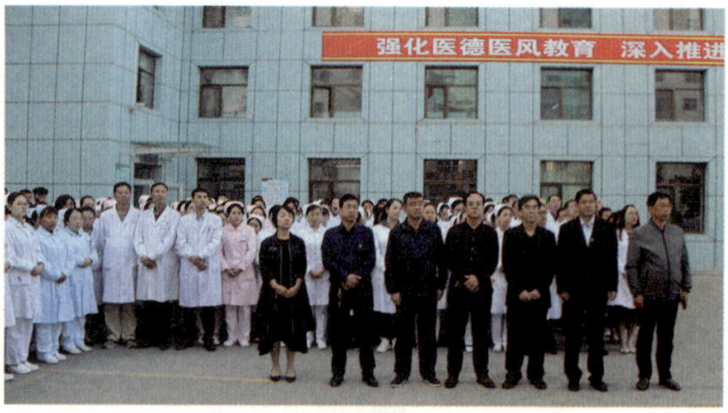

全体肃立

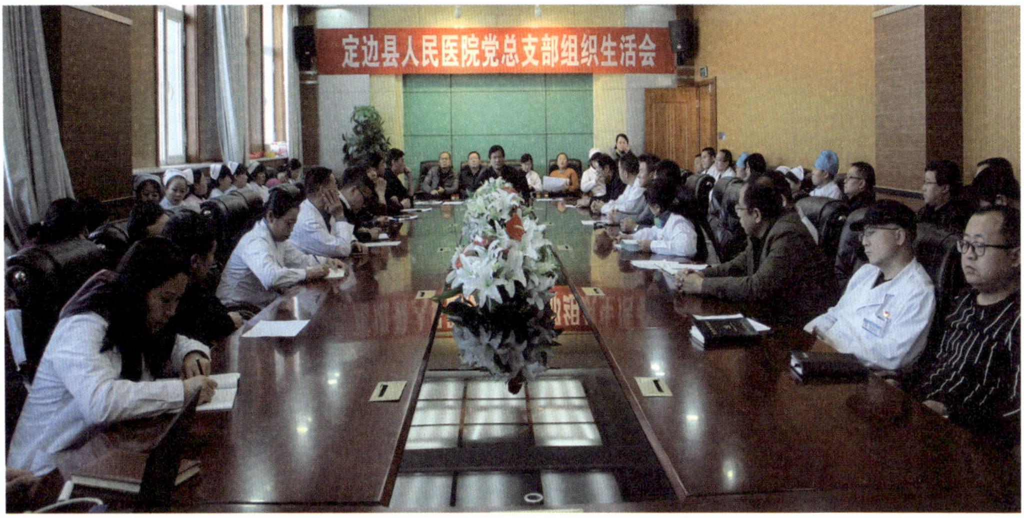

2019年12月，党总支部召开组织生活会

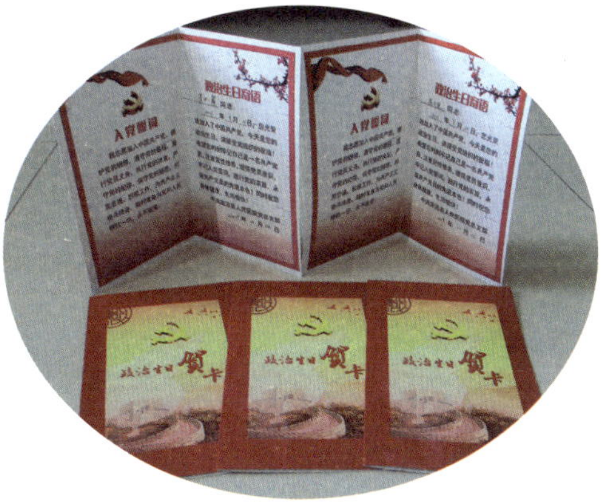

党员政治生日卡

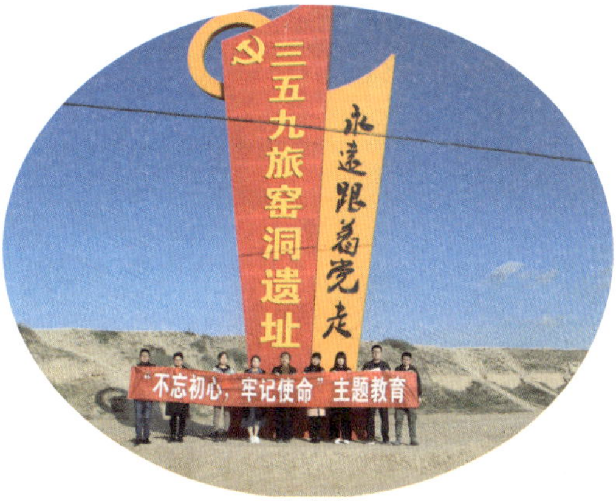

组织党员参观三五九旅窑洞遗址

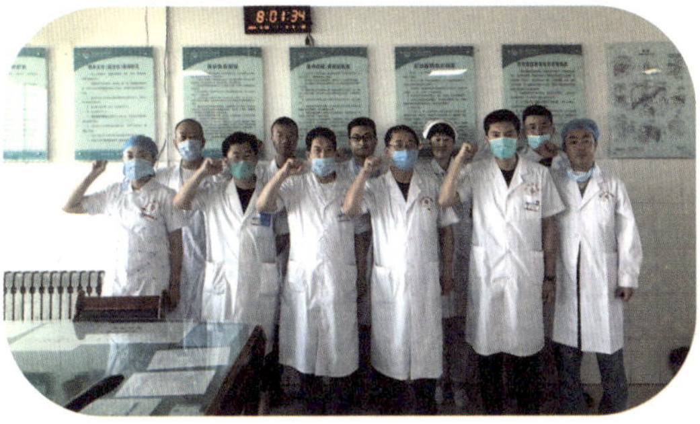

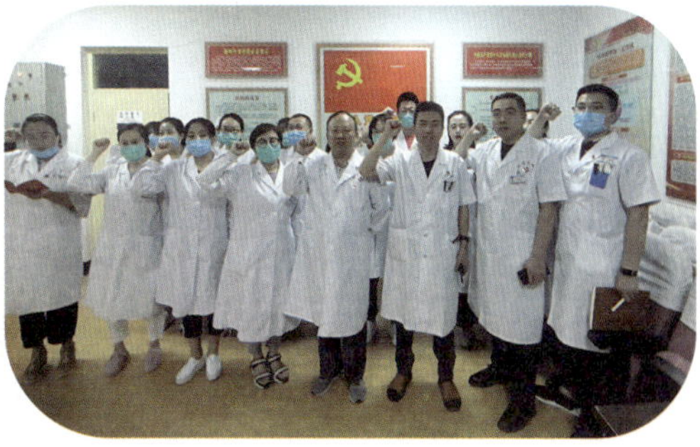

全体党员重温入党誓词

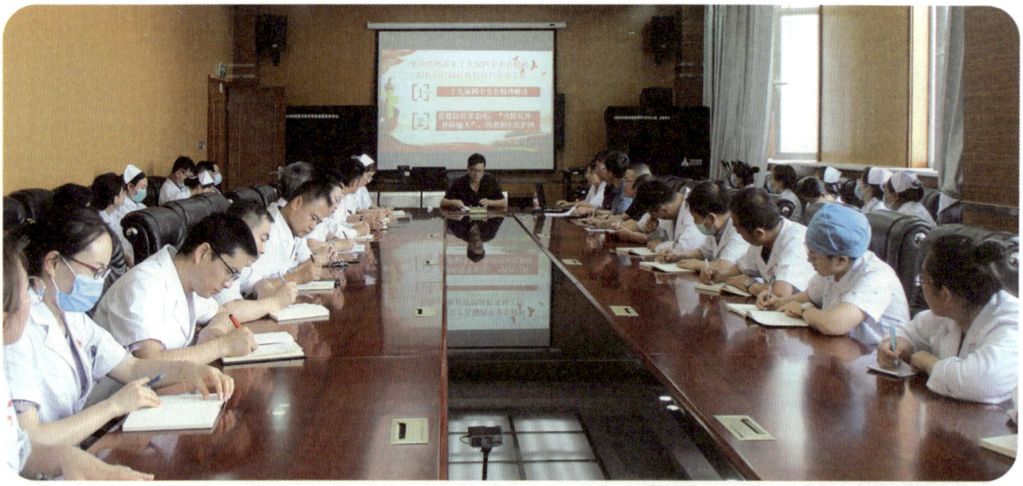

2020 年 7 月 7 日，院长张少雄为全院党员干部职工讲党课

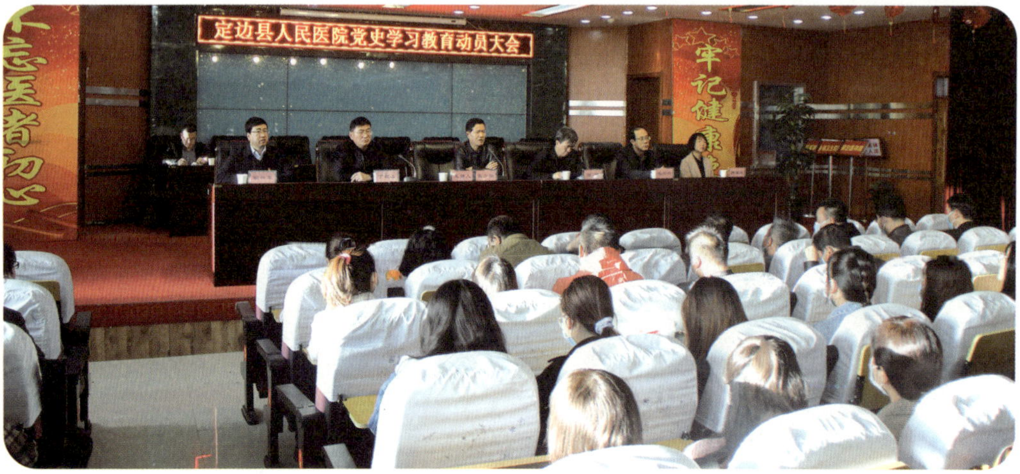

2021 年 3 月 27 日，院长张少雄主持召开党史学习教育动员大会

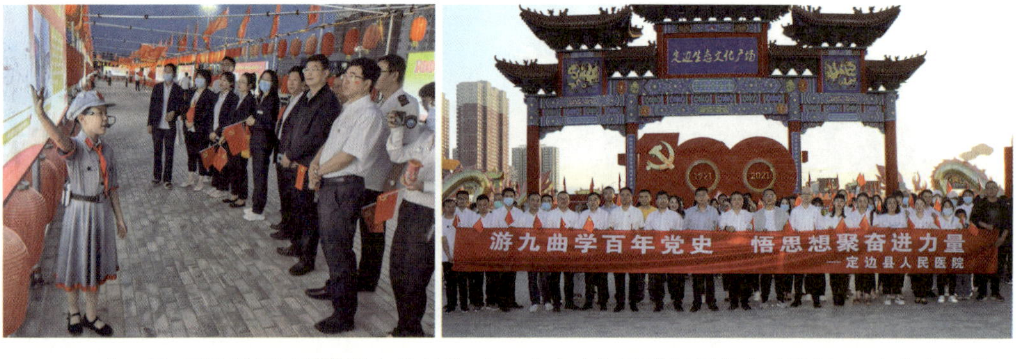

2021 年 5 月，医院党员干部游览九曲长廊，在一个个小红军讲解员的生动讲解下，大家参观学习党的百年艰辛历程和定边地方党史等内容

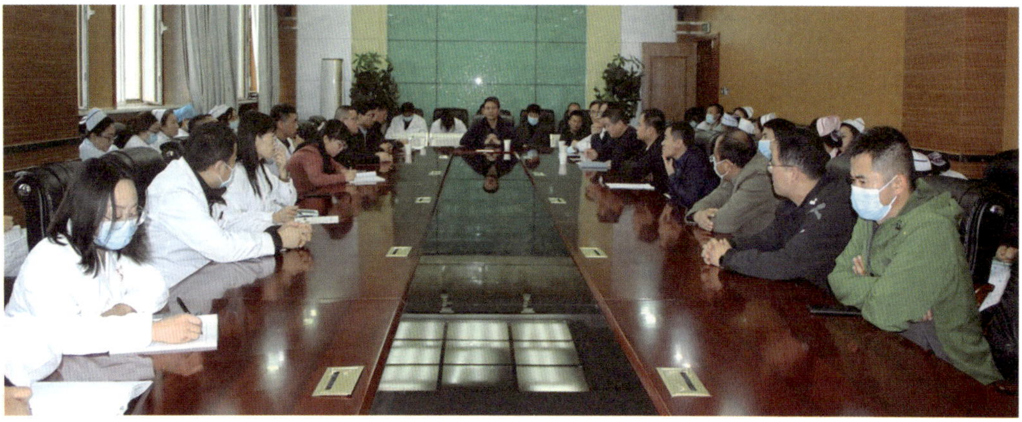

2021年10月8日，组织党员干部学习习近平总书记到陕考察重要讲话精神

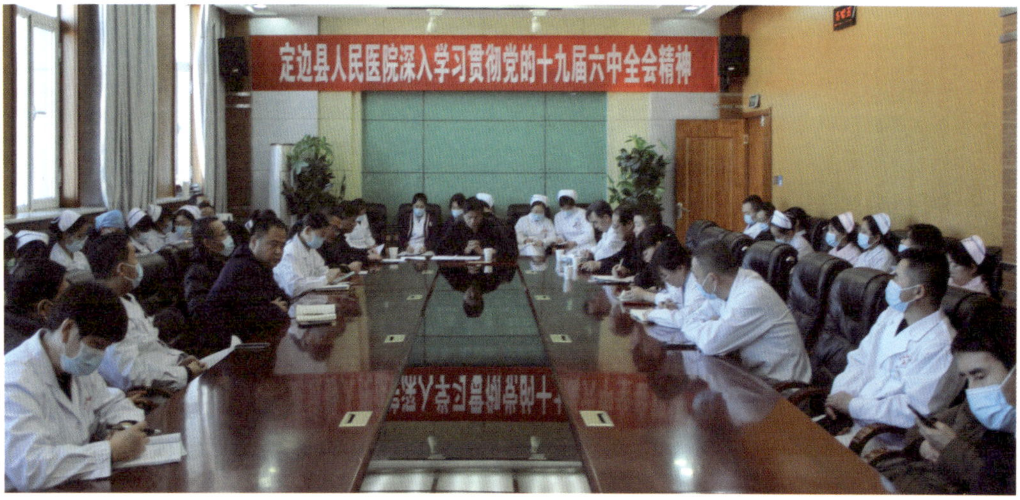

2021年11月24日,召开学习宣传贯彻党的十九届六中全会精神专题会议

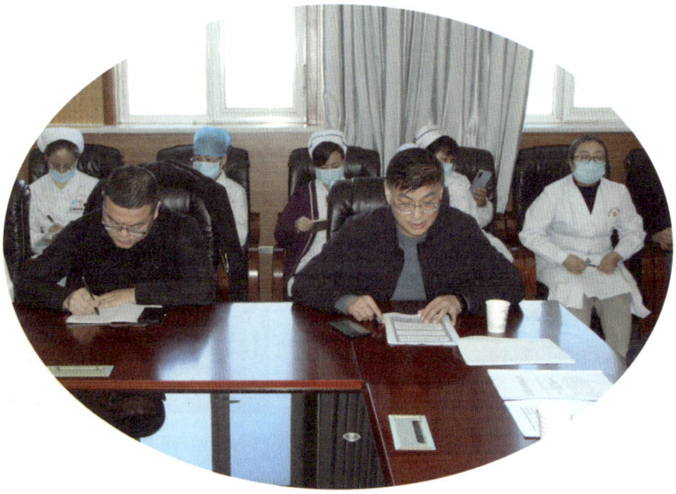

党委书记丁银山传达党的十九届六中全会精神

(二) 精神激励

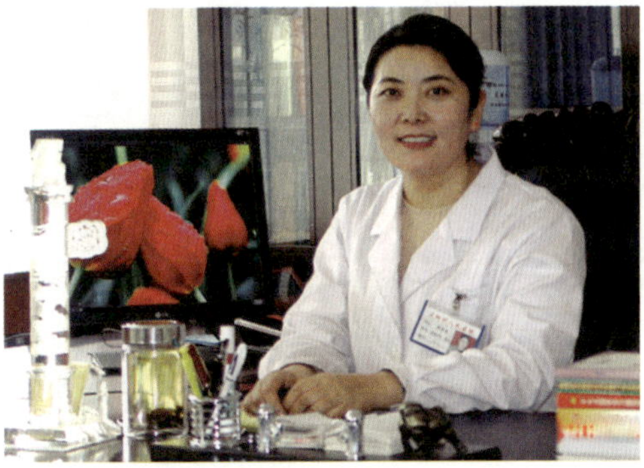

韩慧瑛，藏族，青海玉树人，生前任玉树州人民医院党委书记、院长、主任医师。2010年8月逝世，年仅48岁

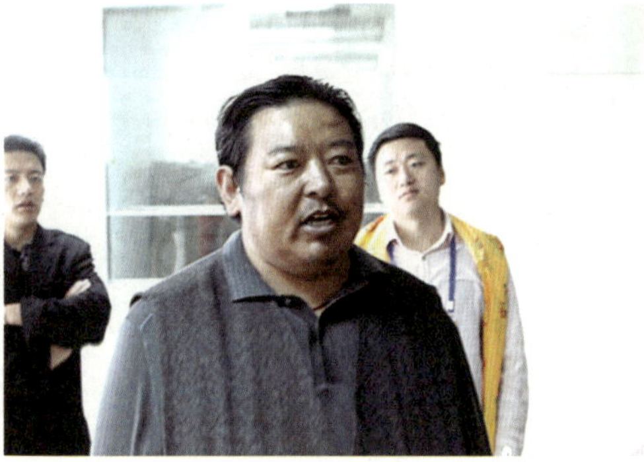

才仁松保，藏族，青海玉树人，生前任玉树八一医院院长。2012年10月25日逝世，年仅49岁

2013年9月7日，医院组织开展向韩慧瑛和才仁松保同志学习活动

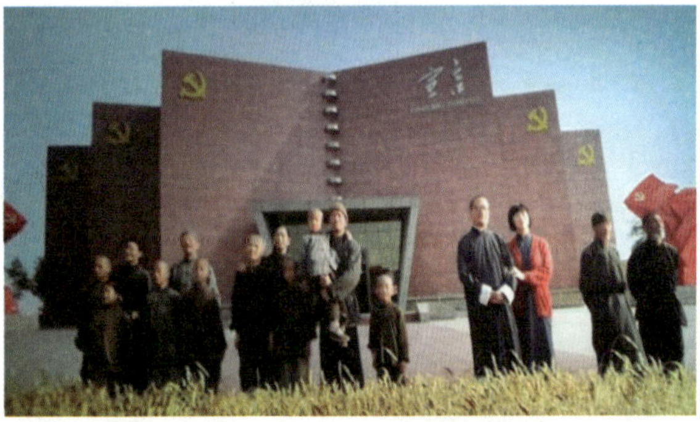

2019年6月29日，组织党员干部职工观看中共党史红色主题电影《大火种》

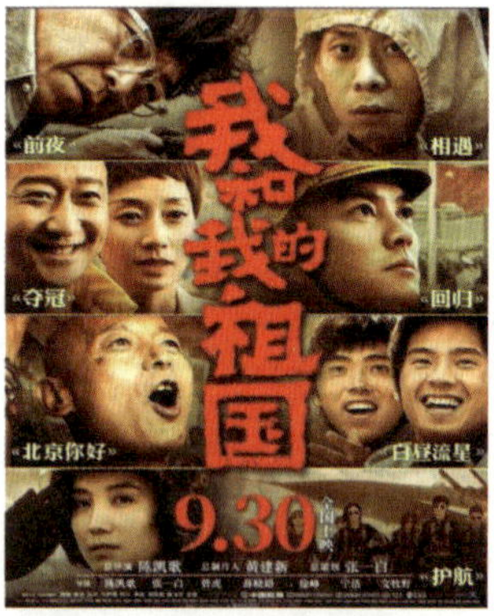

2019年国庆期间，组织全体党员观看《我和我的祖国》

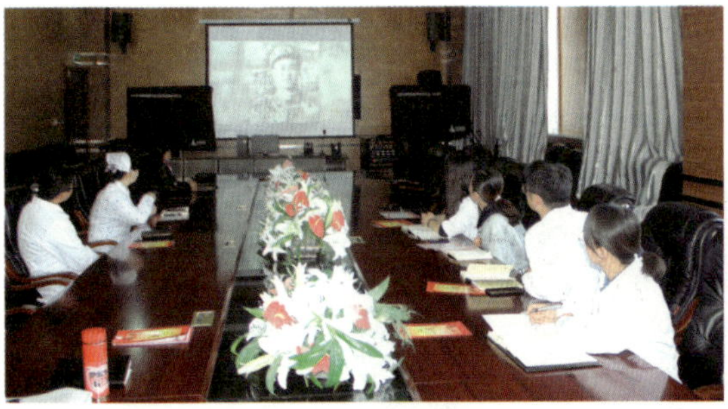

2019年10月，观看专题节目《榜样4》，节目讲述了本色英雄张富清、“吃亏”书记李连成、扶贫之花黄文秀、大湖鸿雁唐真亚、环卫天使李萌、扶贫“硬汉”隋耀达的感人故事

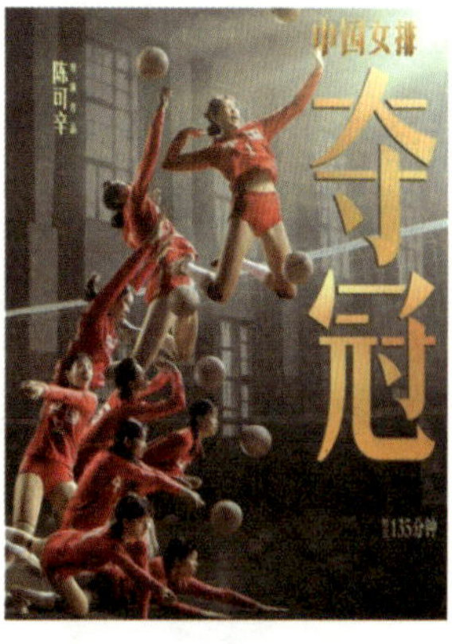

2020年11月，组织党员干部职工观看反映女排精神的电影《夺冠》

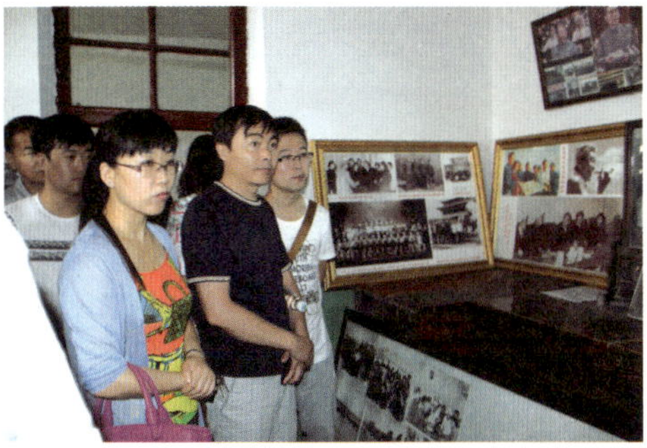

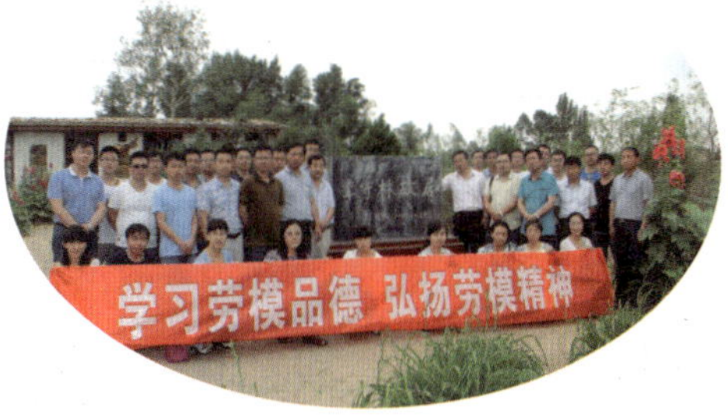

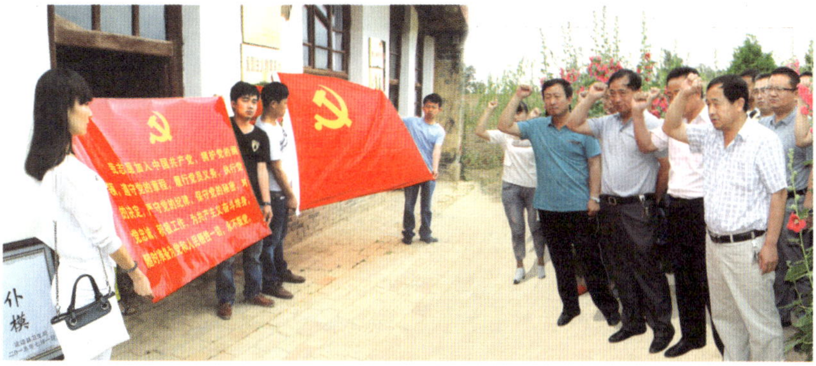

2020 年 6 月 30 日，组织党员领导干部、党员代表和入党积极分子到堆子梁镇小滩子村参观全国劳模李守林故居

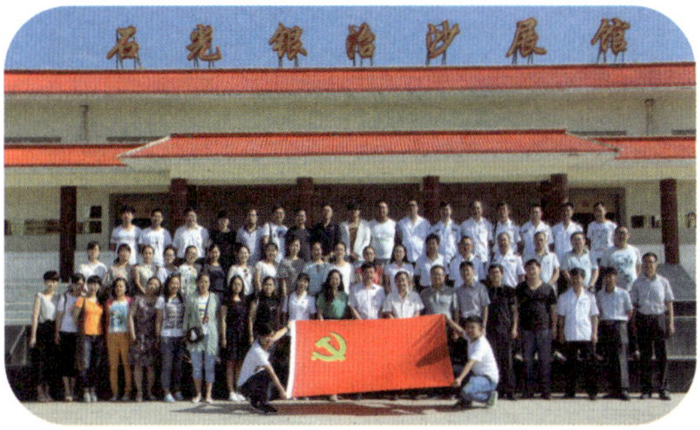

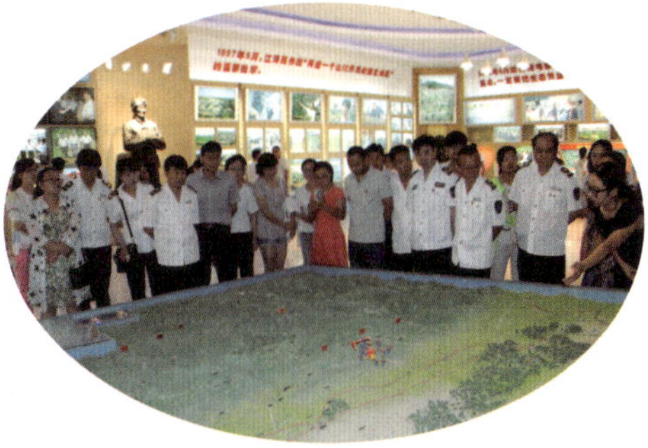

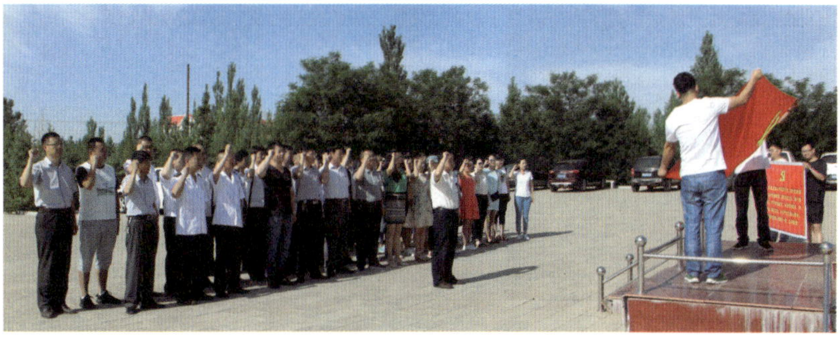

2021 年 7 月 1 日，组织党员领导干部、党员代表、入党积极分子到十里沙参观学习全国劳模、治沙英雄、“七一勋章”获得者石光银的治沙精神

（三）模范带动

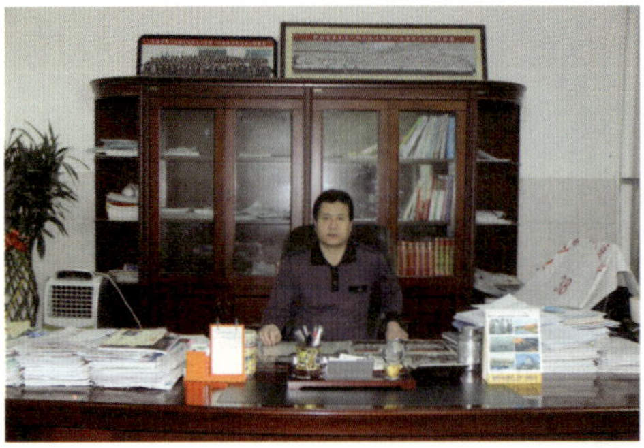

院长张少雄

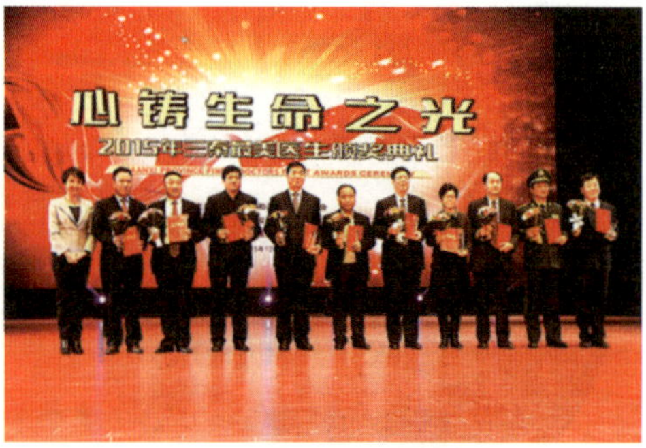

2015 年 12 月，张少雄被陕西省卫计委授予陕西省“三秦优秀院长”称号

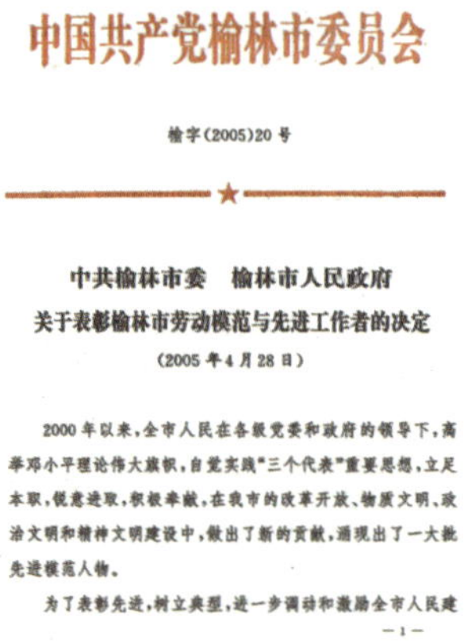

中国共产党榆林市委员会

榆字（2005）20 号

中共榆林市委　榆林市人民政府

关于表彰榆林市劳动模范与先进工作者的决定

（2005 年 4 月 28 日）

2000 年以来，全市人民在各级党委和政府的领导下，高举邓小平理论伟大旗帜，自觉实践“三个代表”重要思想，立足本职，锐意进取，积极奉献，在我市的改革开放、物质文明、政治文明和精神文明建设中，做出了新的贡献，涌现出了一大批先进模范人物。

为了表彰先进，树立典型，进一步调动和激励全市人民建

— 1 —

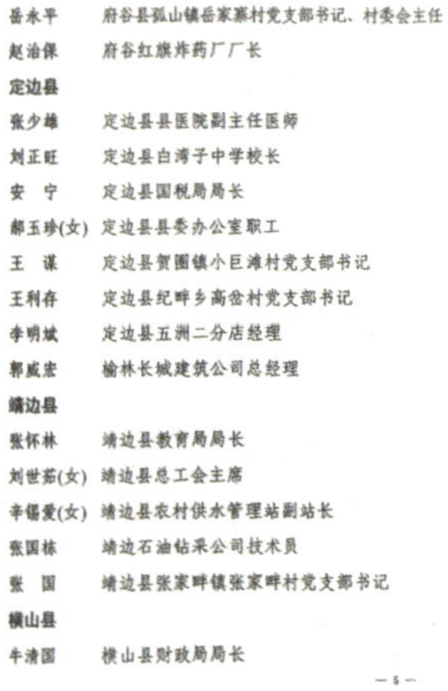

岳永平	府谷县孤山镇岳家寨村党支部书记、村委会主任
赵治保	府谷红旗炸药厂厂长
定边县	
张少雄	定边县县医院副主任医师
刘正旺	定边县白湾子中学校长
安　宁	定边县国税局局长
郝玉珍(女)	定边县县委办公室职工
王　谋	定边县贺圈镇小巨滩村党支部书记
王利存	定边县纪畔乡高岔村党支部书记
李明斌	定边县五洲二分店经理
郭威宏	榆林长城建筑公司总经理
靖边县	
张怀林	靖边县教育局局长
刘世茹(女)	靖边县总工会主席
李锡爱(女)	靖边县农村供水管理站副站长
张国栋	靖边石油钻采公司技术员
张　国	靖边县张家畔镇张家畔村党支部书记
横山县	
牛清国	横山县财政局局长

— 5 —

2005 年 4 月，张少雄被中共榆林市委、市政府评为榆林市劳动模范

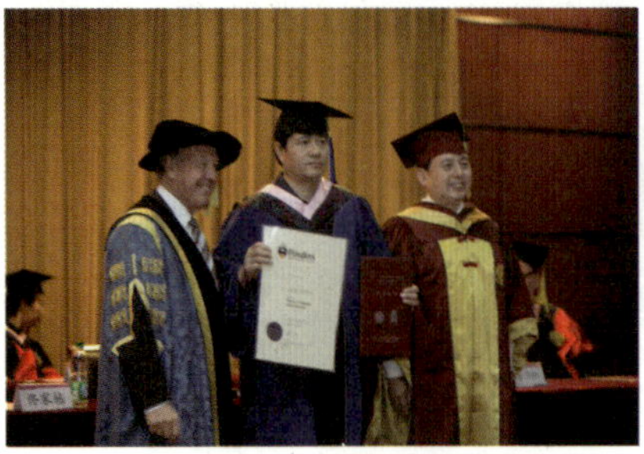

2016 年 5 月，张少雄获得南开大学医院管理专业硕士学位

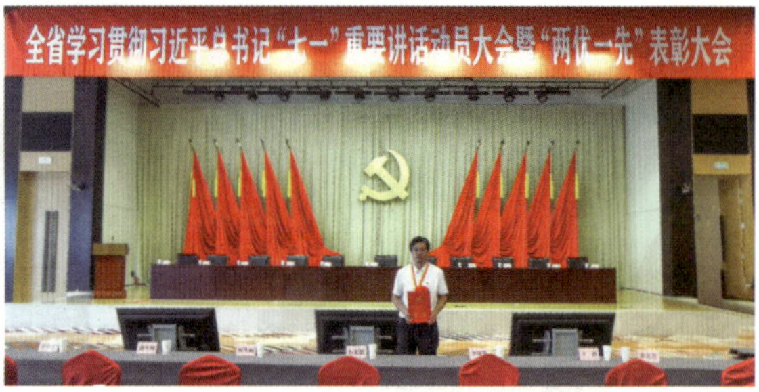

2021 年 6 月，张少雄获得“建党百年－陕西省优秀共产党员”荣誉称号

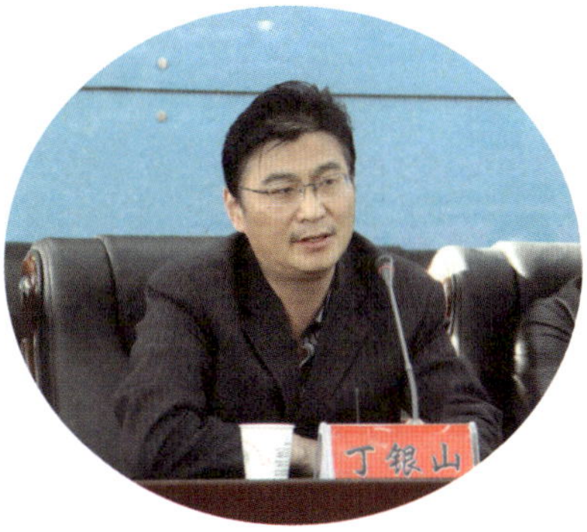

党委书记丁银山主持会议

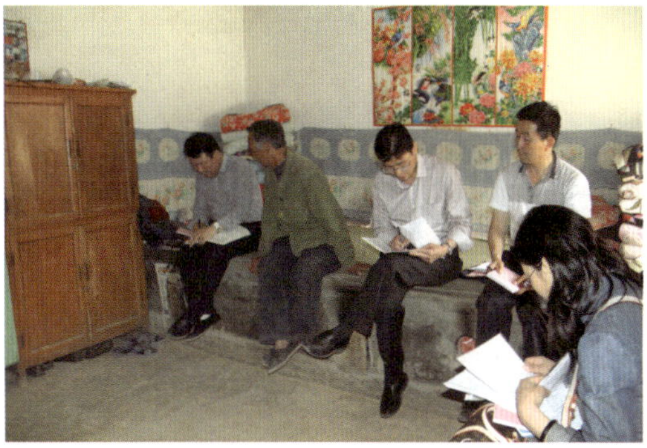

2013年5月，丁银山（左三）“三访五促”下乡

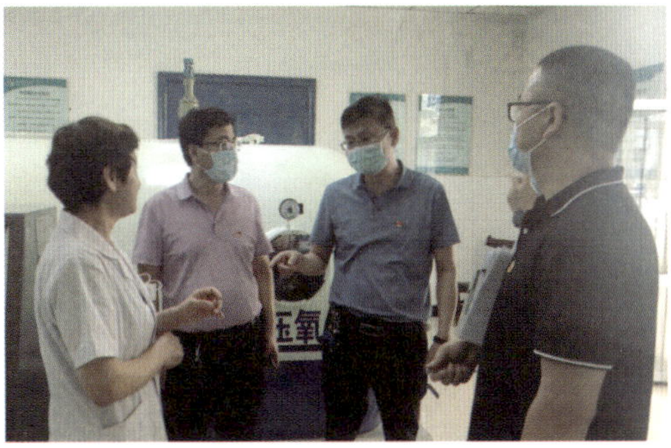

丁银山（左三）在检查工作

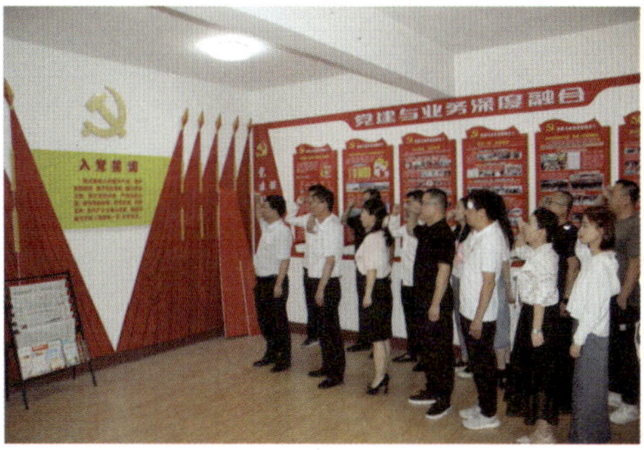

丁银山（左二）与党员重温入党誓词

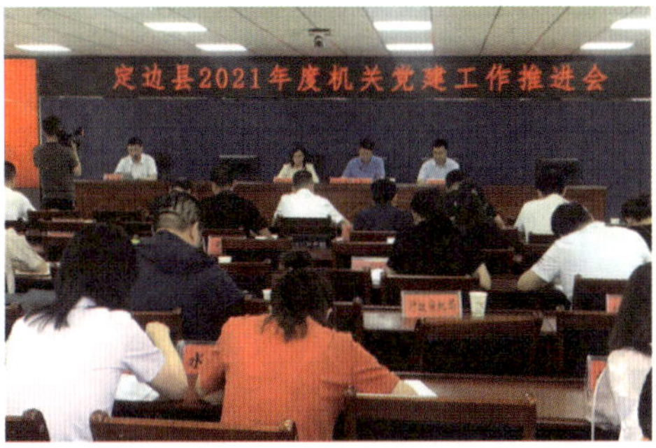

2021年6月，丁银山（左一）在全县机关党建工作推进会上交流发言

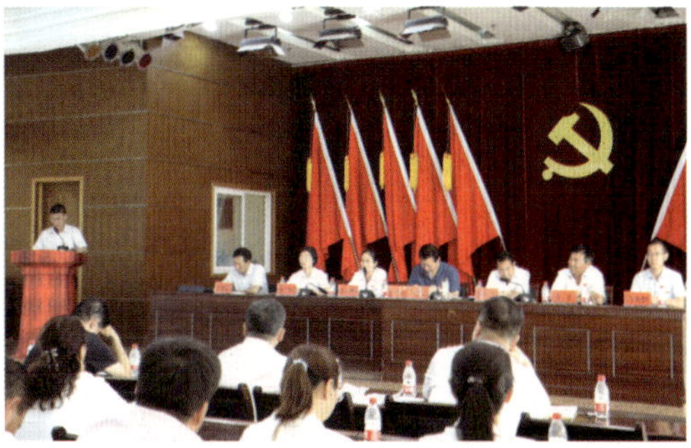

2021年7月，丁银山在卫健系统庆祝中国共产党成立100周年暨党建工作推进会上交流发言

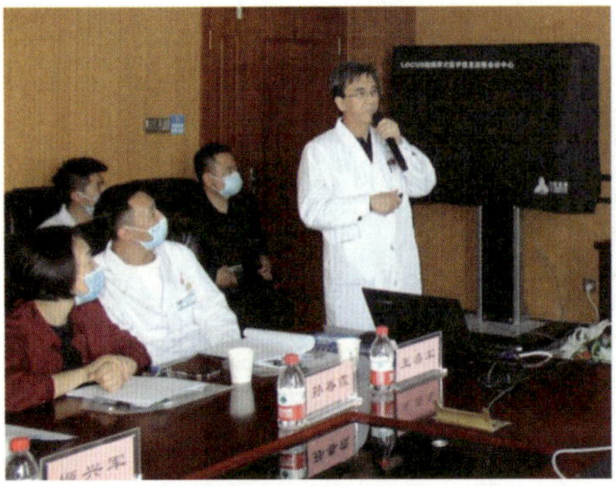

副院长贺伟讲课

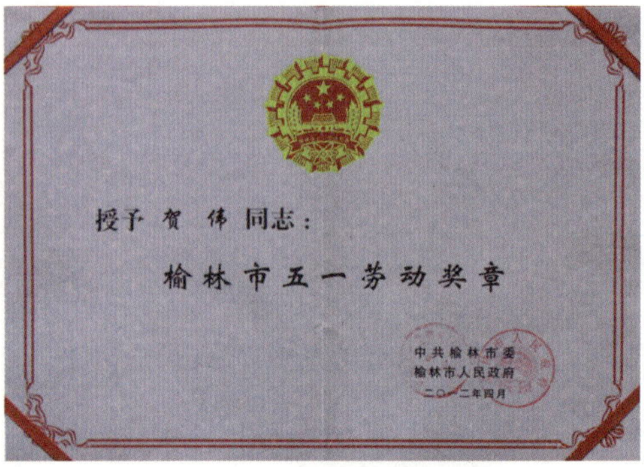

2012年4月，贺伟被中共榆林市委、市政府授予五一劳动奖章

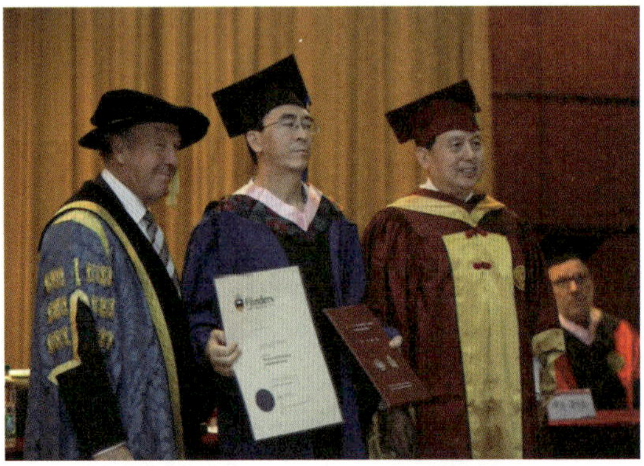

2016年6月，贺伟获南开大学医院管理硕士学位

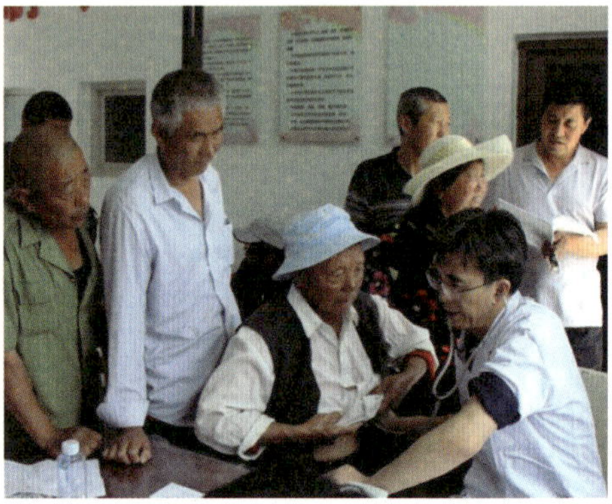

贺伟在堆子梁镇为贫困户免费体检

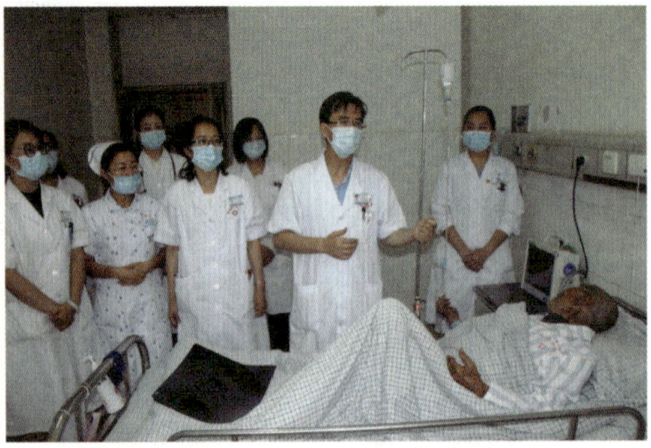

贺伟查房

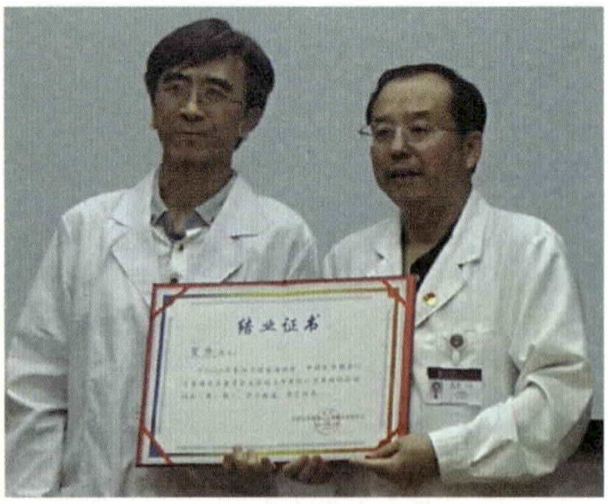

2019年，北京阜外医院心衰主任医师张健（右）教授为贺伟颁发结业证

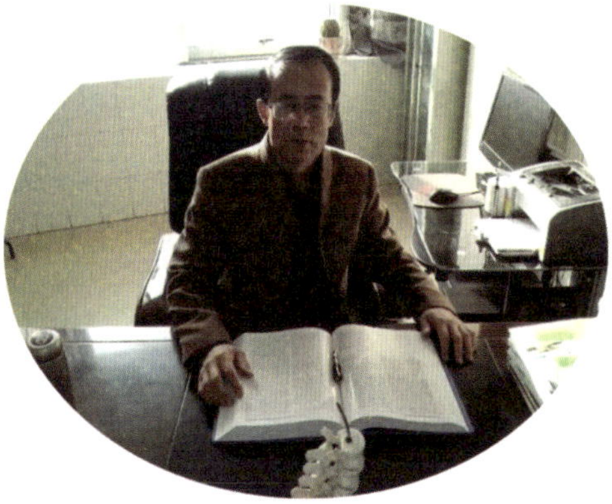

副院长张鸿翔

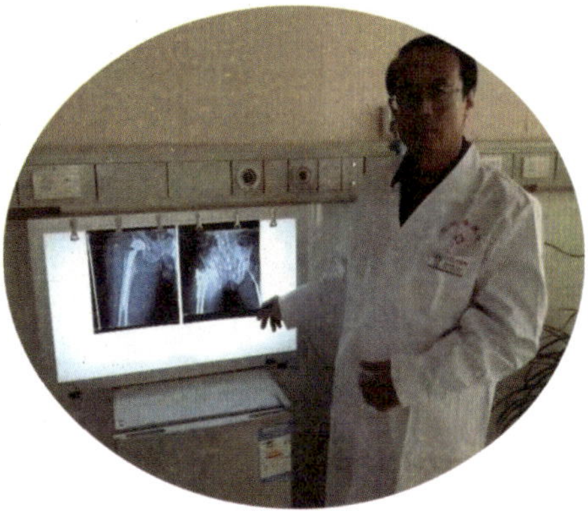

张鸿翔分析X光片

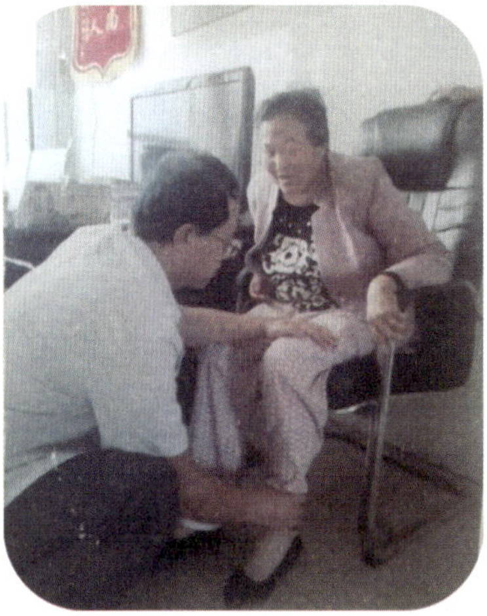

张鸿翔检查患者病情

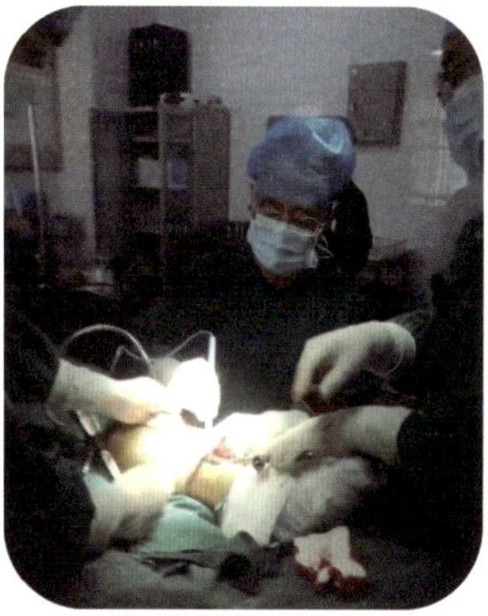

张鸿翔为患者做手术

张鸿翔(右)下乡为群众义诊

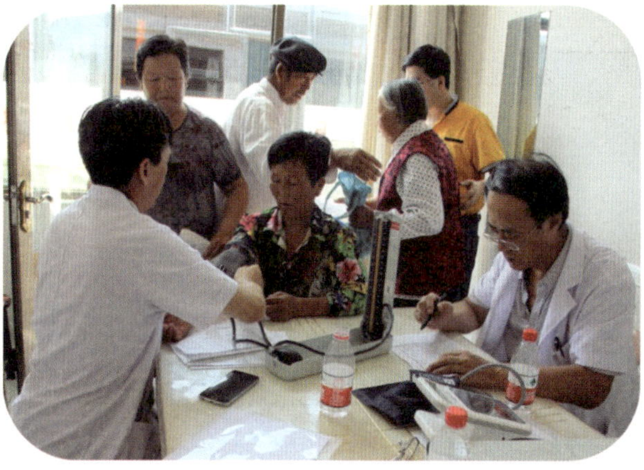

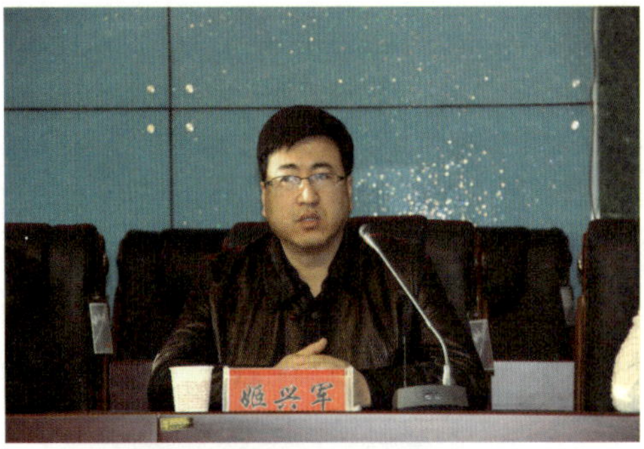

副院长姬兴军主持会议

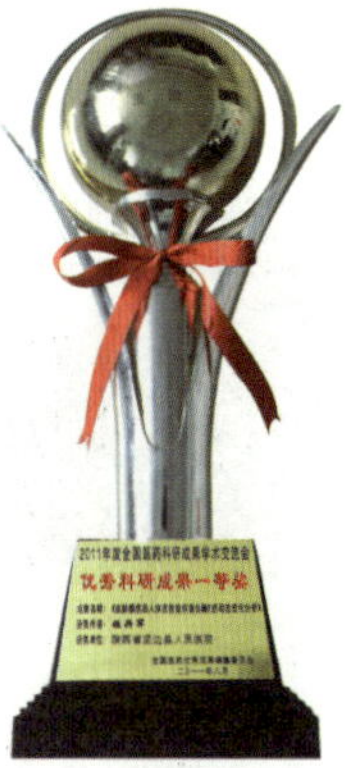

姬兴军荣获优秀科研成果一等奖

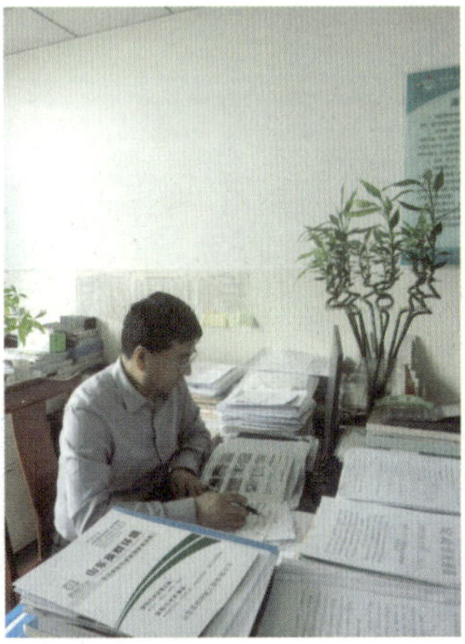

姬兴军查阅资料

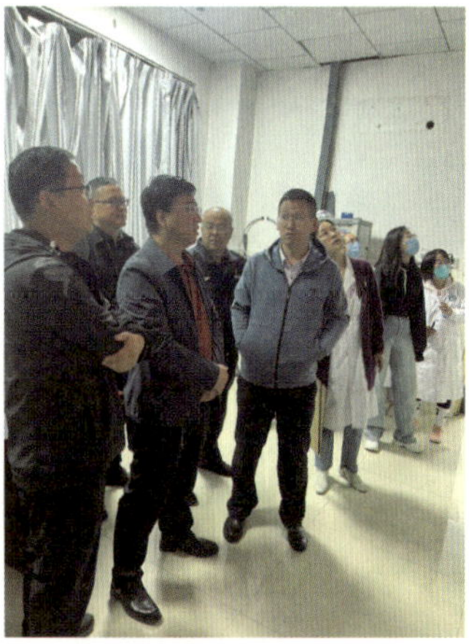

姬兴军检查安全工作

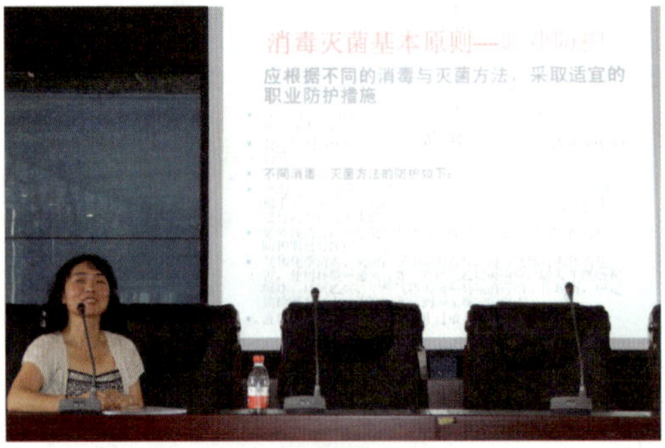

工会主席孙春霞专题讲座

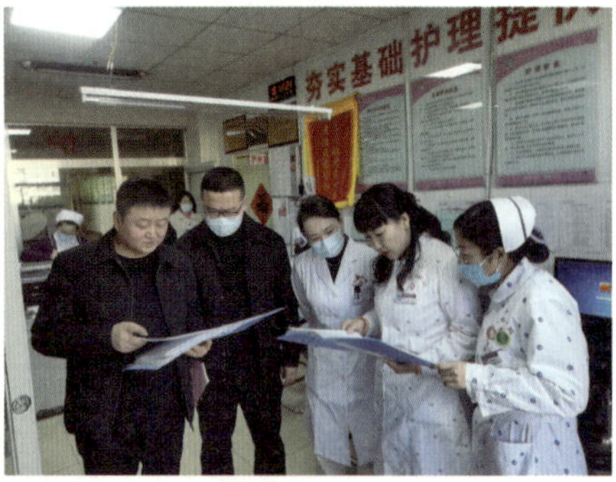

纪委书记何晓军(左一)检查工作

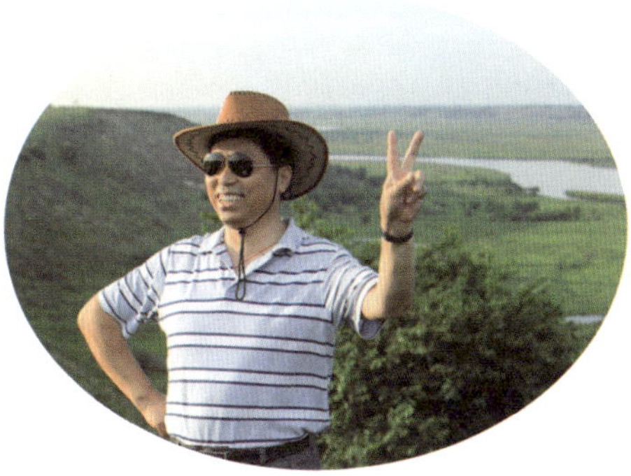

2013年6月，丁海山在野外摄影期间留影（丁海山，定边县政协副主席、县医院副院长、普外科主任医师、陕西省高级摄影师）

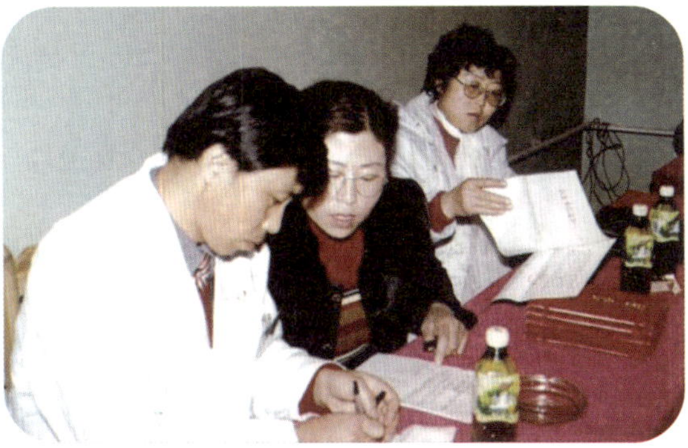

工作中的丁海山

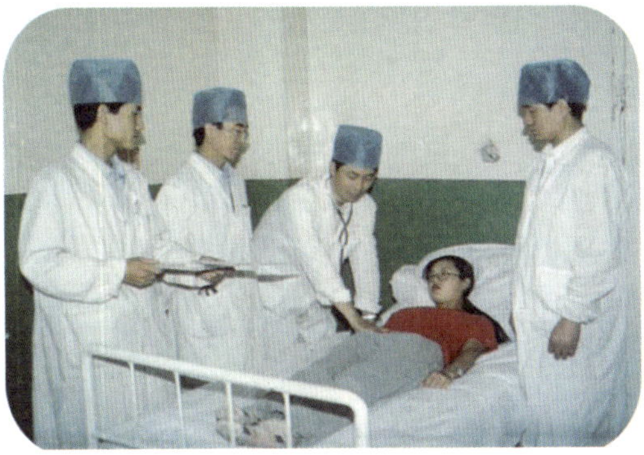

丁海山查房

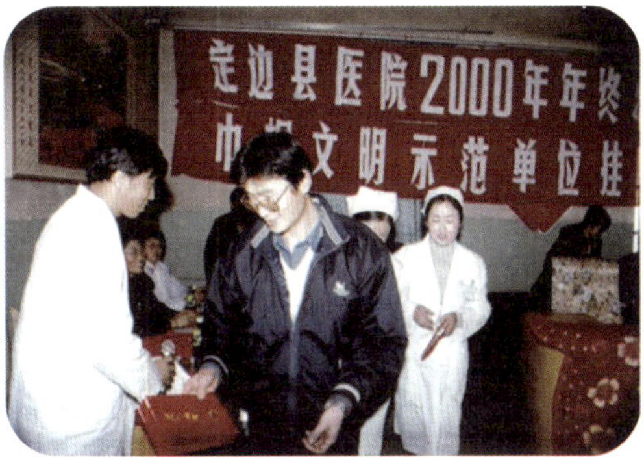

丁海山为先进工作者颁奖

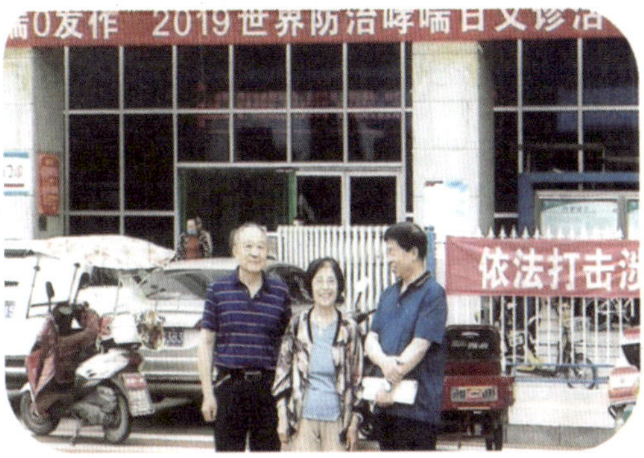

2019年，丁海山在“世界防治哮喘日”活动中

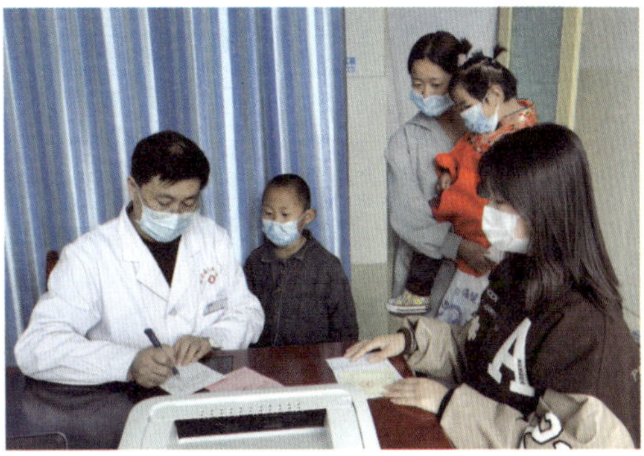

2022年3月19日，丁海山为患者检查

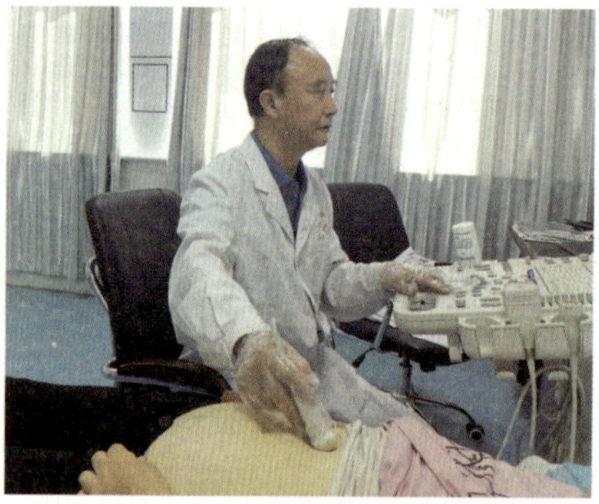

韩世英为患者超声检查

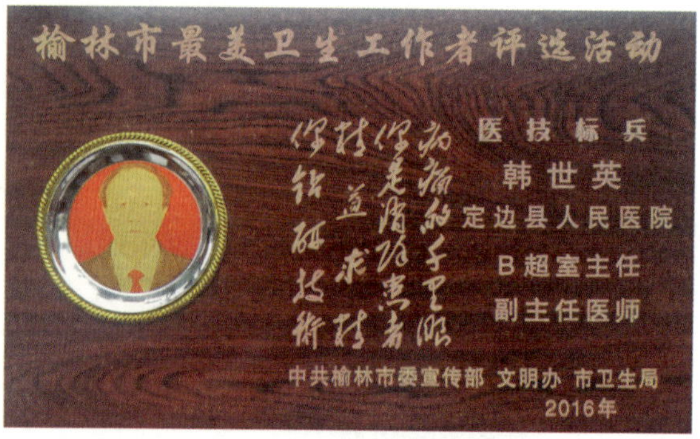

2016年，韩世英被评为榆林市最美工作者

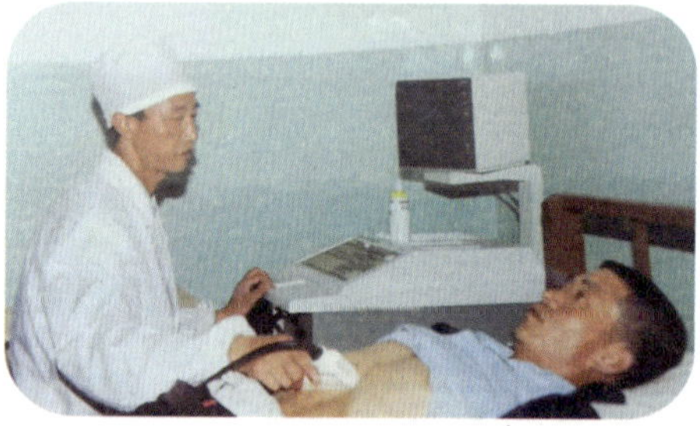

韩世英下乡为基层群众义诊

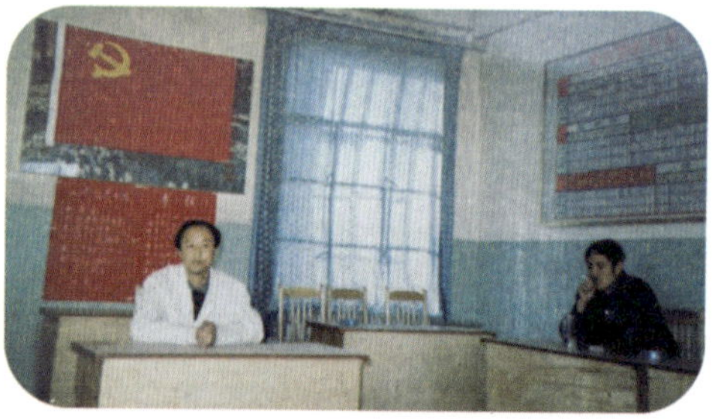

韩世英为全院医护人员讲述自学成才的故事

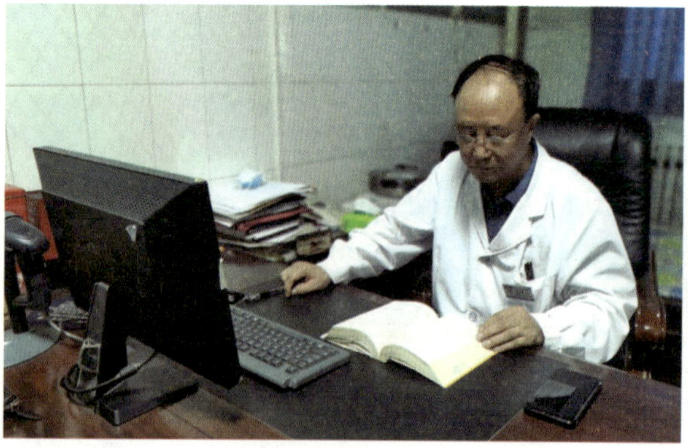

韩世英钻研医学书籍

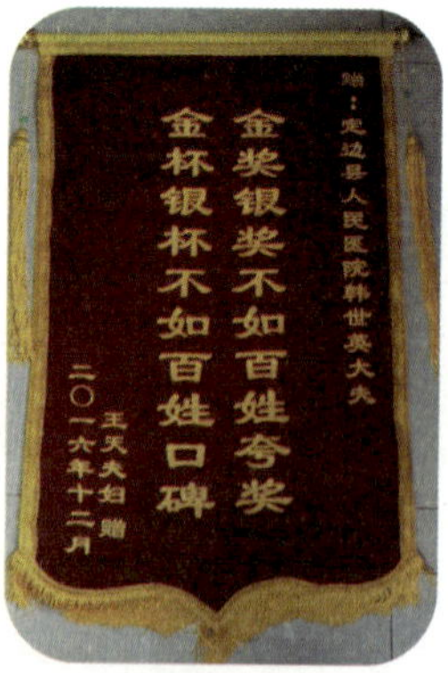

患者送给韩世英的锦旗

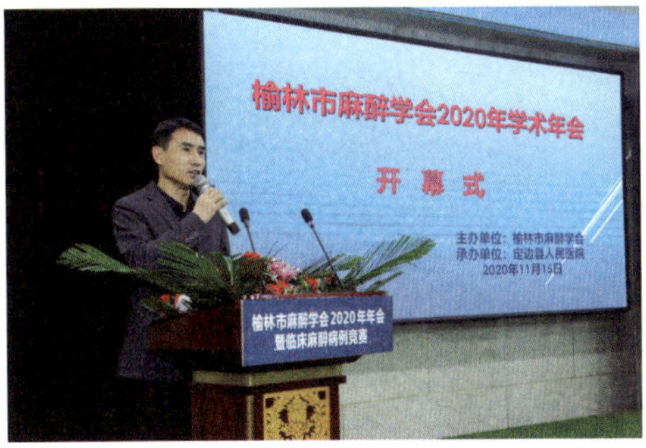

麻醉科主任延柏文主持麻醉年会

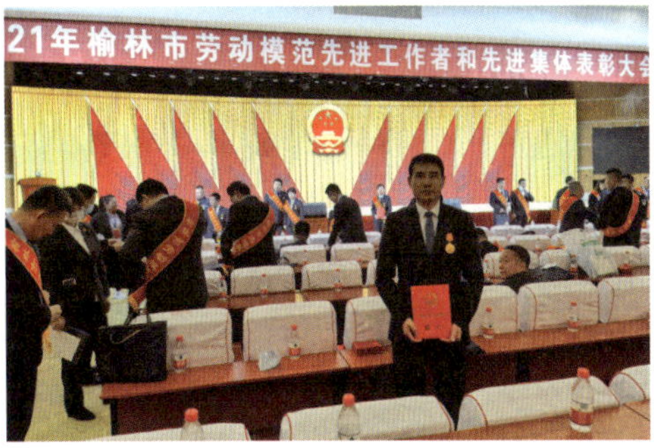

2021年4月，延柏文被中共榆林市委、市政府评为劳动模范

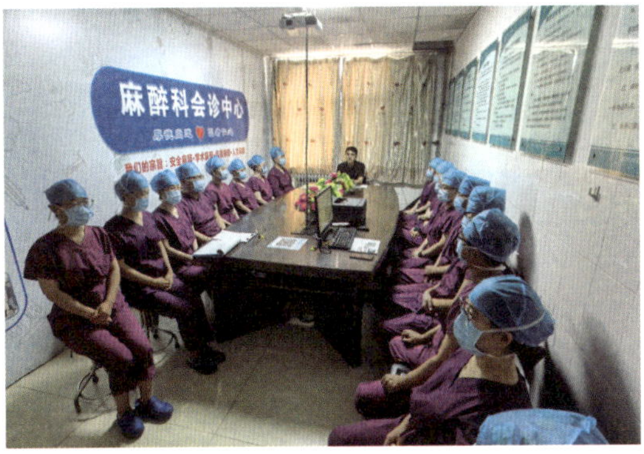

延柏文主持召开科室会议

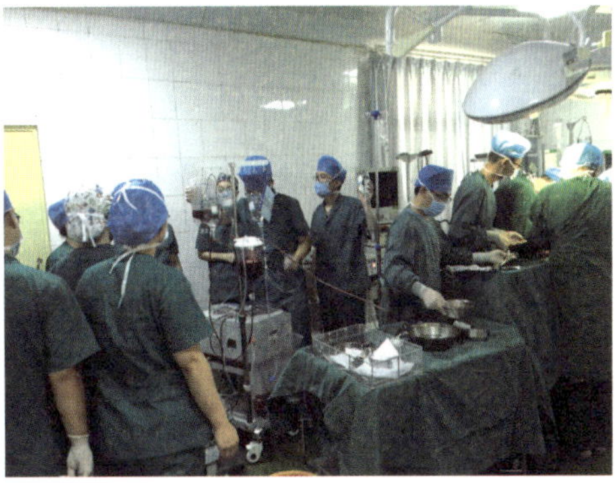

手术室工作人员为失血性休克患者自体血回输

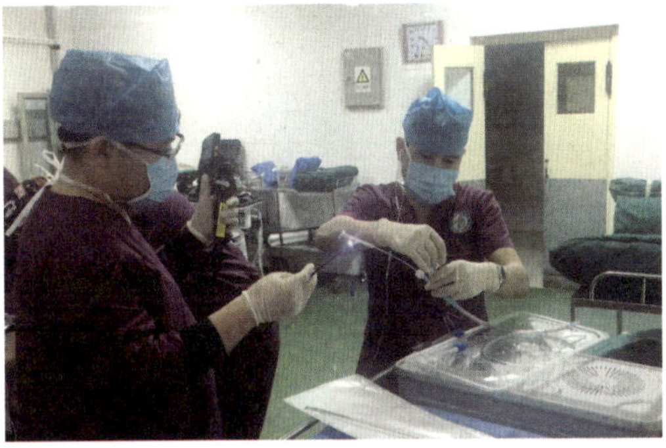

延柏文（右一）开展支气管封堵器新技术

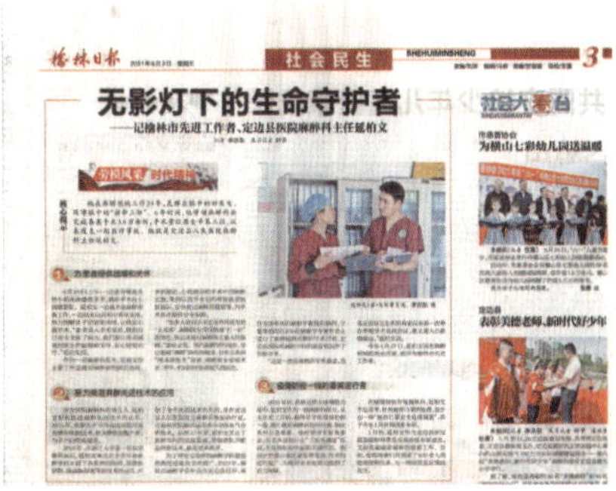

《榆林日报》刊登延柏文先进事迹

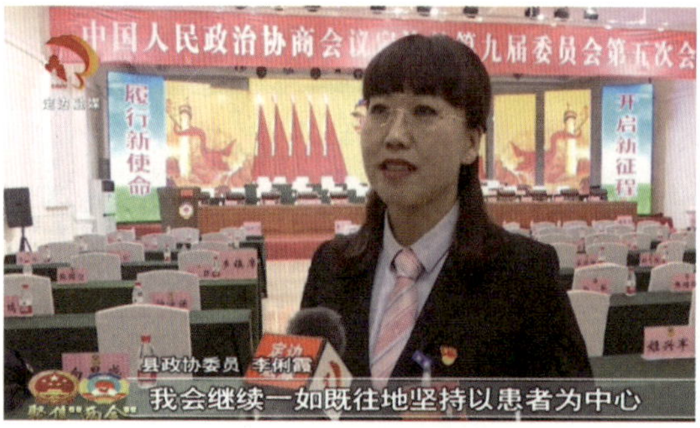

护理部主任李俐霞参加政协会

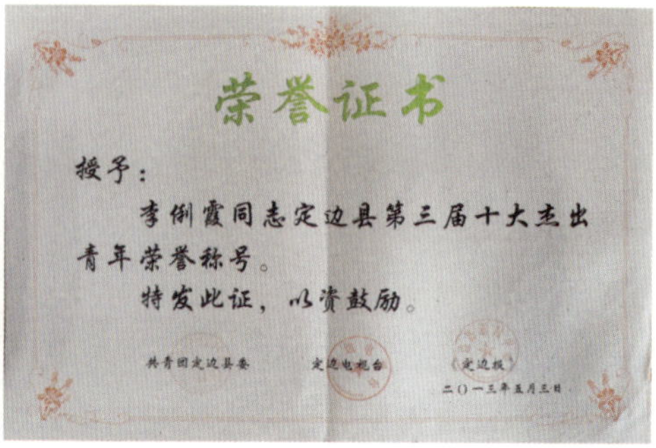

2013年5月，李俐霞被评为“十大杰出青年”

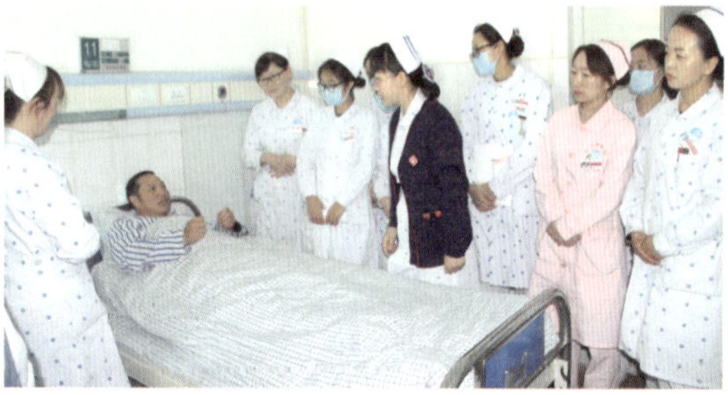

李俐霞（穿蓝衣者）带领护士查房

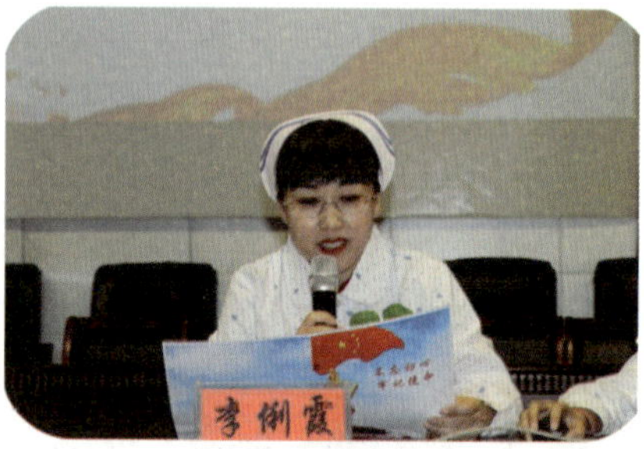

2019年11月，李俐霞作为先进代表出席卫生系统“不忘初心，牢记使命”会议并作先进事迹报告

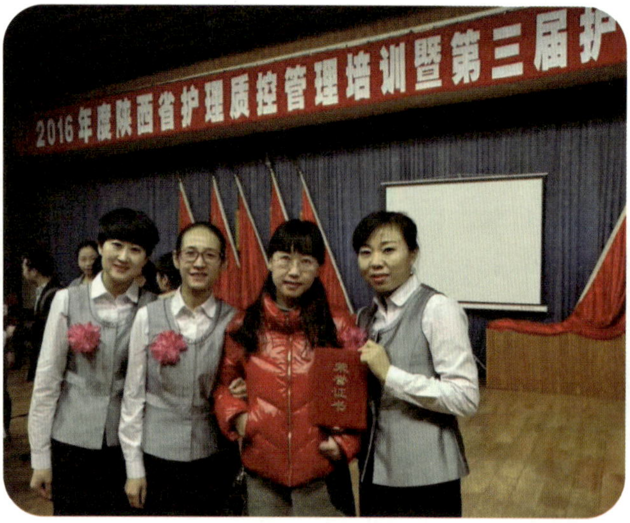

2017年1月，李俐霞（右二）带领护理团队参加陕西省第三届品管圈大赛，并获二等奖

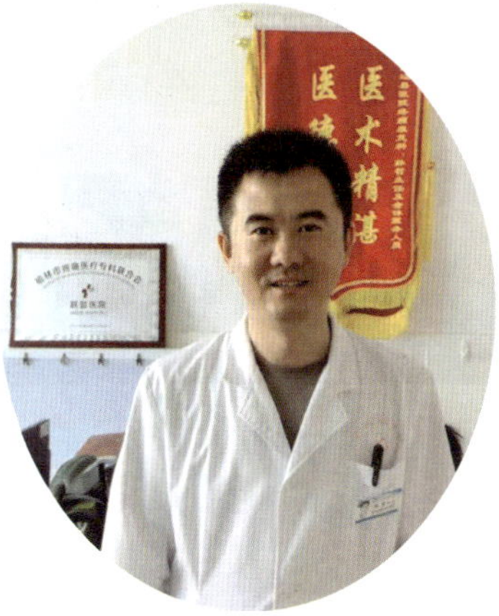

疼痛康复科主任孙哲

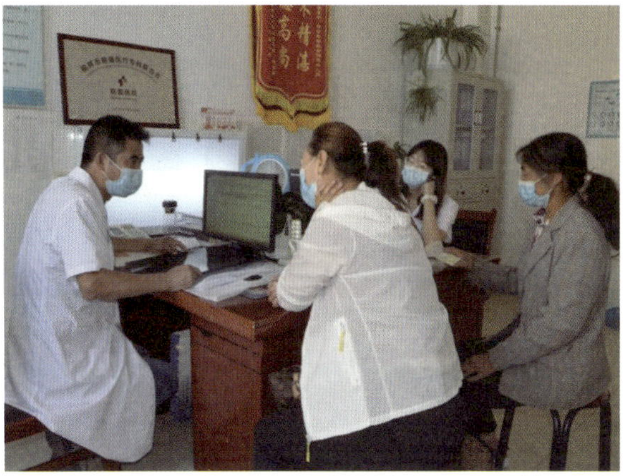

孙哲询问患者病情

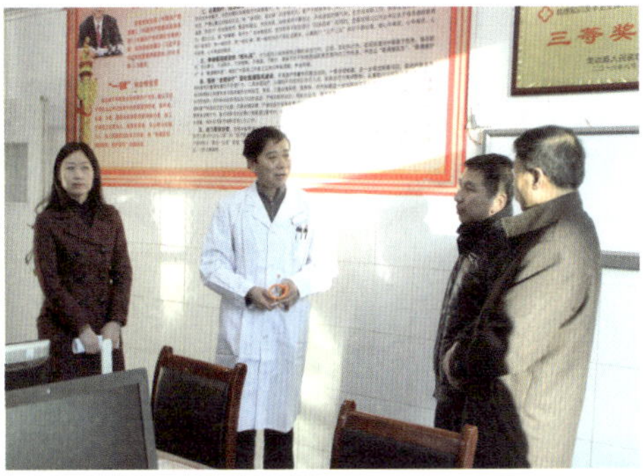

2017年1月，县委及科协领导慰问先进医务工作者王旭升（左二）

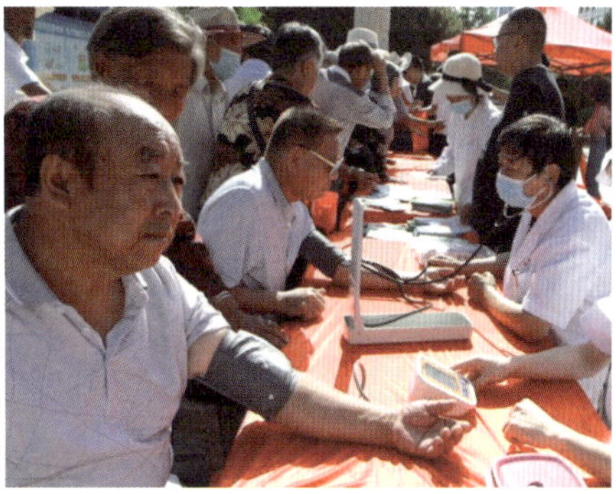

王旭升（右）下乡为群众义诊

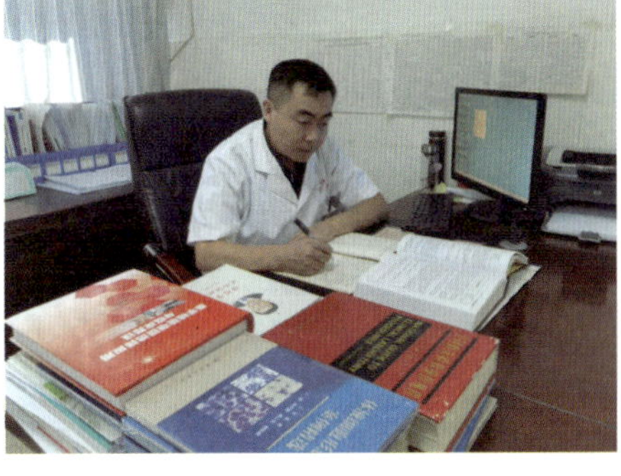

检验科主任冯昊奎

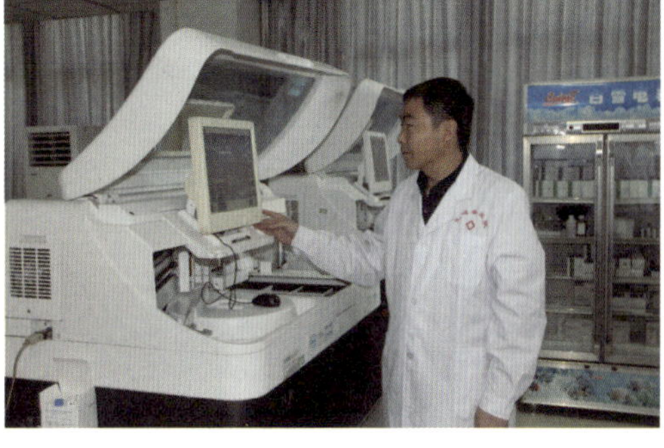

冯昊奎在工作

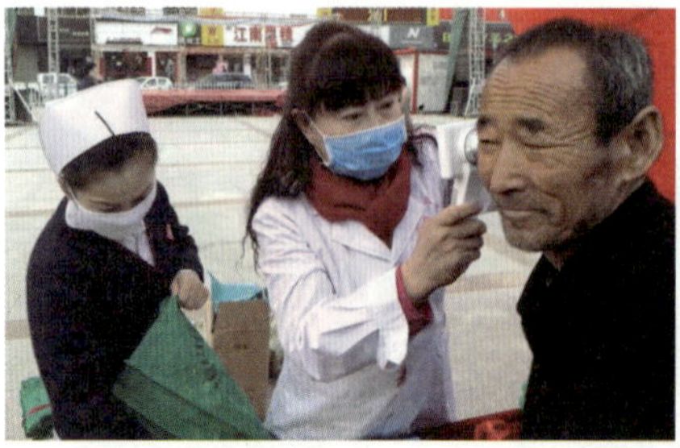

耳鼻喉科主任王霞(中)为患者检查

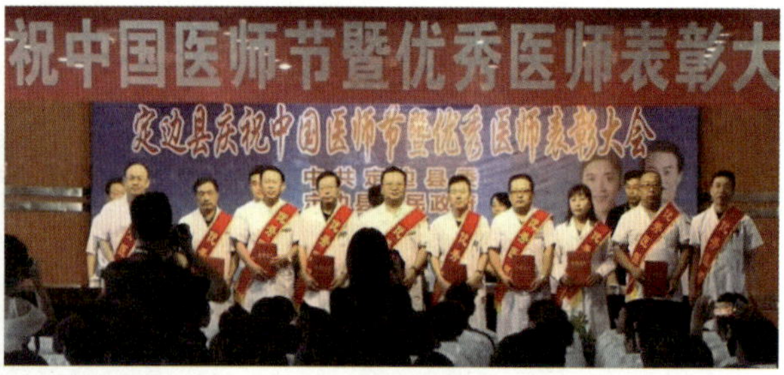

2019年8月,王霞(右三)被评为“优秀医师”

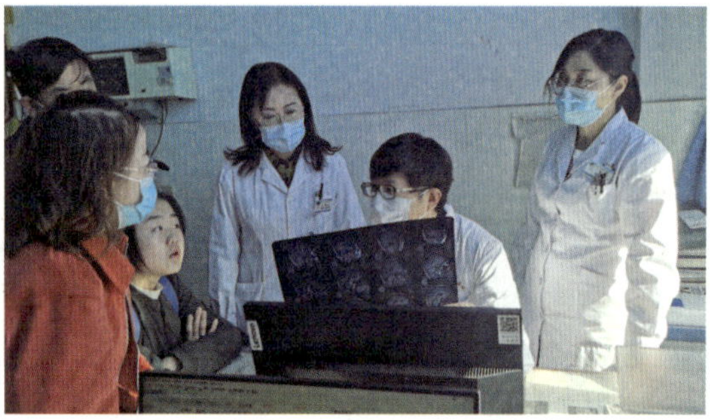

王霞(右三)和专家探讨患者病情

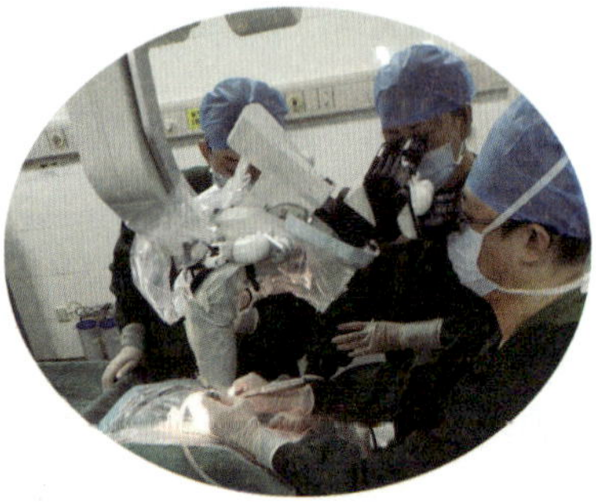

王霞(中)在为患者手术

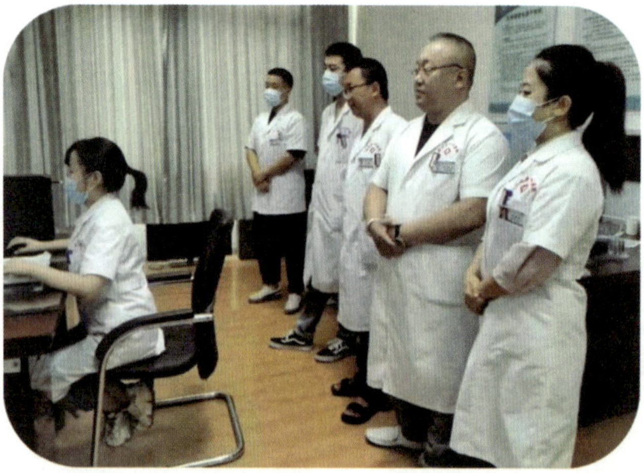

放射科主任周翔(右二)指导阅片

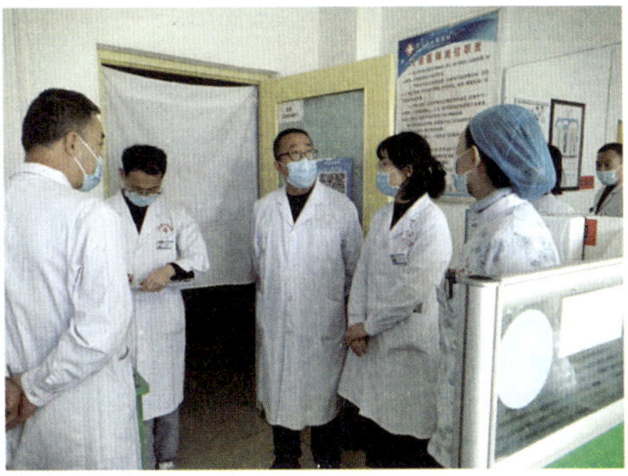

口腔科主任王凯(右三)在检查工作

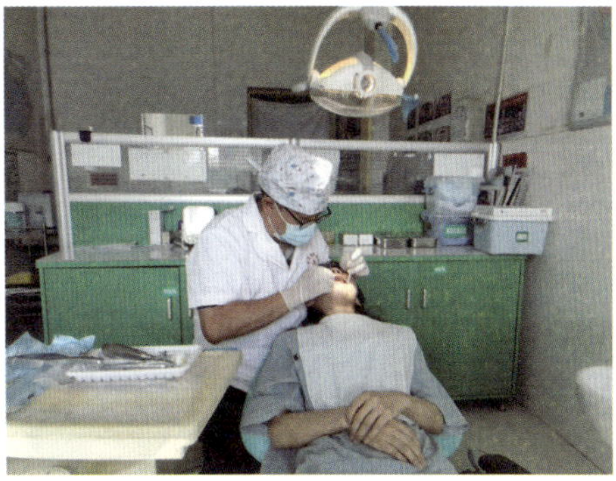

王凯为患者检查治疗

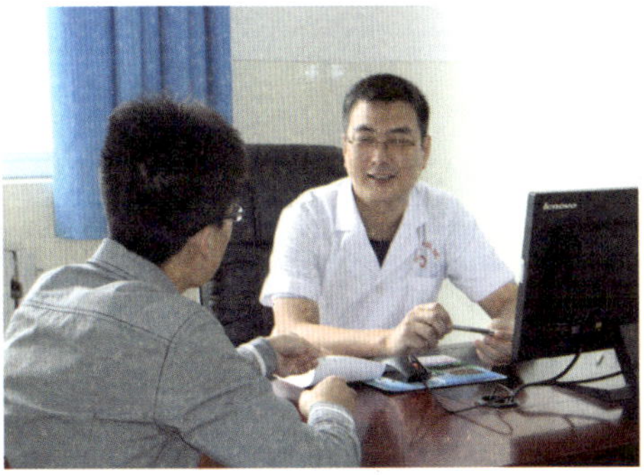

特聘普外科专家张予平

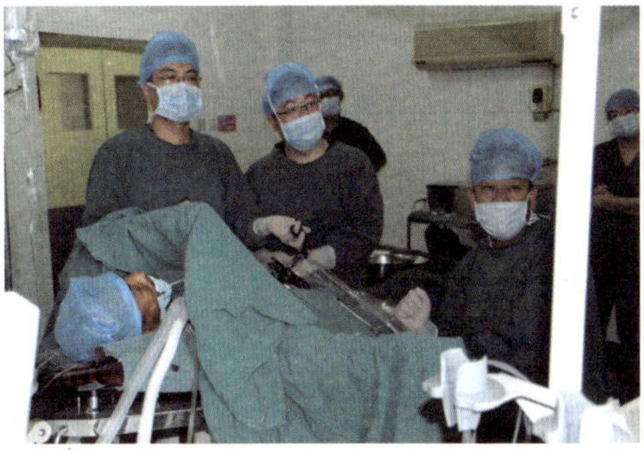

手术中的张予平(左一)

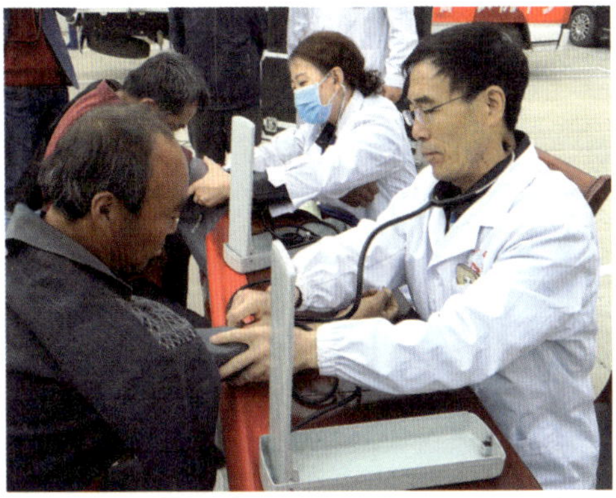

中医副主任医师沈志杰(右)下乡为群众义诊

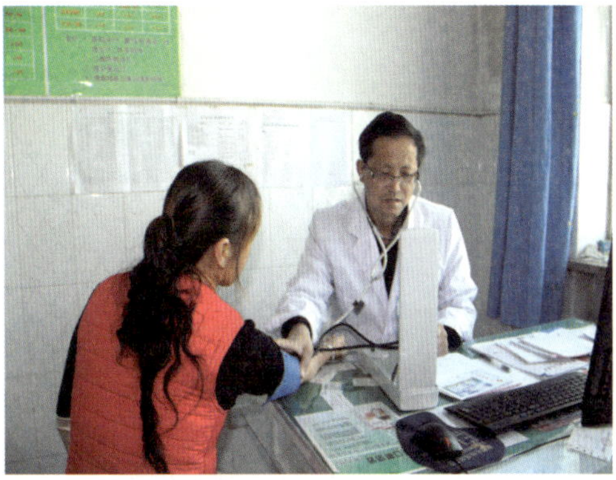

中医副主任医师刘锦为患者检查

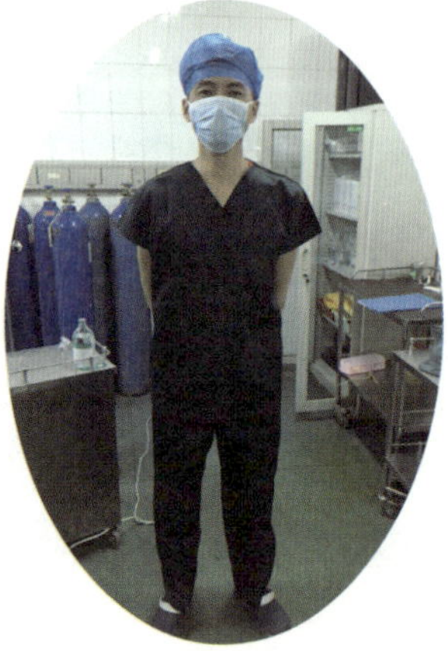

普外科副主任韩茂林

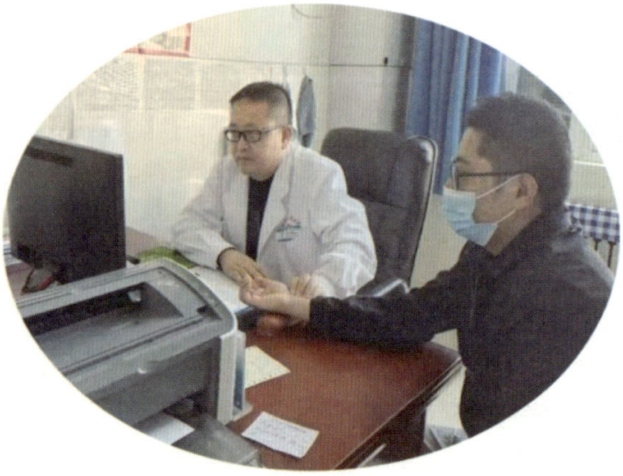

皮肤科主任张平顺为患者检查

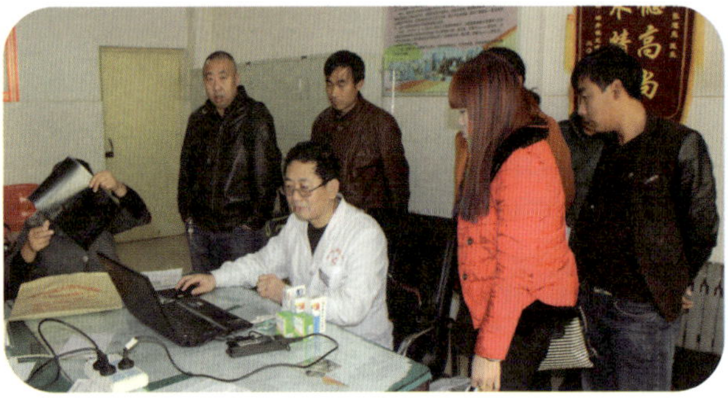

普外科副主任医师张旭亮为患者家属讲解病情

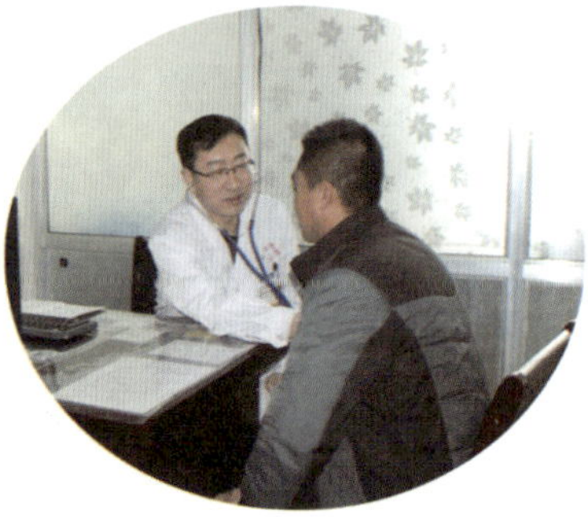

肾内科主任王磊为患者检查身体

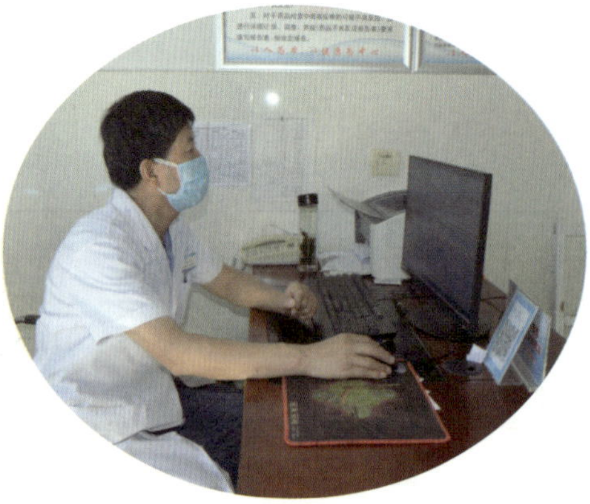

泌尿科主任张存渊在工作

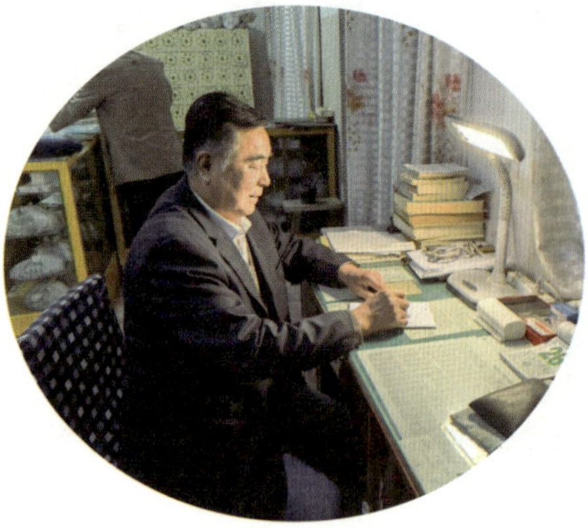

中医副主任医师赵云林在为患者开处方

三　管理文化

（一）亲切关怀

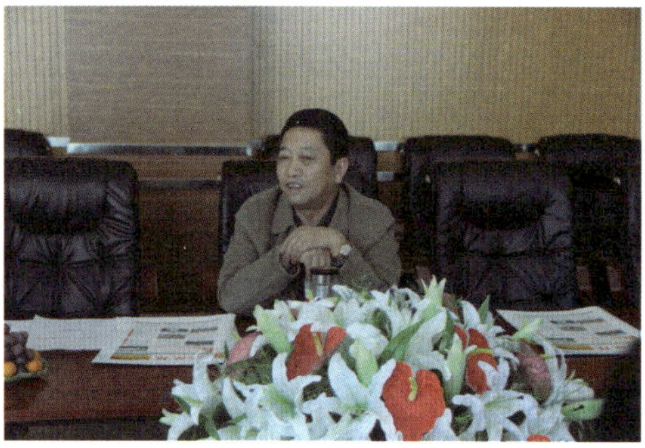
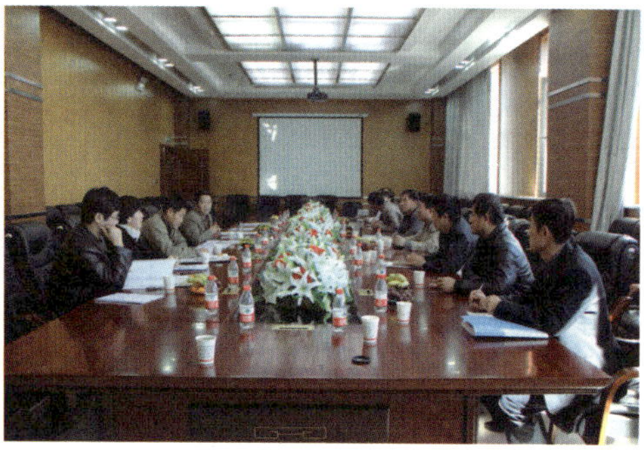

2012年10月31日，榆林市卫生局副局长张振国检查县医院“三好一满意”工作

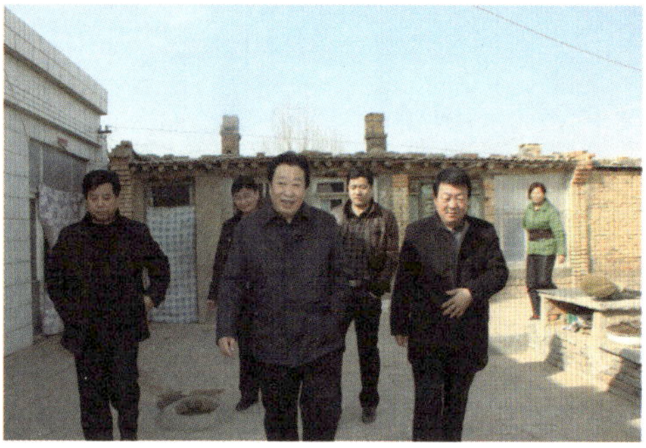
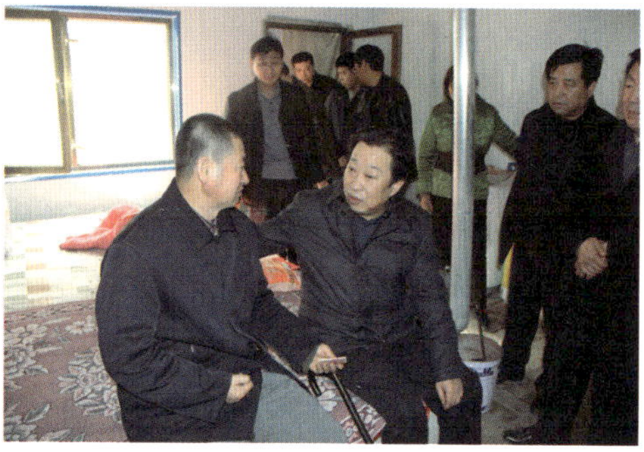

2013年1月31日，县委书记张凯盈看望慰问县医院老党员

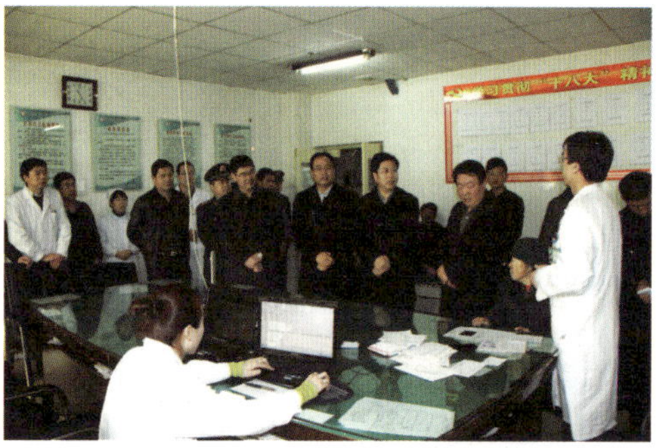
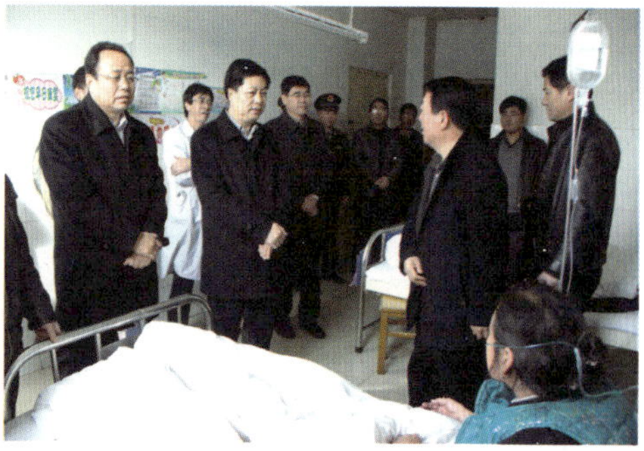

2013年2月8日，春节将至，县委常委、常务副县长高明伟，县委常委、政法委书记苗云，副县长任学友等县领导在卫生局局长扈僚锋的陪同下，看望慰问县医院值班医护人员和住院患者

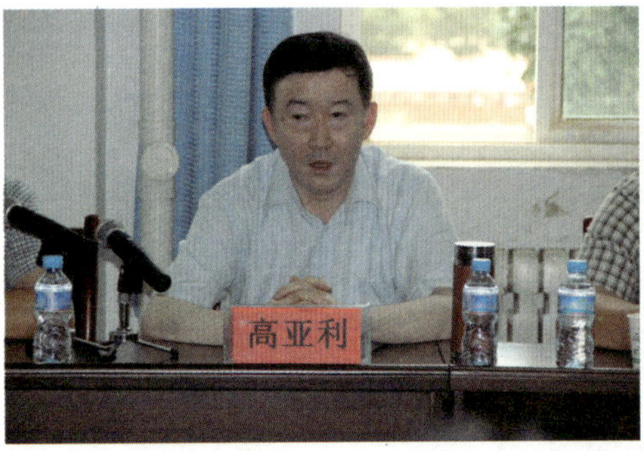

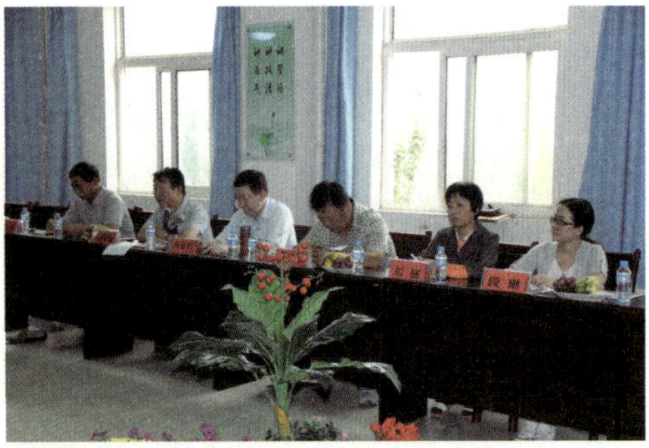

2013年8月26日，榆林市卫生局副局长高亚利到县医院检查指导执业安全工作

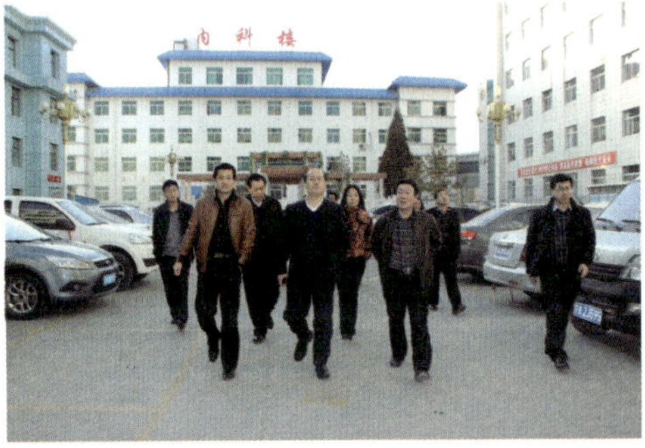

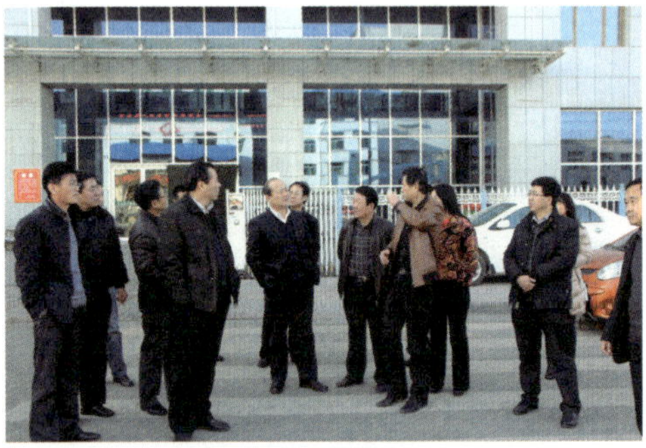

2014年1月2日，县长温江成到县医院调研指导工作

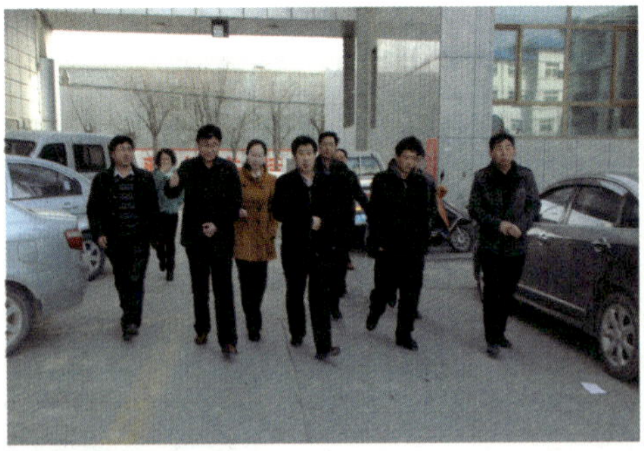
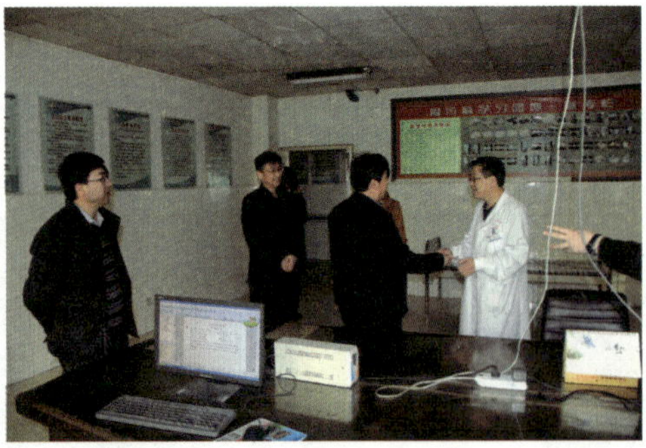

2015年2月15日，县委常委、宣传部部长贺安刚，县科协主席白萍到县医院慰问优秀科技工作者刘双宝同志

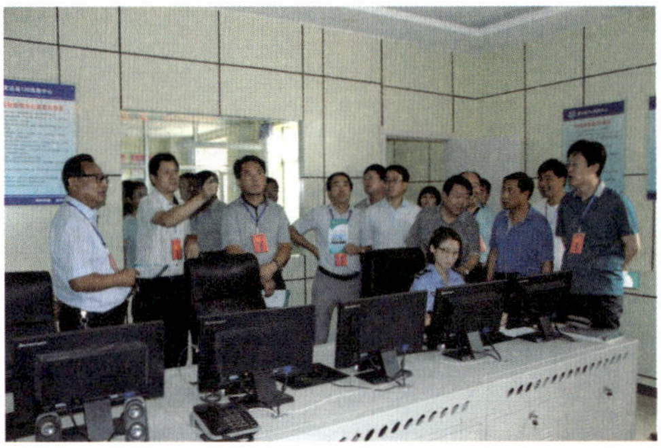

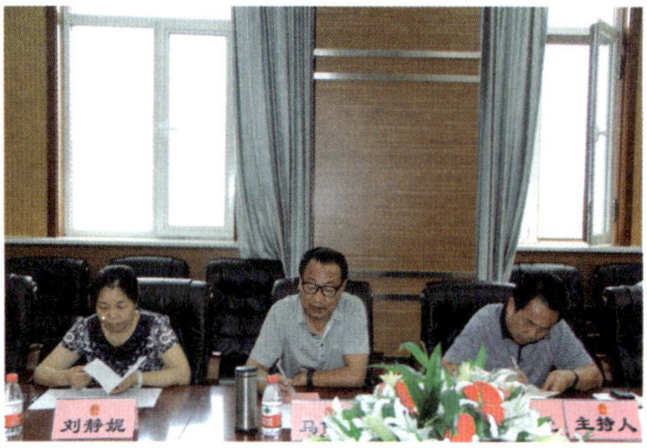

2015年7月14日，县人大常委会主任马保珍、副主任王道虎及部分常委会委员、人大代表到县医院视察工作

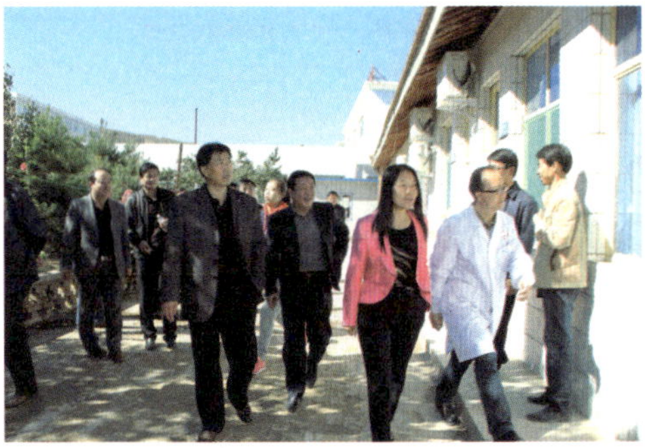

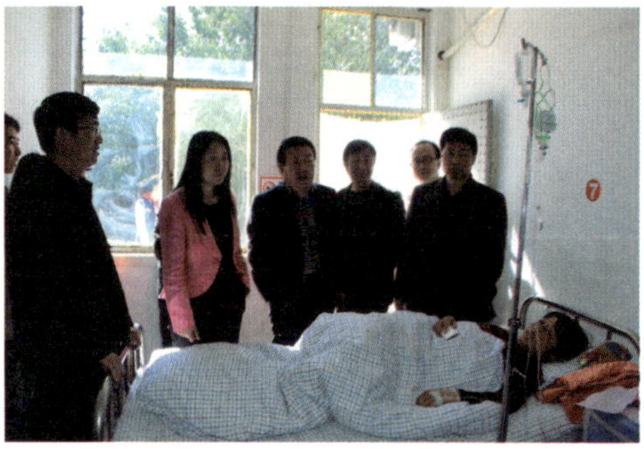

2015年10月9日，副县长刘静妮、政协副主席丁海山视察指导县医院托管的白湾子镇中心卫生院工作

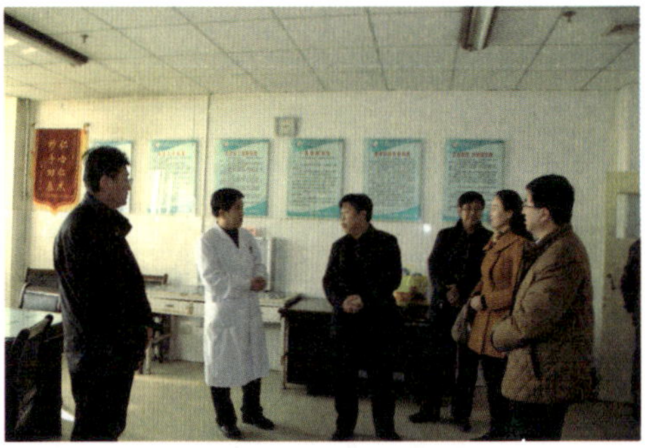

2016年1月26日，县委常委、宣传部部长贺安刚，县科协主席白萍到县医院慰问先进医务工作者王学广同志

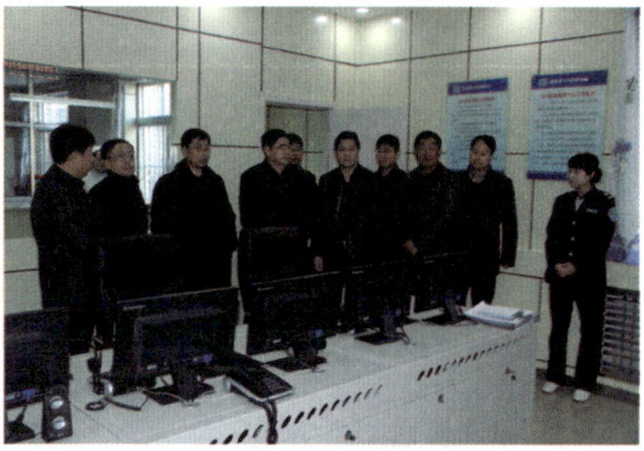

2016年2月6日，县领导贺安刚、刘志伦、任学友、丁海山看望慰问县医院医护人员

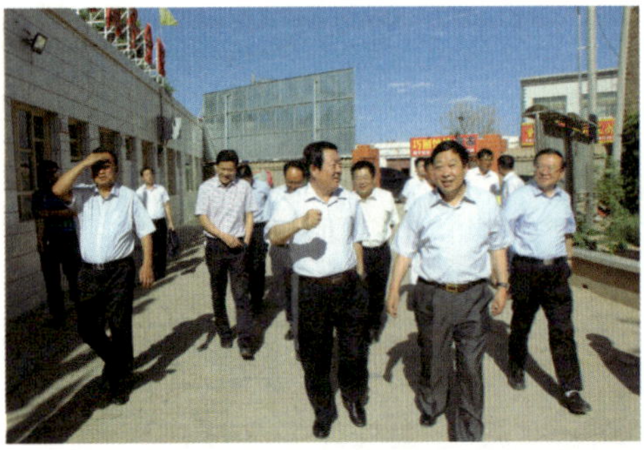
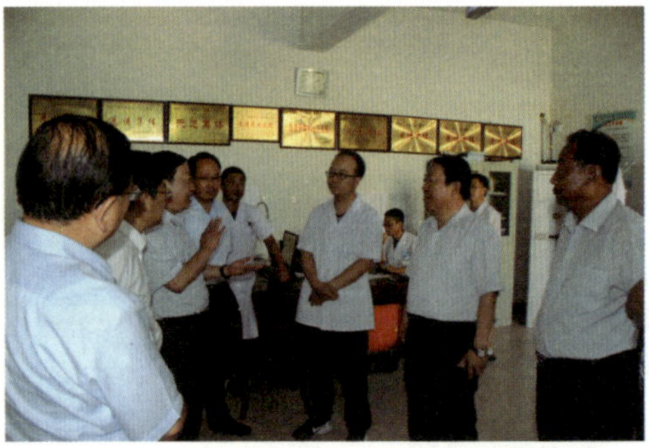

2016年6月28日，榆林市纪委书记张凯盈到县医院托管的白湾子镇中心卫生院视察调研

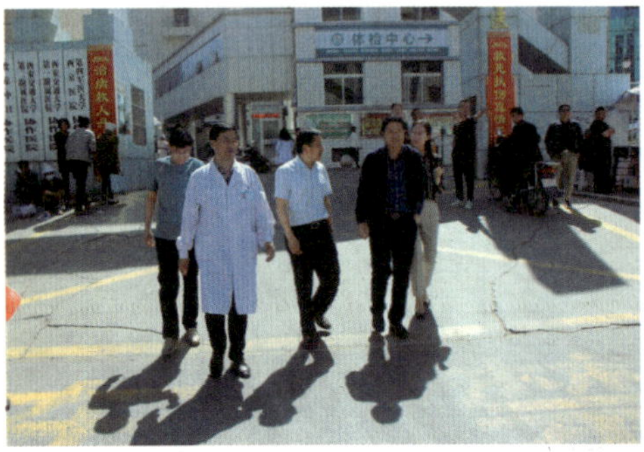

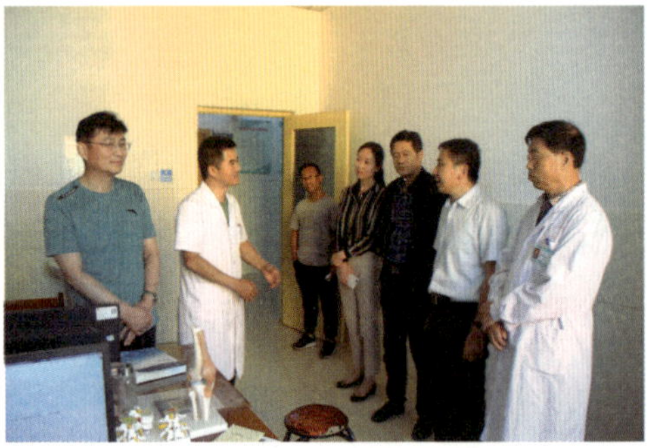

2018年5月29日，县委常委、宣传部部长魏国，县政协副主席丁海山，县科协主席白萍到县医院慰问先进医务工作者孙哲同志

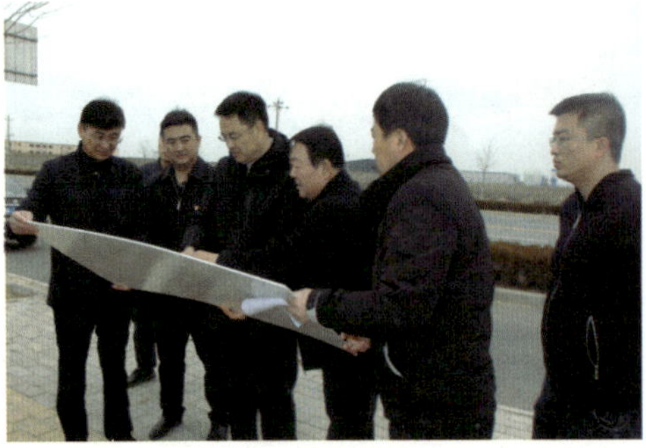

2019年11月，县长苗玉祥（左三）到县医院新址调研

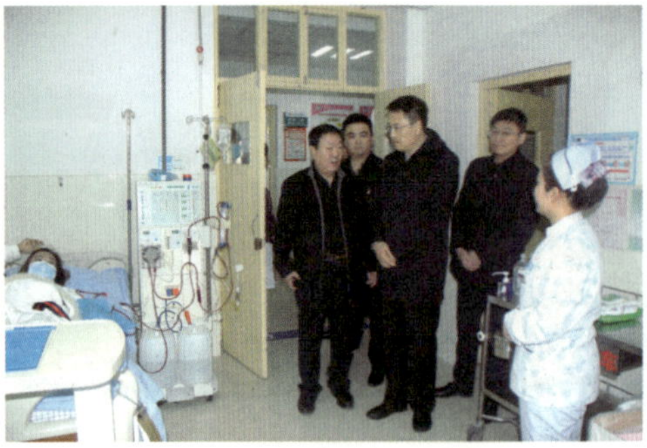

2019年11月，县长苗玉祥（左三）看望慰问透析患者

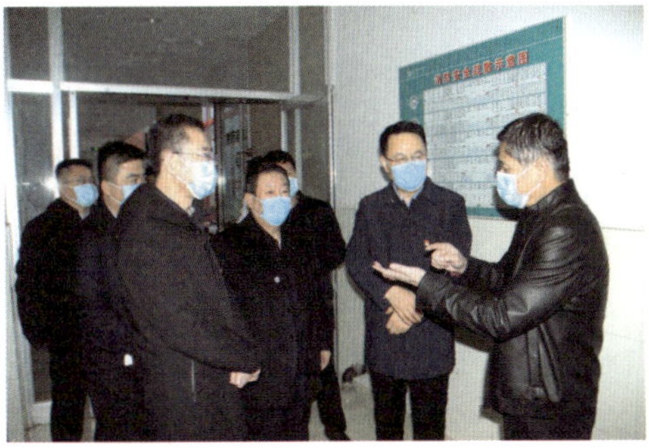

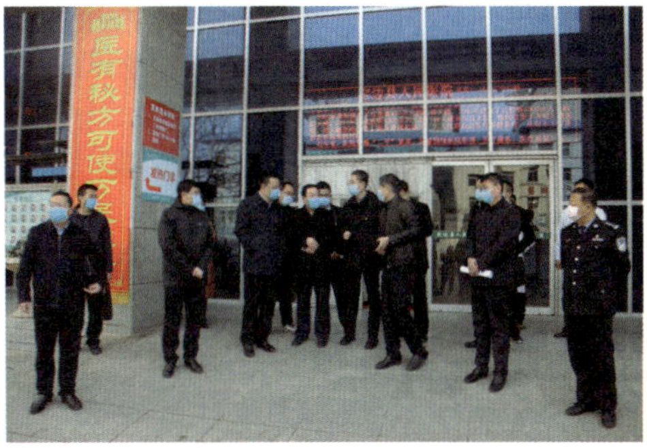

2020年1月27日，县委书记胡统金、县长苗玉祥督导检查县医院疫情防控工作

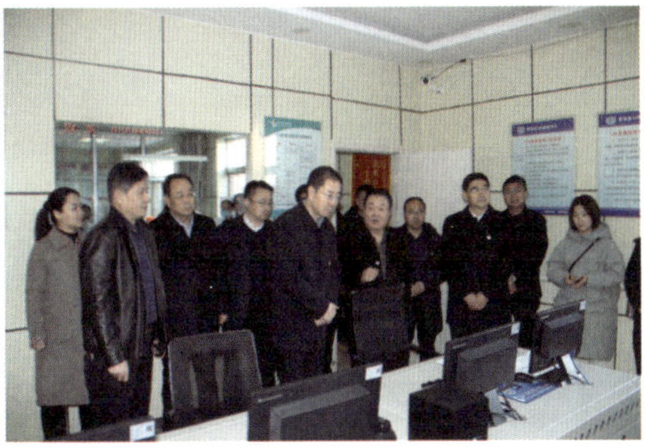

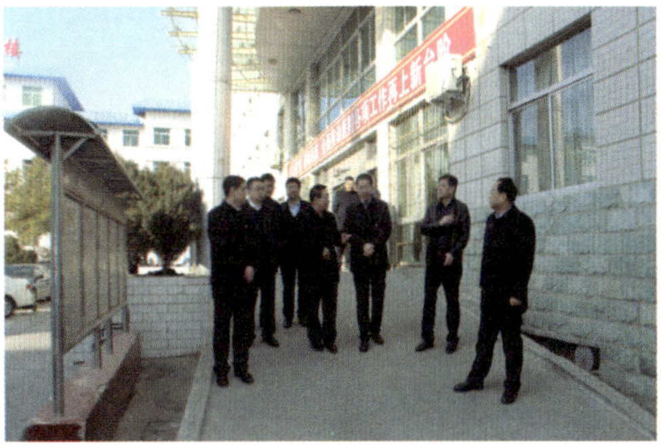

2020年2月，县委书记胡统金、政协主席苗云等县领导到县医院检查指导工作

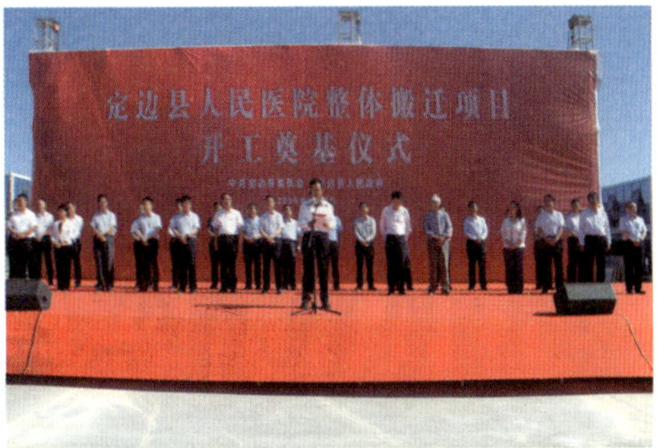

2020年6月3日，榆林市卫健委主任惠德存在县医院整体搬迁项目开工奠基仪式上讲话

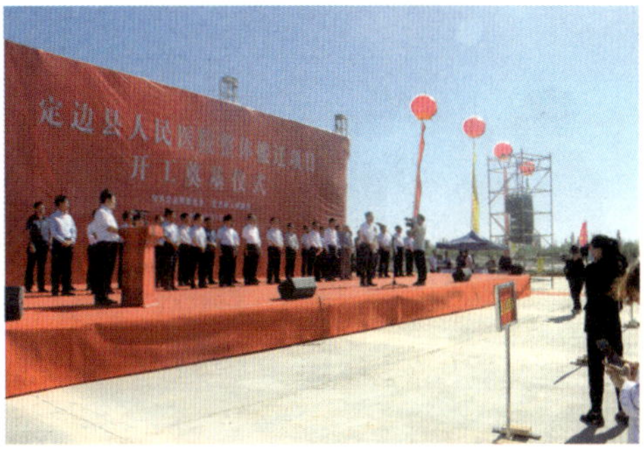

2020年6月3日，县委书记胡统金在县医院整体搬迁项目开工奠基仪式上宣布开工

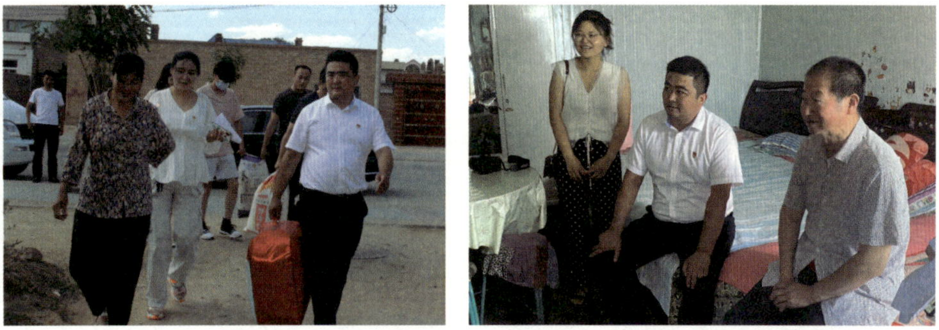

2020 年 6 月 29 日下午，副县长王彦强慰问县医院退休党员刘玉忠同志

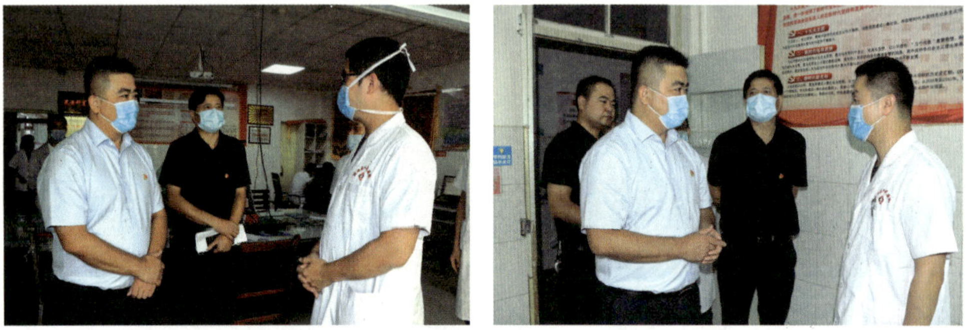

2020 年 8 月 18 日，副县长、卫健局党组书记王彦强到县医院慰问支医医师代表

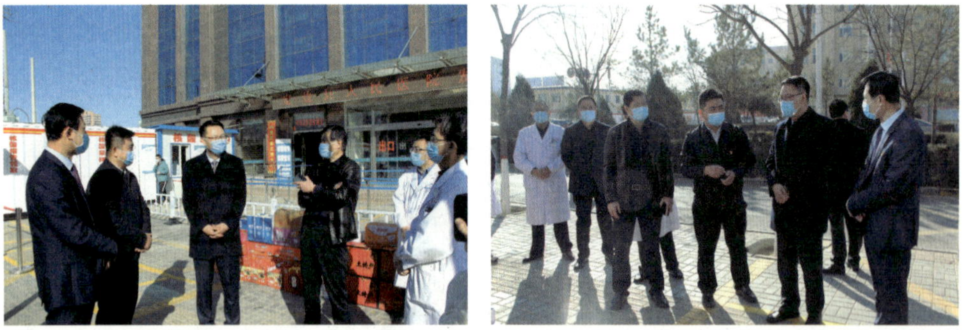

2021 年 2 月 9 日（农历腊月二十八），县长苗玉祥、副县长王彦强到县医院定点发热门诊慰问春节期间值班医护人员

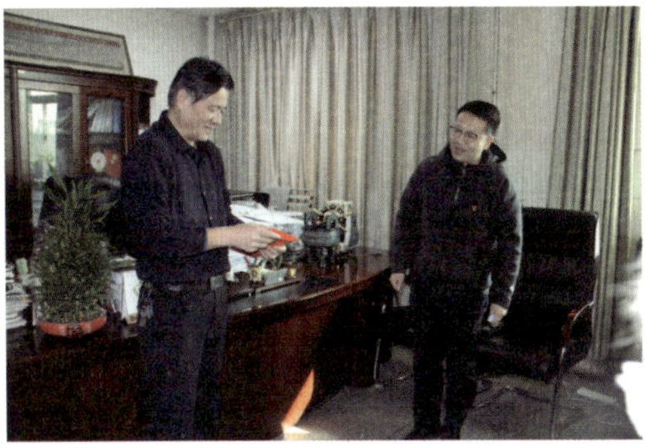

2021年春节前夕，县委组织部部长吕瑞卿（右）慰问县医院院长张少雄（市劳模）

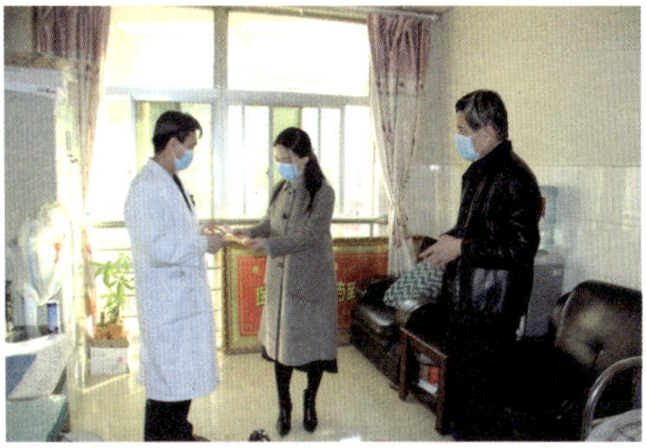

2021年春节前夕，县政府副县长姜婧妮慰问县医院副院长贺伟（市劳模）

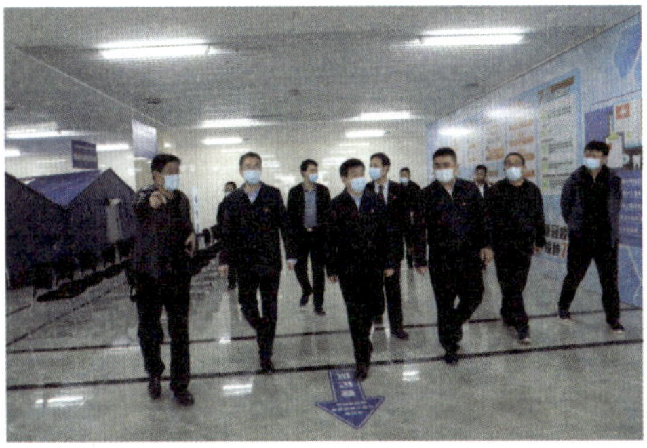

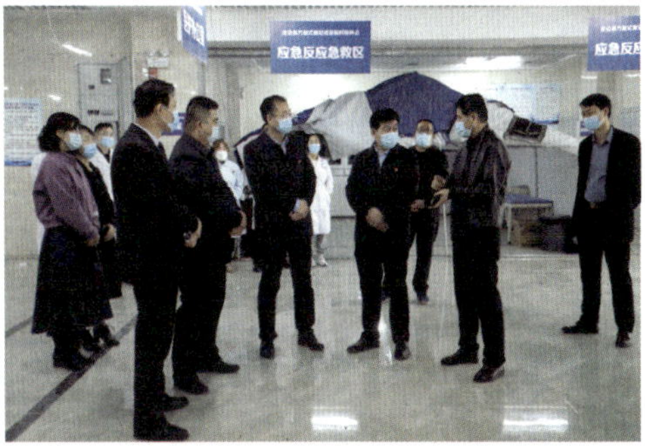

2021年4月7日，榆林市卫健委主任高怀和到县医院调研指导防疫工作。县委书记胡统金、副县长王彦强陪同调研（左图左起：张少雄、胡统金、高怀和、王彦强；右图左起：王惠茂、王彦强、胡统金、高怀和、张少雄）

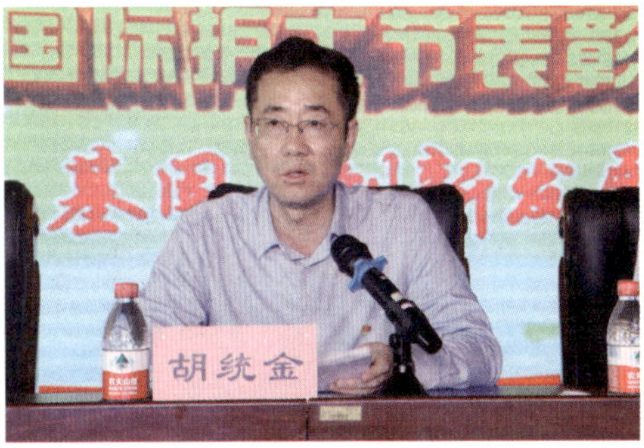

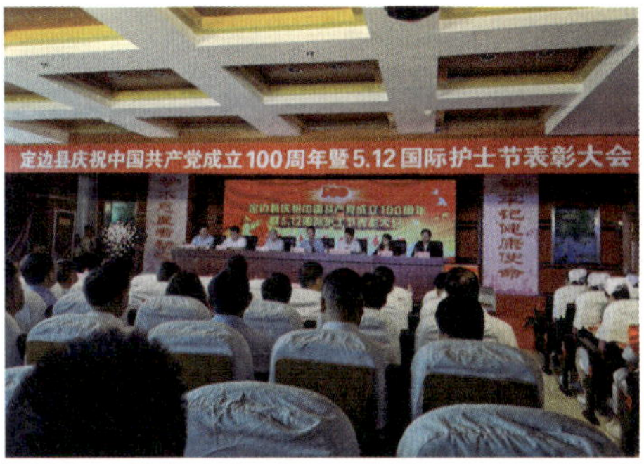

2021年5月10日，县委书记胡统金在庆祝建党100周年暨“5.12”国际护士节表彰大会讲话

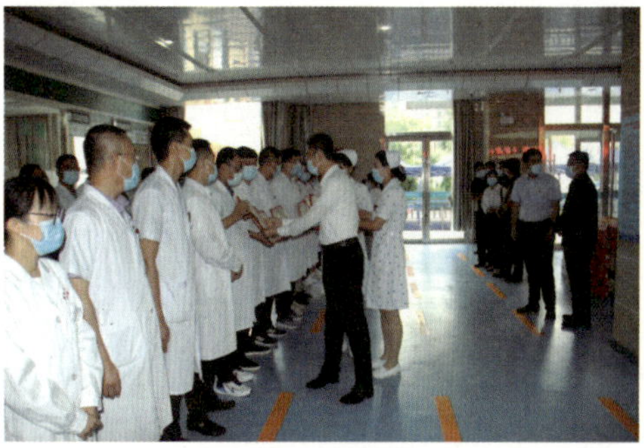
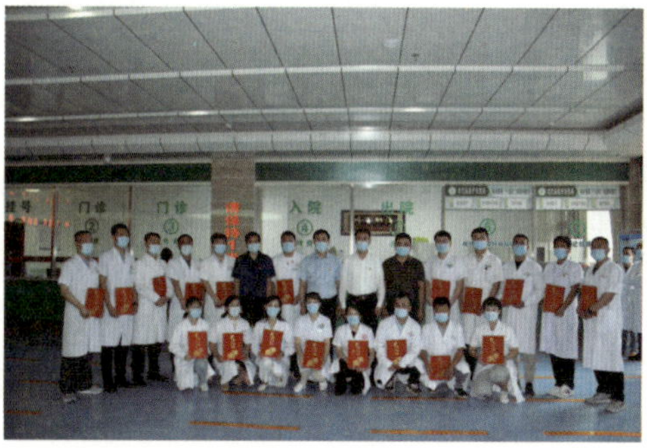

2021年8月18日（医师节前夕），县委书记胡统金、副县长王彦强慰问县医院优秀医师代表和防疫工作人员

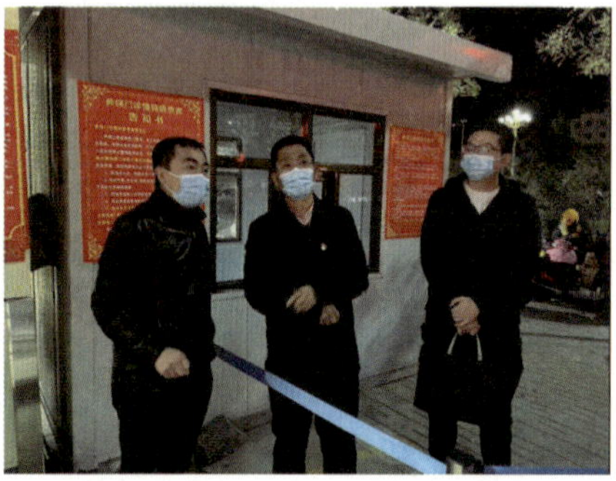
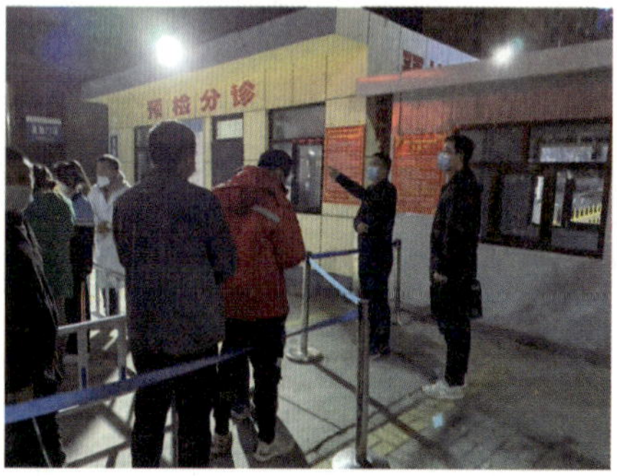

2021年10月24日晚，县长姬世平（左图中）到县医院发热门诊检查指导防疫工作

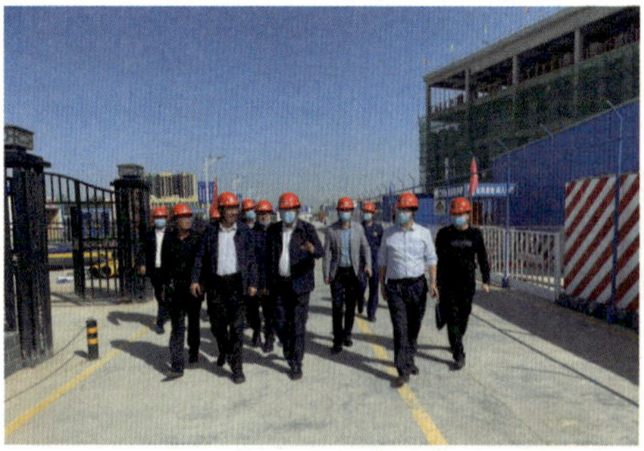

2021年9月，副县长董建勋（左三）检查县医院整体搬迁建筑工地

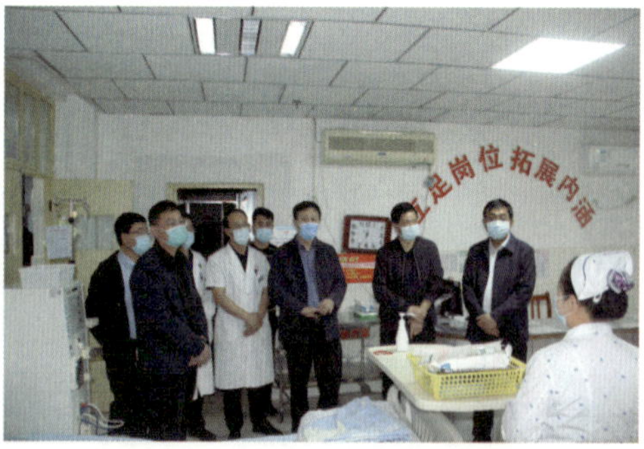

2021年11月，副县长董建勋（右一）到县医院检查指导工作

（二）科学管理

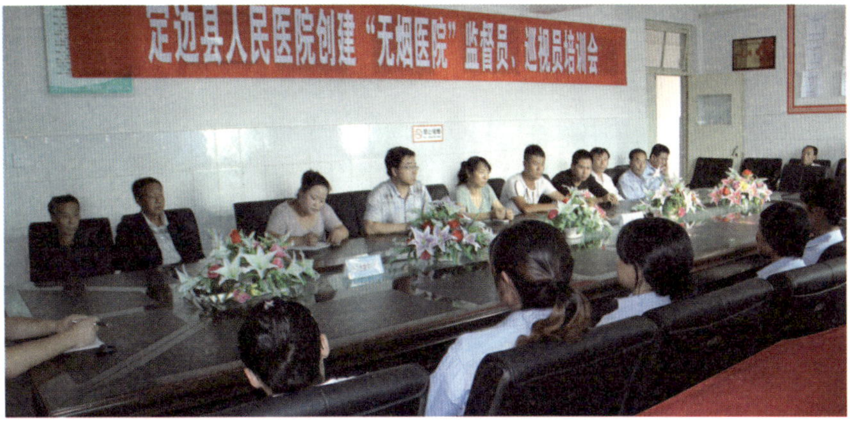

2012年8月，召开创建“无烟医院”监督员、巡视员培训会

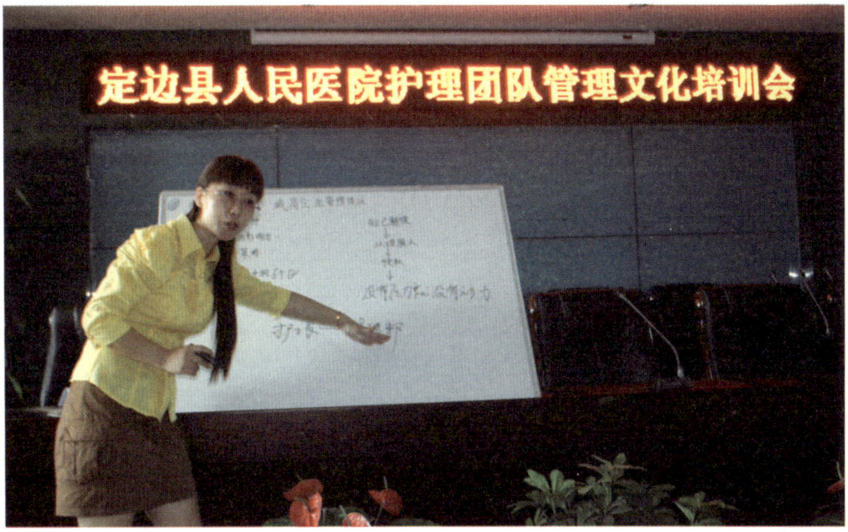

2013年8月，护理部主任李俐霞在培训

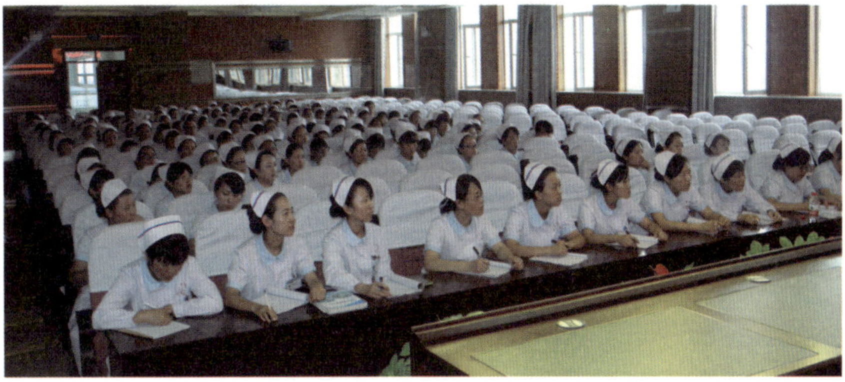

全体护理人员在参加培训

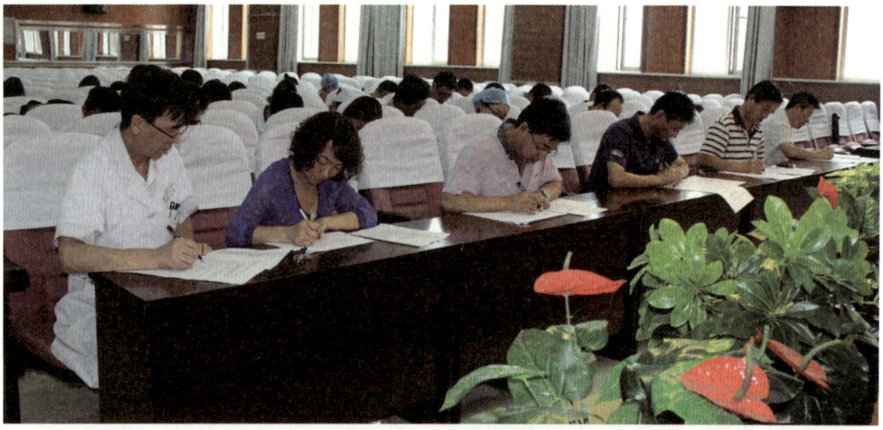

2014年,院科两级领导进行群众路线知识测试

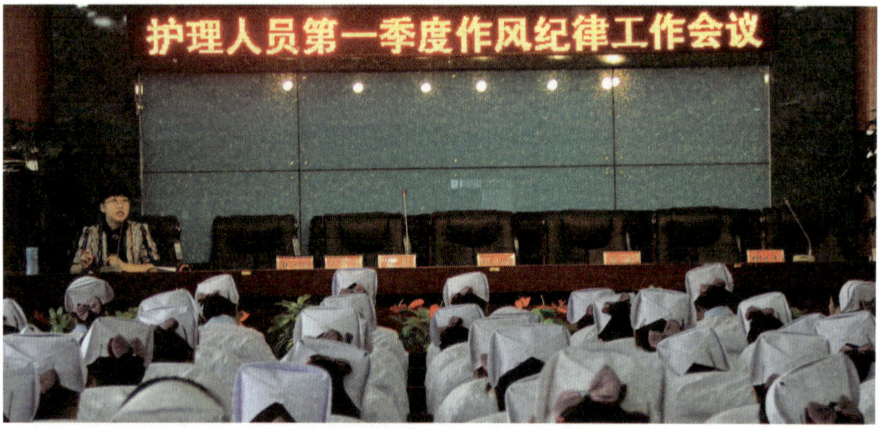

2015年3月27日,召开全院护理人员第一季度作风纪律工作会议

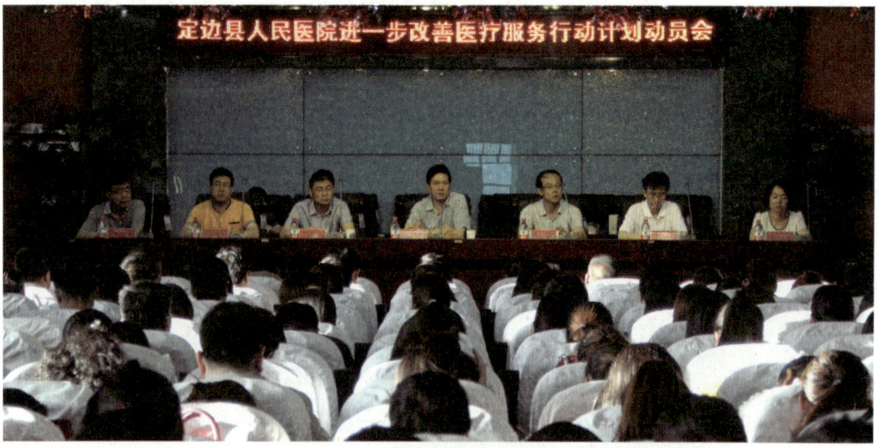

2015年6月,召开进一步改善医疗服务行动计划动员会

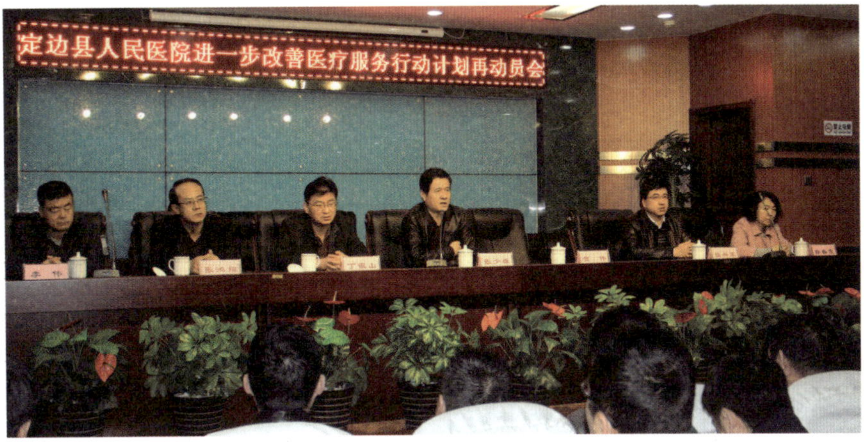

2016年3月，召开进一步改善医疗服务行动计划再动员会

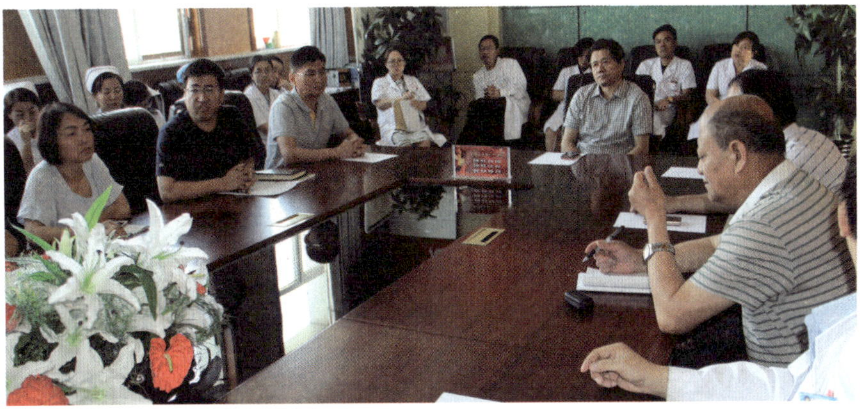

2017年6月20日，召开以“解放思想、转变作风、担当实干、追赶超越”为主题的讨论会

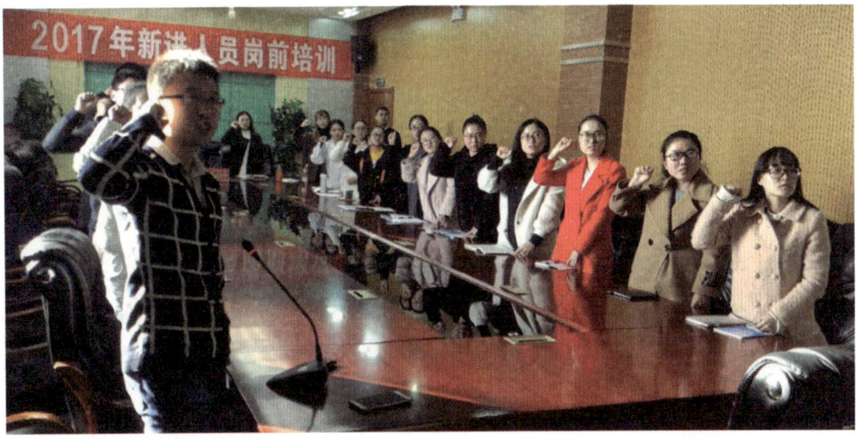

2017年11月14日至16日，医务科组织2017年新进人员岗前培训

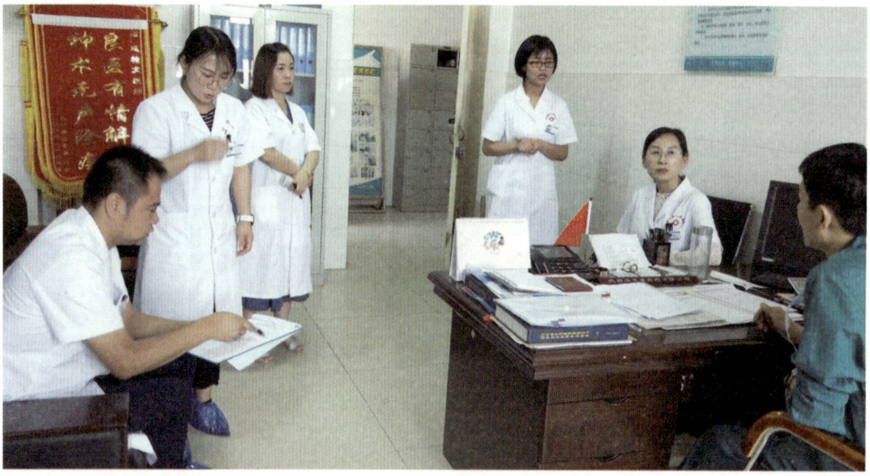

2019年6月，医务科主任马建鹏（左一）带队，会同质控科、护理部、院感科、合疗科、药剂科等职能部门在全院开展医疗质量大检查

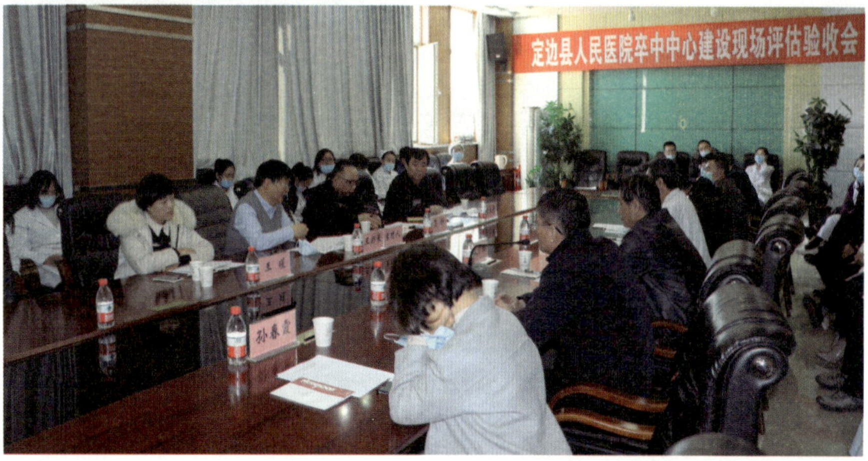

2019年11月12日上午，省卫健委委派专家对县医院卒中中心建设进行现场评估验收

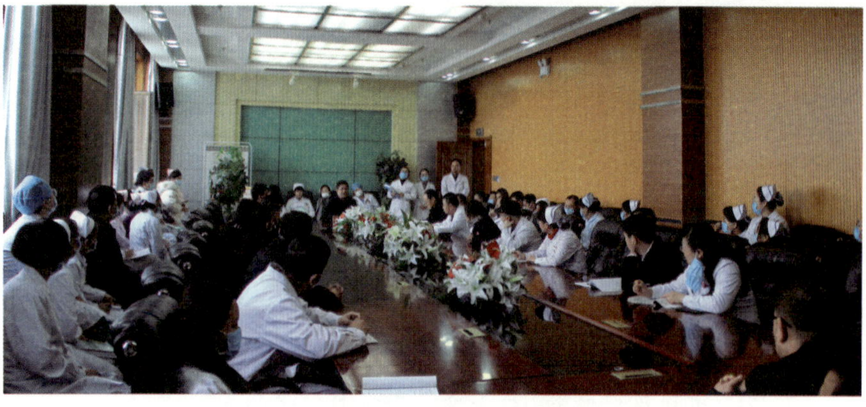

2020年1月，院长张少雄安排部署疫情防控工作

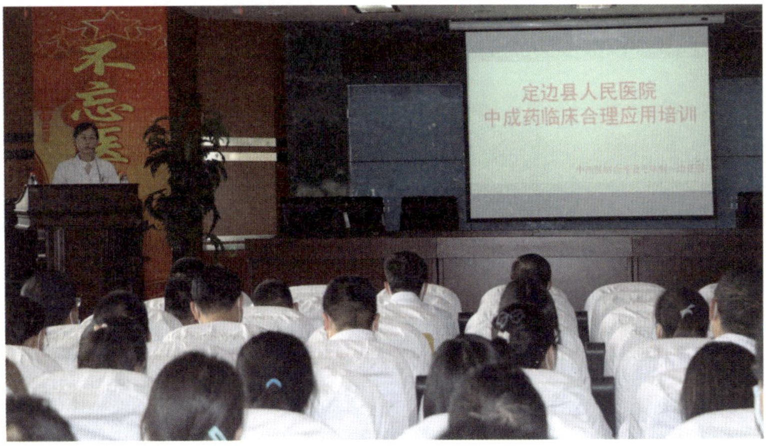

2020年5月27日、29日,医务科、药剂科召开中成药临床合理应用培训

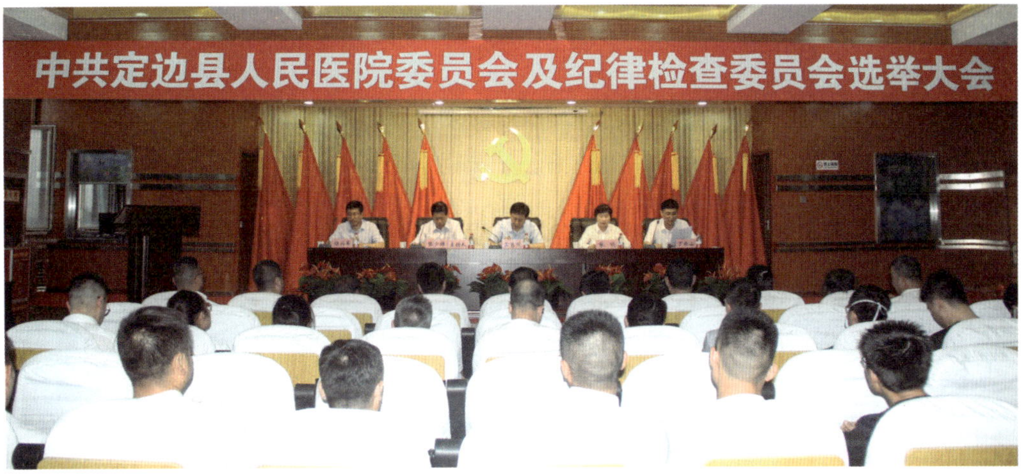

2021年5月27日,召开全体党员大会,选举产生中共定边县人民医院第一届委员会和第一届纪律检查委员会

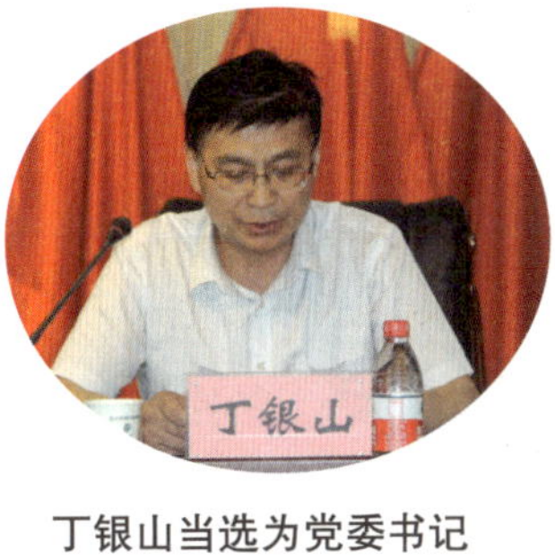

丁银山当选为党委书记

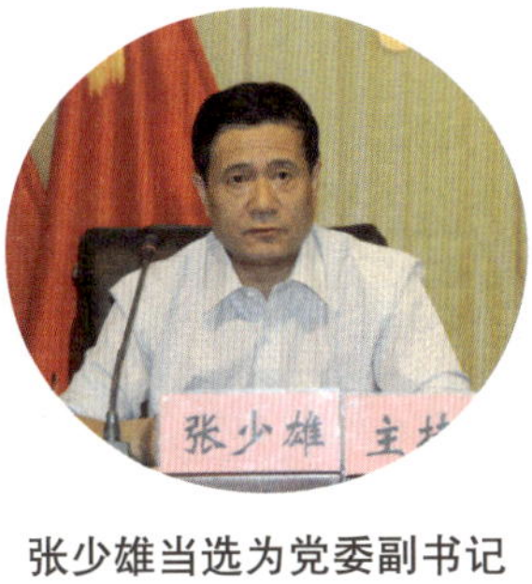

张少雄当选为党委副书记

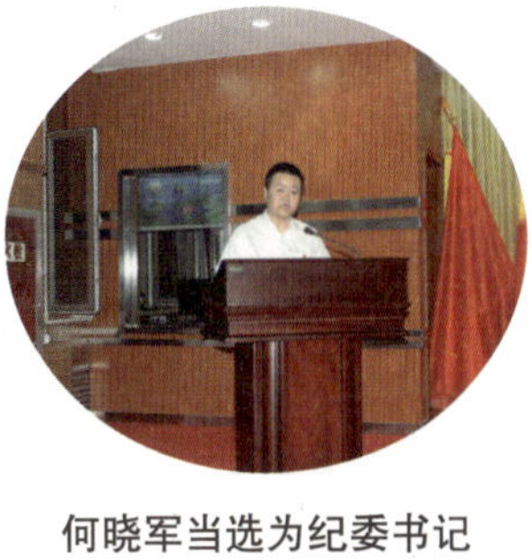

何晓军当选为纪委书记

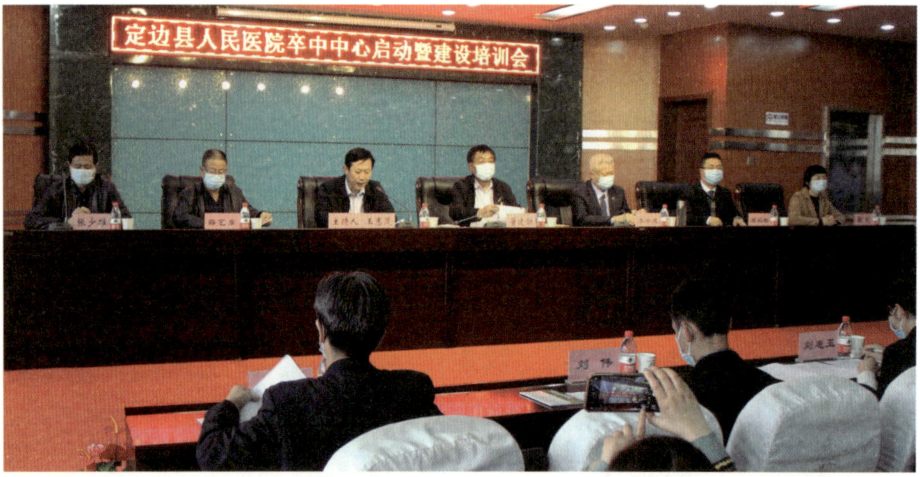

2021年10月30日,延安大学附属医院党委书记李小龙一行到县医院指导卒中中心启动暨建设培训会

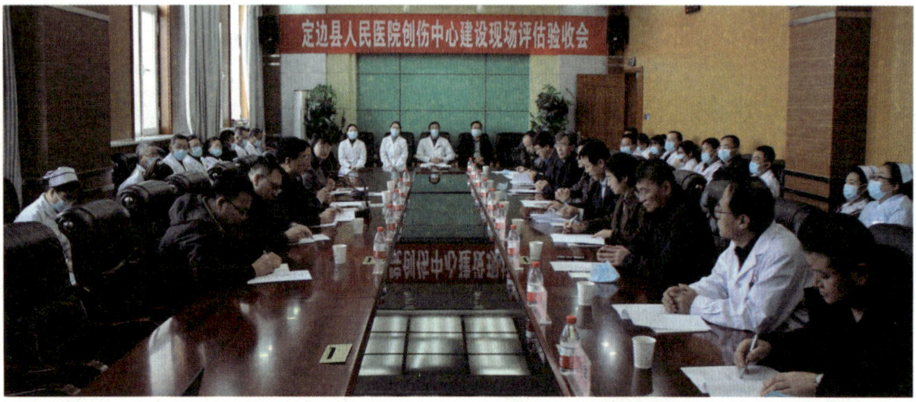

2021年11月20日,省卫健委委派空军军医大学唐都医院急诊科主任王伯良、陕西省核工业二一五医院急诊科主任兰乃祥、安康市中心医院急诊科主任柳言平一行三人专家组对县医院创伤中心建设进行现场评估验收

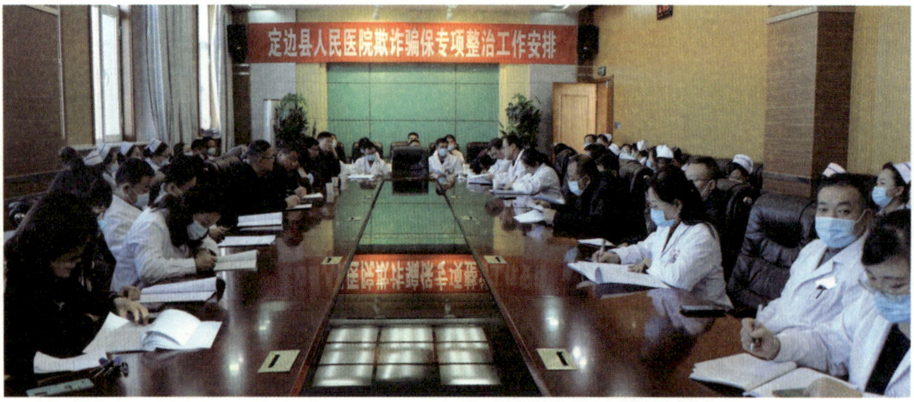

2021年11月30日,召开欺诈骗保专项整治工作会议

（三）基层管理

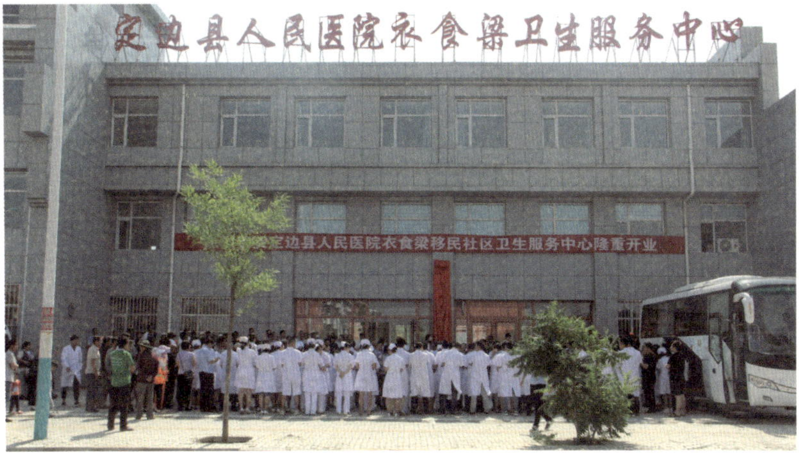

2018年7月5日，定边县人民医院衣食梁移民社区卫生服务中心正式启动运行

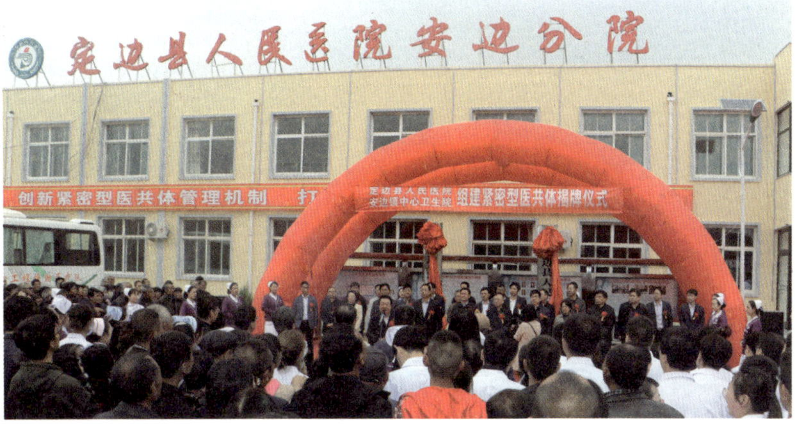

2019年5月6日，定边县人民医院紧密型医共体安边分院正式启动运行

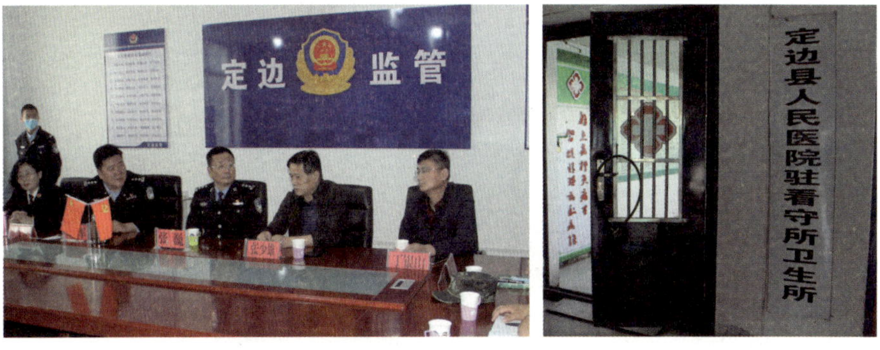

2020年5月11日，定边县人民医院驻看守所卫生所正式启动运行

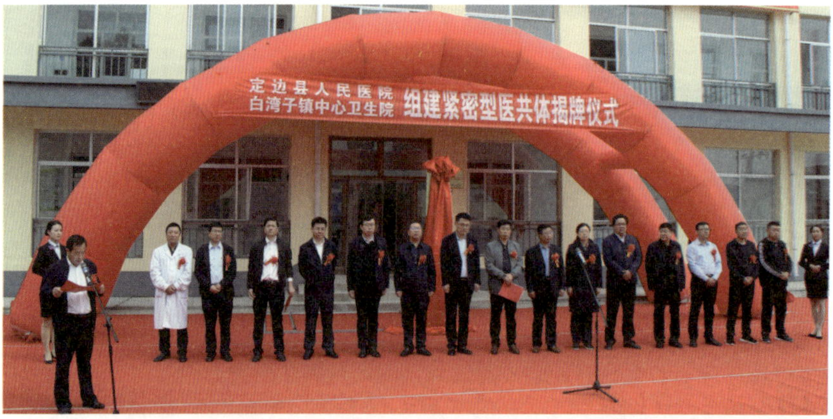

2020年9月22日，定边县人民医院紧密型医共体白湾子分院正式启动运行

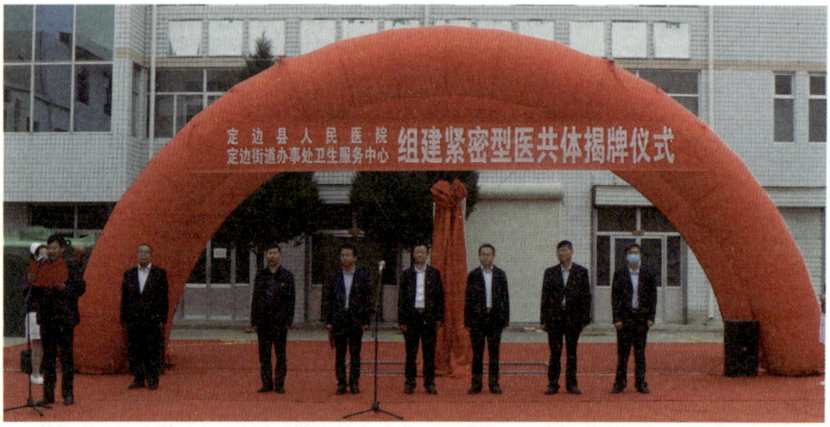

2020年9月22日，定边县人民医院紧密型医共体街道办分院正式启动运行

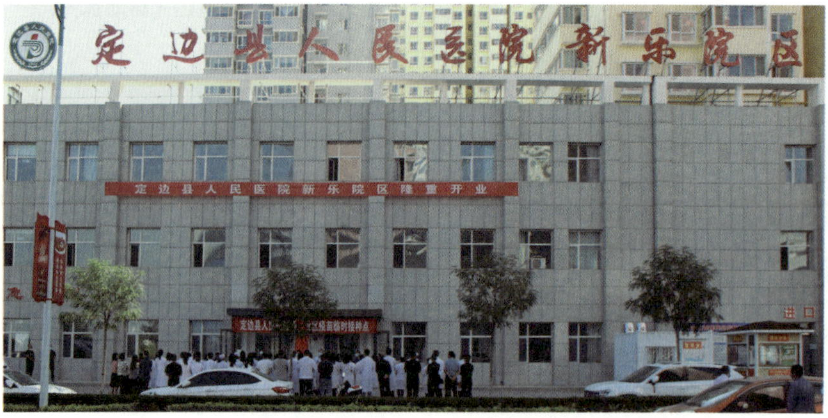

2021年8月28日，定边县人民医院新乐院区正式启动运行

四　服务文化

（一）服务基层

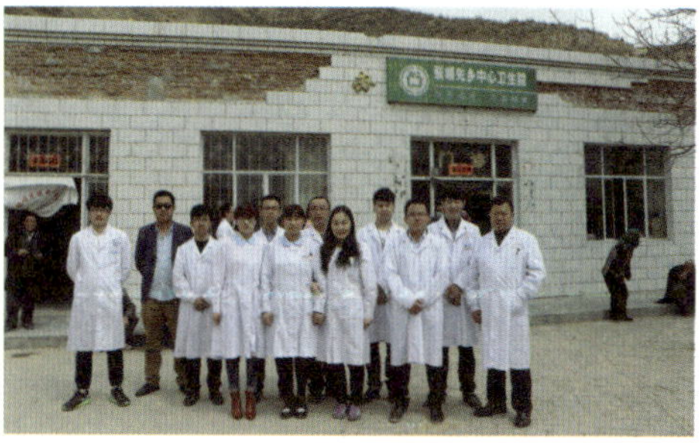

2016年4月8日，在张屡先镇中心卫生院

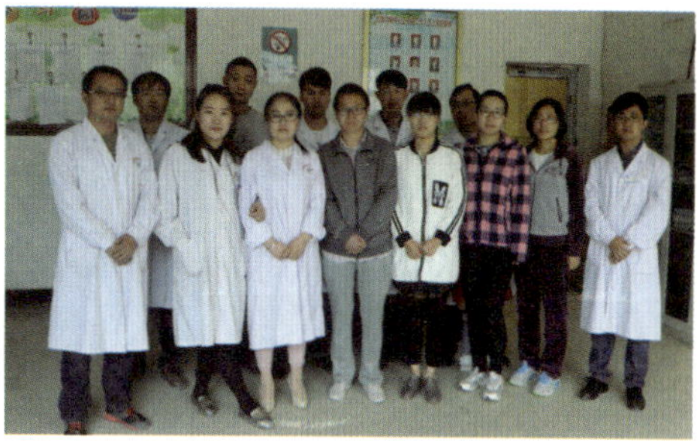

2016年5月7日，在红柳沟镇卫生院

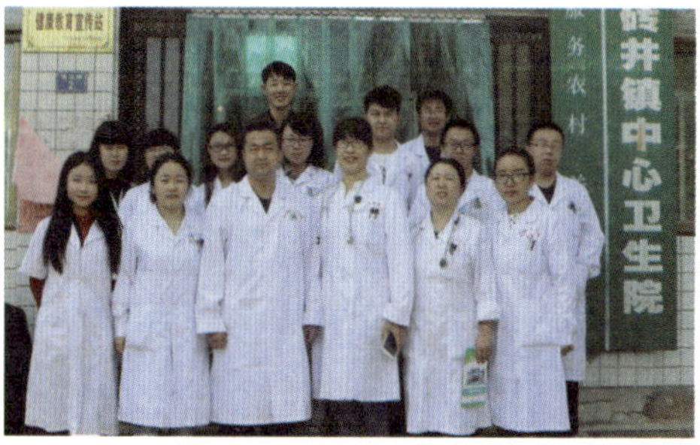

2016年5月11日，在砖井镇中心医院

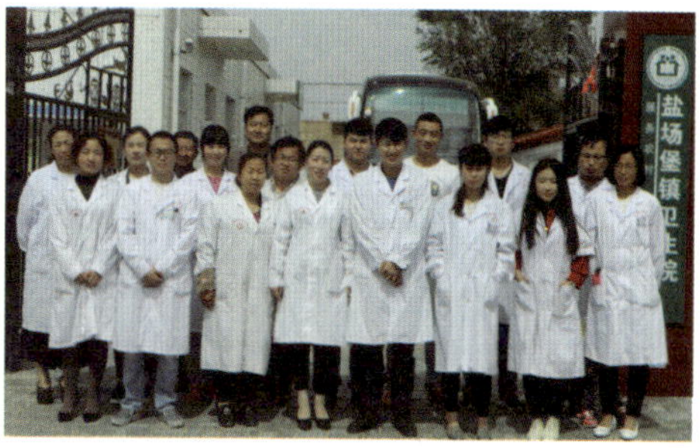

2016年5月28日，在盐场堡镇卫生院

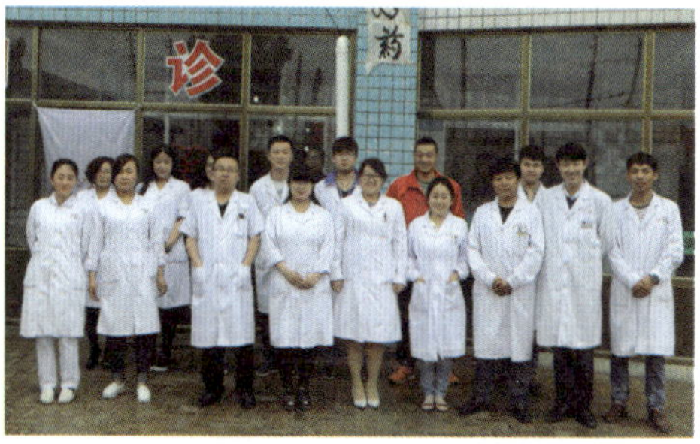

2016年6月2日，在石洞沟乡卫生院

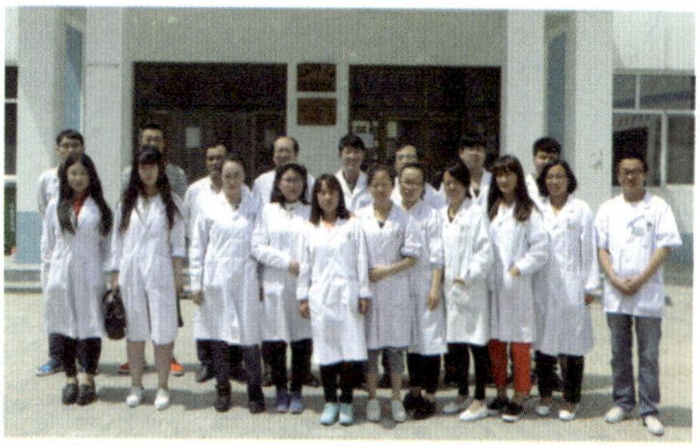

2016年6月5日，在杨井镇预防保健站

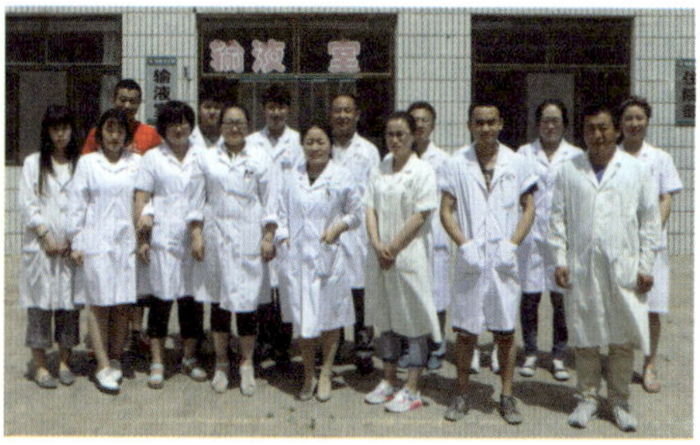

2016年6月10日，在郝滩镇卫生院

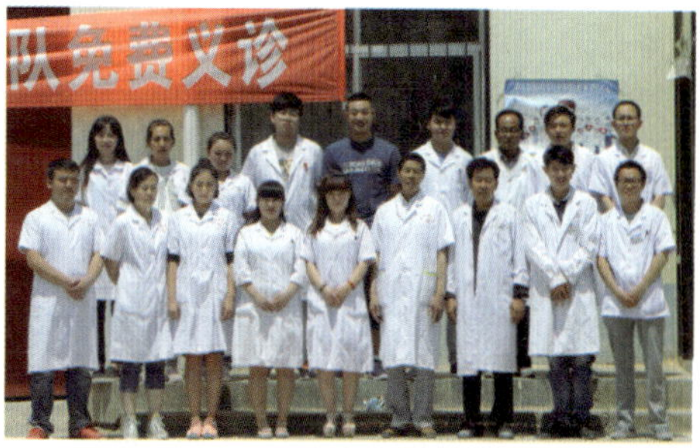

2016年6月18日，在学庄乡卫生院

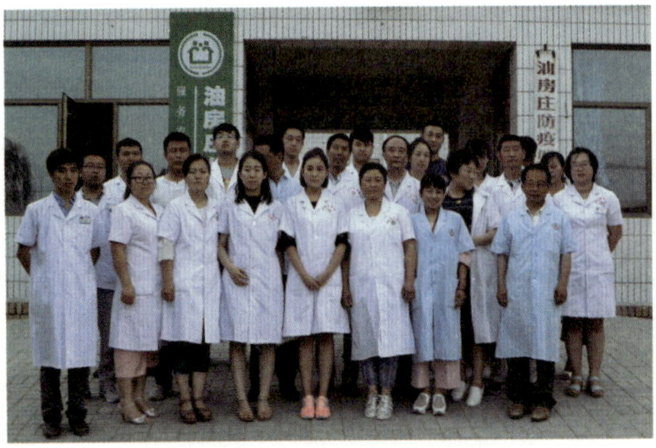

2016年6月22日，在油房庄乡卫生院

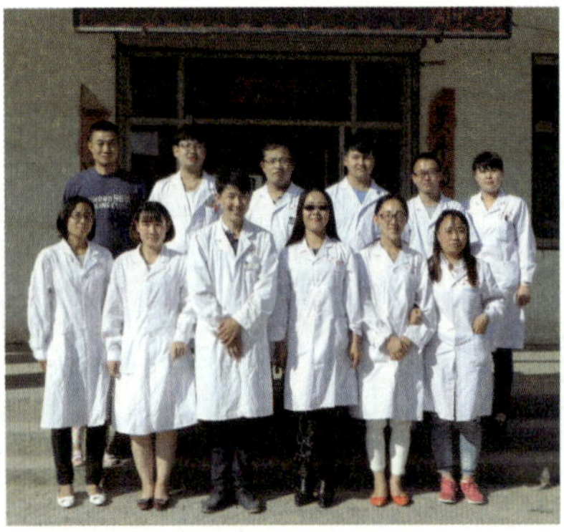

2016年6月25日，在姬塬镇卫生院

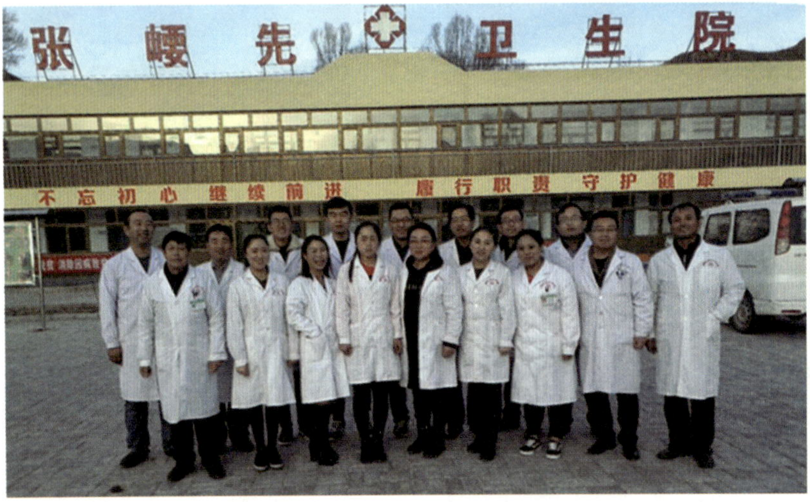

2017年11月初，组织抽调了40名年轻、精干的医生，对贫困村村医开展了一对一驻村帮扶工作

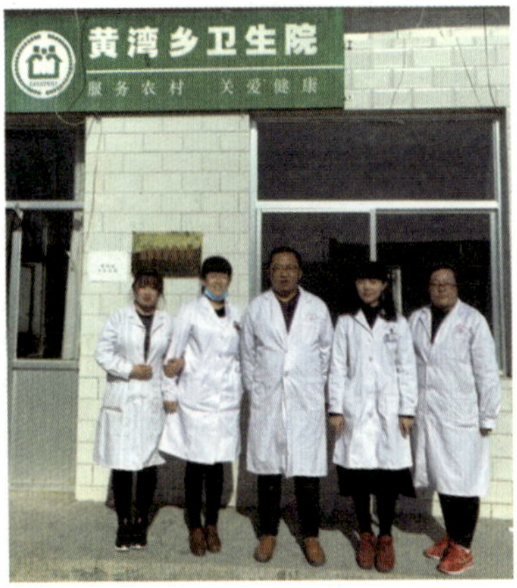

2017年12月，在黄湾乡卫生院

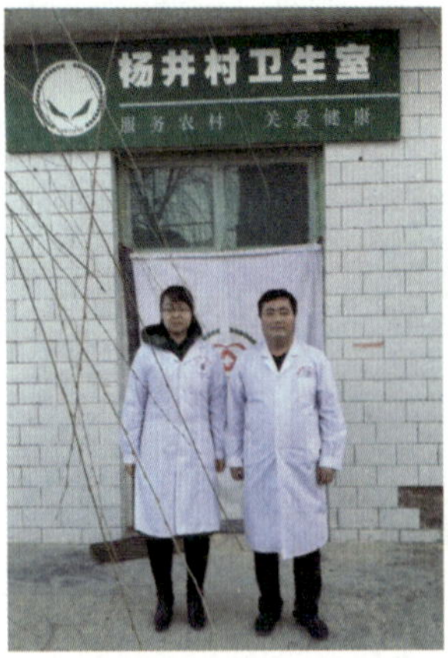

2017年12月，在杨井村卫生室

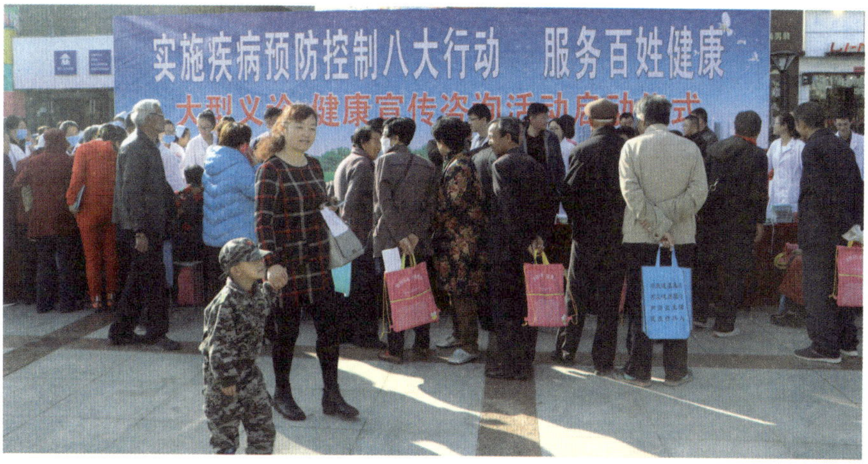

2017年10月20日，定边县卫计局联合县妇联等17个单位在东正街广场举行“实施疾病预防控制八大行动　服务百姓健康”大型义诊及健康宣传咨询活动

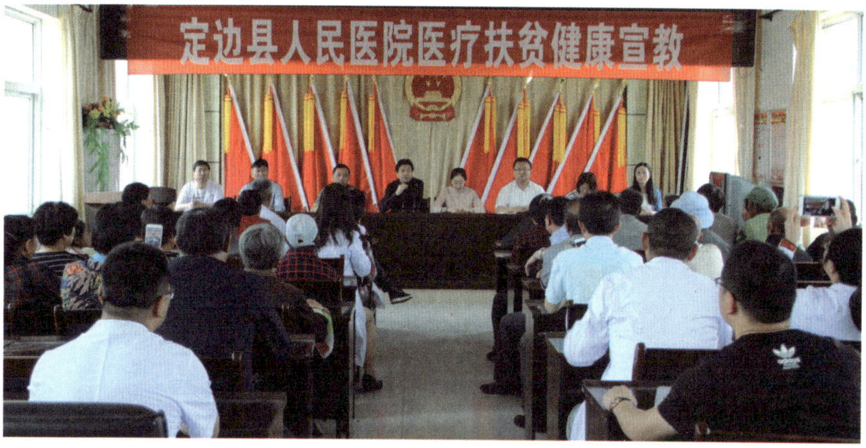

2017年8月12日，院长张少雄带领全体院班子成员及相关医务人员共20余人，赴堆子梁镇堆子梁村为包扶对象免费健康体检，助力精准扶贫。图为张少雄为当地群众健康宣教

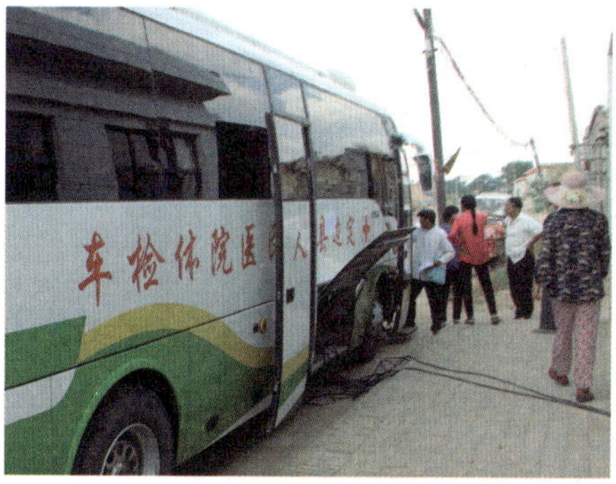

县医院下乡体检车

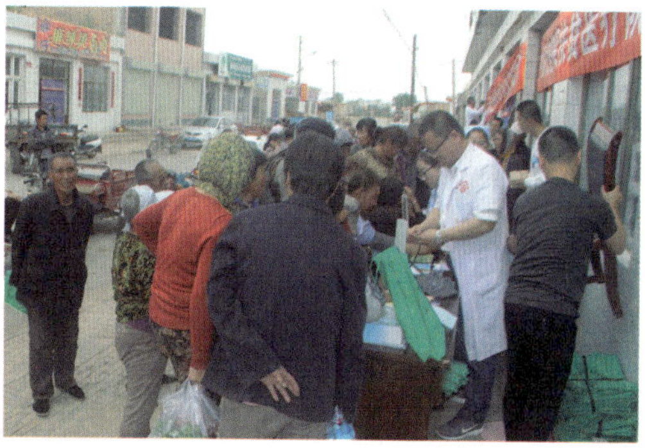

为群众免费体检

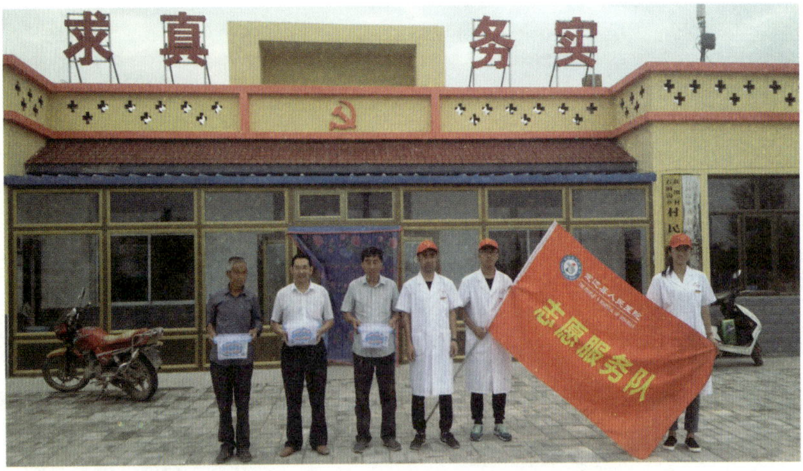

2018年7月，县医院在全县89个贫困村开展“走进扶贫第一线，白衣天使献爱心，走访慰问第一书记、驻村干部、村支书”志愿服务活动

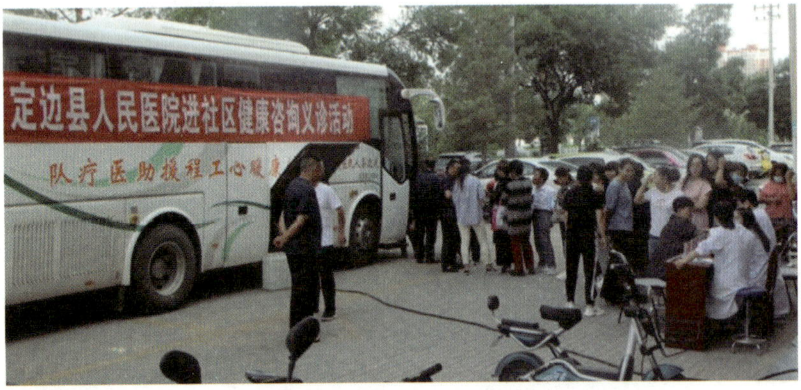

2020年6月，开展“七一送健康”党员志愿者进社区义诊活动

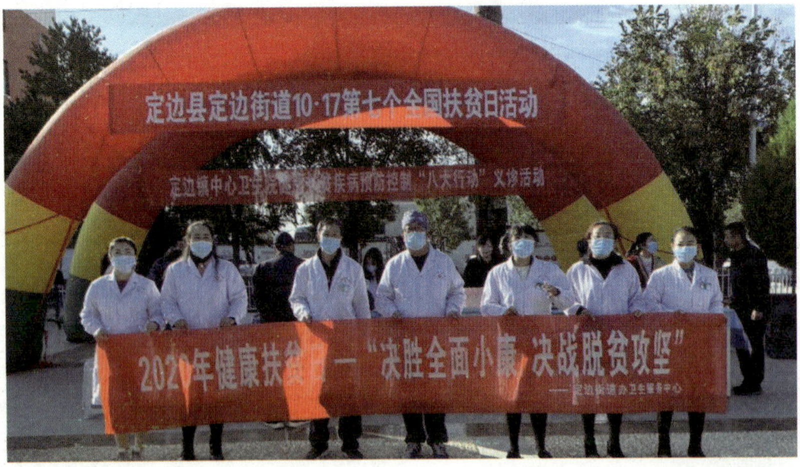

2020年10月17日，是全国第七个扶贫日，活动主题为“决胜全面小康、决战脱贫攻坚”。县医院街道办分院在县文化广场开展健康扶贫义诊活动

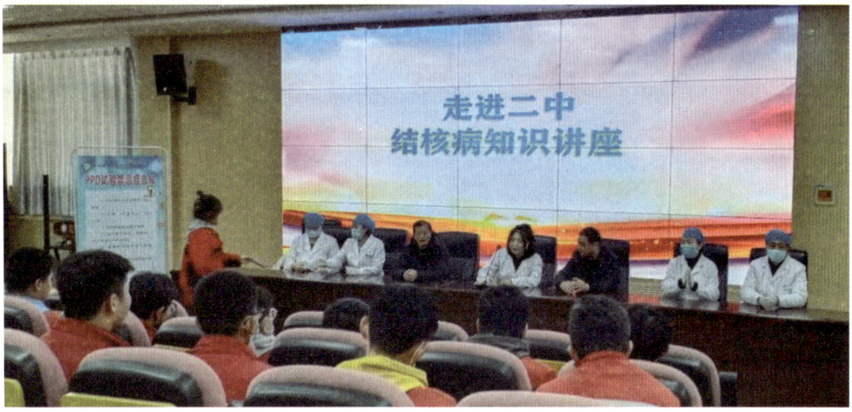

2020年11月27日，定边县人民医院紧密型医共体街道办分院为二中师生开展结核病知识讲座，助力“无核校园”创建

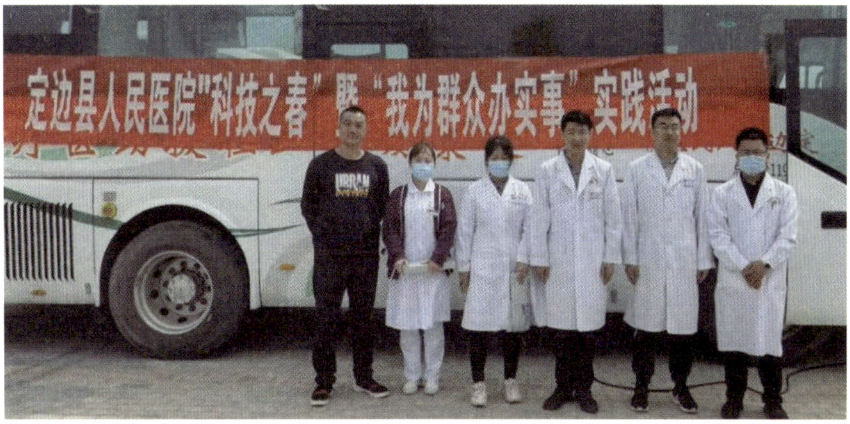

2021年4月21日，第二十九届“科技之春”来临之际，结合党史学习教育，县医院巡回医疗车走进砖井镇开展健康义诊服务

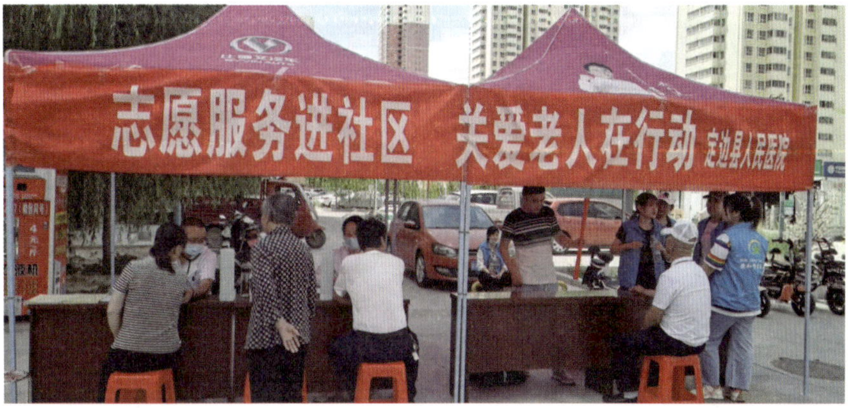

2021年6月30日，县医院行政后勤党支部组织消化内科、心血管内科、老年病科专家走进新乐社区，开展“志愿服务进社区，关爱老人在行动”大型义诊活动

(二)防疫工作

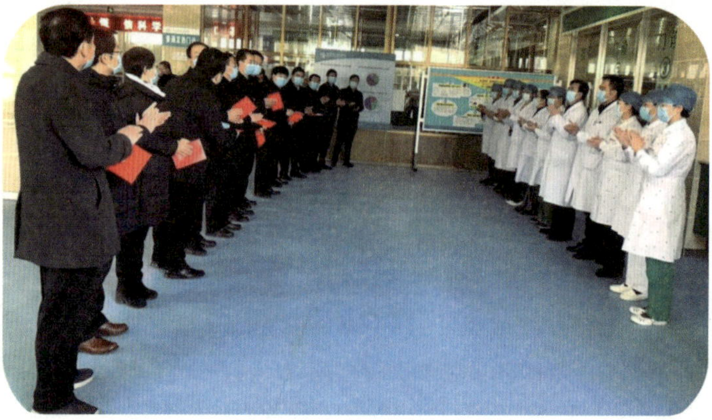

2020年2月15日,县委书记胡统金、代县长苗玉祥、县政协主席苗云等县主要领导和县级有关部门领导到县医院亲切慰问一线的医护人员

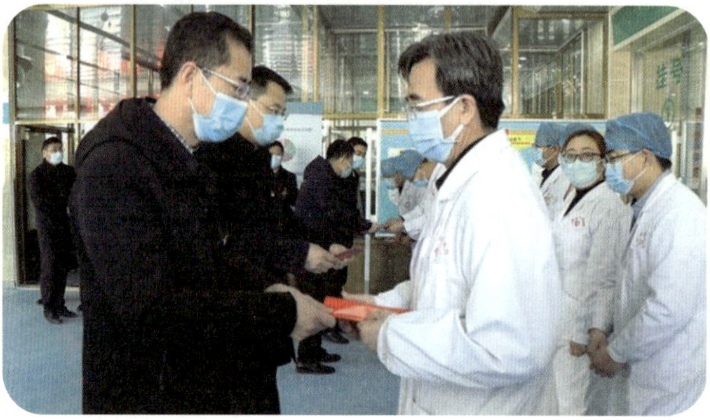

县委书记胡统金(左)慰问医务人员

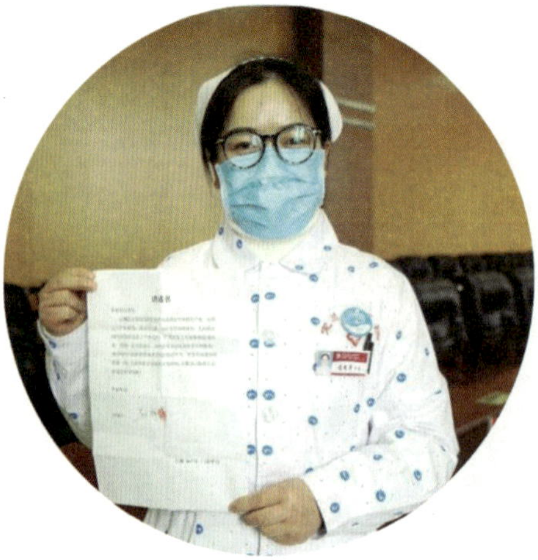

抗疫先锋呼吸内科护士马有萍

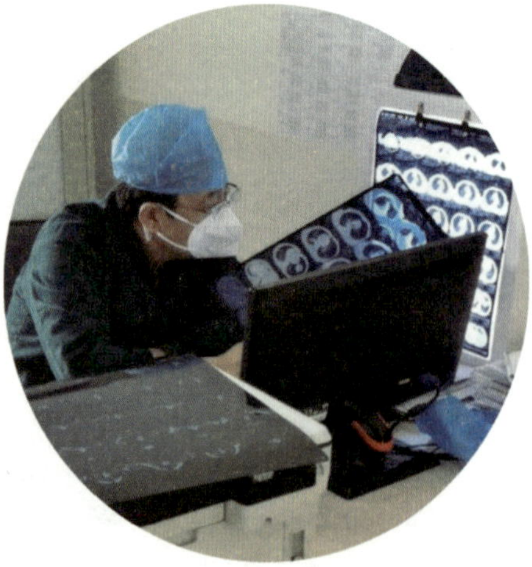

发热门诊医疗救治组组长李勇在阅片

（三）真诚关爱

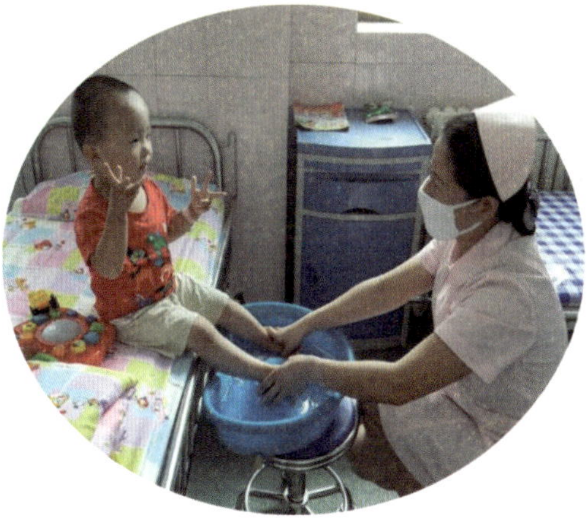

护士为小病号洗脚

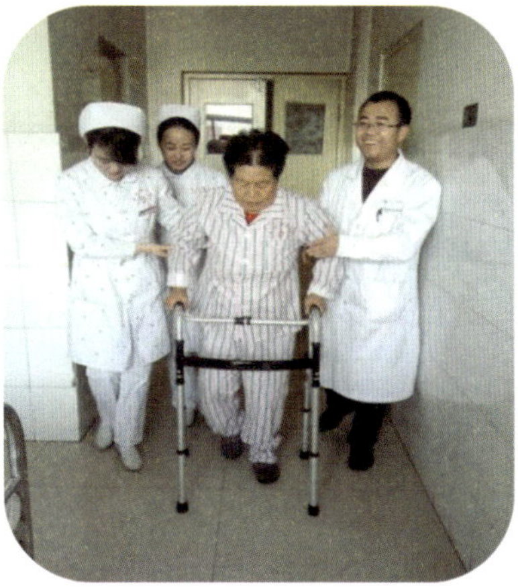

精心护理

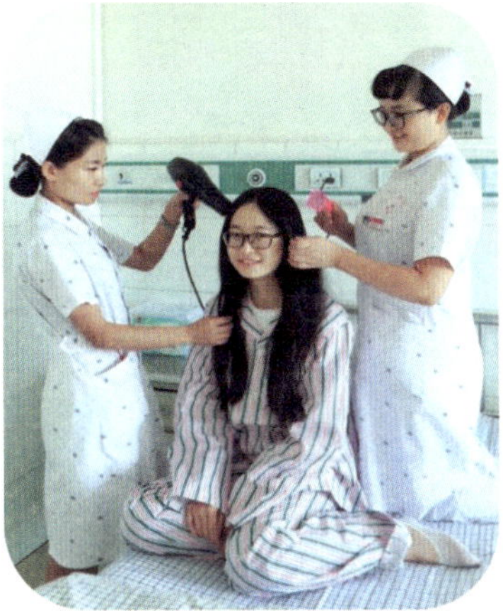

病床上也要美丽

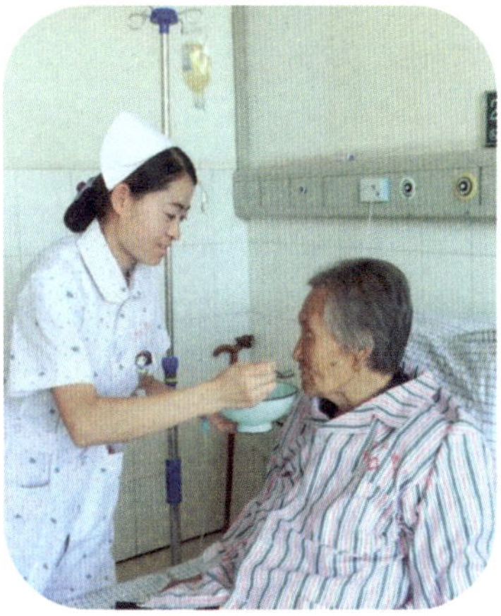

吃上可口的饭菜

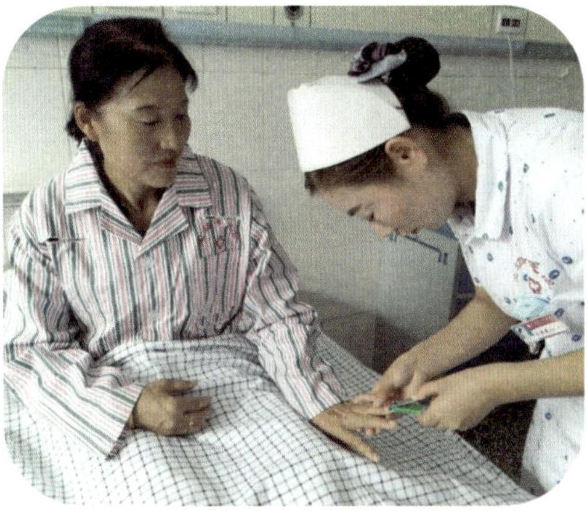

指甲长了剪一剪

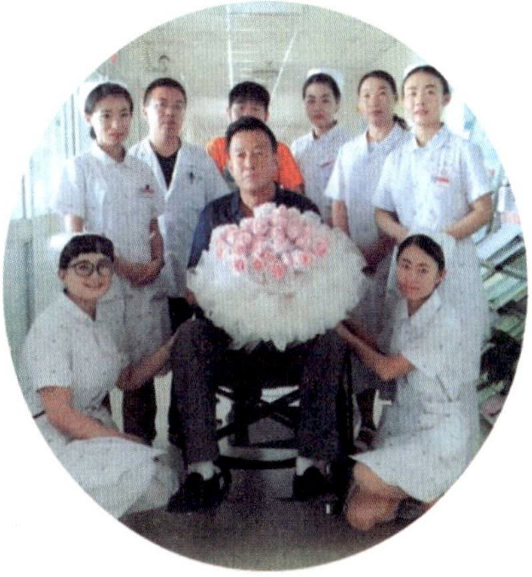

献上一束祝福花

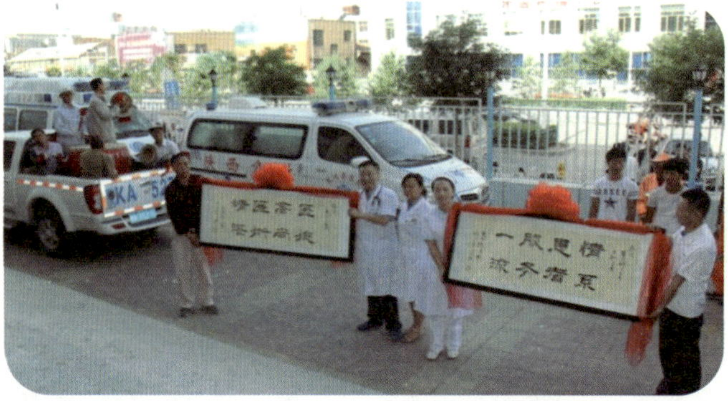

2015年7月13日，肾内科患者张秀琴及家属将“医德高尚、医术精湛”和“情系患者、服务一流”两块牌匾送给肾内科主任王磊和护士长王翠萍

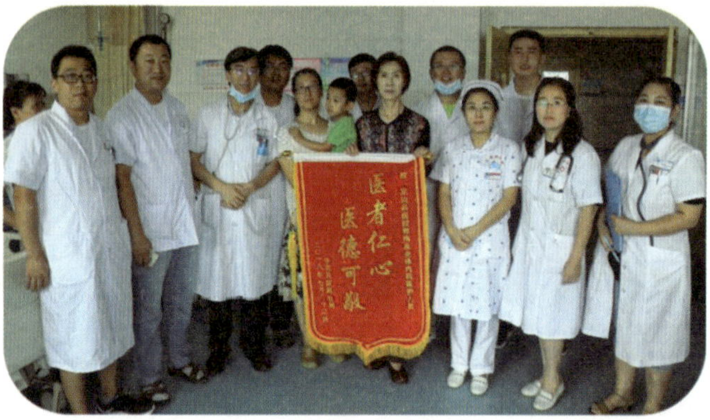

2018年7月17日，一名突发心梗的患者，经过医生全力抢救，终于将心跳、呼吸骤停两个小时的病人从死亡线上拉了回来，经过介入支架植入及康复治疗，痊愈出院。参与本次抢救的医护人员有：沙彦明、朱娜、贺伟、付佳廷、陈霆、冯生富、武亚雄、孙灵芝、薛安、陈巧玲、马蓉蓉、贾春霞

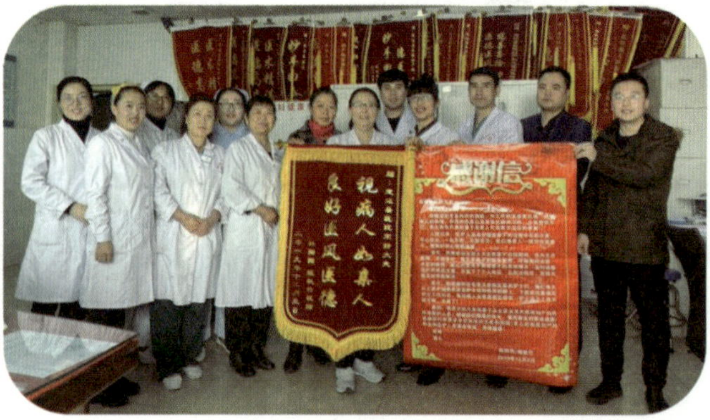

2019年12月7日，患者姬某的家人为产科送来锦旗和感谢信

五　创新文化

(一) 合作创新

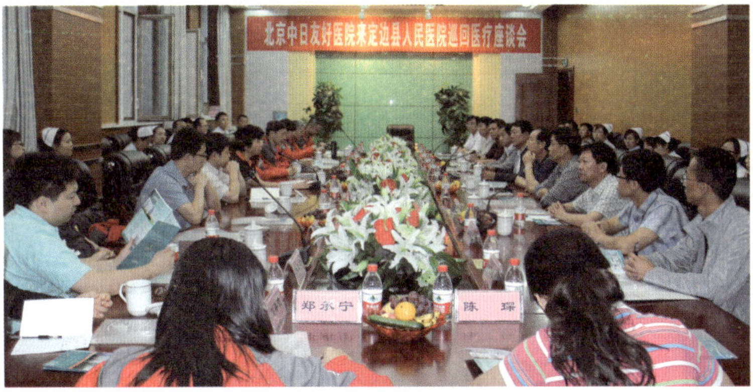

2013年9月2日，北京中日友好医院党委副书记顾玉芝一行13人到县医院巡回医疗，自此北京中日友好医院与县医院建立对口帮扶关系

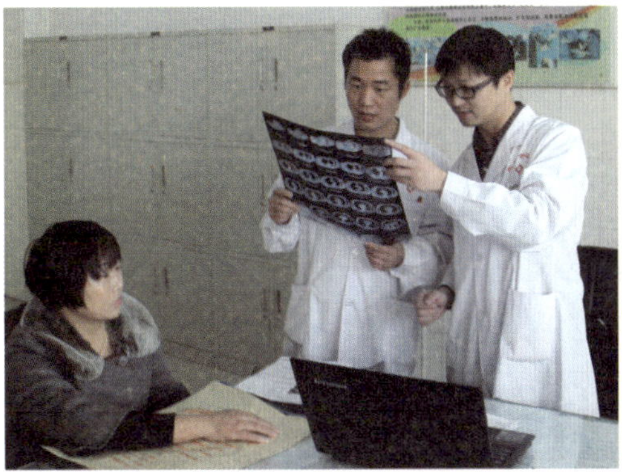

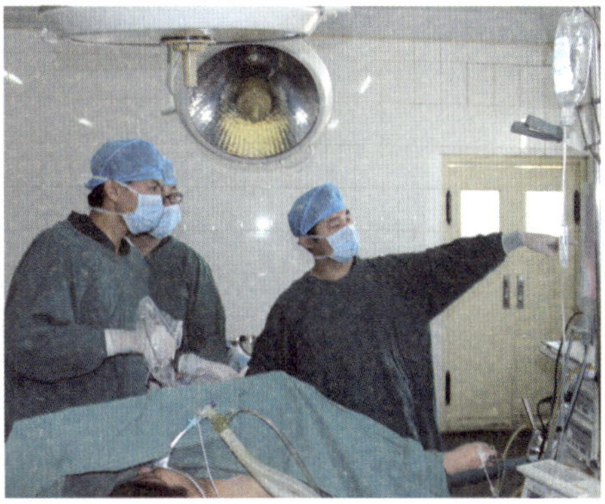

2014年8月，根据苏州—陕西对口支援协议，苏州赴陕支医医疗队对口支援县医院。图为苏州市吴中人民医院普外科副主任医师刘玉林和张家港市中医医院普外科主治医师徐晓忠在研究病例和施行手术

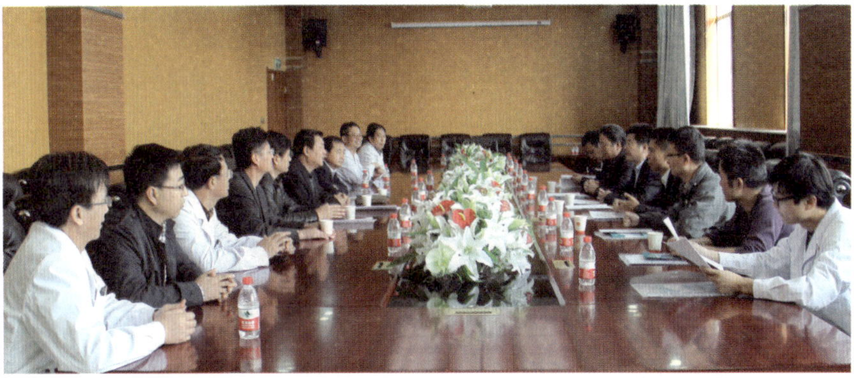

2014年10月27日，苏州市吴中区卫生局局长李福林、吴中人民医院院长王平等到县医院就对口帮扶事宜进行调研

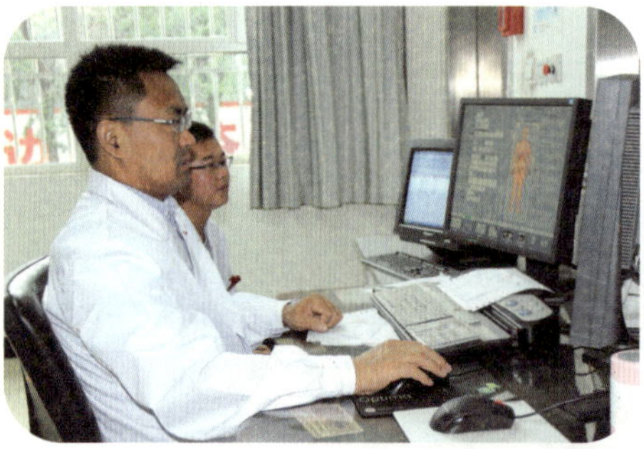
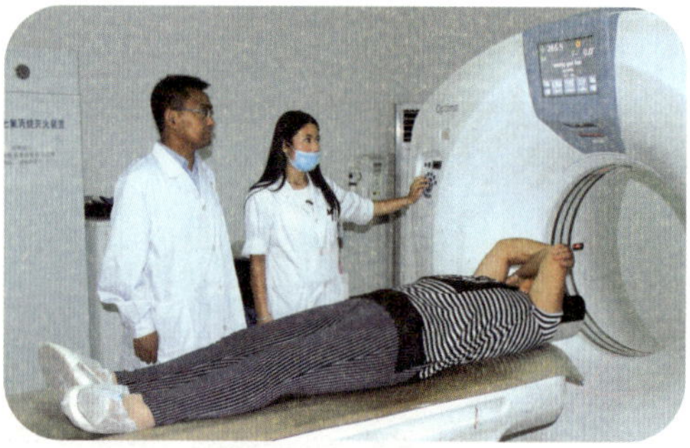

2015年6月24—27日，西京医院选派魏光全、李晓苗2名专家来县医院开展对口帮扶工作

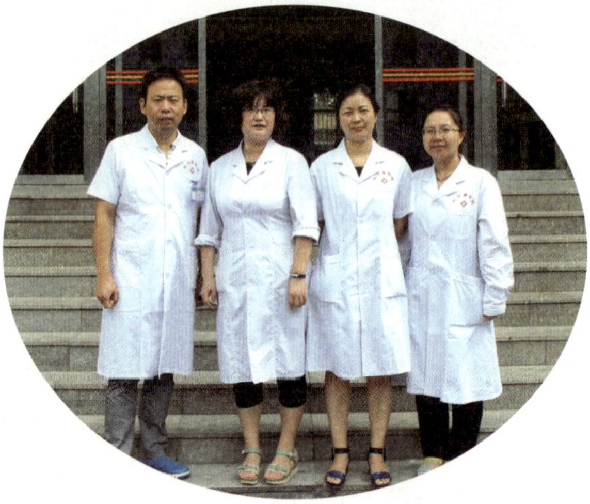

2015年6—7月，西安交大二附院选派耳鼻咽喉-头颈外科副主任医师王正辉、肿瘤科主治医师金迎迎、医学影像科主治医师晋瑞、呼吸内科主治医师史红阳在县医院开展为期两个月的对口支援活动

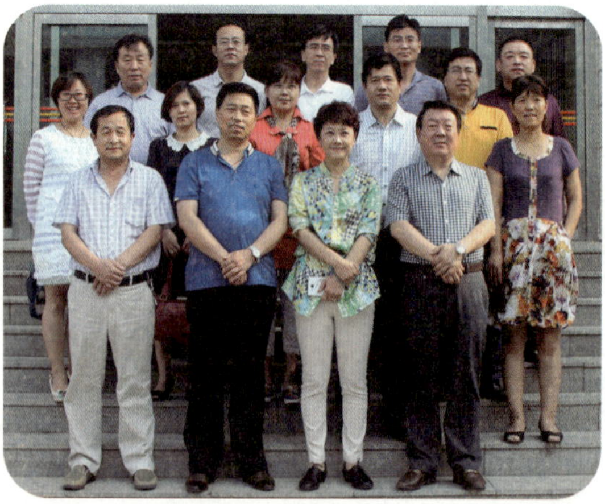

2015年7月8日，西安市第五医院副院长姚智及风湿科专家一行7人到县医院就建立医联体有关事宜进行交流

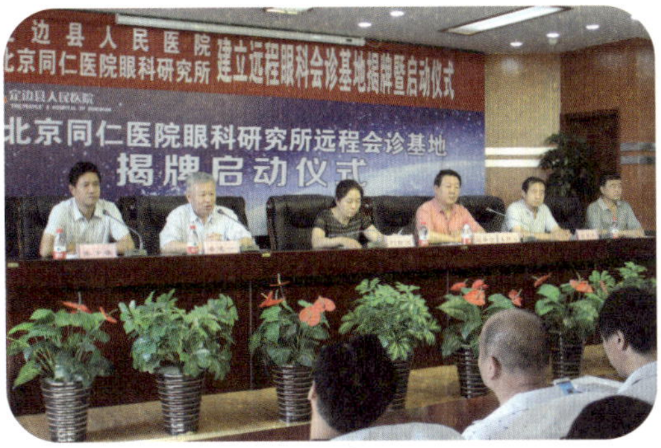

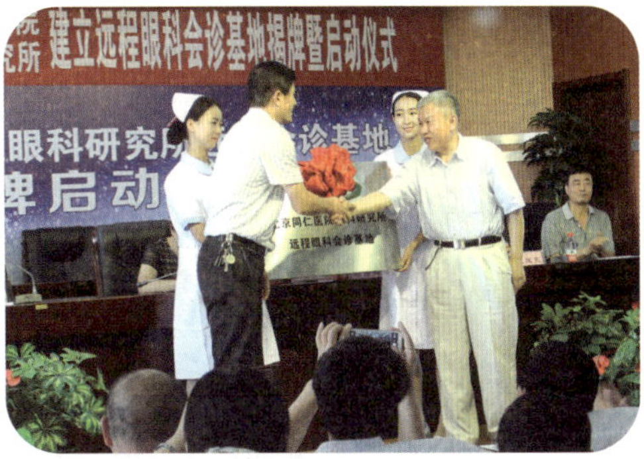

2015年8月22日，县医院与北京同仁医院眼科研究所建立远程眼科会诊基地

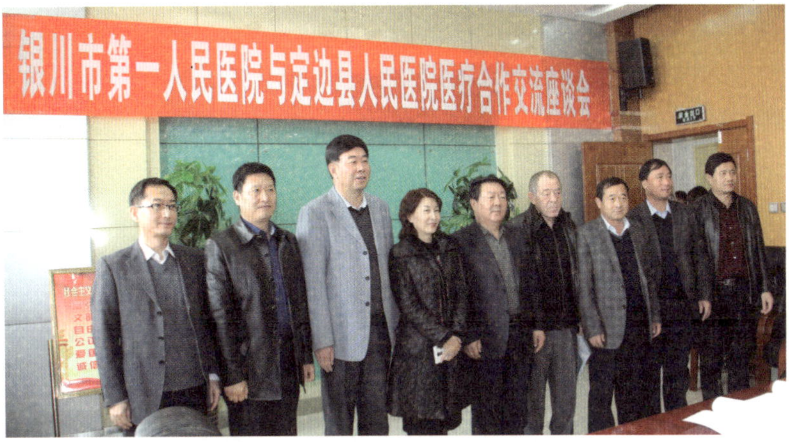

2015年10月30日，银川市卫计委田永华主任携银川市第一人民医院院长、书记王光英及医院相关部门领导及专家团(塞尔维亚籍专家5人)一行20余人赴县医院开展医疗合作共建及大型义诊活动

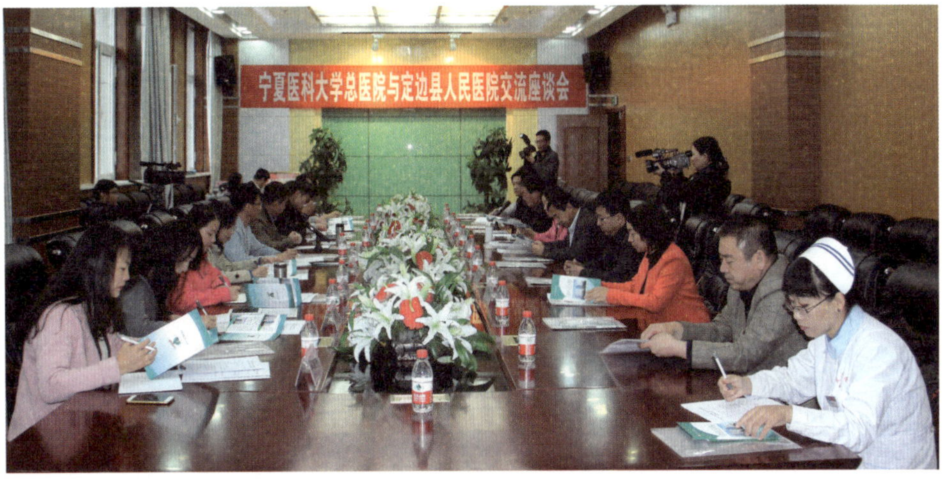

2015年10月，县医院与宁夏医科大学总医院举行技术协作座谈会

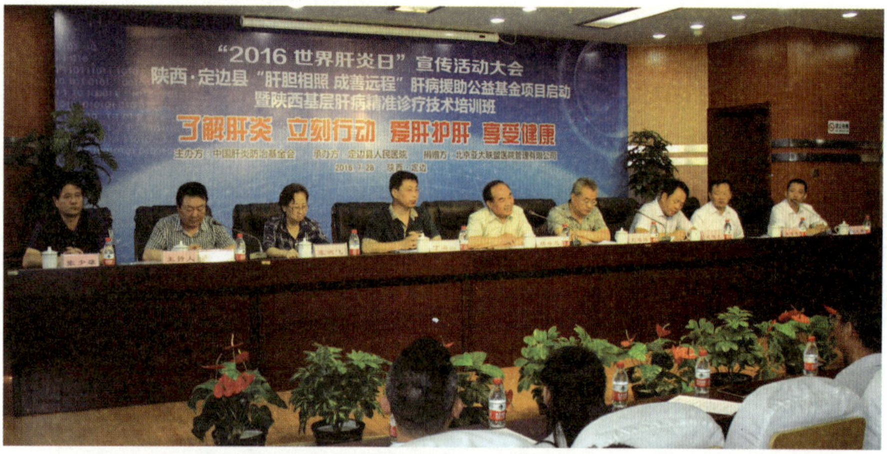

2016年7月28日是世界肝炎日，中国肝炎防治基金会紧紧围绕国家卫生计生委确定的“爱肝护肝，享受健康”主题，28日上午在县医院召开“肝胆相照、成善远程”援助基金公益项目启动会

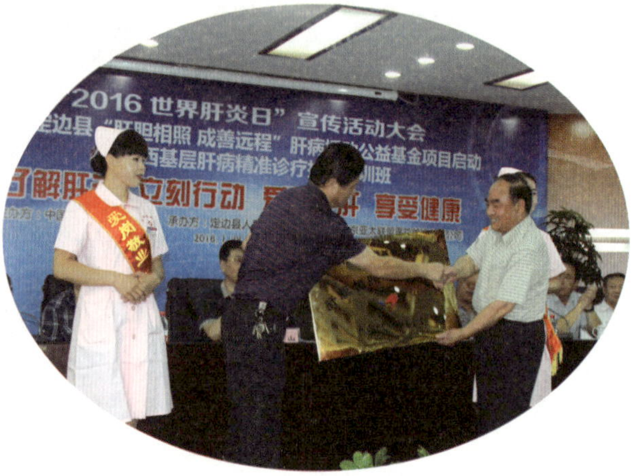

中国肝炎防治基金会副理事长兼秘书长杨希忠教授向县医院院长张少雄授牌，并为定边县10名首批贫困肝病患者代表发放肝病援助金各1000元

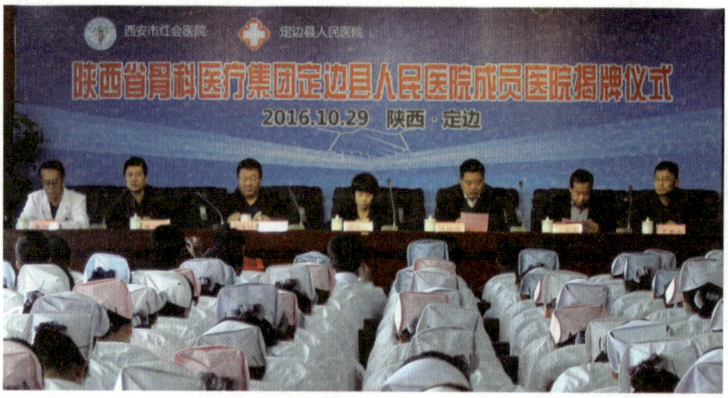

2016年10月29日，西安市红会医院纪委书记刘雁红及骨科专家组一行8人，到县医院举行陕西省骨科医疗集团定边县人民医院成员医院揭牌仪式及义诊活动

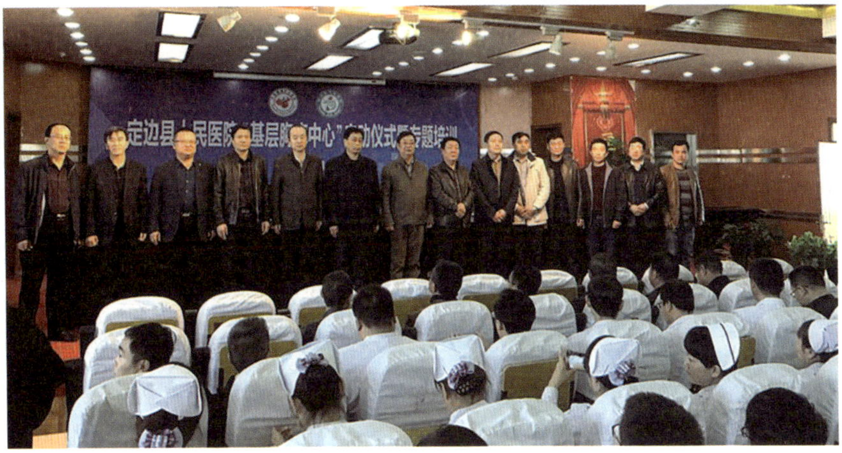

2017年11月11日，在县医院大会议室召开“基层胸痛中心”启动会

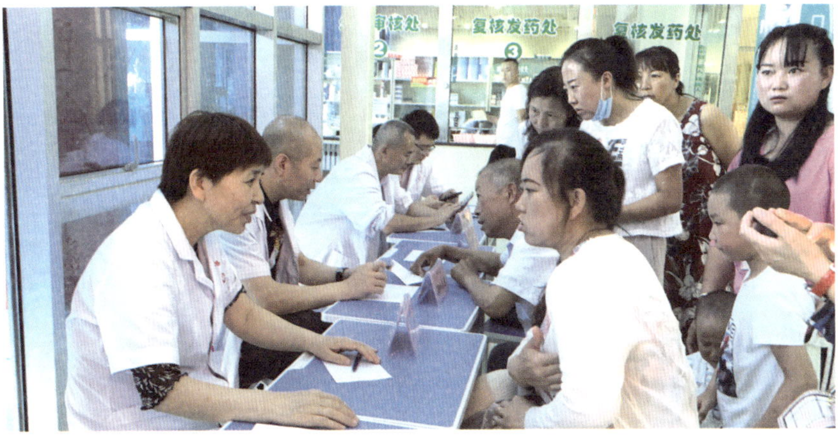

2019年7月25—26日，“2019肿瘤防治走基层”——陕西省肿瘤医院专家在县医院开展义诊活动

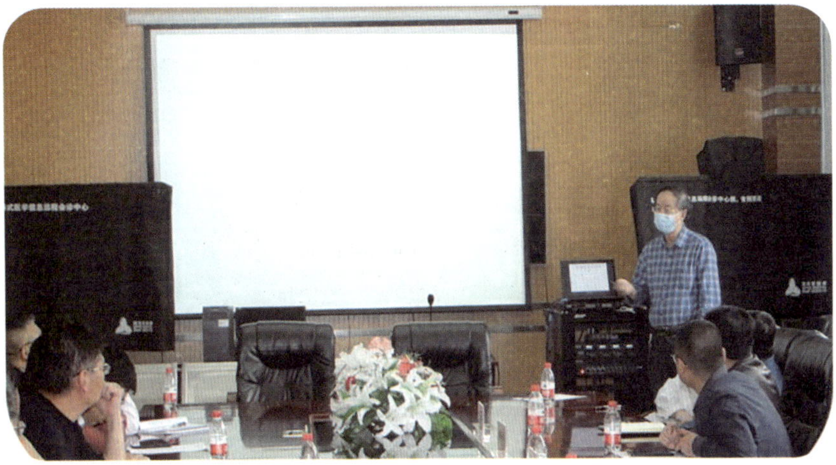

2020年4月10日，邀请宁夏回族自治区人民医院心血管中心主任葛利军举办学术讲座

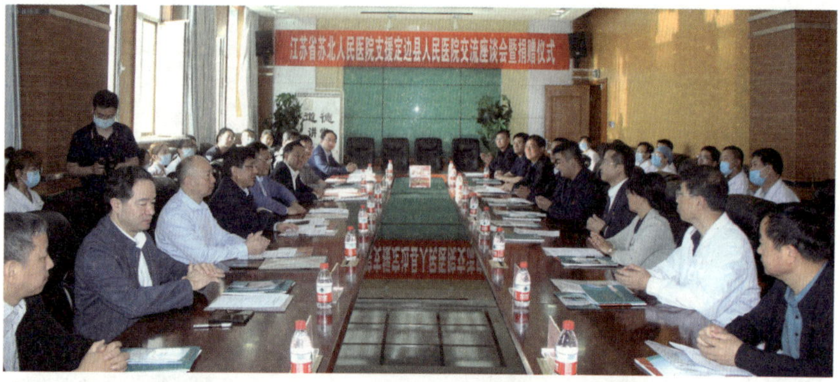

2020年5月18—19日，江苏省苏北人民医院院长束余声带领医疗专家团队一行12人在县医院开展对口帮扶工作

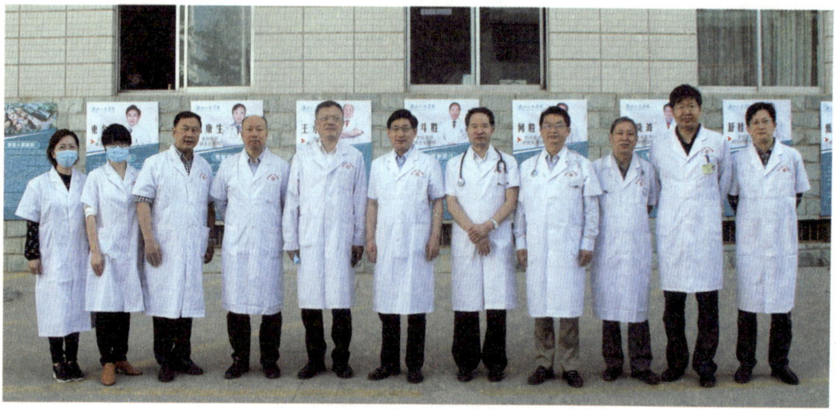

苏北人民医院医疗专家在县医院合影留念

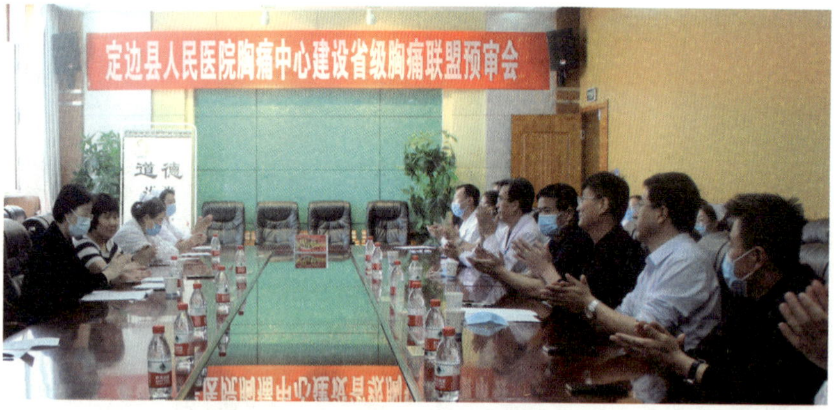

2020年5月19日至20日，省级胸痛联盟专家组西安交通大学第二附属医院原急诊科主任、硕士生导师、一级主任医师李丽君教授和西安交通大学第一附属医院心内科、胸痛中心护士长、主管护师高春燕一行对县医院胸痛中心建设进行预审

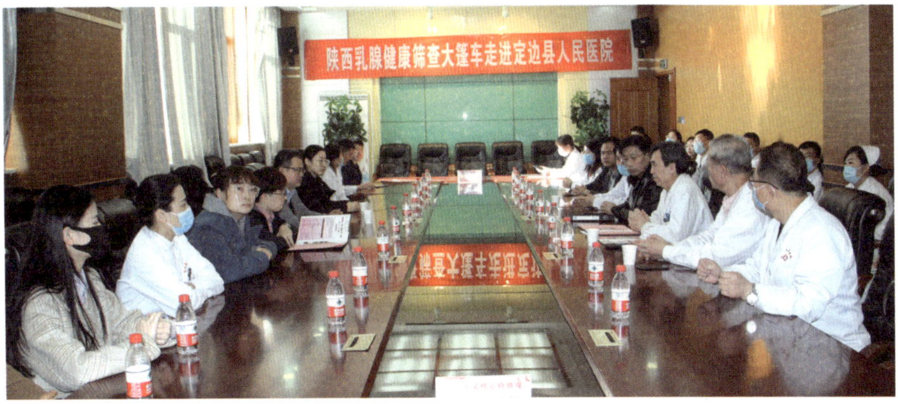

2021年3月21日，陕西省保健学会、西安交通大学第一附属医院、无锡灵山慈善基金会携手走进定边县开展乳腺疾病免费筛查活动

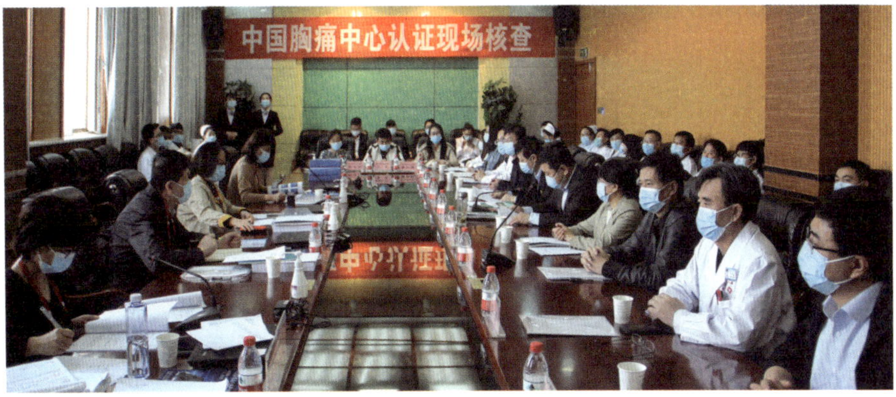

2021年4月22日，中国胸痛中心执行委员会专家薛伟珍、路雯、张玉平以及中国胸痛中心武汉区域认证办公室王虹一行到县医院，对胸痛中心建设情况进行现场核查认证

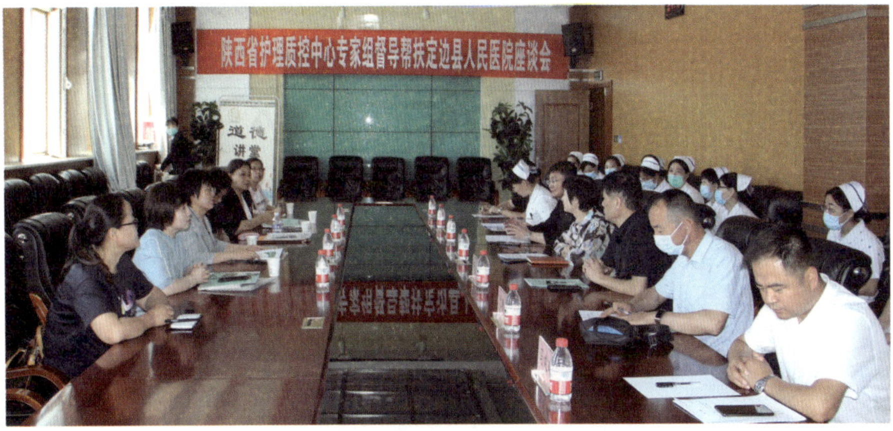

2021年6月10日，陕西省护理质控中心专家组到县医院进行督导帮扶

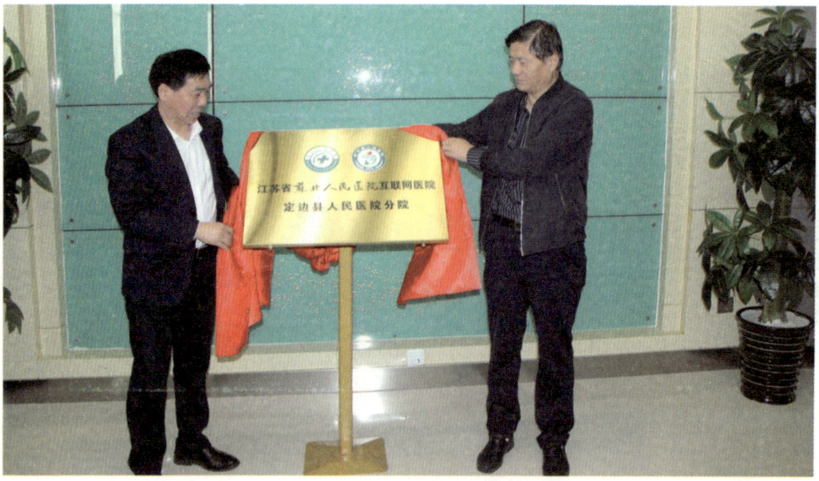

2021年11月，江苏省苏北人民医院互联网医院定边县人民医院分院授牌仪式

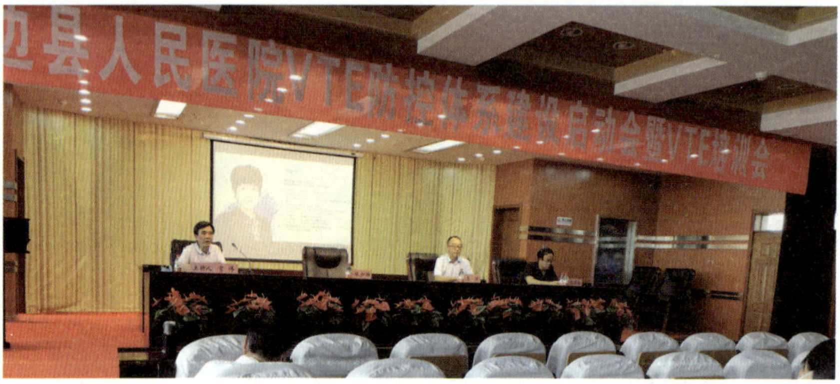

2021年6月9日，特邀西安交通大学第一附属医院周围血管科主任医师田红燕、主治医师马强举办VTE防控体系启动暨培训会

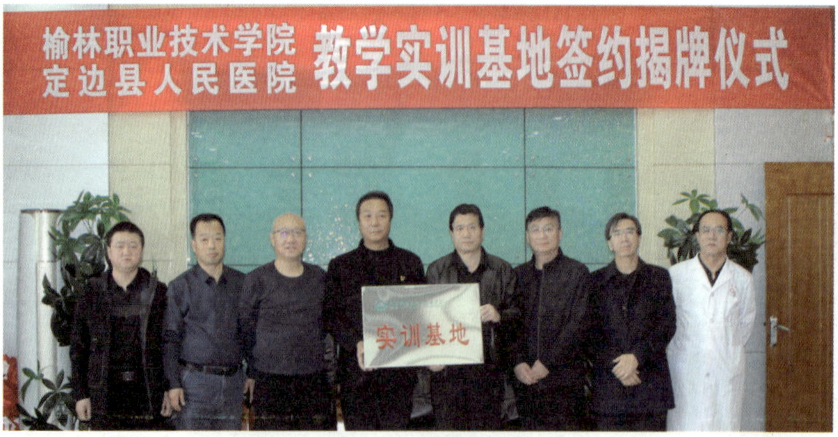

2021年12月10日，榆林职业技术学院副院长王志荣、教务科长拓军雄、实训中心主任吴宏一行到县医院举行教学实训基地签约揭牌仪式

（二）理念创新

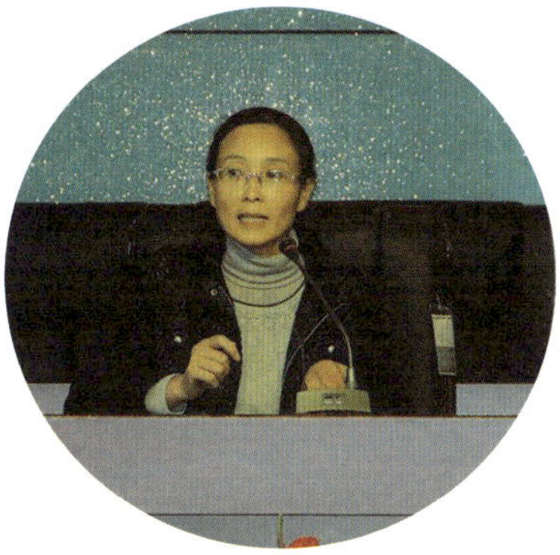

2012年11月1日，西安交大一附院抗感染专家马瑛进行“临床抗菌药物合理应用培训”

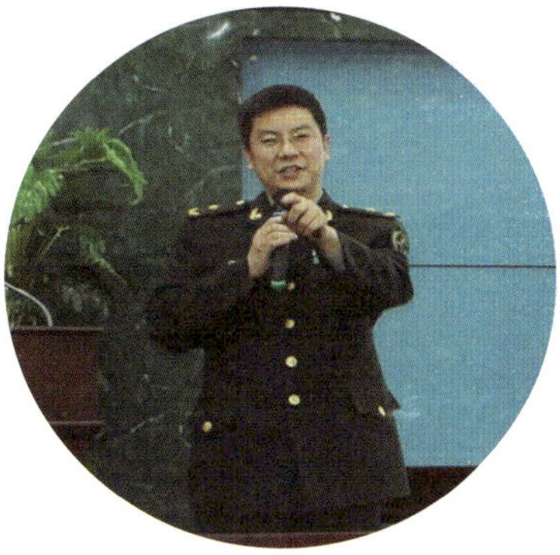

2013年2月26日，西京医院院长熊利泽为县医院全体医护人员讲课

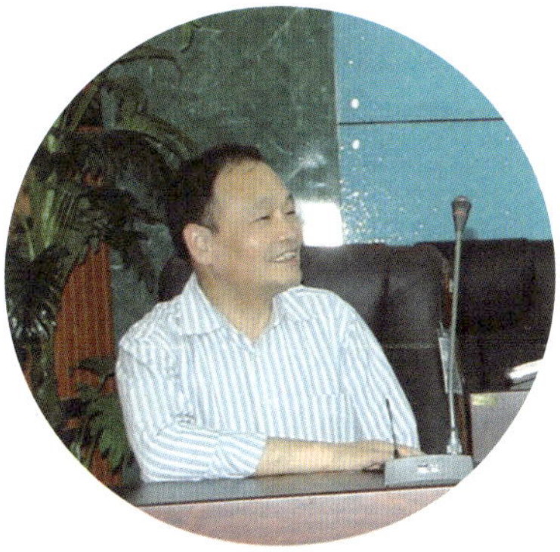

2013年5月30日，特邀西安交大一附院检验科王刚教授（陕西第三届检验学会委员兼秘书）做“血细胞分析在临床中的应用”专题讲座

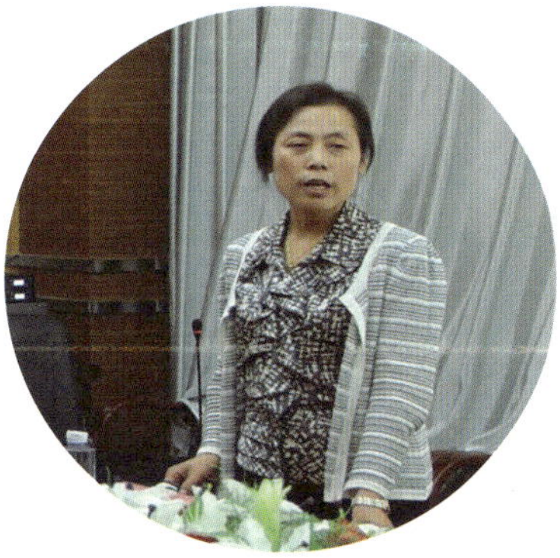

2014年5月，特邀西安交大二附院内分泌科主任医师徐静教授做“Ⅱ型糖尿病质控标准药物治疗的解读”专题讲座

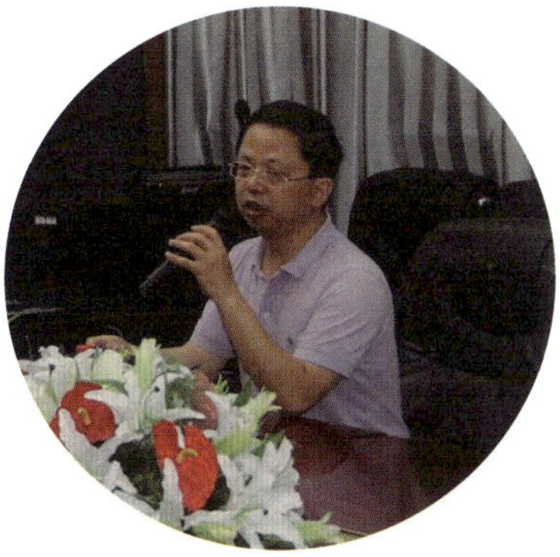

2015年6月25日，西京医院内分泌科副主任医师、副教授李晓苗针对肥胖相关性肾病、糖尿病肾病做专题讲座

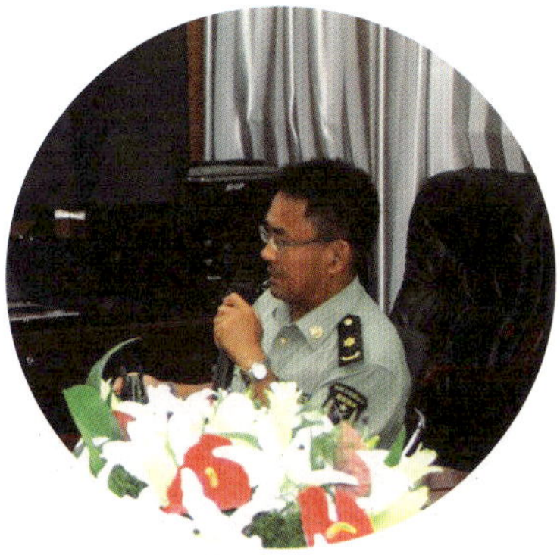

2015年6月27日，西京医院放射科副主任医师、副教授魏光全做“脊柱病变的诊断”专题讲座

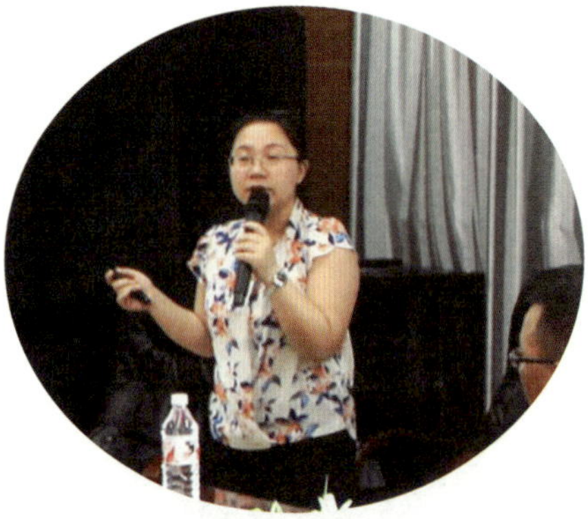

2015年7月16日,西安市交通大学第二附属医院影像科主治医师晋瑞做“呼吸系统的影像学诊断”专题讲座

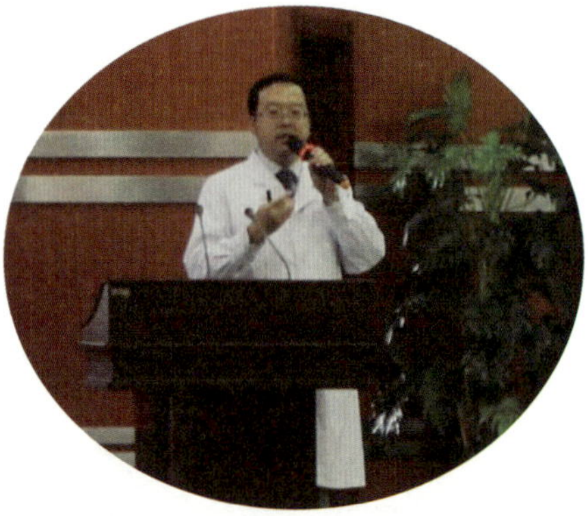

2015年9月8日,首都医科大学宣武医院疼痛科教授岳剑宁做“慢性疼痛治疗管理的再认识”专题讲座

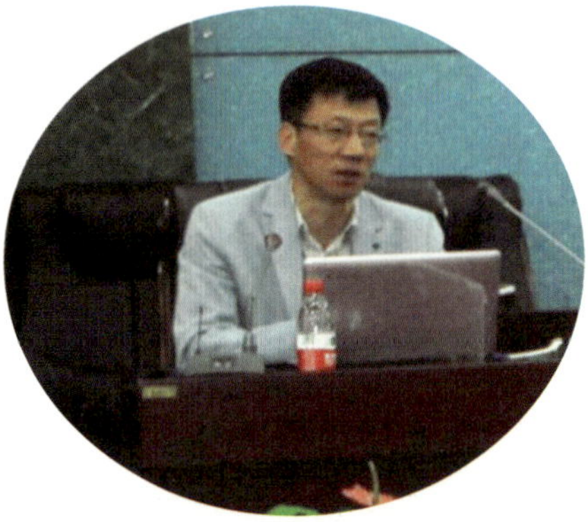

2015年10月13日,宁夏医科大学总医院医务处处长迟名伟做“医疗纠纷防范与医疗安全管理”专题讲座

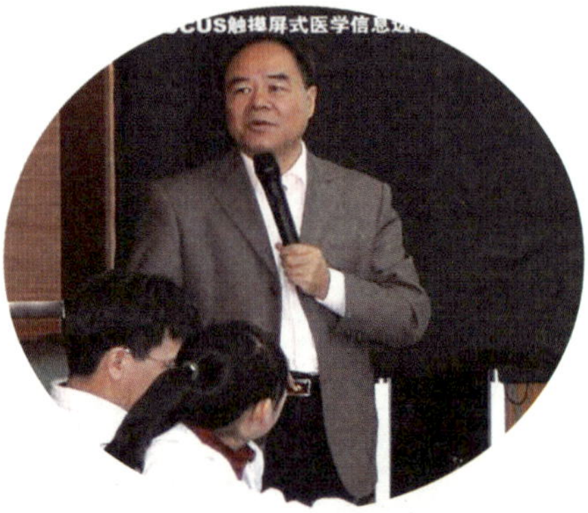

2015年11月26日,中国人民解放军空军总医院内分泌科主任医师、教授关小宏做“糖尿病住院患者的胰岛素治疗”专题讲座

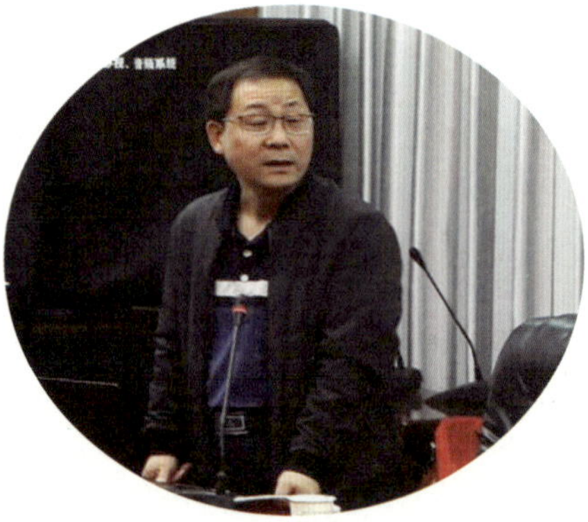

2018年10月19日,特邀陕西省人民医院肾病内科主任医师李振江做专题讲座

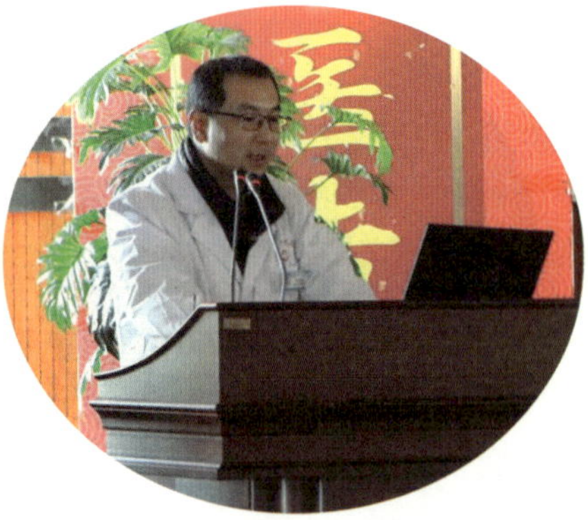

2018年11月22日,江苏省宝应县人民医院感染科副主任医师秦桂来做“梅毒”“病毒性乙型肝炎”专题讲座

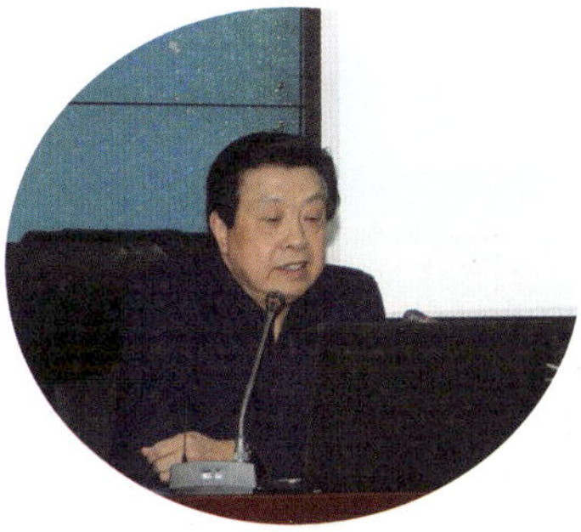

2019年1月24日，原省卫计委体制改革处处长欧阳志焕做《大健康及公立医院综合改革背景下的医疗质量管理体系构建》讲座

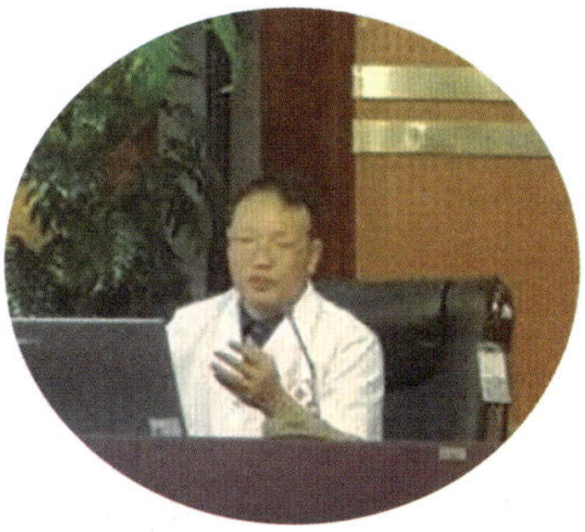

2020年6月8日，西安交通大学第二附属医院中医科专家王志勇做《中西医结合认识新冠肺炎及中医瘟病学》专题讲座

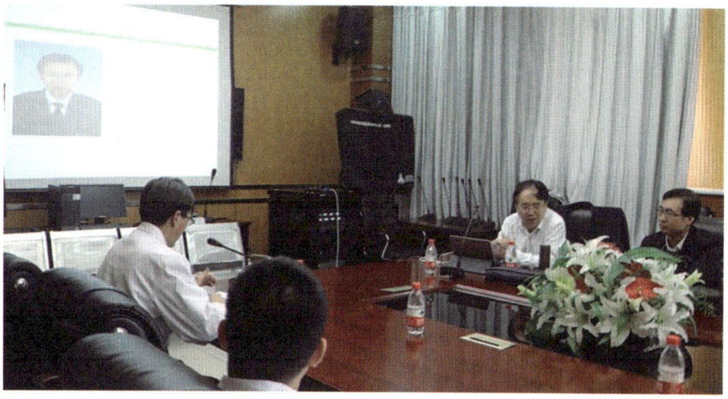

2019年3月26日，特邀榆林市第一医院内分泌科主任医师、教授、硕士研究生导师井长信和全科医学科副主任医师、老年病科主任张启龙做“立足餐后血糖，优化糖尿病管理”和“社区获得性肺炎的诊断和治疗”专题讲座

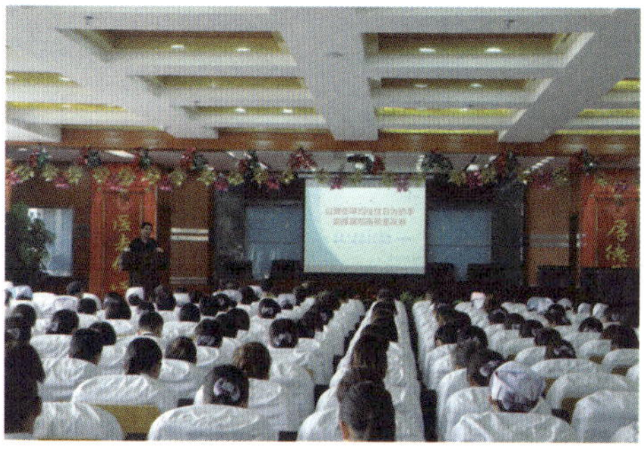

2019年8月7日，江苏省苏北人民医院党委书记徐道亮做医院管理及业务专题讲座

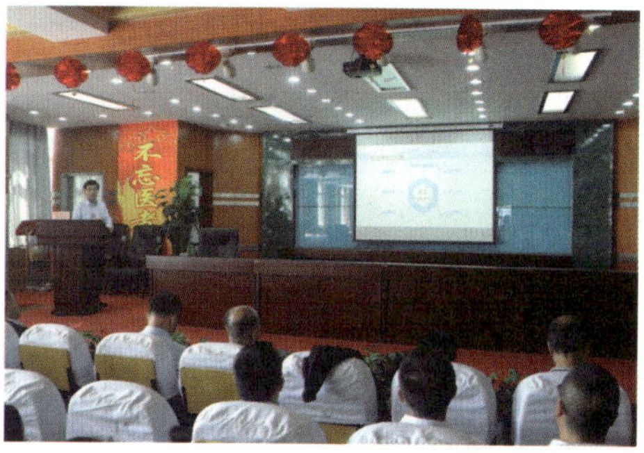

2020年5月18日，江苏省苏北人民医院院长束余声做医院管理及业务专题讲座

（三）技能创新

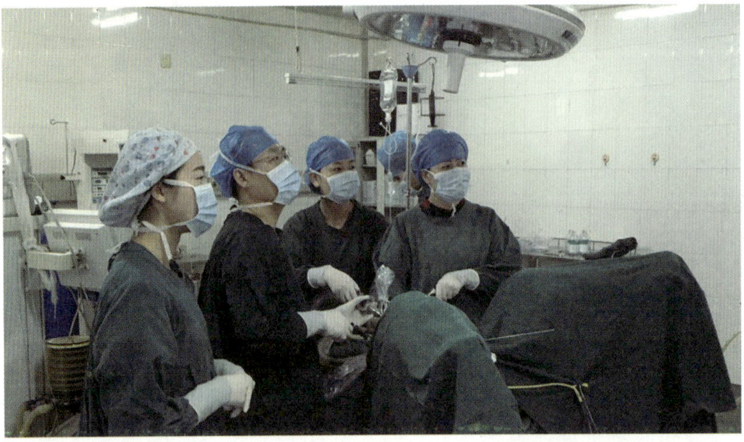

2015年7月11日，定边县人民医院妇科·腔镜中心正式成立

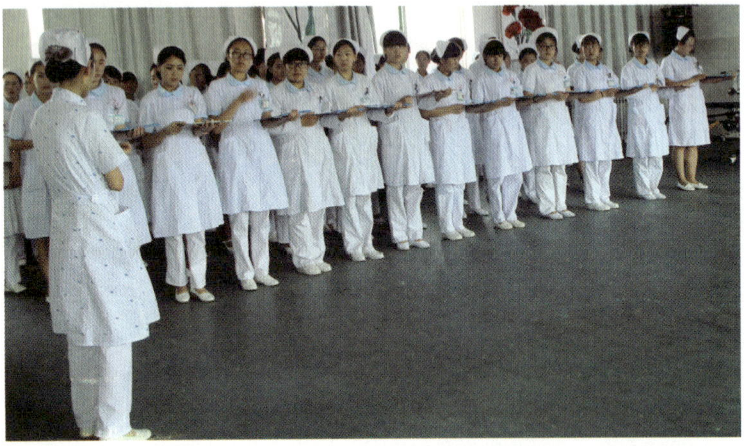

2016年6月，医护人员接受技能培训

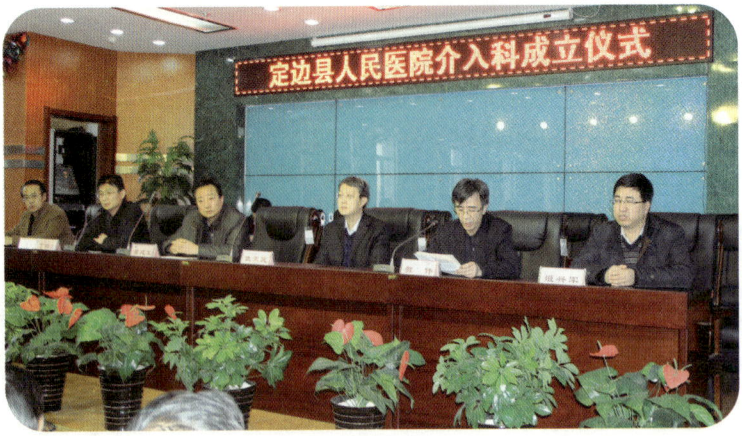

2015年2月6日，县医院介入科正式成立

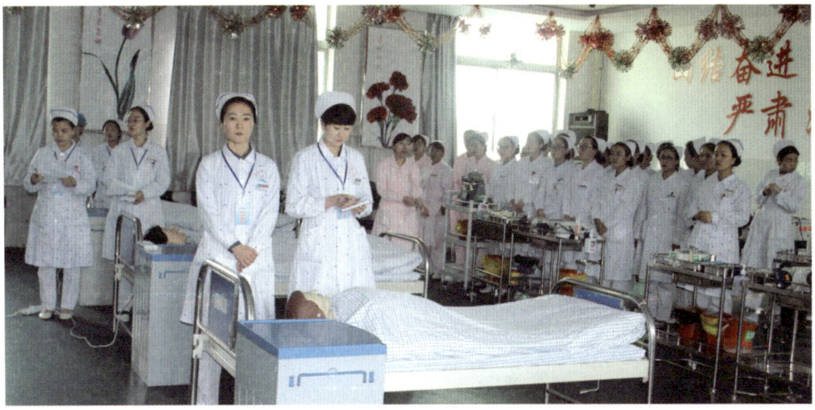

2017 年 4 月，护理人员技能培训

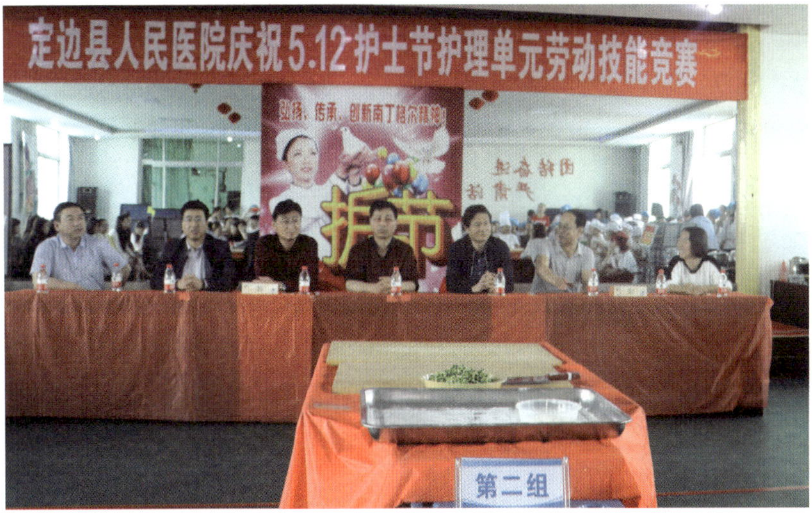

2018 年 5 月 12 日，全院各护理单元以科室为单位进行劳动竞赛

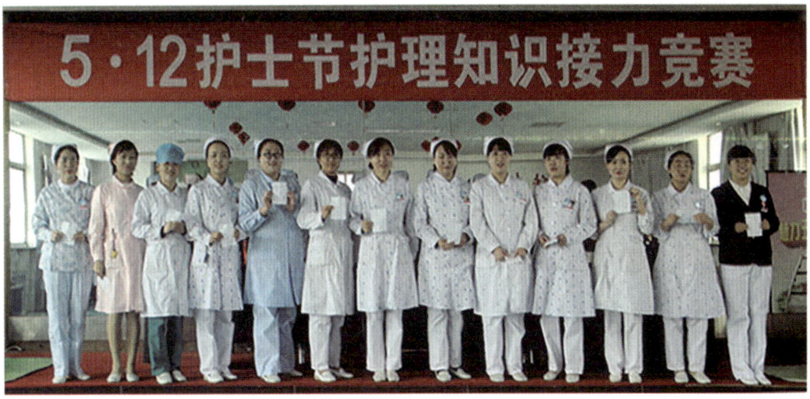

2019 年 4 月 22 日，护理部开展护理操作技能大练兵、大比武竞赛

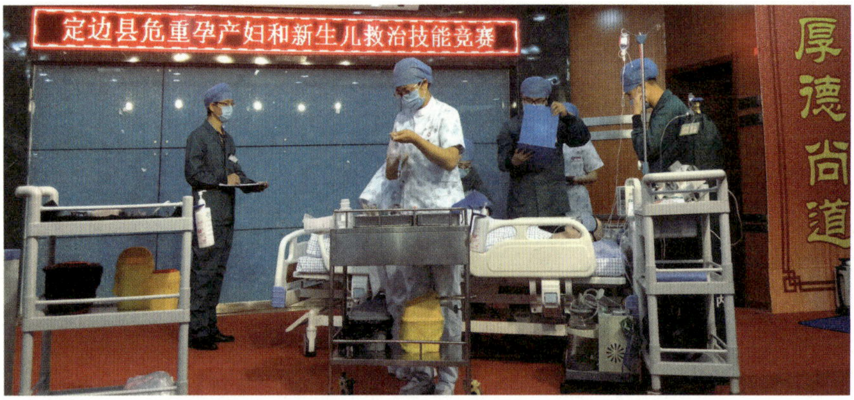

2019 年 10 月,举行危重孕产妇和新生儿童救治技能竞赛

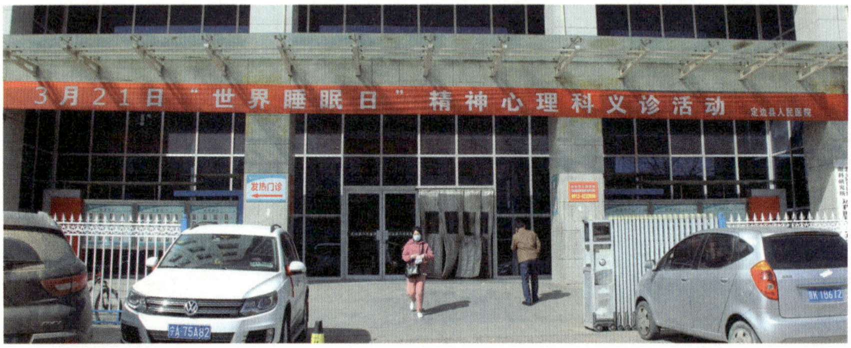

2019 年 3 月 21 日,是第 19 个"世界睡眠日",活动主题"健康睡眠,益智护脑",精神心理科开展丰富多彩的睡眠日宣教活动

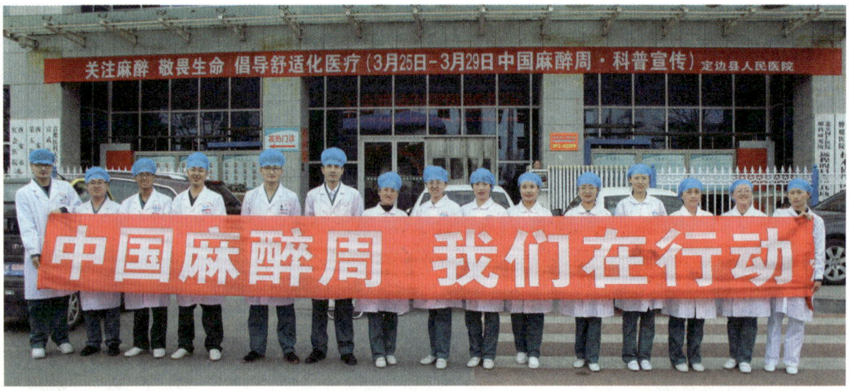

2019 年 3 月 25—29 日,是第三届"中国麻醉周",麻醉科医生举行"2019 中国麻醉周宣传活动"

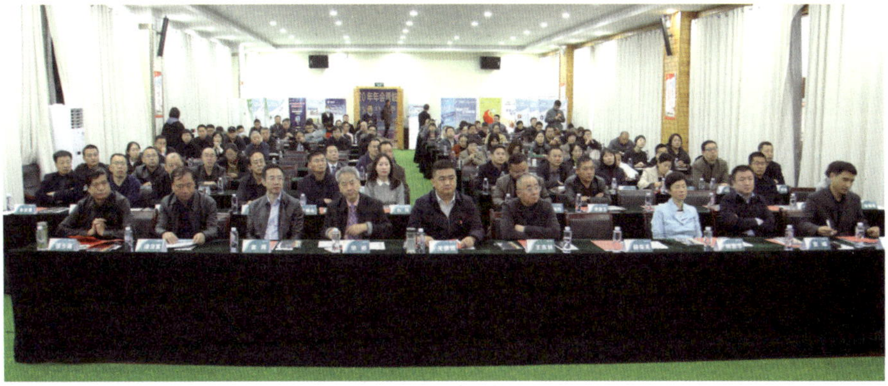

2020年11月14—15日，由榆林市麻醉学会主办，定边县人民医院承办的榆林市麻醉学会2020年学术年会在定边县召开

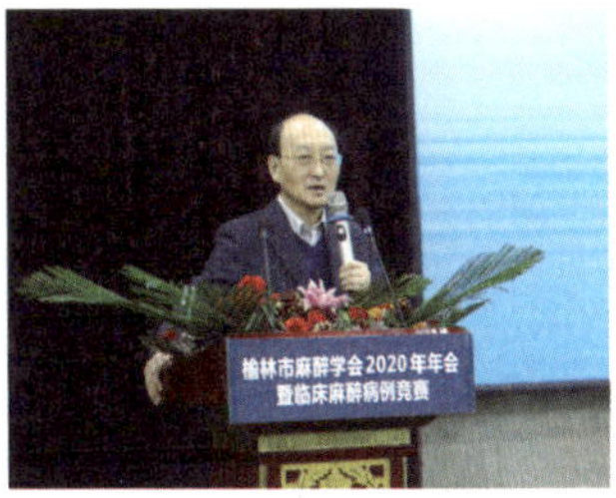

陕西省医学会麻醉学分会薛荣亮主委讲话

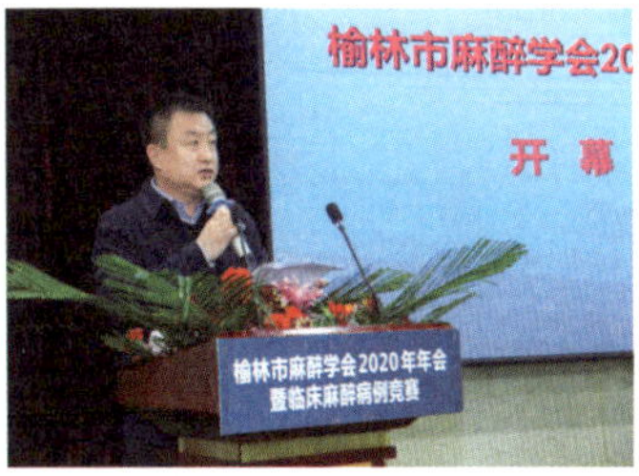

榆林市麻醉学会、榆林市第三医院院长贺峰讲话

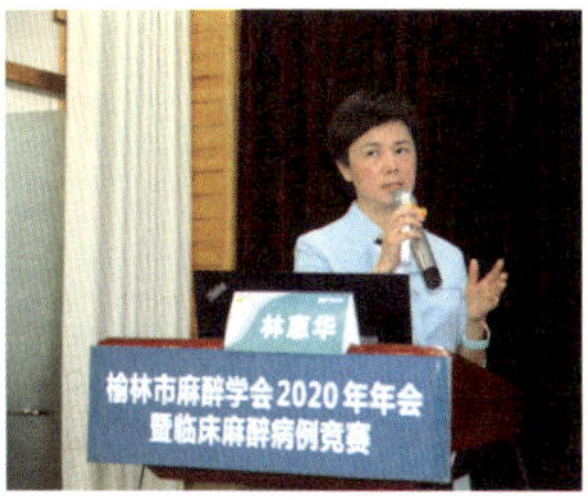

北京积水潭医院麻醉科林惠华教授做学术讲座

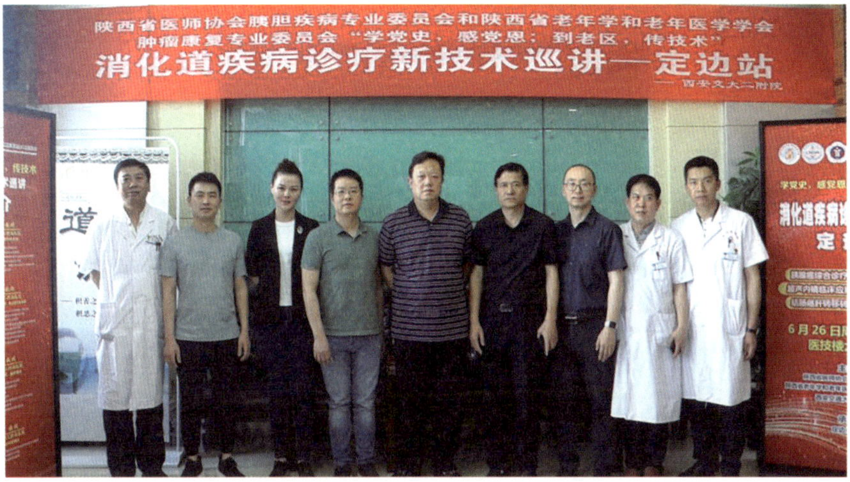

2021年6月，西安交通大学第二附属医院普外科主任杨文彬教授带队，消化道疾病诊疗新技术巡讲在县医院开讲

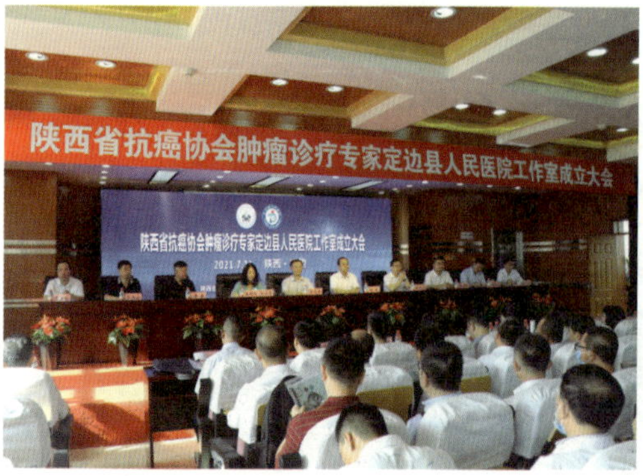

肿瘤工作室成立

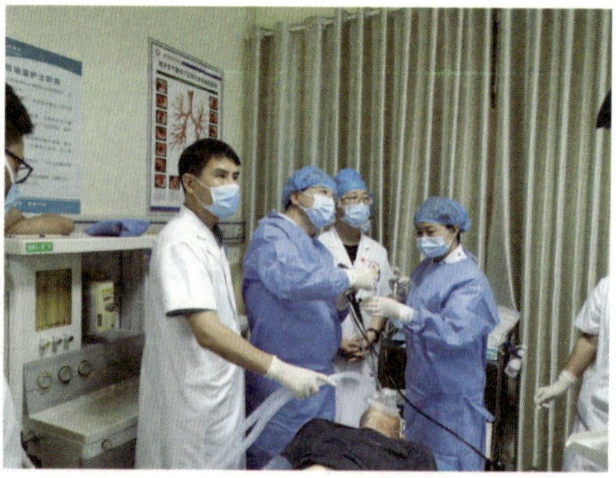

在苏北人民医院专家的指导下，开展首例无痛支气管镜检查

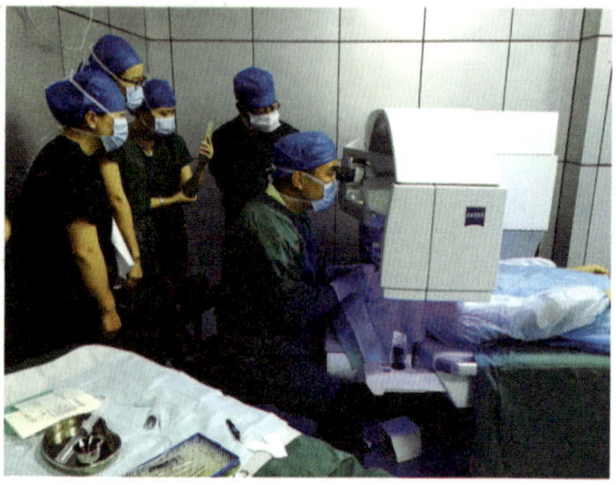

开展全飞秒手术治疗近视眼

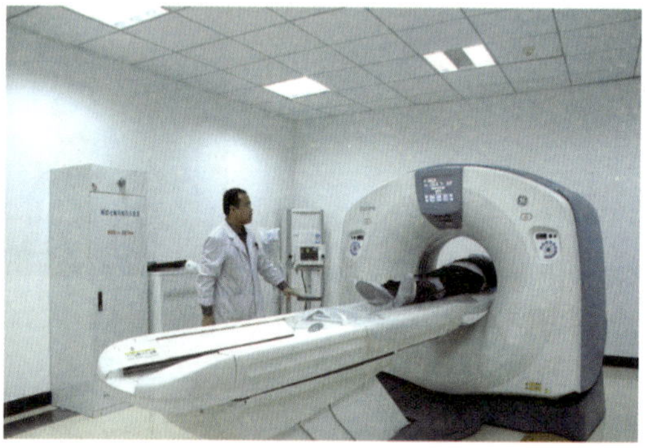

开展64排128层CT冠脉成像技术

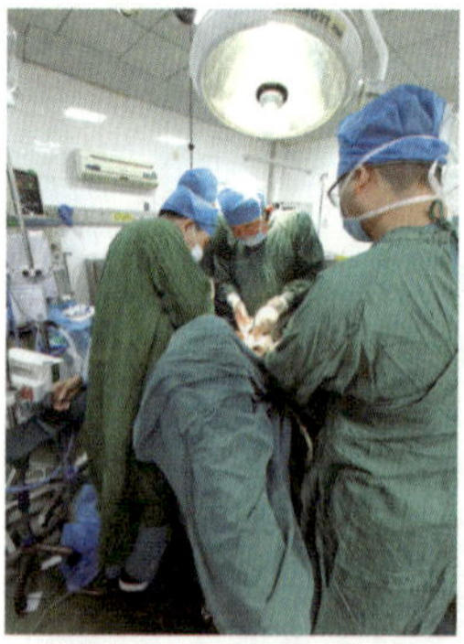

普外科团队会同省肿瘤协会专家完成直肠癌根治术

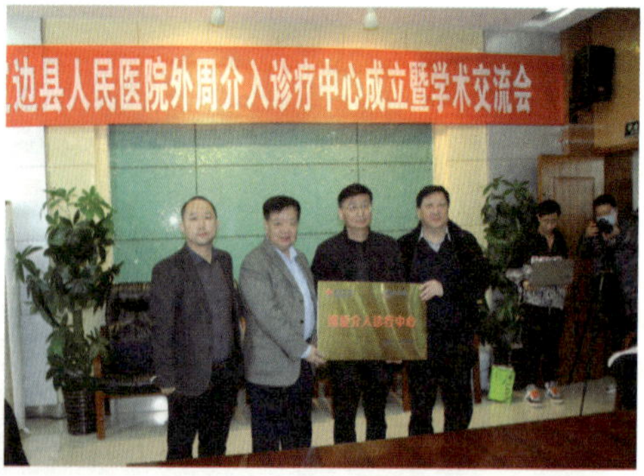

外周介入中心成立

六　载体文化

（一）放飞舞台

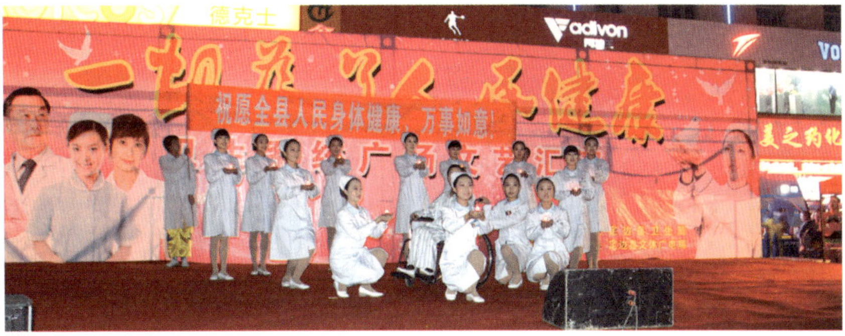

2012年10月10日晚，在东正街广场举行“一切为了人民健康”为主题的文艺会演

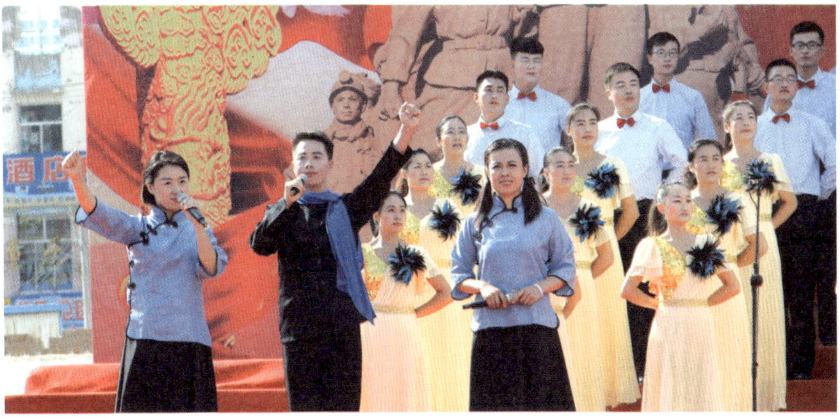

2015年9月2日，为纪念抗日战争胜利暨反法西斯胜利70周年，定边县举办纪念抗日战争胜利暨反法西斯胜利70周年歌咏比赛，卫生系统各单位90余人组成代表队参加比赛，县医院领导、党员干部、入党积极分子等共20余人参加此次歌咏比赛

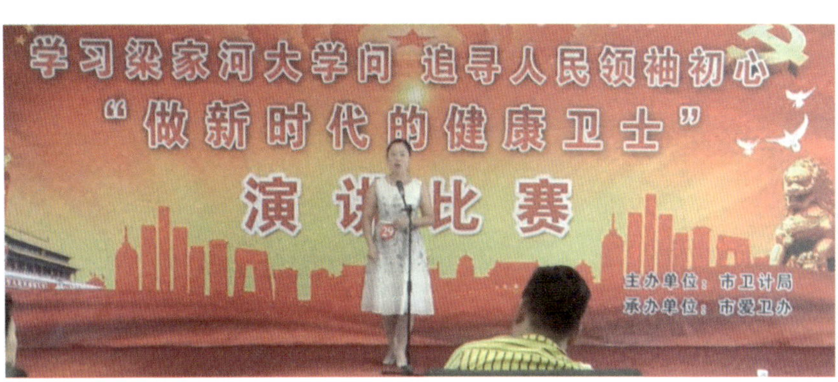

2018年8月9日，榆林市卫计系统举行“学习梁家河大学问，追寻人民领袖初心，做新时代的健康卫士”演讲比赛。县医院妇科医生王娟以《不忘杏林初心，不负健康使命》为题参加比赛

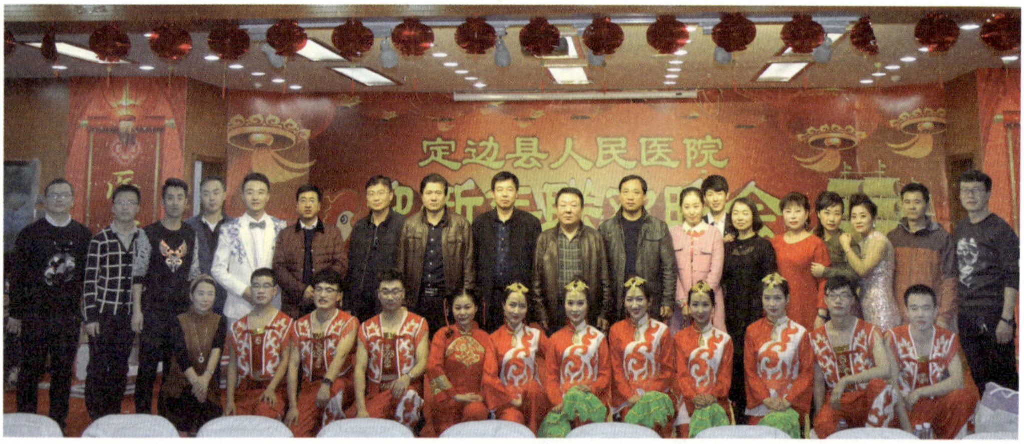

2016年12月31日,县医院举办2017年庆元旦联欢晚会

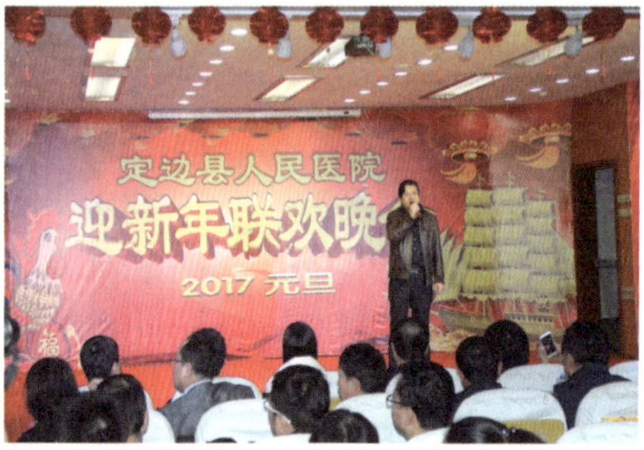

院长张少雄致辞

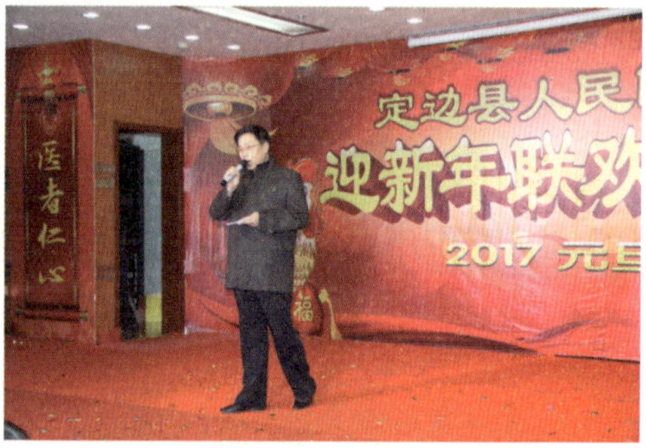

丁海山献唱

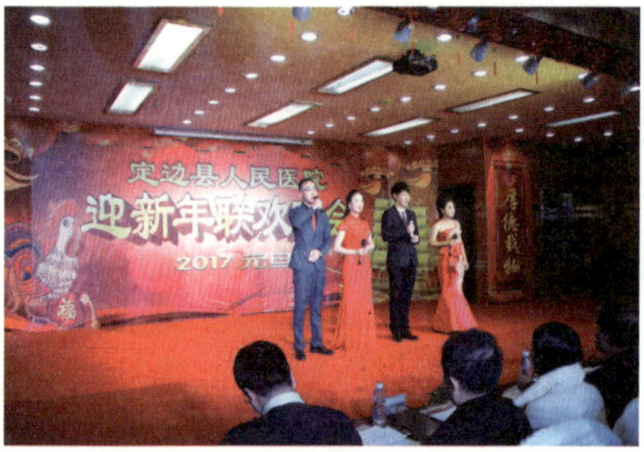

主持人风采

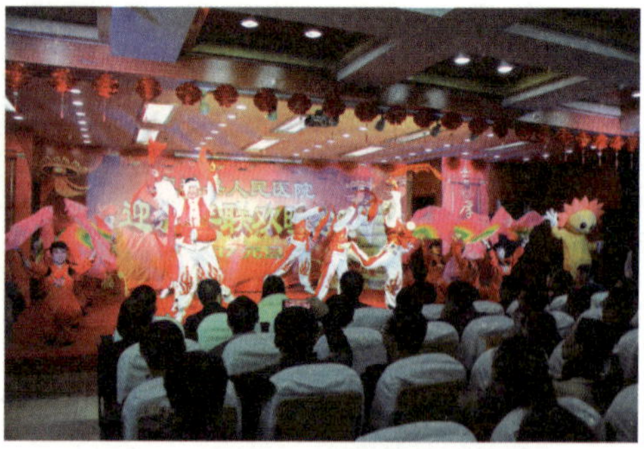

秧歌《开门红》

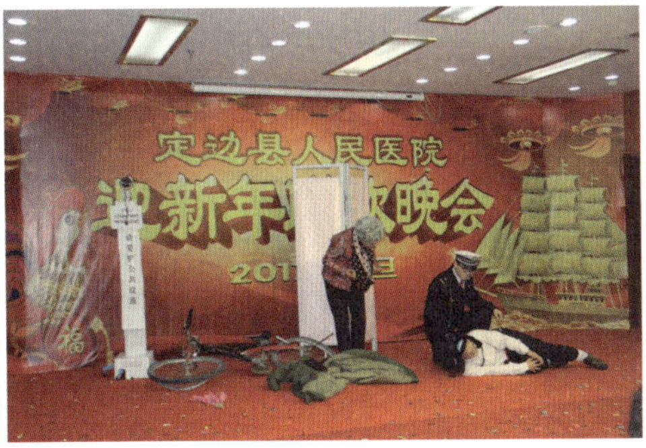

小品《扶不扶》

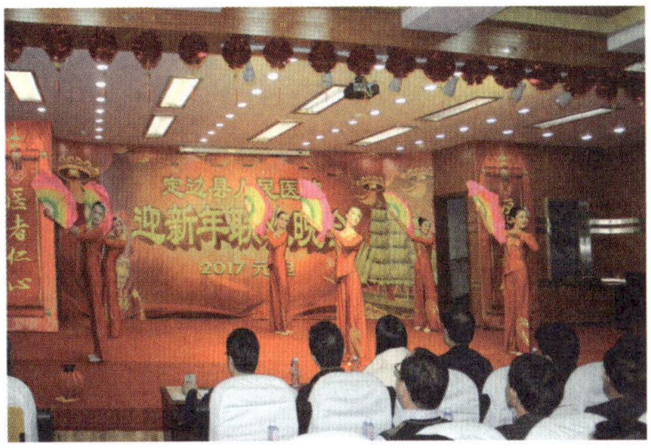

舞蹈《九儿》

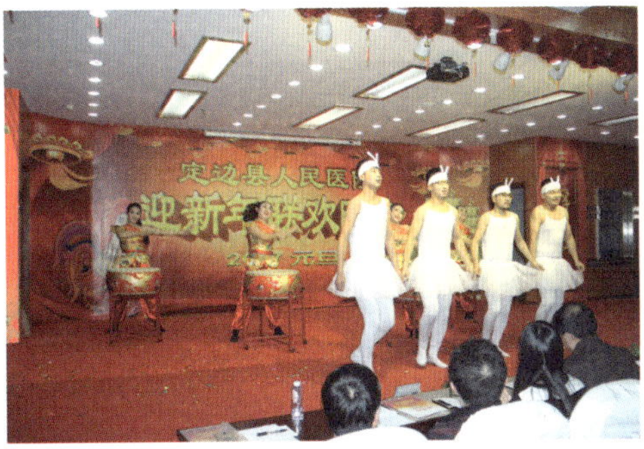

舞蹈《串烧小天鹅》

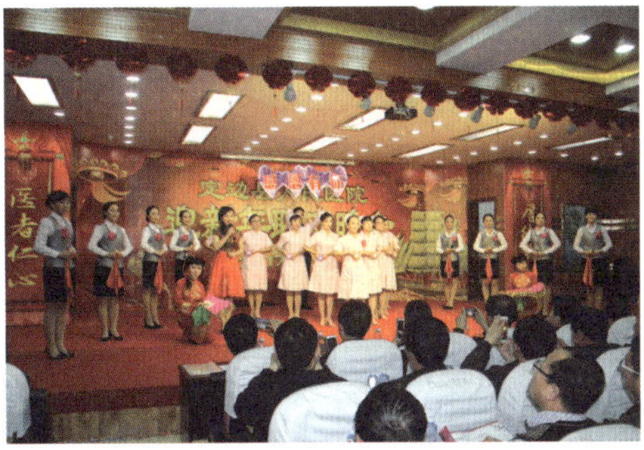

快板《齐头并进展风采，红红火火过新年》

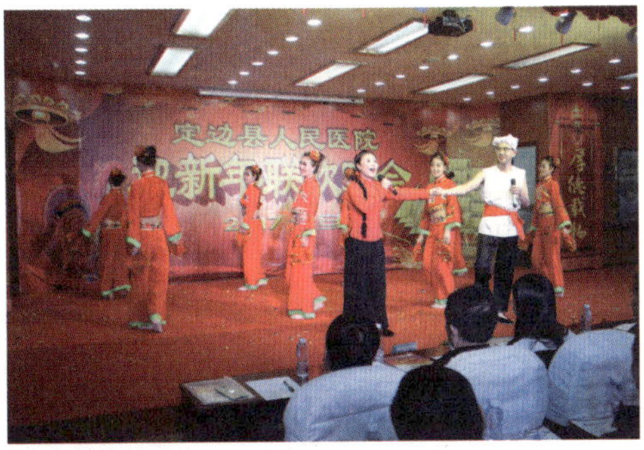

歌伴舞《梦中的兰花花》

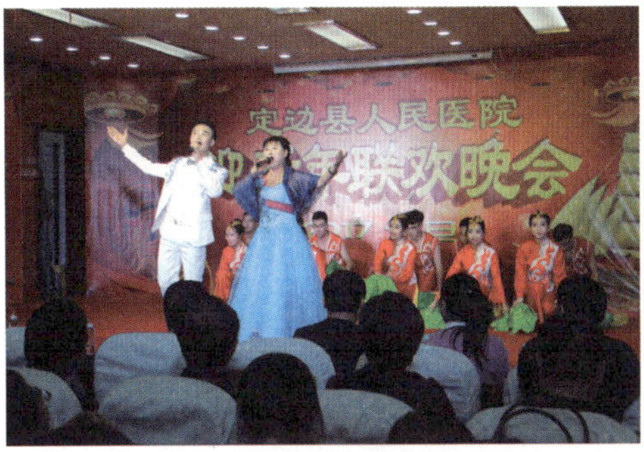

歌伴舞《中国美》

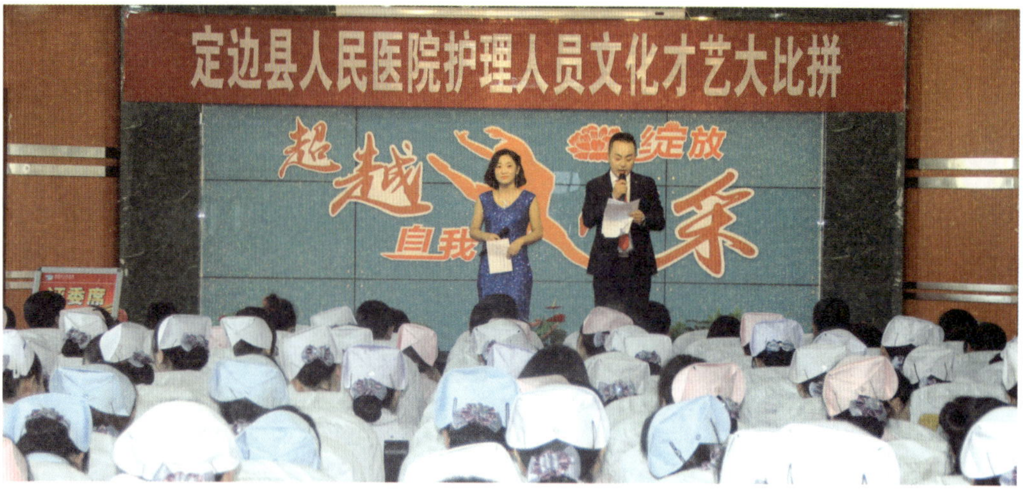

2018年10月，举办“定边县人民医院护理人员文化才艺大比拼”活动

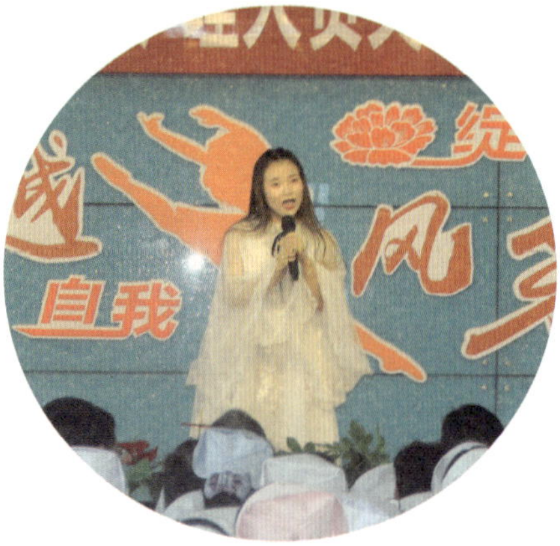

歌曲《漂洋过海来看你》（一等奖，手术室）

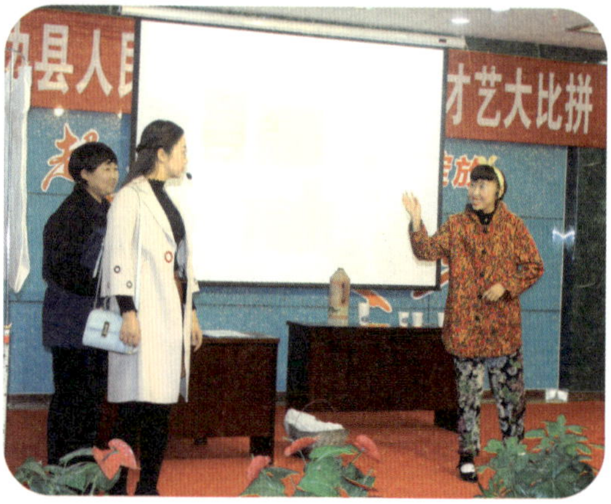

小品《扶贫轶事》（一等奖，心血管内科）

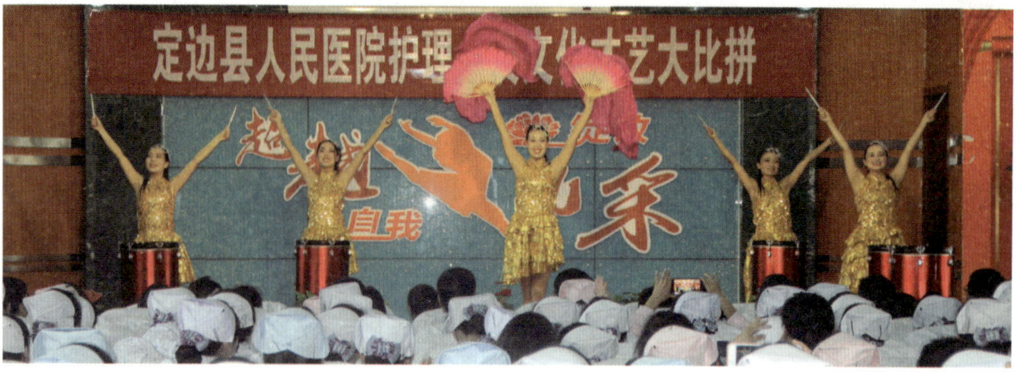

舞蹈水鼓舞《中国龙》（一等奖，颅脑泌尿妇科）

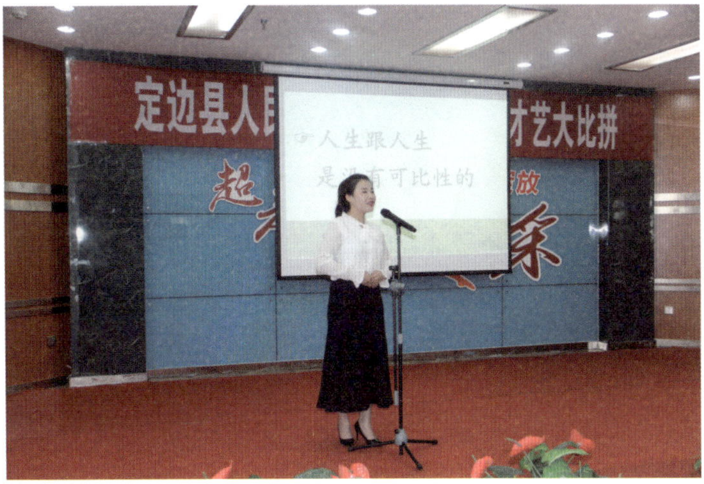

2018 年 10 月，护理文化才艺大比拼——演讲《人生七年》(一等奖，手术室唐瑭)

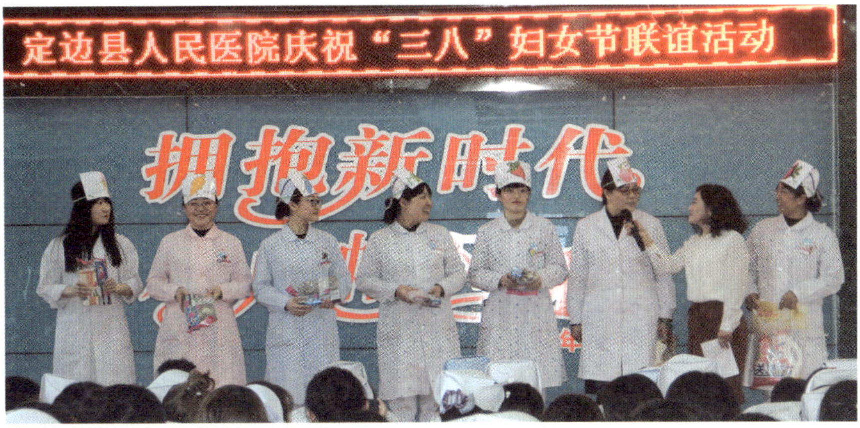

2018 年 3 月 8 日，由医院工会组织开展以“拥抱新时代·展巾帼风采”为主题的庆祝“三八”妇女节联谊活动

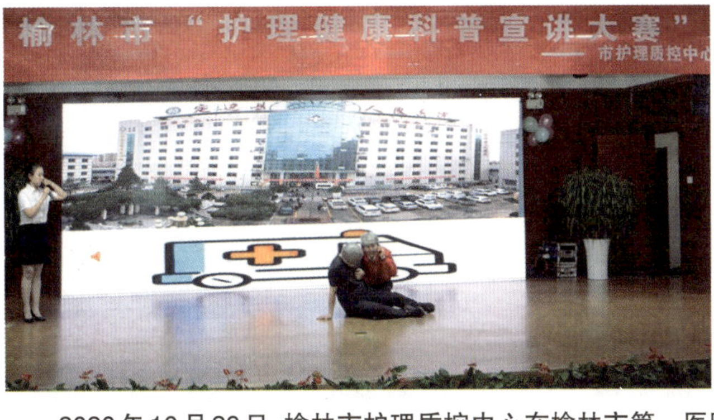

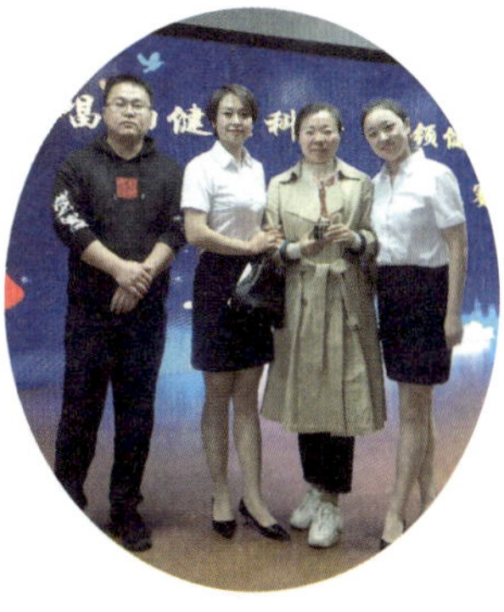

2020 年 10 月 29 日，榆林市护理质控中心在榆林市第一医院举办以“关爱生命·健康助航”为主题的健康科普宣讲比赛，县医院护理部选派张耀芳、张雪丽、郭京、郭博组成参赛团队参加比赛

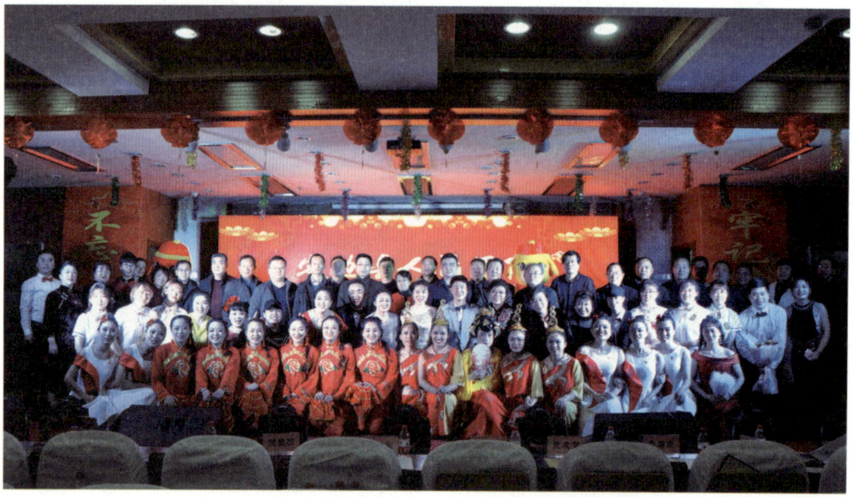

2019年12月31日举办2020年元旦联欢晚会

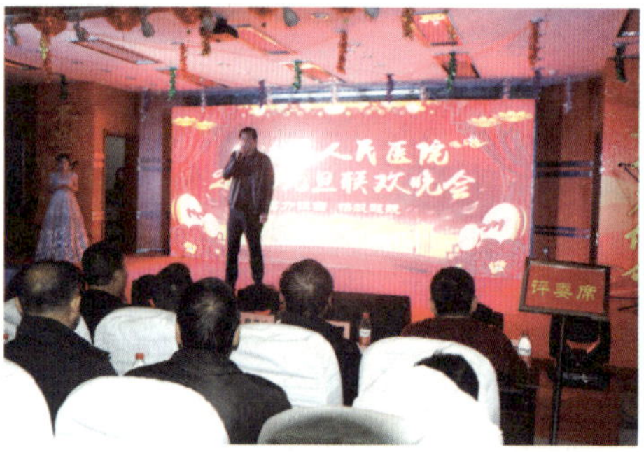

院长张少雄致辞

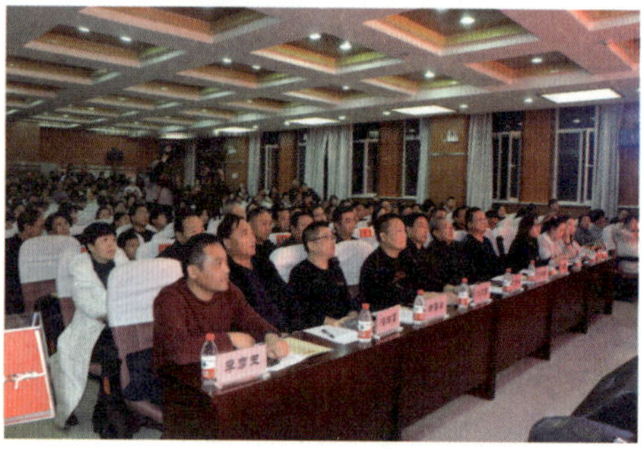

晚会现场

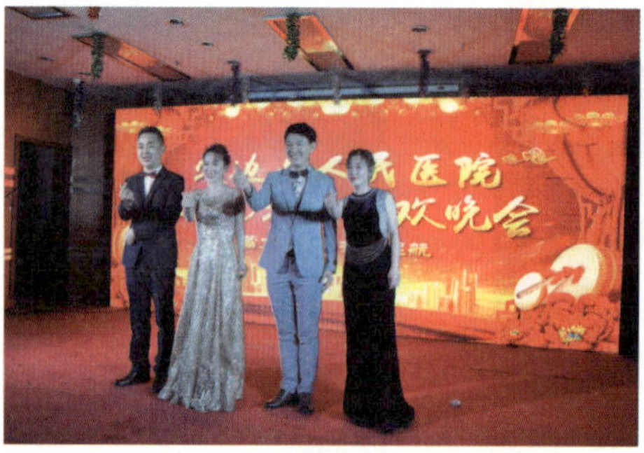

主持人风采

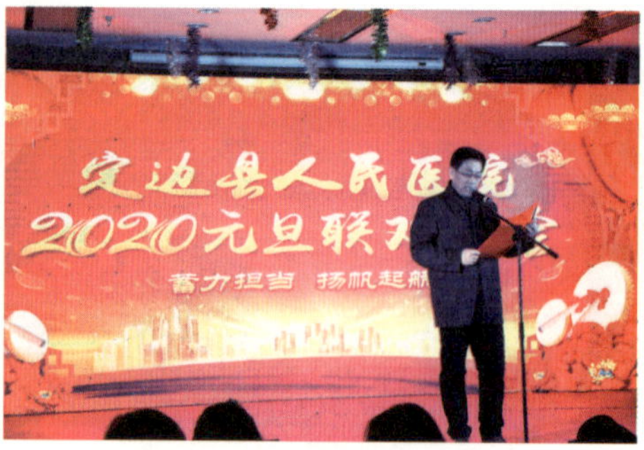

丁海山诗朗诵《生如胡杨》

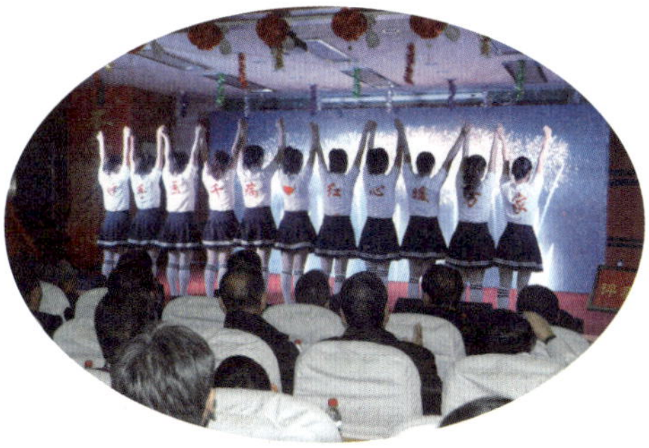

儿科:歌舞串烧《中国年》

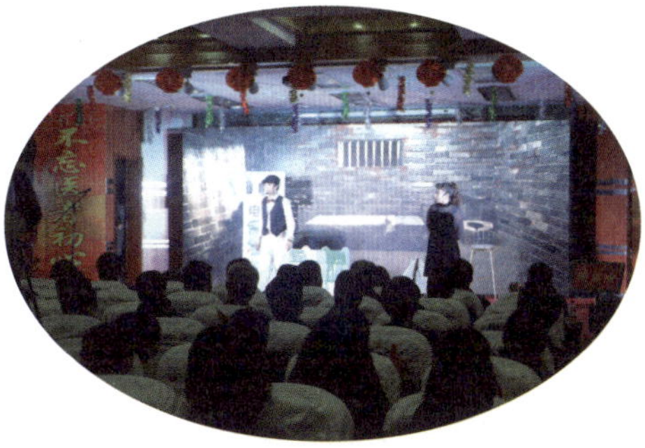

急诊科:小品《劫狱》

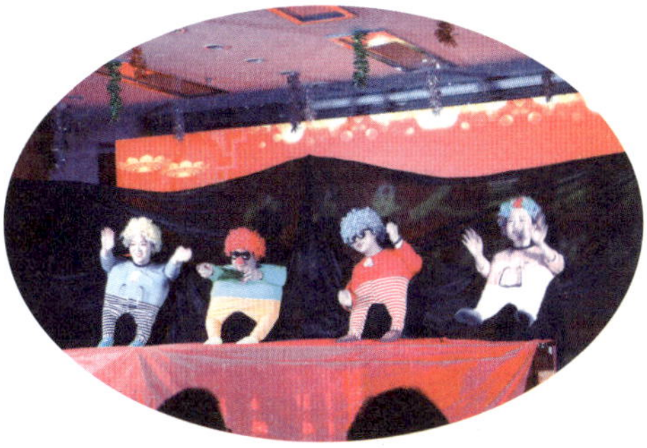

呼吸内科:喜剧舞蹈《快乐的小矮人》

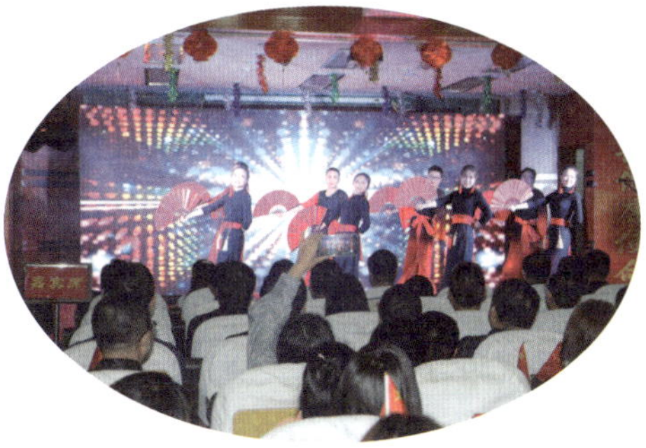

骨科:舞蹈《仁舞飞扬》

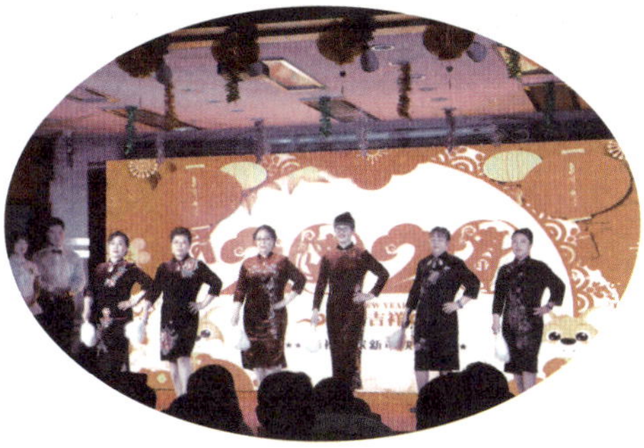

妇产科:T台串烧《祖国颂》

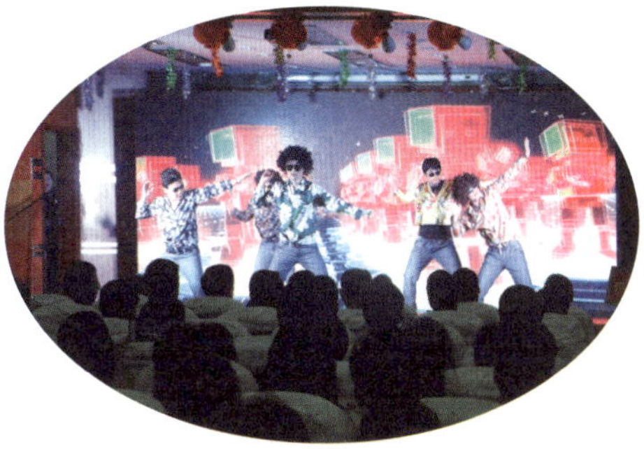

检验科:歌舞串烧《欢天喜地摇摇乐》

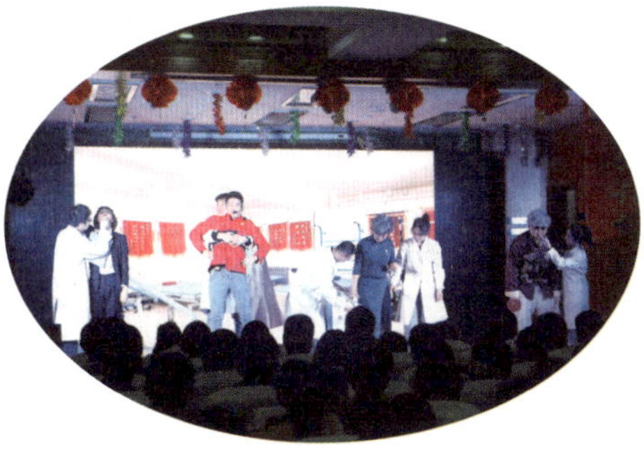

康复科供应室组合:音乐情景剧《护航你我他》

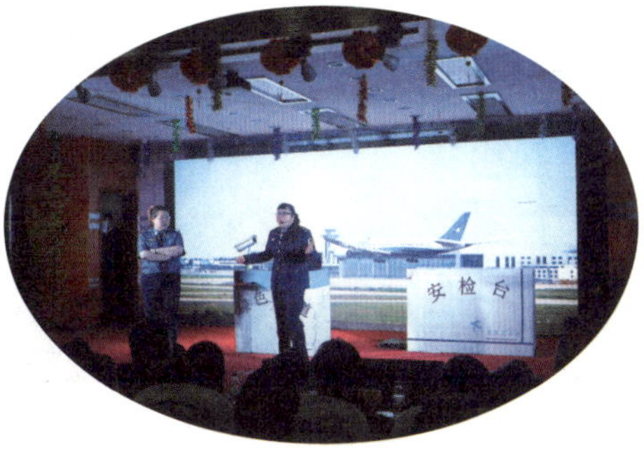

颅脑科:小品《安检》

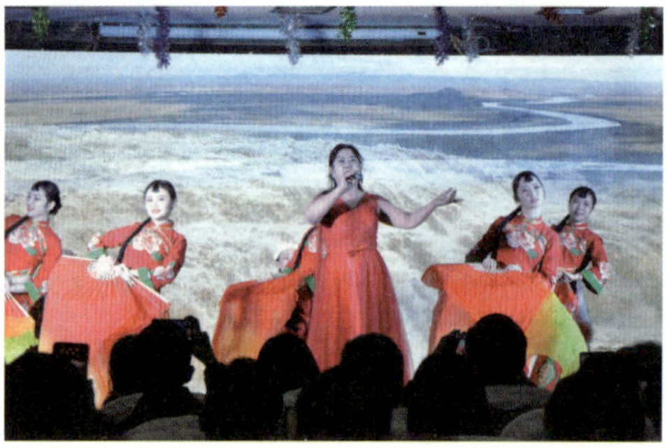

门诊部：歌伴舞《黄河源头》

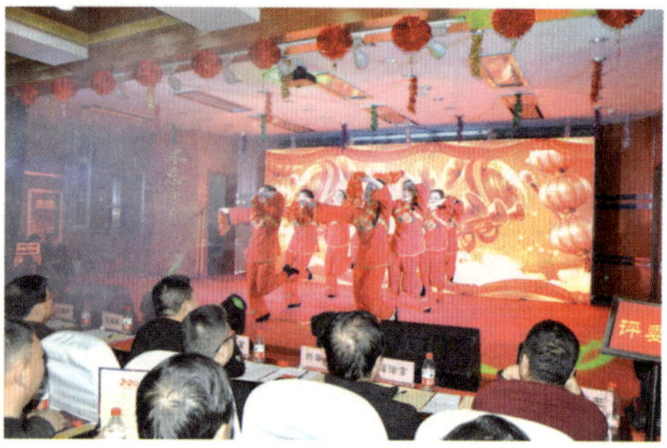

内一科：舞蹈《新年到》

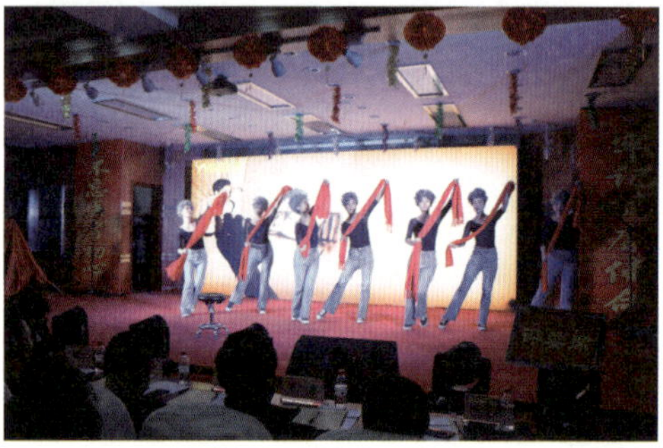

收费室：舞蹈《忆青春》

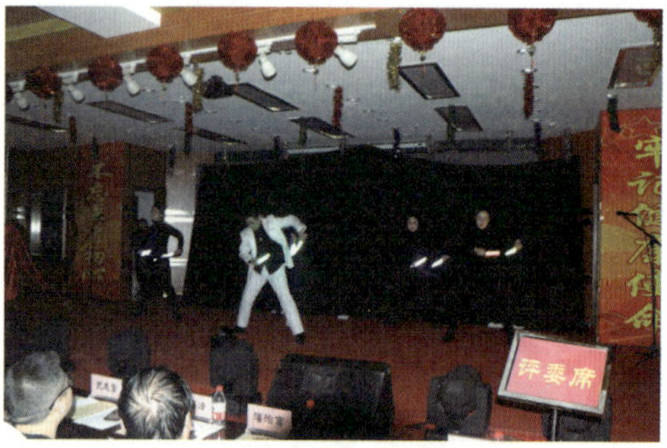

肾内科血液透析室组合《魔幻手影舞Black Light》

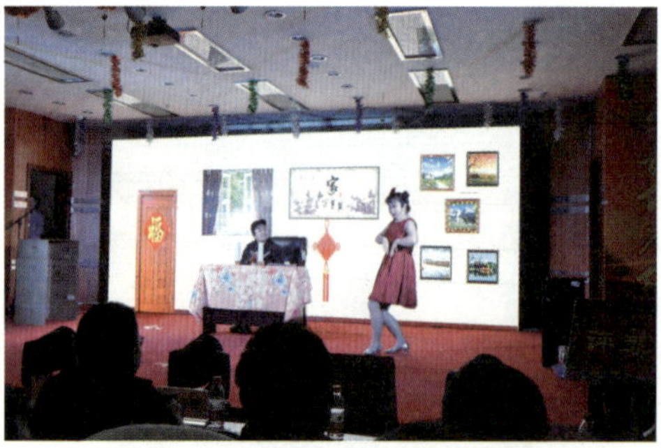

普外科：小品《神经少女恶搞雇主》

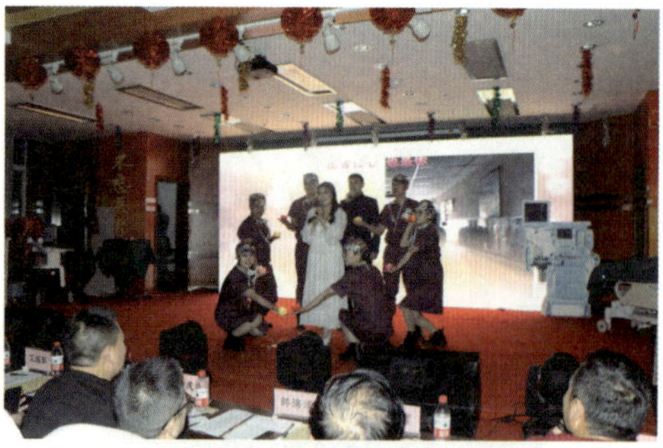

手术室：情景剧《生死时速》

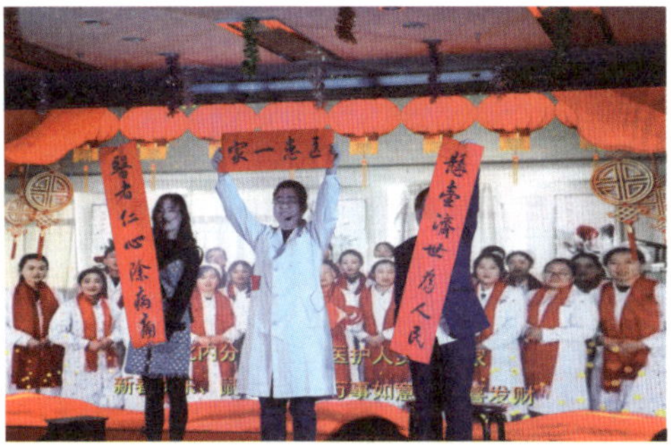

消化内科：小品《医患一家》

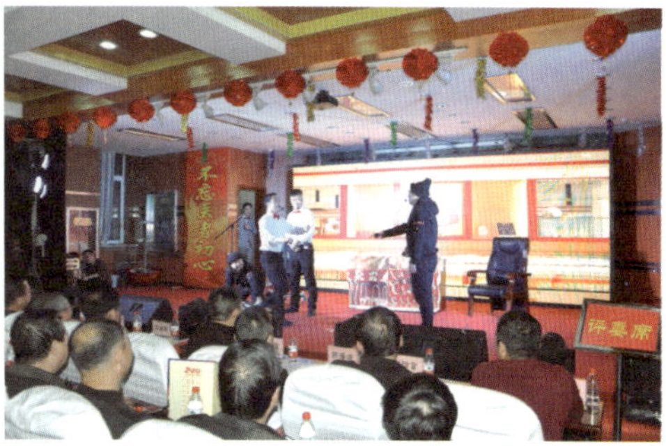

体检中心合疗医保科：小品《抢劫》

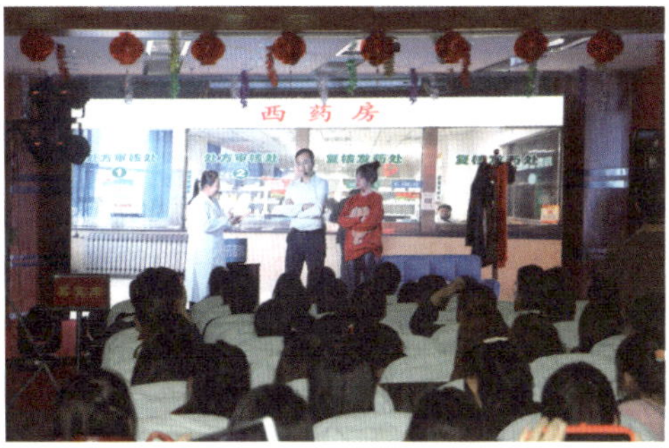

药剂科：小品《健康生活》

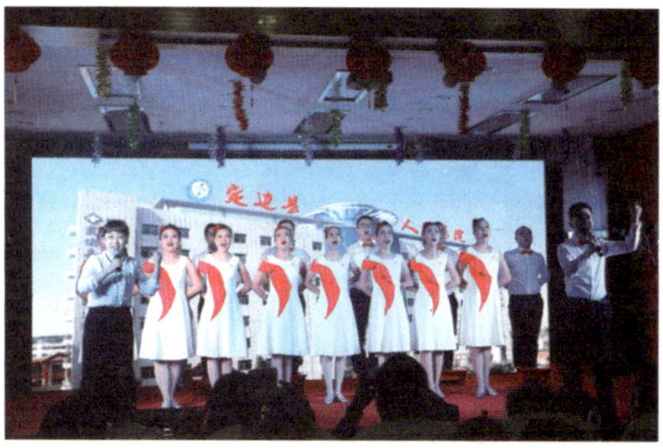

行政信息科组合：小合唱《白衣战士最荣耀》

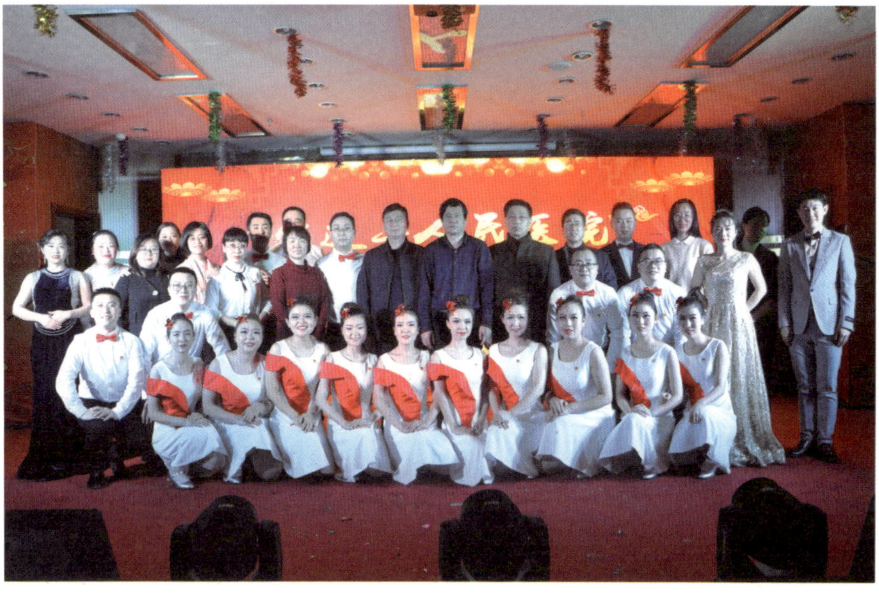

2020年元旦联欢晚会合影

（二）文体娱乐

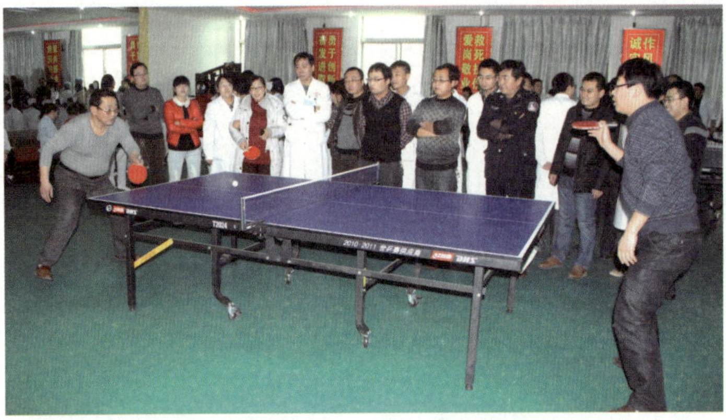

2013年元旦庆祝活动——乒乓球比赛

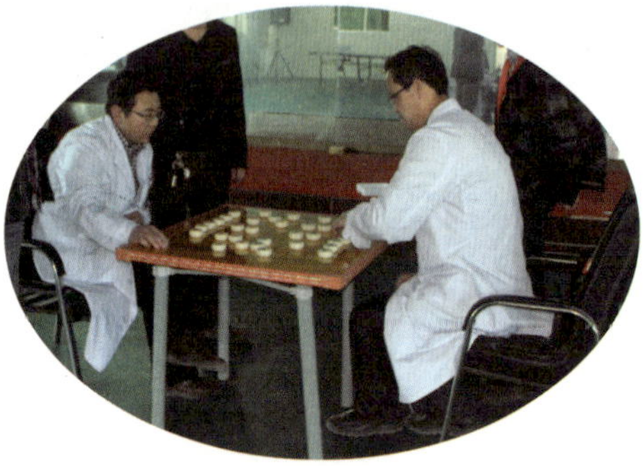

象棋比赛

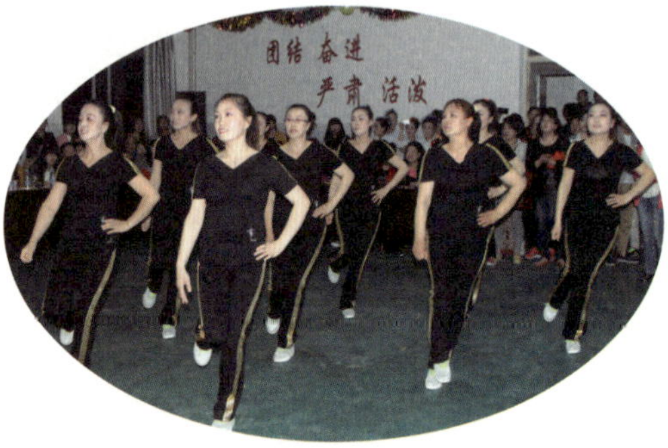

健美操比赛

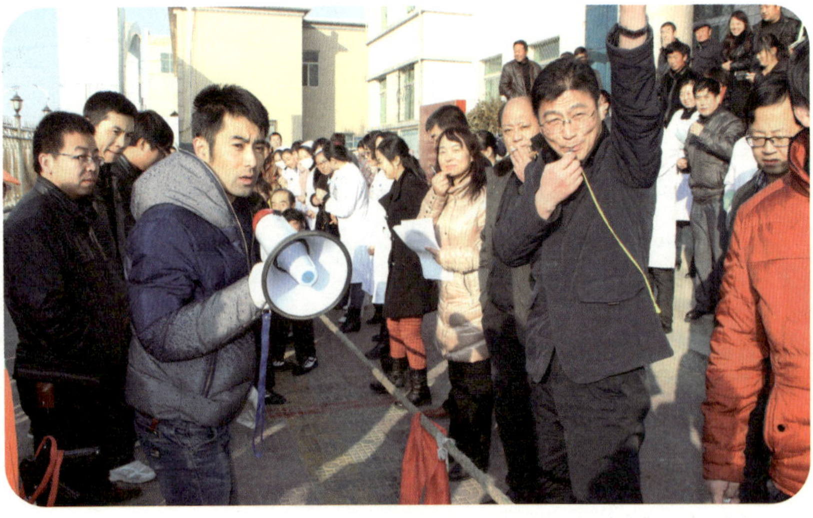

2014年元旦庆祝活动——拔河比赛

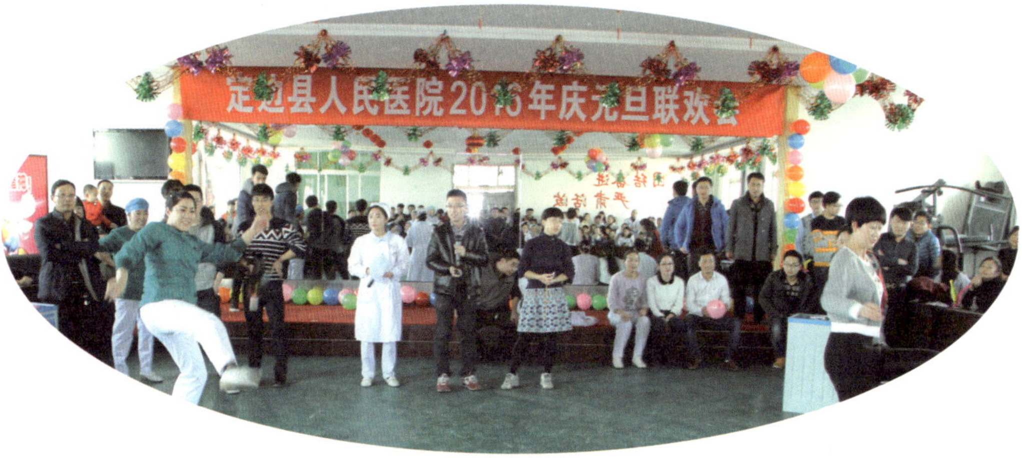

2016年元旦庆祝活动——跳圈比赛

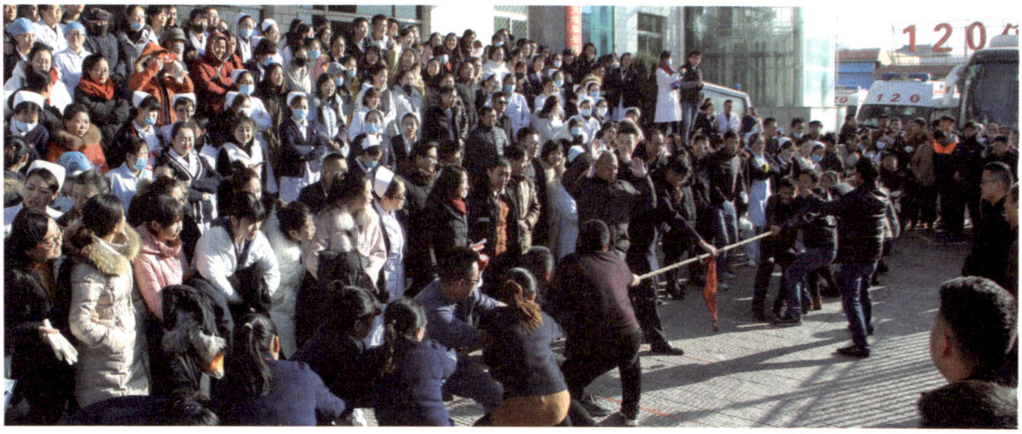

2018年元旦庆祝活动——拔河比赛

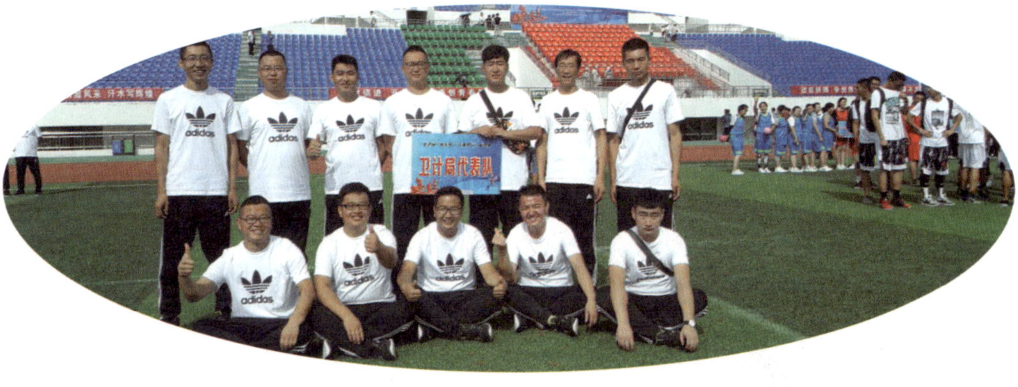

2018年8月3日，由县委组织部、县总工会、直工委、团县委、妇联、文明办联合举办的定边县“扶贫杯”（众源燃气）篮球赛在定边县新体育场举行。县医院选派陈学敏、韩茂林、张永军、夏涛、卢奇、崔桓等6人（加入卫计局代表队）参加比赛

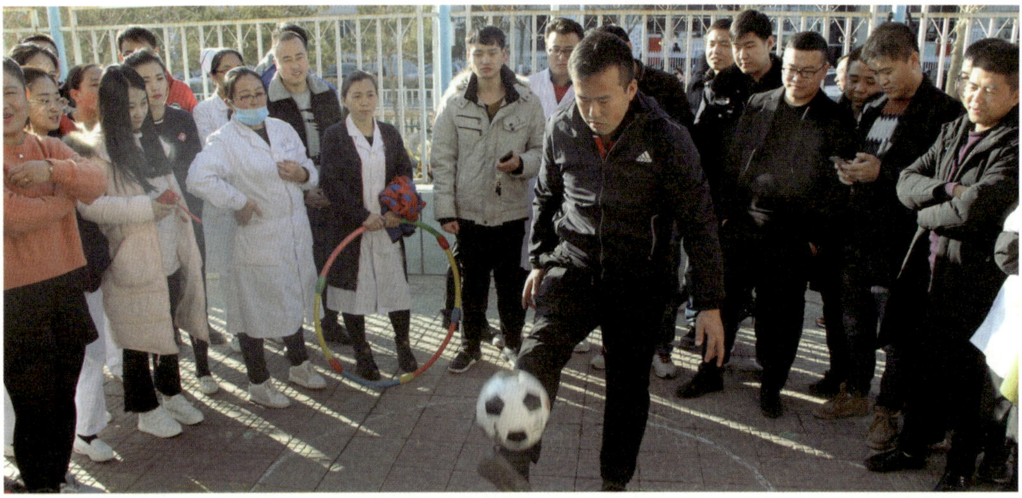

颠球比赛

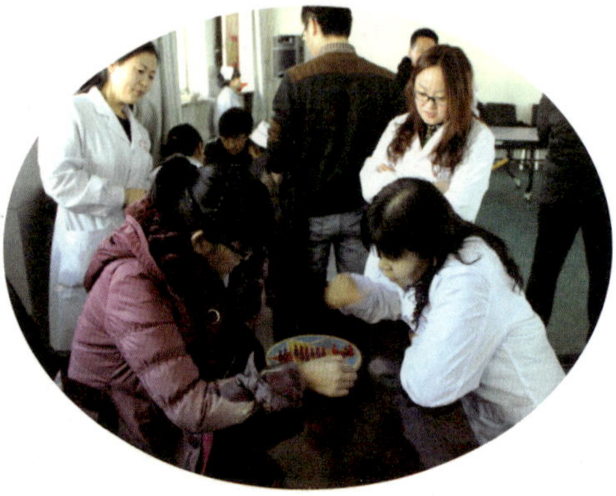

跳棋比赛

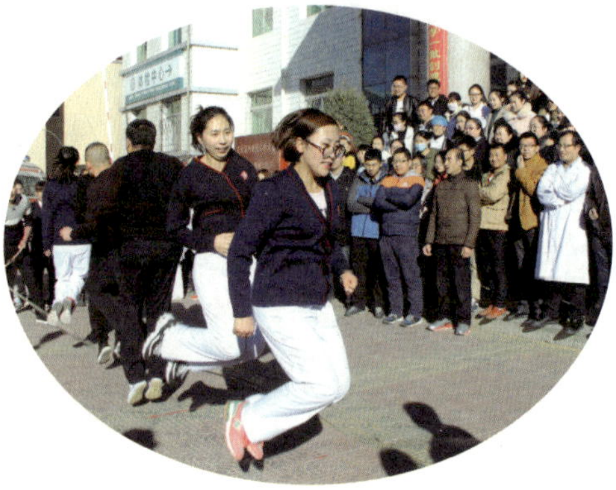

跳绳比赛

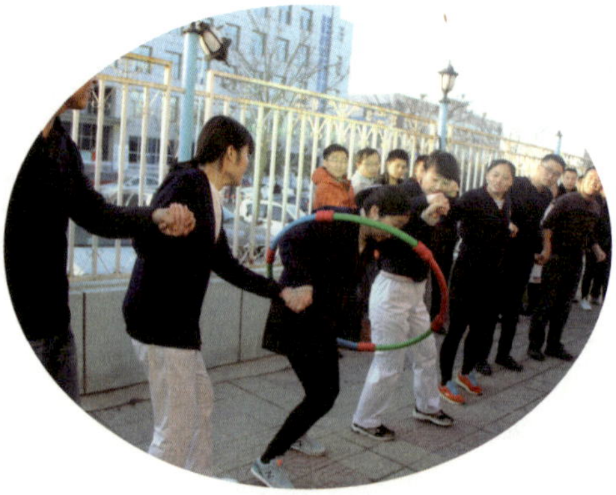

呼啦圈比赛

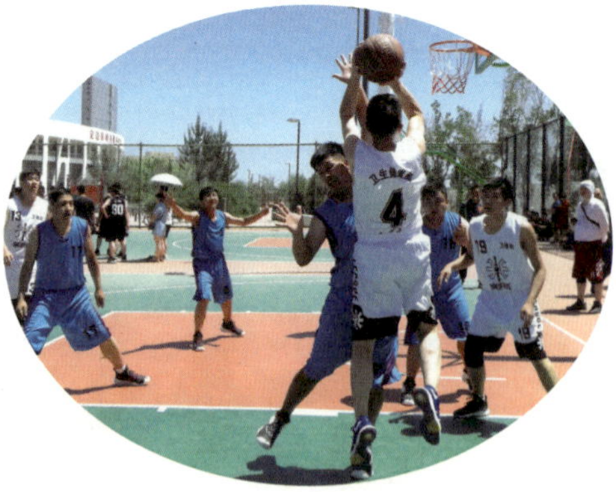

篮球比赛

（三）载体平台

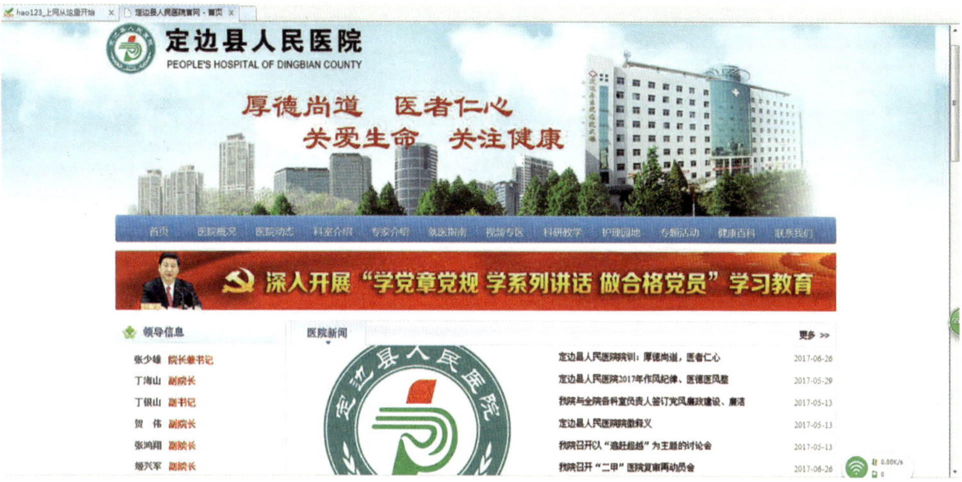

医院网站

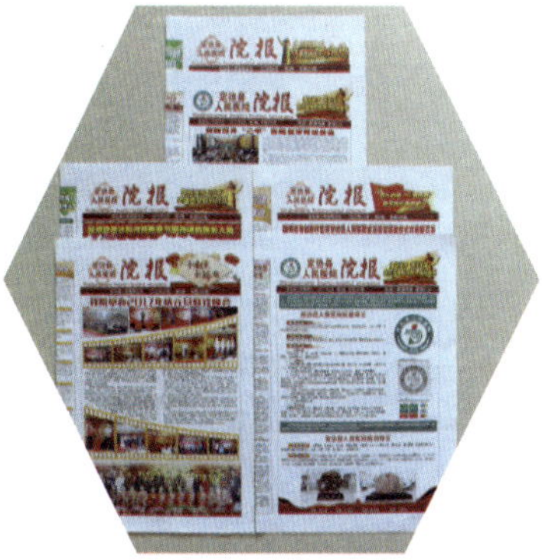

院　报

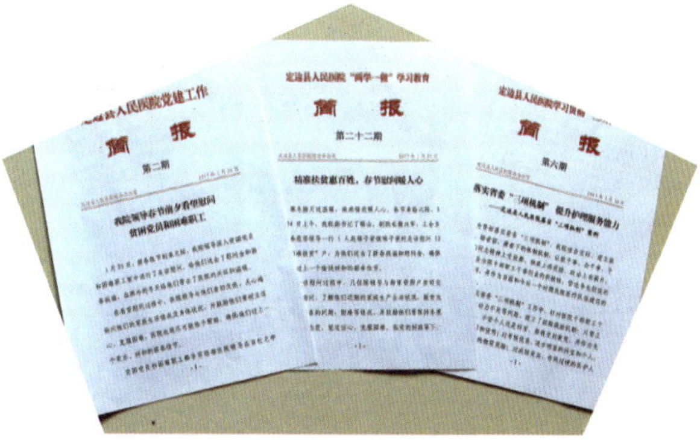

简　报

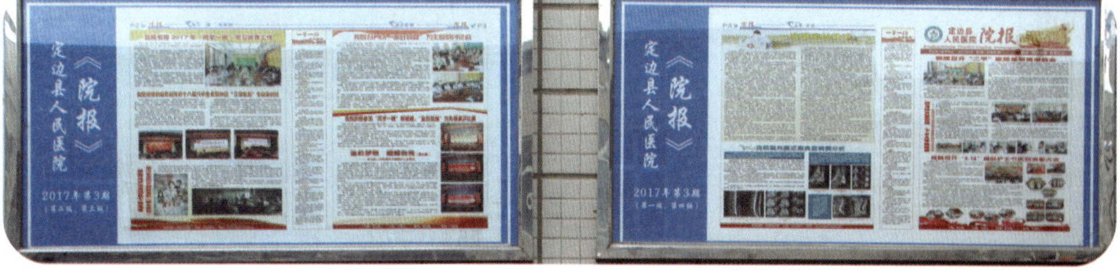

橱　窗

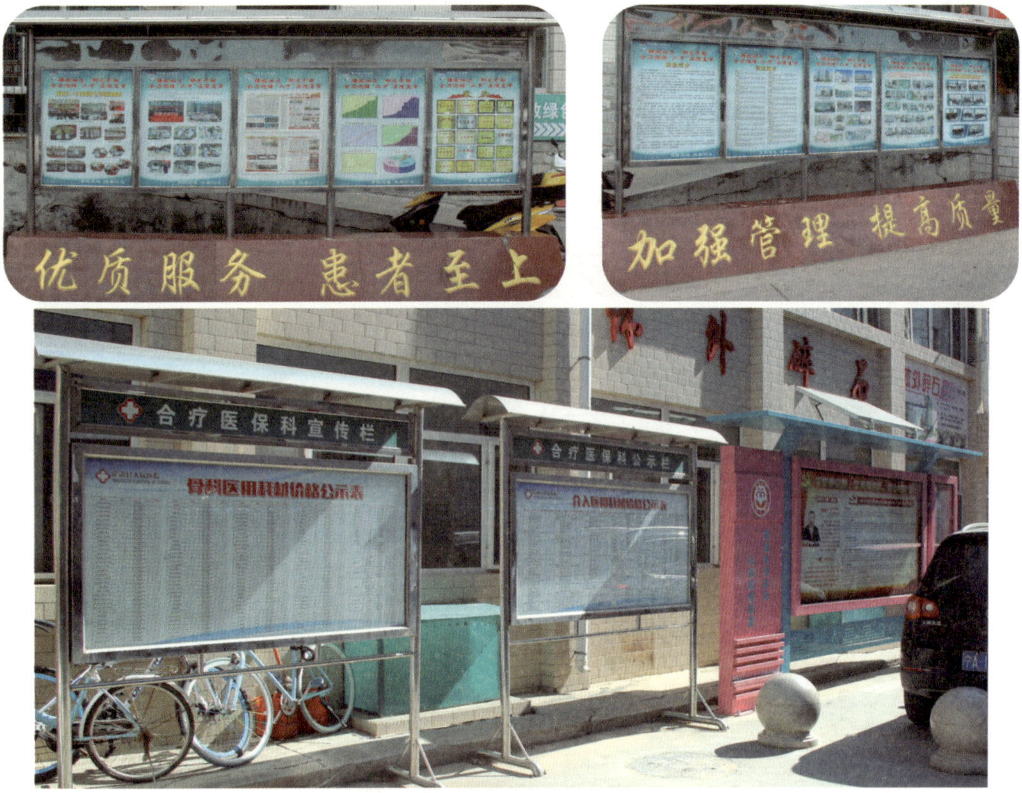

宣传栏

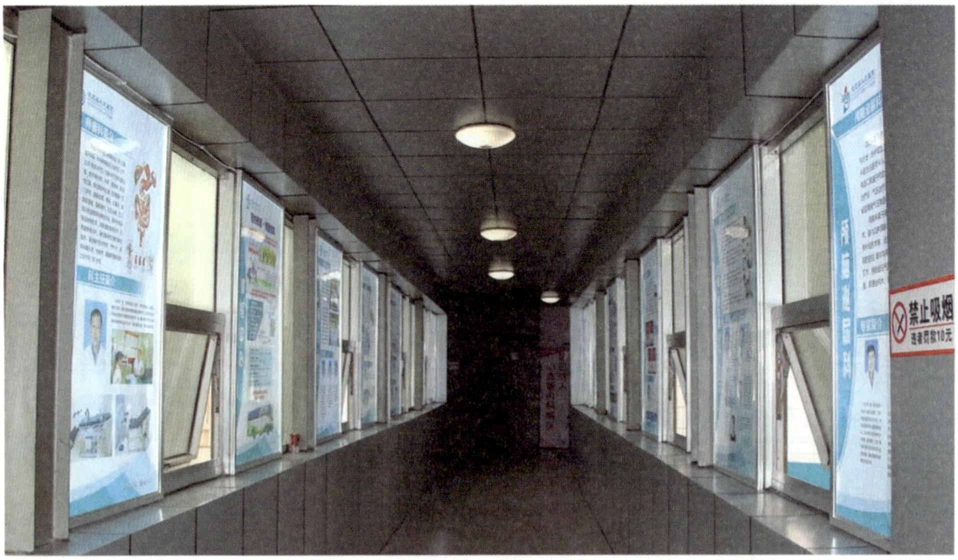

特色文化墙

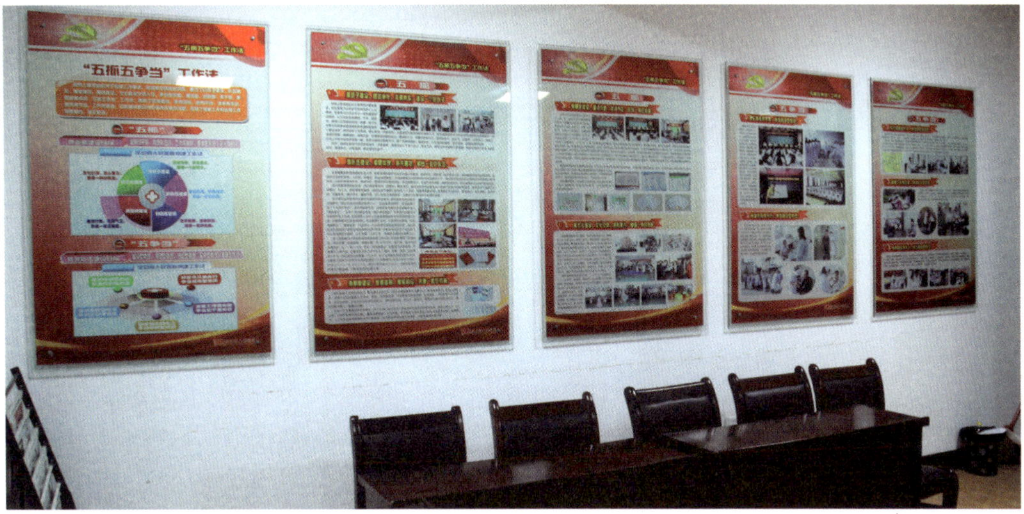

党委"五抓五争当"工作法

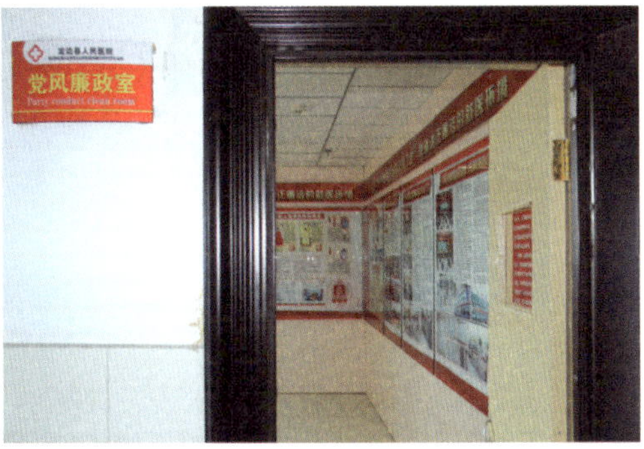

党风廉政室

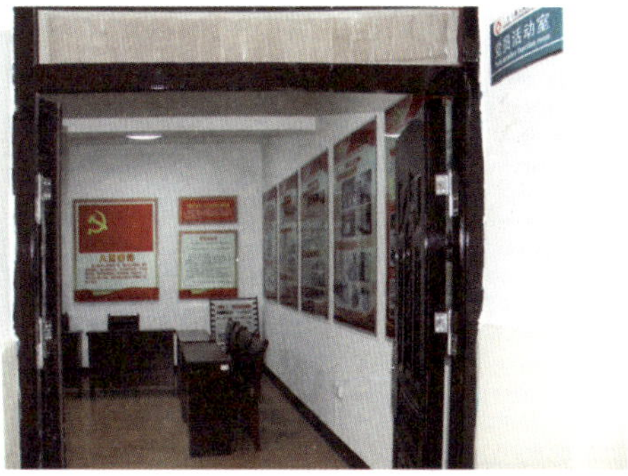

党员活动室

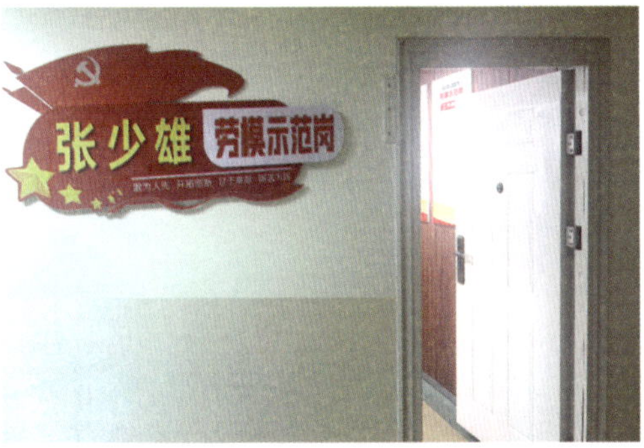

张少雄劳模示范岗

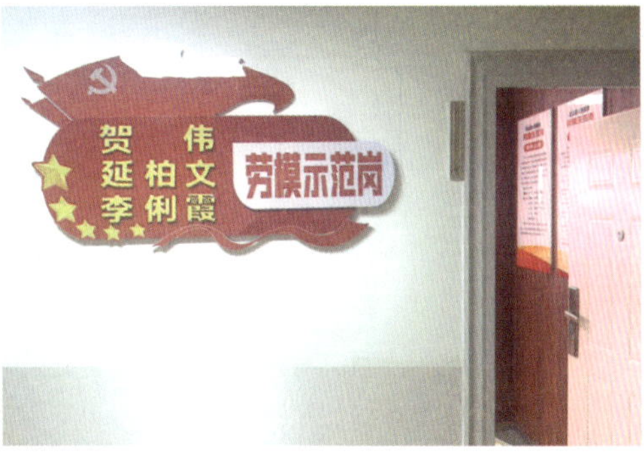

贺伟、延柏文、李俐霞劳模示范岗

七　廉洁文化

（一）警钟长鸣

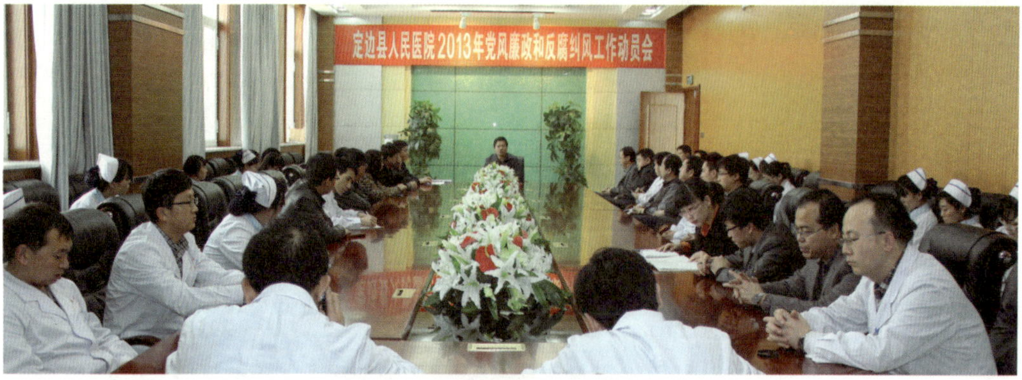

2013年3月，召开党风廉政和反腐纠风工作动员会

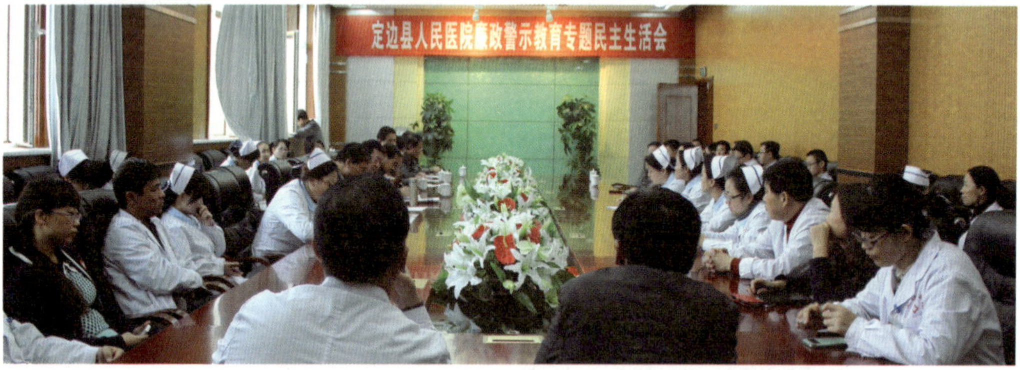

2013年10月15日，召开廉政警示教育专题民主生活会

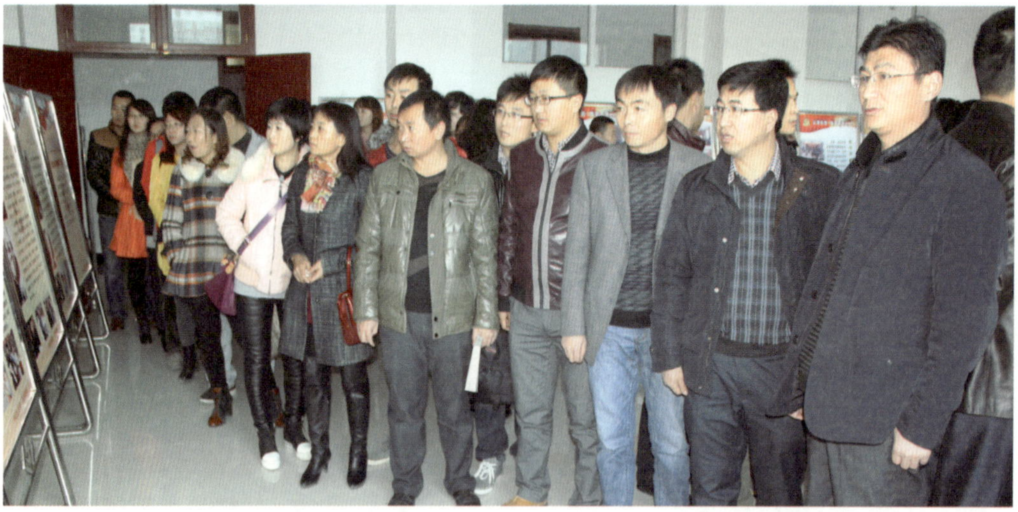

2013年11月，组织党员干部职工参观县上安排的警示教育展

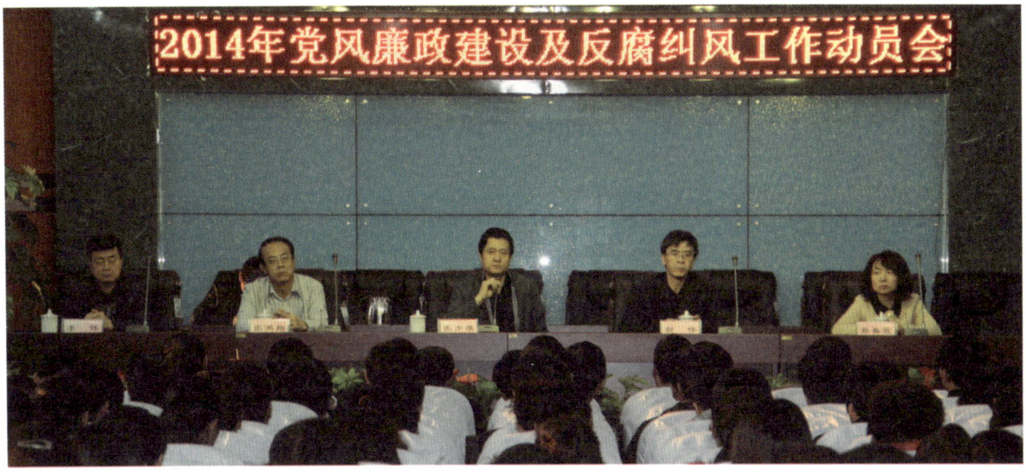

2014年3月22日，召开党风廉政建设及反腐纠风工作动员会

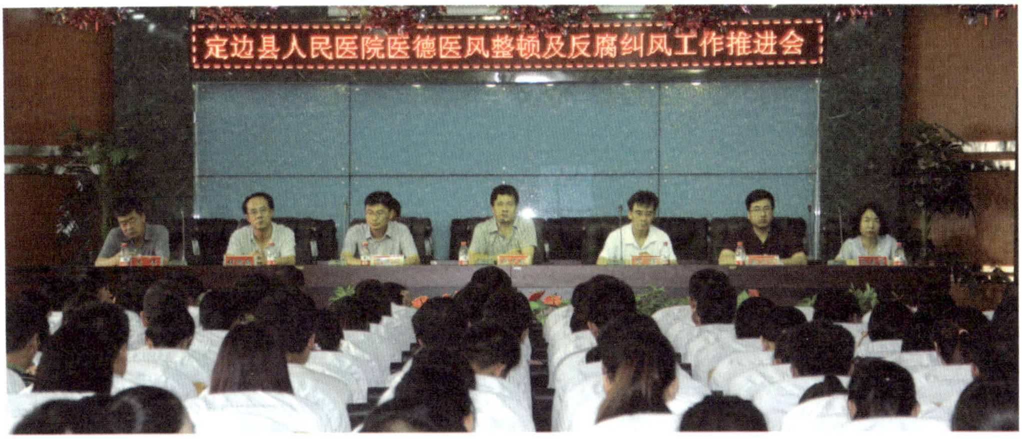

2015年6月，召开医德医风整顿及反腐纠风工作推进会

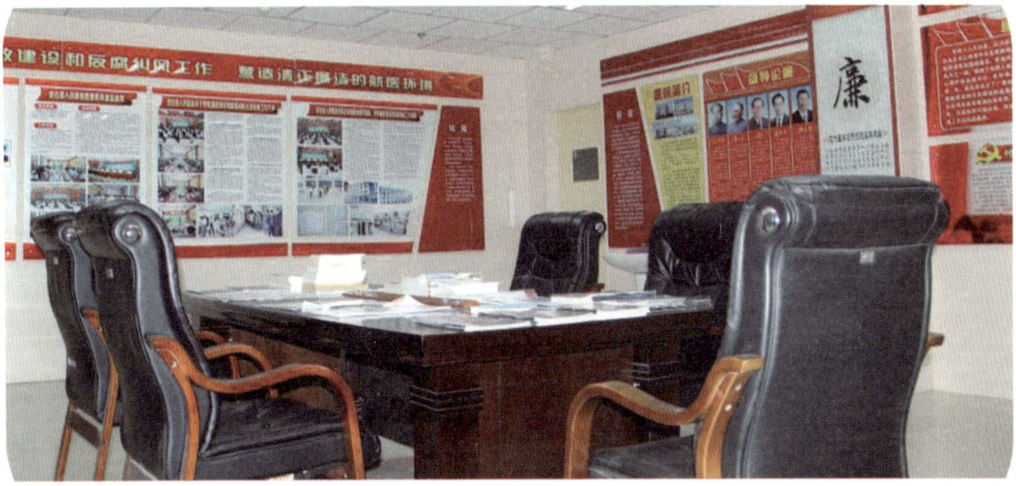

2015年建成图文并茂的党风廉政室

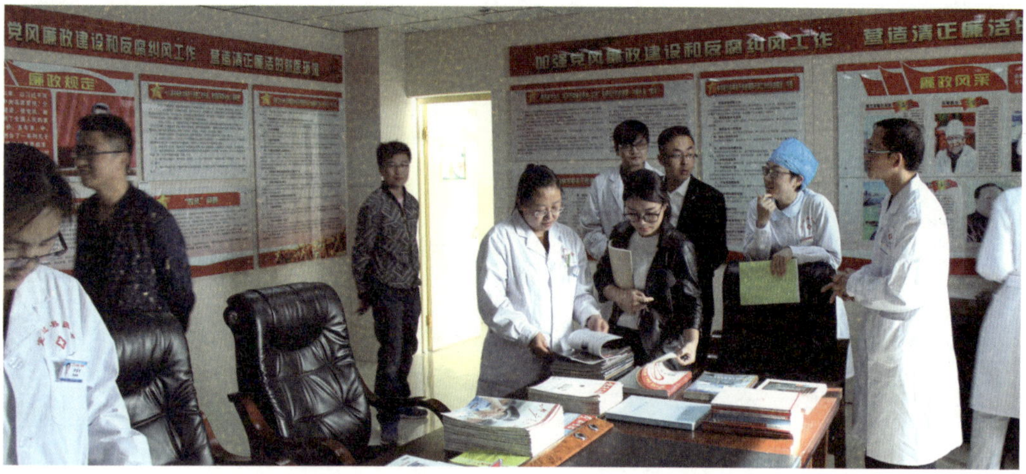

2016年4月，全体党员干部职工参观党风廉政室

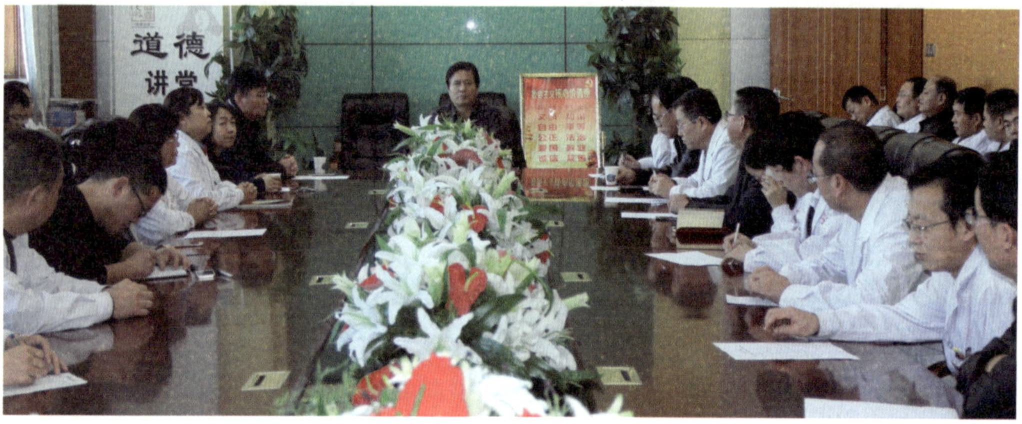

2016年12月，院长张少雄在道德讲堂讲话

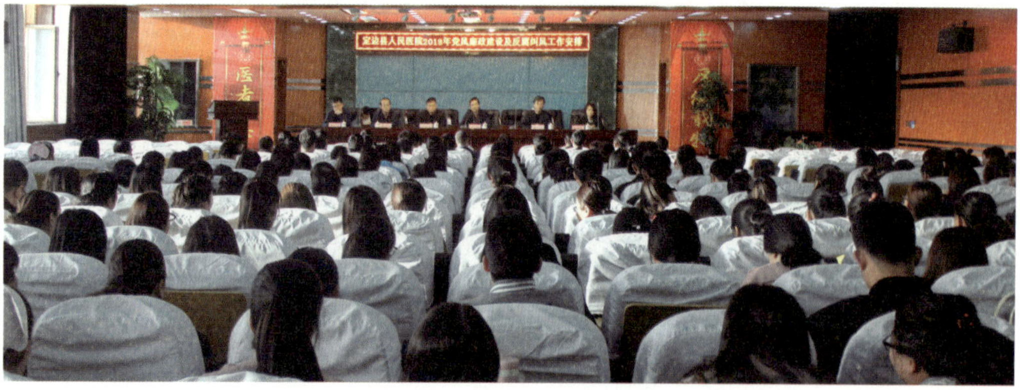

2018年3月，召开党风廉政建设及反腐纠风工作安排会

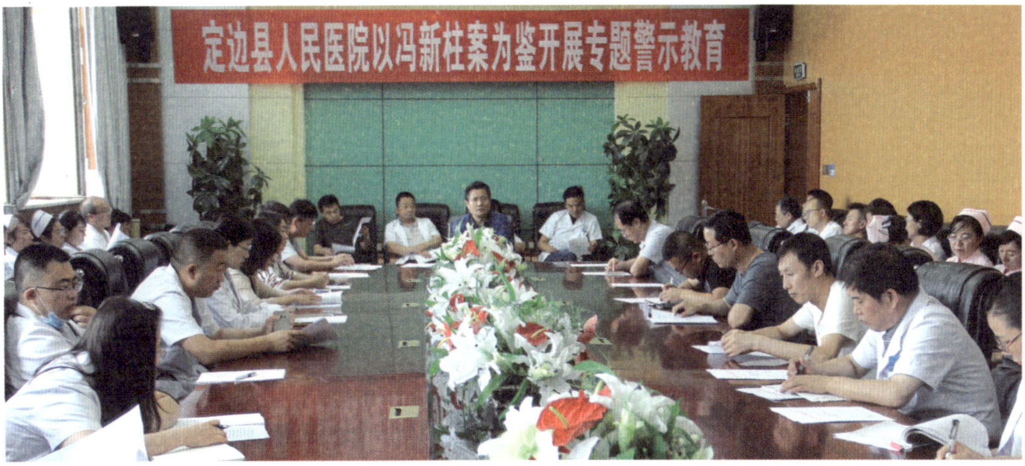

2018年6月21日，以冯新柱案为鉴开展专题警示教育

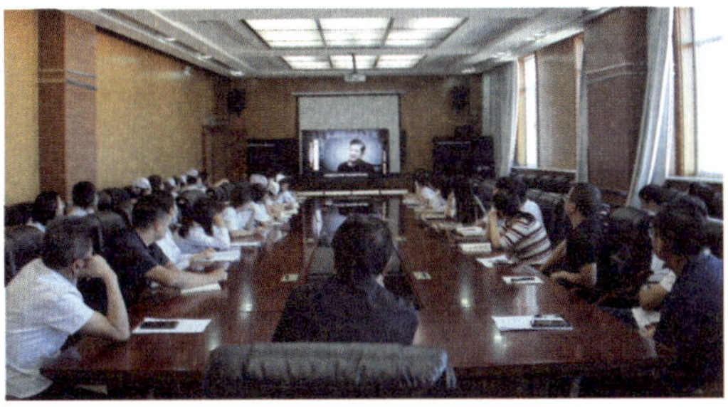

2018年8月，全体党员观看警示教育片《利剑高悬 警钟长鸣——陕西省部分领导干部严重违纪违法案违规收送礼金问题警示录》

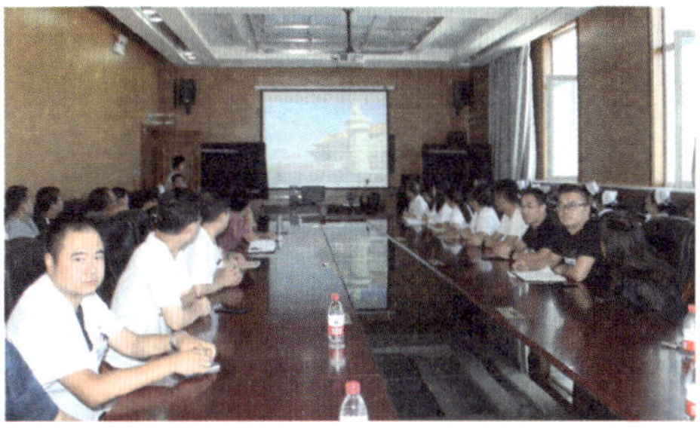

2019年8月15日，全体党员观看《蜕变的灵魂——榆林市委原书记胡志强严重违纪违法案警示录》

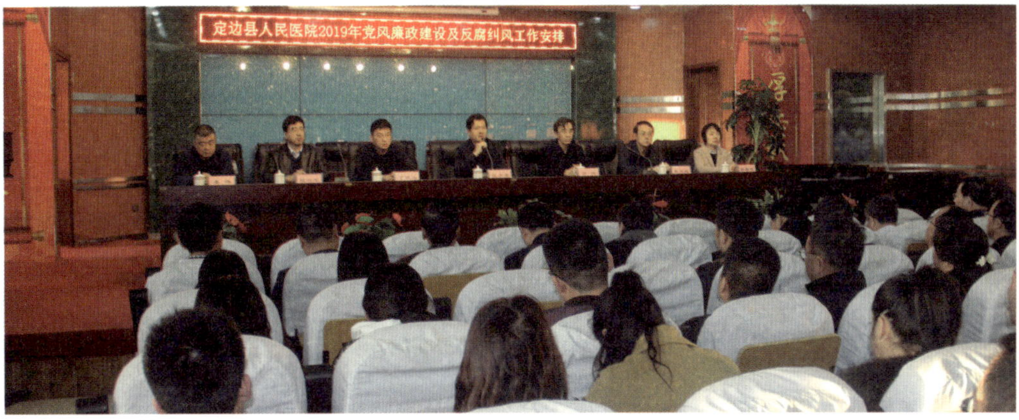

2019年3月，召开党风廉政建设及反腐纠风工作安排会

（二）制度约束

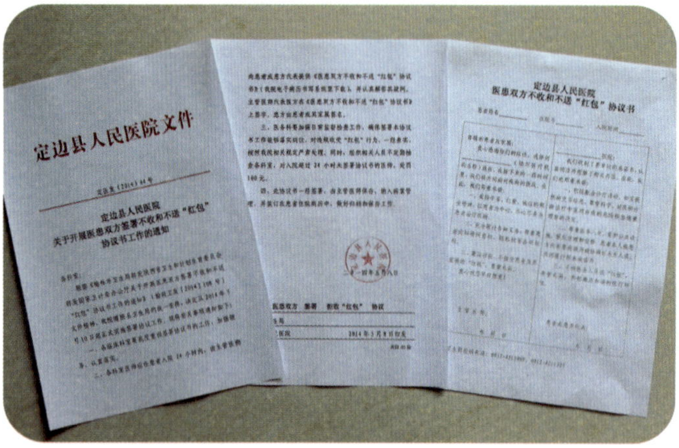

不收和不送红包协议书

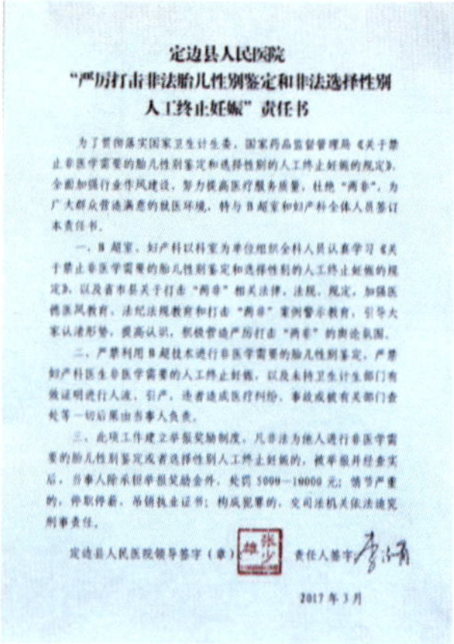

打"双非"责任书

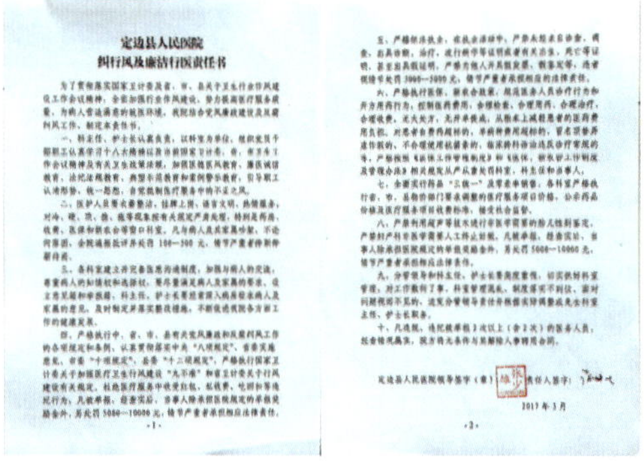

纠行风及廉洁行医责任书

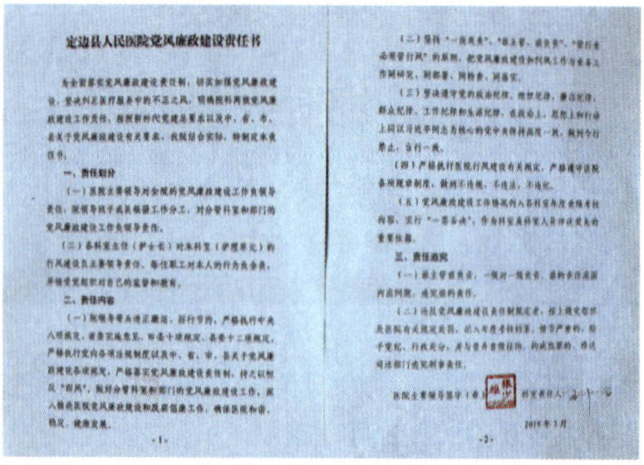

党风廉政建设责任书

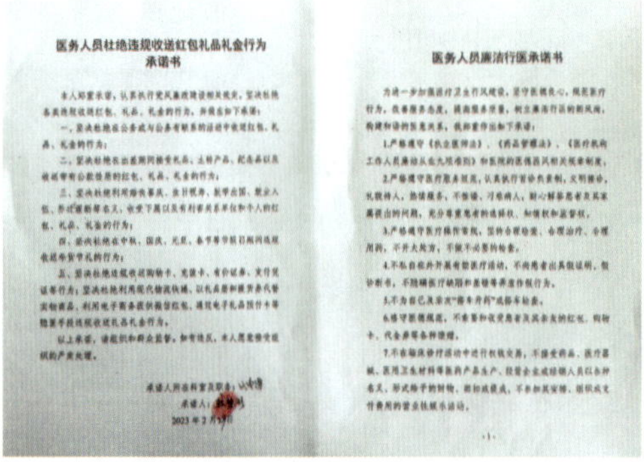

不收红包、廉洁行医承诺书

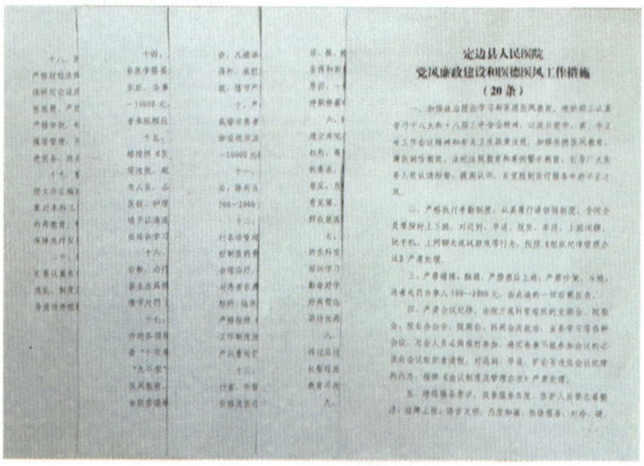

党风廉政建设和医德医风工作措施

（三）警示标识

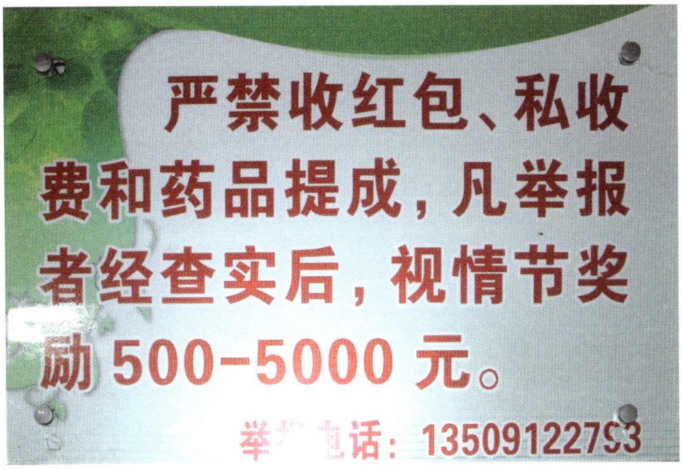

严禁收红包警示标识

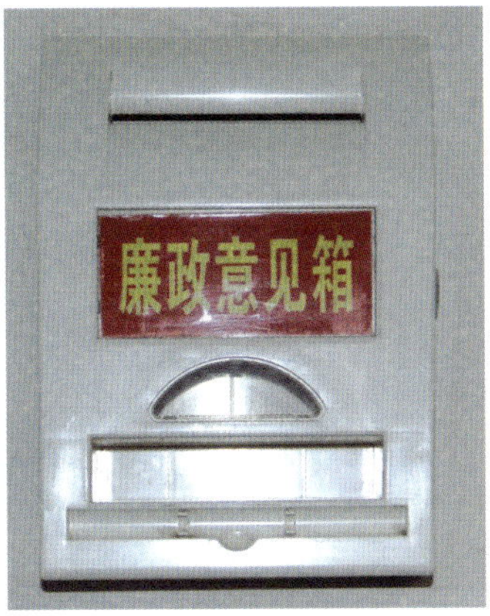

廉洁意见箱

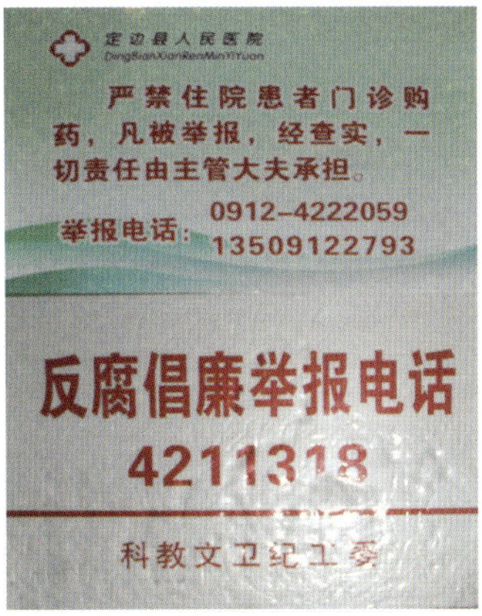

举报电话

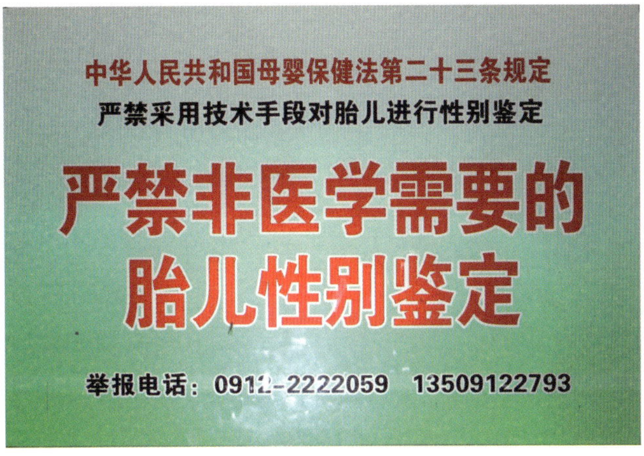

打“双非”警示标识

八　安全文化

（一）救治演练

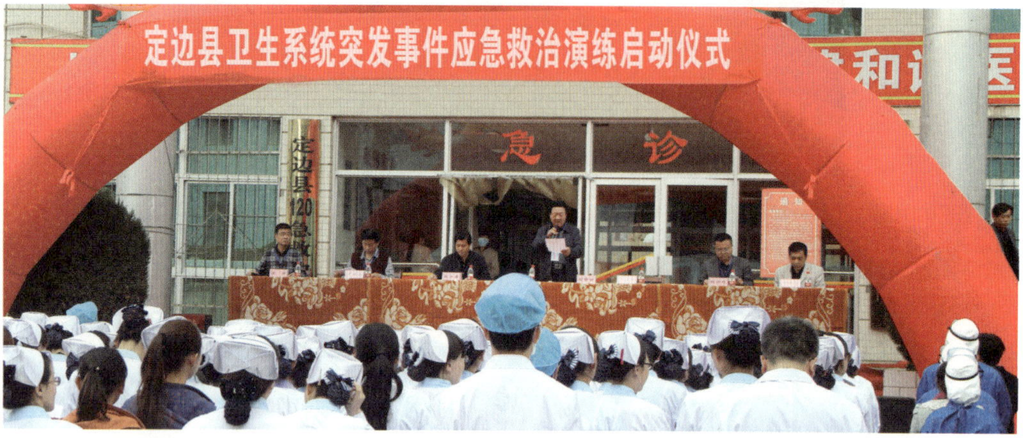

2013年10月18日，定边县卫生系统突发公共卫生事件应急救治演练启动仪式

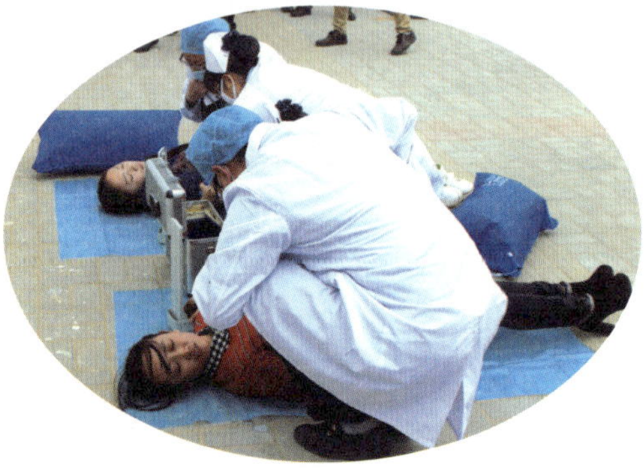

演练现场一

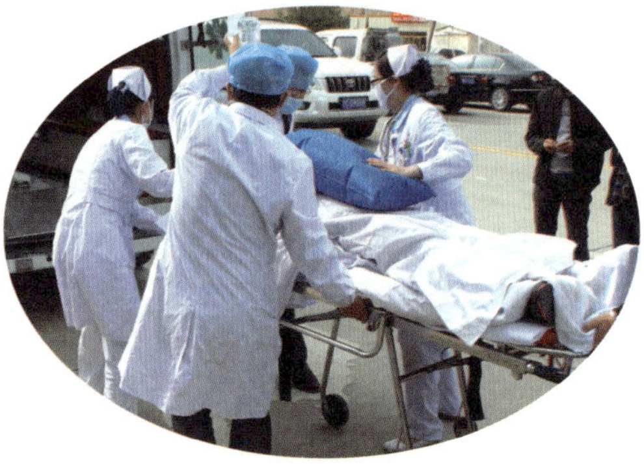

演练现场二

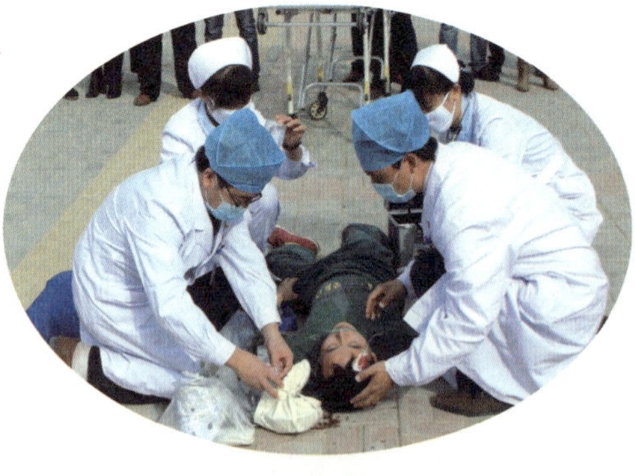

演练现场三

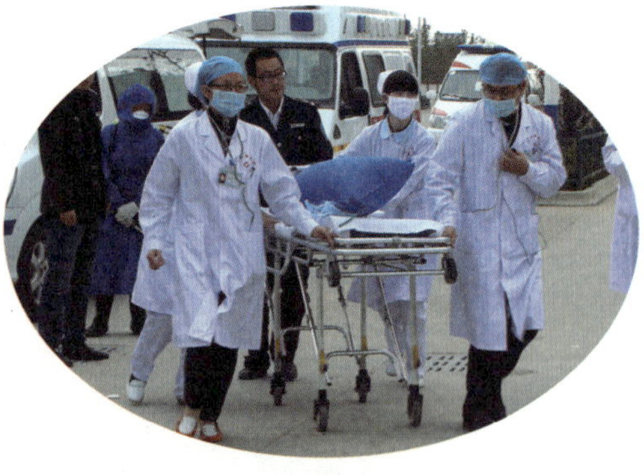

演练现场四

演练的主要内容有重大车祸、孕产妇绿色通道、一氧化碳中毒、甲型H7N9流感模拟病人的接转、抢救、会诊、治疗、消毒、个人防护等。最后评出普外科、妇产科、内科获前三名，骨科、急诊科获优秀表演奖，3位模拟病人演练真实，获最佳表演奖

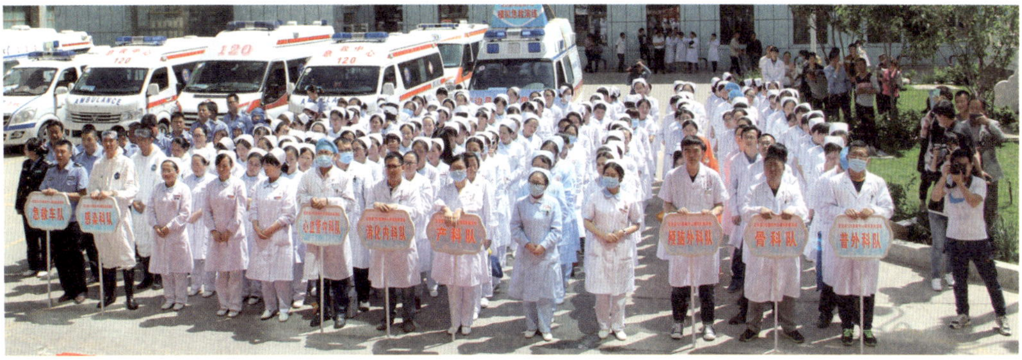

2016年5月10日，开展定边县120急救中心模拟急救演练

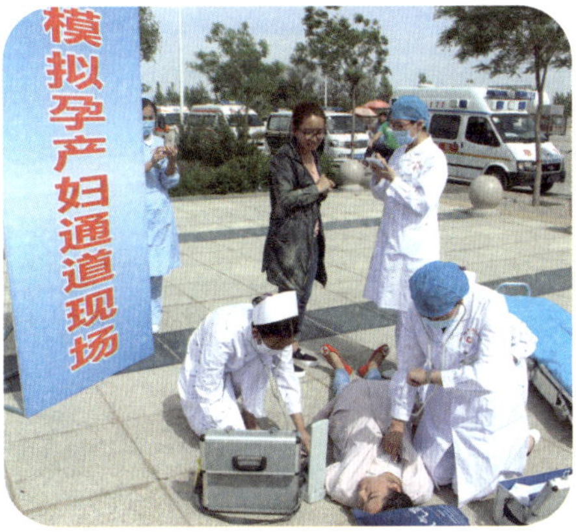

孕产妇急救模拟演练

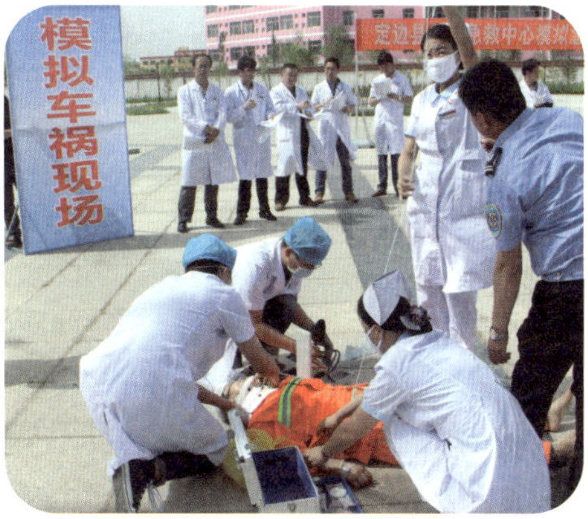

车祸急救模拟演练

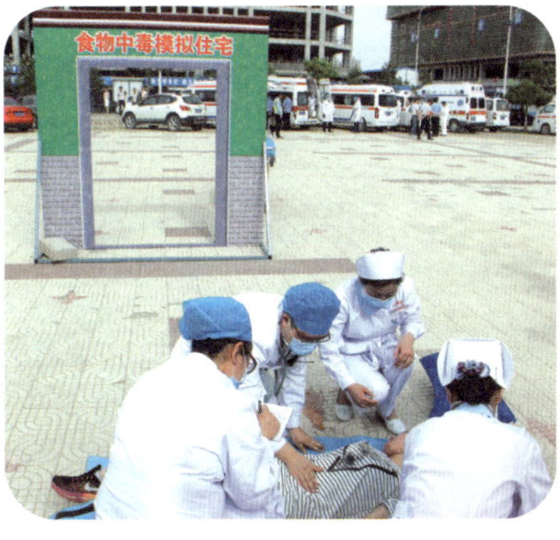

食物中毒急救模拟演练

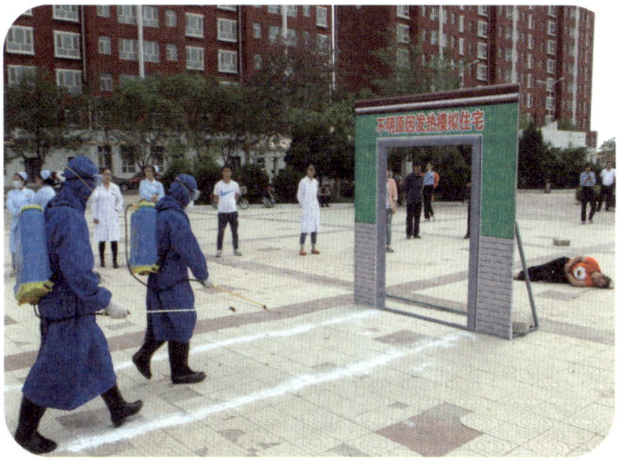

不明原因发热模拟演练

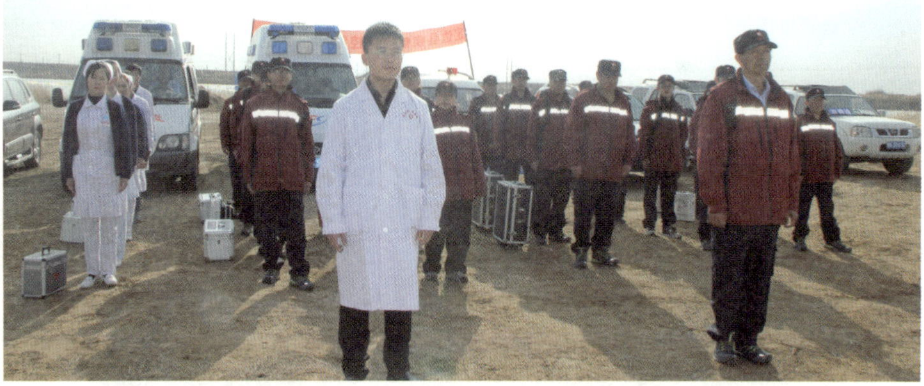

2018年11月13日，由县卫计局组织开展2018年洪涝灾害医疗卫生应急演练，卫计局副局长苗建军任总指挥，疾控中心主任马维林任执行指挥，县医院相关医务人员参加

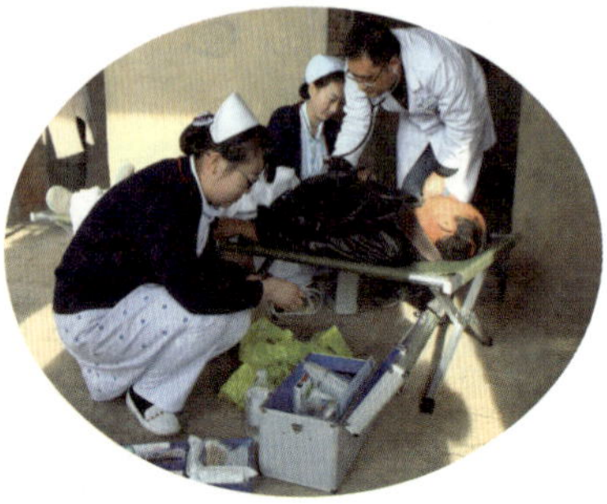

演练现场一

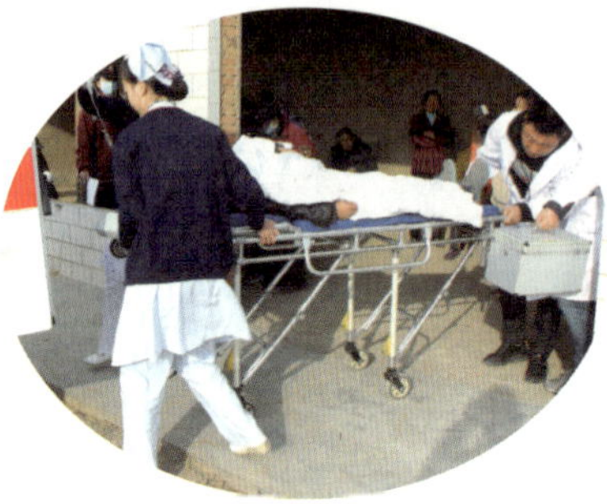

演练现场二

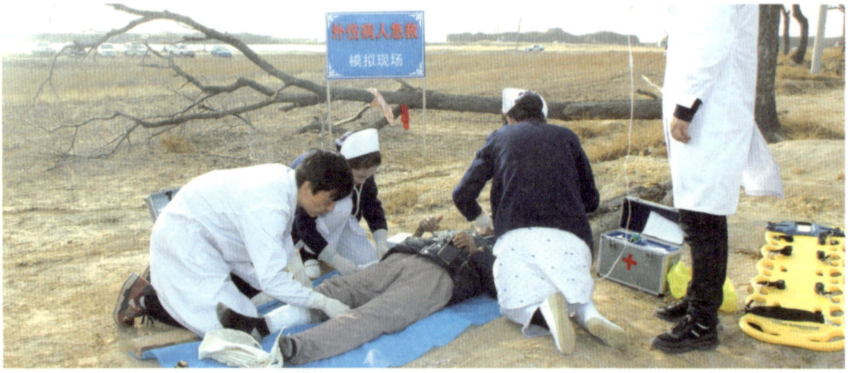

演练现场三

本次演练背景是定边县盐场堡乡镇发生洪涝灾害，当地村民出现集体腹痛腹泻、呕吐等症状，流调人员赶赴现场对污染的水源采样检测进行流行病学调查，并由消杀组成员对饮用水源进行消、杀、灭工作，有效阻断媒介生物滋生，切断传播途径，使灾区的环境卫生面貌在短期内恢复到灾前水平

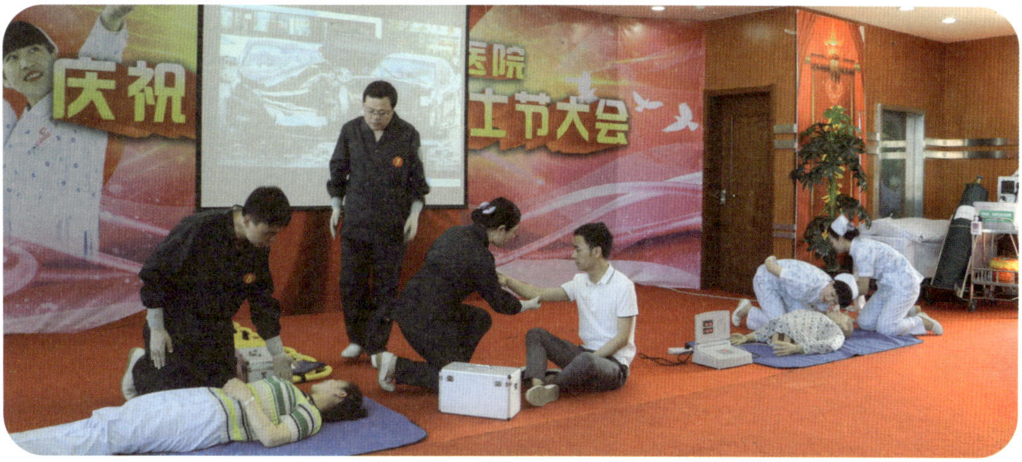

2017年5月，医护应急救治演练

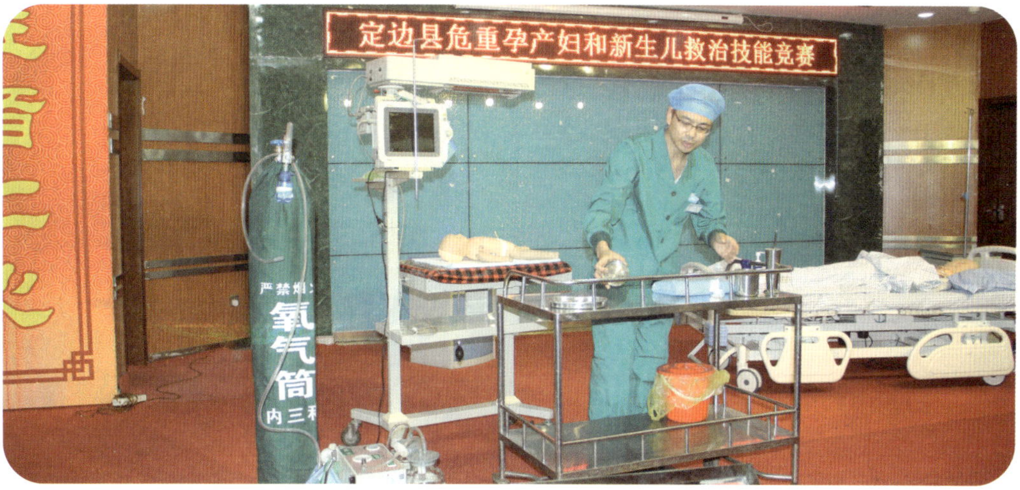

2019年10月，危重孕产妇和新生儿救治技能竞赛

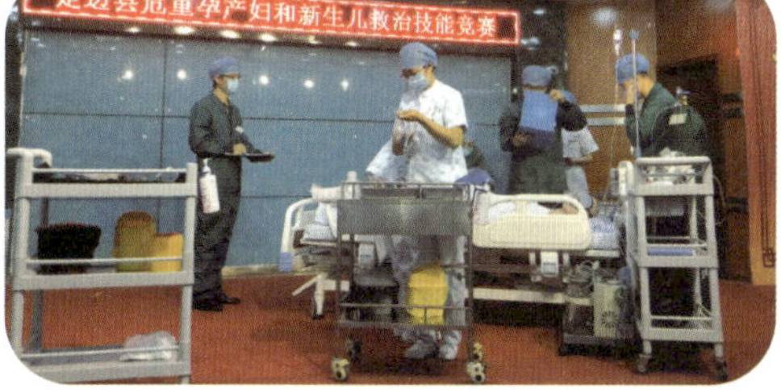

妇幼救治竞赛现场一

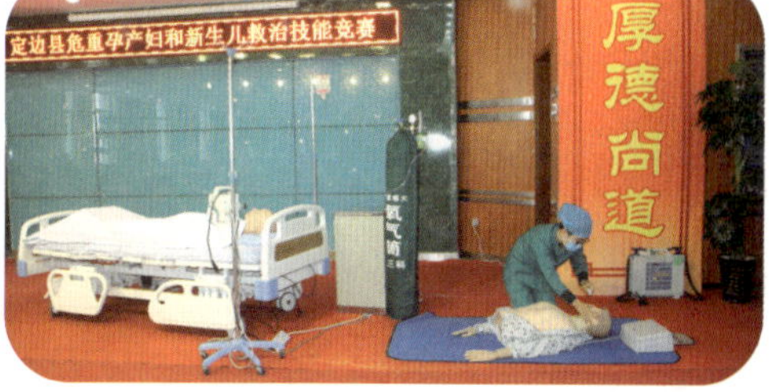

妇幼救治竞赛现场二

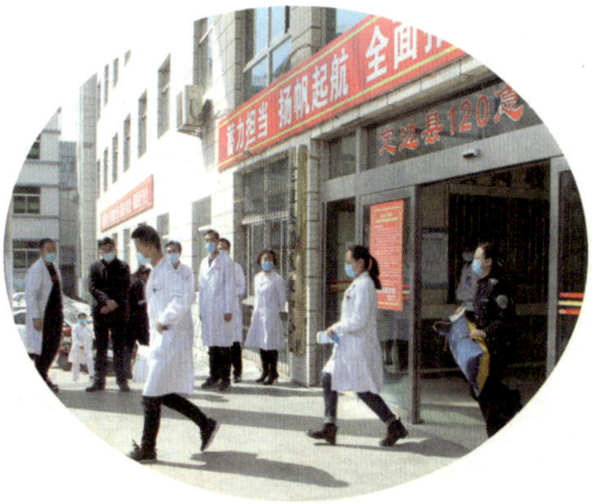

2020年4月2日,开展院前院内无缝链接救治STEMI患者救治演练

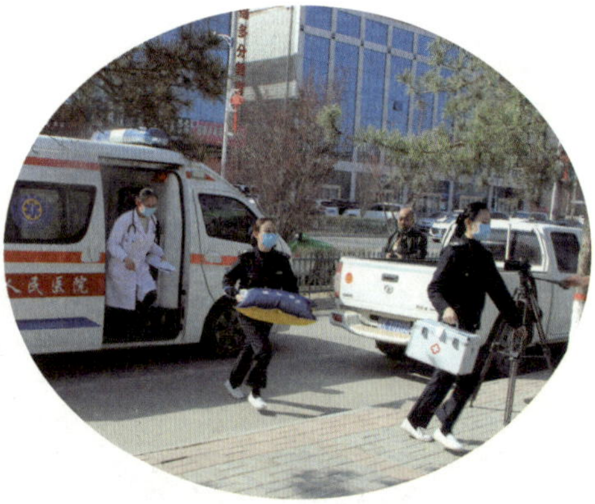

演练正式开始,接到指令后,各相关人员迅速行动,携带救援药物、设备等3分钟内集合,乘救护车立即奔赴抢救现场

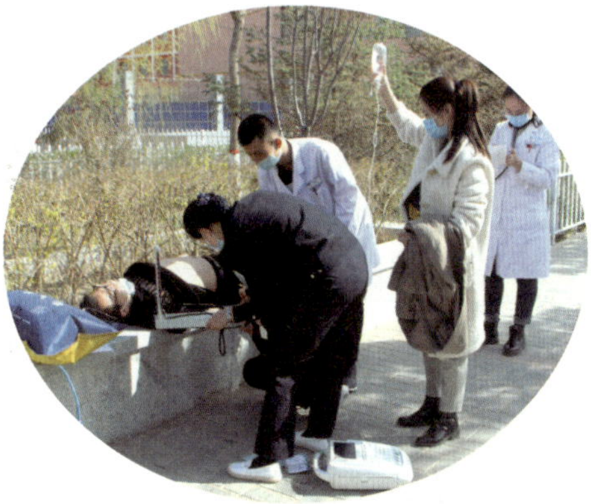

患者在五中附近散步,突感胸痛、胸闷、呼吸困难,不能行走,家属见其痛苦病状,立即拨打“120”

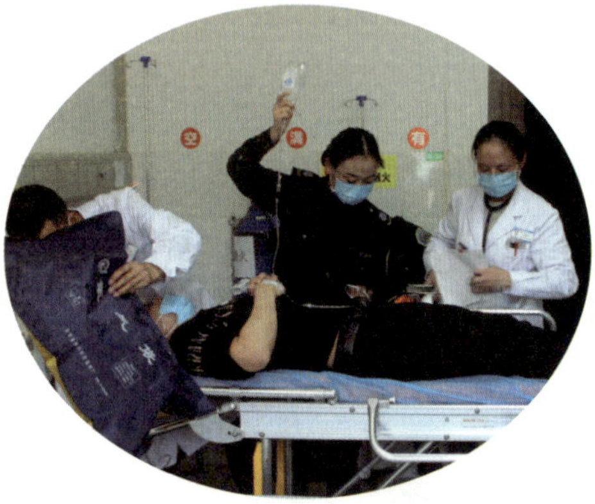

将病人接回医院胸痛中心抢救室进行救治

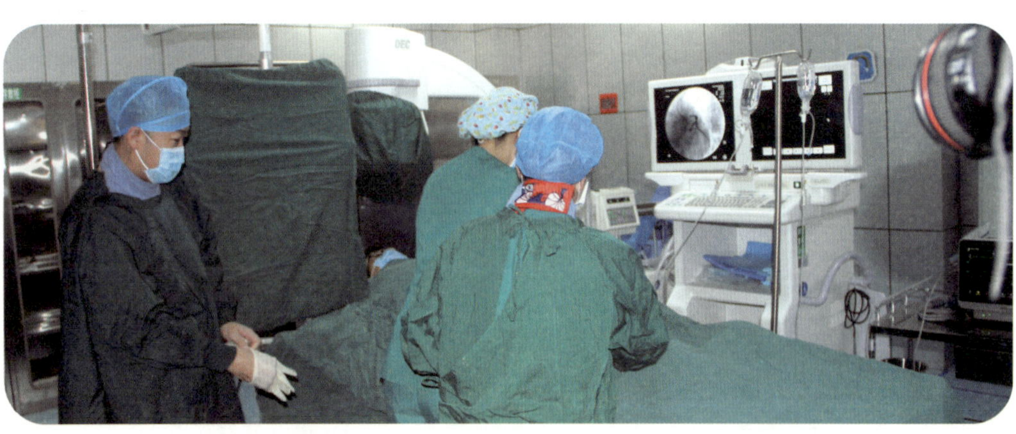

送至导管室成功实施介入手术,术后将患者转运至心内科监护病房

（二）安全检查

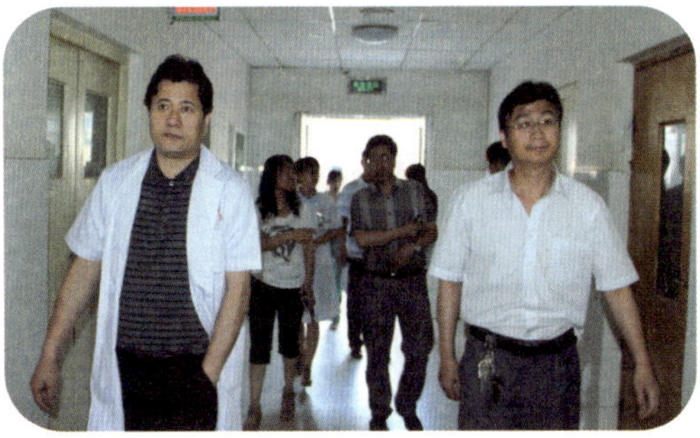

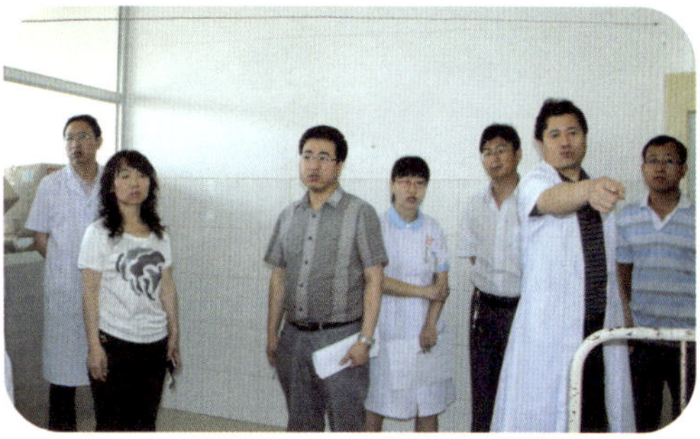

2011年6月，院领导及相关人员检查医院安全工作

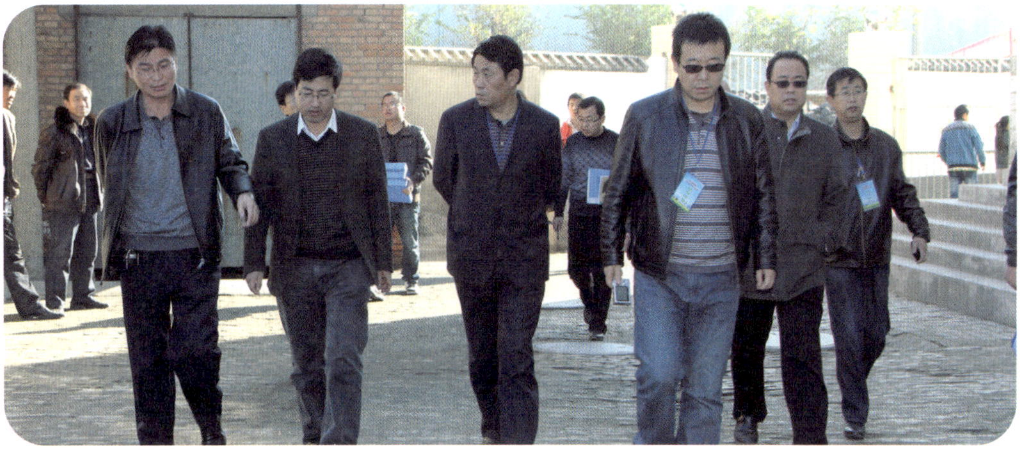

2011年11月，全县医疗卫生系统安全大检查组深入县医院检查安全工作。县医院副书记丁银山（左一）、副院长姬兴军（左二）陪同

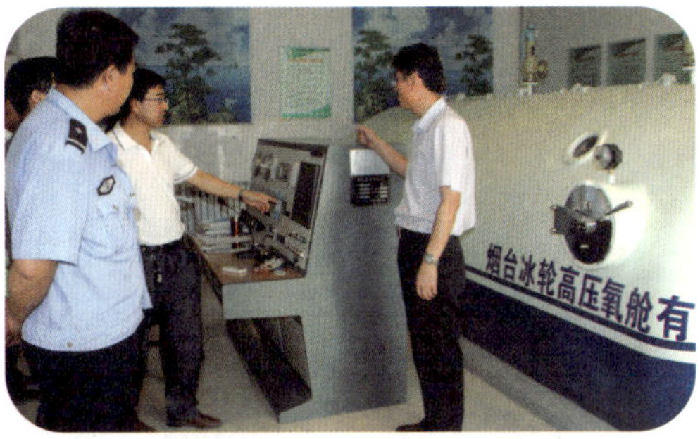

2013年8月22日，组织相关人员对全院各科室安全和卫生进行全面检查

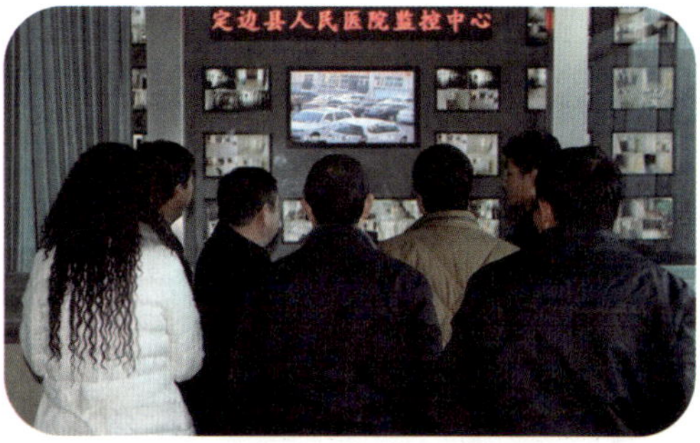

2014年1月16日，组织相关人员对全院各科室安全和卫生进行全面检查。图为检查人员在察看监控系统

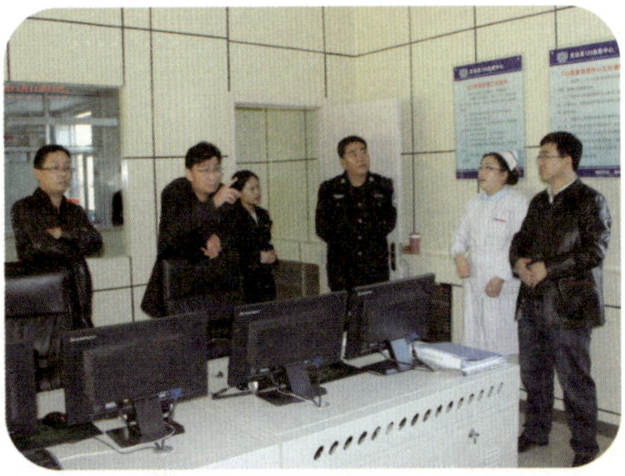

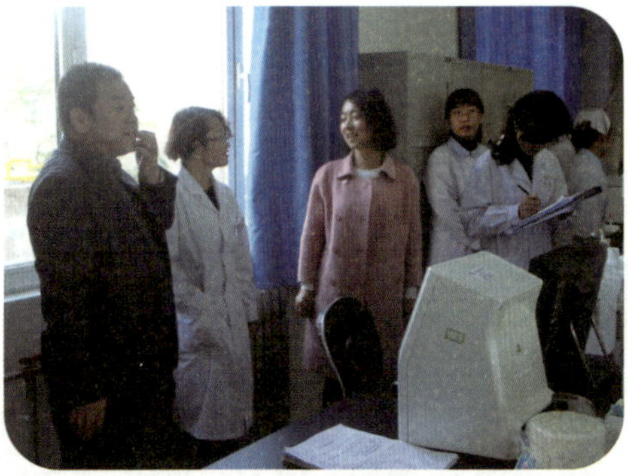

2015年11月13—14日，由副书记丁银山带队，副院长姬兴军、工会主席孙春霞参加，组织相关人员检查全院各科室安全和卫生工作

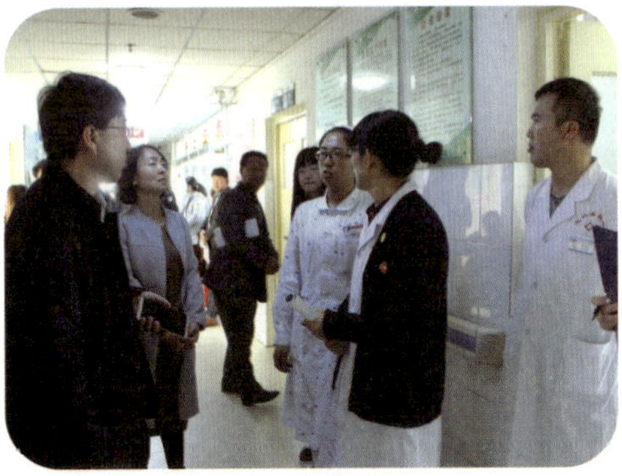

2016年11月24日至25日，由副院长姬兴军(左一)、工会主席孙春霞(左二)带队，对全院各科室安全、卫生及医疗质量工作进行全面检查

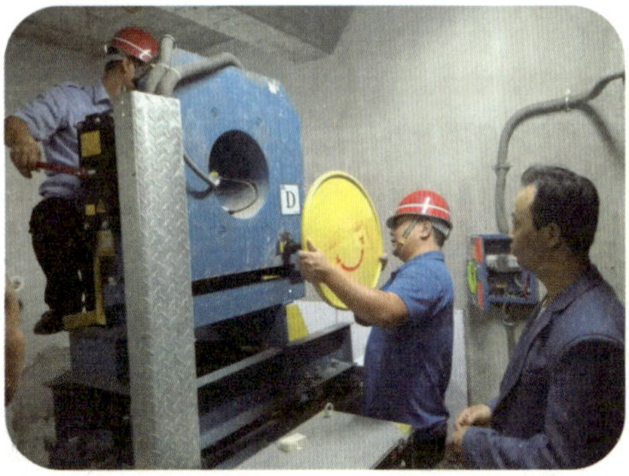

2017年8月26日，由副院长姬兴军负责组织电梯管理人员、电梯维保公司、物业公司和后勤相关人员开展电梯困人应急救援演练

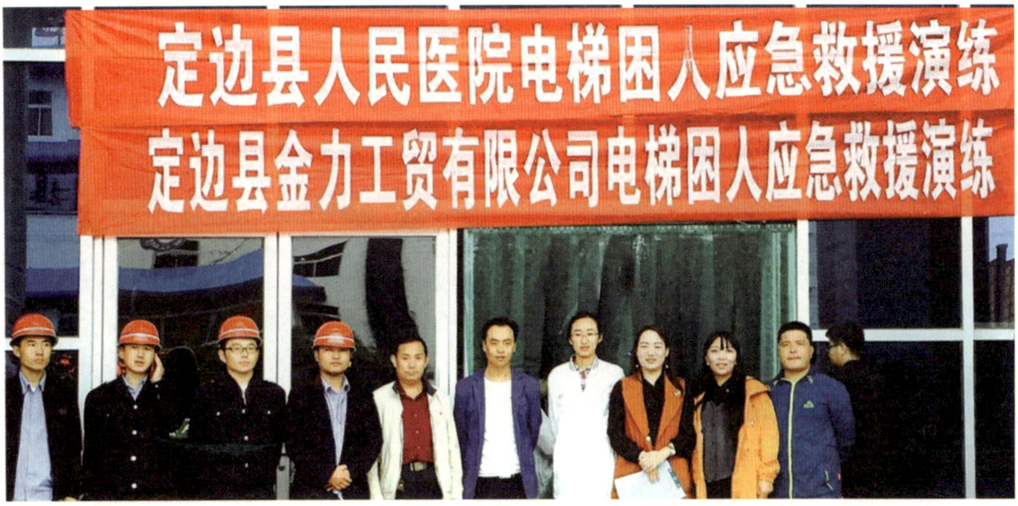

参加应急救援演练人员整装待发

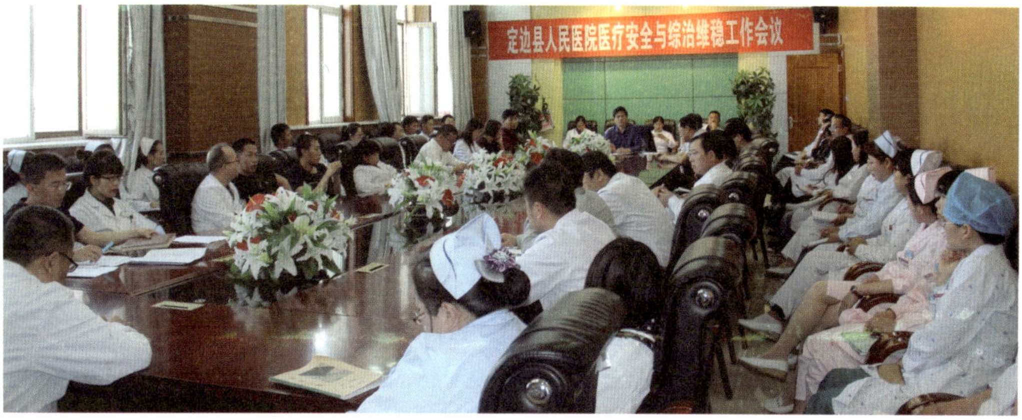

2018年5月3日，召开医疗安全与综治维稳工作会议

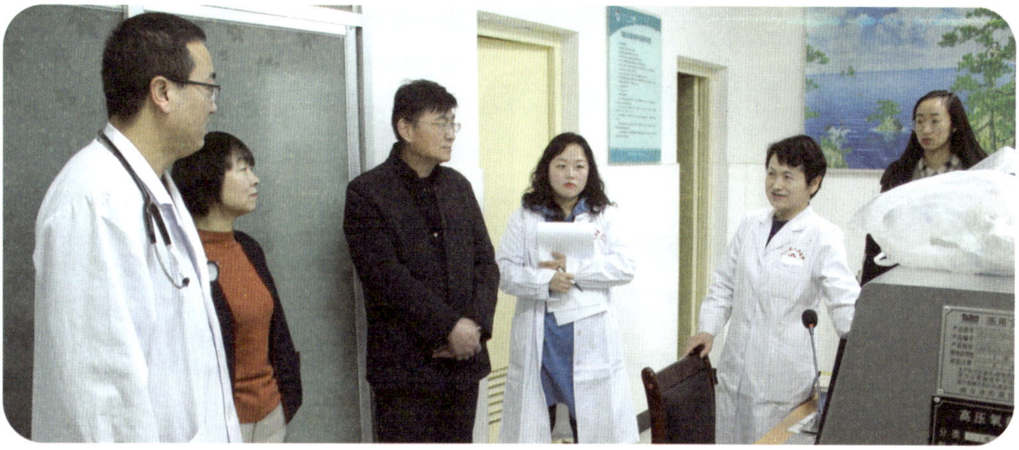

2019年1月24日至25日，副书记丁银山带队，在全院开展安全生产工作及创建工作大检查

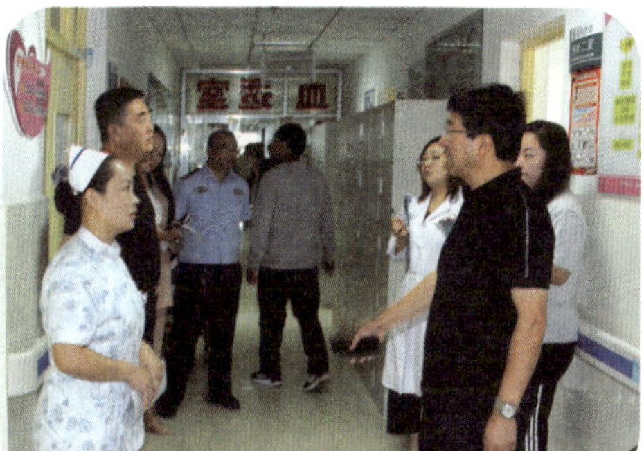

2019年9月，副院长姬兴军带队，在全院范围开展安全维稳工作大检查

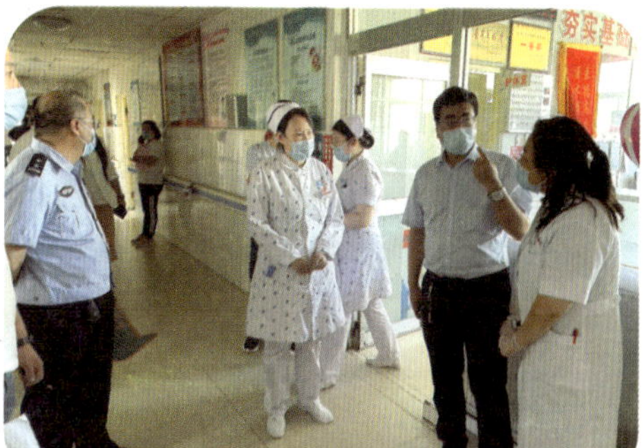

2021年6月17日至18日，副院长姬兴军带队在总院区和分院区进行安全生产大检查

（三）消防演练

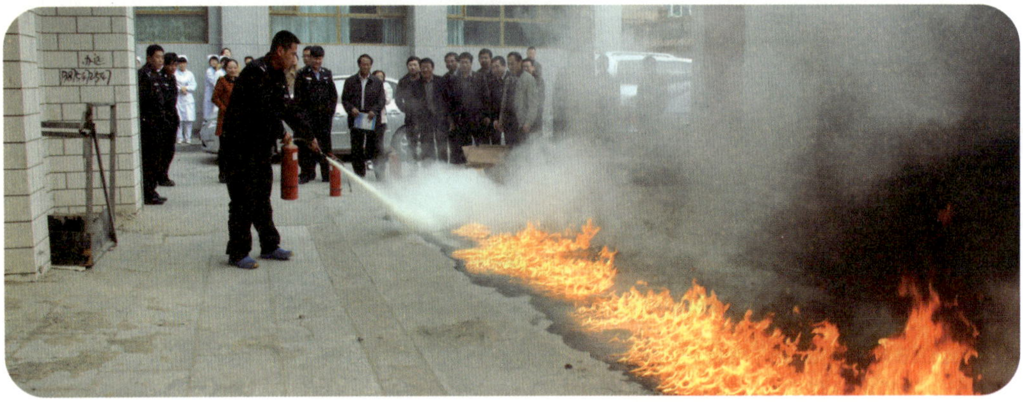

2014年3月，进行实地消防灭火演练

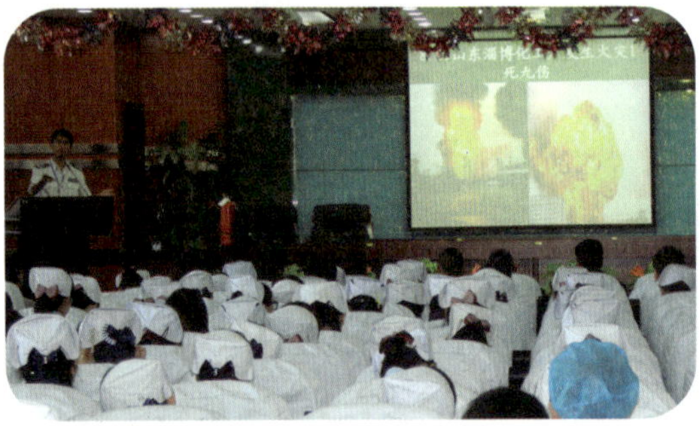

2015年9月8日，邀请榆林消防科教站教官陈虎卫，举办秋季消防安全知识培训

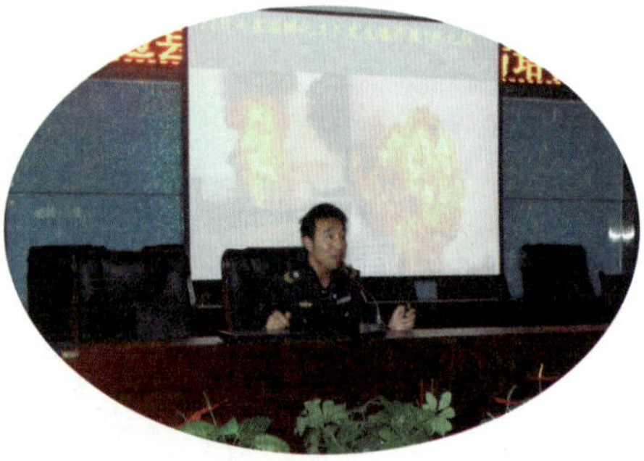

2016年4月27日，邀请榆林亿安消防科教站教官徐建国，举办春季消防安全知识培训

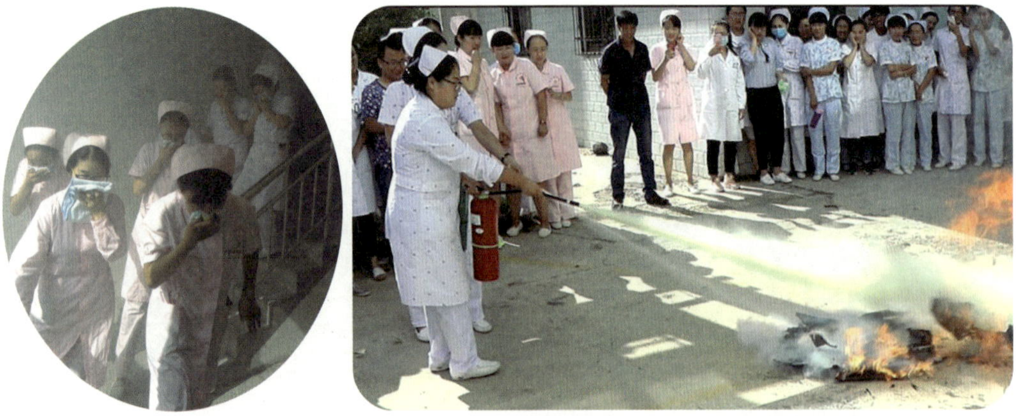

2017年7月29日，开展模拟火灾逃生演练和灭火器的正确使用培训

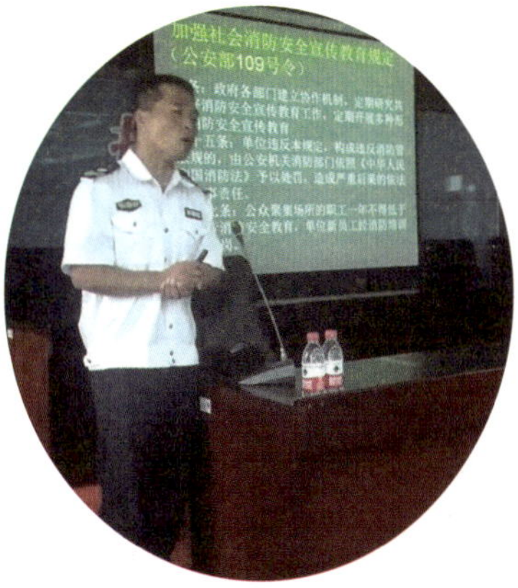

2018年8月31日，邀请榆林市亿安消防知识科教中心教官李潇，举办秋季消防安全知识讲座

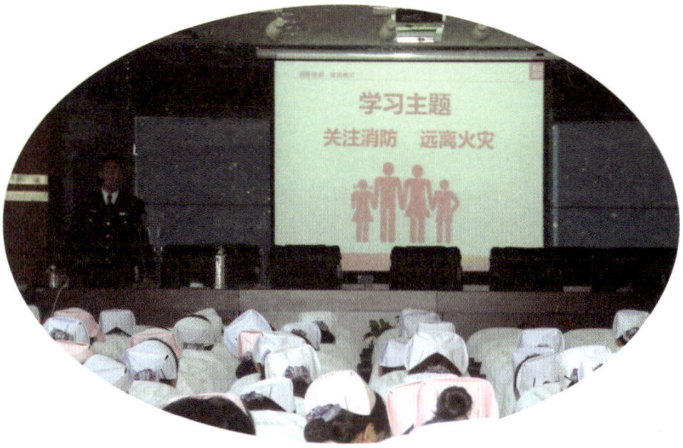

2019年4月，举办“关注消防，远离火灾”培训会

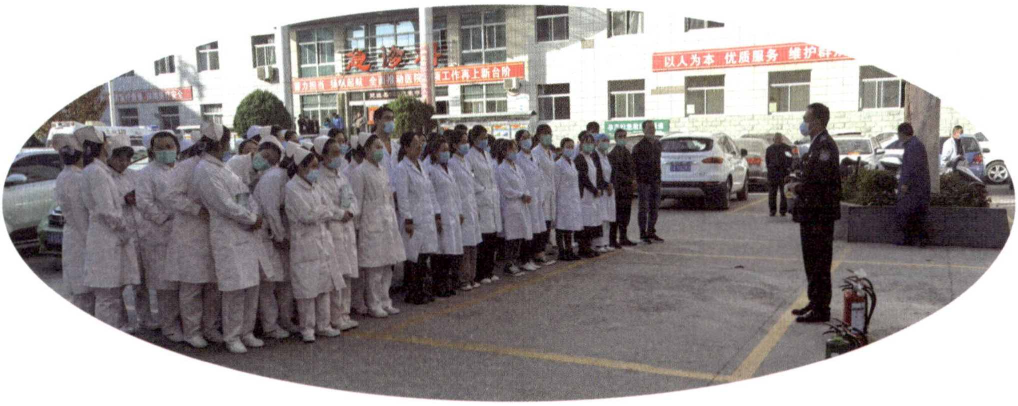

2020年10月26—28日，邀请安全健康教育网宁夏站消防教官李博进行消防安全知识培训，并开展消防应急疏散演练

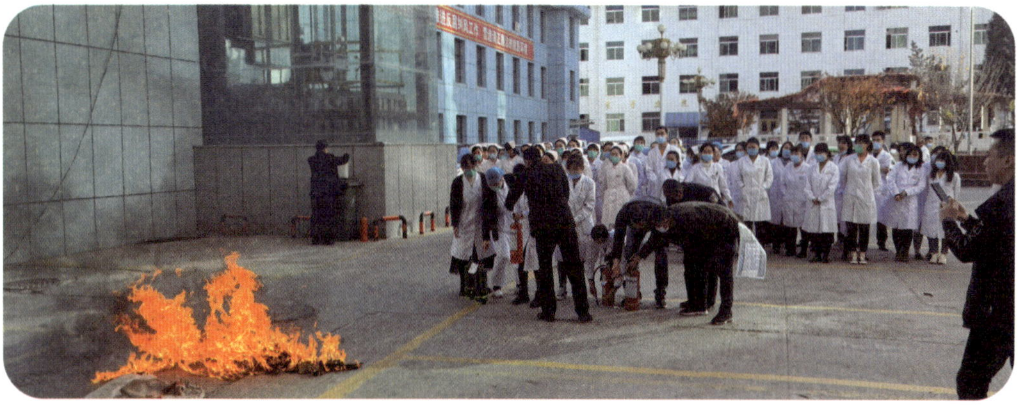

2021年10月，开展实地消防演练

九　环境文化

（一）院貌变迁

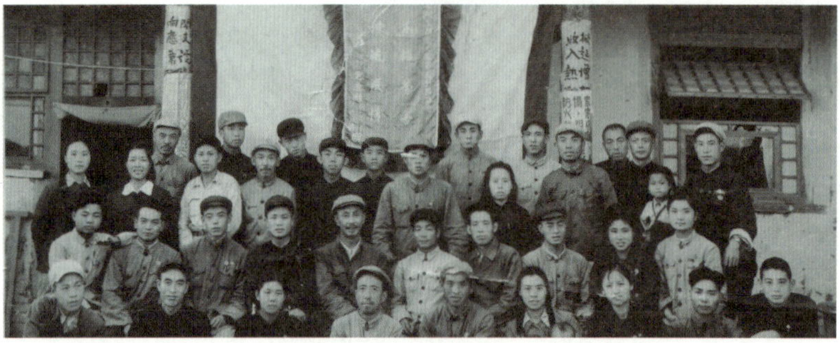

20世纪50年代，县医院旧址部分外景

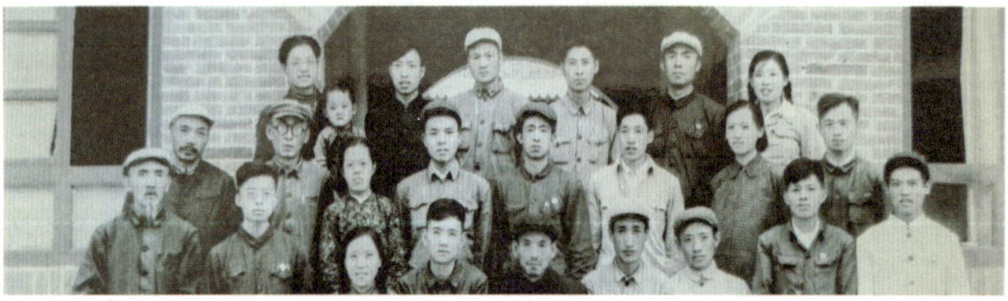

县医院第一排门洞外景

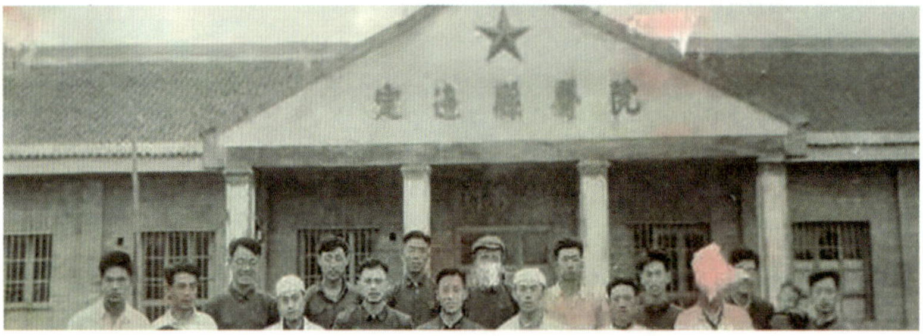

20世纪60年代，县医院门厅外景

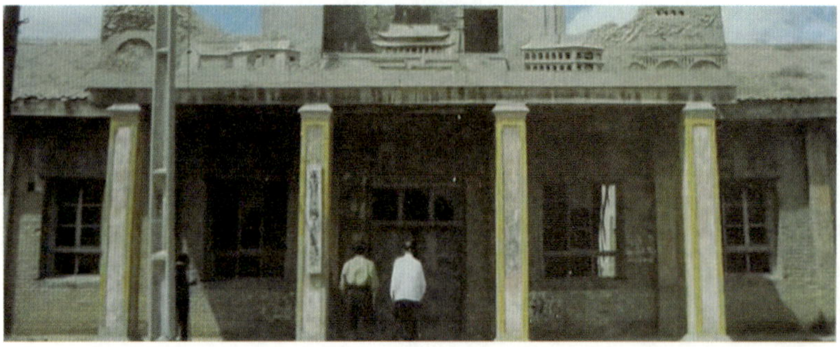

20世纪70年代，县医院门厅外景（大门上图形由张榆晋医生雕刻）

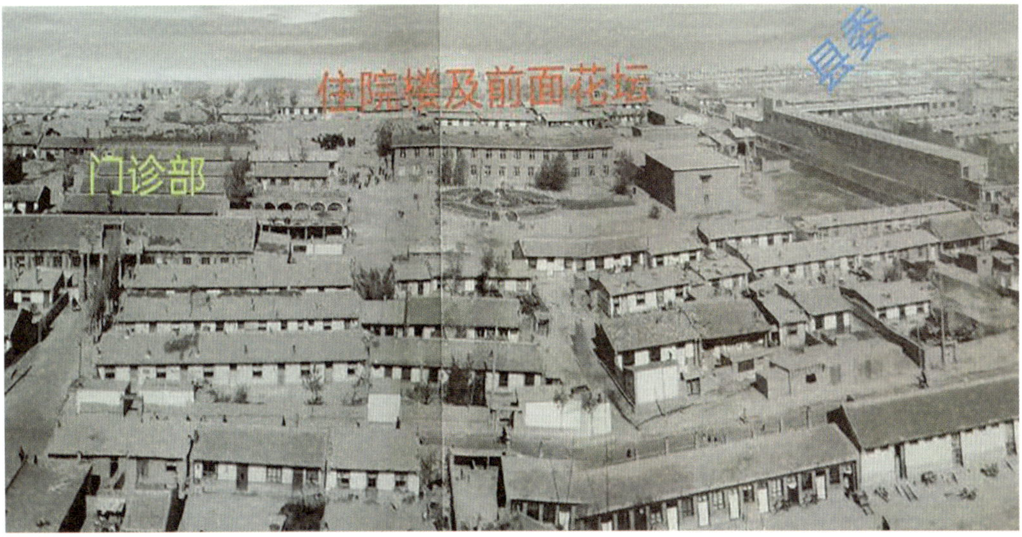

20世纪80年代，县医院全貌

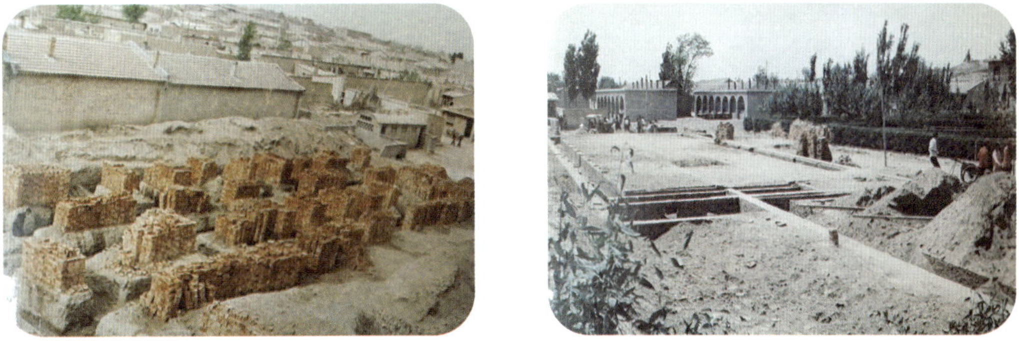

1987年，县医院门诊楼破土动工，总建筑面积2016平方米，总造价55.5万元，1988年10月10日竣工

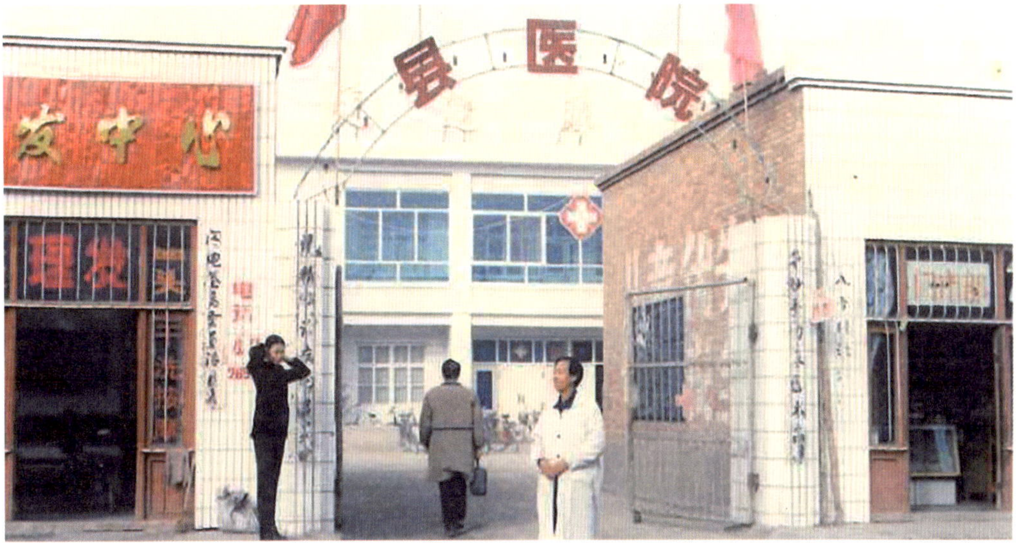

20世纪90年代，县医院东大门外景

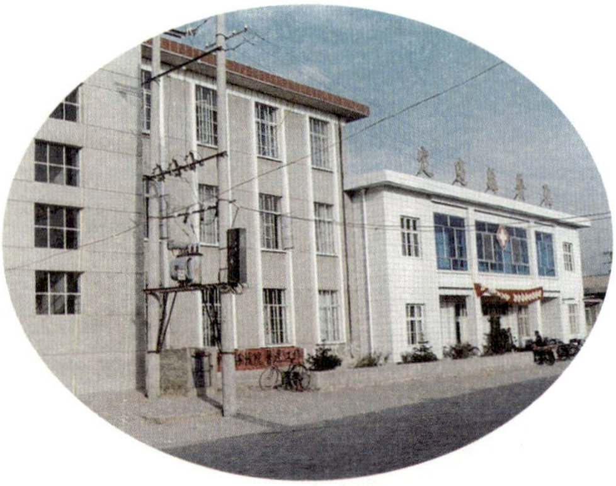

20世纪90年代，县医院门诊楼

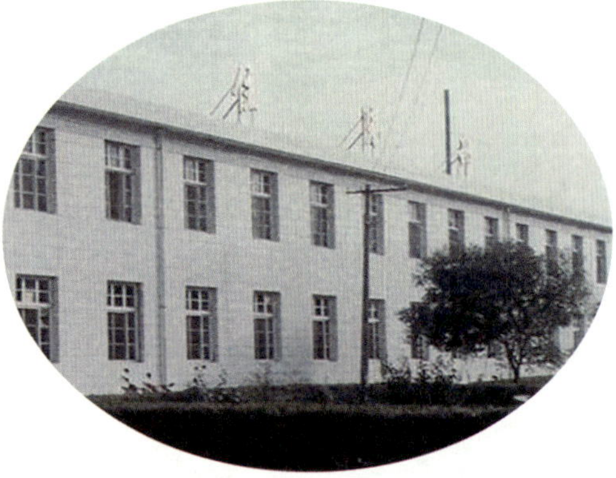

20世纪90年代，县医院住院部

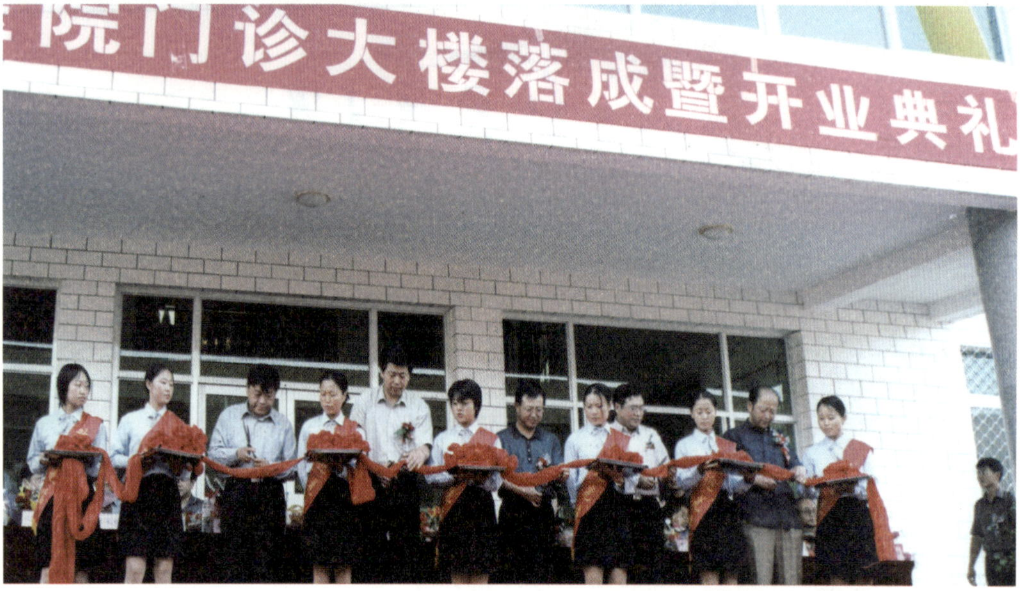

2002年8月1日，县医院门诊大楼落成典礼，苏州市副市长朱永新、榆林市副市长高栓平、苏州新区管委会副主任梁建华、定边县委书记尚宏泽、县长艾保全等剪彩

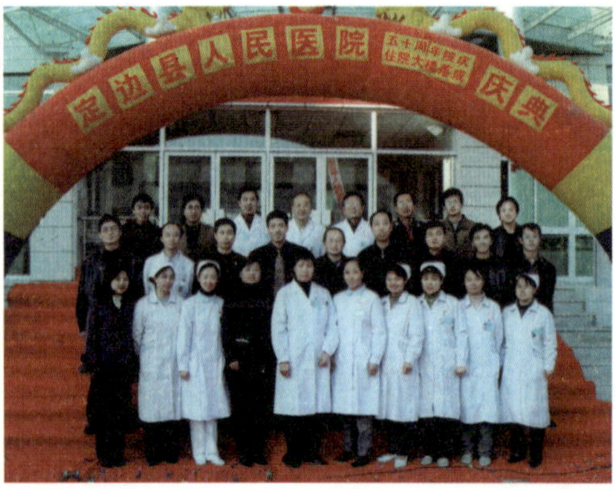

2005年11月15日，县医院住院大楼落成典礼

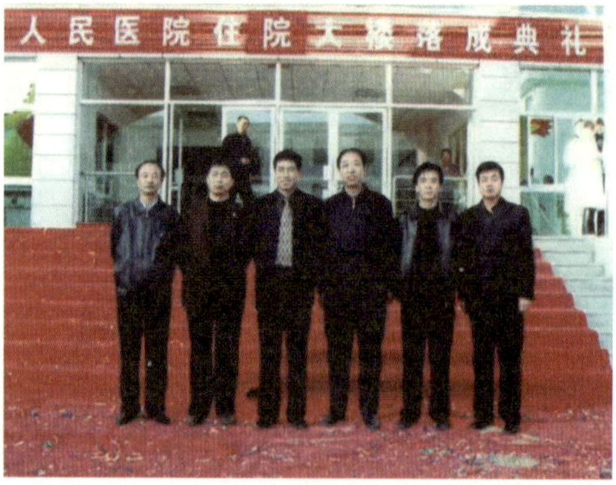

左起：韩世英、丁海山、杨继张、王存金、贺伟、李伟

(二)温馨环境

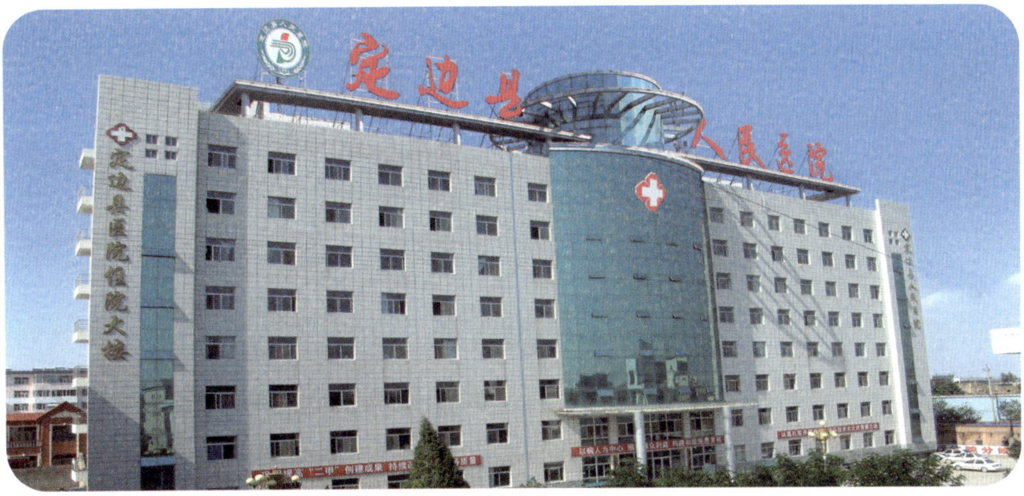

住院楼

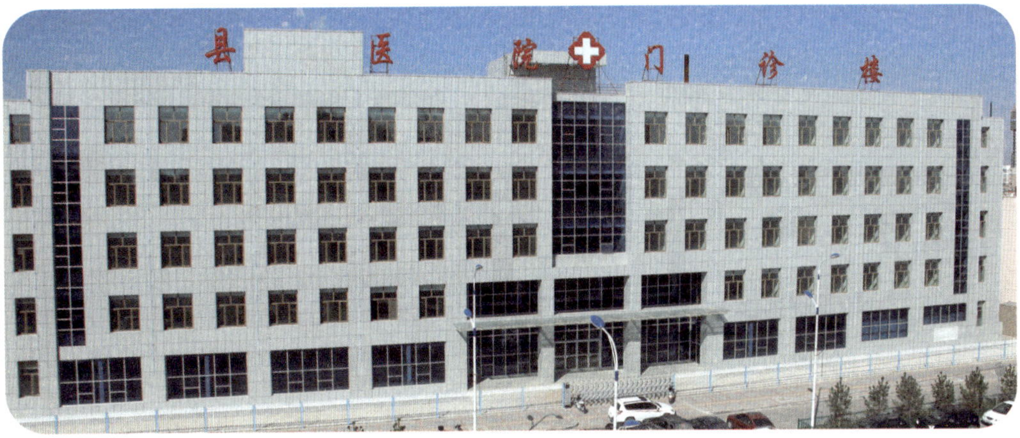

门诊楼

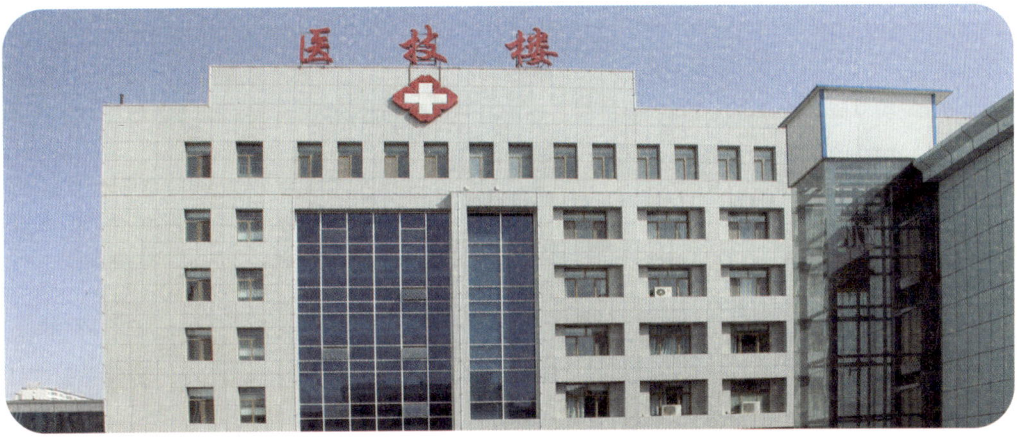

医技楼

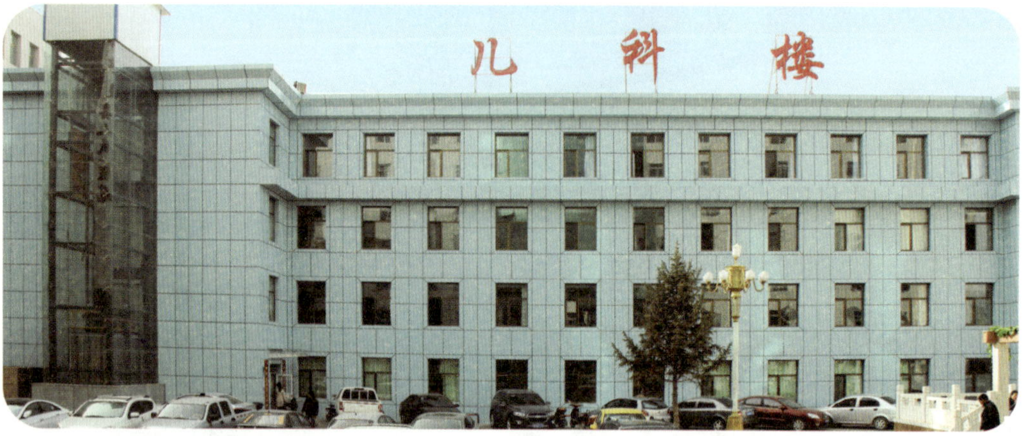

儿科楼

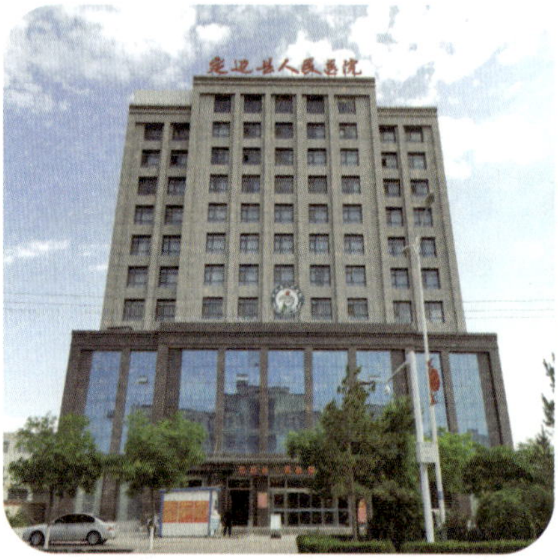

定点发热门诊

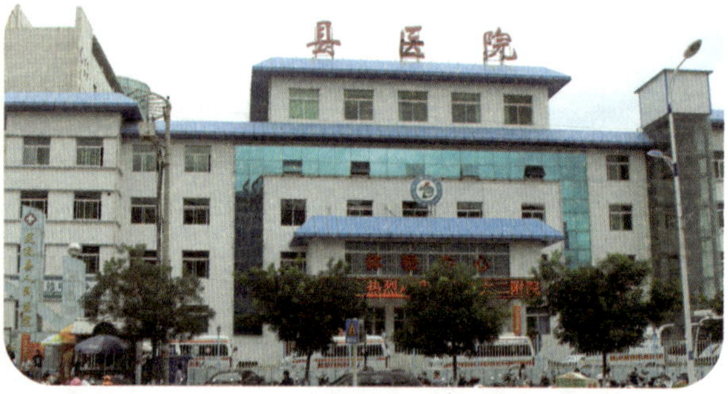

内科楼

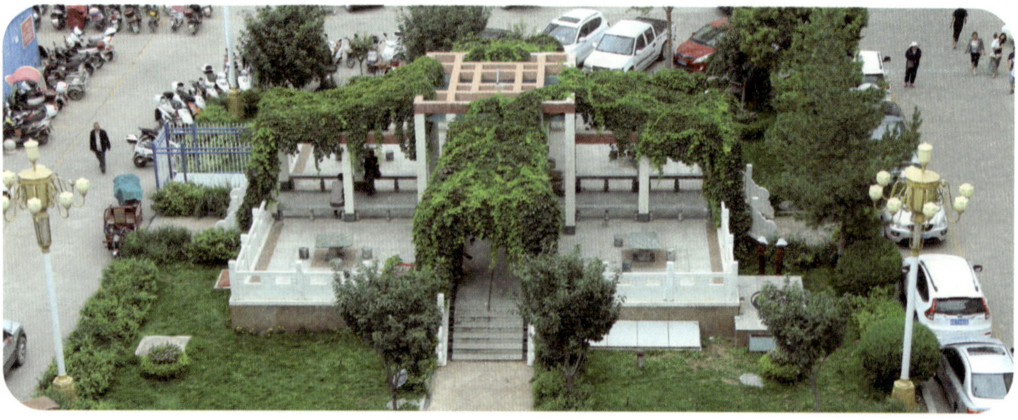

中心花园

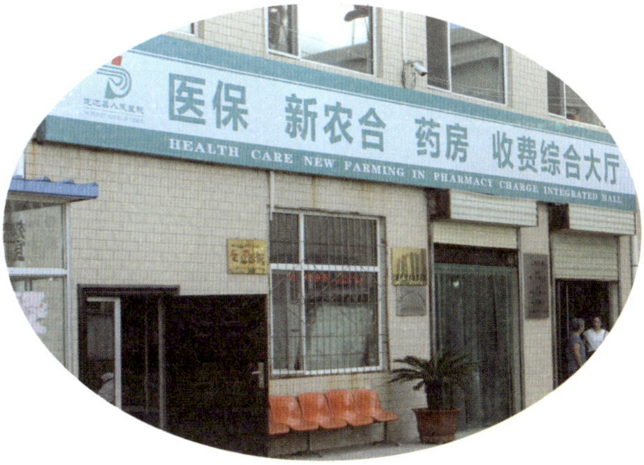

综合大厅外貌

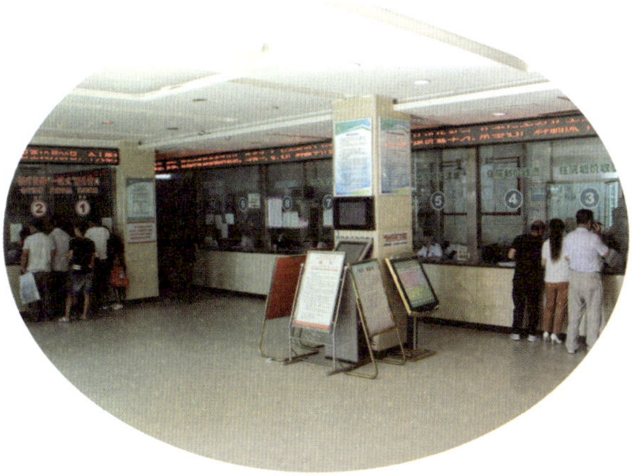

收费大厅

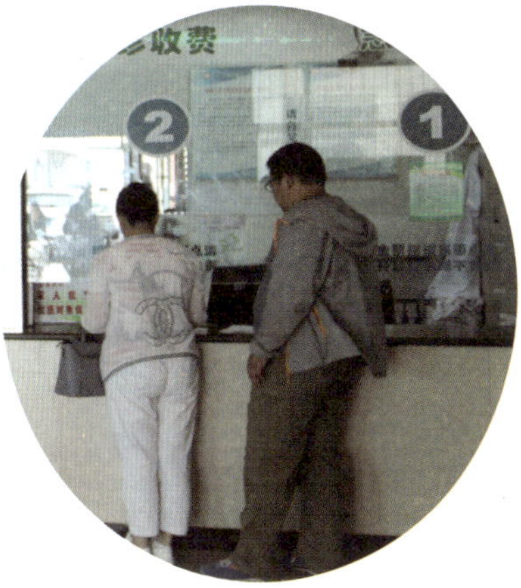

急诊收费

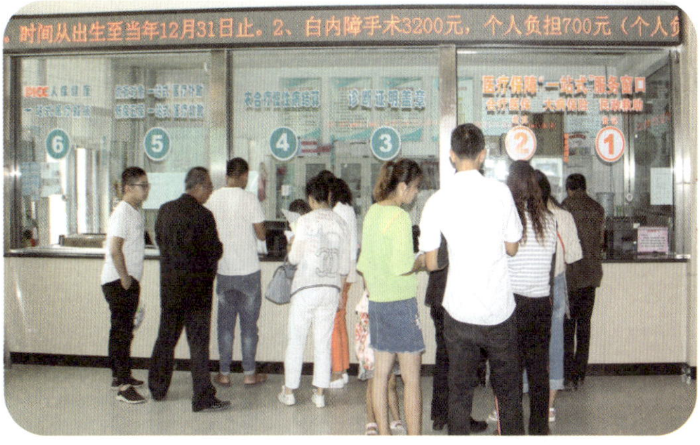

医保窗口

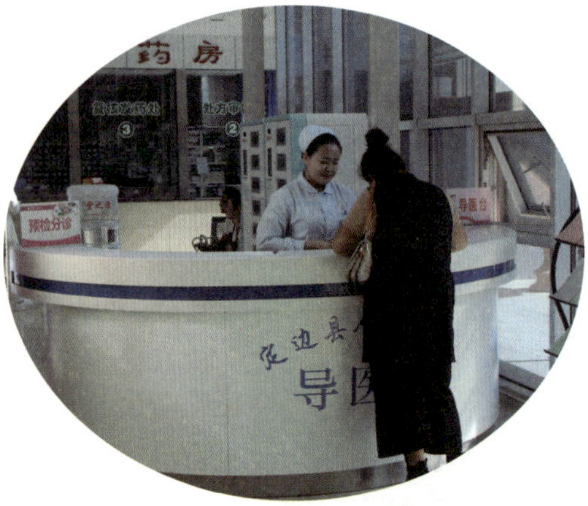

导医台

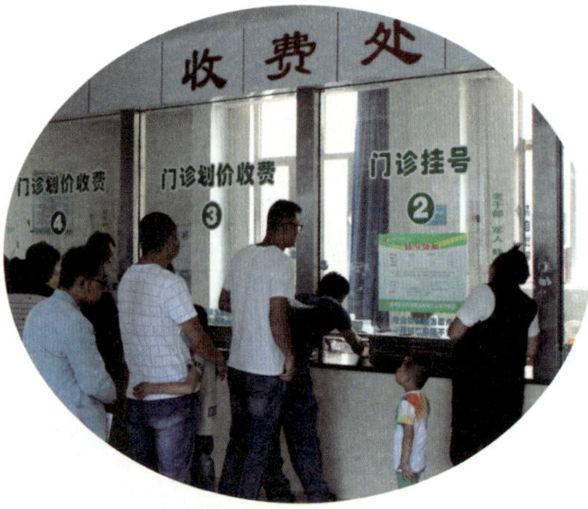

门诊挂号收费

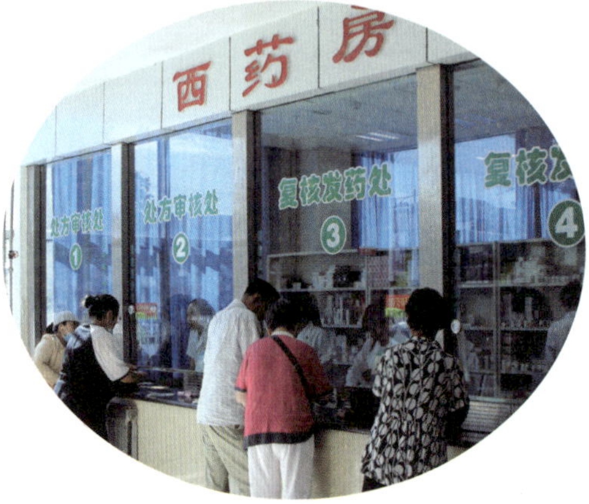

西药房

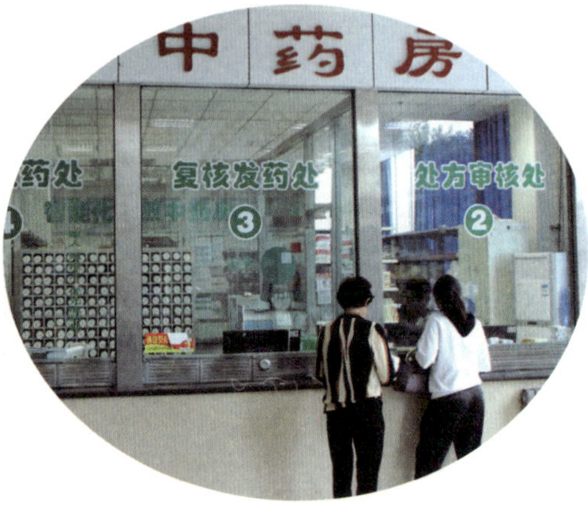

中药房

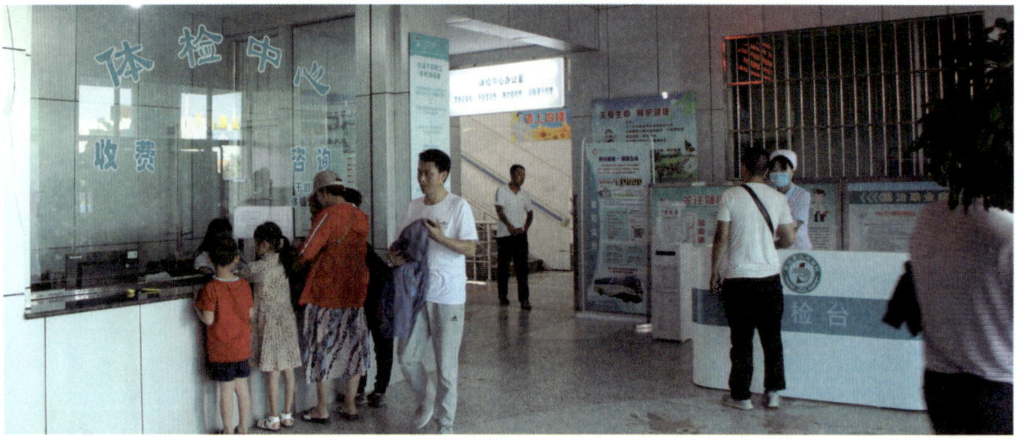

体检中心

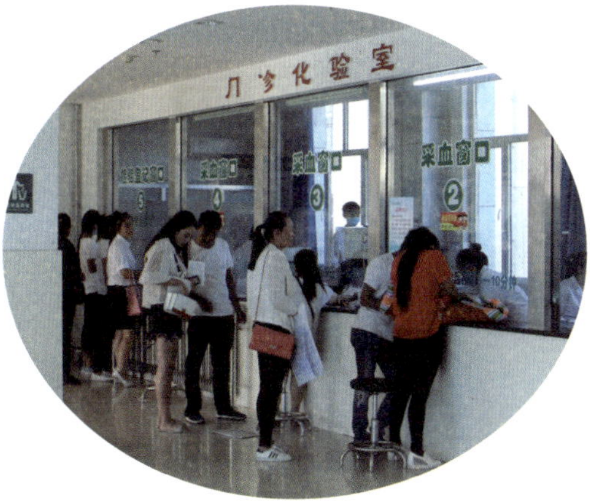

门诊化验室

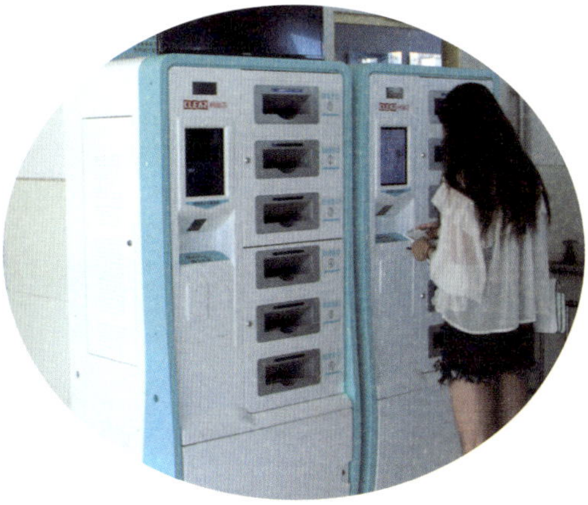
化验单领取

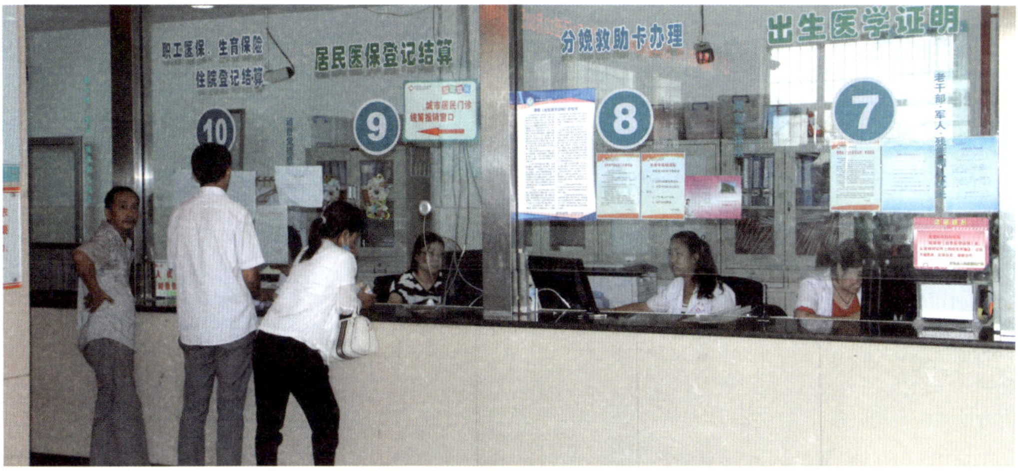

结算窗口

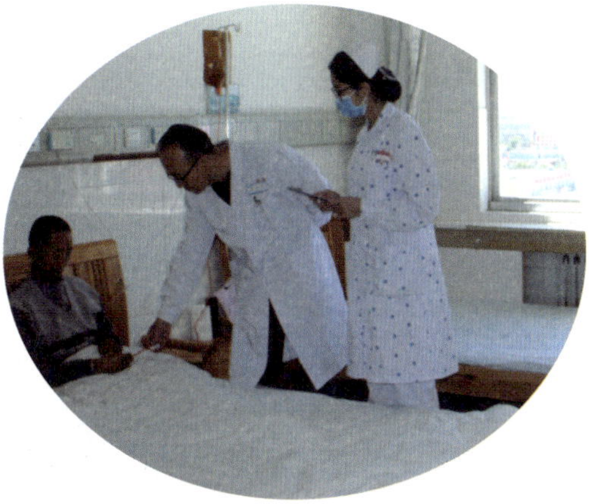
精心检查

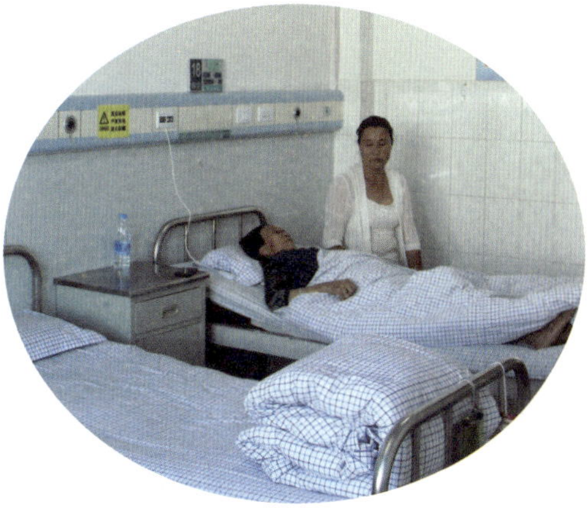
温馨病房

（三）新址奠基

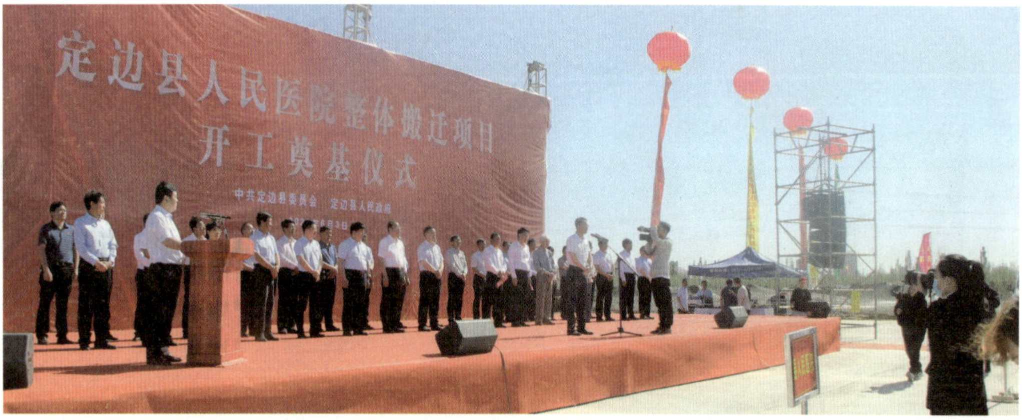

2020年6月3日，举行县医院整体搬迁项目开工奠基仪式。县委书记胡统金出席并宣布开工。榆林市卫健委党组书记、主任惠德存，县人大常委会主任蒋亚东，县委副书记、县长苗玉祥，县政协主席苗云及全体在家县级领导参加奠基仪式

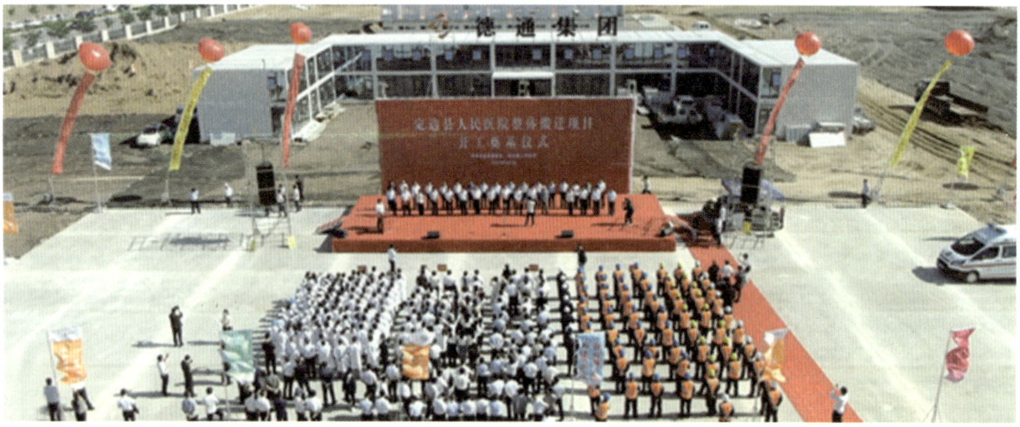

县医院新址位于定边县工业新区，占地13.4万平方米（201亩），总建筑面积95678平方米，总投资6.61亿元。计划于2024年竣工并投入使用

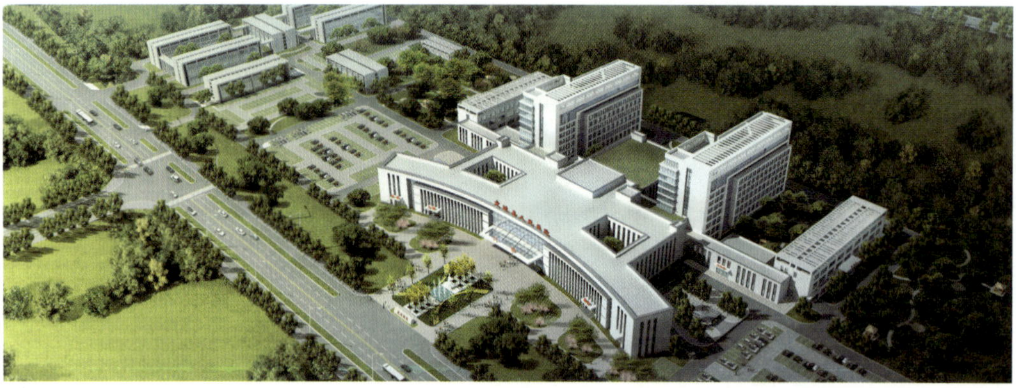

新建县医院鸟瞰图

（四）先进设备

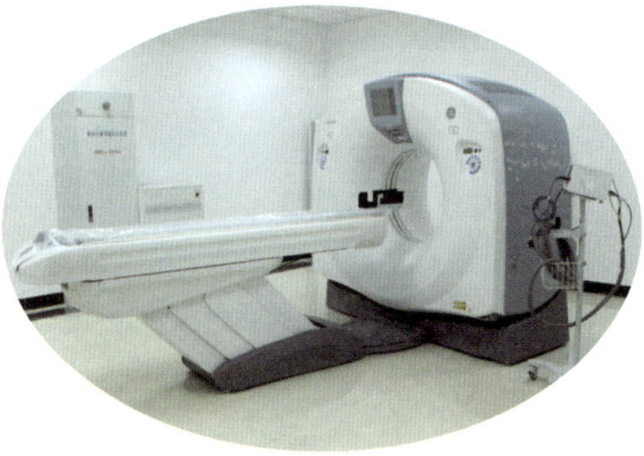

美国GE64排128层CT机

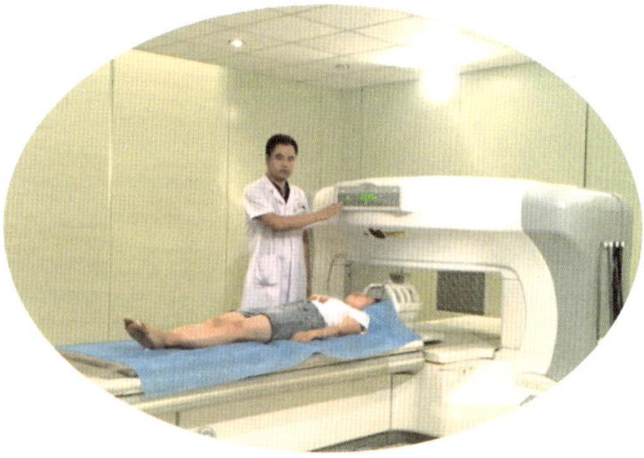

美国GE HD0.2T磁共振

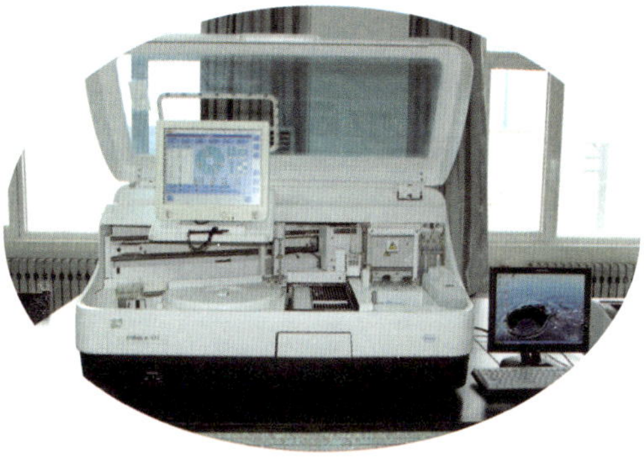

电化学发光免疫分析仪

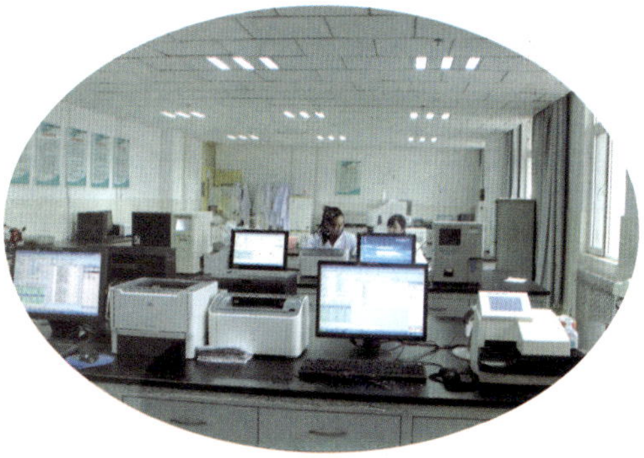

现代化检验设备

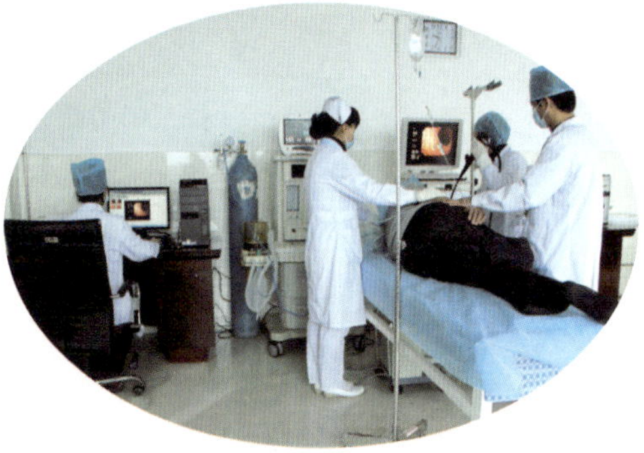

日本奥林巴斯电子胃肠镜

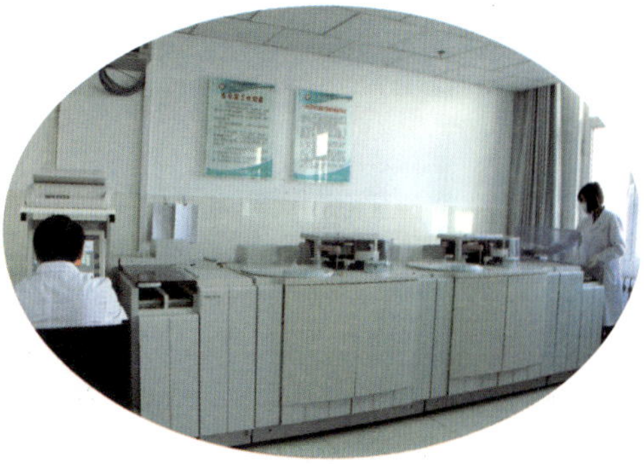

7600-020全自动生化分析仪

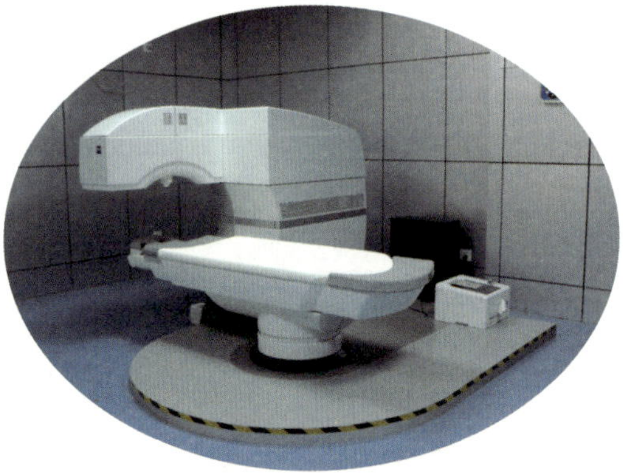

德国蔡司 VisMax 全飞秒

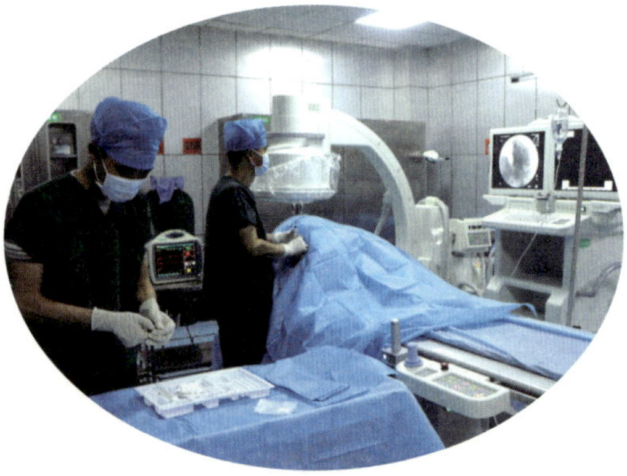

GE9900 血管减影机

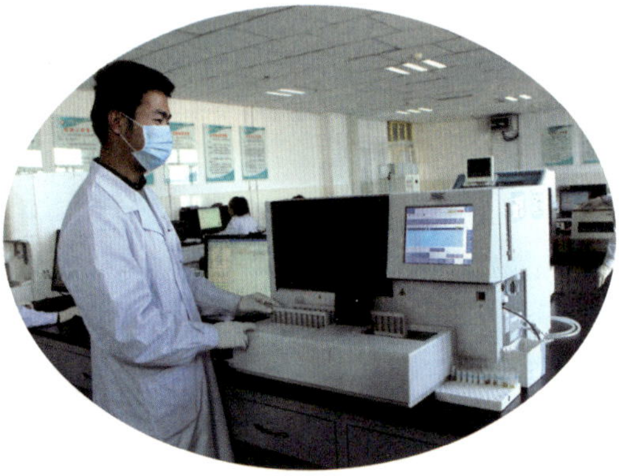

CA-1500（日本sysmex）全自动血凝分析仪

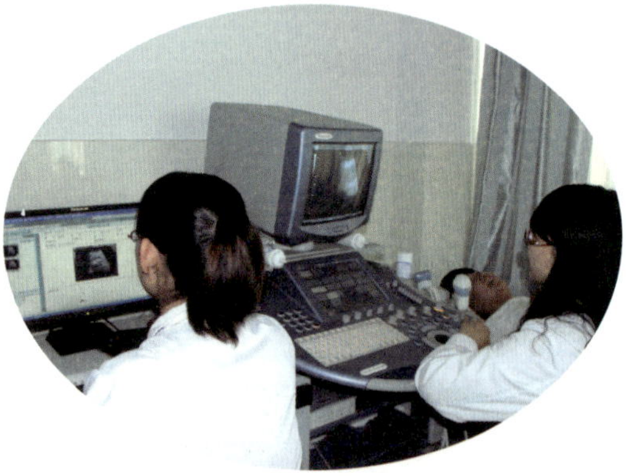

阿洛卡实时四维多普勒彩超

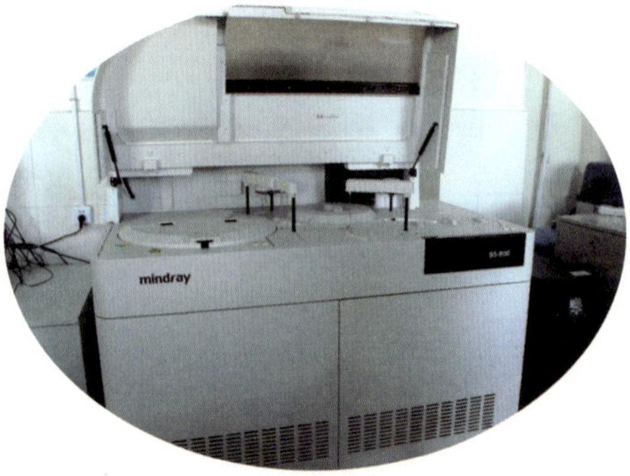

迈瑞 BS-800 全自动生化分析仪

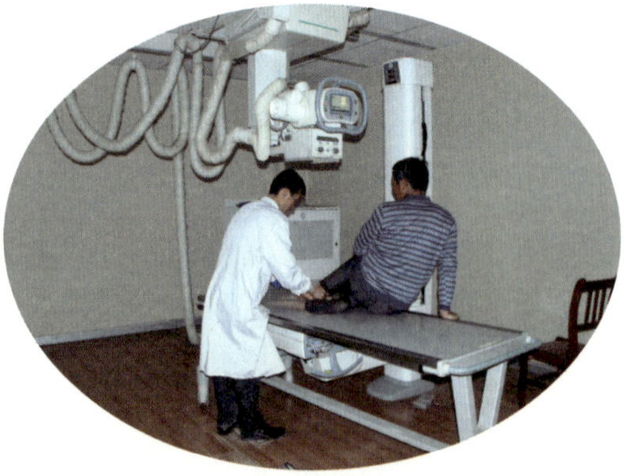

全数字化 X 摄像系统（DR）

十　光辉足迹

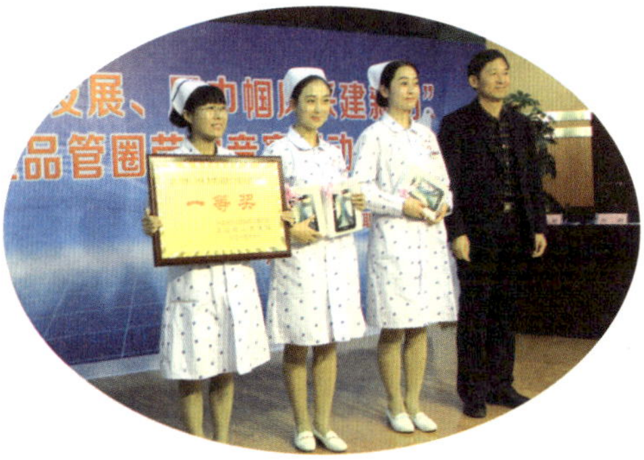

2015年11月4日，由县总工会与县医院共同举办“稳增长、促发展、展巾帼风采建新功——护理品管圈”劳动竞赛。内一科“同心圈”获得一等奖

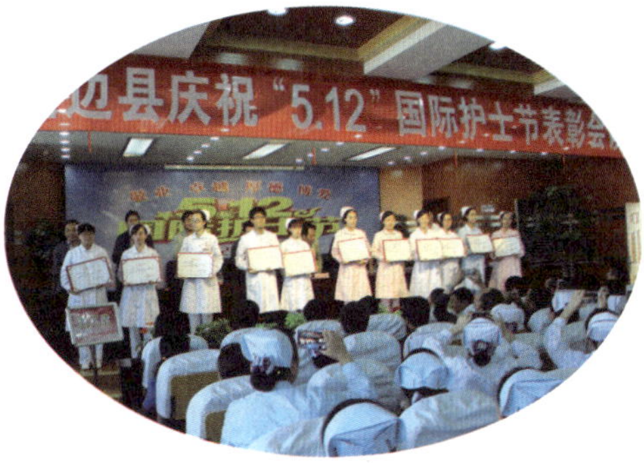

2016年“护士节”，新生儿科、内一科被县委县政府评为优秀护理单元

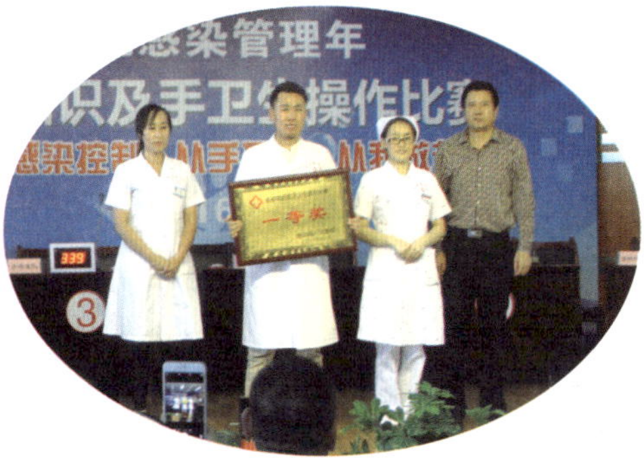

2016年8月25日，举办院感知识及手卫生操作比赛，手术室荣获一等奖

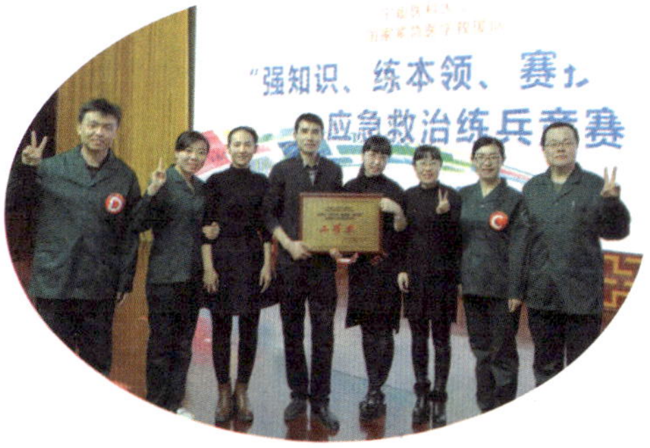

2016年12月23日，宁夏医科大学总医院“强知识、练本领、赛技能、展风采”应急救治练兵竞赛，县医院作为唯一的陕西成员医院参加比赛，并获二等奖

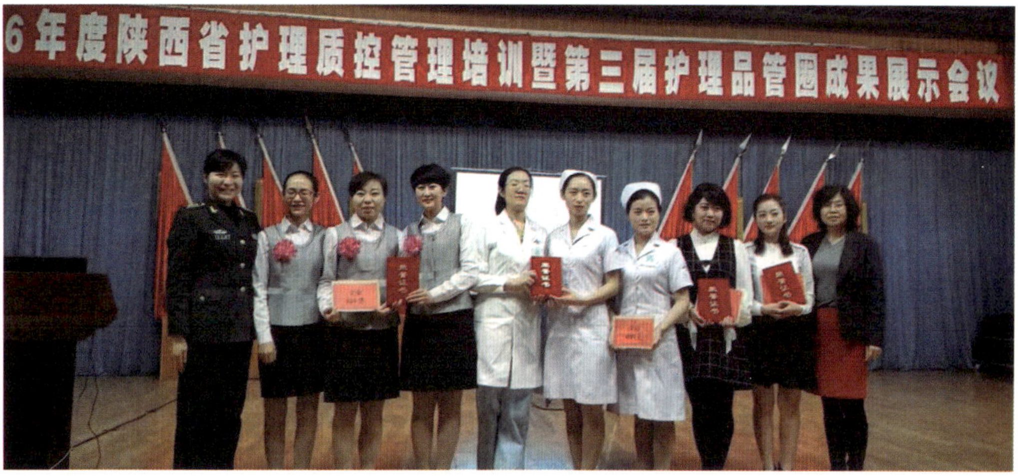

2017年1月，县医院护理部主任李俐霞带领护理品管圈团队——“希望圈”参加全省比赛并获二等奖

(一) 集体荣誉

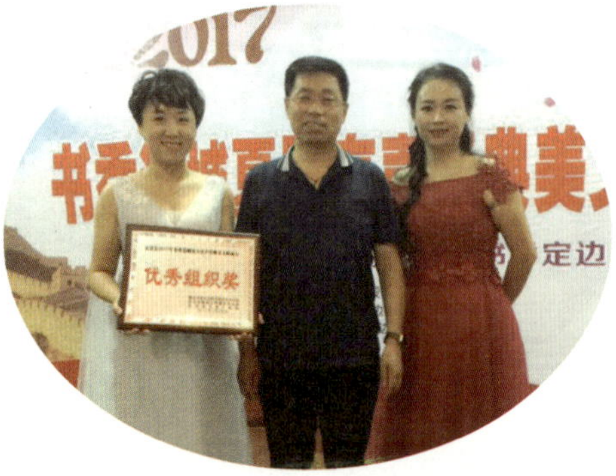

2017年7月,定边县书香边城夏日有声经典美文朗诵会,县医院郭京和张雪丽朗诵的《读书的女子》获优秀组织奖

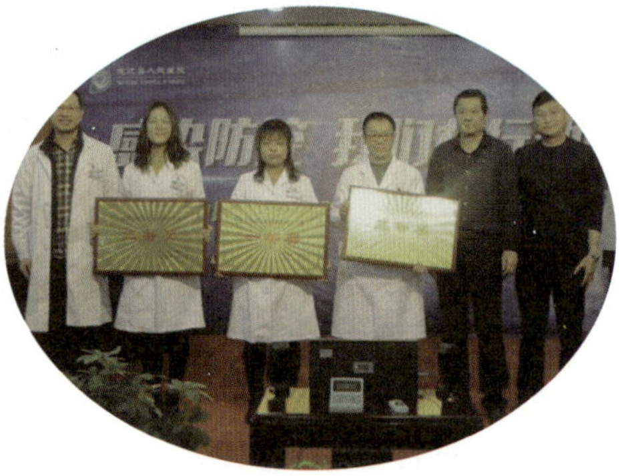

2018年12月19日,院感及传染病知识竞赛,决出一、二、三等奖

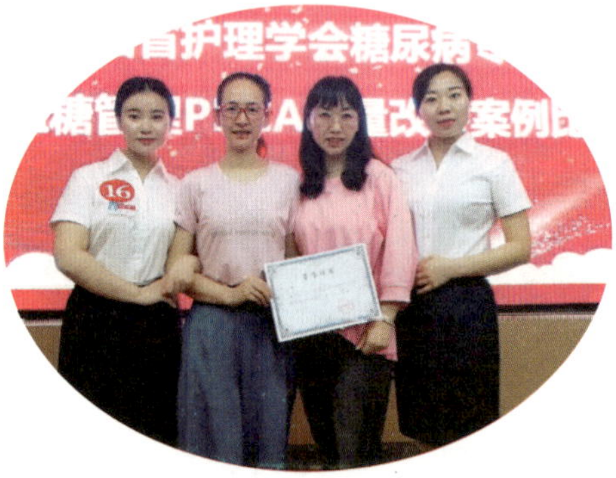

2019年6月21日,陕西省护理学会在西安交通大学第一附属医院举办"糖尿病专委会血糖管理PDCA质量改善案例比赛",县医院消化内科护理团队在比赛中脱颖而出,获三等奖,成为唯一获奖的县级医院

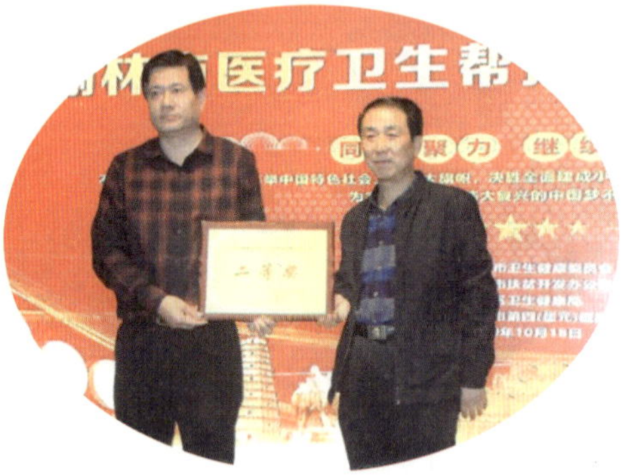

2019年10月18日,在榆林市医疗卫生帮扶体系建设擂台赛上,县医院派出参赛队参加竞赛并获二等奖

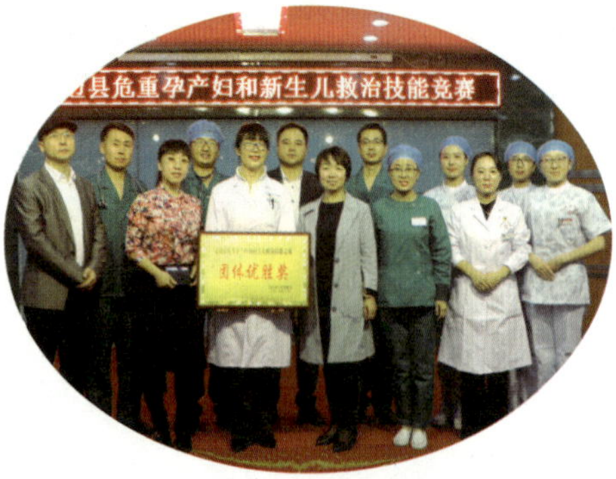

2019年10月12日,由县卫健局、县总工会联合举办"定边县危重孕产妇和新生儿救治技能竞赛",县医院获得团体优胜奖

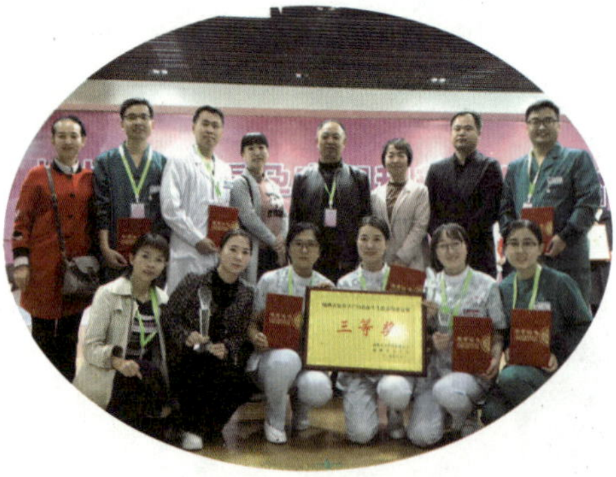

2019年10月18日,县医院参赛队代表定边县卫健局赴榆林市参加"危重孕产妇和新生儿救治技能竞赛",并荣获团体三等奖

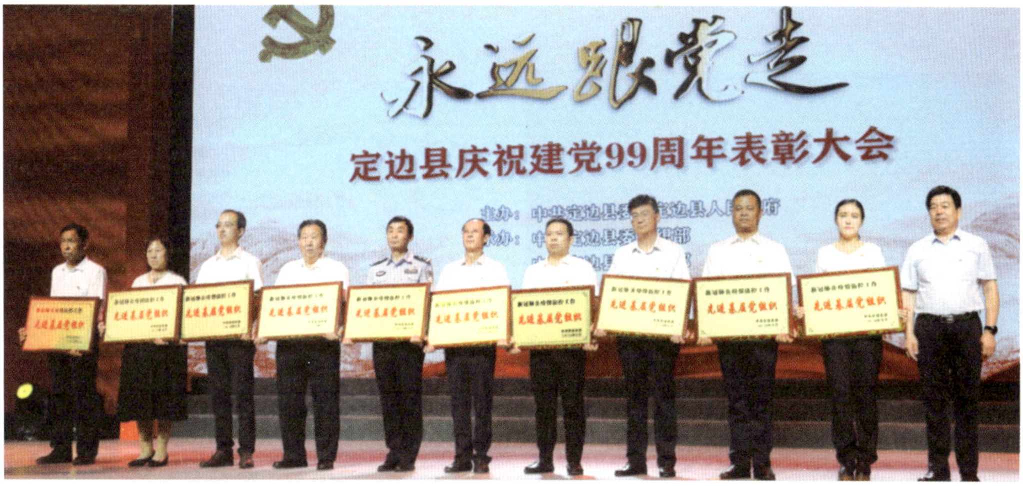

2020年6月，县医院党总支部被县委评为“新冠肺炎疫情防控工作先进基层党组织”

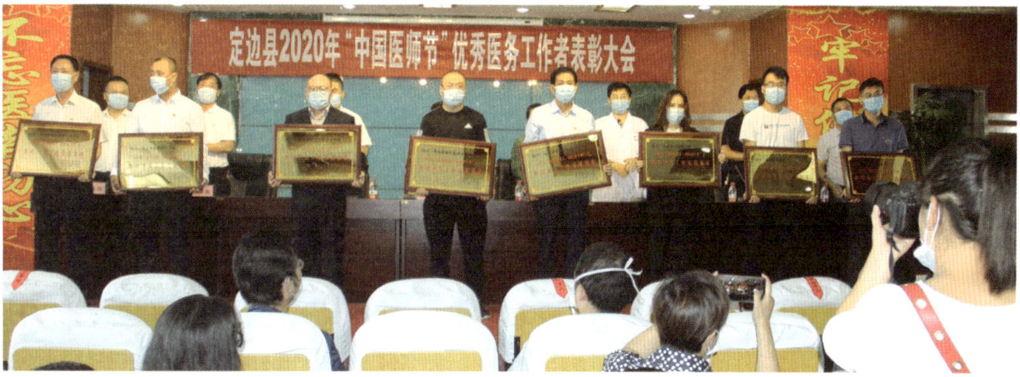

2020年8月19日，定边县2020年第三届“中国医师节”优秀医务工作者表彰大会，县医院被评为先进集体

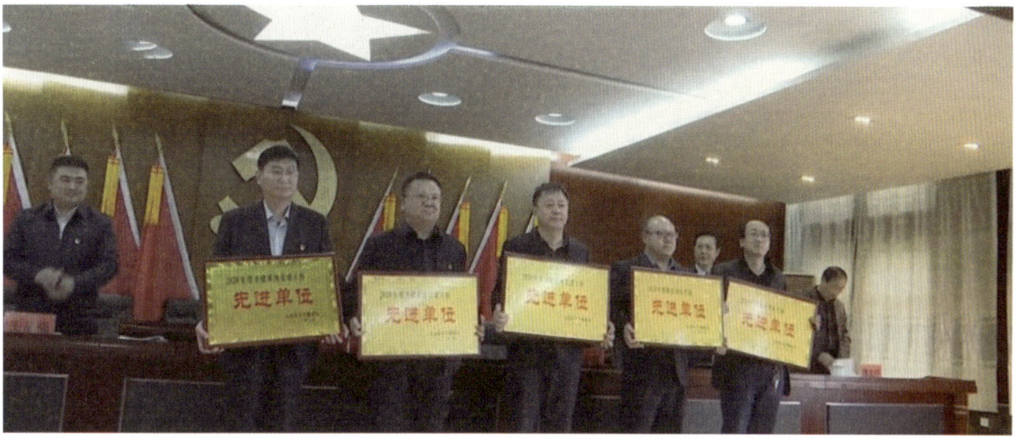

2021年3月，县医院被卫健局评为党建工作先进单位、疫情防控先进单位

（二）个人荣誉

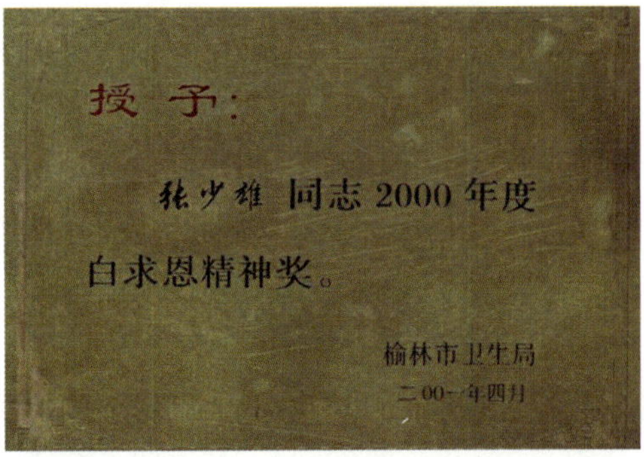

2001年4月，张少雄荣获“白求恩精神奖”

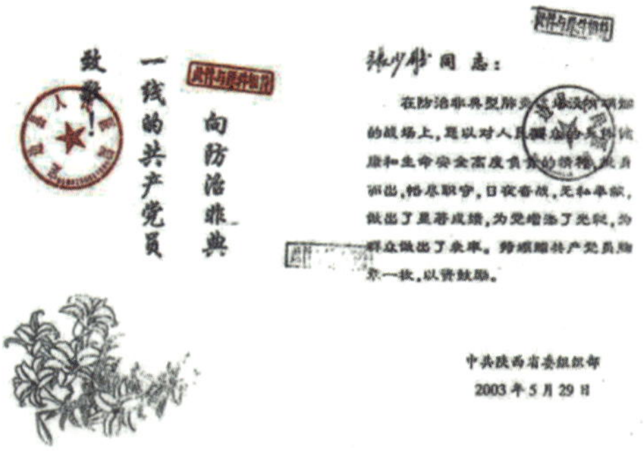

2003年5月，张少雄荣获陕西省委组织部颁发的抗击非典“共产党员胸章”

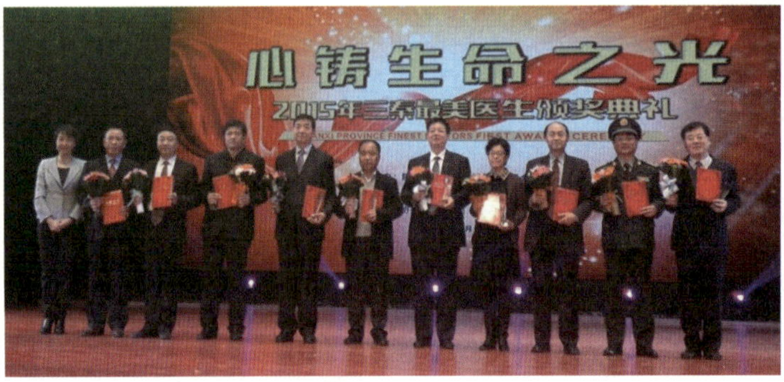

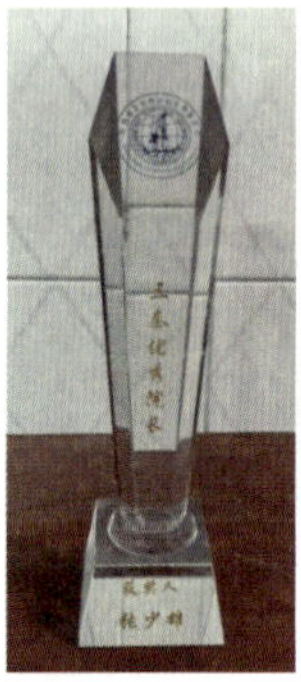

2015年12月23日，陕西省卫生和计划生育委员会在西安举办“心铸生命之光·2015年三秦最美医生颁奖典礼”，县医院院长张少雄（左四）被评为“三秦优秀院长”

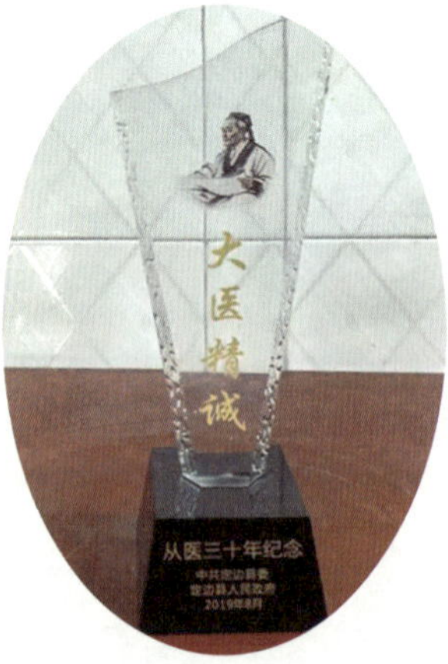

2019年，中共定边县委、县人民政府为张少雄颁发“从医三十年纪念”奖杯

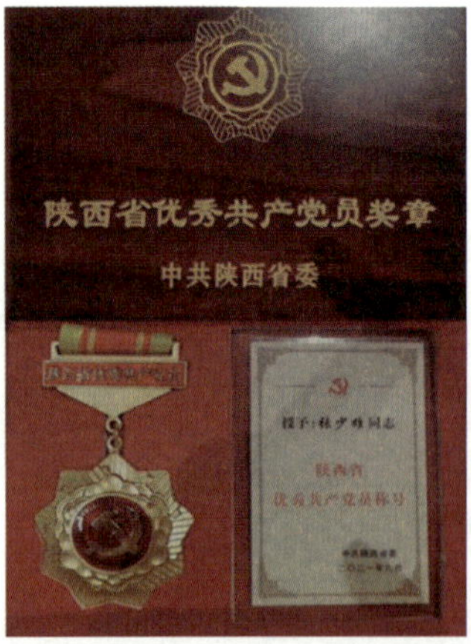

2021年6月，中共陕西省委授予张少雄“陕西省优秀共产党员”荣誉称号

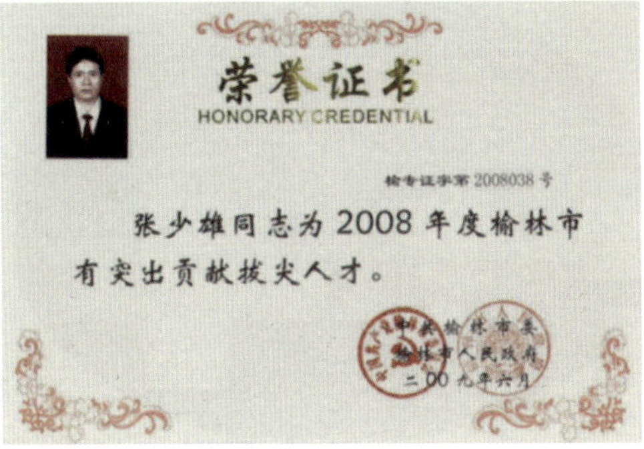
荣誉证书
HONORARY CREDENTIAL
榆专证字第2008038号
张少雄同志为2008年度榆林市有突出贡献拔尖人才。
二00九年六月

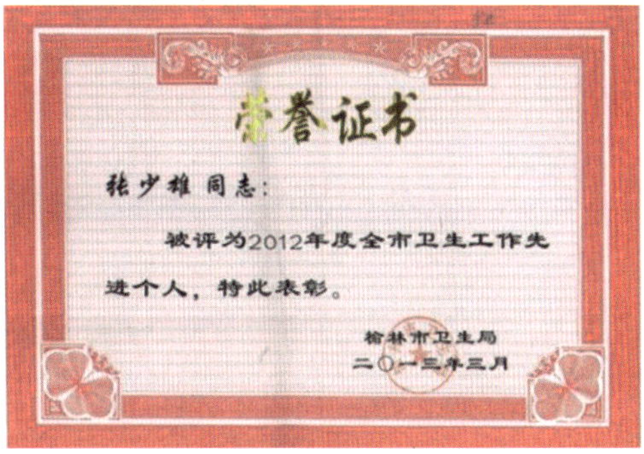
荣誉证书
张少雄同志：
被评为2012年度全市卫生工作先进个人，特此表彰。
榆林市卫生局
二〇一三年三月

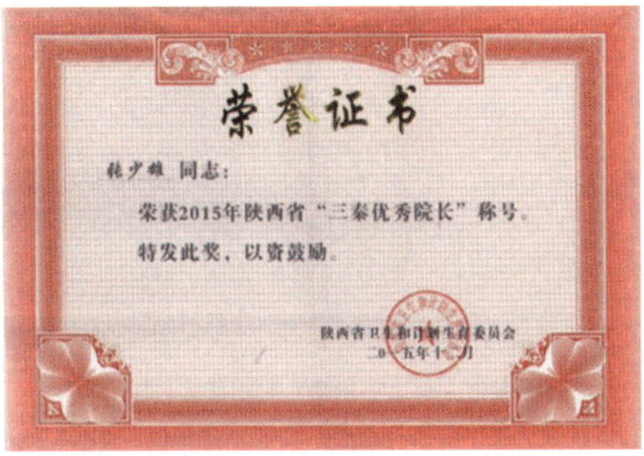
荣誉证书
张少雄 同志：
荣获2015年陕西省“三秦优秀院长”称号。
特发此奖，以资鼓励。
陕西省卫生和计划生育委员会

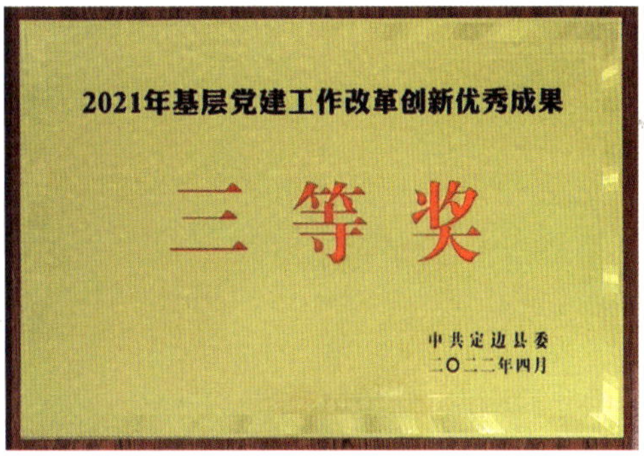
2021年基层党建工作改革创新优秀成果
三等奖
中共定边县委
二〇二二年四月

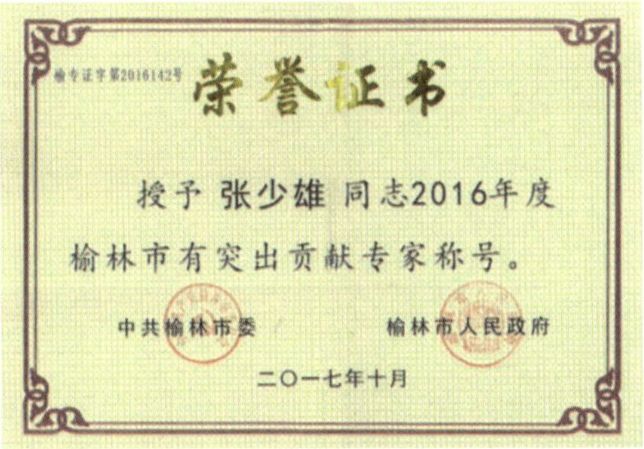
榆专证字第2016142号
荣誉证书
授予 张少雄 同志2016年度榆林市有突出贡献专家称号。
中共榆林市委
榆林市人民政府
二〇一七年十月

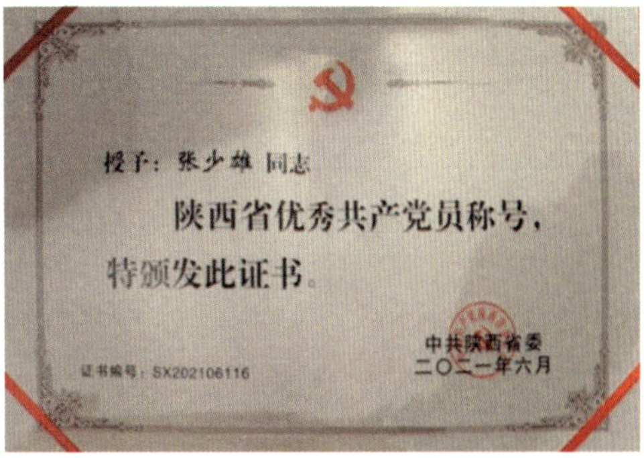
授予：张少雄 同志
陕西省优秀共产党员称号，特颁发此证书。
中共陕西省委
二〇二一年六月
证书编号：SX202106116

张少雄的荣誉证书

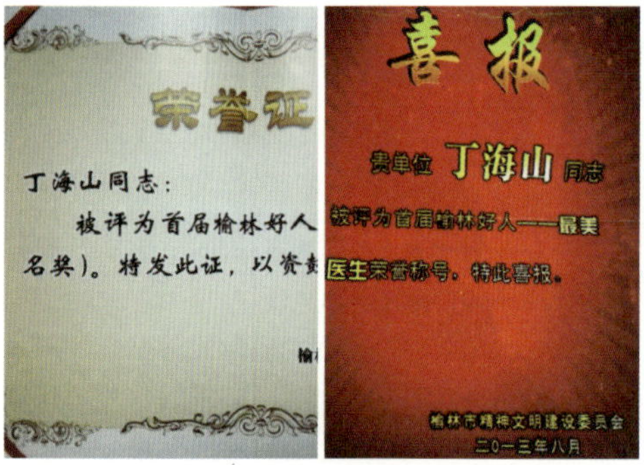

2013年8月，丁海山被榆林市精神文明建设委员会评为“首届榆林好人——最美医生”

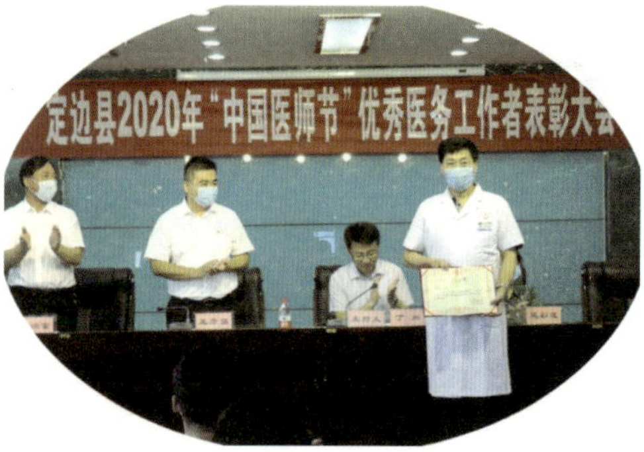

2020年8月，丁海山被中共定边县委、县政府授予特殊贡献奖

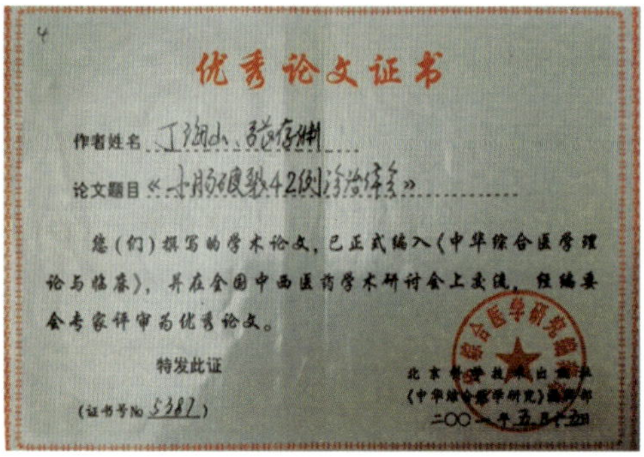
优秀论文证书

作者姓名

论文题目

您（们）撰写的学术论文，已正式编入《中华综合医学理论与临床》，并在全国中西医药学术研讨会上交流，经编委会专家评审为优秀论文。

特发此证

（证书号No.5387）

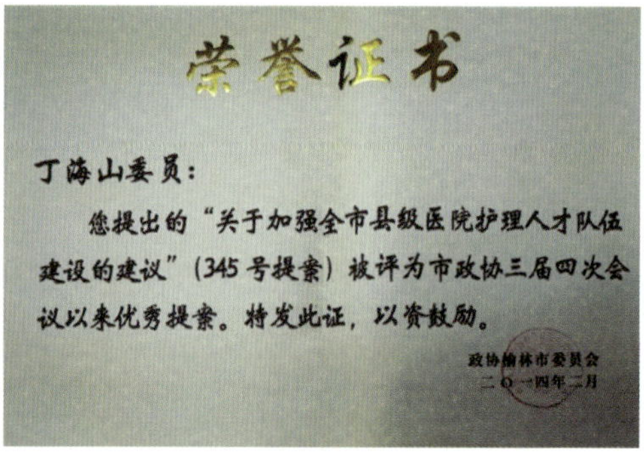
荣誉证书

丁海山委员：

您提出的“关于加强全市县级医院护理人才队伍建设的建议”（345号提案）被评为市政协三届四次会议以来优秀提案。特发此证，以资鼓励。

政协榆林市委员会

二〇一四年二月

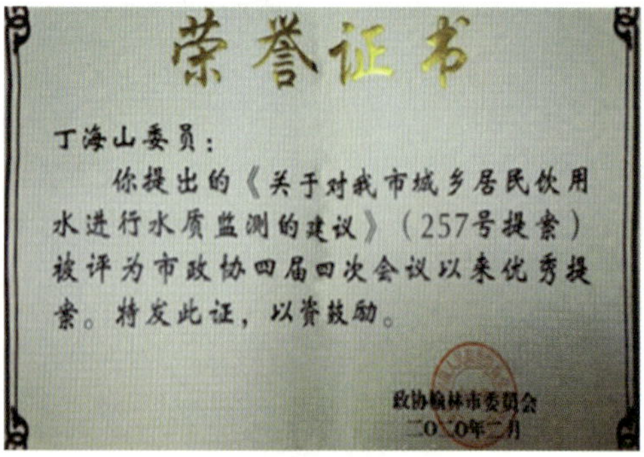
荣誉证书

丁海山委员：

你提出的《关于对我市城乡居民饮用水进行水质监测的建议》（257号提案）被评为市政协四届四次会议以来优秀提案。特发此证，以资鼓励。

政协榆林市委员会

二〇二〇年二月

丁海山的荣誉证书

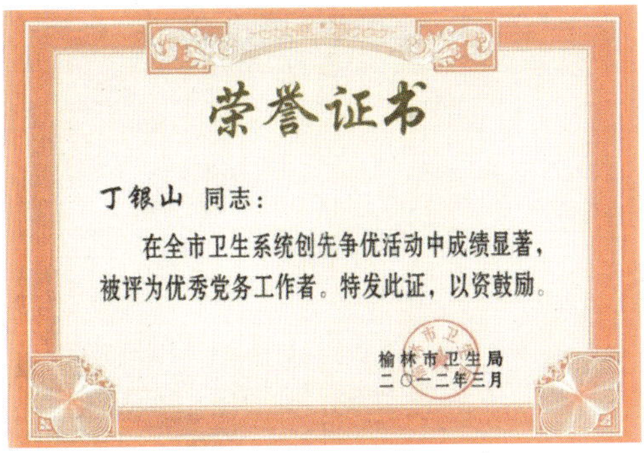
荣誉证书
丁银山 同志：
在全市卫生系统创先争优活动中成绩显著，被评为优秀党务工作者。特发此证，以资鼓励。
榆林市卫生局
二〇一二年三月

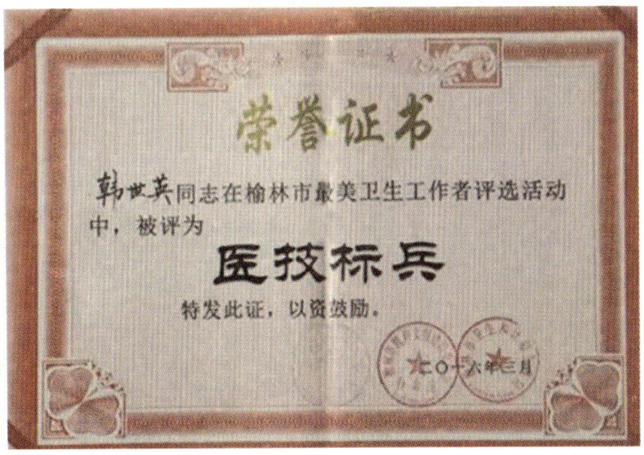
荣誉证书
韩世英同志在榆林市最美卫生工作者评选活动中，被评为
医技标兵
特发此证，以资鼓励。

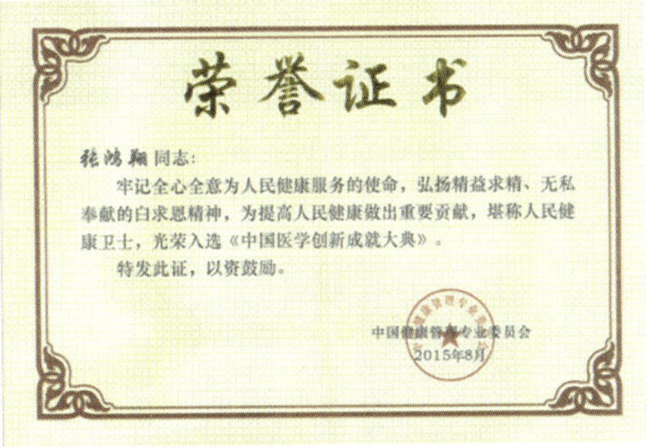
荣誉证书
张鸿翔同志：
牢记全心全意为人民健康服务的使命，弘扬精益求精、无私奉献的白求恩精神，为提高人民健康做出重要贡献，堪称人民健康卫士，光荣入选《中国医学创新成就大典》。
特发此证，以资鼓励。
2015年8月

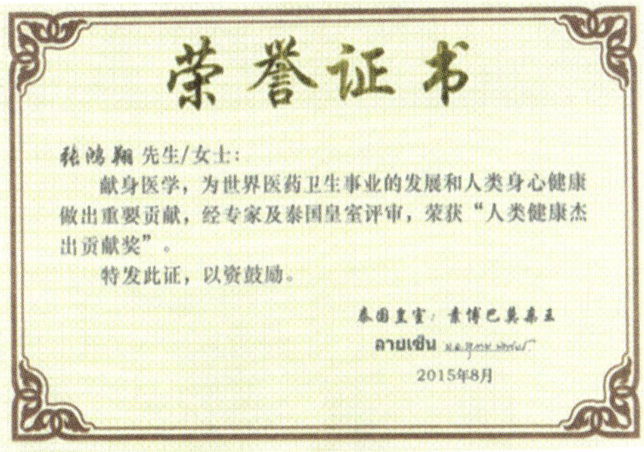
荣誉证书
张鸿翔 先生/女士：
献身医学，为世界医药卫生事业的发展和人类身心健康做出重要贡献，经专家及泰国皇室评审，荣获“人类健康杰出贡献奖”。
特发此证，以资鼓励。
2015年8月

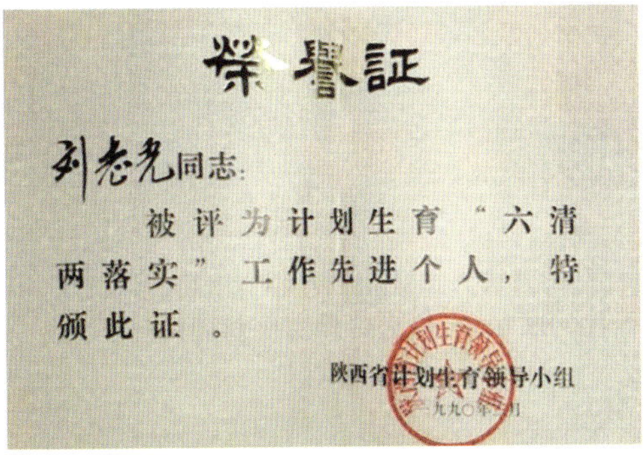
荣誉証
刘志先同志：
被评为计划生育“六清两落实”工作先进个人，特颁此证。
陕西省计划生育领导小组

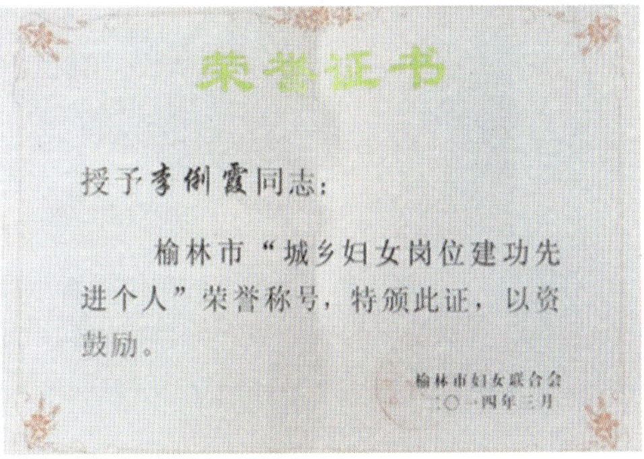
荣誉证书
授予李俐霞同志：
榆林市“城乡妇女岗位建功先进个人”荣誉称号，特颁此证，以资鼓励。
榆林市妇女联合会
二〇一四年三月

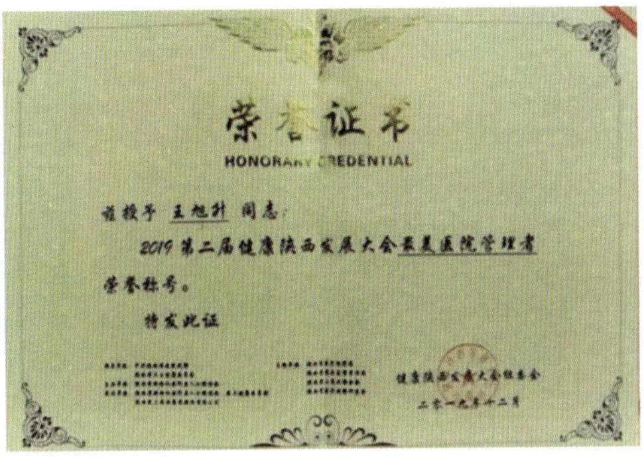
荣誉证书
HONORARY CREDENTIAL
谨授予 王旭升 同志：
2019 第二届健康陕西发展大会最美医院管理者
荣誉称号。
特发此证

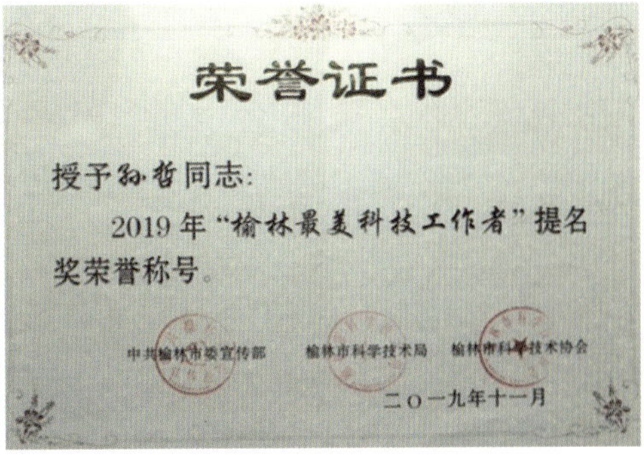
荣誉证书
授予孙哲同志：
2019年“榆林最美科技工作者”提名奖荣誉称号。
中共榆林市委宣传部
榆林市科学技术局
榆林市科学技术协会
二〇一九年十一月

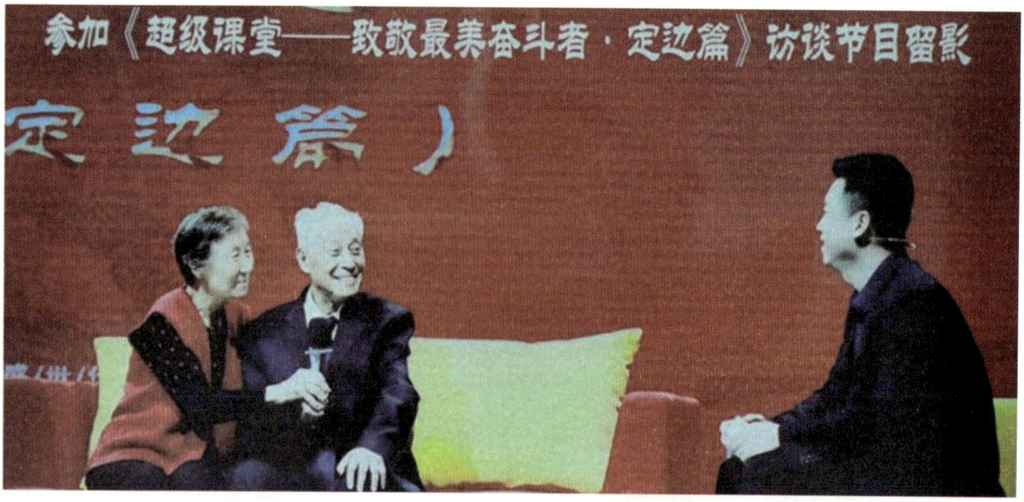

“致敬最美奋斗者——付福春”，2018年，榆林电视台在采访付福春

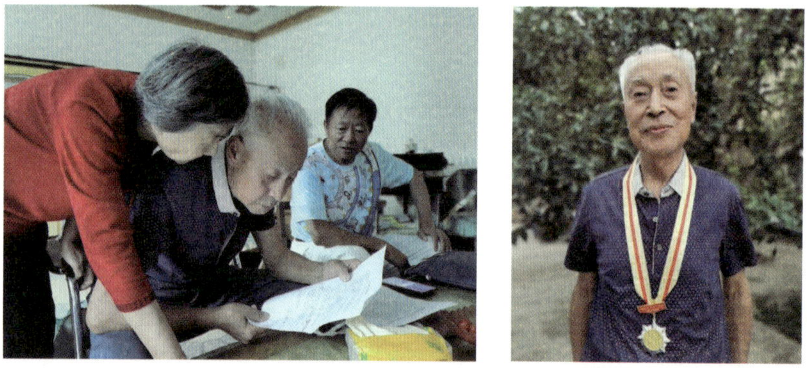

2021年8月17日，在付福春（中）家采访时，采访人员拿出当年（1968年）曾轰动中央和周总理的抢救山西冯定旺事件的回忆录，付福春是当年参加抢救者之一

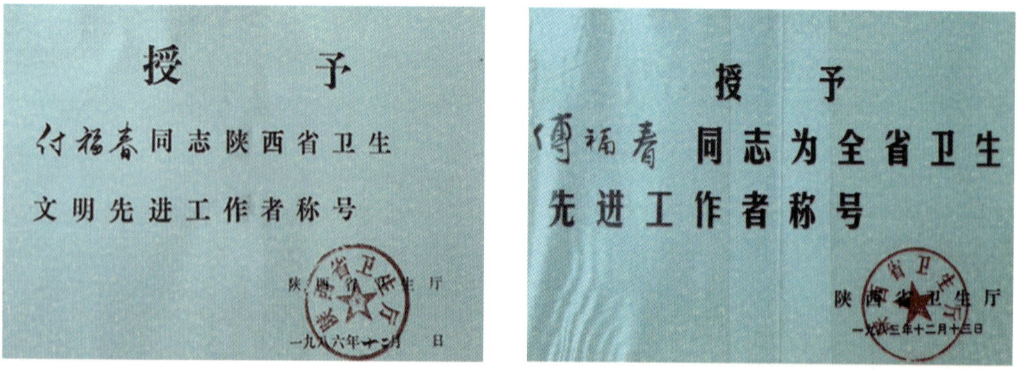

授　予

付福春同志陕西省卫生文明先进工作者称号

陕西省卫生厅

一九八六年十二月　日

授　予

傅福春同志为全省卫生先进工作者称号

陕西省卫生厅

一九八三年十二月十三日

付福春的荣誉证书

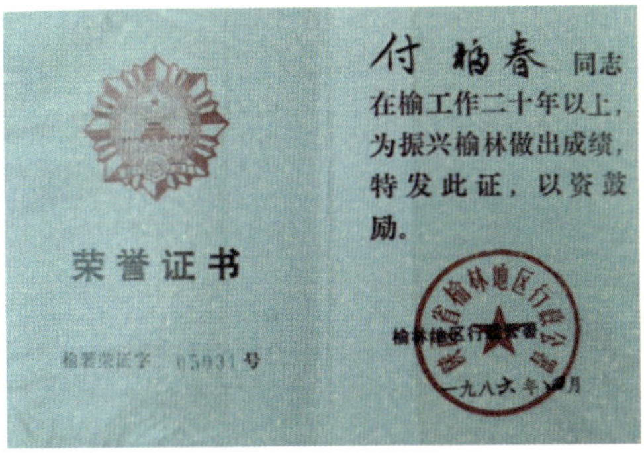
付福春 同志
在榆工作二十年以上，
为振兴榆林做出成绩，
特发此证，以资鼓励。
荣誉证书
榆林地区行政公署

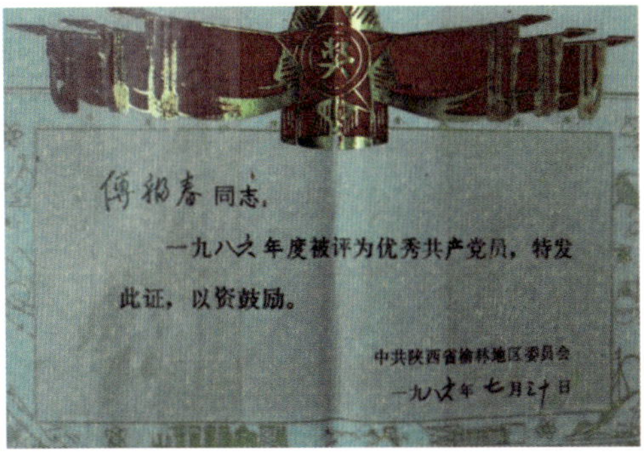
同志
一九八六年度被评为优秀共产党员，特发此证，以资鼓励。
中共陕西省榆林地区委员会

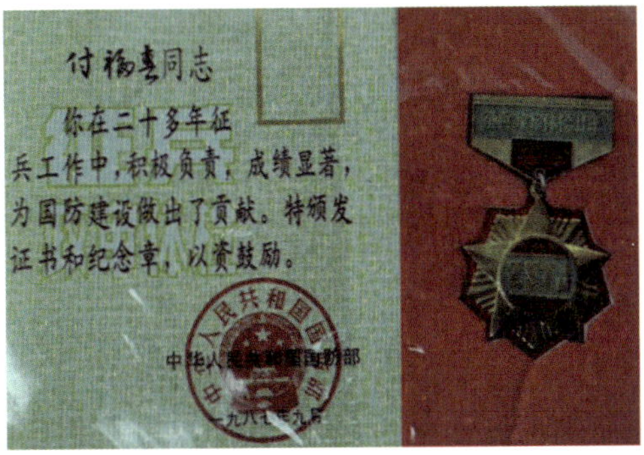
付福春同志
你在二十多年征兵工作中，积极负责，成绩显著，为国防建设做出了贡献。特颁发证书和纪念章，以资鼓励。
中华人民共和国国防部

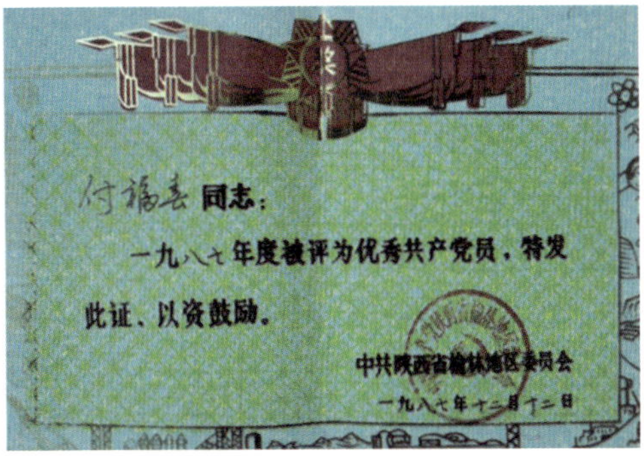
付福春 同志：
一九八七年度被评为优秀共产党员，特发此证、以资鼓励。
中共陕西省榆林地区委员会

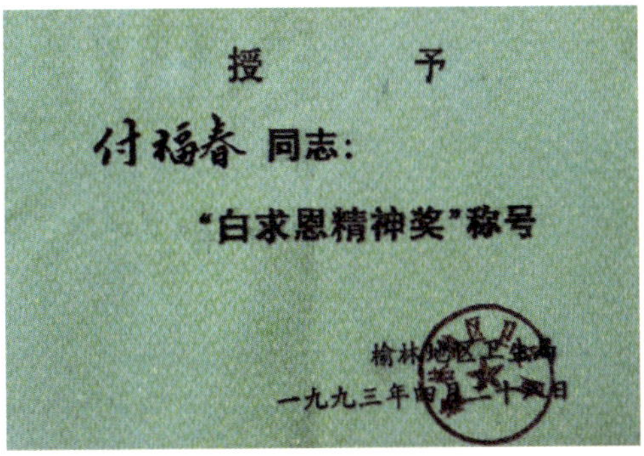
授 予
付福春 同志：
"白求恩精神奖"称号
榆林地区卫生局

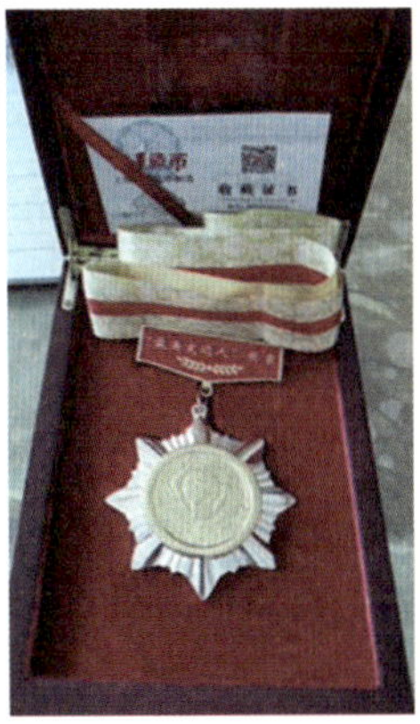

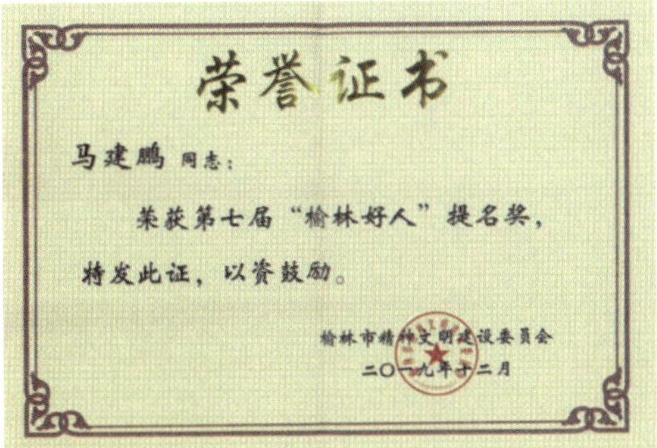
荣誉证书
马建鹏 同志：
荣获第七届"榆林好人"提名奖，
特发此证，以资鼓励。
榆林市精神文明建设委员会
二〇一九年十二月

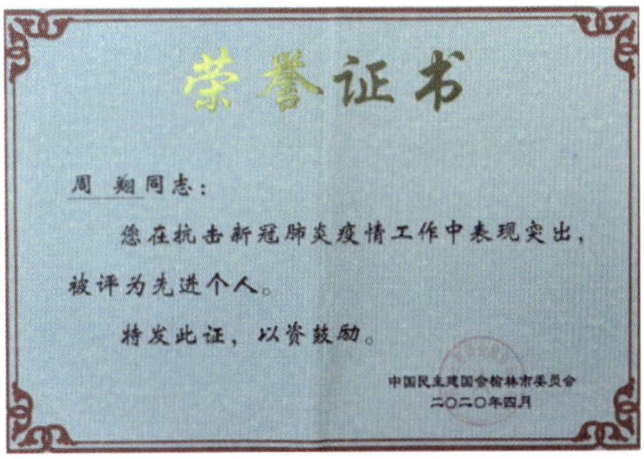
荣誉证书
周翔同志：
您在抗击新冠肺炎疫情工作中表现突出，
被评为先进个人。
特发此证，以资鼓励。
中国民主建国会榆林市委员会
二〇二〇年四月

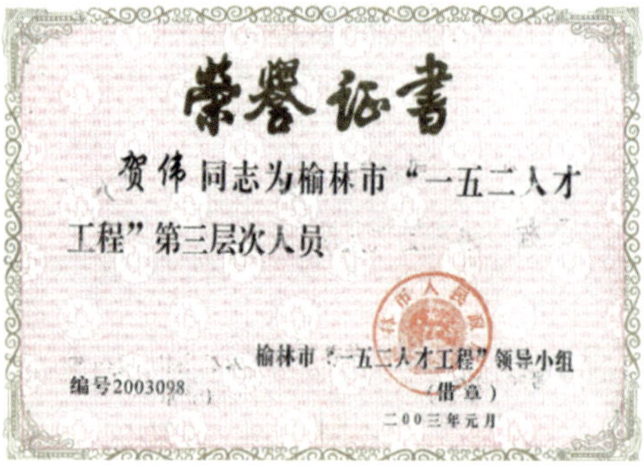
荣誉证书

贺伟同志为榆林市"一五二人才工程"第三层次人员

榆林市"一五二人才工程"领导小组
（借章）
编号2003098
二〇〇三年元月

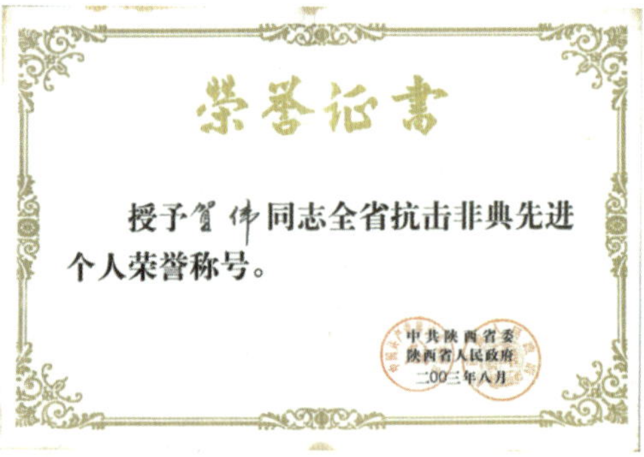
荣誉证书

授予贺伟同志全省抗击非典先进个人荣誉称号。

中共陕西省委
陕西省人民政府
二〇〇三年八月

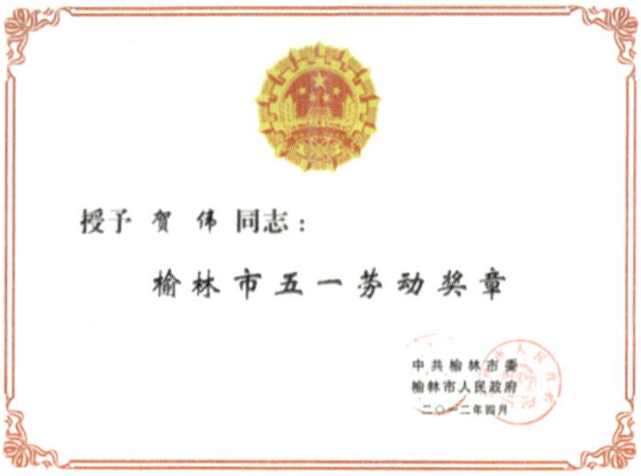
授予 贺 伟 同志：

榆林市五一劳动奖章

中共榆林市委
榆林市人民政府
二〇一二年四月

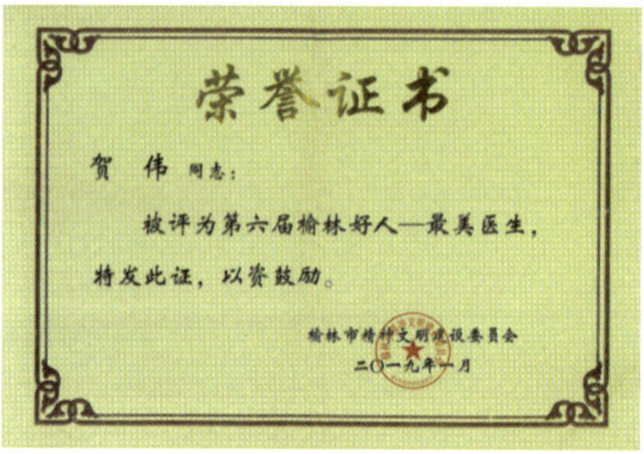
荣誉证书

贺 伟 同志：

被评为第六届榆林好人—最美医生，特发此证，以资鼓励。

榆林市精神文明建设委员会
二〇一九年一月

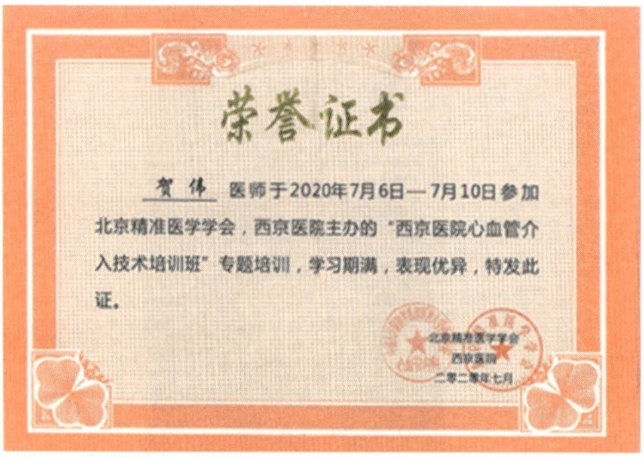
荣誉证书

贺伟 医师于2020年7月6日—7月10日参加北京精准医学学会，西京医院主办的"西京医院心血管介入技术培训班"专题培训，学习期满，表现优异，特发此证。

北京精准医学学会
西京医院
二零二零年七月

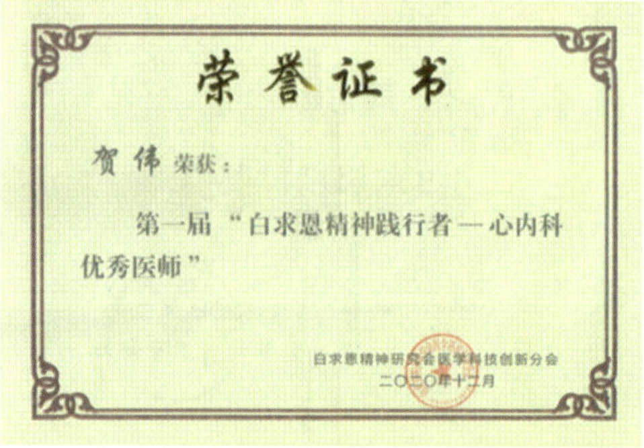
荣誉证书

贺伟 荣获：

第一届"白求恩精神践行者—心内科优秀医师"

白求恩精神研究会医学科技创新分会
二〇二〇年十二月

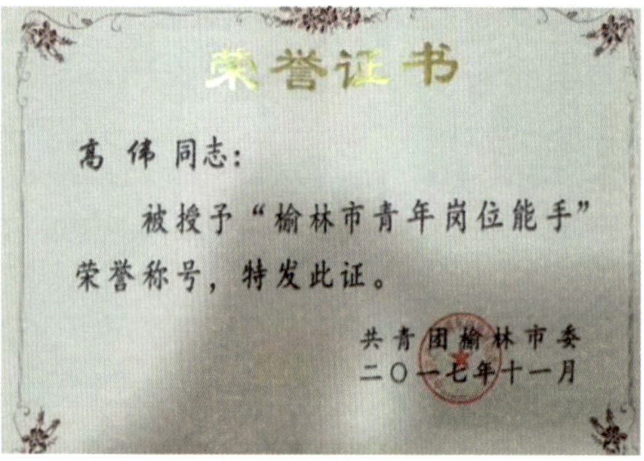
荣誉证书

高伟同志：

被授予"榆林市青年岗位能手"荣誉称号，特发此证。

共青团榆林市委
二〇一七年十一月

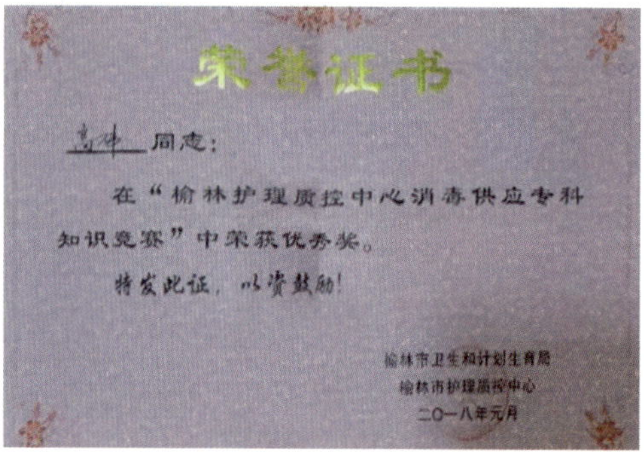
荣誉证书

高伟 同志：

在"榆林护理质控中心消毒供应专科知识竞赛"中荣获优秀奖。

特发此证，以资鼓励！

榆林市卫生和计划生育局
榆林市护理质控中心
二〇一八年元月

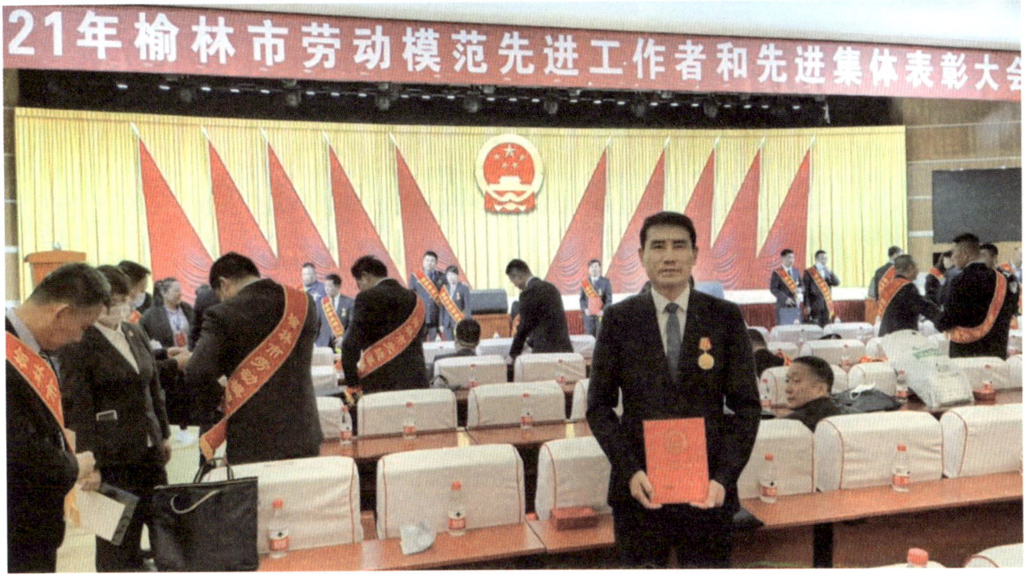

2021 年 9 月，麻醉科主任延柏文被评为榆林市先进工作者

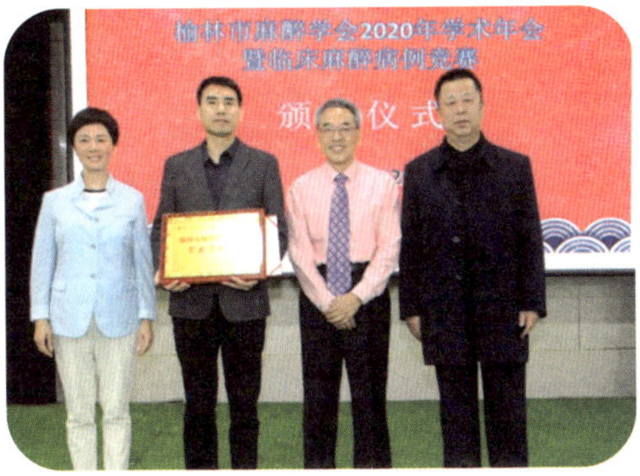

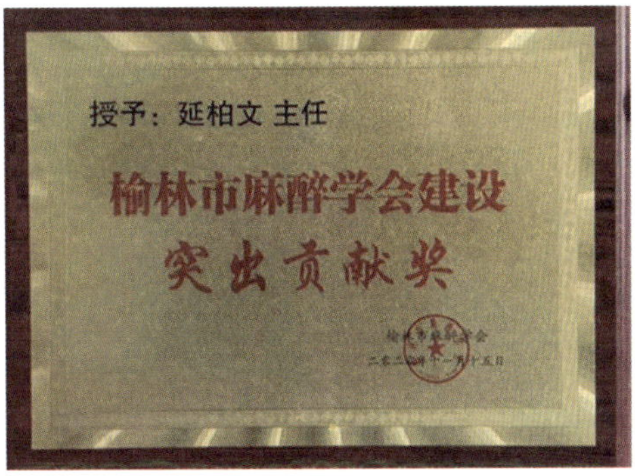
授予：延柏文 主任

榆林市麻醉学会建设

突出贡献奖

榆林市麻醉学会

2020 年 11 月，麻醉科主任延柏文（左二）获突出贡献奖

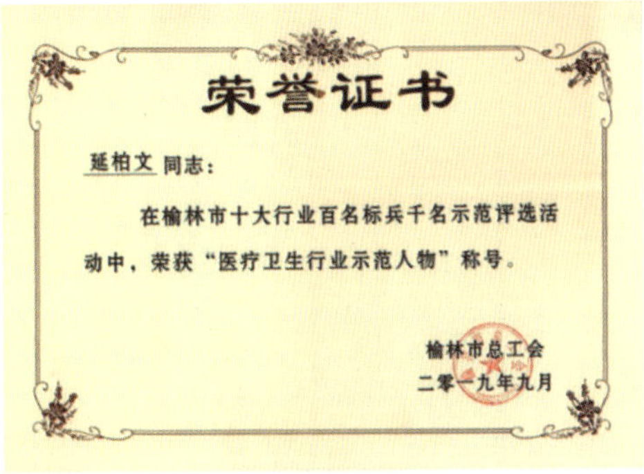
荣誉证书

延柏文 同志：

在榆林市十大行业百名标兵千名示范评选活动中，荣获“医疗卫生行业示范人物”称号。

榆林市总工会

二零一九年九月

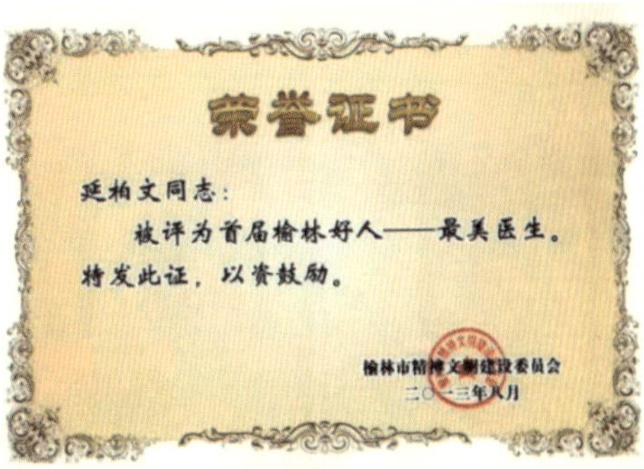
荣誉证书

延柏文同志：

被评为首届榆林好人——最美医生。

特发此证，以资鼓励。

榆林市精神文明建设委员会

二○一三年八月

延柏文的荣誉证书

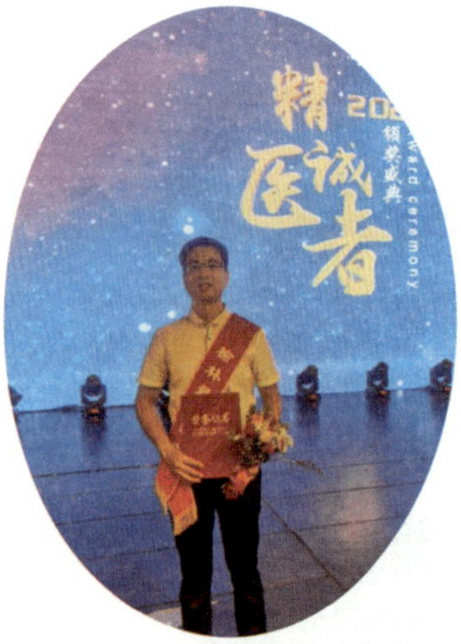

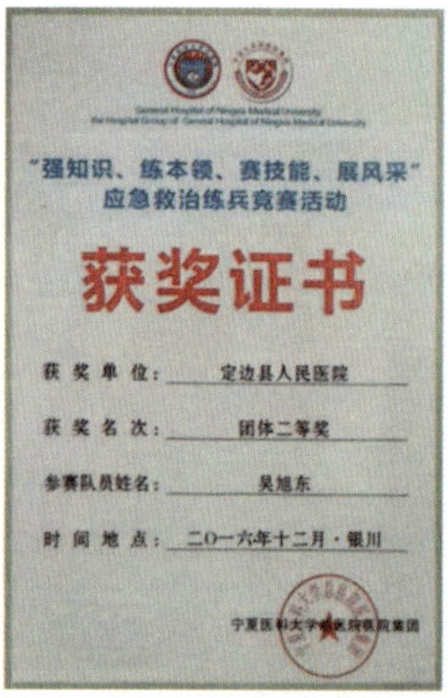

2020年，党总支第二支部书记、儿科副主任、儿科主治医师边正强被评为榆林市"最美医生"

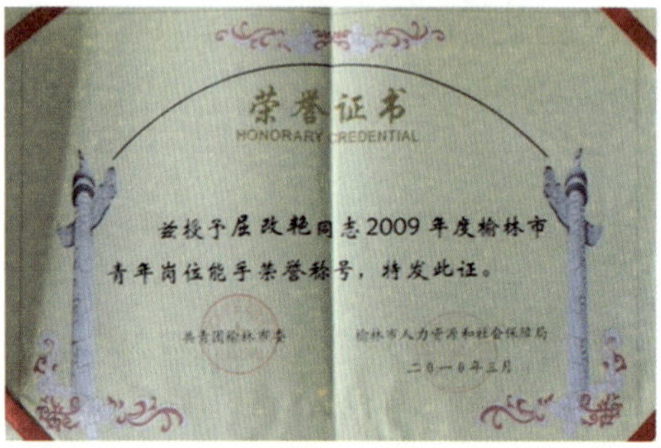

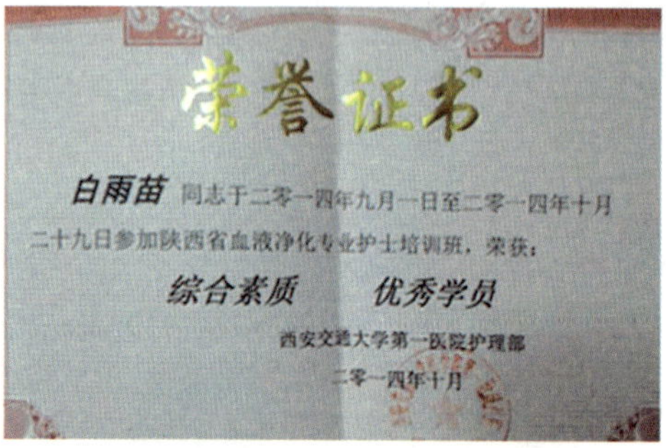

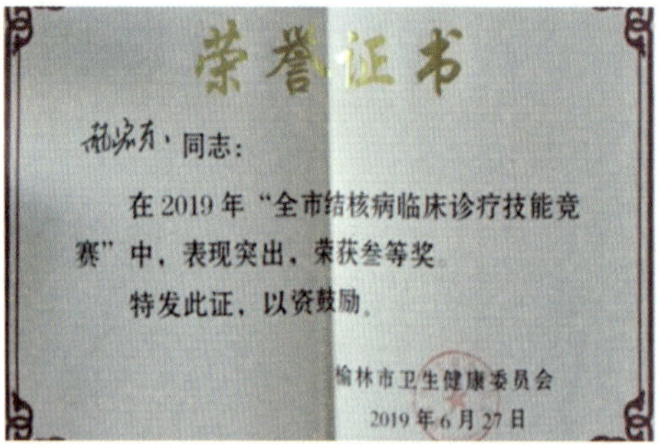

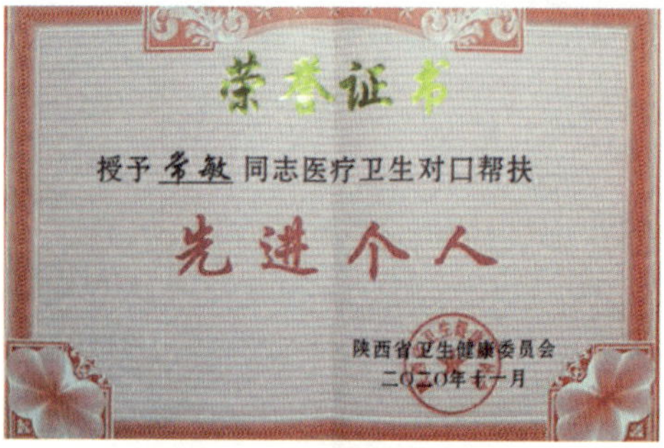

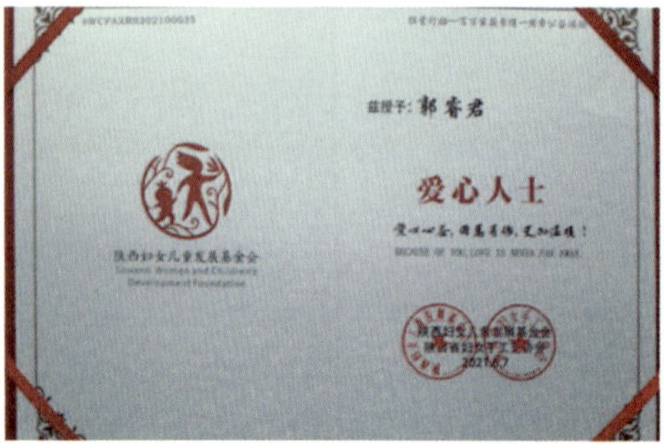

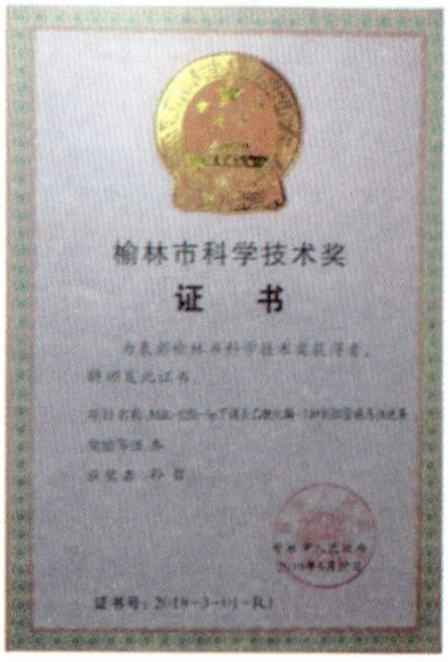

（三）医院荣誉

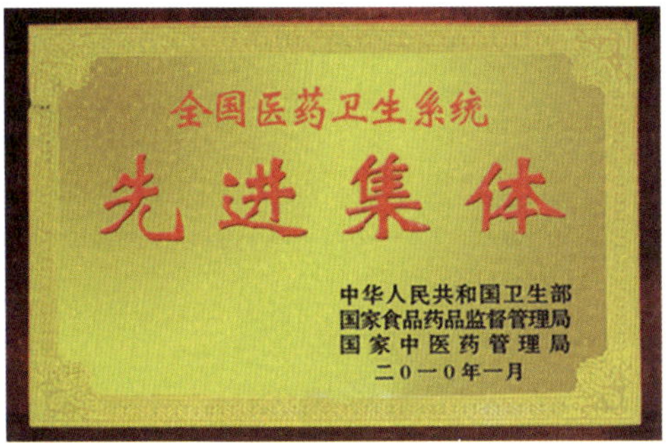
全国医药卫生系统
先进集体
中华人民共和国卫生部
国家食品药品监督管理局
国家中医药管理局
二〇一〇年一月

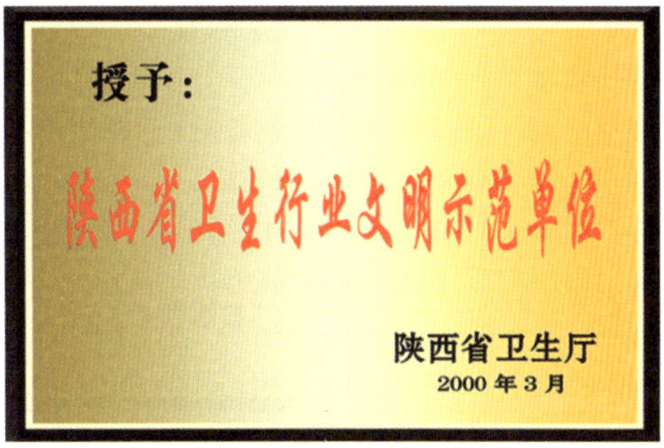
授予：
陕西省卫生行业文明示范单位
陕西省卫生厅
2000 年 3 月

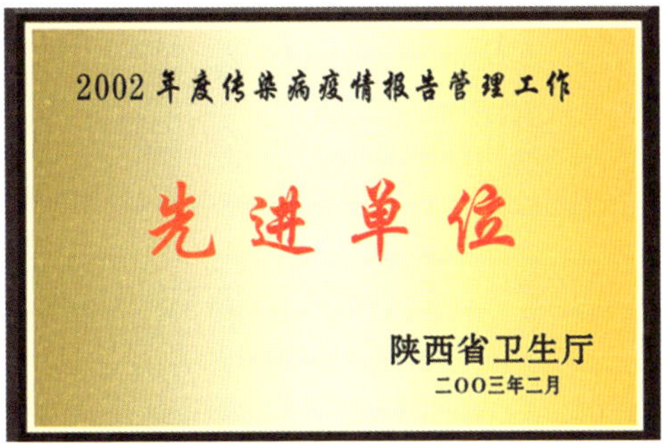
2002 年度传染病疫情报告管理工作
先进单位
陕西省卫生厅
二〇〇三年二月

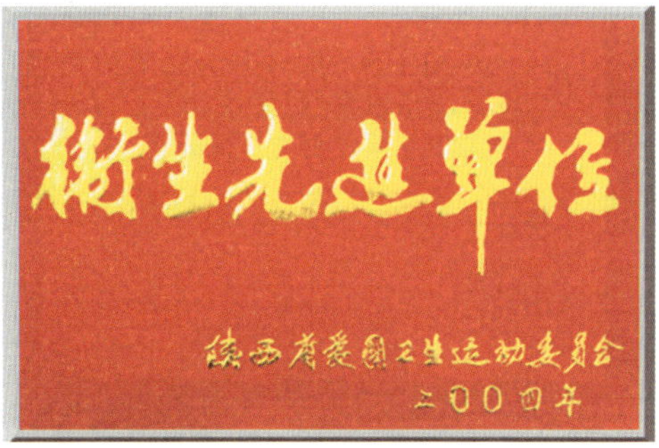
衛生先進單位
陕西省爱国卫生运动委员会
二〇〇四年

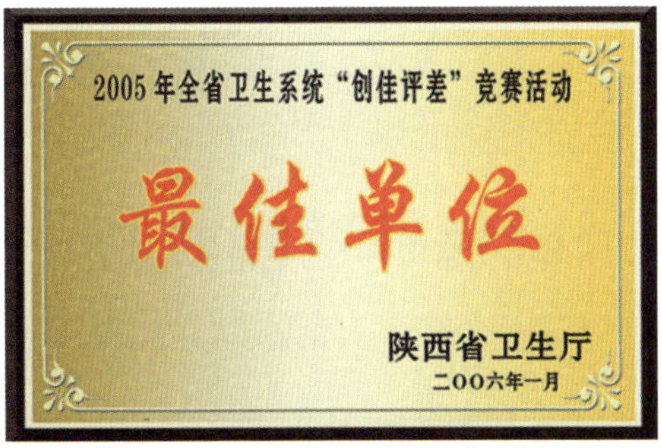
2005 年全省卫生系统“创佳评差”竞赛活动
最佳单位
陕西省卫生厅
二〇〇六年一月

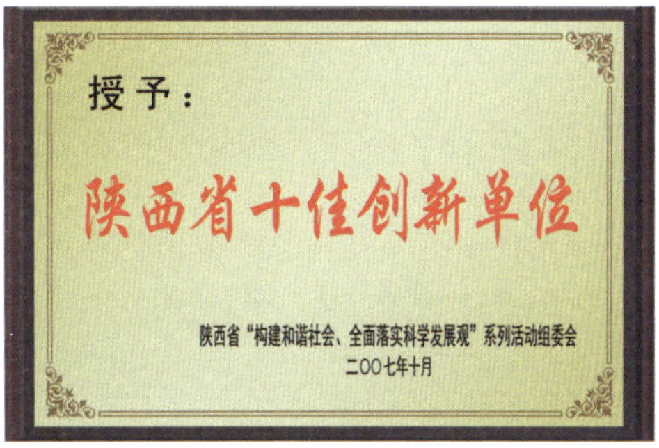
授予：
陕西省十佳创新单位
陕西省“构建和谐社会、全面落实科学发展观”系列活动组委会
二〇〇七年十月

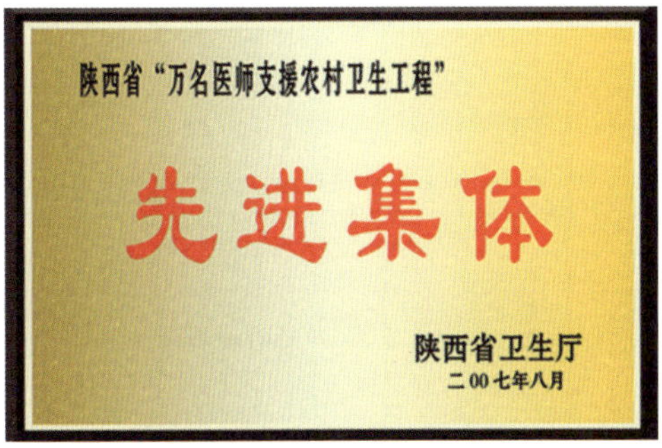
陕西省“万名医师支援农村卫生工程”
先进集体
陕西省卫生厅
二〇〇七年八月

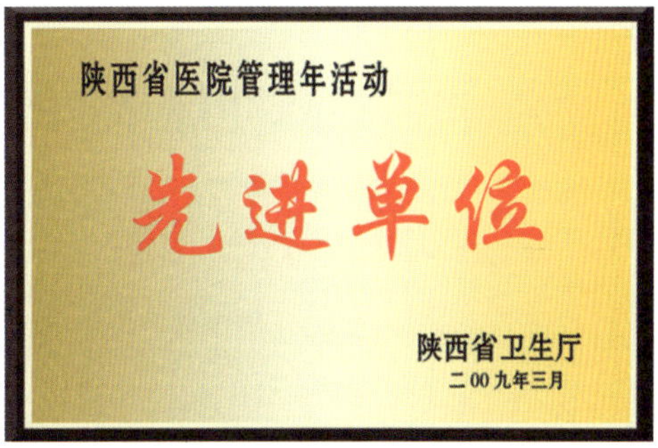
陕西省医院管理年活动
先进单位
陕西省卫生厅
二〇〇九年三月

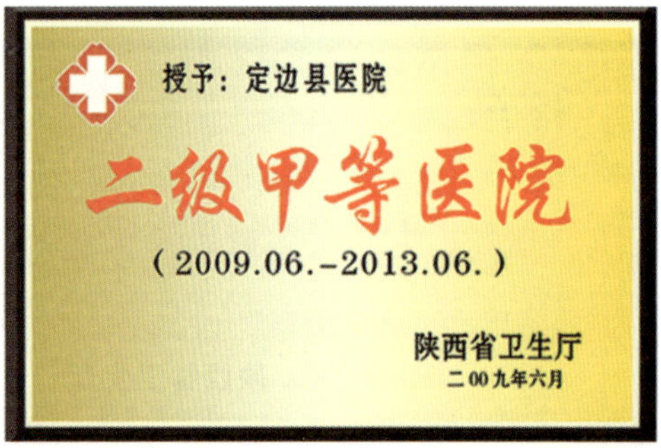
授予：定边县医院
二级甲等医院
（2009.06.-2013.06.）
陕西省卫生厅
二00九年六月

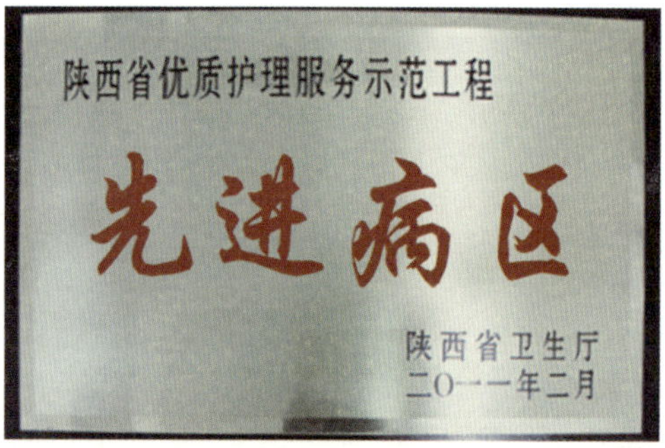
陕西省优质护理服务示范工程
先进病区
陕西省卫生厅
二〇一一年二月

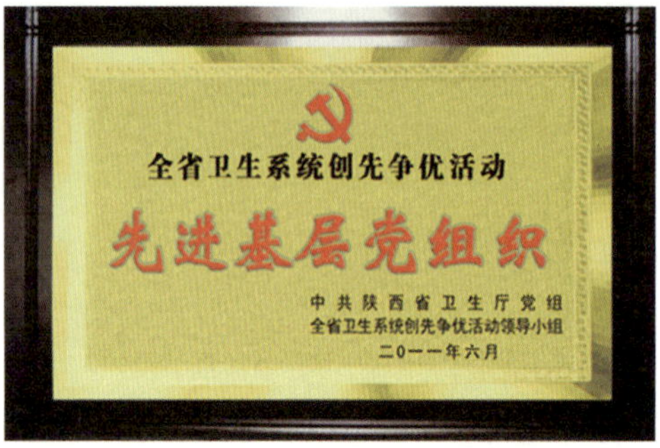
全省卫生系统创先争优活动
先进基层党组织
中共陕西省卫生厅党组
全省卫生系统创先争优活动领导小组
二〇一一年六月

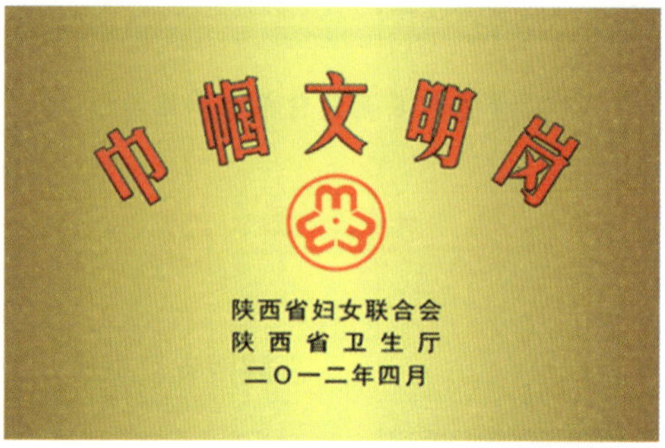
巾帼文明岗
陕西省妇女联合会
陕西省卫生厅
二〇一二年四月

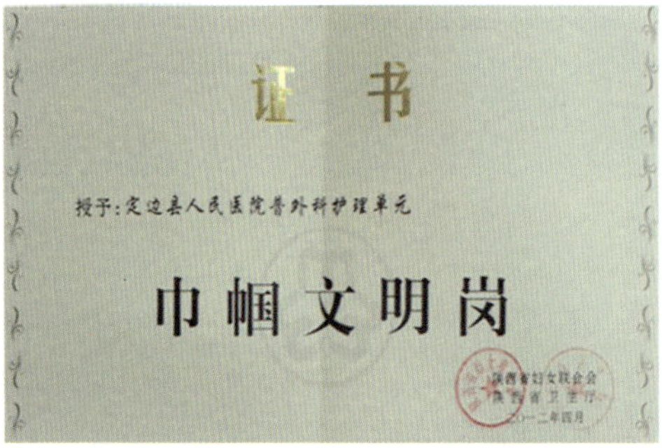
证书
授予：定边县人民医院普外科护理单元
巾帼文明岗
陕西省妇女联合会
陕西省卫生厅
二〇一二年四月

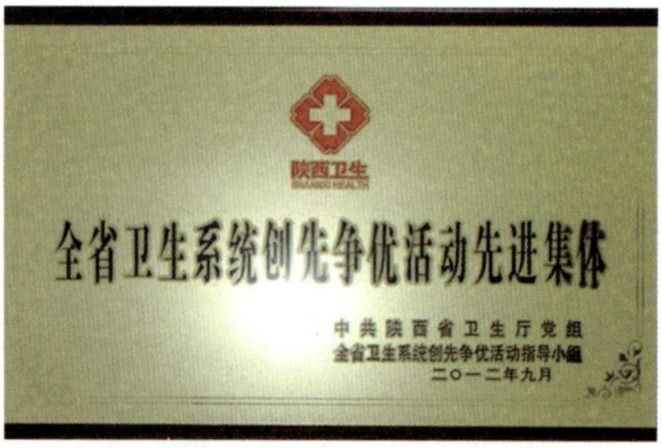
陕西卫生
全省卫生系统创先争优活动先进集体
中共陕西省卫生厅党组
全省卫生系统创先争优活动指导小组
二〇一二年九月

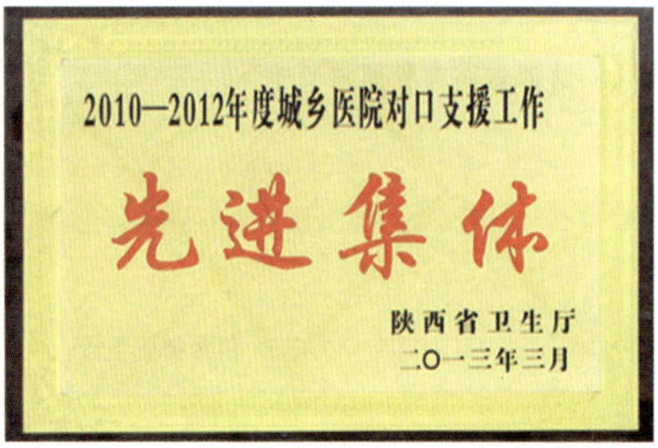
2010—2012年度城乡医院对口支援工作
先进集体
陕西省卫生厅
二〇一三年三月

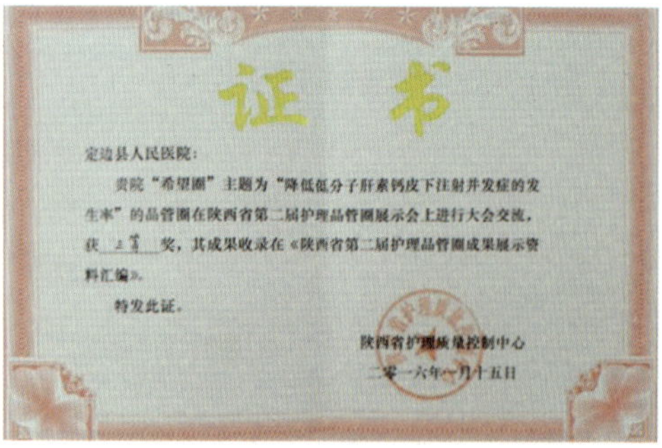
证书
定边县人民医院：
贵院“希望圈”主题为“降低低分子肝素钙皮下注射并发症的发生率”的品管圈在陕西省第二届护理品管圈展示会上进行大会交流，获奖，其成果收录在《陕西省第二届护理品管圈成果展示资料汇编》。
特发此证。
陕西省护理质量控制中心
二零一六年一月十五日

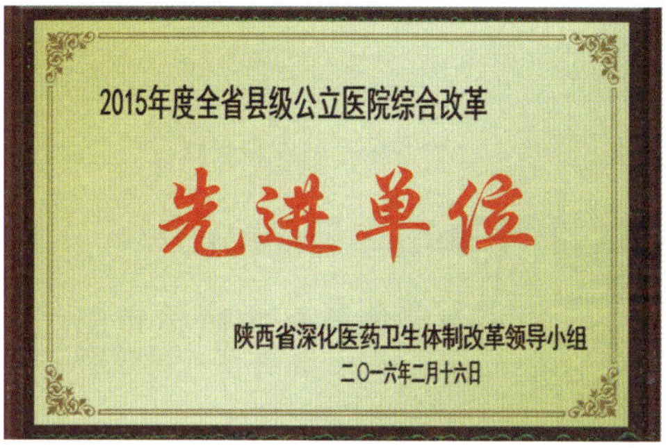
2015年度全省县级公立医院综合改革
先进单位
陕西省深化医药卫生体制改革领导小组
二〇一六年二月十六日

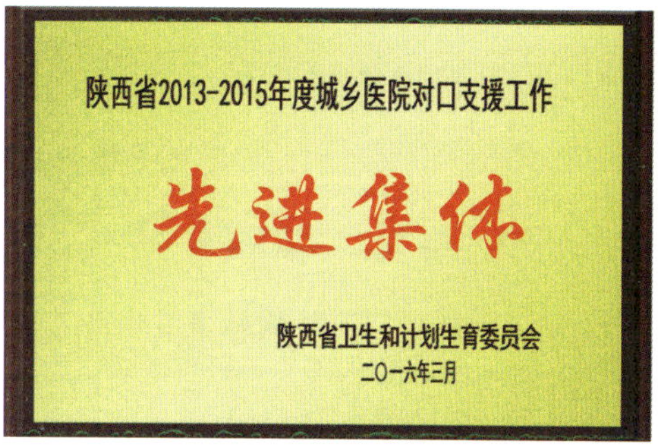
陕西省2013-2015年度城乡医院对口支援工作
先进集体
陕西省卫生和计划生育委员会
二〇一六年三月

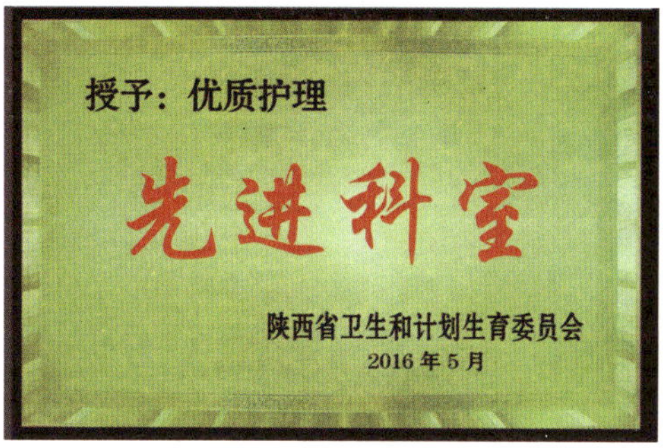
授予：优质护理
先进科室
陕西省卫生和计划生育委员会
2016年5月

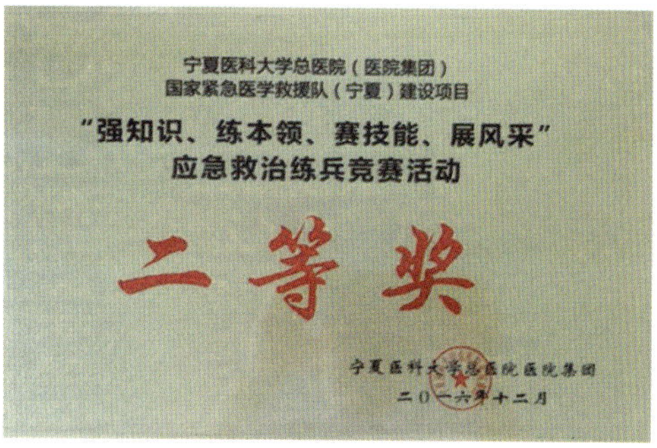
宁夏医科大学总医院（医院集团）
国家紧急医学救援队（宁夏）建设项目
“强知识、练本领、赛技能、展风采”
应急救治练兵竞赛活动
二等奖
宁夏医科大学总医院医院集团
二〇一六年十二月

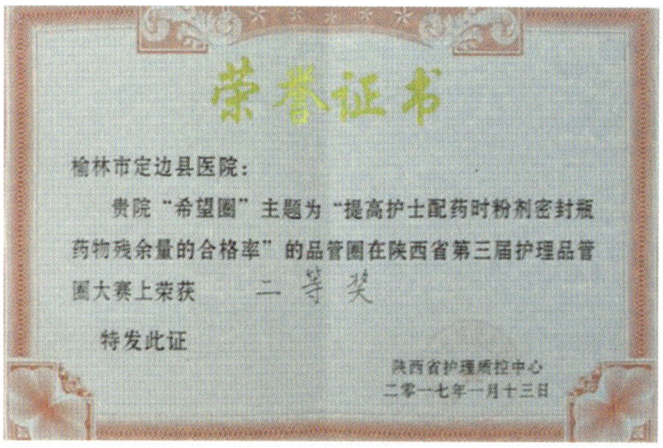
荣誉证书
榆林市定边县医院：
贵院“希望圈”主题为“提高护士配药时粉剂密封瓶药物残余量的合格率”的品管圈在陕西省第三届护理品管圈大赛上荣获 二等奖
特发此证
陕西省护理质控中心
二零一七年一月十三日

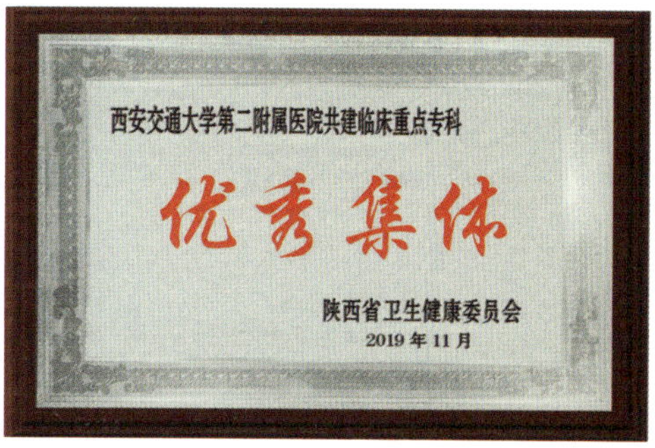
西安交通大学第二附属医院共建临床重点专科
优秀集体
陕西省卫生健康委员会
2019年11月

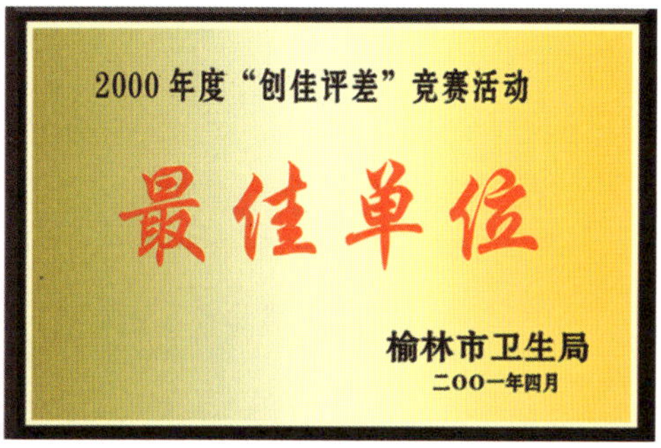
2000年度“创佳评差”竞赛活动
最佳单位
榆林市卫生局
二〇〇一年四月

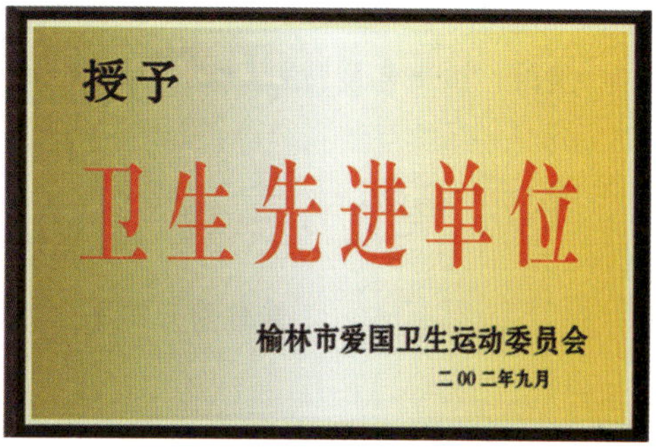
授予
卫生先进单位
榆林市爱国卫生运动委员会
二〇〇二年九月

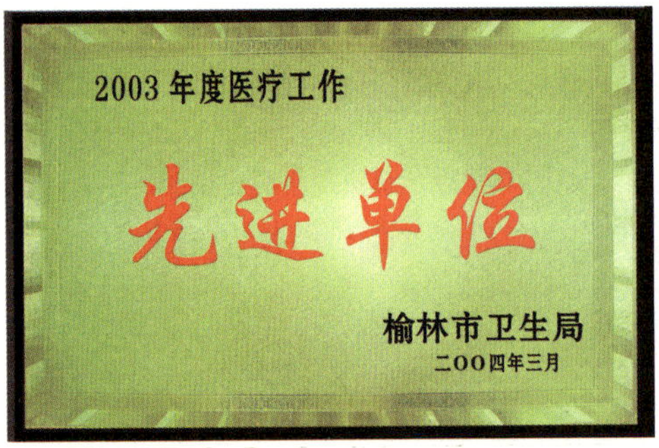
2003年度医疗工作
先进单位
榆林市卫生局
二〇〇四年三月

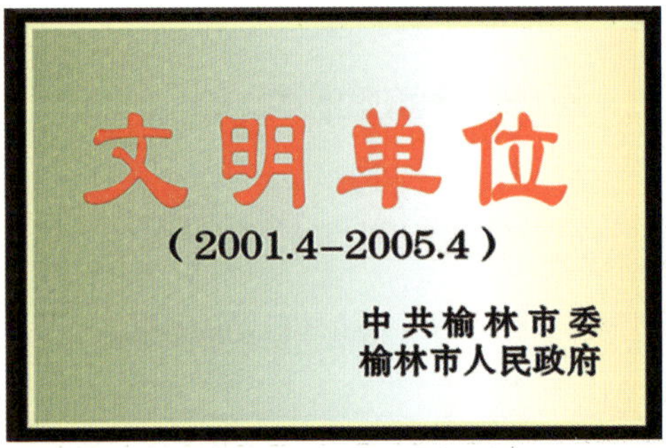
文明单位
(2001.4-2005.4)
中共榆林市委
榆林市人民政府

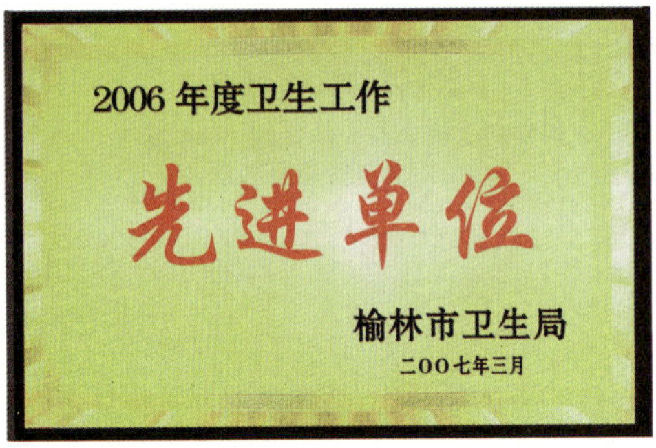
2006年度卫生工作
先进单位
榆林市卫生局
二〇〇七年三月

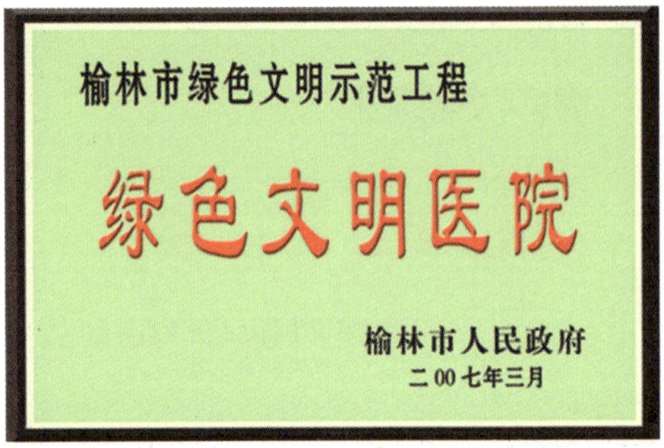
榆林市绿色文明示范工程
绿色文明医院
榆林市人民政府
二〇〇七年三月

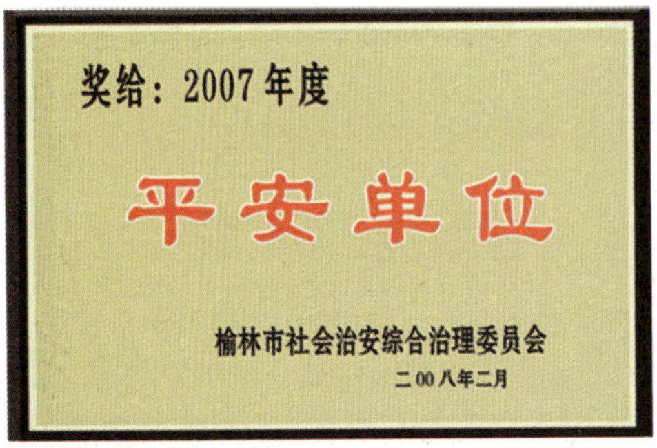
奖给:2007年度
平安单位
榆林市社会治安综合治理委员会
二〇〇八年二月

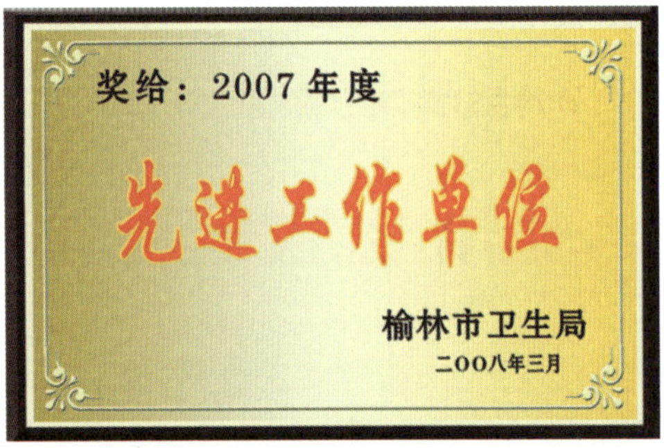
奖给:2007年度
先进工作单位
榆林市卫生局
二〇〇八年三月

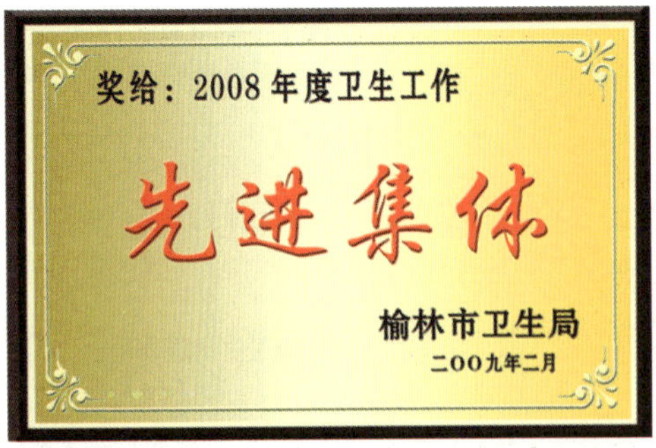
奖给:2008年度卫生工作
先进集体
榆林市卫生局
二〇〇九年二月

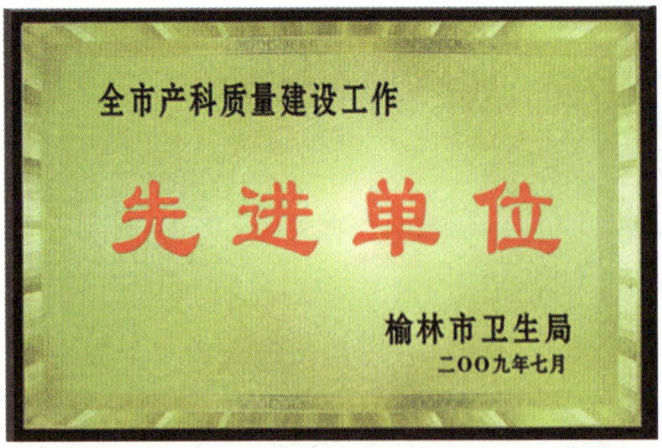
全市产科质量建设工作
先进单位
榆林市卫生局
二〇〇九年七月

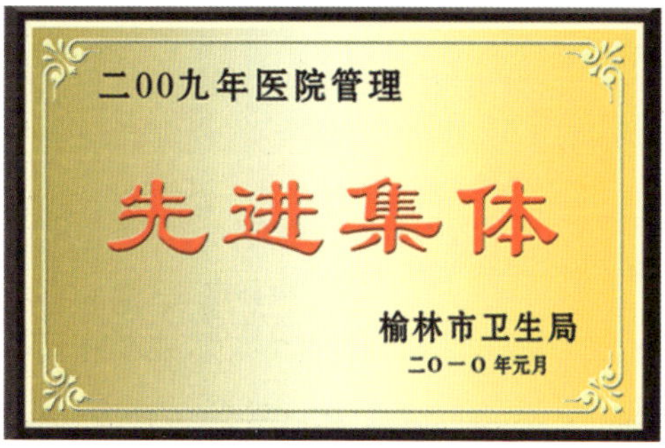
二00九年医院管理
先进集体
榆林市卫生局
二〇一〇年元月

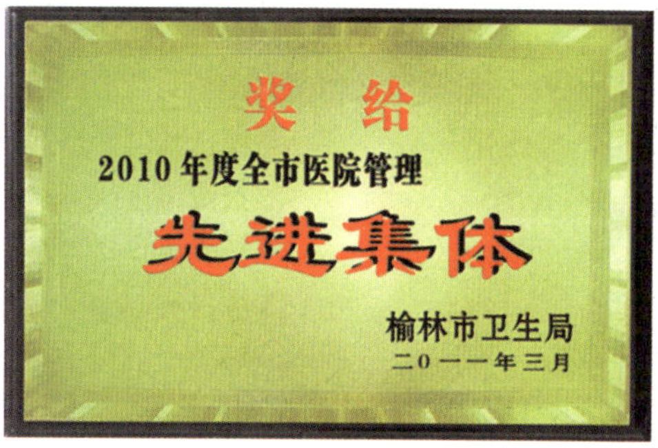
奖　给
2010年度全市医院管理
先进集体
榆林市卫生局
二〇一一年三月

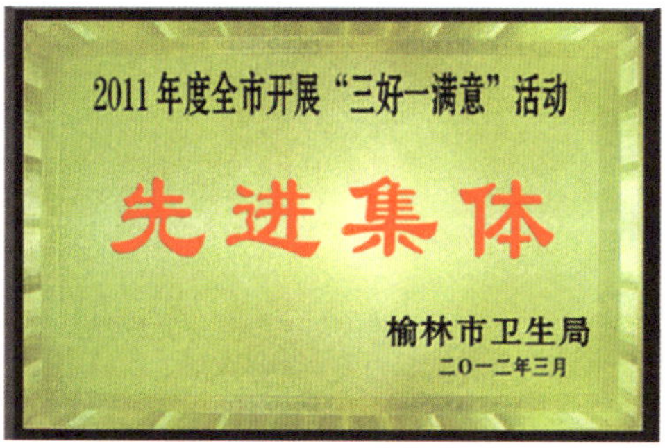
2011年度全市开展“三好一满意”活动
先进集体
榆林市卫生局
二〇一二年三月

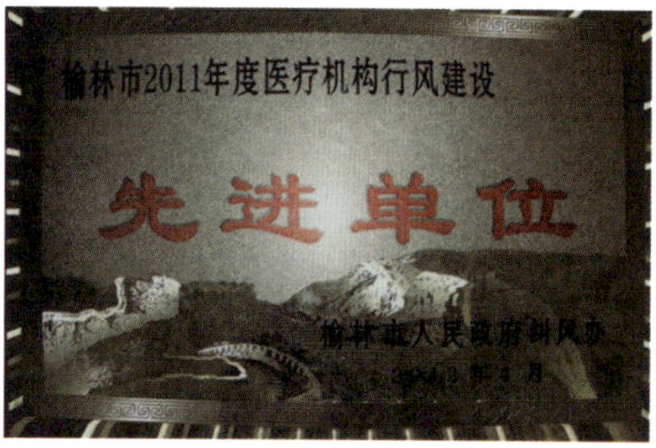
榆林市2011年度医疗机构行风建设
先进单位

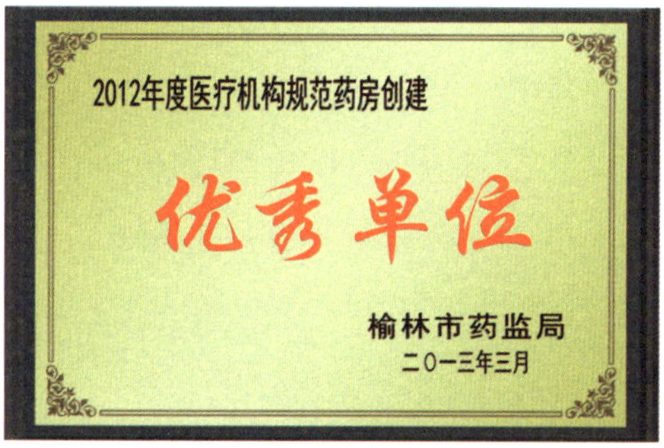
2012年度医疗机构规范药房创建
优秀单位
榆林市药监局
二〇一三年三月

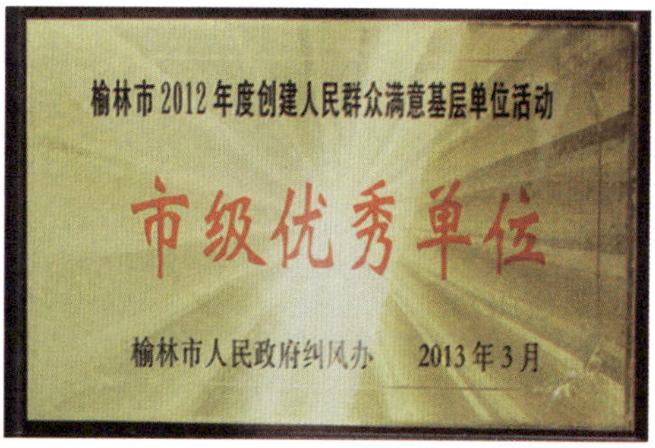
榆林市2012年度创建人民群众满意基层单位活动
市级优秀单位
榆林市人民政府纠风办　2013年3月

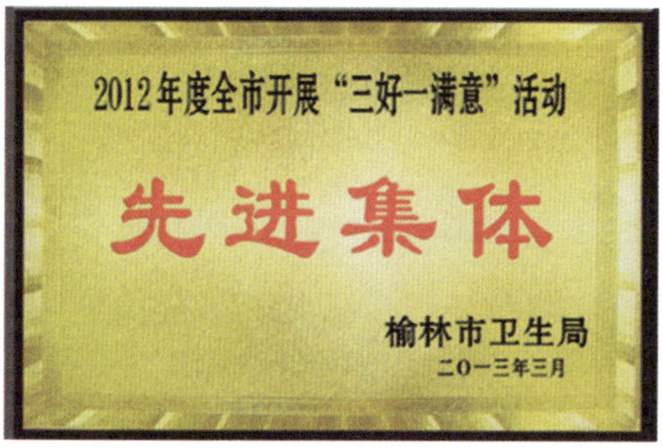
2012年度全市开展“三好一满意”活动
先进集体
榆林市卫生局
二〇一三年三月

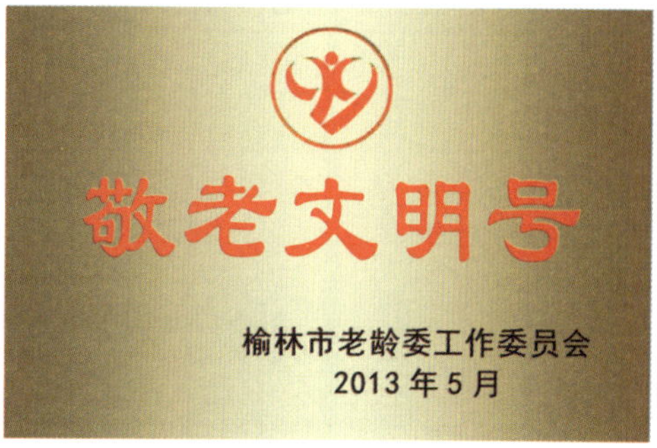
敬老文明号
榆林市老龄委工作委员会
2013年5月

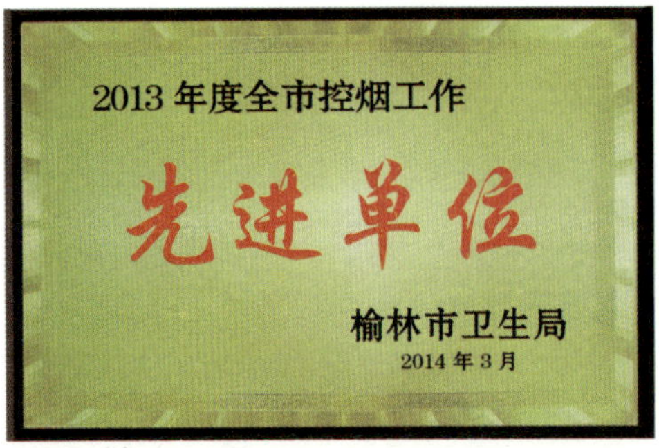
2013 年度全市控烟工作
先进单位
榆林市卫生局
2014 年 3 月

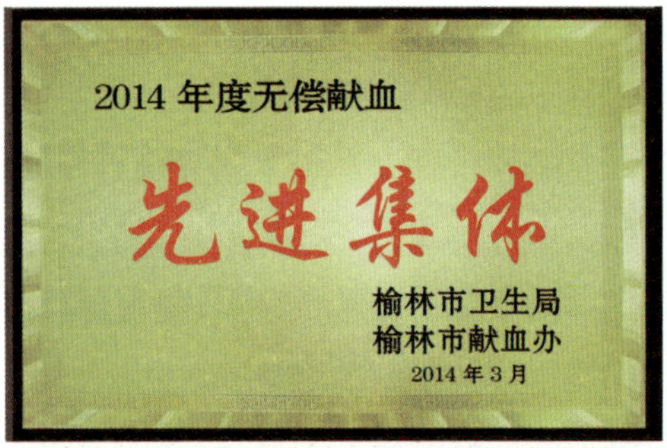
2014 年度无偿献血
先进集体
榆林市卫生局
榆林市献血办
2014 年 3 月

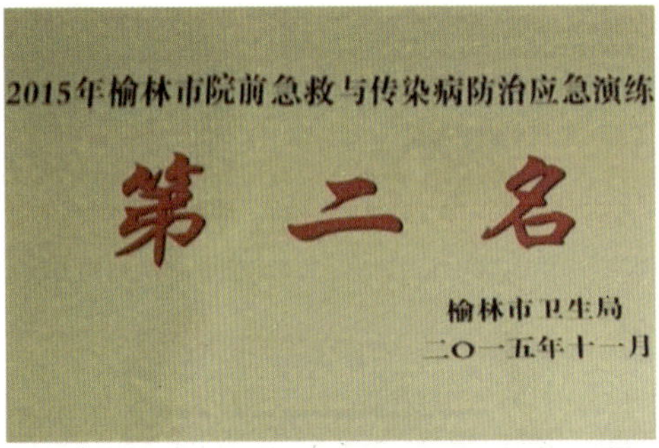
2015年榆林市院前急救与传染病防治应急演练
第 二 名
榆林市卫生局
二〇一五年十一月

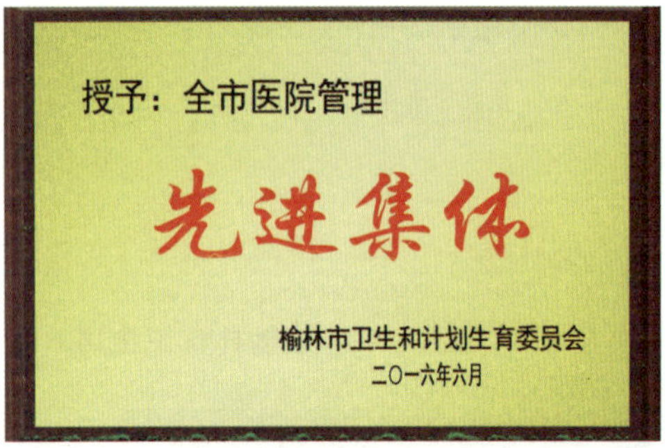
授予：全市医院管理
先进集体
榆林市卫生和计划生育委员会
二〇一六年六月

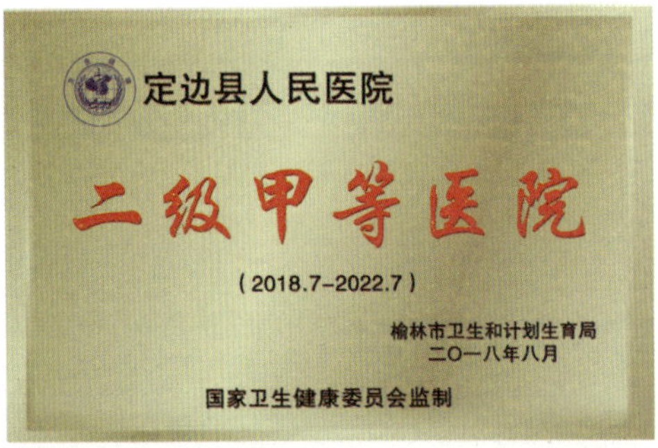
定边县人民医院
二级甲等医院
（2018.7-2022.7）
榆林市卫生和计划生育局
二〇一八年八月
国家卫生健康委员会监制

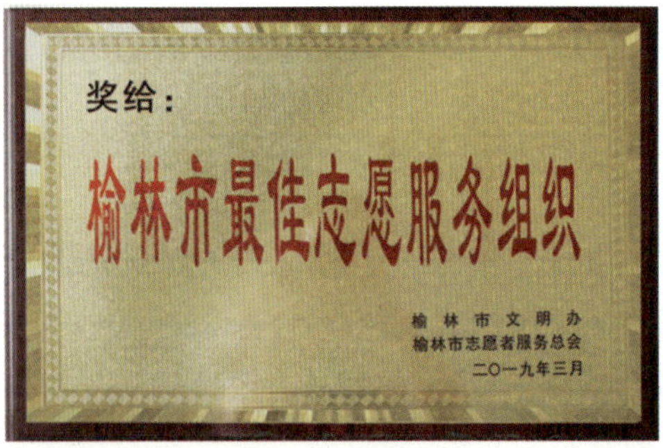
奖给：
榆林市最佳志愿服务组织
榆 林 市 文 明 办
榆林市志愿者服务总会
二〇一九年三月

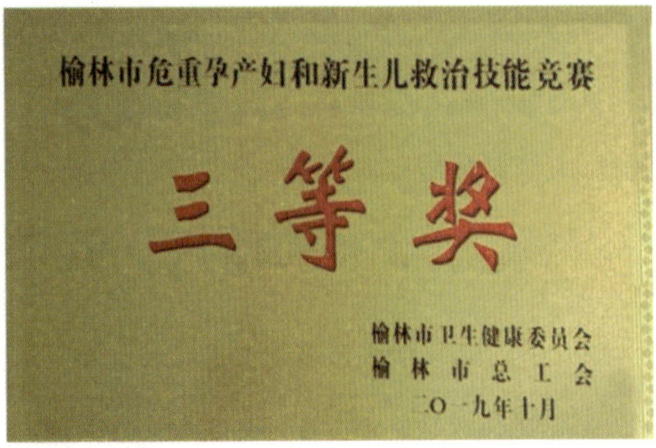
榆林市危重孕产妇和新生儿救治技能竞赛
三 等 奖
榆林市卫生健康委员会
榆 林 市 总 工 会
二〇一九年十月

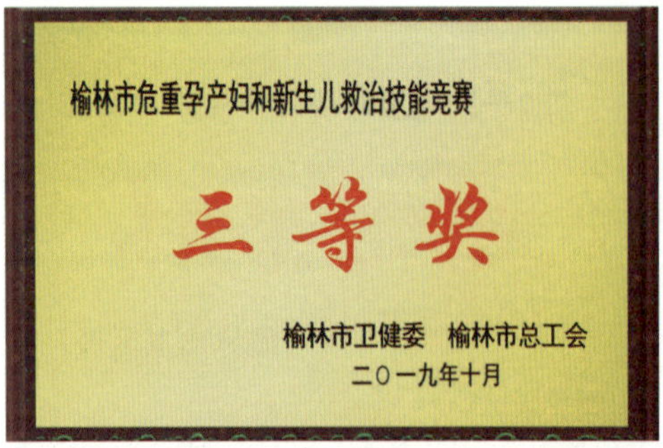
榆林市危重孕产妇和新生儿救治技能竞赛
三 等 奖
榆林市卫健委 榆林市总工会
二〇一九年十月

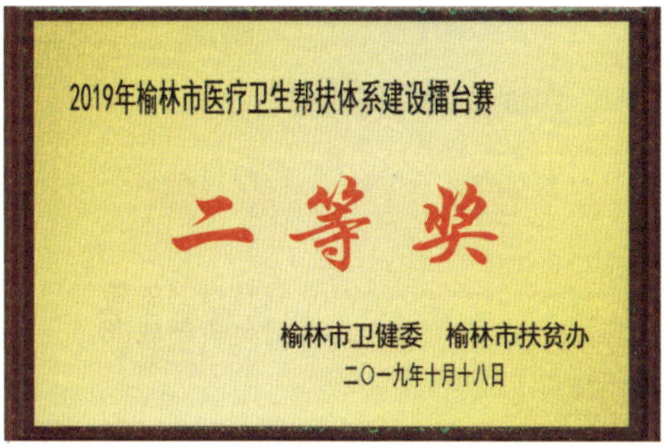
2019年榆林市医疗卫生帮扶体系建设擂台赛
二等奖
榆林市卫健委　榆林市扶贫办
二〇一九年十月十八日

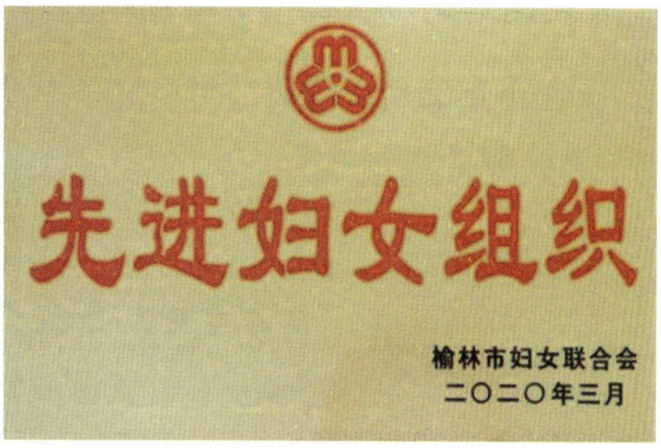
先进妇女组织
榆林市妇女联合会
二〇二〇年三月

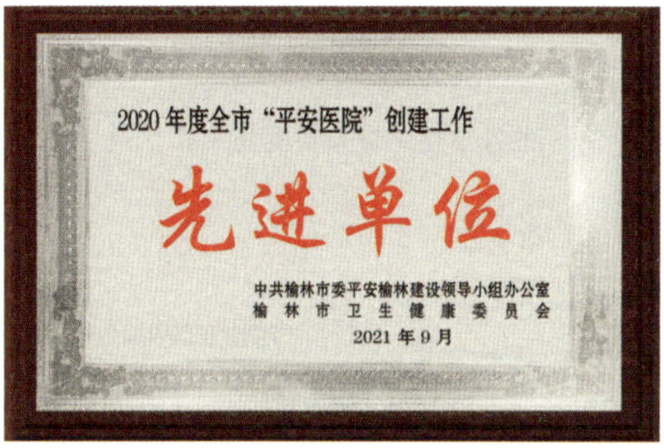
2020年度全市“平安医院”创建工作
先进单位
中共榆林市委平安榆林建设领导小组办公室
榆林市卫生健康委员会
2021年9月

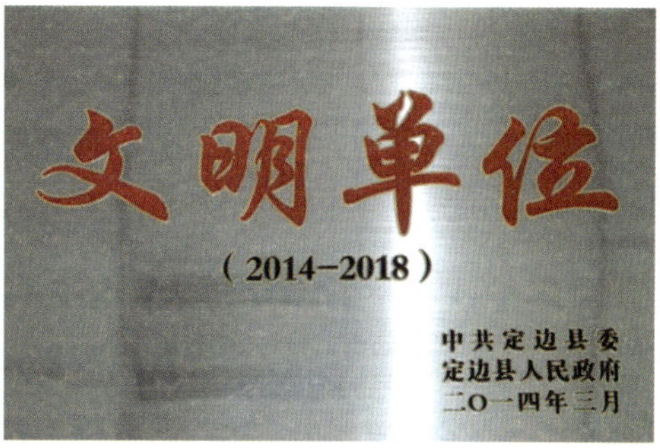
文明单位
（2014-2018）
中共定边县委
定边县人民政府
二〇一四年三月

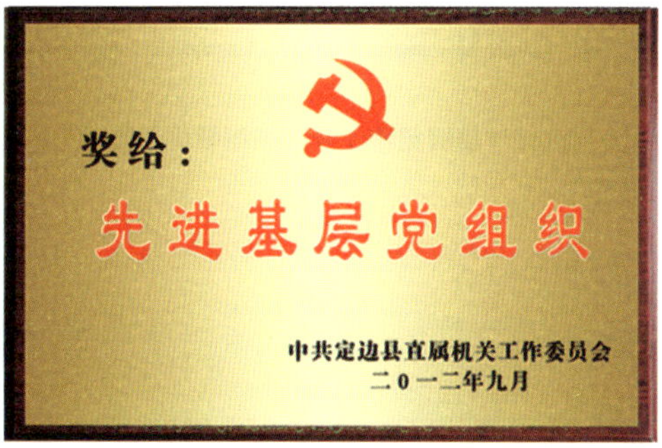
奖给：
先进基层党组织
中共定边县直属机关工作委员会
二〇一二年九月

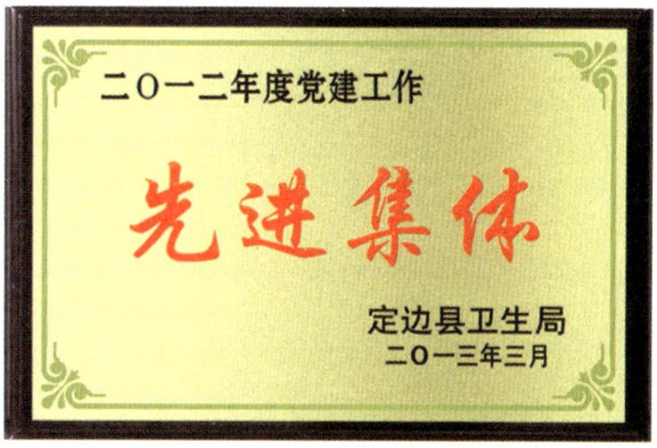
二〇一二年度党建工作
先进集体
定边县卫生局
二〇一三年三月

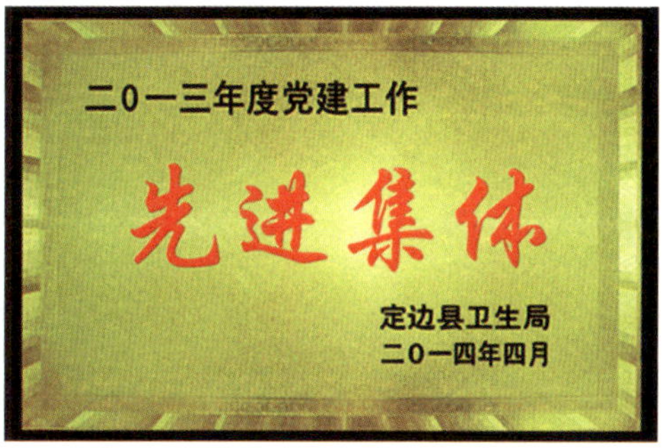
二〇一三年度党建工作
先进集体
定边县卫生局
二〇一四年四月

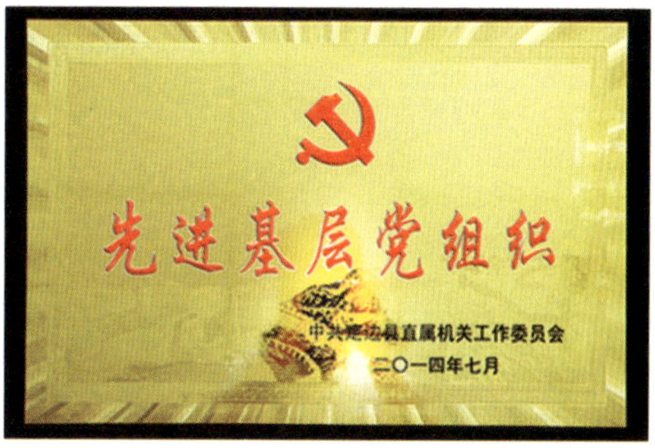
先进基层党组织
中共定边县直属机关工作委员会
二〇一四年七月

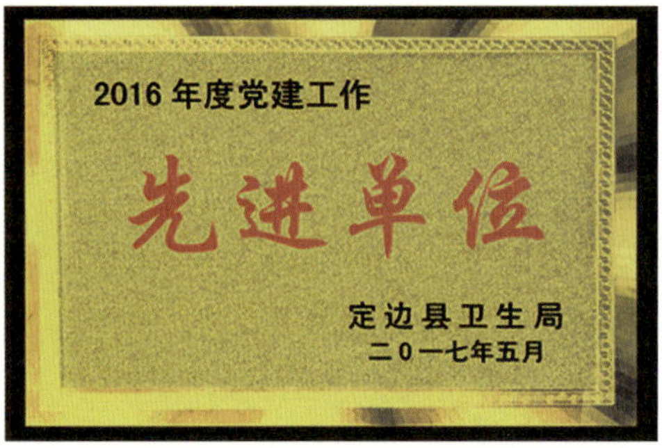
2016年度党建工作
先进单位
定边县卫生局
二0一七年五月

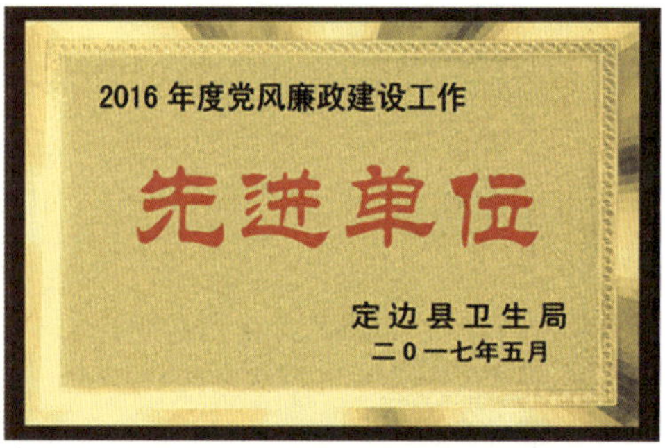
2016年度党风廉政建设工作
先进单位
定边县卫生局
二0一七年五月

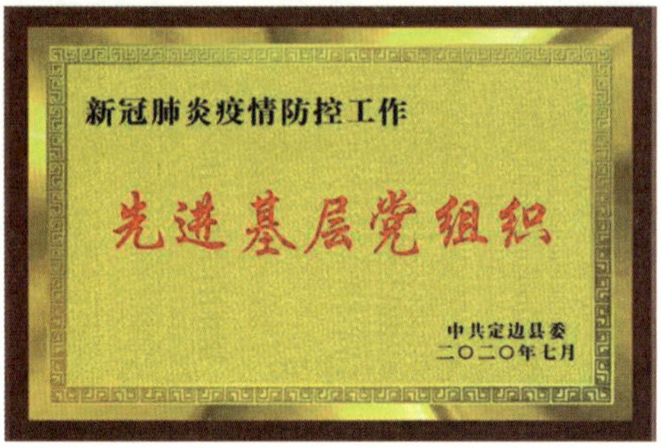
新冠肺炎疫情防控工作
先进基层党组织
中共定边县委
二〇二〇年七月

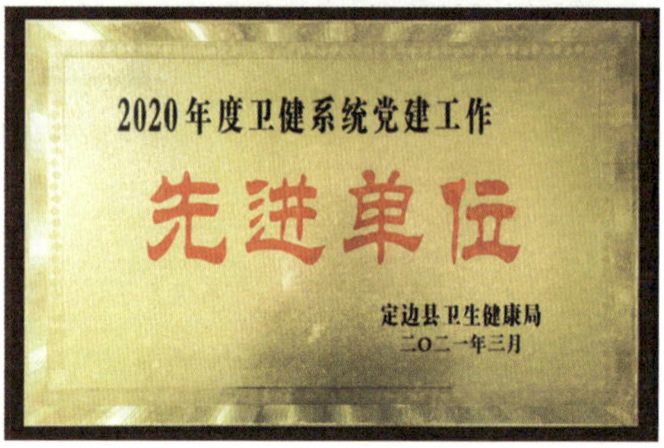
2020年度卫健系统党建工作
先进单位
定边县卫生健康局
二〇二一年三月

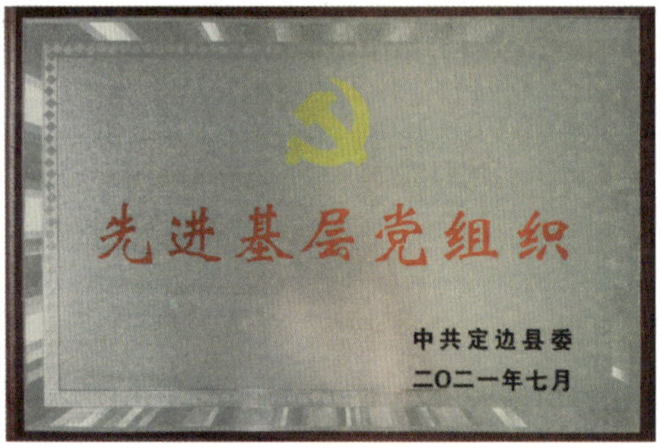
先进基层党组织
中共定边县委
二〇二一年七月

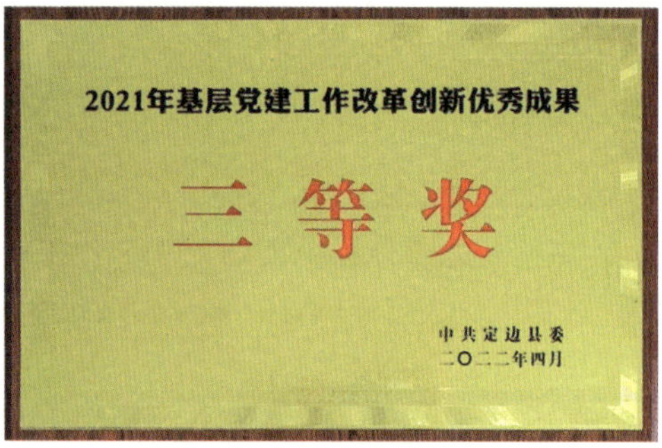
2021年基层党建工作改革创新优秀成果
三等奖
中共定边县委
二〇二二年四月

十一　采编资讯

(一)查 档

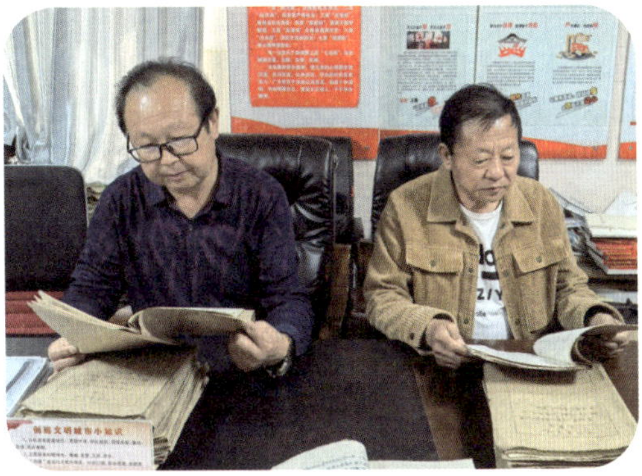

蒋峰荣(左)、刘湃(右)查阅档案资料

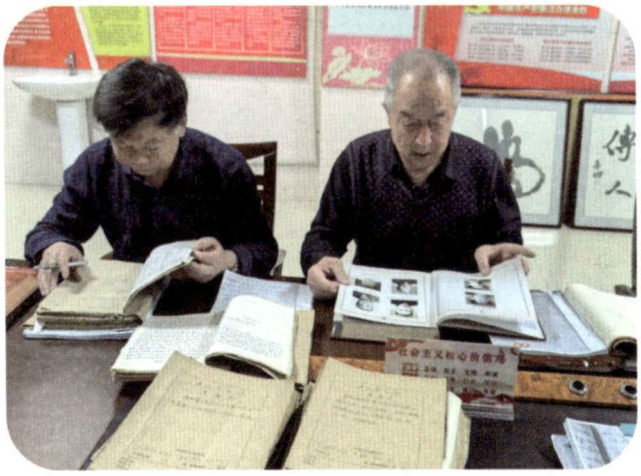

刘世雄(左)、曹忠明(右)查阅档案资料

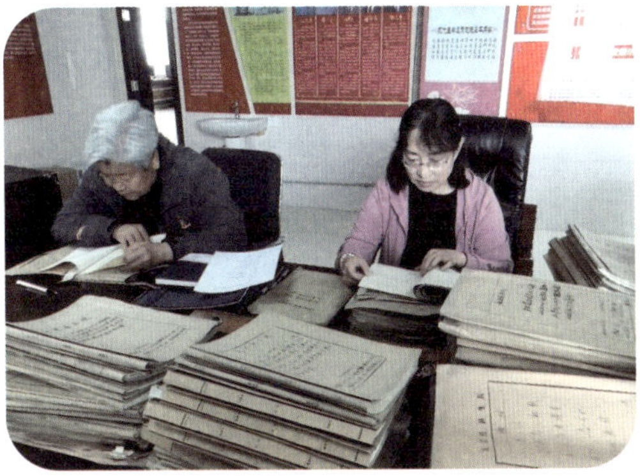

马占仓(左)、韩生燕(右)查阅档案资料

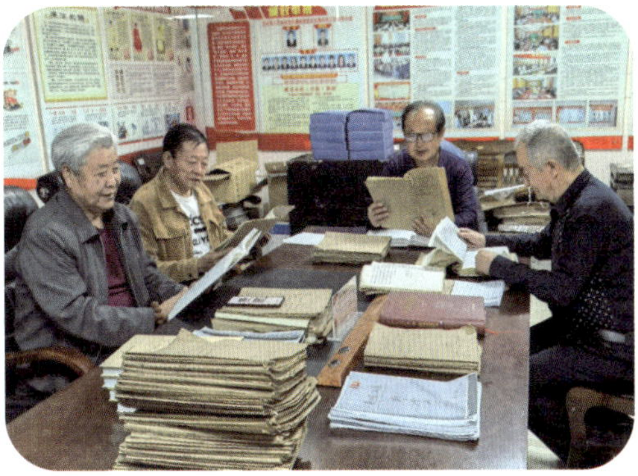

马占仓、刘湃、蒋峰荣、曹忠明核对档案资料

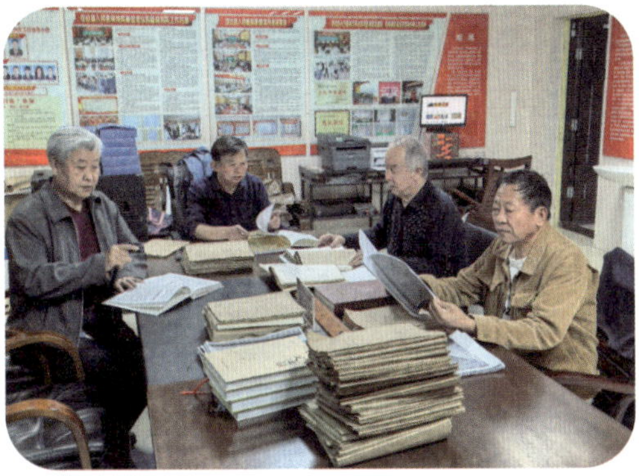

马占仓、刘世雄、曹忠明、刘湃核对档案资料

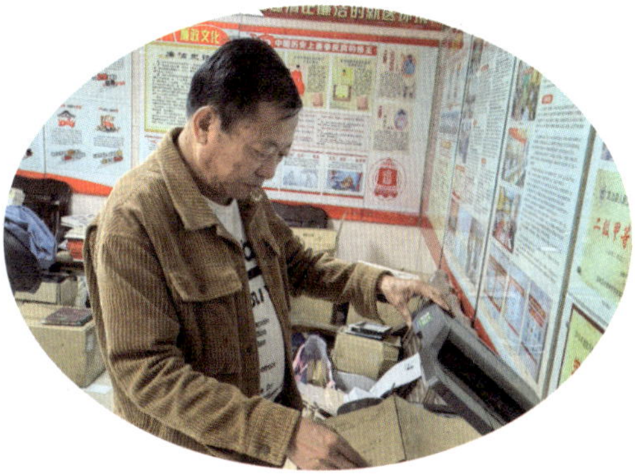

刘湃复印档案资料

(二)采 访

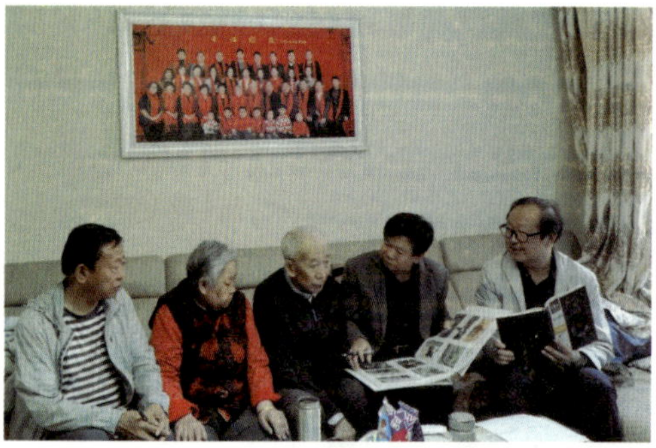

2021年5月20日,采访县医院原院长郭锦文(左三)
采访人:刘湃(左一) 蒋峰荣(右一) 刘世雄(右二)

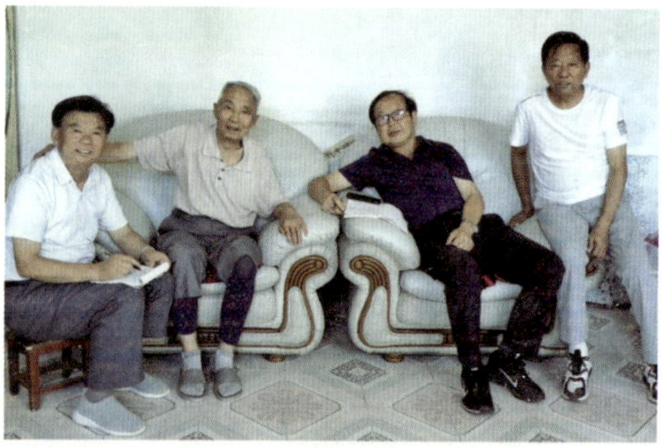

2021年8月15日,采访王荣昌(左二)

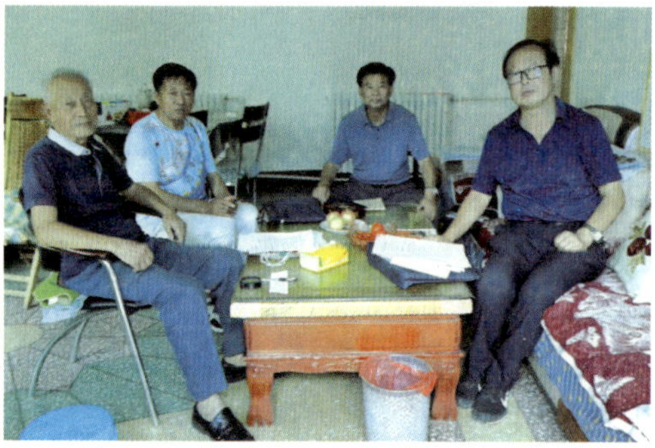

2021年8月17日,采访付福春(左一)

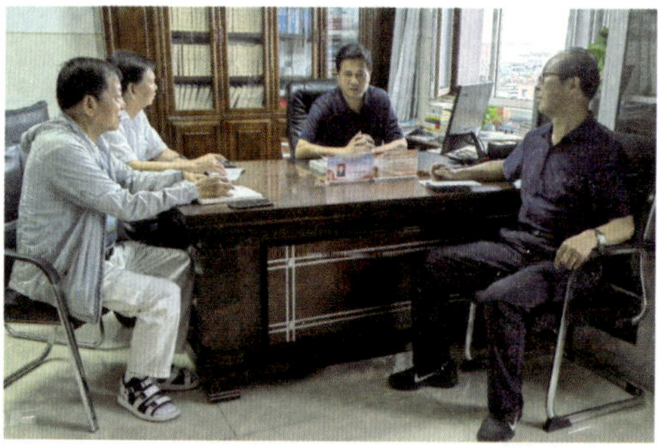

2021年8月18日,采访院长张少雄(中)

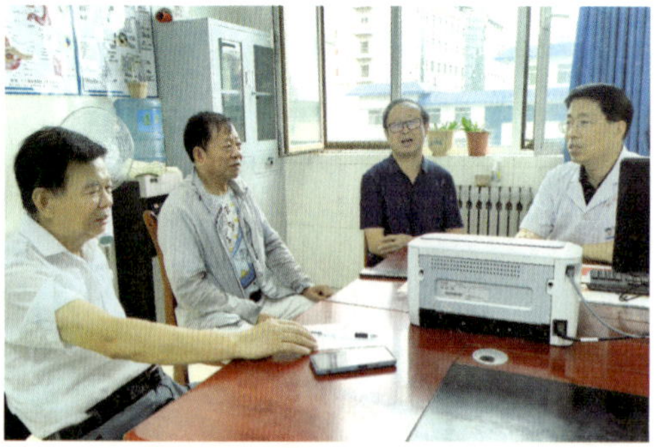

2021年8月18日,采访政协副主席、医院副院长丁海山(右一)

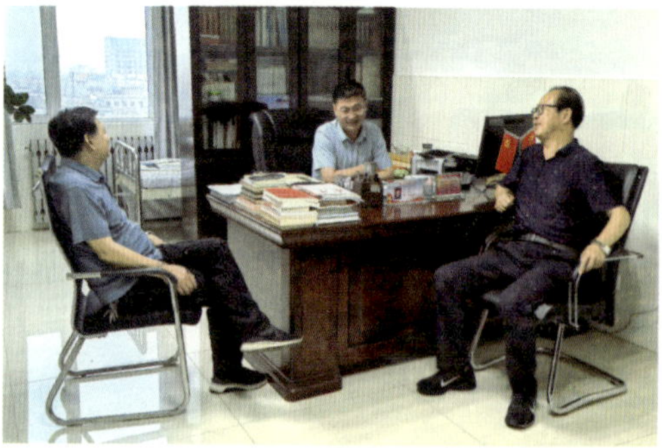

2021年8月20日,采访党委书记丁银山(中)

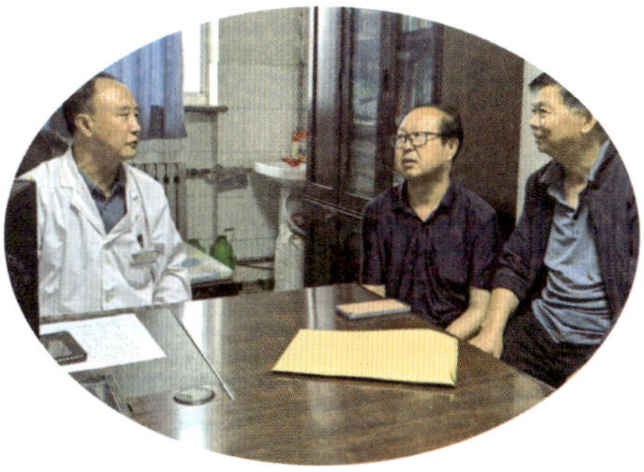

2021 年 8 月 21 日，采访原副院长韩世英（左一）

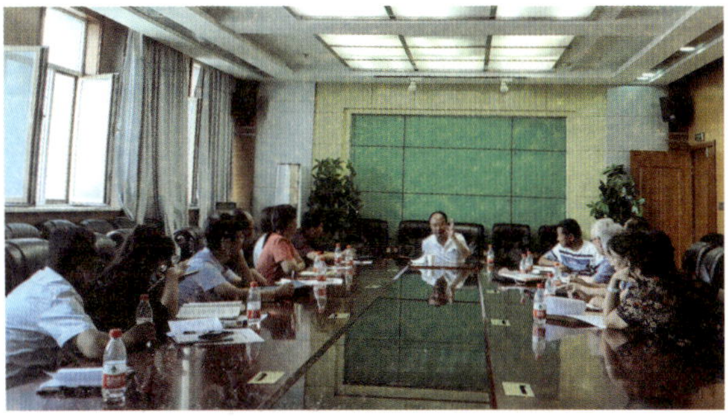

全体编辑人员在县医院医技大楼六楼会议室聆听副院长韩世英（中）讲述县医院的发展历程

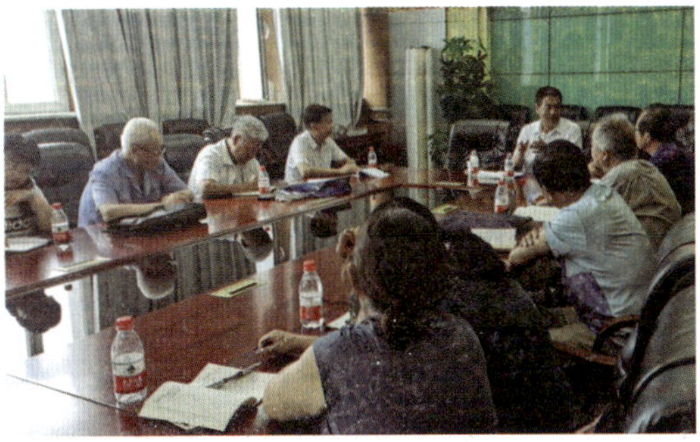

2021 年 8 月 22 日，全体编辑人员在县医院医技楼六楼听取县医院原院长杨继张（中）讲解县医院的发展情况

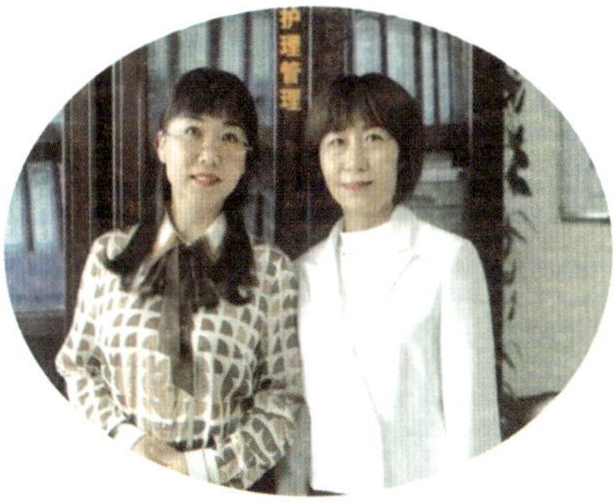

2021 年 9 月 23 日，王彦玉（右）采访县医院护理部主任李俐霞（左）

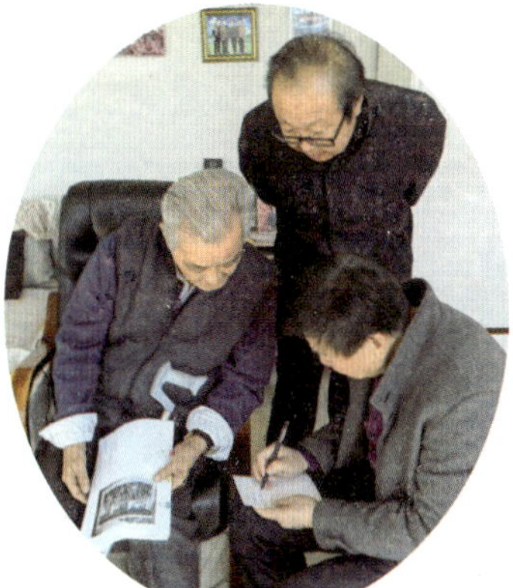

2021 年 11 月 15 日，采访老院长王全（左一）

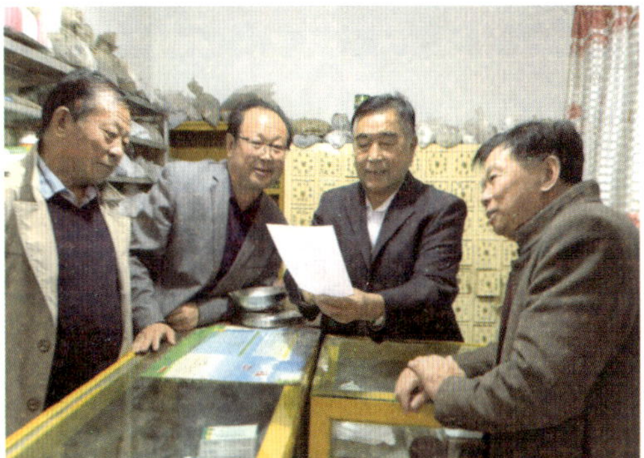

2021 年 11 月 20 日，采访赵云林大夫(左三)

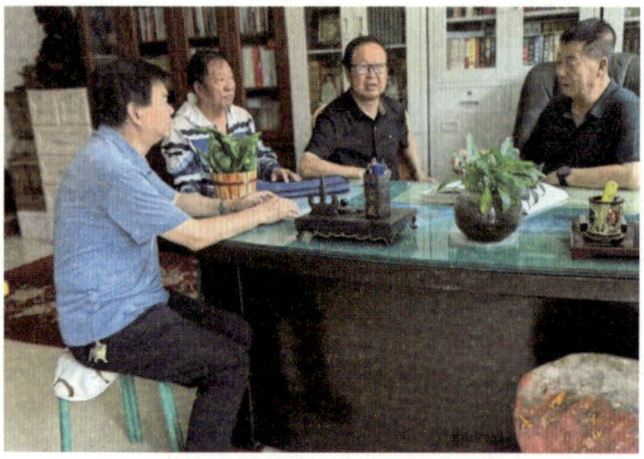

2022年8月,采访原榆林市卫生局局长崔志杰(右一)

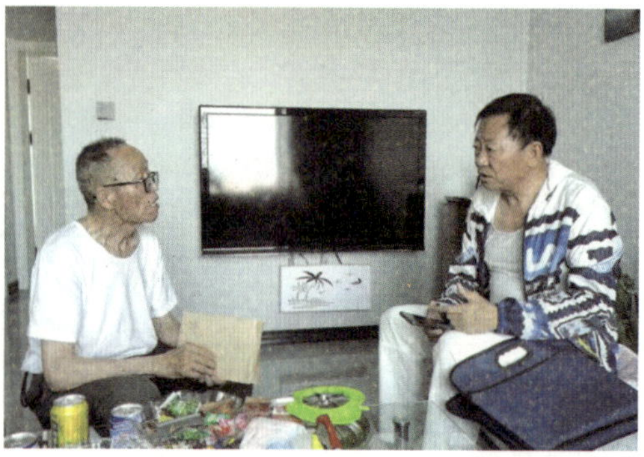

2022年8月,刘湃采访路茂槐之子路文科(左一)

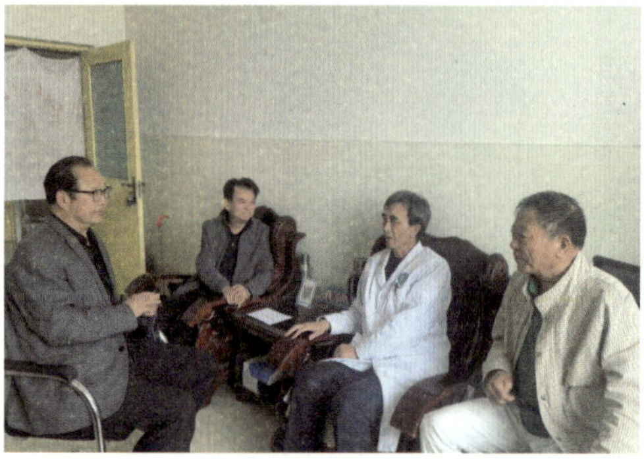

2022年10月,采访副院长贺伟(右二)

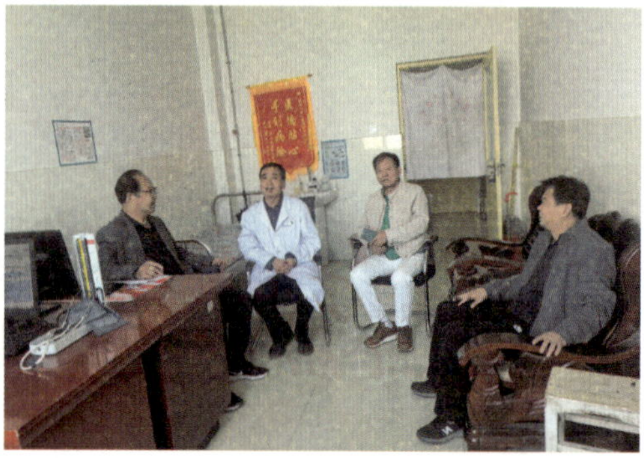

2022年10月,采访消化内科主任王旭升(左二)

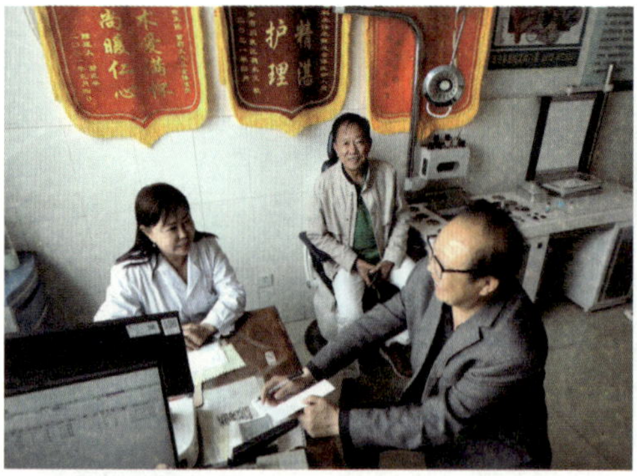

2022年10月,主编蒋峰荣(右一)采访耳鼻喉科主任王霞(左一)

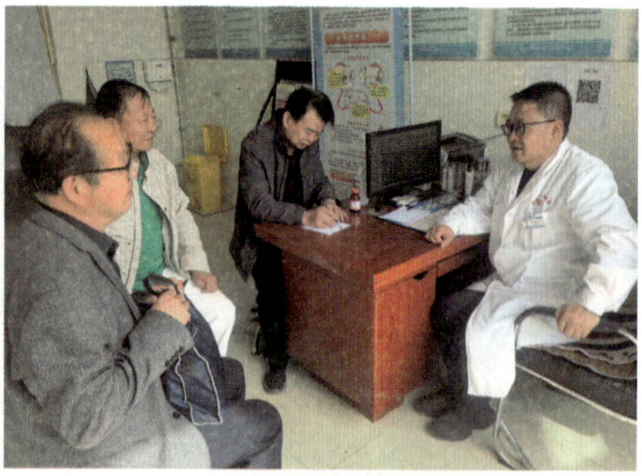

2022年10月,采访皮肤科主任张平顺(右一)

十二　编辑剪影

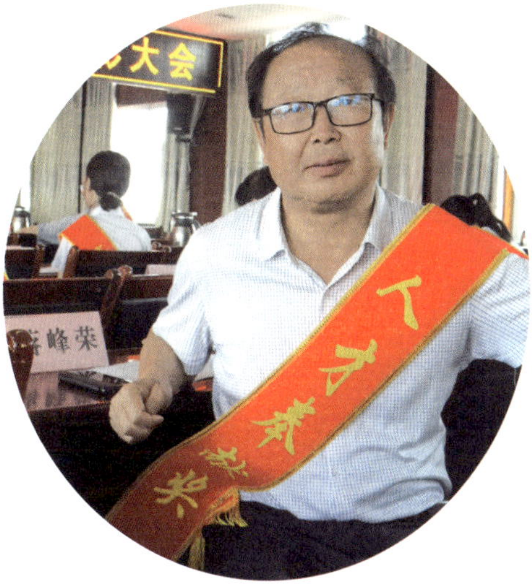

蒋峰荣，九三学社陕西省参政议政研究中心智库专家、陕西省作家协会会员、定边县“知联会”副会长兼秘书长、定边县作家协会副主席。定边县十四届人大代表、八届政协委员。受聘任定边采油厂法律事务工作室主任、定边脱贫攻坚指挥部及定边县信访局、定边县街道办等部门顾问。有三百余篇作品在数十种报刊发表，文艺专题片《书归正传》被文化部立项且拨付资金拍摄完成。作词歌曲《追赶好光景》被榆林市评为文化精品项目。主笔参与县委宣传部、文联组织创作的歌曲《白于山》《长城关》等。

主编数百万字的《白泥井镇志》《定边县扶贫志》《定边县幼儿园志》，主编《决战贫困》《图说中国脱贫攻坚——定边故事》《边城书谭》《一盐为定》《寻味盐州》等书籍。

被九三学社陕西省委、九三学社榆林市委授予“参政议政先进工作者”“思想文化建设先进工作者”等称号，被定边县委县政府授予“文化工作特殊贡献奖”“人才奉献奖”等荣誉。

《定边县人民医院志》主编，主要负责院志纲目策划，撰写“概述”“后记”，编撰“人物”等以及通篇宏观指导。

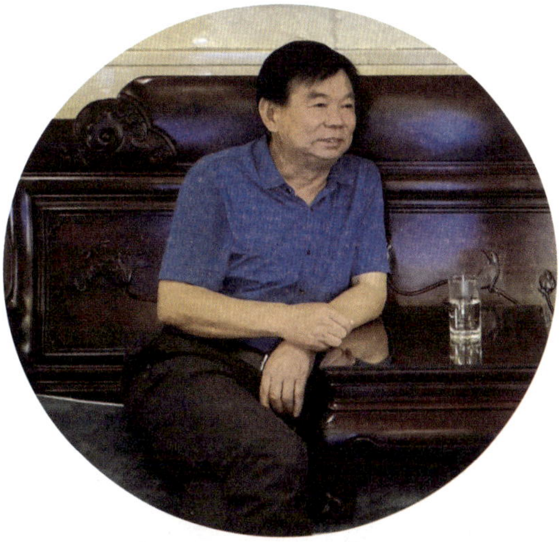

刘世雄，中共党员，大学文化程度，曾在定边中学、定边县教研室工作。中学高级教师，中国现代戏剧文学学会会员，榆林市影视剧家协会会员，定边县作家协会秘书长。

曾被评为“榆林市教科研工作先进个人”“陕西省‘九五’期间优秀教研员”。

创作有多篇戏剧和影视剧作品，并获奖。创作的院线电影《白于山之歌》于2021年7月在定边县境内开拍，并获得陕西省电影局专家的一致好评。

担任《定边县扶贫志》《定边县幼儿园志》常务副主编；参与完成《决战贫困》《一盐为定》等书籍。

《定边县人民医院志》常务副主编，主要负责编撰“中医科”“论文特辑”“职能部门和辅助科室”“人物”“图像志”以及全篇编纂修订等。

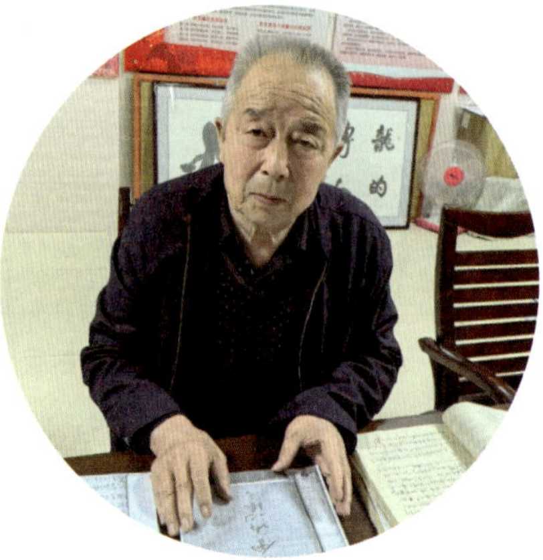

曹忠明，生于1951年，榆林老三届知青，1968年上山下乡到定边。定边县向阳小学原校长、书记，陕西省特级教师，榆林市优秀共产党员。《定边文库·民间文学艺术卷》《定边县向阳小学校志》《定边县志》《定边县幼儿园志》编辑。

《定边县人民医院志》常务副主编。主要编撰"内科""历任全体职工名单""离退休人员信息表""县医院在职人员信息表"等，以及通篇编纂修订。

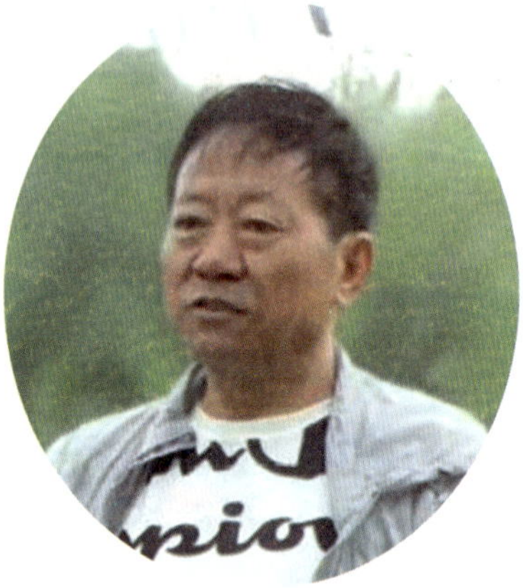

刘湃，警察，中国散文家协会会员，陕西公安作协会员，中国现代文学会陕北分会会员，定边书协、作协、影协理事。曾任县公安局纪委书记、政工督察室主任、督察长，县纪委委员。20世纪80年代开始文学写作，有70多篇散文作品散见于中、省、市级报纸杂志，出版由著名作家贾平凹题写书名，中国作协会员、全国公安文联秘书长、全国公安作协副主席、著名作家张策作序的散文集《我的三边》，散文《走三边》获中国散文华表奖。获市级散文征文三等奖两次。多篇作品被中、省、市级选录，入书、入志、入文库。2015年开始编纂志书，《白泥井镇志》总编、《定边县扶贫志》《定边县幼儿园园志》副主编，编辑《纪念抗战胜利70周年参战老退伍军人影像集》《决战贫困》《陈天宝摄影集》《边城书谭》《民歌集》《一盐为定》《寻味盐州》等书籍。《定边县人民医院志》编辑，主要负责编撰"创建与沿革""党政工作""荣誉""人物"等。

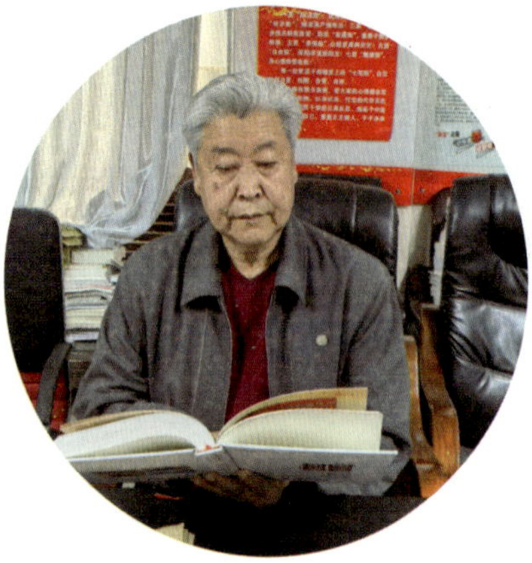

马占仓，生于1949年1月19日，1972年2月参加工作。县委史志办原副主任。曾经担任过《定边县志》《中国共产党定边县历史大事记》《定边县革命老区发展史》《白泥井镇志》等书籍副主编及《定边皮影戏》主编等编写工作。

《定边县人民医院志》编辑，主要负责查档和编撰"大事记"等。

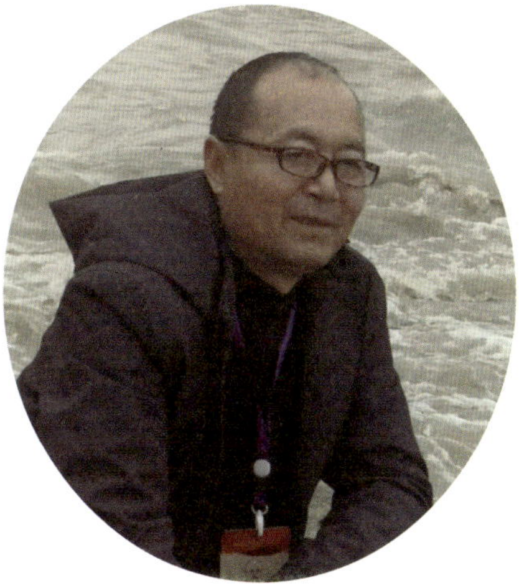

李世海，生于1970年，定边人，宁夏作协会员，在《小说界》《朔方》《芳草》《野草》《黄河文学》《三峡文学》等刊物发表过中短篇小说15篇。

《定边县扶贫志》《定边县幼儿园志》编辑，曾参与编辑《决战贫困》等书籍。

《定边县人民医院志》编辑，主要撰写“人物特写”文章。

汪生儒，笔名任雨，生于1945年，原籍陕西横山区，大学学历。定边县水资办原副主任。热爱文学创作，先后在省、市媒体发表通讯、小说、散文、诗歌近百篇。出版诗文集《秋韵白于山》《流金岁月》《治沙英雄石光银》《盐州古韵》《三边旧事》等。现为陕西省作家协会会员、榆林市诗词学会会员、榆林市作协会员、定边县作协理事、三边文研会理事、定边政协文史员、延安大学文学院客座教授。

《定边县人民医院志》编辑，主要编撰“外科”“口腔科”等。

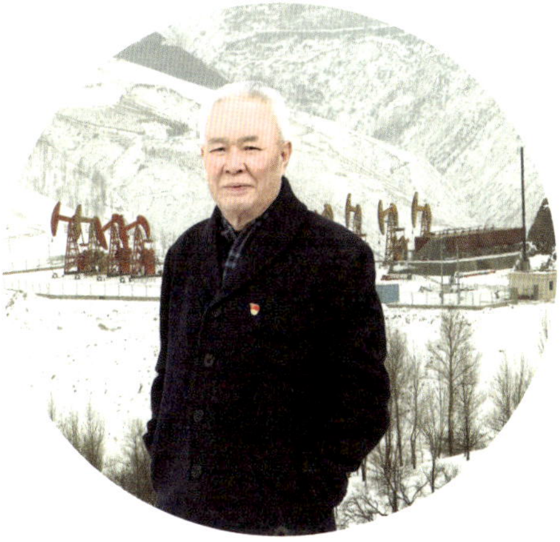

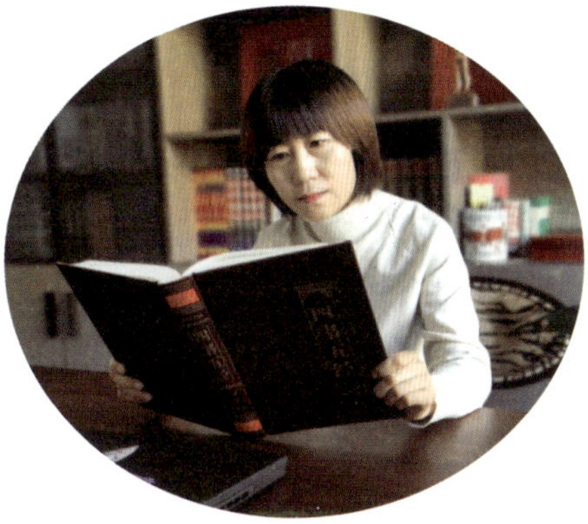

王彦玉，女，定边人，生于1977年7月，中共党员，本科学历，陕西省作家协会会员，在报刊发表多篇作品，出版散文集《一路向北》，曾参与编写《决战贫困》《定边县扶贫志》等书籍，现供职于定边县税务局。

《定边县人民医院志》编辑，主要编撰“急诊科”“住院部”等。

白晓梅，女，笔名白婧，原籍清涧县，现住定边县，榆林市作家协会会员，定边县作家协会会员；任《引领者文艺》编辑；曾在《延河》《渤海风》《陕北》《榆林日报》《中国现代文化报》等报纸杂志上发表散文、小说、诗歌多篇。

参与编写《定边县扶贫志》和《决战贫困》等书籍。

《定边县人民医院志》编辑，主要编撰“精神心理科”“疼痛康复科”“信息网络”等。

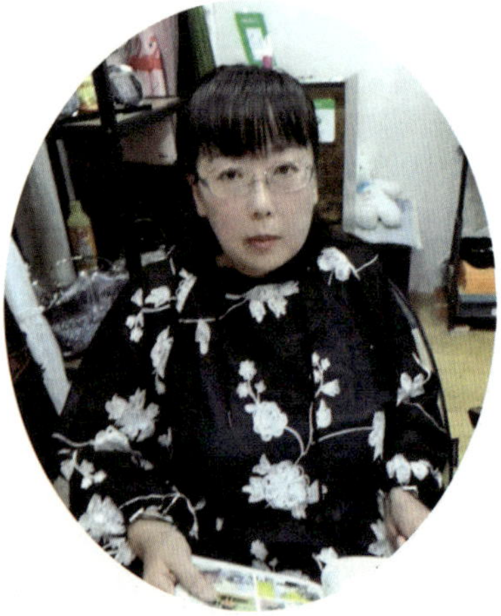

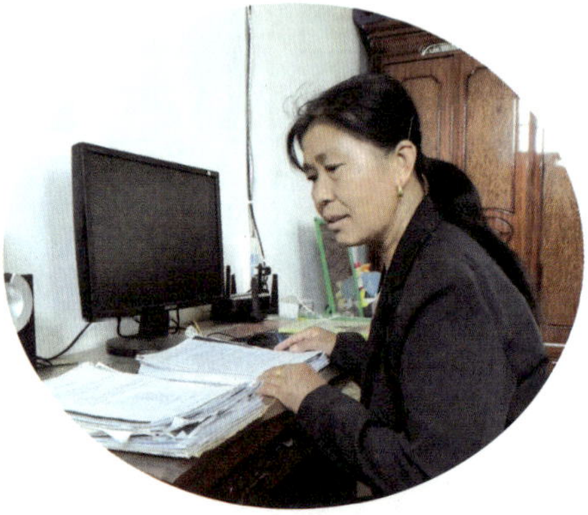

蒋润梅，女，生于1964年5月5日，定边镇十里沙人，榆林市作协会员，定边县作协会员，曾在市级刊物及地方刊物发表诗歌多首，且多次获奖。曾参与编辑《定边县白泥井镇志》。

《定边县人民医院志》编辑，主要编撰“妇产科”“儿科”“皮肤科”“感染科”“医务科”“医疗设备”等。

蒋彩云，女，生于1963年2月9日，中共党员，大专学历，一级教师。1991—2002年先后任蔡马场小学、蔡马场北校校长；2003年至2011年任光银希望小学校长；2012年在定边镇学区工作。

《定边县人民医院志》编辑，主要参与查档和编撰“手术麻醉科”等。

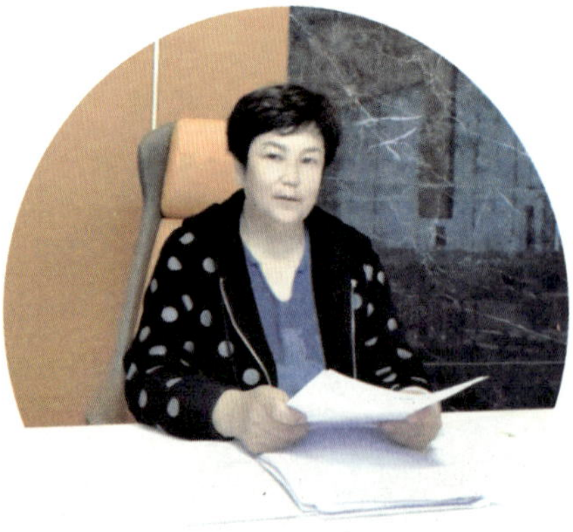

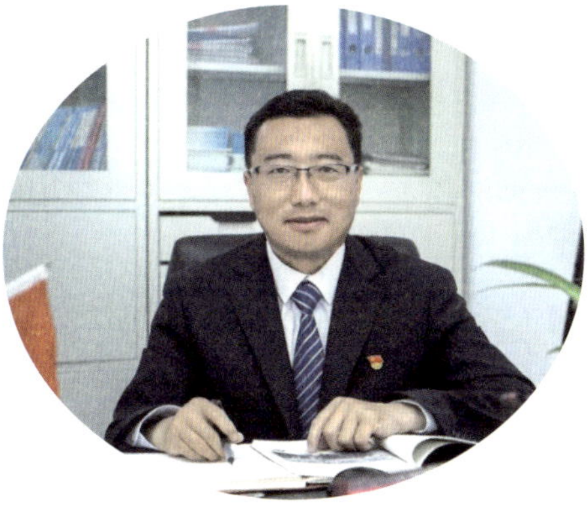

曹勇，生于1979年，中共党员，本科学历，高级教师。

在《定边报》上发表《点赞是一种美德》《爸爸的甜蜜事业》《红柳轶事》《读书是一场虔诚的修行》等散文；在地方刊物上发表散文《行走在秋的记忆中》。曾参与编写《决战贫困——定边县精准扶贫故事集》等。

2022年被建设书香定边指导委员会办公室评为县级“优秀阅读推广教师”，被县总工会评为“2021年工会工作先进个人”。

《定边县人民医院志》编辑，主要编撰“眼科”“耳鼻咽喉科”“院际交流”等。

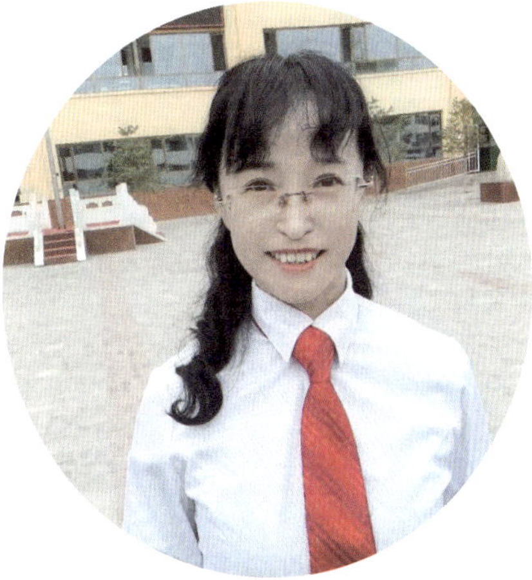

赵清卉，女，大学本科学历，中共党员，教育工作者。定边县作家协会会员，县融媒体中心特邀记者。曾任《定边县扶贫志》编辑。

《定边县人民医院志》编辑，主要编撰“CT室”“超声科室”“检验科室”“放射科室”“核磁共振科室”等。

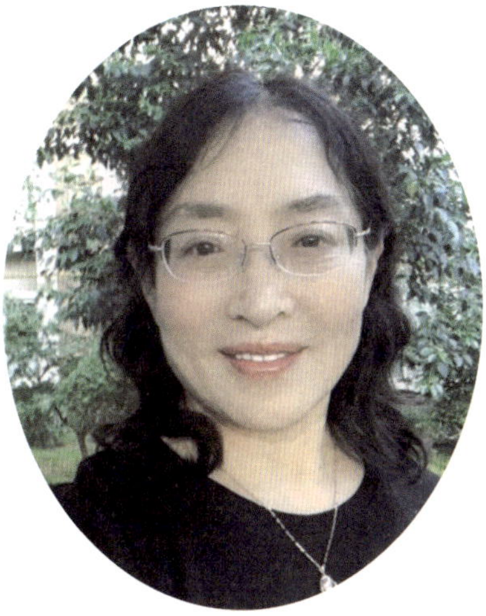

韩生燕，女，生于1962年，横山区人。小学高级教师。热爱本职工作，多年为农村教育事业奉献爱心，多次获先进教师荣誉称号，先后担任蔡马场小学校长、西园子小学校长；2005年，被聘为中教所教研教改研究员；2007年，调定边县定边镇学区工作。

宁夏诗词学会会员，榆林诗词学会会员。对联、古体诗词等发表于西吉等刊物。2021年，第三届文曲星杯诗词创作大赛，《浪淘沙·麻黄湖》获一等奖。

曾任《定边县白泥井镇志》《定边县扶贫志》《定边县幼儿园志》编辑。

《定边县人民医院志》编辑，主要参与查档和编撰“医疗机构的设施与变化”“保卫科”“后勤保障基础设施建设”等。

附　录

一、特 载

定边医疗战线的引领者

——记定边县人民医院院长张少雄

张少雄，男，汉族，1965年10月生，中共党员，1989年西安医科大学毕业后，分配到定边县人民医院外科工作，现任定边县人民医院院长。从医三十余载，他爱岗敬业、无私奉献，医术精湛、精益求精，始终坚守在临床、教学一线，以厚德尚道诠释大医精诚，以医者仁心护佑百姓健康，以远见卓识引领医院发展。

由于工作业绩突出，2001年被榆林市卫生局授予“2000年度白求恩精神奖”；2003年荣获陕西省委组织部颁发的抗击“非典”“共产党员胸章”；2005年被榆林市委、市政府评为“榆林市劳动模范、先进工作者”；2010年被榆林市科学技术协会专家评审委员会确定为“首批榆林市优秀科技人才专家”；2015年被陕西省卫计委授予“陕西省三秦优秀院长”荣誉称号；2016年被榆林市委授予全市“优秀共产党员”荣誉称号；2021年被中共陕西省委授予“建党百年——陕西省优秀共产党员”荣誉称号。曾任定边县人大代表，现任榆林市党代表、榆林市人大代表。

心系家乡，矢志不移，无怨无悔的奉献者

张少雄生长在从事教育工作的知识分子家庭，从小就受到良好的家庭教育，立志从医，用医学救济苍生。1989年以优异的成绩毕业于西安医科大学医疗系，按他当时的条件完全可以留校任教，或者到条件优越、待遇优厚的省级医院工作。但生长在定边又受到高等教育的张少雄深爱着家乡，深知养育他的定边仍贫穷落后、缺医少药。他怀着对家乡人民的一片赤诚之心，毅然决然回到定边，为家乡的健康事业奉献自己的智慧和力量。他的大学同学大都在地市级以上医院工作，但他矢志不移。

钻研医术，精益求精，外科领域的带头者

张少雄刚分配到定边县人民医院外科工作时，正遇外科青黄不接、人才外流的窘况，学有所长的外科骨干纷纷外流，外科工作严重滑坡，处于低谷。面对各方面条件和设施极差的工作环境，他没气馁、不抱怨，大胆地把新知识、新技术运用于临床，使自己在工作实践中迅速成长。特别是1995—1996年师从著名外科专家秦兆寅、黎一

鸣二位导师和左天增教授，使他的专业技术水平迅速提高。短短几年，他就成长为医院外科的学科带头人、顶梁柱。在他带动下，医院外科乃至全院整体医疗技术水平已达到或超过了“二甲”医院标准，他在普外、胸外、肿瘤外科、肝胆外科等方面已成为全县最年轻、最有声誉、最杰出的技术权威。

敢为人先，勇于开拓，技术创新的先行者

多年来，他完成各种手术近万例，其中小切口胆囊切除术5000余例、腹腔镜“单孔双视免气腹腔镜胆囊切除术”600余例。他积极引进新技术，开展新技术项目30多个，全胃切除空肠代胃术、食道癌和直肠癌根治术、胰腺肿瘤切除术、半肝切除术等大型手术，填补了定边县外科领域的多项技术空白，新技术项目的开展和运用为医院可持续发展奠定了基础。2010年10月，他主持开展的“一孔双视免气腹腔镜胆囊切除术” 荣获榆林市第四届科技调研成果二等奖，该技术开创了医院微创外科手术的新领域，当时在国内处领先水平。2015年，他完成的“脂肪酸合酶在肝癌中的表达及其对肝癌生物学特性的影响”获陕西省和榆林市科学技术成果奖。

不忘初心，履职尽责，百姓健康的守护者

1997年，张少雄加入了中国共产党。多年来，他忘不了党旗下的誓言，始终用党员的标准严格要求自己，以身作则，模范带头，自觉抵制不正之风，拒收红包、谢绝吃请，是全院医务人员的楷模，是医院的一面旗帜。“作为一名医生，不仅要有精湛的医术，更要有医者德为先的高尚情操”这是他的一贯宗旨。他常讲：作为一名白衣战士，病人的早日康复就是对自己工作的莫大回报；对病人，不分贫富贵贱，一视同仁、真诚相待；不论白天黑夜、刮风下雨，还是节假日，只要有病人找，随叫随到。他收到患者送的锦旗、镜框、感谢信等几百件，其中一块牌匾上金光闪闪地嵌着“医高德更高高风亮节，身洁心更洁浩然正气”，这正是一名共产党员、一名医者爱岗敬业、无私奉献的真实写照。

科技兴院，拓展业务，医疗改革的践行者

他大力实施“人才兴院”战略，为缓解医院人才匮乏问题，通过请进来、送出去、加强院内培训、鼓励继续教育、招聘医学本科生（已招聘310多人）、高薪引进高级技术人才（已引进5人）等方式，培养了一批学科带头人和技术骨干，打造了一支医德高尚、技术过硬、服务优良的医疗团队，不断提升医疗服务质量和技术水平，攻

坚克难，重点突破，不断开展新技术新项目，打造区域专科特色和品牌优势，提升医院综合服务能力和核心竞争力，越来越多的有为青年和有志之士在定边县人民医院找到了自己的发展平台与用武之地。首先细化科室设置，使专科更专更精，体现了医院服务不断向专科专业方向发展；其次加强腔镜中心、介入科、眼科、骨科、疼痛康复科等专科建设，使专科业务更精更专，争创区域特色专科；已建成胸痛中心、卒中中心和创伤中心，全面提升医院大病救治能力，最大程度地满足当地群众就医需求。

在他的努力下，医院先后与北京、西安、宁夏、江苏、延安等10多家“三甲”医院建立业务技术协作关系和医联体对口帮扶关系，通过与上级医院的交流合作和技术下沉（远程会诊），引入先进的管理理念和医疗技术，全力打造定边县及周边地区医疗特色优势，患者转诊率明显下降，很多疑难、危重患者可就近就医，既免除了因医院条件限制被迫外出就医的诸多不便和额外费用，又使广大群众就近享受“三甲”医院专家高水平的医疗服务，解决了老百姓“看病远、看病难、看病贵”问题，同时也有利于补齐医院发展短板，有效提升医院的医疗水平和综合实力，进一步推动定边县医疗卫生健康事业的全面发展。

以身作则，标杆示范，正向能量的传播者

榜样的力量是无穷的。他充分发挥党员领导干部的模范带头作用，在政治理论、思想素质、工作作风、技术水平、服务态度、廉洁行医等方面处处以身作则、率先垂范，成为大家学习的榜样和楷模。

2005年4月，被中共榆林市委、市政府评为“榆林市劳动模范、先进工作者”；2011年以来，多次被评为“全市卫生工作和医院管理工作先进个人”；2015年12月，被陕西省卫生和计划生育委员会评为“三秦优秀院长”，成为全省10位获此殊荣者之一；2016年5月，获得南开大学医院管理专业硕士学位；2021年7月，在“陕西省学习贯彻习近平总书记‘七一’重要讲话动员大会暨‘两优一先’表彰大会”上荣获“建党百年——陕西省优秀共产党员”。作为建党百年——陕西省优秀共产党员，应邀出席榆林市和定边县庆“七一”表彰大会，先后在县医院、县公安局、县直工委、县医疗保障局讲党课（“七一”重要讲话精神宣讲）；2021年8月，全国第十四届运动会和残特奥会圣火来到“塞上古城”——榆林，院长张少雄很荣幸成为67名火炬手之一，作为第47棒火炬手圆满完成了圣火传递这项神圣而光荣的任务；2022年7月，陕西省第十七届运动会火炬传递在定边站举行，张少雄作为45名火炬手的一员，圆满完成了第10棒火炬传递任务。

多年来，他洁身自好，一身正气，不论当医生还是当院长，始终坚持正向引领，充分发挥标杆示范作用和典型带动作用，在医院内部起到了良好的表率作用和导向作用，教育激励广大医务人员爱岗敬业、无私奉献，立足本职、扎实工作，遵纪守法、廉洁行医，争做群众满意的健康卫士，为推动医院卫生健康事业高质量发展做贡献。

抢抓机遇，务实创新，医院发展的谋划者

医院整体搬迁。多年来，县医院因占地面积小（20多亩）、建筑年代久、设计不合理、医疗用房不足、业务发展受限等原因，远不能满足广大群众的就医需求，也严重制约医院可持续发展。为了长远考虑医院事业发展，张少雄院长提出了医院整体搬迁计划，经县委、县政府批复，医院整体搬迁项目按照三级乙等医院标准建设，并于2020年6月3日正式开工，计划于2023年竣工并正式投入使用。新建医院占地13.4万平方米（201亩），总建筑面积95678平方米，总投资6.71亿元。定位打造辐射陕甘宁蒙四省（区）七县（旗），功能设施完善、医疗设备先进、技术力量雄厚、服务质量较高的现代化综合医院，力争2025年前顺利通过“三乙”评审。医院迁址新建项目完成后，能极大地改善定边县及周边地区人民群众的看病就医条件，可从根本上解决群众“看病难”的问题，对加快健康定边建设、推动全县卫生健康事业高质量发展意义重大。

医共体（紧密型）建设。根据医改要求，按照县委、县政府及卫健局总体部署，县医院与县妇保院及13家乡镇卫生院组建医共体，其中与安边、白湾子、街道办3家卫生院组建了紧密型医共体，运行良好，深受当地群众欢迎和好评。为深入推进医共体建设，张少雄院长心中早有谋划，在进一步完善医共体管理措施和信息化建设的基础上，将与13家乡镇卫生院全部建成紧密型医共体，结合实际，逐步在医共体内建立心电中心（13家医共体已建成）、影像中心（3家紧密型医共体已建成）、信息中心、远程会诊中心、消毒供应中心、检验病理中心等，通过保持“四个不变”、实施“八个统一”、强化“五项措施”，全面提升基层卫生院的服务质量和技术水平，满足当地及周边地区广大群众的就医需求，有效缓解群众“看病远、看病难、看病贵”的问题，推动基层医疗卫生事业健康发展。

加强重点专科建设。在建成“三大中心”的基础上，加快建设危重孕产妇救治中心、新生儿救治中心、肿瘤中心等，提升危重孕产妇、新生儿及肿瘤患者救治能力。张少雄院长结合医院实际，将分步申请麻醉科、疼痛康复科、妇科、心血管内科、普外科、神经内科等专科为市级乃至省级重点专科。同时计划开展支气管镜、脑血管支

架造影、胃肠镜下治疗等新技术项目，力争在医疗质量和技术水平方面取得新的重大突破，一批新技术、新项目达到市内领先或市内一流水平。

实行医院去行政化管理。按照《定边县公立医院去行政化改革工作方案（试行）》，经县委常委会和政府常务会研究通过，取消县级公立医院行政级别，医院领导无行政级别，实行去行政化管理，建立以院长为代表的医院行政班子，作为医院管理的执行机构，院长及副院长实行聘任制，推进院长职业化、专业化，落实医院独立法人地位和自主经营权。为了使县医院整体搬迁项目如期完成并顺利通过"三乙"评审，为了医药卫生体制改革特别是医共体建设工作的连续性，为了县医院乃至全县卫生健康事业持续快速发展，2022年1月，经县医管委研究决定，报县委常委会、政府常务会审议通过，正式聘请张少雄任定边县人民医院院长。医院去行政化管理对于深入推进公立医院改革、全面落实新时代卫生健康工作方针、实施健康中国战略意义重大，使医院在落实现代医院管理制度方面迈出新步伐、走向新征程。

激情与汗水铸造过去，改革和创新成就未来。张少雄"医"心向党、"医"心为民，牢记党的教诲和入党誓词，恪守全心全意为患者服务的宗旨，遵循让患者满意的行为准则，他把汗水和热血洒在这片挚爱的黄土地，把青春和努力献给了定边人民，用数十年如一日的坚守，书写着甘于奉献、强医为民的医者情怀！

盐州杏林第一刀

——定边县人民医院院长张少雄特写

当年称意须为乐，不到天明未肯休

定边，盐州故邑。张少雄，定边县人民医院院长，享誉周边地区的外科大夫，群众赞他为"杏林第一刀"。

张少雄永远记得，1989年7月，他第一次走进定边县人民医院时，看着二层门诊楼，白瓷砖和蓝色玻璃有点耀眼，他又转身看县医院大门，弓形钢筋上刷着白漆，上面有"县医院"三个大字，大门靠南是住院部的二层楼，旁边是全院职工的自行车车棚，里面全是各式各样的自行车，他既高兴又忐忑——高兴的是，一个刚从西安医科大学医学系本科毕业的学生，要到家乡的医院工作，为家乡的父老乡亲治病，亲朋好友知道了，肯定很高兴；忐忑的是，从走进县医院那天起，一切要从零开始，不知道自己会面对什么样的机遇和挑战。他没有想到，随后县医院门诊大楼、行政大楼等基础设施会相继建成，更没有想到，他会担任定边县人民医院院长兼书记，还会当选市人大代表、陕西省肿瘤协会委员、《中华医学研究杂志》编委等职务。

当时县医院外科面临青黄不接、人才外流的窘况，好多学有所长的外科大夫纷纷外调，外科工作严重滑坡，处于低谷。县医院院长王白石知道他生长在从事教育工作的知识分子家庭，从小就受到良好的家庭教育，并以优异的成绩毕业于西安医科大学医疗系，按他当时的条件完全可以分配到西医大任教，也可以到条件优越、待遇优厚的省级医院工作，或者只要他同意，完全可以去沿海那些改革开放排头兵的大城市医院工作。院长王白石问他为什么回到定边，他说他深深地爱着家乡，深知养育他的定边贫穷落后、缺医少药。他怀着对家乡人民的一片赤诚之心，毅然放弃了享有优厚工作待遇的机会回到定边，为家乡父老的健康事业贡献自己的智慧和力量。院长很欣慰，立即安排他到外科工作。

见完外科同事，中午下班时间，他从医院出来，看着医院外的街道上铺的青砖，小笼包子店外的热气滚滚而起，从理发店屋顶上漫下来，街上的灰尘显得更厚了些。街道两旁多是起脊房，青砖青瓦，泛烟熏色，风渍雨垢，偶尔看见新盖的二层楼，白光闪闪，像草丛里刚开的花朵，他心里充满了一种新的、蓬勃向上的力量。等到第二天上班了，他面对各方面条件和设施极差的工作环境，不气馁、不抱怨，把全部精力用在为病人服务上。他一边工作，一边坚持钻研外科专业知识和各项操作技能，始终把医学理论与工作实践紧密地结合起来，大胆地把新知识、新技术用于临床工作中，使自己在实践中迅速成长。特别是1995年、1996年两次在西安医科大学二附院和省肿瘤医院进修普外和胸外，并在著名的外科教授秦兆寅、黎一鸣二位导师和肿瘤医院左天增教授的直接培养和指导下，他的专业技术水平迅速提高。短短几年，他就成为定边县人民医院外科的学科带头人、顶梁柱。在他带动下，县医院外科乃至全院整体医疗技术水平已达到或超过了“二甲”医院标准。他在普外、胸外、肿瘤外科、肝胆外科等方面已成为定边县最年轻、最有声誉、最杰出的技术权威。

路漫漫其修远兮，吾将上下而求索

从上班那天开始，他就给自己立下了铁一般的纪律：“作为一名医生，不但要有精湛的医术，更要有医者德为先的高尚情操。”在本职岗位上干了八年后，也就是1997年，他光荣地加入了中国共产党。多年来，他忘不了自己在党旗下的誓言，始终用党员的标准严格要求自己，处处起模范带头作用，自觉抵制不正之风，拒收红包、谢绝吃请，是全院医务人员的楷模，是医院的一面旗帜。在工作中，他严把廉洁关，努力做到洁身自好，一尘不染。要求别人做到的，自己首先做到，要求别人不做的自己坚决不做，并坚持与患者换位思考。有一名患者因车祸住进医院，病情危重，预计医疗费用需1万多元，但患者家庭困难，1万多元的医药费对于患者家庭无疑是天文数字，于是他几次与其他医师会诊研究，调整诊疗方案，既保证病人得到了有效治疗，又千方百计降低医疗费用，使患者及时得到了救治，挽救了生命。他收到患者送的锦旗、镜框、感谢信等几百件，其中一块牌匾上金光闪闪地嵌着“医高德更高高风亮节，身洁心更洁浩然正气”，表达了患者的共同心声，也是他爱岗敬业、无私奉献的真实写照。

他常讲，作为一名白衣战士，病人的早日康复就是对他工作的莫大回报。对病人，他不分贫富贵贱，一视同仁、真诚相待。他始终保持平易近人、热情周到的工作态度。作为一名医生，他总是把病人放在第一位，为了病人，他废寝忘食、以院为家。只要科里有危重病人，他总是在医院留守病房，严密监测病人病情变化，随时调整治疗方案。他心里只有工作和病人，唯独没有自己和家人。为此，妻子常常抱怨他，他总是说：“那么多病人把命交给我，我能不操心吗?”时间久了，当妻子的也理解了丈夫。不论白天黑夜，不论刮风下雨，还是节假日，只要有病人找，他随叫随到。

三十多年间，他完成各种手术近万例，其中小切口胆囊切除术5000余例、腹腔镜“单孔双视免气腹胆囊切除术”600余例。他积极引进新技术，组织开展30多个新技术项目，全胃切除空肠代胃术、食道癌和直肠癌根治术、胰腺肿瘤切除术、半肝切除术等大型手术填补了定边县外科领域的多项技术空白。2010年由他主持开展的腹腔镜“单孔双视免气腹胆囊切除术”开创了医院微创外科手术的新领域，该技术获榆林市科技成果二等奖，技术应用在全国处领先水平，新技术项目的开展为县医院的可持续发展奠定了基础。

忽如一夜春风来，千树万树梨花开

他凭着一颗爱病人的心，也凭着对救死扶伤职业的忠诚担当，在百忙中，他挤出时间如饥似渴地学习医学高深理论知识，潜心钻研业务，不断总结经验，不断提高技术水平。这使得他很快成为学科带头人，带动并感染了全科及至全院医务人员。他撰写的论文《肝包虫病手术158例体会》《胆囊切除术109例体会》《腹部交通伤121例诊治体会》《外伤性脾破裂79例体会》等论文在《现代中西医结合》杂志上发表，《胆总管后壁夹层结石1例》在《中国普通外科杂志》上发表，《外伤性脾破裂79例诊治体会》在《美国中华医学与管理》杂志上发表，并获优秀论文奖。2005年，他被评为榆林市劳动模范。在他的影响和带动下，先后有副院长贺伟同志获榆林市“五一劳动奖章”；护理部主任李俐霞同志被评为榆林市“城乡妇女岗位建功先进个人”、定边县劳动模范、定边县第三届“十大杰出青年”、县优秀政协委员；麻醉科主任延柏文同志被评为首届榆林好人“最美医生”等等，医院集体个人荣誉纷至，花环烂漫。他先后推荐韩世英、王旭升、王磊等同志参加“医技标兵”“敬业奉献模范”“最美医生”评选活动，充分发挥先进典型带动作用，激励广大医务人员以先进典型为榜样，立足本职，扎实工作，争做群众满意的健康卫士。

这期间，他的履历显示出他的进步与成长：1998年，他晋升为外科主治医师。1998年10月，他任定边县人民医院副院长。2000年，他被评为榆林市“152”人才工程市管专家。2003年，他晋升为外科副主任医师。2000年至2002年，他连续被评为“榆林市优秀共产党员”。2003年，他获省委组织部颁发的抗击“非典”“优秀共产党员勋章”。2004年，他任县医院支部书记兼副院长。2008年，他晋升为外科主任医师。同年，他被评为定边县首届优秀科技工作者、定边改革开放30年有贡献专家。2009年，他被评为“榆林市科技贡献专家”。2010年，他被评为“榆林市人才库专家”。

自2010年5月，他任县医院院长兼书记后，针对作风纪律、医德医风和医疗质量方面存在的问题，结合县医院工作实际和特点，建立健全党务工作、医疗护理服务和行风建设为一体的制度体系，包括人员职责、管理办法以及医务人员考核、激励、奖惩制度等。体现制度不仅是约束，也是激励，开始对制度进行动态管理，适合的坚持，不适合的及时修改或取消，使制度更完善、更合理、更规范，更具有可操作性和实用性。做到用制度管人，按规定办事。2014年，在他的带领下，全院领导班子经反复讨论、修改、补充、完善，在原有规章制度的基础上，第四次修订了《定边县人民医院管理文件汇编》，包括政策法规、规章制度、人员职责、管理办法等，同时修订完善了《各类突发事件应急预案（措施）汇编》《药事法规汇编》《医院感染管理手册》等，进一步规范了医院和科室管理制度，建立了科学严谨、规范有序的工作章程，使县医院管理有章可循。

为缓解人才匮乏问题，县医院通过多渠道培养、引进人才，全面提升医疗队伍技术水平。他提倡请进来、送出去。请进来是邀请与医院建立协作关系的北京、西安等市及宁夏等省级医院的专家教授来县医院进行学术讲座、疑难病例会诊和手术示范等，以培养业务骨干；送出去是每年按计划选派业务人才20余人带薪到北京、西安、宁夏等省级医院进修深造，培养了一批学科带头人和技术骨干。与此同时，他加强院内“三基”培训考核、岗前培训和在岗传、帮、带，提高技术水平，制定优惠政策，鼓励职工在职学历教育（本科或研究生）或带薪脱产进修深造。并争取政府和人事部门的支持，每年招聘临床医学本科生及高级护士20名至50名，向各科室注入新生力量，至2021年共招聘120余人。同时又争取政府和有关部门的支持，面向省内外高薪聘请两位高级技术人才，不断充实技术实力，不断开展新项目，不断拓宽服务领域，不断提高医疗服务质量。使县医院人才梯队基本形成，全院医护人员的整体素质和技术水平明显提高，在全市处领先地位。

长风破浪会有时，直挂云帆济沧海

“半亩方塘一鉴开，天光云影共徘徊，问渠哪得清如许，为有源头活水来。” 这是他喜欢的一句诗，而且他深知文化对医疗事业有巨大的促进作用。为加强县医院文化建设，积极开展丰富多彩、健康向上的文体活动，倡导、宣传“厚德尚道，医者仁心”的医院精神，展现县医院风采，增进职工之间的沟通与交流，增强医院的凝聚力和向心力。先后建立了医院网站、成立了文艺队，每年组织安排庆元旦活动、5·12护士节庆祝晚会、庆七一活动等，歌曲类、舞蹈类、语言类等节目均自编自演，精彩纷呈、高潮迭起的文艺节目深受观众好评。与此同时，在他担任院长后，创办了《定边县人民医院院报》，建立了职工文体活动室、党员活动室、党风廉政室和廉政文化长廊，以此为载体和平台，宣传党的卫生工作方针政策、医院工作亮点、新技术、新项目、好人好事等，不断丰富职工政治和精神文化生活，从医院精神文化、制度文化、形象文化、廉政文化、娱乐体育文化等方面打造医院文化精品，并通过各种文化活动，宣传医院文化，弘扬精诚团结、齐心协力的团队精神，充分展示全院职工积极向上、意气风发的精神面貌和天使风采。

他知道，打造蓬勃向上的医疗队伍，就是为了满足广大患者的就医需求，也是为了打造区域特色和品牌优势，经多方努力，县医院与北京、西安、宁夏、苏州等三级医院建立业务技术协作关系，通过上级医院技术下沉或远程会诊，提升医院综合服务能力，打造专科技术优势，满足当地群众就医需求。

这期间，他又做了如下细致的工作。

一是进一步细化了科室，将原有的内、外、骨、妇、儿五大科室建设成15个专业科室，即心脑血管内科、神经内科、呼吸内科、肾内科、综合内科、普外科、肝胆外科、泌尿科、痔瘘科、神经外科、骨科、妇科、产科、儿科、新生儿科。争取脊柱、关节、腔镜、心血管等进入市级重点学科。

二是根据国家卫计委及省、市、县《关于深化县级公立医院综合改革的实施意见》文件精神，重点完善县域急救服务体系和发热门诊、产科、儿科、精神卫生科、重病监护、血液透析、新生儿和康复等专科建设。从配置设施设备、引进人才技术等方面入手，继续加强耳鼻喉科、口腔科、皮肤科、痔瘘科等科室建设。

三是引入社会资本全面加强介入科、眼科、康复.疼痛科、乳腺科等专科建设，特聘2位高级技术人才打造外科腔镜中心、妇科腔镜中心，使专科业务更专更精，争创区域重点专科。

通过与“三甲”医院的交流与合作，引入先进的管理理念、先进的医疗设备和先进的医疗技术，全力打造定边县及周边地区专科特色，既最大限度地满足了当地群众就医需求，又减少了因县医院条件限制被迫外出就医的诸多不便和额外的费用，使广大群众就近享受“三甲”医院专家高水平的医疗服务，解决了老百姓“看病难、看病贵”问题，同时也有利于医院突破发展瓶颈，实现由量到质的快速发展，有效提升医院的医疗水平和综合实力，进一步推动定边县医疗卫生事业的全面发展。

他带领全院上下精诚团结、密切合作，抢抓机遇、奋力拼搏，使县医院各方面工作均取得了好成绩：医院管理不断加强，医疗设备不断更新，医疗服务质量显著提高，就医环境不断改善，社会声誉不断提升，取得了良好的社会经济效益。目前医院年门诊35万人次，住院病人3万余例，业务收入突破2亿元，软硬件设施在全市处于领先地位。

2013年3月，他被评为“全市卫生工作先进个人”。2015年12月，他被评为“三秦优秀院长”。

2020年，县医院新址在定边县工业新区破土动工，具有现代理念的弧形门诊大楼已经拔地而起，新医院建设昼夜不息，而且西京医院、宁夏附属医院都将与县医院合作，带动定边县和周边县域的医疗事业蓬勃发展。这预示着，在不远的将来，在他的带领下，县医院的工作目标更加明确，管理思路更加清晰，在医院改革发展的征途上会走得更加稳健，将以一流的科学管理、过硬的技术实力、先进的医疗设备和优异的人性化服务，全面保障定边人民和周边县域人民群众的生命健康。

作为“盐州杏林第一刀”，张少雄在定边县卫健史上闪烁出光彩的一页。

一心为了父老乡亲的定边名医

——记定边县政协副主席、县医院副院长丁海山的事迹

山不在高，有仙则名；水不在深，有龙则灵。有山的高大敢担当，有水的宽厚能包容。既有山又有海，人如其名。陕西省定边县政协副主席、县医院副院长丁海山，从2007年以来，是定边唯一一个做具体业务工作的县级领导。在政协，他是副主席，分管全县文化、教育、科技、计生和医疗卫生等方面的工作，经常参加和召开各种会议、深入基层调研，倾听民声民意，了解各界别政协委员的意见和建议，可以说，工作很繁忙；在医院，他是主管业务的副院长，他同样要值班。虽然是学习五年的中医学院本科生，但在医学院同样注重“西医”学习，而且偏重外科手术方面。从事普外工作近30年，是我县第一位外科主任医师，终于成为定边外科名医。现在每年平均要做300多台手术，也很忙碌；特别是从20世纪90年代，由当时的院长、儿科专家主任医师王白石“发现”并提拔做主管业务的副院长以来，作为主管业务的副院长，历经和配合三任院长，可以说为定边县人民医院，由原来的边远县城小医院发展成为今天陕甘宁蒙边缘区位中心医院的确立，立下了不可磨灭功勋。更由于丁海山先生骨子里那种为了家乡父老乡亲的奉献情愫，让我震撼。作为学习全球化传播专业的留学研究生，我想写出来，奉献给家乡的广大读者。

——题记

在国外留学的这些日子，也去过欧洲许多国家，我眼里充斥着的都是对中国的消极报道，“贪污”“腐败”“豆腐渣工程”等等，特别是看到身边的那些留学生，官二代和富二代相互攀比、炫富，年纪轻轻出手阔绰。作为农民的女儿，我内心五味杂陈。此外，透过国外各大网站我看到了国内媒体没有报道的一些关于中国的现状和新闻，作为一名年轻的中国共产党党员，负面的能量让我觉得喘不过气来。而近期采访定边县人民医院丁海山副院长后，我的内心被一股强大的正能量包围了。原来，在我出生和成长的家乡还有这样的人，我很感激有机会在这个时候接触到这样的正能量。这股能量仿佛解答了我许多的困扰，关于个人价值，社会价值以及生活的真正含义。

通过两个多小时的交谈，我梳理出来成就这样一个让人信服的人的一些因素。

一、在红色家庭里深受熏陶

家庭对一个人深远的影响，父系家庭的影响主要来源于爷爷和父亲。丁海山的祖父丁子齐，是定边解放后的第一任县长。祖父在特殊时期跟随共产党，这是一种不怕牺牲、一心为民的崇高境界。定边解放于1936年6月中旬，长期是陕甘宁边区政府的对敌斗争的前缘。1947年国民党马鸿逵军队进犯“三边”后，丁子齐家人成为追捕对象，只要能抓住丁子齐家眷赏银几千。不得已一家人逃难吴旗，当时祖父丁子齐心里非常清楚：他的做法是冒着个人生命风险和家族人生命风险。但祖父是坚定的共产党员，没有退缩，而是一往无前。祖父常常说的一句话就是：做人要敢担当，有追求，有远见和目光。所以留在丁海山童年记忆里的有三样：生活上的贫困，对共产党的忠诚和祖父的人生信念。父亲重视教育，心灵手巧，自学成医，朴实善良，勤劳又有智慧。在后来临床做手术的时候（这是一项非常精细的手工活儿）丁海山不时冒出这样的念头：他深深喜爱的外科手术，难道是父亲那深远的遗传?

如果说从父系方得到的影响是做人做事的影响，那么从母系家庭的影响则是如何树立人生目标。他母亲出生在红柳沟的卜掌村，陕北是游牧民族的发祥地，经济生产、文化生活落后，造成了先辈们的愚昧和无知。即使在今天，我们的政府还在努力创建“文化大县”和营造“书香定边”。但在70年前，丁海山的外祖父崔岳瑞，却是陕甘宁边区破除迷信第一人。我们的父老乡亲，生病了，不是找医生治疗，而是求神问卦。许多人被阴阳巫师延误了治疗，丢掉了性命。看到这种现状，喜欢看书、探求真理的崔岳瑞，自学中医，积极为周围乡亲看病医治，通过看病，宣传卫生，同时大力破除迷信，竟然慢慢在十里八乡有了名气。被当年的《三边报》主编李季发现，写成通讯《卜掌村演义》，登报宣传，被逐级评选为陕甘宁边区特等劳模。延安的《解放日报》头版曾经报道。受祖父崔岳瑞的影响，三舅崔仑，1938年参加了八路军，历任中国人民解放军总参谋部学员、科长、区队长，中央军委三局无线电总台副台长，中国人民志愿军司令部通信处处长，总参谋部通信部部长（正兵团级），在1949年大阅兵期间，受到毛主席接见。四舅也随军出征，没有给家族丢脸。母亲不但忠厚善良，勤俭持家，睦邻和亲，过去还经常灸治孩子，救人性命，可以说母系家庭成员都成为影响他个人成长的榜样。

二、格外珍惜上学机会

当年高考，丁海山决定报考医学院是深受父母的影响和外祖父给的启示，所以就毅然决然地报了陕西中医学院。从谈话中我了解到，当时的丁院长是分不开西医和中医的区别的，由此可见那个年代人的思想的单纯、知识匮乏和消息的闭塞，文化建设的短缺。在家里人无法给指导的情况下，自己凭感觉，从外祖父得到的启示选择了中医学。在当时高考刚刚恢复的大背景下，定边县全县一共考上四五十人，他便是其中之一。大学五年，没有浪费一刻时间，举个例子：吃饭排队的时候都拿着汤头歌赋背，打好饭后先去阶梯教室抢座位，抢好位置后才吃饭。用这样的精神对待学习的劲头让我佩服，同时在学习50多门课程的情况下，综合成绩平均分93分多，其中好多课程都拿满分，更让我自叹不如。

学成后将实际所学用在工作实践中，医学这个行业，是充满未知的领域，往往是旧病还没有百分百攻克，新的病种又衍生出来，特别是对急性病，中医学往往效果不是那么明显，有许多患者由于病情和技术条件，失去了生命，每当这时，丁海山内心非常难过，为了延续立志为民解除病痛的梦想，更好地治病救人，时隔几年，又先后去宝鸡市中医院、西安市第四人民医院及更高起点的第四军医大学西京医院，师从名家进修外科。同样用吃苦好学的精神，一年时间学到了平常人学几年的知识，所有手术都观摩，骨科、泌尿外科、整形科、烧伤植皮等做手术的手法，吃饭基本在手术室，大手术一次看到底，这样的劲头深受教授喜爱，他也就成为后来进修生们教授口中的榜样，荣获“优秀进修生”称号。丁院长告诉我，当一个人把一年时间放在主动学习上，你就会觉得时间过得非常快。这对我们年轻人，尤其是已经学习和工作的人天天哀怨日比天长空虚寂寞的年轻人来说是很好的启示。

三、要成为一方名医

大学毕业的时候，导师对即将踏入工作岗位的一批同学说：从医目标不要太高，但必须有一个目标——要成为一方名医。大学毕业后看到定边县医院人才缺乏，尤其是外科缺人，当院长问及能否去外科工作的时候，原本学中医的他服从了组织的安排，凭着干一行爱一行的精神，在外科实际锻炼后觉得外科也能干好。而就在从事外科的几年时间里，发生的事情更是刺激着一个有责任的人的心灵。二十世纪八九十年代的定边属于特别落后地区，群众就医意识弱，交通不便，病人经常有病拖到最后一刻，曾经有一个化脓性阑尾炎并发急性肾功能衰竭的病人，因就医不及时病情恶化，加之经济状况差，没有能力转院，为此丁院长不分白昼夜晚，坚守一个星期，24小时守护，最终没有挽回垂死的生命。当我问及他的第一感觉，他说的更多的是觉得群众就医意识太弱，自己当时太无能。这个事情一直刺激着他不断学习，不断追求，尤其是医学的追求永无止境。为成为一方名医的目标而奋斗着！勤于实践、虚心求教、不断积累，使得他在医学上不断成长，他所从事的普外科工作得心应手，成为我县第一位普外科主任医师，甲状腺、乳腺、肝、胆、胰、腺、脾、胃、肠、血管、急腹症、烧伤、疮疡等疾病的诊治和手术，都成为他的工作领域，小切口胆囊切除术、血管吻合术、中西医结合治疗急腹症等都是他探索的对象。手把手地实施带教，他以自己的实际行动，救治了许许多多的疑难危重患者的生命，在《第四军医大学学报》《陕西医学杂志》等全国和省市级杂志发表医学论文十余篇，受到了医院和社会的广泛赞誉，实现了导师的教诲，成为一方名医。

四、把治病救人摆在第一位

医生的职业道德就是要治病救人，减轻病人的痛苦。1992年夏天的一次救人经历，鼓舞了他从医的自信心。故事发生在定边县白泥井乡政府所在地，丁院长到白泥井卫生院下乡。半夜时分，听到紧急的敲门声，白泥井卫生院院长带着病人家属请求县医院来的外科大夫，无论如何要给予抢救，他来到患者原来治疗的一个小卫生室，旁边有一个女医生，女医生认为患者是“中毒性痢疾”。当他接触到患者的时候，看到病人面色苍白，身体冰凉，已经昏迷。没有检查设施，他凭经验判断为宫外孕破裂并大失血、失血性休克，必须立即手术，马上输血，情况十分危急。当时的农村医疗条件太差，前往县城医院的道路又流沙淤积，如果到县城，很可能半路就会死亡。而卫生院的条件可以手术吗？三十出头的他犯难了。这时病人家属齐齐跪在了他的面前。他对家属说，这里条件根本不行，但手术又必须马上进行，后果十分严重，要做好心理准备。他担心乡村医院条件太差，又担心患者家属期望值太高会不会不理解，同时也担心乡镇医院就一个内科医生，两个临时工，能否配合好？但这时病人家属紧紧抓住这棵救命稻草不放，于是他下定决心救人，冒险是为了人的生命。卫生院拿出了做计划生育手术的器械消毒，没有血源，他只能靠患者腹腔的血液，经过滤后再给患者输回去，亲自麻醉、静脉切开、回收过滤血、输血输液、清洗……一切都在紧张而有序地进行着。一个小时后，听到患者轻声说：疼呀，他紧皱的眉头舒展了，手术获得了成功。还比如，白湾子镇农民郑占雨，在县医院几天之内手术两次，临近生命垂危，被护送回家准备后事，家属求救于丁院长，他理性判断，觉得还有一线希望。于是，大胆挑战病魔，果断手术，从死神的手中夺回了那羸弱的生命！凡此等等，不胜枚举。现在看来，丁海山如果没有对技术的成熟自信，没有对病人高度负责的责任心，那一次次的救人经历也许会演化为另外的结果。如果患者当场死亡，结局很难预料。尤其是在当今医患纠纷频繁发生的情况下，他带给自己的可能是吃官司，受挫折。

五、为工作尽心竭力

进入定边县医院领导层工作后，他分管的是业务，所以，医院的服务能力和技术的提高，就成为他分内工作。特别是1997年，医院赶上了评“二甲”的机遇，为医院顺利创“二甲”累了一场病。纸上得来总觉浅，绝知此事要躬行。为深刻记忆“二甲”达标要求，用钢笔抄写，书写长卷可绕墙几圈。长年忘我地工作造成胃部的不适，创“二甲”期间强度高，任务重，工作压力大，由于经常废寝忘食，最终导致胃部出血不得不到银川住院救治。大病初愈，他立刻参与到等级医院评审中，因为他懂其中的条款和要求，此时的他对医院来说极其重要。这也许就是时代造英雄吧，经过创“二甲”的千锤百炼，在医院管理上，各个方面他都很熟，在平常医院开会，专项活动、考核、检查、进修、培训和学习上更显得游刃有余。对医院的制度完善、技术提高、人才培养、协调配合等方面做出了贡献。他顾全大局，工作细致入微，平易近人、亲和力很强，不管是难事易事他都一丝不苟，都会尽心尽力，所以，在职工中、卫生系统内和社会上都有良好的口碑，金奖银奖，这就是对丁院长的最好夸奖。

六、个人兴趣爱好广泛，参透人生

“我从来没有寂寞、空白、无聊的时刻，时间对我来说总是不够用。”丁院长如是说。同时他讲到自己的兴趣爱好：乒乓球、羽毛球、下棋、唱歌、摄影、书法、写作。他说人要活得开心，人生其实就是个过程，要在过程中体现价值。在金钱上够吃够花足矣。作为社会中的个体，要有社会责任感：对社会要有产出，才会有回报，人人为我，我为人人。大到用技能服务社会，小到有家庭责任，在子女教育上下功夫，这样一代才能比一代强，社会才能向前更好地发展。但同时不要忘记享受生活。多么深刻的领悟！在整个访谈过程中，我不由得感慨，您就是一位看透生活的哲人。丁院长没有给正面的回答。从谦虚的话语里我感受到他想表达的内容：人生路还长，还要边走边悟，不懈追求。他用自己的理解给我上了很好的一课。人在社会走一遭，在为人上要正直，勤奋，向善有位，不断完善自我。并且要定位好自己的社会责任、家庭责任，还要自食其力，通过自己的双手劳动致富。对自己要提较高的要求，有梦想要拿一生去追求。

学习不只是课堂上学习，处处留心皆学问。人要不断进步，雁过留声，人过留名。言谈中多次流露出母亲对他的影响和作为一个有责任的人敢担当的精神气儿。举个例子：大学期间的艰苦岁月，每月把21.50块助学金里的5块1毛钱，给母亲买胰岛素为母亲缓解糖尿病的痛苦。这位伟大的母亲，给他起的这个有山有海的名字，培养了他勤奋、向善、宽容的性格。

他告诫我这个后辈说：在待人处世上要心胸放宽，多看长处，看闪光点，少计较。邓小平曾经说过：性格决定命运。海纳百川，有山有海。正是这样的性格让这样的灵魂更加高大。

七、人生中的几大转变

我一直感兴趣于丁院长不同的社会角色。既是定边县人民医院的副院长，外科主任医师，又是定边县政协副主席。在谈话中，也了解到了他身上的几次大的转变。从中医向外科的转变，从普通医生到医院管理层的转变，从医院管理者向政务工作的转变。

这三次转变概括为：在医院最缺外科医生的时候，丁院长放弃中医这个专业选择了外科；在技术和管理较量的情况下，他选择了技术；在对个人要求更高，对社会责任更大的时候，上级党委选择了他。

他告诉我，他每次的选择是秉着总体有利于医院大局发展，有利于定边医疗事业的大局发展的原则来做的。同时丁院长也坦言，在进入政协的这10年时间受益很大，虽然是定边人，但对定边了解并不多。这是一个很好的了解社会、民生、自然的机会和过程，通过政协的窗口，对外的视野也更大了，对国家的政策有了更深层次的认识。作为政协副主席，他主管文化、教育、科技、卫生、计生等。这些都直接关乎民生民运，他语重心长地说到他深感里面有好多责任需要履行，有好多民情需要体恤。政协履职要知道情况，掌握政策，注重调查研究。同时作为榆林市政协委员，在履职的时候提了好多提案，主要在教育、医疗、社会保障、人才等。比如："120""119""110"信息整合一体化、农村乡镇卫生院建设、人才规划培训等。

结束语

革命志士李大钊曾经说过，凡事都要脚踏实地去作，不驰于空想，不骛于虚声，而唯以求真的态度作踏实的工夫。以此态度求学，则真理可明，以此态度做事，则功业可就。 秉着这样的态度，来追求医学，追求个人社会价值。从医学领域来讲，边采访的同时我脑海里冒出了扁鹊、孙思邈这样的一代名医的形象。从社会学领域来讲，我想到了兰考县委书记焦裕禄。高考后在外各地求学拼搏8年多，同时接受中西方文化教育，人生中已走过13个国家的我，每到一处常常会联想到家乡人的淳朴、善良、务实。但是随着我们国家的日益强盛和地方经济的发展，很多东西都变了样，我没有想到当今社会还有这样的人，传达出这么强大的一股正能量！

（转载于中国文明网）

山高人为峰　杏林党旗红

——定边县人民医院党委书记丁银山特写

丁银山同志在定边县人民医院工作20多年，温文坚毅的面庞下，时刻涌动着对工作、对生活、对医院事业的蓬勃热情。

他身上有师者、医者、共产党人的初心力量，同事视他为“热心人”，党员干部职工视他为“主心骨”，群众视他为“贴心人”。在生活中，他沉稳实在、正直善良，诚恳坦荡、一身正气，为人处世和待人接物讲规矩、有原则，赢得同事、朋友的充分尊重和认可；在工作中，他脚踏实地、默默付出，勤勤恳恳、兢兢业业，“务实笃行，行稳致远”的作风影响着每一个“定医人”。

“外行人”到“内行人”的探索之路

——“虽说‘隔行如隔山’，但我想‘干一行、爱一行、精一行’，总是错不了的”

2000年7月，30岁的丁银山满怀希望从农村来到县城，从一名老师变成了一名医院文秘兼党务工作者。这一干，就是20多年。

刚刚调到定边县人民医院担任文秘时，他对医学的认知仅仅停留在常识阶段，医院功能、专业用语、科室划分、院内管理体系等对他来说都是空白，要想做好文秘工作，一切都得从头学起、从零开始。在这里，他学习医学术语和医院管理，厚厚的书啃了一本又一本；在这里，他写了一个又一个工作计划、总结报告，一遍遍梳理着医院的各项工作；在这里，他度过一个个加班的夜晚，深夜里还在思考着如何做好本职工作。

20多年过去了，他早已从“外行人”变成了“内行人”，什么医疗质量、技术水平、先进设备、管理理念等，说起来头头是道。多年来，他始终以积极、热情和高度负责的态度深耕在自己的工作岗位上，为医院事业发展做出了积极贡献。

“我一直琢磨，一定要做好‘外行人’的分内工作！真正体现‘外行人’的存在价值和不可替代性，共产党员就是要有‘钉钉子’‘啃硬骨头’的精神。”丁银山如是说。

“理念浸润”到“行业先行”的创新之路

——医院管理大有文章，创新制度管理和增强文化赋能才是重中之重

为使医院管理有章可循，他先后五次修订完善《定边县人民医院管理文件汇编》，

起草制定各项规章制度、奖罚措施，建立了有激励、有约束、有竞争的良性运行机制，使之成为医院管理的根本和依据，为医院发展步入快车道创造了条件。

只有树立“文化兴院”的理念，才能凝聚起医院高质量发展的巨大合力。在“医乃仁术，大医精诚”的中国传统医德思想指引下，传承发扬“以人为本，强医为民”的办院宗旨和“生命至上，守护健康”的服务理念，坚持以病人为中心，大力弘扬“仁心仁术，救死扶伤，敬业奉献，务实创新”的医院精神和“抗疫精神”，文化赋能，凝心聚力，推动医院卫生健康事业高质量发展，营造“医院有生气、专家有名气、领导有朝气、职工有士气”的发展环境。

2012年，他创办了院报，先后精心打造了党员活动室、党风廉政室（包括廉政文化长廊）、劳模示范岗等优质的文化平台，制作专业科室和特色服务文化墙等，通过这些载体进行院内、院外宣传，宣传党的卫生健康工作方针政策，宣传新时代、新思想、新目标，突出新技术、新项目、新成果，展现新思路、新措施、新作为，开创了医院文化建设新局面。

2017年以来，他全面创新构建了医院精神文化、管理文化、服务文化、创新文化、载体文化、廉洁文化、安全文化、环境文化八大文化体系，设计了个性鲜明、寓意深刻的院徽，打造了内涵丰富、优美动听的院歌，形成了体现医院党建文化精神内涵的核心价值体系：医院院训、医院宗旨、服务理念、医院精神、医院院徽、医院院歌、医院愿景等，成为统领医院积极向上、奋发有为的指导思想和共同信念，激发广大干部职工干事创业、积极奉献的激情，不断提升医院“软实力”。同时，引导职工自觉建立音乐欣赏、摄影、旅游、书画、阅读、写作等积极健康的兴趣和爱好，引领怡情、健康的文化潮流，使他们在活动中锻炼身心、愉悦精神，养成一种自觉遵纪守法、文明礼貌的良好习惯和勤俭朴素、乐观向上的生活方式。

“先锋引领”到“红色堡垒”的强基之路

——共产党员就要一辈子听党话、跟党走，为党工作、为民服务

2010年，自担任医院党支部副书记以来，他开始分管医院党建工作，不断探索公立医院党建工作的新思路、新方法、新模式。他深知“一名党员就是一面旗帜，一个支部就是一座堡垒”，只有做好了党建工作，才能打好打牢医院高质量发展的基础。

在多年工作经验的积淀下，紧密结合医院实际，他创新提出了以“抓班子建设、制度建设、队伍建设、廉政建设、文化建设”为切入点，争当“学习型、敬业型、模范型、创新型、奉献型”党员的“五抓五争当”党建工作法，创建了“党建引领，强

以为民”的党建品牌（设计了党建品牌标识），做到了抓有重点、创有目标、争有平台，党委有活动、党员有行动、工作有推动，实现了党建工作和业务工作深度融合，相互促进，以党建引领医院高质量发展，切实提高了医疗服务质量和技术水平，改善了群众看病就医感受。

面对重大公共卫生突发事件，作为党员领导干部，他毫不犹豫挺身而出、勇往直前，无私无畏、无怨无悔，与全体医护人员一起始终冲在第一线，关键时刻冲得上去、危难关头豁得出来，弘扬了“敬佑生命、救死扶伤、甘于奉献、大爱无疆”的职业精神，充分彰显了共产党员的使命与担当。

按照加强公立医院党的建设有关要求，2020年10月经定边县委研究批准，成立中共定边县人民医院委员会。2021年5月，他在领导岗位更上层楼，担任医院党委书记。他说，“决不辜负组织的信任和群众的期望，在推进医院各项事业高质量发展的大潮中，我将继续在平凡的岗位上，敬业奉献、务实创新，以身作则、主动作为，踔厉奋发、勇毅前行，以更加饱满的热情投入工作当中，以实际行动践行一名党员领导干部的初心使命和责任担当。”2021年7月医院党委被县委评为“先进基层党组织”，2022年4月被县委评为“2021年基层党建工作改革创新优秀成果三等奖”。

干在实处无止境，走在前列谋新篇。正是因为有丁银山一样的大批“定医人”不忘医者初心、牢记健康使命，仁医仁术、苦干实干，定边县人民医院才能服务好、质量优、医风正、事业兴，医院管理和软硬件设施建设都走在全市县级医院的前列。

医者仁心济众生　百姓不忘“郭院长”

——定边县人民医院原院长郭锦文纪实

出生榆林　奉献定边行医者大道

在定边县人民医院的发展史册上，曾任院长郭锦文留下了闪光的一章。

榆林常官上巷19号的院子里，留下了郭锦文少年时代的全部足迹。1949年7月，延安大学到榆林中学招收医学院大专学员，高中毕业后刚满十七岁的郭锦文，从此踏上了悬壶济世的旅程。经过三年的勤苦学习，他以优异的医学成绩毕业，随之被分配到急需医学人才的定边县工作。曾任安边卫生院院长，定边县医院医务科科长、副院长、院长兼书记。1953年3月，郭锦文加入了中国共产党，从此以后，党的信念伴随了他一生，也成为他为定边医疗事业奉献一生的精神动力。二十世纪七八十年代，在定边县，干部职工对“郭院长”三个字的内涵有着深刻的理解，那既是一个敬重称呼，更是定边县人民医院一段不平凡历史的代名词。

或许回首往事，每个人都有难以言说的辛酸负累，郭锦文在当初做出选择之时，也绝不会知道自己今后的人生会是什么样子。至2022年，他已年届91岁，儿孙满堂，阖家幸福，但岁月留下的印记始终盘桓在梦里，那些急难愁盼的眼神，那些伤痕累累的躯体，医者父母心，行医为苍生，郭锦文对自己的人生选择无怨无悔，因他在定边这方朴实浑厚的土地上用大爱之行刻下了一段段传奇故事。

天赋傍身　脚踏实地做医疗表率

据后来很多人回忆，郭锦文院长在外科手术方面是有天赋的，从1959年在陕西省卫生学院进修3年后，他所做的外科手术越来越多，越来越熟练，难度越来越高。很多手术在当时的定边甚至陕北都是首例，但这从来没有难住过郭锦文。天赋虽然决定了一个人可以到达的高度，但没有脚踏实地的努力，天赋很容易导致盲目自信而引发不可预知的风险。对郭锦文而言，钻研医术是刻在骨子里的本能，这让他时时刻刻、走走站站，都在思考如何提高自己的医疗和手术水平。对此，那个时候的定边县患者，只要听到是郭院长亲自做手术，那感觉就只有一个词可以形容——稳了。

当时人们的休闲标配生活是下班以后喝个小酒、打个小麻将，但这些从来都和郭锦文无关，据说他除了行医做手术，仅有的爱好是看电影。那时候的电影是稀缺文化娱乐，只有鼓楼旁边一家电影院放映。他看电影是不允许别人打扰的，他的子女和家人都知道他这个习惯，但唯一的例外是病人，只要病人找到他，电影是随时可以中断的。那个时候电影院的喇叭里，经常能听到“郭锦文院长，请立即前往医院”的通知，大家一听就知道，一定是有危重病人需要抢救。

郭锦文院长不但自己行医天赋高，他对医院人才的爱护培养也常常为人称赞。在他担任院长期间，付福春、王继红、王白石、崔志祥、刘世仲、刘志光、拓生孝、赵云林、齐晶、杨玉兰、郭淑娥、郭周兰、马秀兰等一大批在定边乃至榆林地区有名望的医疗专家成长起来。据赵云林大夫回忆，郭锦文院长特别善于发现和培养年轻人才，他是学中医出身的，当时的县医院外科大夫紧缺，郭院长发现他对人体结构非常熟悉，为人又耐得住性子，爱钻研，便安排他参与一些外科手术，从最开始在手术中帮忙做助理积累经验，到郭院长陪同自己亲自动手做胃切除手术，到后来独立完成剖宫产等手术，他的每一次进步，都获得了郭院长或多或少的帮助。

杏林满园暖天下，一枝独秀不是春。郭锦文院长深知培养一支医德高尚、业务精湛的技术骨干队伍对一个医院的重要性，在这个方面他始终不遗余力，十分重视。年轻人不敢上手术台，他亲自做助手，一边鼓励，一边引导，关键时刻就亲自示范。赵乐芬大夫难以忘记，在妇产科，遇到疑难杂症总会第一个想起请教郭院长，有郭院长在，心里就有底气，手术刀也能拿得稳。这样的事例是当时的常态，按照现在人的眼光，这些事情或许很难理解，一个外科大夫竟然能全科看病？事实上，即使放在今天，仍然有不少各科皆通的“通用型大夫”，何况在当时医疗人才是稀缺资源，医院的科室少得可怜，能找到医生看病已经是非常不容易的事情了，所以那个时候，全科大夫是真正能为人民群众排忧解难的“多面手”。郭锦文之所以被老百姓亲切地称为“郭院长”，这或许是解痛除疾后无法用语言表达的感激尊称吧。

后来的县医院，人才辈出，群星璀璨，希望的种子一旦撒下，就是满天的繁星。郭锦文退休后，看到定边县人民医院不断发展壮大，十分欣慰。

医改先锋　殚精竭虑创时代辉煌

如果去问老一辈人，二十世纪七八十年代定边最好的单位是哪些？恐怕得到的答案都是一致的，其中有县医院。具体来说，就是国家全面改革开放后的那段时间，当时医疗系统改革，陕西做得最好的是凤翔县，郭锦文一行受组织委托，赴凤翔县学习医疗系统改革经验，回来之后的1982年，县医院开始了大刀阔斧的改革行动，郭锦文任院长兼书记，全面主持县医院的改革工作。

那是一个黄金时代。改革之初，仅凭胆略智慧与学习的经验开始摸石头过河，改革方案每年年底总结经验后，第二年重新修订执行，也就是每一年的改革都不尽相同。但就是在这样的情况下，定边县医院一跃成为当时陕甘宁蒙四省交界处的医疗中心。至1988年郭锦文离任时，县医院结余资金40余万元，一大批知名大夫云集县医院，县医院职工的福利待遇是全县单位里最好的，周边的靖边、前旗、盐池、华池、吴旗等县的病患专程赶来定边县医院看病。郭锦文甚至争取到时任卫生部部长陈敏章的支持，利用中央财政资金兴建了住院楼和中医楼，并在陕北地区首先引进B超机和X光机等先进医疗设备。当时定边县医院无论从硬件条件和医疗队伍方面，都可以和榆林县医院、绥德二康等医院并驾齐驱，成为榆林地区排名靠前的大型综合性医院。

那个时候的县医院，外科有郭锦文、于长雍、毛启明、崔志祥、刘世仲，内科有付福春、王继红、张德、刘兆春，中医有党淑和、张瑜晋、沈仲贤、拓生孝、赵云林，妇产科有赵乐芬、杨玉兰、郭周兰、马秀兰，儿科有王儒俊、王白石等一大批知名专家，是周边地区唯一能够开展大型外科手术的医院。在那个人均工资45元/月的年代，很多大夫的年奖金已经能够拿到800元以上，个别大夫能拿到上千元。夏天发西瓜、冬天发大白菜、发煤，仅是福利这一项，很多单位可望而不可即。

郭锦文注重人才，为了挽留住人才，解决高年资人才的后顾之忧，他利用医院的空地，修建了家属院，供20户居住，使他们不用考虑住房问题，而且病人随叫随到，随时应对突发情况。同时他还积极奔走，和土地局联系，为医院34名职工争取到了建房用地。这些福利极大鼓舞了广大职工的工作积极性，二十世纪八十年代的县医院能够快速发展的重要原因之一。在这些工作中，郭锦文一切从职工的利益出发，自己没有占一分地、一间房，真正体现了一个共产党员心系群众、无私奉献的高尚品德。

郭锦文管理医院，有自己拿手的法宝，那就是严格执纪，赏罚分明。他每天早上查房，下午下班时再次查房，晚上10点也经常不定时地去医院巡查。对一心一意钻研业务，表现出众的人和事，他大力表扬；对三心二意，不钻研业务，背后搞小动作的人，他及时批评，指出问题，帮助改正。他每年还鼓励业务人员去省级医院进修，并在基层医院选拔人才充实县医院的医疗队伍。铁的纪律换来了县医院风清气正的良好局面，经过他不懈的努力，扶正祛邪，养廉罚恶，县医院上下一心，欣欣向荣。

随着发展形势的大好，为了进一步方便人民群众求医问药，郭锦文还筹建了县医院二门诊和三门诊，其中二门诊由赵云林大夫负责，一直坚持到2007年。这期间很多群众的基本医疗需求得到了极大的便利，受到了社会各界的一致称赞。

除了基本的医疗工作，由于卫生条件整体落后，那个时代的传染病防治工作同样重要。郭锦文每年都会带领医务人员到定边县城周边参与防鼠疫工作，用铁锹挖老鼠洞，给老鼠洞下药，给周边环境消毒等等。郭锦文还经常下乡，指导农村医院和卫生所掌握急需的卫生保健、医疗急救知识。就连植树造林，他也是赶在人前，经常有认识郭锦文的人会调侃他：郭院长不仅会操作手术刀，也会拿锹种树啊。为人民服务的信念贯穿了郭锦文行医的一生，他用自己的实际行动诠释了为人民抱薪者，人民必回报以满天星火。

特别值得一提的是，1968年在抢救冯定旺同志的过程中，郭锦文院长始终忙碌在抢救第一线，对上协调调拨各项医疗用品，对下及时掌握病患情况，连续几天几乎没有休息，最终成功挽救了冯定旺同志的生命，尽到了一个医者的职责。拯救冯定旺的事迹最终刊载于当年的《陕西日报》上，产生了很大的社会影响。

大公无私　一腔热血铸党员楷模

郭锦文院长大公无私，廉洁奉公，无论是修建住院楼、中医楼、门诊楼，还是购置医疗设备，他坦坦荡荡，两袖清风，没有为自己谋一点私利，一心一意为医院的发展，为全院的职工谋福利，是当时定边县公认的好院长。在定边医疗事业中，曾经有两个让人无法忘记的“郭院长”，一个是定边县城关医院的郭福来，一个就是定边县医院的郭锦文。“郭院长”是那个时代特殊的称谓，直到如今，提起“郭院长”，定边的人们难以忘怀这两人。

这是一个简单的称谓，却是一段不平凡历史的见证。据郭锦文的大女儿和二女儿述说：那个时候，他们家院子里经常有十几个病人和家属在等郭院长回家，医院里人多，不好排队，他们就到家里来找。爸爸回来以后先不吃饭，一定是先把病人看完才吃。不需要花钱买药的，比如轻微脱臼等，现场就给处理了，需要买药的，家里有就拿家里的，没有就让他们自己去药店买，自己从来不收一分钱。有的时候病人多，等爸爸吃上饭都快到睡觉时间了。每每回忆起爸爸的这些往事，当女儿的就哽咽难语。

往事是记忆的闹钟，一到特定的时间就会如昨日一样清晰地呈现于眼前。郭锦文院长的大儿子述说，他爸爸过去在外科享有盛名，很多孩子有习惯性脱臼，甚至每天好几次，大人们只好反复带孩子来复位，但是他爸爸从来都是不厌其烦，每次都认真复好位，再安顿大人们要注意保护好脱臼位置。作为一名共产党员，他爸爸即使在得肺结核，每天吐血的时候，都要坚持每天做好几台手术。那时候家里的细粮都给他爸爸吃，他们姐弟几个年龄也不大，只能吃粗粮，但大家谁都没有怨言。他们知道，爸爸是自己家的，“院长”可是患者的，那些鲜血淋漓、痛苦哀号的病患，在他爸爸眼里，和他们一样，都是最亲近的人。

历史总会成为过去，时光永远前行，属于郭锦文院长最辉煌的时代过去已有三十多年的光阴。“郭院长”的称谓后来虽然很少有人再提，但经历过的人都知道，这三个字在心里早已刻下了痕迹。

郭锦文院长的行医生涯，是一名共产党员的高风生涯，是一段医学传奇，是一部众生传颂的故事集。

收笔撰一联，献给定边人民忘不了的“郭院长”。

行医五十年年年行医医有道

手术几千台台台手术术无亏

躬耕杏林传精粹　妙手仁心铸医魂

——记定边县人民医院原院长杨继张

2010年1月，定边县医院再次荣获“全国医药卫生系统先进集体称号”。这所现代化的“二甲”医院，近年来获得的各种荣誉不计其数，会议室挂满了奖牌，获奖证书摞得老高，这每一项荣誉的背后，都凝结着杨继张的无数心血！他以坚定的信念和睿智，创造性地工作，从一名“赤脚医生”成长为优秀院长，团结带领一班人创造着一个个成功。

艰苦拼搏

1979年，只有13间破土房的冯地坑公社卫生院迎来全县最年轻的院长——刚从卫校毕业的乡计生专干、21岁的杨继张。当时卫生院资不抵债，年业务收入不到4000元，医院18个月未领工资的9名职工对他投以怀疑的目光。一位老中医说：“这娃行!”因为他知道，早在1975年，15岁的杨继张被大队推荐去蒙海子县“五七大学赤脚医生”培训班仅学习三个月，回村后凭借坚韧的毅力，刻苦学习医学知识，小小年纪就创办起了很有规模的医疗站。老中医说，这个年轻院长一定会把我们卫生院办好。

20世纪70年代，当地群众都很穷困，哪有钱看病啊！大队给他划了20亩地，作为医疗站的资金来源。杨继张在村党支部、“革委会”帮助下，将20亩地全部种上了马铃薯。这一年风调雨顺，收获马铃薯7万公斤，而杨继张则有了4200元的资金。他用这笔钱购回了药品、器械，并自己动手建起了三孔窑洞，一个在山区很有“规模”的医疗站诞生了！从此，一根银针，一把草药，一个有着鲜红十字的药箱；风里来雨里去……历经7年拼搏，至1986年，医疗站原来的13间破土房变成了25间砖瓦房，全年业务收入超过6万元，成为全县收入最好的乡镇医院。7年中，杨继张多次受到县乡表彰。医院办红火了，他负责的乡计划生育工作也受到了表彰，他本人被县委、县政府授予“计划生育先进工作者”称号。由于冯地坑卫生院业绩出色，1987年，杨继张被调到县卫生局任医政股股长，主办全县医院行政管理业务。

1983年，县卫生局托儿所成立几年了，却因种种原因不能开班。县上着急了，要尽快开班入托，可派谁任托儿所所长呢?这时杨继张挺身而出，走马上任，在上级支持下，用8000元就开班入托，当年收托幼儿87名。至1997年，托儿所由12间平房发展为一栋1300多平方米的三层生活教学楼，入学孩子达897名。这一年，由于杨继张贡献突出，被县委、县政府任命为县卫生局副局长。

破解困局

县医院是定边最大的一家医院，一直是全县人民群众生命与健康的保障，但到1997年，医院却难以为继，县医院告急！县委、县政府把目光又投向了时任卫生局副局长兼托儿所所长的杨继张。1998年，杨继张走进了县医院院长办公室，摆在他面前的是一个固定资产仅150万元，外债却高达400多万元的困局，医院管理混乱，设备老旧，全院最值钱、最“高档”的设备是一台国产X光机，老百姓有病宁可远赴宁夏盐池，也不愿到县医院就医。如何破解困局，是组织和领导对杨继张的信任和期望。上任伊始，他开出的“药方”是：在激烈的市场竞争和巨大的困难面前，只有振奋精神、抓住机遇、深化改革才是唯一的出路。于是他走向第一线，团结带领全院职工锐意进取，优化管理，硬件、软件两手同时抓，结合实际，在发展中寻求突破。

铸就医魂

医风医德是医院的灵魂，有灵魂才有责任意识，有责任意识才有担当。杨继张开始给这个亟待振兴的医院铸魂，他从强化管理入手，规定每年至少开展两次作风纪律、医德医风整顿和纠风活动，并加大督查处罚力度，对迟到、早退、串岗，上班干私活、服务态度差，医护质量差、收红包等问题进行严肃处理，狠刹了歪风，弘扬了正气，树立了医院的良好形象，这一举措很快见效，群众对县医院开始刮目相看。

为了医魂永固，杨继张要求全院医务人员本着优质、高效、低耗的原则，在保证病人有效治疗的前提下，采取有效措施降低医疗费用。特别是2005年开展医院管理年活动以来，全面加强内部管理，规范医务人员诊疗和开方用药行为，合理检查，合理用药，合理收费，坚决纠正现药购销和医疗服务中的不正之风。2005年至今，对130多种药品先后四次降价，降幅为20%～50%，卫生材料及医疗器材（钢板）先后三次降价，降幅为5%～38%。为了降低医疗费用，他还制定了《关于控制医疗费用有关规定的通知》，明确规定各科室医药费用比例，违者从严处理。同时规定，医保、合疗患者自付费用不得超过医疗总费用的10%，并实行医疗告知义务规定，自费药品、大型设备检查，必须由患者签字同意后方可使用。实行谁违规谁负责，超出规定的部分由科室和主管大夫负责，并按超出比例进行处罚，从而有效降低了医疗费用。通过加强管理和降价，药品费用比例由2005年前的68%降至目前的48%，住院病人平均费用由3100元降至2300元，从根本上减轻了患者的医药费用负担。

阳光管理

杨继张深谙市场经济规律，他积极推行阳光政策，建立医技检查报告时限和质量管理制度；推行病人选择制度；实行住院病人费用“一日清单”制度；落实药房、收费等窗口科室管理制度；落实医疗质量和医疗安全核心制度；推行整体护理制度；总务工作推行“三下三送”制度；实行财务、院务公开制度；药品100%实行全市统一招标采购；设备购置全部实行政府统一招标采购。为了使上述制度有效实施并让患者满意，又建立了服务监督机制公开监督举报奖励办法，接受监督。

为了体现公平、公正的原则，杨继张在人事管理上锐意改革，实行全员聘用，评聘分开，竞聘上岗，技术人员根据德、能、勤、绩，低职高聘或高职低聘，工勤人员择优聘用。科主任、护士长实行聘任制，通过公开竞聘，使一批懂业务、会管理、群众拥护、德才兼备的干部走上管理岗位，为医院发展奠定了基础。在分配方面，实行多劳多得、优劳优得，收入分配向有知识和技术含量高的医技人员倾斜，使技术水平高、贡献大的人获得更多甚至高得多的收入。实行院科两级核算，由所在科室根据本科经济效益、医疗质量、管理考核以及个人所在岗位、贡献大小而分配，从而充分调动了广大职工的积极性。

科技兴院

科技是兴院之本，人才是立院之基。杨继张始终十分重视人才队伍建设和技术引进、技术创新。近年来先后派出90多名业务人才到北京、上海、苏州、西安等些省级医院进修深造或参加中短期学习培训，培养了一批学科带头人和技术骨干，医院综合实力不断增强。与西安交大一附院等医院建立业务技术协作关系，邀请有关专家来院进行会诊、手术现场传帮带并做学术讲座，使医护人员的医疗技术水平和干部管理水平大大提高。同时采取内部培训、网络学习等形式，培养业务人才和技术骨干，鼓励职工参加在职自考，有40余人中专升大专、20余人大专升本科。

工欲善其事，必先利其器。先进设备是医疗效果的重要保证。1999年以来，杨继张采取自筹、贷款等方式，先后购置了2600余万元的CT、彩超、电子胃肠镜、核磁共振、CR、C型臂、发光免疫分析仪等大型医疗设备，为临床诊断和提高医疗质量提供了有力保障。同时投资40余万元购置血液透析仪等设备，建起了血透中心，投资300余万元装备了ICU室。目前医院的人才、设备、技术在全市及周边地区县级医院处领先地位。

在此基础上，着力为病人创造整洁优美、文明舒适的就诊康复环境。杨继张积极争取中、省县级医院建设项目资金和自筹资金，2002年建成了投资476万元的门诊大楼，2005年建成了投资3000余万元的九层现代化住院大楼，解决了群众看病难问题。大楼建成后，还投资30余万元建了洗衣房，投资60余万元更换了病床、被褥等，并投资100余万元硬化院落，修建大门，修整花园，创造了一个整洁优美、安全舒适的就医和康复环境。2009年，投资近4000万元，修建15000平方米的门诊楼和医技综合大楼。

成就斐然

定边县医院2008年由二级乙等医院晋升为二级甲等医院后，各项指标大幅上升：2009年，门诊量由1998年前的1.8万人次上升到25.8万人次，增长14.8倍；住院病人由848例上升到1.8万例，增长21倍；业务收入由176万元上升为9001万元，增长51倍：固定资产由150万元增加到1亿元，增长66倍。先后荣获全省卫生行业文明示范单位、全省“卫生先进单位”、陕西省和榆林市卫生系统“创佳评差”最佳单位、榆林市医疗工作先进单位和医院管理先进单位、榆林市“文明单位”、榆林市“绿色文明医院”、榆林市“平安单位”等称号。2009年3月杨继张被陕西省卫生厅评为“陕西省医院管理年活动优秀院长”。

2008年，堆子梁中学12名学生煤气中毒事件聚焦了全国的目光，对中毒学生的救治也把定边县医院推到了社会的最前沿，医院的每一个动作都成了关注的焦点，这种关注既是对中毒学生康复的一种期盼，也是对杨继张领导的这个县级医院的一次严峻的综合考验，事实上经过励精图治，这个医院已经厚积薄发，有能力应对挑战。惊闻学生中毒，杨继张身先士卒，第一时间带领医护人员冲在一线，抢得了救治先机，特别是对危重学生蔡毛毛的救治牵动着全国人民的心，当时蔡毛毛呼吸心跳微弱，四次呼吸心脏骤停，杨继张会同专家制定最佳救治方案，进行最亲情化的护理，经几天几夜的全力抢救，昏迷了182小时的蔡毛毛终于醒了，经精心后续治疗最终康复，为社会交出了一份满意答卷。这次成功救治创造了一个县级医院医疗救治的奇迹，杨继张用自己的睿智和魄力成就了一个典范。从窑洞医疗站到县医院，从乡村赤脚医生到定边医疗事业领头人，青涩少年被磨砺成了中年汉子，杨继张把自己的青春与定边的医疗事业紧紧地捆绑在一起，经历和推动着定边县医疗卫生事业的发展，他坚定的身影始终走在最前沿。

（原载《当代陕西》2010年第九期）

明察患者病痛的千里眼

——定边县人民医院原副院长、超声科副主任医师韩世英纪实

2021年7月的一天，在定边县安边镇医院门口，人们排着长龙在等待就医检查。

“今天，是哪个医生来义诊?”

“是县医院韩院长。”

“韩院长?”

“对，是韩院长。”

“哎呀，那我赶紧回去把我老妈找来，我妈天天念叨着要韩院长再给她检查一下身体。”

……

人们口中的韩院长，是定边县医院已退休返聘的原副院长韩世英。提起韩世英，不仅是定边人，就是周邻省市县的老百姓都会非常认可，民间称颂：“金奖银奖不如百姓夸奖，金杯银杯不如百姓口碑”；市级三部门的评价他：“你钻研技术，精益求精，你是消除患者病痛的千里眼。”

许多患者形象地说：“‘韩世英’三个字可以当钱花呢，和我们一起到西安、银川看病的许多患者，拿着当地县级医院的超声诊断结果，还要花不少钱再进行一轮检查，只有韩院长签过字的可以免检，让我们省了不少钱!”

这些朴素的话语都是出自老百姓的口。中国的老百姓是善良的，是实诚的，他们认的是真本事，说的是实实在在的亲身感悟。

这难道不是奇迹吗?

立志学医志高远

定边距离省城西安有六百多公里，距离榆林市区也有近三百公里。这里自古就缺医少药，老百姓患了小病就在本县的医院看看，大病往往要跑到二百多公里外的宁夏银川市去看，极不方便。

1982年，韩世英从部队退伍后被分配到了定边县医院工作。因为他不是学医的，分到县医院只是从事文秘和档案工作。

在从事文秘和档案工作期间，他一丝不苟，干得分外出色，特别是把档案整理得井井有条，令许多业内人士赞叹不已。20世纪80年代中期，国家已经开始实行职称

评定。一位专家在看了他的档案工作后，当机立断要给他评定档案管理的中级职称，被他婉言谢绝了。因为他的心里有个秘密，就是在医院工作他不想一辈子成为一个门外汉。医院是受人尊重的地方，医生更是受人尊敬的人。老百姓看见他从医院里进进出出，以为他也是医生，经常误把他当作救死扶伤的医生拦住求救，弄得他束手无策，满面通红。面对那些可怜的病人和家属哀求的目光，他能说他不会看病吗？他发誓既然工作在医院，就要当一名济世救人的医生。于是他对领导说：“我不要中级职称，我想当医生。”

此话一出，惊呆了在场的人。他能感觉到，他们虽然没有说什么，但从内心里肯定在嘲笑他一个门外汉，焉敢谈什么当医生的话？但是不管别人怎么看他，他铁定了心要当一名医生。

苦学勤钻破难关

韩世英没有上过一天医学学校，要当好一名医生谈何容易。摆在他面前的道路只有一条：自学！他深知“世上无难事，只怕有心人。”的道理。那时候的韩世英，年轻好学，加之记忆力超强，虽不是过目不忘，但反复念几遍就能记在脑海里。他以古时候的名医李时珍、张仲景等为榜样，苦心钻研厚厚的医学专著。往往是半夜秉灯学习，真正做到了“头悬梁、锥刺股”。就这样，韩世英先后自学了解剖、生理、病理以及全部大学医学课程，做了大量学习笔记。

1985年，县医院购进首台B超机，当时全县尚无超声专业技术人才，许多医生也不愿意半道转行从事超声工作。于是韩世英自告奋勇，开始专攻超声医学，并抓住一切机会开始学习相关专业内容，自学了超声解剖、超声诊断等全部相关课程。每天不管多忙，他都坚持不断阅读相关科研文献、杂志期刊，先后参加了多次全国高水平超声学习班。

有道是，天道酬勤。在韩世英开展超声工作的早期，就能准确诊断多例肝癌、脾破裂等病例。特别是，在本院首次精准诊断首例无胆囊病例。

1997年的一天，医院里来了一位腹痛难忍的患者。韩世英和往常一样，连忙给这位患者进行B超检查。检查结果为空腔脏器穿孔，还是一个“先天性无胆囊”患者。如果这要是搁在前几天，他是无论如何不会做出这样的结论。也就是在前一天晚上，他习惯性地拿起了一本医学杂志翻阅，南京总院报道了三例“先天性无胆囊”患者的病例，令他耳目一新。第二天恰好就碰见了这样一个相似的病例。于是，韩世英仔细认真检查后坚定地在病例报告上写了“1.空腔脏器穿孔 2.先天性无胆囊”的诊断。当主治医生看了他的报告后，很不高兴地质问道：“世英，你这不是胡闹吗？我从医多少年，从来没有听过还有这种病例？你怎能开这样的医学玩笑？”

面对专业医生的质疑，韩世英还是坚信那些权威资料的报道是不会错的。于是他心平气和道：“我也是昨天晚上在医学杂志上看到南京总院报道的。我觉得这个病人和杂志上介绍的情况一模一样。如果你不相信，可以在手术中观察，让事实说话。”那位主治医生半信半疑地走了。

结果在手术中，所有的医生都惊呆了：这位患者就是一位先天性无胆囊病人，且和韩世英描述的一模一样。此事一经证实，韩世英顿时声名大振。自那以后，医院里那些科班出身的专家们，对韩世英这个自学成才的门外汉刮目相看了。

但是为人谦虚的韩世英并不因为自己取得了小小的成就就沾沾自喜，而是更加刻苦学习，谦虚谨慎，精益求精。他把各种医学杂志奉为自己“良师”。他说，别看那些价值几元钱的资料不起眼，但有时它们的价值不可估量。

多年的超声工作，练就了他明察秋毫的能力。他只要望一眼患者，通过患者的面色和痛苦表情就能判断出患者的大致病情，往往还是八九不离十。

一次，他去郝滩下乡义诊，查到了他当年插队的地方，恰好来了一位他认识的老大哥，韩世英就仔细观察他的脸后就对他说：“郝大哥，你最近是不是感到身上不舒服？”郝大哥道：“是感觉有点腹胀”。B超检查后发现他的肝部有一个低回声肿块，就说：“你明天到县医院，我给你再检查一遍。这里的机器太小，看不清楚。”

第二天，郝大哥来到县医院，韩世英认真检查后，断定郝大哥的肝部长了肿瘤，建议他尽快去西安治疗。结果在西安一检查，和他诊断的一模一样。由于检查得及时，治疗得也及时，十多年过去了，那位大哥身体一直很健壮。郝大哥逢人便说：“是韩世英救了我的命”。

2021年的某天，韩世英为县里一位年逾古稀、德高望重的知名人士例行检查身体。在检查中，韩世英发现这位老者的肝部有问题。就对他说：“老哥，你的肝部好像长了点东西。”老者说：“我每年都外出开会学习，在北京、西安的大医院都做例行检查，而且CT及核磁共振都做了，没有一点问题，难道你看出有啥问题？”

韩世英说：“老哥，我检查觉得确实有点问题，建议你去大医院再检查检查。不管他们用什么高级仪器检查，凭我多年的经验，我觉得B超检查还是有问题”

老者说道：“那我听你的，去外面医院再检查一下。”

为了更加证实诊断结果的无误，韩世英在病例报告上认真写明了检查情况，让那位老者拿上到西安大医院去复查时参考。

老者到了西安某大医院再次进行仪器检查，还是没有查出来。老者拿出了韩世英写的检查报告递给医生。医生反复看了几遍，不解道："人家县级医院都能检查出来，我们怎么就检查不出来?"就这样，又经过一次认真细致的核查，终于证实了韩世英报告上的内容准确无误。那些大医院的医生非常钦佩来自小县城的B超医生韩世英。

由于发现及时，那位老者在西安做了手术，术后患者身体恢复健康。

韩世英后来感慨道："不要看我们手里拿的那个小小的探头，这里面的学问深得很。"

此后，无论是大医院还是小医院，只要一看到有韩世英签字的报告单，就很少重复检查，给患者节省了一大笔费用。这就是人们说"韩世英"三个字能当钱花的来历。

精医厚德爱百姓

韩世英接触的患者无数，医院里各科室的病人大多都要经过他手，各种各样的患者和病情他都了如指掌。他最看不得那些可怜的患者被病痛折磨的痛苦表情，他深知患者来到医院就医都把所有的希望寄托在医生的身上。

一次，医院里来了一位3岁的小患者，长得聪明可爱，见了他就叫爷爷。孩子的父母说，孩子近来老说肚子疼，不知怎么了。

韩世英看着可爱的孩子，就开始做B超。孩子躺在床上一双大眼睛在盯着他握探头的手，好奇地看着。谁知检查结果令他大吃一惊：孩子患了肝癌（肝母细胞瘤)！多么可怕！韩世英心里一紧，知道这病很难治疗，眼泪不由得流了下来。这么小的一个孩子怎么就患上了肝癌！

韩世英不敢看孩子的脸，也不敢正视孩子的父母。他只是低着头在写着报告，谁知眼泪却情不自禁地流着。孩子的父母似乎明白了什么，连忙询问孩子的病情。韩世英不能如实告诉他们，只说孩子的病很重，要他们赶快到西安大医院去治疗。在他们说话的当儿，孩子也一脸茫然地看着他。

后来，那个孩子还是由于病情严重而没有保住性命。这是他多年来回忆起来最痛心的一个病人。

韩世英是一个性情中人，久而久之，病人家属往往能从他的脸上判断出病人病情的轻重缓急来。这一定会影响病人的情绪，给治疗和康复造成了一定的影响。于是，他慢慢改变了那种喜忧于色的表情，他要用微笑面对患者，面对家属。

为了证明他的学业水平，他一路自学考取了医士、医师、主治医师等职称，并于2011年，以55岁高龄通过考核，成功晋升为超声副主任医师。同时，他还通过自学，于2012年获得了陕西中医学院成人本科学历。

他还先后撰写并发表了《超声诊断结石性胆囊炎的价值》《超声诊断脾破裂的价值》和《超声诊断异位妊娠52例分析》等多篇学术论文。

2016年，韩世英已经退休，但父老乡亲的期盼不允许他退，县医院领导更不想让他退。外县几个医院许诺五六十万元高薪想抢聘他，他一一婉言谢绝，他被定边县人民医院返聘后继续拿着探头作“明察患者病痛的千里眼”。每个周都有两天下到乡镇卫生院进行坐诊，多年来雷打不动。他还每年抽出几天时间到油房庄乡、王盘山等乡镇给老百姓免费检查B超，无论到哪个乡镇，每天等待他检查的乡亲们少则百儿八十，多有三五百人。他常常是吃了早点出门，辛苦一天，到晚上才能吃上饭。

定边县人民医院成为陕甘宁蒙四省交界的医疗中心，靖边、吴起、盐池、鄂托克前旗、华池等多地群众纷纷慕名而来进行诊疗。韩世英每年接诊超过5万人次。从医四十载，接诊无数患者。

韩世英用辛勤的工作、无私的奉献诠释了一名共产党员崇高的理想信念，在定边的医疗卫生史册上书写下灿烂的一页。

人民的好医生　患者的贴心人

——记付福春的先进事迹

付福春同志是湖南人，1960年在西安医学院毕业后，怀着一颗火热的心来到定边工作，曾任定边县人民医院副院长，内科副主任医师。他在定边工作的20多年所走过的道路，就像鲁迅先生说的，的确是将血一滴一滴地滴过去，以饲别人。虽自觉渐渐瘦弱，也以为快活。他那种克服困难，扎根陕北，富于献身、勇于攀登的精神，深受广大人民群众的尊敬、爱戴和赞扬。他曾六次为危重病人献血，三次给患者对口吸痰，毫不利己地把青春献给陕北老区人民，多次被评为本单位及县先进工作者，1983年光荣地出席了全省卫生先进集体、先进个人表彰大会。

扎根陕北

付福春同志生在湖南，家中几代人都生活工作在南方大城市。本来他大学毕业后也完全可以回到条件好、环境优的南方工作，但他怀着献身老区的远大理想，毅然来到全省有名的偏远落后地区——塞外定边。

他不止一次地对人说过，老区人民为革命事业做出了巨大的贡献，没有老区人民，就没有中国革命的今天。我是党和人民培养起来的，我的技术是党和人民给的，不安心为老区人民服务，就对不起党，对不起人民。他是这样说的，也是这样做的。多少年来，地区给定边配来不少大学生，很多人因这里的生活水平低、自然条件差，过不了生活关而通过各种渠道调走了，甚至有少数本地知识分子也想离开定边，到条件好的地方去工作。付福春同志恰恰相反，他父亲为了他的前途，曾几次在湖南医学院和广州市中山医院联系好工作，她妹妹也曾在南京化纤联合公司中心医院为他联系，让他去工作，他都毅然谢绝了，并写信说，我深知那里的工作生活条件是极好的，但不能为了个人而不顾定边人民，这里的人民不希望我走，我也决心在这块儿沙地上扎根一辈子。正如陕西省卫生厅厅长张铅重同志在1983年召开的全省卫生先进集体和先进个人表彰大会上讲到的，定边县医院主治医师付福春同志到定边工作20多年，像红柳一样扎根于群众之中，为陕北老区人民贡献青春。

甘于献身

付福春同志在大学时代就是拔尖学生。1957年反右派时，给他戴上“走白专道路，同情右派言论”的帽子，加之家庭出身不好，受到了种种歧视。参加工作的第一年，只给30元生活费。“文化大革命”开始，他又成了批判的对象。1970年他全家被下放到白泥井公社接受再教育，承受着重大的精神压力和经济窘迫的折磨，但他并没有因此而放弃为人民服务的思想和行动。他和广大人民群众打成一片，白求恩是他心中的光辉榜样，救死扶伤是他的行动指南。群众到他家里看病，无论是一身汗水，还是两脚泥巴，也不论是普通病，还是传染病，他总是以和蔼可亲的笑脸、殷切体贴的态度让他们到自己的炕上检查治疗，甚至还做些小型手术。他的这种全心全意为人民服务的思想和精湛的技术，深受广大群众的爱慕。后来，当他离开白泥井的时候，众乡亲流下惜别的泪水。

多少年来，付福春同志为工作照顾不上家庭，为病人舍出了身子。多少个春节、多少个节假日，他都主动为别人顶班，让同志们回家过年度假。有时遇到单身病人无人伺候，他便一面治疗，一面照料。遇到经济困难、无钱看病的患者，他就把自己的钱拿出开药费。有时为了抢救病人，他不论山高路远，不顾风沙雨雪，甚至带病出诊。一次，他去白马崾先公社出诊，正值大雪封山，山陡路滑，行走中双脚打滑摔到沟里，晕倒在地，过了很长时间才醒了过来。这时，请他出诊的老乡吓得直打战，可他拍了拍身上头上的雪，说声没什么，便继续赶路了。北京309医院治疗队在纪畔乡巡回医疗。当时，他正患“刀口疝”，为了给医疗队带路，为群众治病，他用纱布条扎住伤口，随医疗队伍一起爬山越沟，挨家逐户防病治病。为了病人他常常是废寝忘食地工作，1981年大年初一，从一大早开始，他连续接待了六位病人，一顿饭热了六次，直到下午3点才吃了“早饭”。

就这样日复一日，为了病人他却“衣带渐宽人憔悴”了。人们都劝他要注意身体，可他完全忘了自己。

一次定边师范一位学生因鼻出血昏迷，当时医院没有输血设备，他首开先例，用注射器从自己身上抽血输给病人，直到病人苏醒为止。山西忻州地区疗养院干部冯定旺出差到定边，因肝硬化吐血，需火速输血抢救，他及时从自己身上抽300毫升血输给病人，使患者获得了第二次生命。1983年一个剖宫产婴儿窒息，他毫不犹豫地口对口给小孩儿呼吸，一直坚持了几十分钟，甚至将婴儿呼吸道的羊水全部吸出。婴儿哭出了声，他的头上才停止了冒汗。他曾六次为危重病人献血，三次给患者对口吸痰。他的这种富于献身的共产主义精神，永远铭刻在人们的心中。

勇于攀登

付福春同志业务熟悉，临床经验多，知识丰富，在当地可算得上是个好大夫。但他从不满足已有的成绩和水平，对技术精益求精，不断攀登新的医学高峰。

1974年秋，有位病人患“外伤性脾破裂，出血性休克”，急需手术。当时，一方面血源问题不好解决，另一方面，像这样的手术，当地从未有人做过。面对这种情况，他沉着冷静，利用自体血回输之术，解决了血液问题，成功地做了脾脏摘除手术，抢救了病人。

人们都知道，多少年来，付大夫的工作量是十分大的。不要说在医院上班时无歇身之空，就是下班回到家里，大多时间仍在为病人治病。不仅如此，他还尽量挤出时间刻苦学习，钻研业务，撰写论文。1982年他写的《猪心 茴香大葱治疗神经官能症》的学术论文，在地区办的《长城医讯》上发表。同时，为了发展祖国的医疗事业，他不但自己奋力求索，而且还特别注重帮助他人提高技术。不少农村赤脚医生，在他的帮助、指导下，逐步成长起来，活跃在救死扶伤第一线。 他还经常为当地医院以及毗邻内蒙古培训医务人员，为振兴医疗事业作出了贡献。

锐意改革

1985年，付福春同志被组织任命为定边县医院副院长，他的担子更重了，责任心更高了。面对医院医疗事业发展缓慢、经济连年亏损的严重局面，付福春同志坐卧不安。为了改变医院的落后状况，他一方面分析研究全院的具体情况，一方面调查总结外地的改革经验。于是他首先提出了“事业要发展、必须搞改革”的建议，同时拿出了在全院实行“以质量管理、经济管理为中心的岗位经济责任制”的改革方案，院领导班子及时采纳了他的方案，在改革过程中，他既是院长的有力助手，同时是高明的参谋，改革使县医院逐年迈新步，很快由经济上长期亏损、工作上停滞不前的状况，变为经济年年有积累，事业步步有发展的阵地。

付福春同志在抓大事上身体力行，是一个改革者，在做具体工作时一步一个脚印，也是一位实干家。

他担任领导后，分管后勤工作，他认为后勤工作是整个工作的基础，搞得不好就会影响到事业的发展。于是他千方百计地努力把此项工作搞好管活。由于他勇于创新，几年来建起门市部一处，既方便了患者，也安排了待业青年；修花园一处，既美化了医院的环境，也为患者创建了良好的休养场所；修建了主治医师家属院和职工宿舍，既解决了职工住房难的问题，也调动了大家的工作积极性，购置了大量的医疗设备，增加了大量的病床，满足广大患者的要求等等。为医疗事业的发展，他勇于探索，敢于创新，竭尽全力，任劳任怨，从不向组织有丝毫的讨价还价，深受全院职工的尊敬和爱戴。

二十多个春秋的呕心沥血，非常充分地展示了付福春同志在舍己、忘我、完全彻底为人民服务的崇高思想境界和高贵品质，闪耀着他的共产主义精神的光芒。粉碎“四人帮”后，他的错案得到平反，1982年被光荣地接受为中共预备党员，1985年被提拔为副院长。地位变了，但为老区人民服务的决心没有变，工作更忙了，仍坚持参加内科值班，始终战斗在救死扶伤的第一线。

二、特　录

悠悠岁月话当年

——我和父亲在定边县人民医院的十年（1953—1962年）

文 / 崔志杰

我的父亲崔存良，生于1919年农历五月初二，因病医治无效，于1987年农历四月二十日去世，享年68岁。

父亲毕业于榆林职业中学，和定边红柳沟卜掌村人崔仑（总参谋部通信兵部部长）、崔藏玺（崔仑亲弟，老干部，新中国成立后在沈阳工作）同班。1951年2月被组织分配在榆林地区防疫站工作。1953年春天，调到定边县医院搞会计工作，一直到1962年调离，近十个年头。

父亲一生善良，性情温和，凡和他相处过的同志、亲朋好友、街巷邻居无不称赞父亲的为人处世和办事能力，一个人担负会计、出纳、保管、修缮、灶务等一个单位的全部后勤工作，从未出现过差错。兢兢业业、任劳任怨、一丝不苟、账目清明，一辈子受到了他所工作过的单位领导和同志们的好评。正因如此，父亲于1959年秋天在西安人民大厦出席了陕西省卫生系统财务工作先进代表群英会，受到了省卫生厅的表彰奖励。

父亲到定边县医院工作后，当年秋天，我们举家西迁，从榆林城来到定边城，至今也快七十年了，那时我只有5岁。童年时期，我几乎和父亲形影不离，不管上下班走到哪里，他总是带着我，县医院成了我第二个家。当然这里面有一个原因，就是我从小比较调皮，在家翻墙揭瓦，戏猫斗狗，好动不安稳，母亲和几个姐姐管束不住，在家经常会惹出事端来。正因为有了上述的原因，我到定边后的前十年，几乎是在县医院成长度过的。原来老一点的在县医院工作过的老同志，从院长路茂槐、闫学孔到通讯员张向东没有不认识我的，就现在他们都能叫起我的小名。所以我有幸对县医院当时的一些工作、环境、干部的生活等情况耳闻目睹，有些至今历历在目。正因为有了这一段在县医院生活度过的经历，才又带起了我今天早逝的回忆。但有一点需要说明的，就是当年我毕竟是一个小孩子，又是圈外人，加之时间过去快六十多年了，下面的回忆有些对事物的理解感受不一定准确，还望知情者指正。

一、新建县医院的整体规划

定边县医院老地址在原定边城东正街电影院对面的老税务局院内。地理环境比较窄小，前院业务用房只有十多间东房，取药窗口在大街上，三间北房两间是会议室。一进大门西有两间西房是灶房，后院有两排约十间小土房是病房和职工宿舍。由于旧时，定边地瘠民贫，生活条件差，群众不甚讲究卫生。中华人民共和国成立以后，随着社会的进步，当时的县医院的医疗环境、条件已不适应全县卫生事业的发展和定边人民医疗看病的需求。鉴于以上原因，1954年3月间，县委、县人委（县政府）会议研究决定，将县医院搬迁到现在住址，从当年夏天开始动工修建。整个工程建设用了两年多时间，于1956年秋迁入新址办公。

而父亲就是当时负责修建的一线指挥。从设计、规划、备料、施工、监工、验收、装修、办公设备、医疗器材购置等无一不浸注着父亲的心血汗水。当时定边刚刚二次解放四五年，县医院建设是一个不小的工程，按现今的话说，是一个大项目。父亲两年多时间几乎是吃住在办公室和工地。当时负责修建的木工头目是定边县木业社厂长何万宝，砖瓦工头目是定边泥工队队长陈儒，他们二人散工后经常在父亲办公室半夜半夜地商量讨论修建的有关事项。而到宁夏中卫黄河渡口调木料有几次都是父亲亲自去的。有定不了的事情，父亲就直接请示院长路茂槐定夺。

县医院新址就在县城鼓楼北巷，二道街北面，北城墙北大墩前。定边城没有北门。县医院西墙靠老爷庙东墙，东墙靠夏家果园西墙。南北大路西靠苏芳英家，东靠夏承谋家北房后墙一线直至粮油加工厂家属院，原为老油坊。医院中线定在定边城的南北中轴线上。即站在北城墙北大墩圆点中心，往南看县医院两扇木栅栏大门中间缝隙到鼓楼洞洞中心圆木顶三点一线，这条线也是定边县医院建房的中轴线。一进大门东是五间土南房，其中靠东墙是一间库房，往西一间是消毒室，第三间是挂号室，最西面两间一套空是病人挂号排队室。挂号室和挂号排队室中间墙上开了一个约八十厘米的小窗。当时挂号费每人5分钱，挂号员是杭玉华。

由大门往北共建有四排北房，整体是砖木结构，系狗脊梁砖瓦房。每排11间（包括中间过洞）。过洞东西各5间，每间房入深6米（前墙0.36米，后墙0.36米，净空5.28米），宽3.5米，每排间隔距离约8米。第一排过洞东第一间是中药房，第二、三间是西医门诊，第四、五间是手术室；过洞西第一、二间是西药房，第三间是宿舍，第四、五间是中医门诊。第二排、第三排、第四排是病房、职工宿舍或是客房，相互交叉使用。同时，一进大门往北铺设了一条三米宽的青灰色砖路，一直铺通过三个过洞到第四排房前。整个修建没有设计地下排水设施。雨水、生活用水都是经过路面坡度，自然排水，自然蒸发。如有大雨，雨水通过路面自动排入篮球场东面涝坝内。砖路两边，是用一块块砖立起斜栽做的方长形小花园。每逢开春天暖，干部们都参加劳动，在小花园内种一些花草或瓜菜一类东西。第五排也是最后一排紧靠北城墙修的青砖白灰箍的十孔窑洞，是行政办公区。由西往东依次是库房、会计室、客房、秘书室、院长室、副院长室、书记室、会议室等。

窑洞前西面是六间西房，是砖、土、木结构平房，是生活区。由南往北依次是存放柴炭的炭场，一间病灶，二间干部饭堂，二间干部灶，一间炊事员和通讯员宿舍，六间房西后墙紧靠老爷庙东墙。当时老爷庙三排庙堂都由粮食局占用，作为存放粮食的库房。

窑洞东面靠北城墙是厕所，厕所以南十米是一个篮球场，篮球场以东是个大涝坝（现在的住院部院子），四周种了很多沙枣树和柳树。涝坝以北北城墙东段，由西往东依次是太平间（城墙上挖的土窑洞），门前有一水井（咸水）。再往东，在城墙上挖洞住的居民有榆林人郝皮匠（原县教育局局长毛鑫丈人家），人民银行职工任东亚家，病灶炊事员屈子清家，泥工老尤爷（尤义爷爷家）靠夏家果园西墙，现在的县委大院西墙。以上就是新建县医院的整体环境布局建设情况。

二、县医院的人员构成

定边县是革命老区，但所处的地理、气候条件是全省唯一的十一类区。解放初期，人民群众的就医条件是比较困难的。在解决县医院迁址的同时，在省地县各级党委和政府的重视关怀下，从外地调来了大批的医务专业人员支援定边卫生事业，解决了定边缺医少药、群众看病难的问题。他们主要都来自榆林各县，省会西安、关中各县，山西等外省，本地人当时行医人员很少。

当时，县医院领导班子主要人员有：

院长：路茂槐，神木人，老革命，小腿上还有一处枪伤。

副院长：刘文祥，佳县人，老革命。

书记、院长：闫学孔，神木人。

副院长：张志清，府谷人。

从榆林地区和各县调来的榆林人有：

郭锦文、刘兴国、马秀英、胡启泰、崔存良、崔志祥、白彩娥、王瑞珍、段惠珍、薛治国、林玉光、李旺忠、薛智、郭淑娥、王国霞、李桂芬、潘淑霞。

绥德人：党淑和、赵秘书（女）、李兴翠。

米脂人：高春茹 、任庆来、沈秘书。

佳县人：刘文祥、刘文华。

清涧人：王宏基等。

从省会西安和关中各县调来的人有：

毛启明、仲纪云、杨燕、李岁煊、陈群英、李少煊、曹杰、于文喜、刘清泉、霍玉亭、张新良、张波、刘双喜、张定邦、杜永凯、郭成银、宁文哲、赵乐风、魏元贞、苏小琴、薛学范、王树清、李志安、孙玉兰等。

籍贯山西省的人有：

王子震、高锦玉、郭福来、田培基、王菊梅、胡锦元、王士选、王智仁等。

湖南人有：付富春。

包头人有：王汝俊。

本地人有：张善、苗子信、刘志忠、齐晶等。

当时夫妇二人同在县医院工作过的有：

毛启明、王瑞珍夫妇；刘兴国、马秀英夫妇；

张定邦、段惠珍夫妇；王宏基、李桂芬夫妇；

王汝俊、潘淑霞夫妇；薛智、魏元贞夫妇；

崔志祥、杨玉兰夫妇；曹杰、申云霞夫妇；

任庆来、李兴翠夫妇；胡启泰、郭淑娥夫妇；

李志安、孙玉兰夫妇；李少煊、毕月英夫妇；

黄永歧、张林夫妇；　王树清、崔志英夫妇。

当时除院领导外，后勤财务方面的工作主要由父亲负责。父亲调离后，由安边医院会计申文福（米脂人）接手。当时后勤方面人员先后有灶务管理员老安（安边人）、齐晶（梁圈人）、拉水打杂李和尚（山西人）、通信员张向东（姬塬人）、炊事员先后有老薛、老丁、老崔、屈子清等。

西医科方面专业人员主要有：

毛启明、王子震、郭锦文、张波、张定邦、付富春等。

中医科方面专业人员主要有：

仲纪云、张善、党淑和、苗子信、曹杰等。

妇科方面专业人员主要有：

杨燕、王瑞珍、白彩娥、刘文华、赵乐风等。

药房调剂方面主要人员有：

胡启泰、张新良、郭福来、陈群英、高锦玉、薛学范、郭成银、王智仁、刘志忠等。

护理方面主要人员有：

李岁煊、胡锦元、崔志祥、刘双喜、王国霞、郭淑娥、崔志英、李兴翠等。

化验员：高春茹。

透视员：李少煊、齐晶。

当时，县医院每天看病收入多则几百元、上千元，少则几十元。有时遇天阴雨湿，一天没有一个病人。年门诊量一般也就是两三万人次，年收入10万元左右。

县医院发工资的时间是每月1—2号，很少有推到3号以后发。我记得工资最高的是院长路茂槐，每月108.50元，书记闫学孔96.50元，毛启明、王子震、郭锦文、仲纪云、杨燕等股长级别的是76.50元，解放前参加工作的刘兴国、党淑和、雷志强等是68.50元，解放初参加工作的父亲是61.50元，王瑞珍、崔志祥、王国霞是54.50元，而王智仁刚开始只有29元，几年以后调到35元。

三、县医院职工的文化生活

那时，职工文化生活也比较匮乏。主要活动就是星期日工会包的看一场电影，或者是外地剧团来定演出包的看一场戏。逢年过节时，除业务人员不分节假日，一年四季每天都排有昼夜值班，出诊一次收费2毛钱，行政人员也安排值班。值班时或业余时间经常性的活动，主要有下象棋、跳玻璃蛋棋、打扑克、打乒乓球、打篮球和打康乐棋。而打扑克也只是赶毛驴、争上游、打百分，再不会有其他大众化的玩法。有一段时间，有些干部也偷得玩耍麻将，输赢主要有，先开始赢洋火棍、扑克点数，后来赢纸烟、洋糖，但是没有赌钱的。有时，利用节假日值班时间，父亲和县医院一些爱好玩麻将的同志，晚上夜深人静时开始玩，整夜不休息，一直到天亮散场。父亲第二天早晨回来后赢得很多纸烟、洋糖。父亲打牌技术较高，几乎每打必赢。尽管大家都有这方面爱好，而且也是小打小闹，但当时就是不赌钱，玩麻将政府也是不允许的，所以想玩只能偷着来。有一年春节放假，大约是1960年，电影院职工关上大门在办公室打麻将，被人举报到县委后，县委书记陈智亮在正月十五召开的全县三级干部大会上，对电影院职工打麻将一事提出严厉批评，并给了站长马振声严肃的纪律处分。仅此一举，父亲和县医院职工们再也不敢玩麻将了。在定边县级机关中刚刚兴起的麻将风，随即销声匿迹了二十多年，一直到八十年代初才又悄然兴起，方兴未艾，至今经久不息，越演越烈。

四、我们一家人与县医院的渊源

父亲到县医院工作后，由于母亲多年一直患有风湿性腰腿疼病，家中孩子又多，拖累大，家庭生活很困难。县医院领导和同志们都非常关心照顾我们一家的生活，有机会，组织也有意安排帮助我们。每年评福利费我们都享受的是一等。那时，县医院干部职工的劳动锻炼基地农场在贺圈公社丁寨子村。每到夏锄、秋收农忙时，干部都要带上被褥，下去劳动锻炼3～5天，有什么农作物方面的收获分配我们家也都是头份。为了减轻家庭负担，孩子们一天天都在长大，所以给子女们找一份合适的工作是父亲最大的心愿。七十年代前，我们一家先后就有父亲（会计）、大哥崔志祥（护士长、外科主任、副院长）、大嫂杨玉兰（妇科主任）、大姐崔志霞（城关医院妇科大夫）、大姐夫雷志强（医生）、二姐崔志华（护士）、二姐夫韩云昌（医生）、三姐崔志英（护士）、三姐夫王树清（医生）、四姐崔志玲（调剂员）等十多人都是经过省地县专业学校学习毕业后，经县政府文卫科和县医院的领导批准安排在定边卫生系统基层单位和县医院工作，直至退休。

我记得，我大姐崔志霞和大姐夫雷志强1955年结婚时，婚礼就是在老县医院（原电影院对面）院内北会议室举行的；我二姐崔志华和二姐夫韩云昌1959年元旦结婚时，就在医院第二排过洞东最东一间房举行的婚礼；我三姐崔志英和三姐夫王树清1962年春节结婚时，婚礼也是在第三排过洞西第四间房内举行的婚礼；我的侄子崔祝平1963年10月就出生在第四排过洞东最东一间房。

那时，定边县卫生系统各公社医院工作人员只要家是外地的，回到县上开会、办事、领工资、进药时县医院就是娘家。大家都吃在县医院大灶，住在县医院客房。这也又多了一些我认识的在基层医院工作的人，我和他们也都成了朋友。1963年暑假期间，张波已从县医院调到张梁林场当场医，我去张梁林场给林场林地除草、挣钱，吃住都是张波招呼的。1965年暑假我和甘草厂的工人去盐化厂打盐挣钱，胡景元也已从县医院调到盐化厂当厂医，他女人给我送干粮，并叫到他们家去吃饭。1968年我在贺圈公社王来滩村插队劳动时，刘兴国是贺圈公社医院院长。他在1960年干部精减时，他妻子马秀英连家就下放到王来滩村落户。我在王来滩落户劳动了三年，其间他们一家人对我非常照顾，一吃点好的，不是叫孩子给我送来，就是叫到他们家去吃。

那时，县医院干部的孩子们也有很多，都像我一样整天追随父母亲在县医院来玩耍。如张志清的大儿子建忠，二儿子建国；王宏基的儿子猪娃；闫学孔的二儿子引明、三儿子定娃；刘兴国的大女儿玉凤；毛启明的儿子毛娃；屈子清（屈喜喜）的儿子宝林等。我们都是从小的伙伴，一直和睦相处，一块玩耍到大。儿时的玩耍情景，现在回想起来经常显现。那时，人和人之间的关系，都相处得那样融洽真实，没有一点虚假的做作。尽管人们的生活都十分困难，人人都自顾不暇，但互相关心、互相帮助、助人为乐的美德要比现在物质极大丰富的现代人不知高尚多少。

提起我们一家人，定边县年龄大一点的人无人不知。几十年来在定边县范围内，我们一家人的医德声誉被人称颂，经久不衰。回想起1953年我们从榆林来定边时，全家只有九口人，而今就有七十多人。而且后辈们干得都不错，真是人口兴旺，事业发达。这全托了共产党、毛主席的福，靠了定边县医院这棵永远不老不倒的大树。

世上无巧不成书，凑巧的事从来就很多。1999年8月中旬，我接到地委李涛专员电话，他告诉我地委的决定，由我担任榆林地区卫生局局长，要求尽快到职上班，这纯属偶然。我从来没有想到我一个外行，到专业性很强的卫生行政部门当领导。父亲自参加工作以后，对原地区防疫站和定边县医院领导都十分崇拜，非常敬仰，评价很高，经常拉起往事谈论这些人。因为我们一家祖祖辈辈都是小老百姓，从祖上起就是顺民。尽管我也是一个小官，但崔家子孙还没有一个人坐在我这样的位置——榆林地区卫生系统的“一把手”。尤其在县医院工作过的一些老同志得知这个消息后都非常高兴，激动。他们怎么也不会想到，过去一个流鼻涕，不懂礼貌，爱打架的崔会计的儿子海鱼（我的小名）能当榆林地区卫生系统最大的一个官？人不可貌相，争气了，可喜，可贺！对他们来说，地区卫生局的局长是一个他们可敬、可望不可即的大官。

我生在榆林，长在定边，对定边的感情远远高于榆林。自从到地区卫生局工作以后，无论工作需要或是分配各县项目、仪器、经费、评先树优、业务评比等，自觉不自觉从思想上，心眼里倾向定边。经常这样，就必然引起了其他县对我的看法， 但没办法，这点私心到退休都改不了。有一次，国家有一个大一点的给县级医院的约三百万元的项目，一个地区一个，各县都在争抢，但一眼看争不过定边。当时地委副书记兼子洲县委书记谭策吾见面戏说我：“崔县长（我是从子洲县县长的位子调到地区卫生局的），定边是你的家乡，但你也不敢忘了子洲同样是你的家乡，有什么好事，你在招呼定边的同时，也不要忘了子洲。”后来我反省，对定边卫生工作，尤其县医院的工作有这样的心结是与我从小在定边县医院这个环境中成长是分不开的。

五、我和父亲在县医院的二三事

1956年父亲在县医院搬迁最紧张时得到消息，他有个三叔父在他十多岁时就离开了榆林出门不知去向，杳无音信，叔侄几十年未见面。直到新中国成立以后，父亲工作调到定边，才打听到他三叔在宁夏中卫高庙出家当了和尚，而且来信叫父亲去一趟，说他出家几十年没有回老家，未见一个亲人，想见见父亲这个侄子。父亲也回了信，准备去。但当时县医院建院工作正忙，父亲一人具体负责，脱不了身，心想等到天冷停工以后再去。修建时父亲常到宁夏中卫码头调木料，当他三叔得知后几次到黄河摆渡码头去找父亲，却没有找到。后来又来信催促父亲尽快到他那里去一次。入冬停工后，父亲请假去了高庙，但为时已晚。听当地一位老婆婆说，他三叔已坐化去世一个多月了。当时政府从庙里搬了好几天的东西（粮食、布匹等），叔侄始终没能见上一面，成了父亲终生的遗憾。

五六十年代，乡下穷人、农民看不起病或者住院治疗无钱交费，只要院领导签字同意，欠费可以缓交。先看病，病好后再交费。有些特别困难户，可以先回家凑钱，筹备齐后再交也行。有个别人长时间不交费，只能派人上门催收。

1954年夏，父亲骑自行车到红柳沟乡下催收农民看病拖欠的医药费。到了一家欠费人家大门口时，突然从院中奔出一只大恶狗冲向自行车把，把父亲的右手咬了一口（当时全家照父亲的手还用纱布缠着，伤口还看得清清楚楚）。自此以后，只要有机会，我就用自己的小手抚摸着父亲手上一辈子掉不了的伤疤，内心总是酸溜溜的，觉得父亲为了工作，为了这个家真是太辛苦，太不容易了。

县医院通信员小张，是一个十七八岁的后生，好像是姬塬一带人。有一次医院派他下乡去催收农民看病欠交的医院药费。他回来以后，上缴了一部分收回的欠款，但也少交了一户40元，没有吭气，所以账上就没有冲销处理这40元。过了段时间，医院又派其他人去催收欠款，找到欠40元这家时，人家说张向东早就收上走了。这在当时可不是小事，40元钱是一个干部一个月的工资，40元钱公安局都可以立案。但医院领导和父亲商量，做了冷处理，没有上报，把钱追回来后，打发（实际开除）小张回家。小张背着铺盖，哭着鼻子离开了医院。而当时我就站在小张宿舍门前，看着小张一步一步离去，心中既同情又难过，怎么会这样。

1958年“大跃进”时，干部职工家属都集中到大灶食堂吃饭，有些人把铁锅都交出去支援国家大炼钢铁。当时我们全家都在县医院干部大灶吃饭，小孩子每天四两粮，大人每天八两粮，全家人都吃不饱。父亲想法从农村朋友处搞了一些麻坨炒面、绵蓬炒面和洋芋皮炒面充饥。我从小嘴细，吃不下去，不到半年，饿得患了浮肿病，小腿上用指头一按一个坑，因此还在县医院病灶上吃了一个月的病灶饭，病情才稳定下来，略有好转。为了缓解浮肿病人的病情，医院还自己配方制作了一种叫“康福散”的营养品，专供住院治疗的饿得身体浮肿的病人吃。实际就是把麸子面、黄小米细糠掺在一起，加适量白糖、麻油烤成一块块正方形的饼干。据说这种食品，营养价值高，有利于身体恢复。三年困难时期，凡是物资供应都实行票卡制。医院有些爱喝酒的同志，酒瘾发作时，就到药房或者是注射室要一点消毒用的工业酒精，掺兑点水，充当酒喝。尽管喝这样的假酒对身体危害太大，但当时也只能这样解解馋。

县医院有些大夫总爱跟我开玩笑。每次我碰见王子震大夫，他长着很长的胡子要我叫他爷爷。叫了就给我吃糖，说我是好娃娃。不叫就挡着路不让过去。万一叫他抓住，就要拔萝卜。就是他用两手从我的脖子上往上提，直至脚底不沾地，提得脖子很疼，我非常害怕，只好赶紧叫，就放过去了。有些人为什么经常爱和我开这样玩笑，就是表示他们年龄和父亲相当，但比父亲大一辈。有一次某某某也是医院大夫，榆林城人，在过洞里碰见我说："今天我终于等住你娃娃咧！叫爷爷，不叫你小子今天就不要想过去。"平时我就看某某某很不顺眼，很讨厌他，干哩干气，就是定边人说榆林人是榆林干板。今天我不知哪来的勇气，大着胆子叫了一声某干脑（外号）转身就跑。某某某一听气得在后面追着要打我，我一口气跑回家，三四天都没敢再去医院。

2021年中秋节

（作者系榆林市卫生局原局长）

继往开来谱新篇

——我与定边县人民医院一起走过的37年

文／丁海山

定边县人民医院正在编写"院志"，这是追根溯源、凝练先辈经验、展示既往巨大收获、展望未来美好前景、激励正在行进的每一个医者齐心奋斗，向更高目标迈进之举，所以，"院志"编写是一件很有现实和历史意义的大好事，我为此点赞！

编写"院志"我能做点什么呢？应编写组的邀请，我就写一点吧，也算是出一点力，表达一点心意。我想通过我与医院共同走过的37年进行一个简单的梳理，谈谈医院发展壮大的历程，因为，我对医院的人、对医院事业、对医院的一草一木都是非常有情感的，谈医院的发展壮大历程，我觉得可以用一句话来概括，那就是"宝剑锋从磨砺出，梅花香自苦寒来"！当然，谈医院的发展也绕不开人才、技术、设备、财力、管理、政策、文化等。希望我的粗线条勾勒能引发县医院人乃至其他人对医院发展的回忆与思考。

"忘记过去就意味着背叛"，我清晰地记得1985年：定边县人民医院位于鼓楼北巷，北靠老城墙，南邻公房和二道街，东邻县委大院，西与民居及向阳小学毗邻。从鼓楼北巷走到县医院，就进入了这条路的末端，医院南大门口两侧是公房，一进入医院大门左手便是一间矮小的门房，门房里装一部手摇电话，看大门的是长胡子老汉老周。老周每天早上都会面向东方升起的太阳祈祷，他心中默念的是毛主席！他很有信仰。门房的西侧是废弃的三间制剂室（我院曾经自己制剂）。医院院落总体上分东、中、西院三部分，房屋大都是砖土木结构。西院是家属院共三排，住着张万生、拓生孝、刘兆春、付福春、崔志祥、王继红、王白石、刘志光、胡启泰、高德沛等；中院横在正前的是一幢东西方向约六十米长、高大的旧式起脊房，用作门诊楼，墙体上刻印着毛主席语录“救死扶伤，实行革命的人道主义”，或许是年久失修的缘故吧，房脊高低起伏，房檐有的向上翘起，有的向下坠着，门窗小而破旧，油漆剥脱起皮，门诊楼从西向东依次排列着五官科、外科、心电图/A超、内科、口腔、收费室、中药房、西药房、中医科、透视、拍片、妇产科等，门诊楼最东侧外挂了三间低矮的急诊室，在这里总能看到高孝元、张定邦忙碌的身影；向北第二排是窑洞（东侧）和起脊房（西侧），住着薛学范、郝希平、苗艳英、王彩英、王世忠、郭爱芳、王学仁、辛秀兰、冯治斌等，第三排是食堂（东）和宿舍（西），住着张喜荣、杨桂英、马秀兰、贾玉宝等，我们时不时就在食堂里吃方二师傅做的加班饭——蛋炒面，第四排是会议室（东）和宿舍、办公室、会计室等（西），住着郭锦文、丁海山/郭金娥、郑彩云、武玉萍、牛文云、李伟、崔志玲、郝翠花、雷志强、张永汲等，第五排是土窑洞宿舍、开水房、电工房（西）和旱厕（东），住着王国霞、董学斌、韩世英、郭润霞、孙应文、路文云、王栋、田春生等。东院北侧是两层的东西向住院楼（一层东北角是手术室），住院楼北面有一排平房，好像住着叶润芳、齐晶、李占祥、李俊莲等，连接手术室的是南北向的一层供应室，执掌供应室的是戴着高度近视镜的徐怀德，供应室连接着南北向的二层中医楼（设计者是王继红，他医术好且多才多艺，吹拉弹唱、书法、绘画样样都会），与中医楼相连的是L形的南楼（四层的新门诊楼即现在的儿科楼、局部五层是大会议室），新旧门诊楼之间有一个小卖部，小卖部的主人叫孟弟兵，挨着小卖部的东侧有一个低洼的公共旱厕，手术室的东北侧有锅炉房和临近县委巷的太平间，医院开有南、东两个大门。医院看家设备少得可怜，有透视拍片机各一台、心电图机一台、A超一台、化验室显微镜两三台、消毒锅一台、简易麻醉机一台、手术床三张，6~8孔无影灯三台，最有情感最有感觉的就是那个清创台，还有一部救护车及一辆卡车，那辆大卡车拉的横山碳、缸、大白菜最让人记忆深刻……

今昔有天壤之别，过去的物质匮乏等许多问题今天已经不再成问题，比如，硬件设施已比较先进了；然而，过去不成问题的，今天也许变成了大问题！比如，医院的公益性问题。有的问题需要用发展来解决，有些问题需要用坚守信念去实现。我无意于纠结这些，过去的就让它过去吧，向前看未来可期！一个行业、一个单位、一个人莫不如此。

“学历史使人明智”，今天的辉煌一定离不开过去的奠基，任何孤立起来看问题的都不可取。遥想1985年，医院共有职工一百一十几个，时任院长是外科主治医师郭锦文，王白石、付福春、王继红、崔志祥等为副院长。当时，医院的主力技术人员大都是绥德卫校毕业的中专学生和高中毕业后进入医院的人员，大学生寥寥无几，比如，留苏预备生付福春、西安医学院的张德、延安医学院毕业的王白石、王继红、刘兆春、高德沛、陕西中医学院工农兵学员赵云林、叶丽霞等。1985年，我从陕西中医学院以优异成绩毕业后，被派遣回定边县，几经周折我和延安医学院毕业的潘红玫被分配到了县医院，当时给我的感觉是医院房屋很旧，但是“门槛”却很高！由于外科缺人，院长让我去外科工作，我并不为难，因为，我上大学时，中西医课程兼学并重，尤其是喜欢中医，实习时看过许多手术，所以，我并不担心不能胜任工作，而是顾虑会荒废了所学中医，郭院长洞察我的想法，他说：“一年后如果你喜欢外科就继续留外科，若不喜欢就回中医科。”经过一年的适应，我择一而终，选择了外科，并把所学中医知识运用于肠梗阻、阑尾炎、烧伤、疮疡等疾病的中西医结合治疗中，摸索积累了一些经验，对我后续工作也有很大帮助。县医院属于县政府举办的公益性事业单位，财政给予补贴人头经费、办公经费、大型基建、设备购置等。设有内科（含儿科）、外科（含普外、骨科、皮肤、五官、眼科、妇产等）、中医科、门急诊科等临床科室，秉承“救死扶伤，实行革命的人道主义”办院宗旨，从来不讲求经济效益，看重的是看好多少病，医护心中有信仰！记得有一年春节，王继红给医院大门上写的对联：“但愿世间人无病，何惧架上药生尘”。医生们心里装的全是病人，比的是花最少的钱，实现最快最好的治疗效果，比如，我管的病人住院花150块钱，就完成了急性阑尾炎的住院/手术等全部过程。我之所以这么详述医院当时的“相貌”，就是要说明医院在如此设备状态下，办院方向很端正，人心思齐，人心思进，不计得失，不怕艰难险阻，创造性地开展着工作，完成了县域常见病、多发病诊治及教学等任务，于长雍对沈志杰胸部严重开放性损伤等重大开胸手术的抢救成功被传为佳话，老一辈医者全心全意为人民服务的精神可歌可泣！

“穷则思变”。1988年冬，医院按卫生局要求搞体制改革，当时毕业于绥德卫校、医院的外科“一把刀”孙应文通过选举当上了院长，医院工作维持着常态化运行，孙院长争取到的建设门诊大楼工作，于1989年开始启动，1990年完工，1991年装修完毕。1988年冬天，“好高骛远”的我不满足现状，报考过研究生，只因英语未过而未果，董学斌如愿考上了大连医学院血液病研究生，我由衷地祝福，同时也引得我们好生羡慕。其实，较之其他行业而言，医学学习更辛苦，更持久，是要终身学习的，读研也罢，搞临床也罢，都是要终身学习的，我对技术有着强烈的渴望和追求，最希望的就是深造学习。1989年9月，我争取到了去陕西省卫生厅普外主治医师培训班公派进修学习的机会，孙院长对我很看好，也很支持。培训既让我开阔了眼界，又奠基了厚实的基础，还结识同行缔结了友谊，对于这样的机会，我觉得十分珍贵，也十分珍惜，我知道没有一步一步脚踏实地的奋斗，就不可能获得今后事业的成功，我发奋努力着。

“万丈高楼平地起”。成就一件事离不开“苦其心志，劳其筋骨”。1992年，县委组织部任命儿科专家副院长王白石为院长。在“建设靠国家，吃饭靠自己”的精神指导下，医院运行全靠县上支持，院长为医院的发展可以说是焦虑的、呕心沥血的，院领导壮着胆子去县委书记那里汇报工作，可是，约好的时间却连着几次都吃了闭门羹，上级的支持可见一斑，加上没有扶持政策，医院发展真是举步维艰。我一直也没有忘记上大学时中医系王主任说过的那句话：“毕业后，你们要成为一方名医！”医生重在实践，我在进修学习的基础上大胆实践着，不断积累着经验。记得1993年夏天，我去白泥井遇到一名生命垂危病人，无法转诊，卫生院又根本不具备手术条件，我还是大胆手术挽救了这位“宫外孕并重度休克”病人！此例病人的抢救成功，让我体会到了救人性命的巨大成就感，大学同学聚会时，说及此事同学们都非常惊讶，晋升主任医师时，我讲述了这次难忘的救治，得到了省上评审专家教授们的一致点赞好评，认为“是一次创造性的成功抢救，体现了医者大爱，德技双馨！”心生医者仁心的神圣，真是终生难忘啊！1994年，由于一次妇产科大失血病人的抢救成功，王院长格外赏识我，认为我是德才兼备的副院长人选，之后，我由住院医师被破格提拔为副院长。事前我竟然一点都不知情，这也让我体会到了王院长公正无私的人格魅力！在王院长任上，启用了四层新门诊楼，拆除了前述写有毛主席语录的旧门诊楼，打通了南北大街，医院临街东西侧建了两排二层仿古建筑，更新了两台X光机、检验设备、消毒等设备。尤其值得提及的是，1991年，付福春副院长带着韩世英去四川绵阳学习B超，学成归来创建了B超室，由此开启了B超诊断的新篇章，我分管的医务科护理部协助院长加强了核心制度及规范化业务管理、学术活动氛围日益兴起。1996年，我晋升为主治医师。医院聘请过西安、宁夏商廷钧等专家来院工作，送十几名业务骨干出外进修学习，为医院后续发展储备了人才和技术力量，在长城街增设了中医科二、三门诊，1995—1997年，完成了“二乙”医院的创建。在创建过程中，全体职工卖力肯干，我也有着此生当中最多的头衔和职务，为了烂熟创建标准，我用手抄写了该标准，那时记性好，抄了就记住了，边学边干，边检查、边改进、边落实，非常锻炼人的毅力和能力。然而，人的精力是有极限的，由于我高强度加班加点工作，以致积劳成疾，（1997年端午节那天）诱发了溃疡病并上消化道大出血，多亏及时转银川区人民医院抢救成功，否则就丢了性命，这是我生命中的一次难忘的历险！记得那是1997年农历五月初四，院班子召开创建等级工作会议，张德书记点名让我带院科两级去横山县医院参观学习，我自觉身体不适、体力不支，就没答应张书记的指派，改派王存金副院长带队去横山学习取经。端午节当天早上，我感觉特别口渴、疲倦，午休起来如厕，出现了大量柏油便，立即回到县医院，测血压90/60毫米汞柱，紧急输血800毫升，再测血压80 /50毫米汞柱，张书记郑重其事地对我说："赶快去银川看吧，让救护车去送你，你赶快安排一下……"是啊，情况如此严重危急，是得赶紧安排一下，我请老父亲到医院再"见"一面，请张少雄陪我去银川看病，又带上年仅7岁的儿子陪在身边。当救护车经过北公路边岳母家时，女儿趴在玻璃窗上向救护车张望，与11岁的女儿对视的那一刻，我泪流满面，现在想起来都心酸难过……去银川住院，输血、抑酸、抗炎等综合治疗，我终于躲过了一大劫难。出院后我回到家里休养，医院的所有同事都来看望我、祝福叮嘱我好好养病，我的家人、亲戚、朋友关心我，我爱人郭金娥更是陪我看病、没日没夜地操劳照顾着我，只怕我有任何的闪失。反思过往，亲人朋友最给力、最靠得住，借此机会，我要特别感谢一路陪我的少雄院长，我也向关心、支持、爱护过我的院领导、同人、同事、亲人们表示深深的谢意！提高技术才是最具持久魅力的事情，此后的经历中，我在提高技术上下了一番苦功夫。1998—1999年，我选择去第四军医大学西京医院普外科进修深造，广泛观摩学习妇科、整形、骨科、胃肠、肝胆、内分泌外科、泌尿外科等手术，一年看遍了我从医13年都未看过的病种。西京医院的设备、人才、技术、学术、管理都是国内绝对一流的，可学之处很多，我感谢教授们的精心传授和悉心指导，进修结束时，我获得了第四军医大学校长亲自签名的"优秀进修生"称号，满载而归。由于史无前例的创建"二乙"工作十分艰辛且极具挑战，王院长也操劳过度，免疫力下降，而诱发"肺包虫、肝包虫感染"，行开腹、开胸两次大手术。

1998年，杨继张从托儿所到县医院任院长，一干就是12年。其间，先后有"西部重点县医院建设"，加上2003年"非典"疫情后的反思，投资加大了，又有县医院被主张"向市场过渡，逐渐（三年）与财政脱钩"而创收的各种机遇。政策的大力支持，市场的开放让医院有钱了，先后增设核磁共振、彩色B超、电子胃肠镜、自动麻醉机、监护仪、自动生化检测仪等一大批设备，还集资购置螺旋CT。2001年苏陕结对帮扶也已启动，拆除了临街东侧的两层楼，苏州新区援建了门诊楼（现在的内科楼）；2005年拆除了院内北侧的二层住院楼，新建了九层（地下一层）住院大楼；2009年争取国家扩大内需项目（该项目于2012年竣工并投入使用），拆除了临街西侧的两层楼，建了五层门诊大楼，拆除院内东侧房屋建了六层医技大楼。我们却也为一部应急发电机、一把骨科用的大力士剪、为诸如甲状腺功能等日常项目不能化验而发愁！这一段时间，基础设施得到了添补和改善，虽说医院的公益性淡化了，但医院却完成了快速资本积累。这得益于政策的“导向”和“宽松”，得益于市场化的运作，得益于西安、北京、苏州、银川各地专家的倾情支持，也得益于上届医院领导储备人才的强力支撑。1999年进修结束，我回院工作，把所学用于技术革新、医疗护理工作制度创新和完善、学术研究、教学管理上，为医院发展做了应有的奉献，还在《陕西医药杂志》《第四军医大学学报》《中国中西医结合杂志》《误诊误治》等核心期刊上发表论文十余篇。2001年，通过考试答辩晋升为外科副主任医师，2003年起，我当选为政协定边县常委，所提提案被定为重点提案得到着重办理，为乡镇卫生院发展争取到了政策和资金上的大力支持。2006年，通过省专家答辩晋升为外科主任医师。2007年起，当选为县政协副主席直至今天，我知道这是组织和人民对我的高度认可。任职拓展了我的工作领域和视野，无论是用心诊治疾病当“良医”，还是用情调查研究、建言献策为“良相”，都是为定边政治经济社会民生服务，我愉快地工作并乐此不疲。多少年来，我一刻也没有离开过心爱的医院和岗位，因为，我事业成就的根基在医院、在定边，价值取向、人生归属在医院、在定边，我肩负的使命就是救死扶伤、为定边服务，为定边县人民医院发展铺路开道，加油助力。

2010年之后，毕业于西安医科大学的外科主任医师、副院长张少雄任院长，县医院真正意义上继续走上内涵式发展的快车道。影响医院日常工作的应急电源有了多重保障，多年来经常影响工作的医疗器材、器械也能最大限度地予以满足，许多新的检验项目都可以开展；楼宇间架起了廊桥，增加了电梯，每个科室都配齐了轮椅推车，方便了病人就医，医院新增、细化了科室门类，实现了二级分科，自动呼吸机、电除颤、高压氧舱、碎石中心、高压注射器导管支架一应俱全、康复疼痛科应时而生，电测听、腹腔镜技术、全飞秒技术治疗近视眼全面开展，肿瘤化疗药物全面引进，还按政策要求托管了安边、白湾子、街道办等几家基层医院。张院长向县上不断地争取政策，招收了一批又一批医学院校本科生和少量研究生，医院增添了新鲜血液，医院的发展后劲和底气更足了，医院还注重内联外引专家教授来院工作，建成陕西省肿瘤专家工作室、胸外科、介入科、乳腺科、中医老专家诊室、新生儿科等，聘请中日友好医院周磊主任经常性会诊手术。聘请宁夏专家张晓阳、张予平、范生军等帮助工作。能开展胰十二指肠切除术、结（直）肠癌根治术、胸部严重创伤手术、关节置换术、开颅、锥颅术、前列腺电切、心脏支架术、血液透析、ICU重症监测、妇科复杂腔镜手术、B超定位下神经阻滞术、心包穿刺等技术项目，医院总体上向“三级乙等”医院迈进，全县人民期盼的县人民医院整体搬迁推进顺利、搬迁在即。县委、县政府在“十四五”规划当中明确提出打造“陕、甘、宁、蒙四省区交界区域县域医疗高地”的定位，足以见得县委、县政府对医院发展的重视和关注，这也是医院发展的天赐良机。

如果说我之前是身体力行地当好医生并参与医院管理，那么，任政协副主席之后的这些年，我还加上了在市县层面通过各种会议和活动，争取领导支持，为医院发展创造良好条件、协调关系、排忧纾困、呼吁并呐喊助力等社会活动，比如，对医院的投入、资金兑付、人才支持、政策倾斜、从业环境优化，包括通过政协提案对“县医院的整体搬迁”助力、建议由县政府颁发“从医三十年”匾牌，我还在任市政协委员的十五年中，先后提交了三十几份提案，其中两个年度被评为优秀提案等等。

“梅花香自苦寒来”！谁都不可能随随便便获得成功。我院发展中也有过困顿、低落之时，比如，部分知名医生选择去城关医院谋职，部分病人流向城关医院和盐池县医院，医院工资滞发；又比如，医生被要求创收，工资奖金与经济利益挂钩，被政策所否定、被民众所诟病，还有新一轮的人才断层青黄不接等等。经历就是财富，这一切历史会记住亦会有公正评价。不管怎样，前车之鉴只能让我们更加成熟、睿智和理性。

“天翻地覆慨而慷”，医院的发展离不开党委政府的领导和政策财力的支持，离不开社会环境和科学技术进步，离不开人们的就医观念和医患合作，离不开经济的发展和人才的支撑，更离不开规范化管理和正能量先进文化的引领。医学科学有其自身的规律，医院管理离不开懂医学的行家里手担任院长。历史雄辩地证明：院长就是一面旗帜，旗帜就是方向，院长的品行技术影响着医院的风气。医者是医院的主人，医者精良则医疗技术服务优良，善待医者就是善待生命。医院的发展历史告诉我们，医疗质量技术服务是一个永无止境的追求过程，水平的提高永远在路上，不可能一蹴而就，善待医者也应是一个永无止境的社会风尚。我为2019年国家设立的“医师节”拍案叫好，这绝不是花拳绣腿，这是“尊重医者”非常良好的信号和举措，我还荣幸地在医师节上获得了县委、县政府颁发的“最美定边人·人民公仆之特殊贡献奖”，心中倍感亲切。

“风雷动，旌旗奋，是人寰。三十八年过去，弹指一挥间，可上九天揽月，可下五洋捉鳖，谈笑凯歌还。世上无难事，只要肯登攀”。

回顾医院和我走过的历程，每一点每一滴的进步都像是在磨制着一把精美的宝剑，后来人总是站在前人的肩膀上，总是被前面的长者、智者扶上马，又送了一程，这是一种驰而不息的奋斗精神，离开了政策和团队谁都将会是匹夫之勇，所以，无论何时何地，我们都不能丢弃艰苦奋斗、团结合作、勇往直前的文化传承。

县人民医院作为公办医院，是“三级医疗网络”中最持重的一部分，绝不能丢弃它的公益性，否则，就会偏离航向被广大人民群众所唾骂、抱怨、嫌弃；县人民医院的技术必须是县域一流的，是区域内的医疗高地，它是能够解决常见疾病及部分疑难疾病诊断与治疗的，是最贴近广大人民群众的医疗、预防需求的，是病有所医的重要保证。一路走来，作为一个医生，我的命运和医院捆在一起，我坚信奋斗就会有收获，虽说苦过、累过、也担心过，但我一刻也没有放松过对业务技术的持续追求和提升，即便是成为主任医师、政协副主席，我对业务技术也没有丝毫的懈怠，还在坚持临床一线工作值班，努力地学习掌握腹腔镜等新技术，真是学无止境啊！我历经五任院长，参与医院管理近三十年，胸怀坦荡地辅助院长们为医院发展操心、煎熬、奋斗过，我感恩帮过我的各级领导、同事和贵人们；我也看到了患者的价值，其实，患者在医疗过程中贡献了耐心，一边忍受疾病的痛苦，一边积极配合医生完成治疗工作，也贡献了信任和救治经历，新药的发明、医学进步，离不开患者的参与，患者把自己的健康，甚至是生命作为基石，支撑着人类医疗专列呼啸向前！所以，我也向每一位患者致敬！感谢他们的配合、信任与付出。逆境和困难虽“苦其心志”，但正是它让我得到了磨炼而走向成熟，那些所谓的“障碍”和“绊脚石”都变得不值一提、不屑一顾、烟消云散了。

“路漫漫其修远兮”，回忆追述都已成过往，县医院的成绩令人欣慰，医院发展任重而道远，实现“医疗高地”目标尚需齐心协力。有历届医疗同人用心血和汗水积累的雄厚基础，有继往开来人才储备，有县委、县政府的领导支持和不断投入，我们会扬长避短，奋斗不息，端正医院的公益性定位，会更加注重人才培养和使用，用信念理想引领人，用文化育人，用事业留人，用真情悦人，用待遇激励人；我们会不断改进和更新高科技设备，并通过不断地加强管理，内强素质，外塑形象，院内多科室团队内联，院外特色专业技术、专家引进和横向联合，博采众长，形成合力，向技术求革新，向管理要效益，医院定会成为广大职工的温馨之家、事业乐土，定会成为人民群众满意的高水平医院，到那时，经过几代人共同奋斗磨砺出的宝剑会更加光亮锋利，历经寒霜之苦的吐蕊梅花会更加香艳芬芳！

祝“院志”编写圆满成功，祝福医院的明天一定会更加美好！

2021年9月9日

（作者系定边县政协副主席、县医院副院长、外科主任医师、县知联会会长）

历历往事　滴滴成就

文 / 杨继张

从1974年任赤脚医生三年多，自己难得的两次学习机会，掌握常见病、多发病诊疗技术为本村群众服务，自己动手打墙、打土基为医疗站固土基子窑三孔，向大队要土地30亩，种药材、种土豆，卖成钱用于医疗站发展，拿出一部分钱为本村村民看病，用药免费40%，医疗站连续三年被县卫生局评为先进医疗站，个人受过两次先进个人奖励，1976年7月，出席首届榆林地区赤脚医生代表大会，授予优秀赤脚医生称号。

在任计生专干期间，冯地坑公社计划生育一直走在全县前列。1981年3月全县召开计划生育工作先进集体和先进个人表彰大会上，冯地坑公社获“先进集体”，本人获先进个人表彰。

在任冯地坑公社医院院长四年间，扭亏为盈，向县卫生局争取建设资金1万元，县财政局争取资金5000元，自筹2万余元修建砖瓦起脊房24间，使医院旧貌换新颜，业务收入由1982年前全部业务收入4000余元，1985年上升至8万余元，医院服务半径辐射红柳沟、白湾子、王盘山、姬塬及盐池毗邻乡村。医院由1982年前全县最差医院变为先进医院，1982年后连年在县里卫生工作会上获选先进单位和先进个人。

1987年至1998年在托儿所和第二幼儿园任（所）园长12年期间，从1988年至1992年争取县财政投资3万元，其余资金自筹，总投资60余万元，修建三栋小二层楼，总建筑面积1500平方米。极大改善了办园条件，入园幼儿由开办前60名增至930名，园所管理和保教质量受到社会好评。1991年被榆林地区教育局评估为首家二类幼儿园。从此更名为定边县第二幼儿园，业务由教育局管理，人事、财务、行政工作由卫生局管理。

1991年12月被榆林地区教育局评为先进幼教工作单位。

连年被卫生系统评为先进单位，本人多次受到县委优秀共产党员和先进工作者奖励，连年获得卫生系统先进个人奖励。

1994年至1998年在卫生局医政工作期间，主要负责县、乡镇医院医疗工作管理，个体和村卫生室依法执业工作。

1995年至1998年，在各级卫生行政部门的正确领导下和四海协会（台湾）的大力支持下，为全县30个乡镇卫生院争取30余万元的医疗设备款。

1997年在省财政厅、卫生厅争取重点乡镇医院建设项目7个，全省下达榆林地区9个项目，定边争取到7个项目，每个项目医院投资20万元，7个项目共计140万元(在当时是医疗卫生投资最大的项目)。

1998年8月任县医院院长后，医院仅有固定资产150万元是指20世纪70年代建的全砖清水墙，北侧两层住院楼，东侧废弃两层原中医楼，南侧三层门诊楼，医疗设备只有放射科一台国产X光机，经常出现故障，一年挣的钱不够修理费，化验科仅有一台陈旧残缺显微镜，只有B超室有一台价值8万余元超期服役的黑白B超在正常运转，这就是当时医院的全部固定资产和家当。

医院社会声誉低下，人才、病员严重外流。当时内、外科两个技术拔尖的副院长辞职，一中医名人到城关医院，一内科主任外调，一外科主任开个人门诊，两名名医拉两帮人外出开门诊，儿科一名医师和一名大学生下海搞副业，为此医院病人大量外流，大多县内病人跑盐池、到城关，1998年8月前，县医院业务收入，仅是城关医院三分之一，是盐池县医院四分之一。

经济现状：拖欠职工半年工资，从1993年工资改革后5年调资补发未兑现，欠债300余万元。1998年1月至8月份全院业务总收入仅66万元。

医院管理工作

我在县院长上任以来，面对上述困境和现状，首先动员全院抓卫生大清理，解决卫生单位不卫生，就医环境脏、乱、差这一现状。振作医护人员精神面貌，制定卫生督查大检查制度，同时亲手起草《定边县医院作风纪律，医德医风整顿安排意见》下发各科室。全院动员扎实开展整作风纠行风活动，领导带头加大督查力度，对职工迟到、早退、不守岗位，上班串岗，干私活，服务态度差，医疗服务质量差，搭车开药，收红包私收费，接受病人吃请等问题进行严肃监管和处理，狠刹歪风邪气，弘扬正气。在整顿期间，改平时门诊上班时间，原时间（早9点上中午11点下，下午2点半上，4点半下，周六、周日、节假日停诊）改为早8点上，中午11点半下，下午2点上，5点半下，加倒中午班，周末节假轮休倒班。门急诊住院值班医生24小时应诊。当时在改变上下班时间，中午、周末、节假日排班，反对声音很大，意思县医院历史多年形成习惯改了也没病人，白费大家时间。但实践不是这样，通过整顿和调整门诊上班时间，树立了医院良好形象，这一举措收效很大，群众对医院刮目相看，就医患者逐渐回升。仅三个多月医疗收入达到160万元，该年创县医院业务收入历史新高超过200万元大关，达220万元。年终总结给全院各科及全院职工以红包形式发放了点奖金，是县医院多年来第一次发放奖金，当时看到医护人员面带喜悦的心情，全院上下信心振作，看到医院有了发展生机的一丝曙光。

从1999年起，医院以整章建制促管理，制定《定边县医院医务人员十不准》和《各级各类人员工作职责和相关制度》，同时根据职责制度制定相应的《定边县医院岗位责任制》奖罚细则。

2003年，根据上级医疗政策和医院发展所需，第二次修改完善规章制度和奖罚细则。

2006年，根据卫生部安排的医院管理年活动内容要求第三次修改，补充完善编印了《定边县人民医院法规政策人员职责，规章制度及管理办法汇编》。

2008年，根据医院管理年活动和创“二甲”要求，医院进一步补充完善，编印了《定边县人民医院管理文件汇编》，包括政策法规、人员职责、规章制度、管理办法1000余项。编印《有关医疗法律法规、医疗核心制度应知应会手册》《护理管理制度汇编》及各科室诊疗常规、规程等，进一步规范了科室制度，建立一整套依法执业、科学严谨、规范有序的工作制度及章程，并编制成册，组织全体医护人员人手各执一册认真学习，并严格遵守卫生有关法律法规、规章制度、人员职责、管理办法及诊疗、护理规范、常规，特别认真学习落实《医疗质量与安全的十三项医疗核心制度》。每年组织一次全院全员法律、法规、规章制度、岗位职责、管理办法考试，单人单座，严格考风考纪。并将考试成绩作为奖罚依据。

十多年来，县医院在落实制度上，不是写在纸上，挂在墙上，而在学上，人手一册，入脑入心，应知应会，在落实上，成立了专门督查组，查岗，查事，不定时深入科室检查，每月院长牵头行政大查房两次，十多年按照管理办法，处罚金额高达几十万元。十多年，每年坚持3月至9月份，开展两次作风纪律，医德医风整顿工作，每次整顿为期一个月，坚持两整顿常态化。四次修订完善规章制度和管理办法，使医院管理更加法制化、科学化、制度化、规范化，医院管理工作走在榆林市和陕西省二级医院前列，取得良好的社会声誉和经济效益，是医院各项事业发展的有力保障。

认真扎实开展医院管理年活动，严格执行卫生部“八不准”和陕西省卫生厅“九条禁令”，坚决贯彻“谁主管谁负责”的原则，完善“红包”“回扣”各项整治工作责任制。院方与科主任，科室与个人层层签订责任书，实行综合目标管理责任制。同时在医院醒目位置及各科病区设置公示牌“凡举报收红包、私收费、吃回扣者，经查实视情节奖励举报者500～5000元”，并为举报者保密。公开举报电话，此项兑现奖励四万余元，处罚十万余元。

根据医院管理年活动要求，解决群众看病贵的问题，医院从2005年以来，多次对全市统一招标的新特药召开专题会议研究降低药价，让利患者，对200余种新特药降价10%～25%，对卫生材料及医疗器材（骨科内置材料）在全市招标价的基础上，价值500元以内降5%，500～1000元以内降10%，1000～2000元降15%，2000～5000元以内降20%，3000～5000元以内降25%，5000～10000元以内降30%，10000元以上降38%。

为了杜绝药品卫生材料、器材，医院对药品材料供应单位约法三章，明确规定禁止以回扣提成，促销药品卫生材料，一经发现终止业务，冻结货款。严禁临床医生拿提成回扣。严禁统方，违反者，除没收非法所得，视情节处2000-10000元罚款。通过采取上述措施，使临床用药更加合理，住院病人平均费用由3000元降至2300元，从根本上减轻患者的医疗费用负担，真正解决了群众看病贵的问题。

医院还特别聘请了20多位县人大代表、政协委员、老干部、定边知名人士作为监督员，每年两次定期召开监督员座谈会，广泛征求社会各界和广大群众对医院的意见和建议，随时听取并及时解决群众反映的热点、难点问题，不断促进我院各方面工作的健康发展。

全面实施人事分配制度改革。

根据中、省、市关于卫生事业单位人事分配制度改革精神，按照精减、高效的原则，在人事管理上实行全员聘任制，以岗定人，竞聘上岗，科主任、护士长实行聘任制，通过公开岗位，公开选拔，竞聘上岗，凡符合条件的医护人员均可报名竞聘，在改革中，20个中层领导岗位，有27人报名参加竞聘，共聘任20名科主任、护士长，其中新竞聘上科主任、护士长5人。通过竞聘，使一批懂业务、会管理、群众拥护、德才兼备的医护骨干走上管理岗位，为医院持续发展、培养后备力量奠定了坚实的基础。

实施全员聘任制，对全院全员增加压力，大力激发了职工爱岗敬业精神，自觉意识和竞争意识增强。

在分配方面，医院从1999年开始了改革，打破“大锅饭”和根深蒂固的平均分配。“以多劳多得”“优劳多得”为原则，收入分配向临床一线倾斜，向技术和知识含量高的医、技、护人员倾斜，使技术水平高、对医院贡献大的人获得更多的收入。

实行院科两级核算，医院对科室经济效益、医疗质量管理指标进行严格考核，将效益发放到科室，科室依据个人贡献再考核。

通过人事分配制度改革，全院每位干部职工都能人适其所，才尽其能，充分调动全院全员积极性、主动性和创造性，医疗服务质量明显提高，为医院发展注入了新的生机和活力。

抢抓机遇争项目，加快医院建设速度。

抓宝贵发展机遇，多次进北京，下西安，到市上，有时连夜往返，磨破嘴皮，跑断腿争项目、争资金，特别对省、市发改委，财政厅（局），卫生厅（局）分管医院建设项目和资金的相关领导，相关处、科，加强沟通联系，日常汇报工作及医院发展设想争取支持，在争项目上总结出“诚实待人取信任，干事创业获支持，利用人脉捕信息”的经验。在职十多年来，先后争取了国家贫困县院建设项目、重点县医院项目及国家扩大内需医院建设项目，凡国家、省上实施的项目都是第一批争取到，有的项目几次拿到，而且最大的项目也第一时间拿到，在2001年争取苏州新区门诊楼援建项目上，晚上12点30分接到电话，第二天早上8点前就要电传县医院简介、门诊大楼可行性研究报告、门诊楼更名承诺3份文件，班子成员一夜没合眼赶7:30完成电传。在2002年争取首批国家贫困县医院建设项目上，我三进北京，六下西安，费九牛二虎之力将项目争取回来。在2008年争取国家扩大内需项目时年末除夕在北京度过，最终争取3000万元用于改善医院就医条件。十多年来，争取国家、省、市、县项目资金5000余万元用于医院的发展。1998年12月20日，经多方努力，向政府争回西楼两栋，建筑面积1800余平方米，医院出资140万元争回产权使用权，此事极大地鼓舞全院上下士气（1998年，南北大街打通，后期为南北大街拓宽减少县财政损失4000余万元）。

在任卫生局副局长期间，分管县医院、中医院、妇幼保健院及乡镇医院医疗业务管理工作，2005年盛夏冒酷暑下西安（当时西安高温达39℃以上）上北京争取乡镇医院振兴建设项目1300万元，全省仅一个项目县，是我县历史以来乡镇卫生院投资最大的一个振兴建设项目。2007年争取国家发改委首批县级中医院和妇幼保健院建设项目，两个项目争取中，省、县项目资金2300余万元（当时省上下达榆林市共6个项目定边拿回两个），2008年县中医院、县妇幼保健院同时开工，解决两个医院多年没有场地的问题。2008年向省政府，省卫生厅争取全省《农村孕产妇住院分娩全免试点县项目》全省试点县仅一个，1998—1999年两年争取全免项目补助资金600余万元，产科设备80万元，使我县在全省提前两年农村孕产妇享受住院分娩全部免费。

为全省推行分娩免费项目做出了一定的贡献，受到省上表扬。2009年5月全市妇幼工作及项目推动现场会在我县召开，市委常委、副市长井剑萍，市卫生局、妇幼保健院的领导出席会议，各县卫生局局长、妇幼保健院院（站）长参加会议。会议期间，我县妇保站介绍项目实施经验，全体参会人员参观了县医院产科和妇幼保健站工作。

医院建设发展

1998年投资40余万元维修东楼、北住院楼、手术室、硬化院落，使医院旧貌换新颜。

2001年9月，总投资476万元的门诊大楼开工建设，有效工期180天。

2002年7月开工，10月竣工，总投资100余万元，南楼装修工程竣工，增设病床80张。

2004年8月开工，2005年11月竣工，总投资3800余万元建成的现代化住院大楼投入使用，病床增加300张，彻底改变我院就医环境。

2008年9月开工，总投资280万元医院综合楼于2009年6月投入使用。

2009年争取国家内需项目投资3000万元，2010年4月，选址、地探设计开工，2010年8月建筑面积8000余平方米的门诊大楼和建筑面积6000余平方米的医技、行政综合大楼开工建设，2011年竣工。

购先进医疗设备

投巨资购置先进医疗设备，工欲善其事，必先利其器，先进的医疗设备，是医院诊疗效果的重要保证，是方便全县人民就医的有利条件，也是一个医院实力的显现。自1999年以来，医院先后投资5000余万元，购置了美国CE核磁共振机，美国CE全身螺旋CT，成立CT检查室，给彩超室购进了中高档彩超4台，高端四维彩超1台，经颅多普勒血流诊断仪1台，彩超名医韩世英带领的技术团队，从设备到人员技术达到三级医院水平，给放射科购进了美国产DR、CR、C型臂、胃肠机、630毫安X光机、X线钼靶机、全自动进口洗片机、便放射设备，达到了三级医院设备水平。给检验科购置了美国产全自动生化分析仪、日本产7080全自动生化分析仪、美国产血气分析仪、电化学免疫分析仪、五分类全自动血液分析仪、全自动血凝分析仪，使检验科设备达到三级医院水平。

购置日本奥林巴氏140高端电子胃肠镜，成立了胃、肠镜检查治疗室。

购置了进口血液透析仪和血滤机，成立血透室。

购置高压氧舱，成立高压氧治疗室。

给手术室购置进口腹腔镜、宫腔镜、前列腺电切刀4台、多功能麻醉机、高频电刀和手术显微镜。

给临床科室购进了呼吸机4台、除颤起搏仪、支气管镜及几十台多功能心电监护仪，为口腔科、眼科、耳鼻喉科、病理室、心电图室购进了高端进口设备。

投资400余万元装备ICU室，投资100余万元，购置“120”急救中心设施，5万元以上医疗设备100多台（件），价值5000余万元，当时在榆林市乃至全省二级医院设备达到一流。

引进人才队伍建设

科技是兴院之本，人才是立院之基。一个县级医院是科技、人才的聚集地，为此，医疗技术人才培养是重中之重。从1998年以来，医院抢抓卫生部三级医院技术帮扶贫困县医院机遇，积极争取西安市第四医院和县医院对口技术帮扶，1998—2001年，四年来，四院为我院培养妇产科、眼科、耳鼻喉科10余人，同时每年下派两批专家医疗队进行为期一个月帮扶，对我院眼科、耳鼻喉科建设及提高产科能力建设起到关键作用。

2002年至2006年，争取技术实力强大的交大二附院技术帮扶。2007年后，国家实施《城市医院支持农村县级医院技术帮扶工程》，医院积极争取卫生厅支持，争取西北技术实力最强的西安交大一附院对口支援，和一附院签订技术协作协议，为医院提高技术能力和人才培养取得更好成绩。争取苏州援榆专家医疗队，苏榆协作项目规定苏州专家医疗队一个县援助一年，经我院在苏州市卫生局和榆林市卫生局的沟通下，连续六年援助我院，苏州专家医疗队帮扶最实用，每年3—12月长期坚守，为医院带来先进技术和忘我工作精神及先进的管理理念，每位专家派出医院为我院支持资金和设备10万余元，六年共计支持我院资金200余万元，对我县百姓的医疗服务和我院技术提升起到关键作用。

和宁夏附属医院建立良好的技术协作关系，经常请专家会诊、手术，指导我院临床技术，为我院的技术提升起到关键作用。

从南方大医院引进重症监护主任医师孙双智，创建ICU室，填补我院创“二甲”

关键一环空白，且对全县急危重症有重要作用，挽回多条生命。

引进医学院校临床本科生30余名。

为了打造一支技术过硬队伍，十多年来先后派出100多名技术人才到北京、上海、西安、苏州、宁夏及省级医院进修深造，参加短期培训，和学术论坛。打造出张少雄、贺伟“152”人才工程人才和有突出贡献青年拔尖人才，及丁海山、刘国敏、张鸿翔、韩世英、孙双智、王旭升、王学广、李伟、张旭亮、刘双宝、赵海忠、李雪、白宏伟等一批医疗技术领军人物，还有一大批后起之秀的业务骨干，从而使医院技术实力明显增强。

鼓励在职医护技人员参加函授、网络教育及自考，中专升专科60余人，大专升本科40余人。强化岗位自学，从医院开启管理年活动和创“二甲”工作以来每年坚持严格的“三基”考核、“三严训练”，大大提升全院全员综合素质及专业技能。

培养出一批出类拔萃的管理人才和各界新秀。2002年药剂科主任马江鲁任县药监局副局长，2002年副院长张少雄当选榆林市党代会代表市人大代表，2002年副院长丁海山当选榆林市政协委员和县政协常委，刘国敏当选县政协委员。

2004年副院长张少雄升任县医院书记兼副院长，副书记赵国庆任县卫校校长，副院长倪国栋任县中医医院院长，儿科主任刘国敏任县妇幼保健院第一副院长，内科主任贺伟任县医院副院长。

2007年，张少雄连任市人大代表，丁海山副院长任县政协副主席，骨科主任张鸿翔当选县政协常委，外科护士长李俐霞当选县政协委员。

2010年，张少雄任县人民医院院长兼书记，刘国敏调任县医院副院长，办公室主任丁银山任县医院副书记，骨科主任张鸿翔任副院长，药剂科主任姬兴军任副院长，护理部主任孙春霞任县医院工会主席。

这一批管理骨干，在全县各卫生单位发挥中流砥柱作用，为全县的医疗事业发展起到关键作用。

扎实认真开展为期三年的创建二级甲等医院工作。

2006年，医院从《健康报》《中国医院管理杂志》获悉，卫生部启动新一轮医院等级评审工作。我院立即提前行动，制定“三年创建规划”，从2006年开始成立组织机构，以院长书记为组长，组建创“二甲”领导小组，成立创“二甲”办，质控科制定下发《定边县人民医院关于创建二级甲等医院实施方案》，同时对院领导班子进行明确分工，责任到人，实行分管领导和科主任负责制，确保创“二甲”工作落实到实处，进行深入宣传，广泛动员，使全体员工明确创“二甲”工作的指导思想、工作目标和重点要求，增强开展此项工作的积极性和主动性，从思想上、物质上、行动上做好一切“创二甲”准备工作。

2007年，根据《陕西省卫生厅关于认真做好医院等级评审工作的通知》要求，省卫生厅决定，宝鸡市凤翔县医院、榆林市定边县医院作为全省创“二甲”试点医院，对我院来说既是压力，又是动力。

对照《陕西省二级医院医疗质量综合考评标准》《陕西省医疗机构临床基础质量考评标准》《陕西省综合医院医疗质量综合考评标准》《陕西省医院评审手册》和省卫生厅提出的十二项基础质量达标具体要求，“二甲”办将标准、手册要求内容分解下发到科到人。认真自查、自纠，逐条逐项改进完善，各科室成立质控小组，科主任、护士长为第一责任人，质控小组每周查一次，“二甲”办、质控办每月全面检查考核一次，医院领导牵头组织医务科、护理部、“二甲”办、质控科及交大一院和苏州专家组成考核组，每半年大检查、考核指导一次。

2008年创“二甲”工作进入关键冲刺阶段，全院上下干劲更足，检查落实力度更大。2008年4月18日，省卫生厅医政处处长陈学文带领专家督查考核组一行19人对我院创“二甲”工作进行了历时三天的全面督导检查和考核。2008年8月15日，由省卫生厅组织有关专家一行11人，历时两天半，评审验收了创“二甲”一类、二类指标，2008年11月29日，由省卫生厅组织有关专家一行23人评审团，历时三天，验收了我院创“二甲”三类指标。医院创“二甲”工作，经省厅组织两次专家评审团，医院创“二甲”一、二、三类指标评审验收中获取高质量高分值的好成绩。

通过三年认真刻苦地创“二甲”，医院的管理水平、医疗服务质量进一步提升，赢得了省市县各级领导及卫生行政部门和专家团的肯定和好评，也赢得了社会和广大群众的认可，群众满意度达98%，社会、经济效益双丰收。

创“二甲”主要成果。

创“二甲”三年来，医院紧紧围绕医院管理、医疗服务、医疗质量与安全、技术水平与效率等核心内容，以坚持改进医疗质量和保障医疗安全为重点，全面加强管理，落实各项规章制度和措施，使医院管理和服务流程更加规范，医疗服务质量和服务水平进一步提高，使医疗服务质量持续改进真正落到实处，为广大人民群众创造了优质、高效、安全、便捷和经济的医疗服务环境。取得了良好效果。

1.职工综合素质明显提高，依法行医意识明显增强。

2.医院各项工作运行更加规范、有序，新出台一系列管理制度、职责、办法和规范，人人职责明确，工作井然有序。

3.工作效率显著提高，全院上下，团结协作，无私奉献，为创“二甲”争做贡献，大大增强医院的凝聚力和竞争力，各项工作呈现出一派蓬勃向上的新景象。

4.医疗质量和医疗安全管理明显加强。通过狠抓医疗质量环节管理和全程监督，落实医疗安全核心制度，诊断符合率、治愈好转率、抢救成功率等几项重要医疗质量指标不断上升。

5.各科室技术水平明显提高。内科、外科、骨伤科、妇产科、儿科技术水平和开展各项目均达到和超过二级甲等医院技术指标水平，口腔、眼科、耳鼻喉、120急救中心均达到“二甲”医院技术水平，医技科室、核磁共振室、CT室、放射科、彩超室、检验科、胃肠镜室、病理、心电图室均达到和超过二级甲等医院要求水平。特别是普外科、内科、骨科的一些诊疗、手术技术项目和彩超室诊断项目达到三级医院标准。

6.“三基”考核、“三严”训练成效显著，内涵质量明显提高。多年来在医院管理年活动和创二甲期间，强化全院全员“三基”“三严”培训，实施院科两级培训考核，严格考纪，兑现奖罚，使全体医、护、技人员的基本技能得到有效提高。

7.“120”急救中心应急能力不断加强，现场急救水平有效提升。

8.后勤保障更加完善，医疗工作环境进一步改善，为病人和医护工作人员创建了整洁优美、安全舒适的就医和工作环境。

创“二甲”工作经2008年两次专家评审团评审验收，2009年6月授牌，创“二甲”工作走在全陕西省二级医院前列，是陕北地区首家。

2009年4月，榆林市《医政工作暨医院等级评审现场推进会》在定边县医院召开。市卫生局王存田局长、张振国副局长和医政科负责人出席会议，参加会议的有榆林市市直医疗单位、全市县（区）卫生局局长和县（区）医院院长，会上由县医院书记兼副院长张少雄介绍定边县医院创“二甲”工作经验。全体参会人员参观了县医院创“二甲”工作，之后几个月内，榆林市第一医院和全市十二个县医院及省内部分医院分别由院领导带领各科主任、护士长，参观学习定边创“二甲”工作经验。

等级医院评审是衡量一所综合医院管理水平、技术水平、服务能力、医疗质量及医疗设施设备和规模效益等综合实力的标尺。

定边县人民医院经过十余年艰苦创业，强化管理，不断提升医疗技术水平，改进医疗服务质量，各项指标大幅上升。门诊人次由1998年前1.4万人次，上升到2009年26.8万人次，增长了18.1倍；住院病人由1998年前648例，上升到2009年22860例，增长了34.3倍；门诊住院手术由1998年前713例，上升到2009年8462例，增长了10.9

倍；业务收入由1998年前的166万元，上升到2009年的9001万元，增长了53.2倍；固定资产由1998年前的150万元，上升到2009年的1.3亿元，增长86.7倍。

先后被省卫生厅评为“陕西省卫生行业文明示范单位”，被榆林市卫生局评为“创佳评差”最佳单位，先后四次被榆林市卫生局评为“医疗工作先进单位”，两次被评为“医院管理年活动”先进单位。我被榆林市卫生局评为“2004年度医院管理工作”先进个人，被榆林市卫生局评为“2006年度医院管理工作”先进个人。县医院被榆林市委、市政府授予“文明单位”称号，被陕西省卫生厅评为全省卫生系统“创佳评差”最佳单位，被陕西省爱国运动委员会评为“卫生先进单位”，被榆林市政府命名为“绿色文明医院”，被榆林市综治委评为“平安医院”。2009年3月，我被陕西省卫生厅评为“陕西省医院管理年活动优秀院长”，2010年1月，定边县人民医院被卫生部、国家食品药品监督管理局、国家中医药管理局评为“全国医疗卫生系统先进集体”，2010年4月，定边县人民医院被省卫生厅评为“医院管理工作先进单位”，我被省卫生厅评为“医院管理工作”先进个人。

往事如烟。多年来，在党的领导下，自己勤勤恳恳、光明磊落，虽然做了一定的工作，但也有许多不足。今天回想起来，真是感慨万千！

2021年11月于定边

（作者系定边县卫生局原副局长、县医院原院长）

遥想当年那些事

文 / 赵乐芬

在庆祝中国共产党成立一百周年之际，定边县人民医院也迎来了成立八十周年纪念日，这是最荣幸和理想的时间。此时，我接到了《定边县人民医院志》编辑部领导给我打来的电话，向我询问我在定边县医院工作期间的有关情况和资料，我特别高兴，并愿意尽我所知告诉如下。

我是1951年8月调到定边县医院工作的。当时院长是路茂槐，书记闫学礼，还有郭锦文、张德（本县人）等，有从部队转业的马如均，另有几位名字记不清了。那时的院领导都能以身作则，廉洁奉公，医务人员也都遵纪守法，积极肯干。我们经常学习毛主席《为人民服务》和《纪念白求恩》等著作，以张思德的为人民服务和白求恩大夫的伟大的国际主义精神为楷模，带头劳动，深入门诊病房及时督导解决存在问题，关心职工生活，给夜间抢救手术的人员提供夜餐，没人叫苦叫累。

医院建筑：1951年的医院建筑规模很小，在街上只有十多间平房。以后逐渐新建有三十多排平房，七孔窑洞，解决了医院用房及职工住宿困难的问题。多年后，又建了两栋楼房，手术室、病房、产房焕然一新，冬天还供暖气和淋浴。

电力情况：当时没有电，照明很困难，点灯主要用煤油，这一直用了很多年。护理夜班提马灯，晚上有手术点气灯。再后来才有了电灯，但到晚上九时就停止。又过了约两年后才有了全日电。

设备方面：上级配发救护车一辆，接重危病人，提高了抢救速度，尤其是边远的山区，农民得益不少。

后勤工作方面：1953年，崔存良调任来担任会计，参与建设新医院。崔会计工作认真，从不拖欠职工工资，每月都能按时发放。后又调来了申会计发工资管伙食。大灶饭花样多，大家都上灶上吃饭，每月还有节余，是职工的好管家。"文化大革命"后，实行了承包制，让私人承包大灶，饭吃不好，每月无节余，病灶也受影响，职工意见大。随后加强管理，得到了改正。

中西医结合方面：中医科张榆定和赵云林医生为全院西医办了中医学习班，轮流学习一月，促进西医中西医相结合，给患者更多的治疗手段。针灸医生韩祥延针灸技术好，被批准去丹麦进行国际医疗援助。

中药房成立较早，新医疗更扩大，薛学范中药师还开展制丸剂，方便服用。西药房能提供各科很多类药品。胡启泰药剂师，不论配、取、发药，多年来无差错，是一位认真热情服务的好药师。

防疫保健工作：县上未成立防疫站前，1951—1952年为群众接种过牛痘疫苗，防天花病传染，以后还为城关及附近的幼儿注射过百白破疫苗，还为预防小儿麻痹发放糖丸。

医院还经常抽人下乡灭鼠。因本县白泥井等区曾发生过鼠疫流行。化验与麻醉，较长时间都是一人上班，不分日夜，有重危病人，手术等都能做好本职工作。

高春茹化验师配血型最认真，多年来输血都无不良反应，保证了手术的成功，提高质量。

麻醉师王云昌麻醉如腰麻等操作精细，使手术顺利进行，受术者少受疼痛之苦，提高了手术质量。

护理部入新医院后，开始数年无电、用煤油灯照明，护理夜班提马灯巡病人并作治疗。因护士少，有些护士临上夜班请假。护士长王国霞白天上班，晚上接着上夜班，她对护理工作很认真负责，是一位特好的护士长。护士李兴翠，视病人如亲人，热情服务，给患者发口服药、注射、输液等都查对好后进行，多年来无差错，是位优秀护士，后被推荐进修皮肤科，对皮肤病人依然能详细诊治。以后护理部又增加了新生力量。

记得，当时在院内给一位多胎妇女引产时出血较多，立即停止，改为小剖宫，但需输血。报告给院方即和县上有关部门联系，很快动员来二十多位工人血源。经查血型只有两人可用，经配血后共抽血400毫升，立即剖宫手术取出胎儿、胎盘，结束妊娠，术后预防感染，输液供好营养，术后伤口愈合好，恢复健康出院。

全县所有计划生育手术都平安健康，卫生厅召开计划生育表彰大会，我院派代表参加受到卫生厅的奖励。院内职工也按规定落实计划生育。有化验室配合化验输血，是一项重要措施。

医疗各科大合作，也是提高医疗水平的有力证明。住院内科王白石医生收住了一例昏迷较重的脑卒中（中风）病人，经化验等检查，诊断为脑栓塞缺血性脑卒中，立即进行输液深栓吸氧、特护、针灸等治疗，患者渐清醒，转危为安。

内蒙古和本县白泥井等地界相连。内蒙古人爱吃牛羊肉，但未完全煮熟是半生肉，肉内包虫未死，被人吃后卵渐入肝内发生肝包虫病，很多例肝包虫病者来我院进行保肝清除包虫手术效果好，深受患者感激。

新医院还无输血条件时，一次，来了一例贫血较重的宫外孕患者，必须手术才能止血抢救生命，但家属不签字。共产党员毛启明医生敢担当，立即请示县长，县长也很负责，支持手术。即在只能输液吸氧的情况下完成了手术，家属很满意。术后防感染抗贫血，输液加强营养等治疗渐恢复，伤口虽愈合好，但易裂开，一个月后才拆线出院。这真是医疗上的奇迹。

于长雍医生外科技术精良。清涧县一家人送来患病儿媳肝腹部较大，请他诊治，经检查为肝内肿瘤，妇科检查也认为是卵瘤，进行剖腹探查，可见中下腹部和盆腔粘连成一个总团块。于医生认为是结核引起，不能切除，开腹暴露接触空气，对治疗有利，关腹后，进行抗结核、防感染，支持等治疗，伤口愈合好，拆线观察数日（共住院114天）情况稳定出院，回清涧后继续抗结核治疗，一年后来我院正常分娩一男孩，医生护理家属共享人间欢喜的大硕果。

妇产科有一次在城内出外接生胎儿，胎儿头部已可见小部分，但娩出困难，请付福春医生检查处理。他用产钳娩出胎儿、哭声洪亮，处理脐带剪断结扎，产妇出血不多，全家人非常高兴感激。付医生在“文化大革命”中虽受到冲击，但他还要在定边医院工作，下乡巡回医疗中为农民作了较多中小手术（不需输血、诊断明确的小囊肿等）是一位优秀的知识分子，好医生，妇外常协作处理重危病人。

我们也开展了子宫下段剖宫产，肿瘤切除，葡萄胎病例较多，都采取三次刮宫，效果好，只有一例疑似恶葡转银川医治。医院对特殊重病例请上级专科医生治疗，曾有一例颅脑外伤较重，医院即请省医院颅脑外科治疗，手术非常精细轻柔，也使医生们学习了颅脑外科手术的要领。

杨燕，1951年8月到定边医院工作，开展产前检查，很多次出外接生。有一次城内出外接生，产妇高血压子痫抽风，即给注射镇静剂，室内较黑暗，产妇正常分娩，产后再来抽风，情况稳定后，我们才离去。又有一例胎盘不能娩出，院方通知出诊，病人家离定边至少七十里路，我们早上带着药箱就步行到那处理好产妇（取出胎盘）后我们又步行回来，天已黑了（无人带领）。

她曾调到绥德妇幼保健站，两年多又调回定边医院开展工作，因书写能力好，善于组织管理，调入县计划生育办公室工作多年。但因高血压脑卒中病故。她是妇产科医生，也是我最亲密的同学、亲人，她救死扶伤的优良精神永远留在我的心中。

省医院医疗队带动医生们参与手术还派人出去学习进修，促使医院水平尽快提高，还加强建设急诊科、影像、B超、心电等科室的仪器配备。

2015年，我有机会到定边，发现医院有了大发展，已有大楼数栋，发展了很多新科室，工作人员已有600多人。又经过6年多的发展变化，县医院已建成科技化、网络化。

祝愿定边县医院越办越好，办成一所深受人民满意的一流医院，能更好地为人民服务。

赵乐芬，1936年8月16日生于陕西省蒲城县，1951年8月到定边医院工作，1960年加入中国共产党。曾调去榆林医院、妇幼保健站工作，又调回定边，两次出外进修共两年，以所学知识和技能，开展了有关业务，1983年12月调回蒲城。

阳光照耀在长城线上

——记北京、宁夏、山西、陕西军民抢救冯定旺同志的动人事迹

定边县革委会通讯组、本报通讯员、本报记者

经过两年多无产阶级“文化大革命”的战争洗礼，层出不穷的共产主义新人、新

事、新风尚，在我们伟大的社会主义祖国大放光彩。

这里，我们怀着万分激动的心情，向大家介绍北京、宁夏、山西和陕西四省、市、区的广大军民，高举毛泽东思想伟大红旗，发扬舍己为人的共产主义精神，用鲜血在定边县抢救山西省忻县专区疗养院外调干部冯定旺同志的动人事迹。

一张病危通知书

1968年10月30日早晨，定边县革命委员会常委会会议正在热烈紧张地进行着，与会同志怀着对我们伟大领袖毛主席无限热爱、无限忠诚的无产阶级感情，一字一句地认真学习毛主席“吐故纳新”的最新指示。

突然，县医院革委会两位负责同志气喘吁吁跑进会议室，手里拿着一张病危通知书，请求县革委会，发动群众，抢救病人。

患者叫冯定旺，转业军人，共产党员，贫农出身，是山西省忻县专区疗养院的司药员，学习毛主席著作积极分子。

他患有严重的肝硬化，前些日子，他和宫继荣同志到内蒙古、宁夏、陕西等地外调，从银川市乘坐了来定边县城的加班卡车，近四百里的长途旅行和在汽车上的剧烈颠簸，震荡得冯定旺当天夜里接连发生了两次大吐血。第二天清晨他还要赶车去完成任务，经宫继荣的再三劝说，才勉强地送到定边县医院。

到医院，冯定旺又连续吐血不止，经过医生们的紧急会诊，他患的是严重的肝硬化，食道静脉破裂大出血。生命处在垂危之中。像这样的重病，不要说治疗，有些人连见也没见过。在病人垂危、设备简陋、没有一点储血的紧急情况下，他们遵照毛主席“救死扶伤，实行革命的人道主义”的伟大教导，一面全力以赴，打针止血，一面向县革委会报告，动员群众输血抢救。

县革委会主任文子齐同志接过病危通知书，马上宣布停止常委会会议，立即研究抢救，并做出决定：由副主任曹国祯、县人武部政委拓荣周等五人组成抢救冯定旺同志领导小组。紧急动员全城军民，不惜一切代价，输血抢救为保卫毛主席革命路线而执行外调任务的冯定旺同志。接着，他们急奔抢救现场指挥战斗。

一根红线连八方，颗颗红心向太阳。消息传到哪里，哪里革命群众就奔向战场。

在定边工作的解放军某部政委唐振义同志听到消息后，马上到县中队通知部队紧急集合，跑步向县医院前进。

机械厂、农机站、木器厂、粮油加工厂的工人们，扔下工具，直奔县医院；

正在田间劳动的城郊贫下中农放下修水利、积肥的工具，飞也似的从四面八方向医院赶去；

革命干部走出办公室；革命教师、红卫兵跑出课堂；许多居民和职工家属们也纷纷向县医院聚拢。

聚集在县医院门口的2000多名革命群众，齐声朗诵“我们都是来自五湖四海，为了一个共同的革命目标，走到一起来了……一切革命队伍的人都要互相关心，互相爱护，互相帮助”的最高指示，以无限忠于毛主席，无限忠于毛泽东思想，无限忠于毛主席革命路线的无产阶级感情，抢着为冯定旺同志献血。

“活的血库”

抢救组的同志和县革委会负责同志围着病床救护。冯定旺同志面色苍白、昏迷不醒，一股股鲜血从嘴里吐出来。大伙儿多么希望阶级兄弟尽快清醒过来；多么希望能为他分担一点痛苦啊！

工人、贫下中农、解放军指战员、红卫兵小将、革命干部和居民群众，前推后拥，像潮水般地争着为阶级兄弟献血。

“我是人民的子弟兵，舍己为人是我军的光荣传统，我们要献血！”解放军战士打先锋。

“工人阶级是火车头，抢救阶级兄弟是我们的责任，输血我们包了！”工人同志们争个不停。

“冯定旺同志是我们的阶级弟兄，输血任务交给我们贫下中农！”郊区贫下中农也争着报名。

“我们是毛主席的红小兵，输血任务由我们完成！”

……

邮局工人、共产党员胡国忠第一个冲进化验室，拍着自己的胳膊，对医生说：“来吧！为抢救阶级兄弟，三百、五百尽管抽。”

解放军战士刘学忠看着垂危的病人，早就站立不宁，一进化验室就高声喊道：“我是O型的万能血！医生，快抽吧！”正抽着，针管里突然发生血液凝固，医生对他说：“你先回去吃饭，下午再来。”他怕饭后血液稀释，怎么也不肯走，一直等了五个小时，为阶级兄弟输了血，才高高兴兴地离开医院。

农机站职工李怀忠身体不好，在输液的时候，突然感到一阵头晕，他想起毛主席“关心他人比关心自己为重”的伟大教导，坚持为阶级兄弟输出了珍贵的鲜血。

女职工张淑琴同志，生小孩还不满三个月，她听到输血抢救阶级兄弟的消息，丢下吃奶的婴儿，一口气跑到医院，化验员说：“你刚生了小孩，身体不好，不能抽。”张淑琴斩钉截铁地说：“我身体再差也比病人强，快抽吧，救人要紧。”说着她卷起衣袖，硬叫化验员从身上抽出了革命深情的血液。

县革委会委员单金生同志，身体不好，别人一再阻拦，但他豪迈地说：“舍己为人，是我们共产党人员应尽的责任!”坚持为冯定旺同志输了血。

红卫兵小将左廷栋，两次抽血化验不准，他守着医生不走，要求再次化验。结果，第三次化验成功了，他飞也似的跑进输血室。

不久前，才从内蒙古海勃湾伤愈回来的毛泽东思想宣传队队员们，不顾自己的体弱，坚决要求给冯定旺同志输血。

他们说：“冯定旺是学习毛主席著作的积极分子，是我们远隔千里的阶级兄弟，我们一定要把内蒙古、宁夏各族人民灌注给我们的鲜血，再献给病危的冯定旺同志。”说着，王志仁同志冲上去，给病人抽了血。

许多挤不到头去的职工家属，急得直流眼泪，叫前面的同志给她们让路。

在伟大的毛泽东思想指引下，三十一名同志为冯定旺同志献出了六千七百多毫升鲜血。这是千千万万革命人民组成的活血库，这是千千万万革命人民用毛泽东思想谱成的壮丽歌声。

颗颗红心紧相连

医院里灯光彻夜长明，抢救冯定旺同志的战斗还在紧张地进行。刚输进去的鲜血，又一口一口地吐出来，冯定旺同志的病情在继续恶化着，情况仍然十分严重。

在这紧急关头，县革委会的负责同志一面组织抢救小组，在毛主席像前学习“老三篇”，号召全体医护人员，以白求恩同志“毫不利己专门利人”的共产主义精神，竭尽全力，继续抢救。一面向省革委会报告。陕西省革命委员会得到消息后，除立即组织人力进行抢救外，还派出大批人员四面八方寻找病人急需药品。在解除病人腹水的关键时刻，陕西省革命委员会从西安送去了急用的安体舒通。同时，定边县革委会还向宁夏回族自治区革委会和区医院革委会发出了求援急电。

红线一条，忠心相连，一方有难，八方支援。

宁夏回族自治区革委会接电后，立即决定派出医疗小组赴定抢救。深夜3点钟，抢救小组乘坐的汽车，闪电般飞驰在银定公路上。第二天早上一下车，立即投入了紧张的战斗。

经过再次会诊，决定当天下午为冯定旺同志做胃底静脉结扎手术，可是，当他们准备好器械正要做手术时，病人又发生了肝昏迷，病情越来越危险，这时，抢救小组的同志站在毛主席像前宣誓："我们向您保证，以无限忠于您的无产阶级感情，抢救这位阶级兄弟。"他们一边向山西省报告冯定旺的病情，一边采用谷氨酸钠解除肝昏迷。但是，从药房里突然传出"谷氨酸钠用完了，赶快找药"的焦急声。

求药的电话传到宁夏盐池县医药公司，那里也没有，但当他们知道是抢救阶级兄弟急用药品，很快跑到县医院联系，准备好药品，立即电话通知定边，正在定边的宁夏送医生的汽车司机牛广文同志知道后，马上承担了深夜出车的取药任务。

消息传到山西省革委会和忻县专区疗养院。他们立即召开了紧急会议，决定：马上由负责同志带领医生赴陕西定边参加抢救。同时，他们又向红都——北京中央卫生部报信。中央卫生部军管会立即决定用直升机送医生来定边参加抢救。

不料，就在这个关键时刻，忽然，狂风大作，满天飞雪，霎时，黄土高原变为白茫茫的一片，飞机不能来了。

怎么办？定边县革委会抢救冯定旺同志领导小组，马上打电话向北京市和宁夏回族自治区革委会联系，请医生改乘民航从银川赶来。

北京派来的医生带着急救药品当夜12点就赶到了定边县城。他们"发扬勇敢战斗、不怕牺牲、不怕疲劳和连续作战（在短期内不休息地接连打几仗）的作风"立即投入了抢救战斗。

毛泽东思想红线，把来自五湖四海的革命医护人员的心，紧紧地串在一起，他们下定决心：有战无不胜的毛泽东思想，一定要把阶级兄弟抢救过来。大家结成一条心，拧成一股劲，通过连续战斗，终于为病人解除了肝昏迷。

就在这时，冯定旺同志突然又出现大量便血，得再次输血。为了争取时间，正在病房抢救的几位医护人员，毫不犹豫地把自己的鲜血抽出来，注入了冯定旺同志体内。

县革委会和县人武部负责同志闻讯后，当夜又动员了八百多名革命群众，再次为冯定旺同志献了血。

抢救小组一面给病人输血，一面采取中西医结合的办法，用大量汉三七和白及搅在一起，给病人喂下去，有效地止住了大量便血，使冯定旺同志又一次脱离了险境。

毛主席的光辉思想指挥着战斗，毛主席的革命路线紧连着各族人民的心，在抢救冯定旺同志的日日夜夜里，来自五湖四海的医护人员和定边县成千上万的革命群众，把伟大领袖毛主席"一切革命队伍的人都要互相关心，互相爱护，互相帮助"的亲切教导，变成了自己的实际行动。

河深海深不如阶级友爱深

冯定旺同志完全清醒了！他一睁开眼睛，第一个认得的是我们伟大领袖毛主席；第一首歌儿唱的是《东方红》；第一句话背诵的是最高指示；第一件事是念念不忘党的工作，多么好的同志啊！他以无比深厚的无产阶级感情，表达了无比热爱毛主席的红心。

冯定旺同志脱离危险的消息像一股春风，迅速地传遍了四省、市、区和定边的广大军民，人们热情地欢呼："是毛主席他老人家给了冯定旺同志第二次生命！""是毛主席的革命路线使冯定旺获得重生！"

在冯定旺同志住院治疗期间，许多革命同志天天跑去探问，他们带来了阶级兄弟的革命深情，他们都抱着"对同志对人民的极端的热情"，盼望冯定旺同志早日恢复健康。

陕西省革委会委员、榆林专区革委会副主任林某某和定边县革委会的负责同志们以及驻医院的工人宣传队，在热烈欢庆、坚决贯彻党的八届扩大的十二中全会公报的繁忙时刻里，带着毛主席的最新指示；奉着万道红光的毛主席像，代表广大革命群众的深情厚谊，慰问了自己的阶级弟兄。冯定旺同志激动地紧紧地握着他们的手，说道："我感谢你们，感谢定边的阶级兄弟！"来探望的同志们都异口同声地说："定旺同志，是毛主席他老人家给了你第二次生命，我们应当共同感谢毛主席！永远跟着毛主席干革命！"

定边县人武部全体指战员，时刻关心着热爱毛主席的阶级兄弟。在冯定旺同志与重病作斗争的时候，他们捧着红彤彤的革命宝书和金光闪闪的毛主席像章，给冯定旺同志送去了世界上最珍贵的礼品。他们对冯定旺同志说："戴上毛主席像章，增添战胜疾病的无穷力量；学习革命宝书，永远跟着毛主席和共产党！"已经退休养病的长征老干部潘仁发同志，听到冯定旺清醒的消息后，顾不得自己的身残疾病，拄着拐杖，多次到病房去探望。他亲切地拉着冯定旺同志的手说："定旺呀！你要牢记毛主席的恩情，要永远紧跟毛主席，把一生献给人民。"定边城里吃的是咸水，他怕对定旺的身体有影响，就叫自己女儿到二里路外的地方去拉甜水，每天送到病房。他自己还给定旺同志送去了充满革命情谊的稀饭和鸡蛋汤。

在毛泽东思想的阳光照耀下，在北京、山西、宁夏和陕西四省、市、区成千上万军民的抢救下，经过医护人员的精心护理，冯定旺同志已经痊愈出院了，他怀着对伟大领袖毛主席的无限热爱，无限忠诚的红心，怀着获得第二次生命的喜悦，愉快地走上了战斗岗位，他决心把自己的一生献给毛主席，献给伟大社会主义革命事业。在他踏上归途的时候，不禁纵情放声高唱：

天大地大不如党的恩情大，
爹亲娘亲不如毛主席亲，
千好万好不如社会主义好，
河深海深不如阶级友爱深。

（摘自1968年12月17日《陕西日报》第二版）

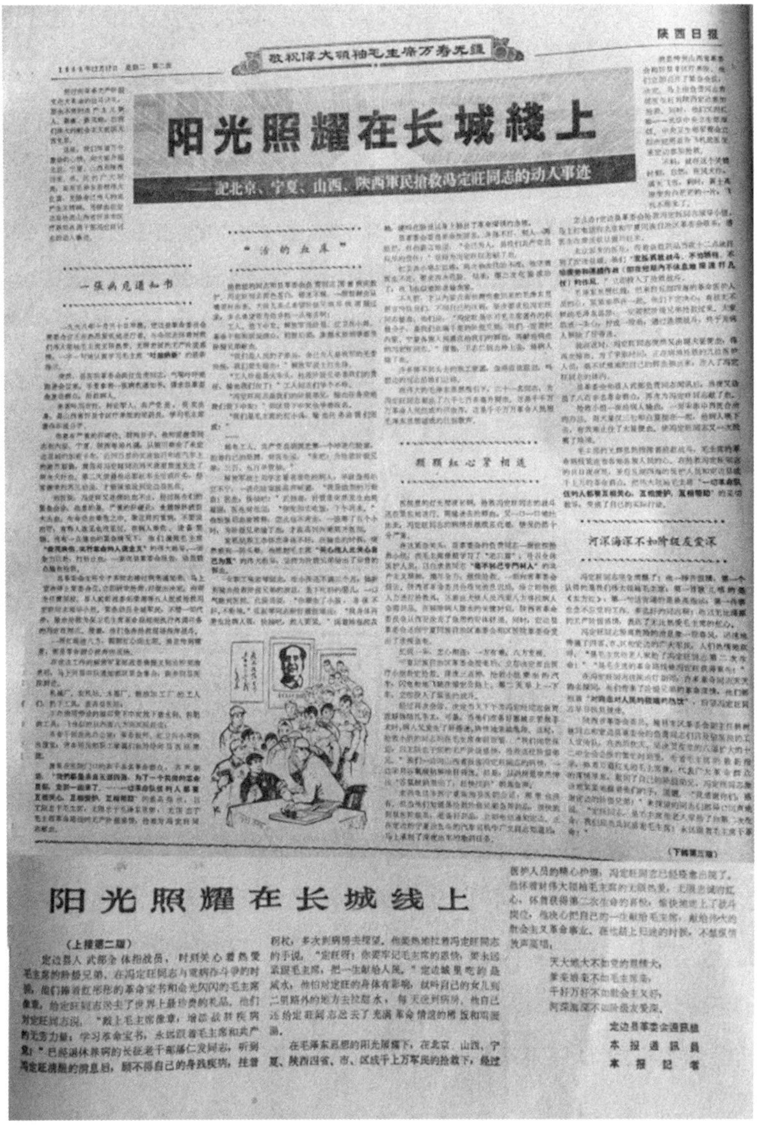

陕西日报

敬祝伟大领袖毛主席万寿无疆

阳光照耀在长城線上

——记北京、宁夏、山西、陕西軍民抢救冯定旺同志的动人事迹

一张病危通知书

"活的血库"

颗颗红心紧相连

河深海深不如阶级友爱深

（下转第三版）

阳光照耀在长城线上

（上接第二版）

天大地大不如党的恩情大，
爹亲娘亲不如毛主席亲，
千好万好不如社会主义好，
河深海深不如阶级友爱深。

定边县革委会通訊组
本报通訊員
本报記者

（原《陕西日报》影印件）

三边医院往事回忆片段

一、对王永吉同志提出的问题特作如下证明

文 / 侯东海

我是1942年从延安经组织分配到三边分区行政专员公署卫生所任所长兼医生的工作。

1942年，三边成立三边分区行政专员公署卫生所时，因边区药品供应有困难，当时我找王永吉、邓启泰二同志研究，请王永吉同志帮助三边卫生所从宁夏敌占区购买一部分适用药品（西药）。那个时候王永吉同志一边给三边分区公署公安处去宁夏敌占区做地下工作，一边带药品，共购三次，帮助建立分区卫生所。

1943年，三边分区卫生所同警备三旅卫生队合并成三旅医院，我任一所卫生所所长。当时我将王永吉介绍给三旅卫生部王照新部长，请王永吉同志从宁夏敌占区帮助三旅医院购买西药。当时，由于敌占区封锁过严，王永吉同志花钱请谢宝堂将药品送到三边边界。以后经卫生部王照新部长同意又托王永吉同志代购一套手术器械。由警三旅后勤部杨林付部长给王永吉同志鸦片烟二十多两。当时又带回两箱西药，因价格高三边分区卫生所没有要，由王永吉同志保存，后因整风开始，在王永吉手上保存两箱西药被警三旅司令部联络科科长刘殿荣同志全部拿回三旅无偿使用。这两箱药是当时伪职员周崑章（现在宁夏中卫县医院工作）私人药品，以后周崑章让王永吉同志赔款伪法币三万元。这三万元法币是王永吉岳父李元俊借给王永吉作赔款使用的。

1944年，三边分区卫生所与警三旅医院分出来，当时三边分区卫生所分出来的药品不多，我又找王永吉同志请他再从宁夏敌占区购买西药多次。那时从敌占区给三边分区卫生所买药是有生命危险的，不是平常之事。

1945年，我们派三边卫生所医助袁野同志（老共产党员）化装成群众去宁夏敌占区购买药品，是王永吉同志亲自在银川帮助买的药，为革命作了一定贡献（王永吉当时在宁夏敌占区搞地下工作）。

关于组织联合诊所，共组织两次。第一次是在1943年，我提出让警三旅卫生部投资部分中药材，经我手把定边西街王连升铺子门面租了两间房子，王永吉同志投资部分西药，并做了药柜桌凳。当时警三旅卫生部派邵治国同志在联合诊所工作（邵治国现住定边西街）。当时因整风开始，诊所没有开始营业。那时王永吉同志被审查十个

多月。审查结束，王永吉出来后，三边分区保安处秘书胡其谦同志和我可以证明。王永吉同志在联合诊所的药品柜等，无偿支援三边分区警备三旅医院使用。

第二次是1945年组织大众联合诊所。当时分区卫生所归三边分区行政专员公署民政科领导，成立诊所时经专署民政科科长高凤歧同志同意组织大众联合诊所的。诊所药品器械中有王永吉同志投入百分之五十西药械，分区卫生所投资的主要是中药丸散。大众联合诊所地址在定边西街旧西门口，诊所经手人是赵长奎，诊所是王永吉同志。实际是由三边分区卫生所负责，到1946年大众联合诊所从定边西门口迁移到东门外（一个庙院旁边）。年终盘点时，诊所药品器械、家具等大约为十万元伪法币。1946年农历二月份，贺连芳由吴忠到定边，我们雇用他为大众联合诊所任调剂员，并主持诊所营业工作。当时王永吉同志搞宁夏敌占区的地下工作任务繁多，没有时间和精力负责大众诊所的工作。主要由我代管（那时听说，王永吉同志被捕入狱）。到1947年马匪进占定边时，大众联合诊所与三边分区警备三旅卫生院合并，改为三边分区野战医院，我是院长。医院迁至吴起县新安边府，我决定将大众诊所全部归野战医院无偿使用（我们没有给王永吉同志和家属一分钱。）

到1949年上半年收复定边后，野战医院的全部药品等交给定边县医院无偿使用。这里面有一部分原投资到大众联合诊所的药品是王永吉同志的。

证明人：侯东海

一九八一年三月十九日

二、解放战争期间的回忆及相关片段

（摘自《医路履程——王成山回忆录》）

初来乍到的感觉

1946年8月，我在家乡陕北定边报名参加八路军。在县政府遇到我表叔王国兴，他是东关小学校长，时任县政府三科科长。他说："你就留在三科当通信员。"我就住在了三科，每天的工作是打扫卫生、烧开水、送信；早上第一个见到的人，是县长丁子齐。他以身作则，身先士卒，早早到工作岗位，见我扫院子，就一笑，话不多。当时形势紧张，有时晚上也要出城送信，有些人家的狗很厉害，也不拴，拼命往人身上扑咬，我就用劲以棒回击；夜晚黑乎乎的，好似身后有响声，真有点害怕。

10月初，我找王科长，谈谈我想离开三科的想法，他很理解，思考片刻说："你到县卫生院去吧。”我很高兴了，次日就到卫生院报到。院长侯东海是定边人，热情地接待了我这个新来的同志。报到第二天下午，医院就向山区新安边转移。

大约20天，从延安来了11位白求恩大学和陕甘宁边区医校毕业生。三边分区卫生部部长陶光忠把我们和这些医生都带到定边西关，随后成立了三个集训队（班）——医助训练班、护士训练班、药剂训练班，70多人，由延安来的医生任教。三个多月的训练，成绩很显著，军事素质和专业素质均有很大提高，成为后方医院各方面的基础人才。

三边分区有一个完整的医疗卫生机构，它在解放战争中，在保卫延安、保卫陕甘宁边区、保卫三边分区的岁月中，作出了它应有的贡献。

三边分区医疗卫生机构

（1945—1948.3）

1945年，县卫生院（警备区卫生所）领导人侯东海，军医吴斌，护理人员张贤秀、杨成清、王克俭，药材人员王凤义。

1946年10月以前，县卫生院（警备区卫生所）领导人侯东海，军医吴斌，护理人员张贤秀、杨成清、王克俭、王成山、田杰山、赵生勤、许鼎文，药材人员王凤义、张来运。

1946年10月至1947年4月，新编十一旅后方医院领导人侯东海，医务处陈浩然，军医有原县卫生院医生吴斌；有延安白求恩大学和医校毕业生乔良、高技、车轮、杨仕林、陈浩然、袁野、谭振涛、刘永昌、龚希光（女）、郑英心（女）、许春晖；有新十一旅的医务人员，在团卫生队，未调入医院来。护理人员有原县卫生院的护理人员张贤秀、杨成清、王克俭、王成山、田杰山、赵生勤、许鼎文；有应征参军的50余名，为护训队。护士长吴斌、高技，副护士长侯留存。由乔良、郑英心培训3～4个月，成为以后分所的护理人员基础。药材人员有原县卫生院王凤义、张来运；有新调来的任学羲为司药长、屈万禄、聂家琪、李某某。

1947年4月3日至1948年4月三边分区后方医院院长侯东海，政委陈为光、副院长李明松；医务处刘永昌。军医有原县卫生院医生吴斌；有延安白求恩大学和医校毕业生乔良、高技、车轮、杨仕林、陈浩然、袁野、谭振涛、刘永昌、龚希光（女）、郑英心（女）、许春晖；有新十一旅的医务人员，在团卫生队，未调入医院来。护理人员有原县卫生院的护理人员张贤秀等七人；有兴武营被俘卫生员侯玉亭等人补充在护士排。药材人员有原县卫生院王凤义、张来运；有新调来的任学羲（为司药长）、屈万禄、聂家琪、李某某。

三边分区医疗卫生机构变动

（1948.3—2012.12）

1948年3月以后，三边分区后方医院由卫生部部长陶光忠直接领导，取消院部，由四个所改编分为两个所，具体组成：

一所所长刘永昌，指导员董克智。主治医生高技，军医刘示昌（兼）、王克俭、王志成。副所长李文琦。护士长高技（兼）。班长罗秀。护士杨成清、高孝元、张英、薛云祥、王有山、张宪旌、郑扬、薛生耀、张万生、张生成、李文举、齐万召、汪杰、左风、魏光。

二所所长侯东海，政治指导员国际孔。军医吴斌、郑英心、许春辉、车轮、乔良。护士长王克俭、侯留存、邢连广。一班班长郑彦成，护士毛龙奎、汪盛、赵生勤、田杰山、王有槐、黄连帮、魏光如、刘光德。二班班长赵启明，护士王成山、吴忠贵、龚富、李大长、高兴俭、焦某某、刘某某。三班（女生班）班长张朴，副班长武丕荣，护士郭启明、梁爱英、梁春霞、谷全兰、韩秀英、许秀荣、齐秀珍。

1949年9月23日至1950年4月宁夏军区65军医院领导人张明德，组成①三边分区后方医院留守所仍在定边，未搬上来；②三边分区后方医院来宁夏的与伪247医院合成改编为西北后方医院一所、二所；③65军两个所。

1959年4月至2012年第五陆军医院，领导已变换多人次。建筑设备都是现代化的；医疗水平有很大提高。

说明：

原院部人员，充实到各所中去。

两期医助训练班：张补、罗元福、贺丕云、王克俭、李富贵、崔子祥、王志诚、邢连广、侯留存、兰志达。

两期药剂班：许鼎文、尤学斌、邵斌、赵某某、王成山、牛歧、田杰山、李文举、郭启明、张宪旌。

革命友谊与老母鸡

1947年3月，警八团战斗失利，定边陷落，赵级三叛变投敌，延安被胡宗南军队占领。这年流感肆虐，很多人病了，我也是其中之一。医院常常受到胡、马等国民党军队侵扰，为躲避敌人，只能转移。

轻伤员步行，稍重的伤员骑毛驴，重病人担架抬。我属后者，年纪小，体重轻，交由两个人抬。后因山路，两个人轮流背着走，向指定的路线方位去。

陕北的群众觉悟高，把八路军战士当成自己孩子一样看待。一路十分热情，白天不停地赶路，晚上就住在途中的老百姓家里。房东主动安排吃、住，不收一分钱，也没钱付（1948年后半年，上级规定：在群众家吃住，要写个欠条，待全国解放后，由政府还，我们也打过欠条。那时写个欠条，也很困难，没纸笔。后来我们自己上山打柴，节约的伙食费，托人到庆阳买来纸和笔，可以写欠条）。

大约有3次，我睁开眼睛时，床边站着一圈人，他们说我昏过去了，医院抢救，输葡萄糖液，打急救针后，才慢慢地清醒过来。现在推测可能是虚脱或是低血糖。

这时，我们医院的通信班班长景瑞亭大哥（我13岁，他比我大10岁），对我的健康，看在眼里，挂在心中："成山弟，身体太虚了，需要补补。"于是，他将自己省穿节约的军衣，换了一只老母鸡，炖上让我吃，十几天后不烧了，二十几天后完全好了。人也精神了，走起路来也不软了，吃饭也香了，很快就出院了。从那以后再没有病过。

回想起来，老母鸡真有营养价值，那鸡汤真香。新中国成立以后，吃了多少鸡，喝了多少鸡汤，都比不上那只老母鸡的肉香、汤香。这只鸡救了我的命，这只鸡使我重上工作岗位，这只鸡见证了崇高的革命友谊。

景瑞亭大哥，比我大十岁，是陕北清涧人，1939年参加八路军，中共党员，参加过多次战斗。

1949年，宁夏解放，他随侯东海院长赴银川收宁夏省立医院。他作为一名骨干留在医院至今。目前光荣离职休养。

我在医院有7个弟兄，大哥李春阳，护士长侯留存、邢连广……我是最小的一个。

1948年，我在三边分区后方医院二所，住在吴起县三道川，进行"三查三整"运动。指导员国际孔。

1949年9月23日，宁夏和平解放，我是三边分区前支部队的一个小兵，但又是药剂班的班长，因表现突出，于1949年3月27日，在牛歧同志介绍下，光荣地加入共青团。

附带说明：

李春阳同志在1947年阊门战斗中光荣牺牲。

侯留存同志，新中国成立后在宁夏惠农县医院任院长。离休后，近年病故。

邢连广同志，全国解放后，转业到地方工作，再没有取得联系。

国际孔同志，新中国成立后调到新疆工作，据说是省部级的领导。

牛歧同志，参加过抗美援朝，在赴西藏平反叛时摔伤，转业到银川，后任宁夏回族自治区卫生厅厅长，现已离休，仍在银川。

我所在女护士班，都是我们的大姐，均是领导的夫人或家人：

郭启明，院长侯东海的妻子；

韩秀英，副院长李明松的夫人；

张　模，骑兵团参谋长马赛的夫人；

梁爱英，回汉支队长梁大均的女儿；

梁春露，回汉支队长梁大均的妹妹；

谷全兰，李大队长的妻子，已病故。

三、三边卫生纪事

文 / 汪杰　左凤

解放战争期间，三边军分区卫生部有个第一卫生所，这是当时三边地区唯一的军医院。1947年初，党组织派李文琦到卫生所当副所长。李文琦是盐池县城郊李记沟沿人，1937年参加革命。他到任时，这个所共有医护人员七八十人，其中有医疗技术的医生只有5人。医疗器械仅有听诊器5个、体温计1个、50毫升注射器1个，还有几把手术刀、剪子、镊子等。这个所的主要任务是，跟随警备八团和新十一旅二团，还担任西北野战军部分伤员及三边地区各游击队转战陕甘宁三省，不但是一支医疗队，而且是担架队、运输队、宣传队和战斗队。在三边地区的军队和群众中，留下了深刻的印象。

（一）流动的医院

从1947年开始，我八团和二团为了抵抗马鸿逵侵略军的进攻，长期转战在三边地区的崇山峻岭之中。卫生所也只好跟上部队，保持适当的距离，不停地流动。每到一地只能驻扎半月至20天，就要转移。国民党军队来了，又要重新转移。当时接收的伤病员平常都有一二百人，转移时一个也不能丢掉。那时又没有车辆，每次转移，卫生所的同志都要做群众工作，必须动员三五十头甚至七八十头毛驴和很多担架。虽然边区的农民给了大量的无偿支援，但卫生所的同志还得既当护理，又抬担架，还要随时准备打仗。有一次，卫生所驻扎在吴起县小山岔，有一股马步芳的骑兵闻讯扑来，企图摧毁这个卫生所。在这紧急时刻，李文琦指挥大家沉着应战，一方面抽调了一部分有战斗能力的护士人员和20多名轻伤病员，集中枪支弹药，压在一个山卡子上阻击敌人；另一方面将150名重伤员分成四五十股，由医护人员保护着，用毛驴、担架往外护送。不仅打退了敌军的袭击，同时伤病员也全部安全地转移出去。

（二）艰苦的条件

战时的卫生所，条件实在不敢讲究，每转移一处，住宿就是个大问题，能找上老百姓的牲畜棚就算不错了。伤病员要尽量照顾在窑洞里或牲畜槽上，医护人员则在圈棚里铺点草，就是床铺。做手术时，问老百姓借一块门板，上面铺上一块布单子就是手术台，畜棚就是手术室。所用的药品一般得靠部队打仗从敌人那里夺来。最好的药也只有SD粉（磺胺粉）和PP硼酸，其次是吗啡丁、碘酒等，数量都很少。所用的盐水都是用食盐自己熬制的，红药水（二百二）也是自己配。使用的纱布，用脏了也不能扔掉，洗净了再用，直到又黑又烂用不成为止。那时大家吃的都是小米饭就咸菜，有时能弄点豆芽菜就很不错了，伤病员每个星期只能吃到一顿面条。一两年发一套衣服，鞋子是老百姓做的，一年发一双至两双，根本不够穿。医护人员有时还要光着脚板跑路，有的自己编草鞋穿。卫生所常年平均都有二三百人在一块生活，做饭、取暖用柴量特别大，全靠医护人员自己动手解决。1948年冬季，卫生所驻小山岔时，李文琦亲自带领一些医护人员上山砍树烧木炭一个多月，解决了全体人员的做饭、取暖用柴问题。

（三）优良的作风

当时的环境是那样的恶劣，条件是那样的艰苦，但卫生所的同志们却始终保持着坚定的革命信念和旺盛的革命精力，是一个团结、紧张、严肃、活泼的战斗集体。这里边的主要一条经验就是：靠经常细致的思想工作。无论工作多忙形势多紧张，卫生所始终把思想政治工作放在首位。干部经常向医护人员和伤病员讲解革命道理，分析革命发展的大好形势，介绍我军在前线的辉煌战绩，揭露国民党蒋介石的反动性和顽固性，不断提高广大医护人员的政治觉悟，树立全心全意为人民服务的思想，鼓励伤病员努力战胜伤病的痛苦，争取早日恢复健康重返前线。

每逢过节或我军在前线打了胜仗，卫生所里都要组织宣传队扭秧歌、闹社火、演节目，宣传我们队伍中的英雄人物和事迹。医护们先后排演过《战斗英雄贺文瑞》《王贵与李香香》等好多节目给伤病员、部队战士和边区的老乡看，有效地鼓舞了大家杀敌立功的勇气。

良好的政治空气，必然带来优良的工作作风。那时，大家的心中都只有“革命”二字，谁也不提家庭和个人的事情。卫生所的同志纪律非常严明，坚决按照“三大纪律八项注意”办事。每到一地，绝不随便进入老乡的家中，不干扰老百姓正常生产，还要帮助老百姓做好事。驻扎下来后，医护人员首先挖好厕所，讲究卫生。所以，当时的卫生所，是伤病员的“温暖之家”，深受三边地区老乡们的欢迎。

四、解放战争时期的三边分区医院

文 / 王克俭

1946年，蒋介石撕毁“谈判协定”，发动内战。1947年3月命令胡宗南大举进攻我党中央所在地延安，内战的大火烧到整个陕甘宁边区。宁夏的马鸿逵积极配合其行动，在西线策应进犯我三边（定边、安边、靖边、盐池、吴起）专区。

为了痛击来犯之敌，做好战场救护工作，三边军分区建立战争体制，由分区卫生部和新十一旅医院，联合组成三边分区医院。

该院编制约150人，院长侯东海，副院长李明松，医生高技、杨化林等27人，护士60人，医药人员12人，其他为政工和行政管理人员，一次能接收300伤病员住院。该院以收治战伤为主，同时也收治内科、外科及其他科病人。医院初驻新安边时病人不多，1947年4月定边彭滩战斗后，八团和新十一旅下来300多名伤员，这是建院后接收伤员最多的一次。以后在转战中，还接收了第一野战军独四旅和教导旅的一批伤员。

全体医护人员救死扶伤，以白求恩大夫为榜样，对技术精益求精，伤病员很快康复，痊愈归队，有力地保护了部队战斗力。记得彭滩、安边战斗后，保安大队送来一名伤员，左肱骨动脉被打断，前臂和手部发黑坏死，危及生命。由徐春辉医生主刀，我当助手，做了截肢手术，挽救了他的生命。同时还做了几例下肢截肢手术，挽救一些重伤病人。还有一些肺部受伤的“气胸”病人，当时不能做开胸和开颅手术，只好在上体割口子放气，然后再服消炎药精心治疗，也收到了很好的效果。一个班长阴茎根部被打断，尿直往外流，高技医生精心做了阴茎修补术，尿道愈合，生殖器恢复了功能。还有营长刘玉珠，下颌骨枪伤骨折，串通面部；教导员王保民颅骨外伤，经过多方医治，恢复了健康。在内科方面，流感和回归热很突出。由于医药缺乏，我们只能因陋就简，土洋并用。治疗流感就是阿司匹林，高烧病人除用湿毛巾在头部冷敷外，其次就是用100毫升大注射器在大腿内侧大量注射生理盐水，使其散热、解毒、退烧。战争年代卫生条件差，虱子多，我就用“914”针药注射治疗；患疥疮的病人，用硫黄膏涂擦治疗。医院还接收产科病人，军分区和专署干部的家属生小孩，都在医院接生。

定边彭滩战斗失利后，分区医院带着伤病员被迫从新安边出发，转战吴起县的梁台、志丹县的广种寺、靖边县的巡涧寺以及甘肃陇东地区的老城子等地山区。医院在极其艰苦的条件下，克服了许多难以忍受的困难。敌人四面包围、实行经济封锁，医药缺乏是最大的问题。医院的药品，敌人进攻以前，大部从延安陕甘宁边区卫生署领取，敌人进攻以后，除自己制作一部分外，大部分没有来源。只在解放战争后期，三边分区供给部才通过一些商人从宁夏的灵武、吴忠和甘肃庆阳地区用大烟土，换一少部分药品供给部队。

在这种情况下，内科治疗只好用针灸和一些土办法：如用酸辣汤治疗伤风感冒、胃炎。胃溃疡用沙袋热敷，用骨炭末、鸦片酊和针灸治疗。肺炎用芥沫泥热敷治疗。车轮医生用针灸治疗急性胃肠炎、胃痉挛有特效。

外伤洗涤创口，主要是生理盐水，虽然有些痛，但还是解决问题。1949年7、8月份，我和一部分护理人员留守吴起县梁台，治疗了340名伤病员，其中安边战斗下来一名炊事员大腿软组织贯通伤，感染后带脓，疼痛不止。我先用生理盐水洗涤后，没有麻药我给打了两支吗啡，就把这个手术做了。换药用过的绷带、纱布、棉球，都是洗了消毒后再用，用了再洗，直到不能用为止。大小便器不够用，护士们想办法买来一些当地群众用树根做的大木勺，当大小便器用，还用艾草苇子熏蚊子，减少伤病员的痛苦。

当时，医院的后勤保障由地方政府负责。刚到新安边时，伤病员全住在20多人的大土窑洞内，地上铺着麦草，中间留走道，两边睡人。以后转战山区，都由那里的区、乡政府负责伤病员的吃、住。1948年秋季，分区医院驻吴起县，吃粮非常困难，随即转移到甘肃陇东的袁城子、董家塬一带驻防。当地虽有麦子，但找不到磨，无法加工，就吃囫囵麦子。吃麦粒不好受，一顿没吃饱肚子就胀起来了。有的还吃豌豆瓣子和油渣，更不好受，肚胀，大便秘结。但为了尽早消灭胡、马军，解放大西北，这点苦大家都忍受了。

分区医院在完成自身任务的同时，还免费为当地群众送医送药，解除人民的疾苦，与人民保持血肉联系。在志丹广种寺驻防时，有一个青年患了十五年的湿疹病，瘙痒难忍，高医生用多种皮肤膏涂擦，很快就治愈了。山区缺医少药，没有正式医生，只有个别江湖骗子。后方医院驻到那里后，人民群众第一次接受了西医西药治疗。山区得梅毒、性病的不少。江湖医生打“606”没有蒸馏水，用开水稀释，注射后发冷发热，危及生命，还要很多钱。分区医院给注“914”，用蒸馏水稀释，严格消毒，既治了病，又保证生命安全，也不收钱，人民万分感激，纷纷给伤病员腾窑洞、抬担架、送鸡肉、鸡蛋，提供一切方便，加深了人民与解放军的鱼水关系。

行军打仗，十分艰苦，但我们全体医护人员，个个精神饱满，情绪乐观。上班治疗护理伤病员，认真负责，从无私心杂念。每逢开会，先赛歌后开会，你拉我唱，我拉你唱热火朝天。春节和“七一”“八一”等重大节日，还演出文艺节目。1948年春节，指导员郭继巩和医生郑英心演唱了《王贵与李香香》，我和梁爱英演出了《兄妹开荒》《拥军》等节目，活跃了伤病员和当地群众的文娱生活。

在极端紧张的战争环境中，三边分区医院还注意培养训练及时补充医务人员。1947年底举办了第一期医生训练班，学员12名，培训对象都是护士长和老卫生员。开设的课程有：政治、生理解剖、内科、外科、药物、拉丁文等。经过一年刻苦学习，这些学员均掌握了初级医务人员的业务知识，又经半年实习，都安排了正式医生工作。

1949年6月，三边分区部队收复定边县，分区医院随军返回定边。不久由黄罗斌司令员带领独一师和独二师进军宁夏。8月10日在宁夏的同心县下马关、豫旺堡一带与马鸿逵部队打了一仗，独二师受了一些损失，我们在定边县接收了七八十名伤员。1949年9月23日银川解放，分区医院根据上级的指示将伤病员全部转送延安，全体医护人员准备进军宁夏。

1950年元月，我们告别了曾经与我们一起战斗，大力支援和保护我们的三边老区的父老乡亲，踏上了进军宁夏的征途。我们（有几辆牛车驮医疗器具和被装）从定边县出发，经过盐池县、高沙窝、横城堡，跨过了千里冰封的黄河，步行七八天，最后到达银川。到银川后，我们奉命接收国民党驻宁夏的247兵站医院和国民党八十一军休养所，并将其编为宁夏军区后勤医院。这就是中国人民解放军第五医院的前身。

五、新十一旅后方医院

1945年10月25日，国民党新十一旅安边起义后，编为陕甘宁晋绥联防军新十一旅，旅设卫生部，部长陶光忠。卫生部下设医务科，负责全旅的卫生行政工作。新十一旅设有医院，有医务主任、医生，负责伤病员的收治。

1946年10月，驻三边部队进入战争状态，根据联防军指挥部的指示，征调三边专区卫生所及定边县卫生院的医务人员与新十一旅部分医护人员合编，组建起陕甘宁晋绥联防军新十一旅后方医院。

医院成立时，后方机关开始撤离城镇，转移山区，医院驻定边县新安边赵家窑子。院长侯东海，医务主任陈浩然，护士长罗秀，副护士长侯留存，总护士长高技（兼）。1946年11月，医院扩编，应征新兵及从三边分区文工团调入50多人，同时办起60多人的护训队，队长吴斌、高技（兼）。院址由赵家窑子迁至新安边。1947年4月，新十一旅二团和警三旅八团合编为“二八”团，归属陕甘宁边区三边分区指挥，医院随之改为陕甘宁边区三边分区后方医院，受陕甘宁边区三边军分区卫生部领导。闇门战斗，医院收治伤员300多名之后，医院从新安边转移到吴起县蔡家砭、瓦社、齐石湾、榆树台和志丹县广种寺一带。1947年8月从榆树台回到新安边，9月又转移到二道川塔儿湾和三道川蔺家砭、阳台等地。当时，根据战争需要将医院扩编为四个所，分别驻在以上几个地点。院长侯东海，政委陈为光，副院长李明松，指导员赵淮川。四个所的领导分别是：一所所长兼主治医生高技，指导员郭继巩；二所所长杨化林，指导员董克智，主治医生乔良；三所所长李文琦，副所长车轮，指导员王相乐，主治医生郑英心；四所所长兼主治医生谭振涛，副所长吴斌。医院有工作人员150人左右，其中医生15人，护士60多人，药工人员10余人，总收容量达400多人。1948年3月，对医院进行了整编。四个所编为两个所：一、四所合并为一所，所长徐春晖，副所长李义琦，主治医生高技；二、三所合并为二所，所长侯东海，主治医生郑英心。一所移到小山岔，二所移到长官庙。1949年8月，定边、安边、盐池等县收复后，后方医院大部分随军返回定边。1949年9月23日，宁夏和平解放。三边分区组成“前指”，医院一所随前指到达银川，归属新组建的宁夏军区，后发展为中国人民解放军第五医院。

（摘自《定边县军事志》）

三、特　辑

关于进一步推进医药卫生体制改革的思考和建议

文 / 张少雄

医药卫生体制改革是一项涉及面广、情况复杂、难度大的社会系统工程。医药卫生事业关系亿万人民的健康，关系千家万户的幸福，是重大民生问题。深化医药卫生体制改革，加快医药卫生事业发展，适应人民群众日益增长的医药卫生需求，不断提高人民群众健康素质，是贯彻落实习近平新时代中国特色社会主义思想、促进经济社会全面协调可持续发展的必然要求，是维护社会公平正义、提高人民生活质量的重要举措，是全面建成小康社会和构建社会主义和谐社会的一项重大任务。

一、我国医改基本情况

2009年3月17日，中共中央、国务院发布了《关于深化医药卫生体制改革的意见》（中发［2009］6号，以下简称《意见》），标志着我国新医改的开始。《意见》按照党的十七大精神，为建立中国特色医药卫生体制，逐步实现人人享有基本医疗卫生服务的目标，提高全民健康水平，提出深化医药卫生体制改革。《意见》明确了“有效减轻居民就医费用负担，切实缓解‘看病难、看病贵’”的近期目标，以及“建立健全覆盖城乡居民的基本医疗卫生制度，为群众提供安全、有效、方便、价廉的医疗卫生服务”的长远目标。

到2011年，基本医疗保障制度全面覆盖城乡居民，基本药物制度初步建立，城乡基层医疗卫生服务体系进一步健全，基本公共卫生服务逐步均等化，公立医院改革试点取得突破，明显提高基本医疗卫生服务可及性，有效减轻居民就医费用负担，切实缓解“看病难、看病贵”问题。

到2020年，覆盖城乡居民的基本医疗卫生制度基本建立。普遍建立比较完善的公共卫生服务体系和医疗服务体系，比较健全的医疗保障体系，比较规范的药品供应保障体系，比较科学的医疗卫生机构管理体制和运行机制，形成多元办医格局，人人享有基本医疗卫生服务，基本适应人民群众多层次的医疗卫生需求，人民群众健康水平进一步提高。

二、对新医改的总体感受

自2009年以来，按照党中央、国务院关于医药卫生体制改革的部署和要求，全国各地、各有关方面都在积极探索，攻坚克难，医改取得了重大的历史性成效，最突出的是建立了一张人群全覆盖的基本医疗保障网，96%以上的百姓都有了基本医疗保险；医保报销范围不断扩大，报销比例和额度大幅度提高，针对困难群体的医疗救助制度日趋完善；建立了城乡全覆盖的基层医疗卫生服务体系，基层医疗卫生服务的可及性和能力大幅度提升；支持社会办医取得了积极进展，多元化办医格局初步形成；公立医院改革试点在探索和争议中稳步前行，并积累了重要经验。

医改是一个世界性难题，也是一个涉及面广、利益格局复杂、需要长期探索和不断深化的系统工程。现在重温中发［2009］6号这个医改纲领性文件，改革的推进并不理想，很多理念、目标没能落实，有些关键性改革严重滞后，甚至走了弯路。十多年的医改实践证明，各专项改革之间你中有我、我中有你，相互影响、相互制约，密不可分。有些仅从专项改革看是合理的举措，不一定完全符合医改大局的要求，政策撞车的问题也时有发生。因此，需要进一步加强医改的总体设计，更加强调综合改革，更加关注改革的系统性、整体性和协调性。

三、我县医改情况

2014年，在总结前一阶段改革经验的基础上，根据党的十八大、十八届三中全会和党中央、国务院关于医药卫生体制改革的精神，陕西省人民政府、榆林市人民政府先后出台了《关于深化县级公立医院综合改革的实施意见》（陕政发〔2014〕17号和榆政发〔2014〕28号），2015年定边县人民政府出台了《关于深化县级公立医院综合改革的实施意见》（定政发〔2015〕28号），按照保基本、强基层、建机制的基本原则，更加注重改革的系统性、整体性和协同性，更加注重体制机制创新和治理体系与能力建设，更加注重治本与治标、整体推进与重点突破的统一。通过全面深化管理体制、补偿机制、价格机制、药品采购、人事编制、收入分配、医保制度、监管机制等改革，建立起维护公益性、调动积极性、保障可持续的公立医院运行新机制，坚持以改革促发展，加强以人才、技术、重点专科为核心的医院能力建设，构建布局合理、规模适当、功能完善、规范高效的医疗服务体系，不断提高县级公立医院医疗服务能力，使90%以上的患者在县域内就诊，基本实现“小病不出镇、大病不出县、预防在基层”的目标。

自医改工作实施以来，我县县委、县政府及卫健部门顺应国家医改政策，坚持为人民健康服务的宗旨，稳步推进基层医改、公立医院改革，扎实开展区域医联体和医共体建设，基层医疗服务能力不断提升，病人转院比例逐步下降，病人报销比例逐步提升，分级诊疗目标正在实现，家庭医生签约深入人心，基本公共卫生服务项目稳步实施，城乡居民基本医保“六统一”（统一覆盖范围、统一筹资政策、统一保障待遇、统一医保目录、统一定点管理、统一基金管理）系统推进，医疗费用不合理增长与药品价格虚高得到有效控制，广大人民群众就近便捷享受优质医疗服务及其他健康服务的目标正在成为现实。

四、我县医改工作存在的问题和建议

总的看，我县医改起步扎实，发展势头良好，推动了民生保障和改善，为扩大内需、促进县域经济发展创造了良好条件，加快了实施健康中国战略。改革的实践表明，医改的理念、方向和路径是正确的，符合广大人民群众的愿望和要求。现在医改已进入深水区，所触及的深层次问题越来越多，难度也越来越大。目前，我县深化医改取得了初步成效，但还存在不少亟待解决的问题。

（一）推动医改的组织机构不能充分发挥职能

按照《定边县人民政府关于深化县级公立医院综合改革的实施意见》（定政发〔2015〕28号），我县成立了医管会（理事会），但没充分发挥作用。

建议：医管会（理事会）充分发挥其职能，随时研究解决当前医改过程中出现的各种问题，并制定出台有利于医改的配套政策，使各级医疗机构的工作有章可循。

医管会（理事会）负责审定县级公立医院发展规划和财务预决算，决定重大业务，指导建立现代医院管理制度，审定医院章程，选聘与考核院长，监督医院运行等。加快县级公立医院去行政化进程，建立院长任职资格管理制度，明确院长、副院长任用条件。院长由医管会（理事会）公开选拔聘任，副院长由院长提名，医管会（理事会）聘任。院长、副院长实行任期制和目标责任制。实行医管会（理事会）领导下的院长负责制，落实县级公立医院独立法人地位和自主经营权。加强院长管理能力培训，逐步推进院长职业化、专业化。

（二）政府专项投入不足

医改工作是一项以大量资金投入为特点的民生工程，医疗服务体系建设、保障基层医疗机构正常运转、村卫生室建设、聘用人员工资、公共卫生项目等都需要大量投入。近几年，我县虽倾其财力，加大投入和保障力度，但由于种种原因，财政长期拖欠县级公立医院的药品差补，致使医院“负重前行”，运转艰难。

建议：建立和完善政府医疗卫生投入机制，明确政府在提供公共卫生和基本医疗服务中的主导地位，特别是落实政府对医疗卫生机构基本建设及设备购置、重点学科建设、人才培养等项目投入，让医院“轻装上阵”，快速发展，努力提高医疗服务质量和技术水平，更好地为广大人民群众服务。

（三）医技人员严重匮乏

近年来，全县医疗卫生系统招聘和引进了一些人才（主要是医学院校本科毕业生，也有特聘的个别高级技术人才），但因全县医技人员总量不足，各级医疗机构人才仍然短缺，特别是高级技术人才。招聘的人才大部分充实到县级公立医院，乡镇卫生院招人难、留人难，技术人才更缺。所以，医技人员短缺问题已经成为制约我县医疗卫生事业发展的主要问题。

建议：

1.特聘高级技术人才。政府协调相关部门共同研究制定优惠政策（包括高薪酬、提供住房等，不受编制、身份等约束），面向省内外乃至国内外高薪聘用高级卫生技术人才或有专业技术特长且急需的专业人才（如学科带头人或技术骨干），充实到公立医院，不断开展新技术项目，不断拓宽服务领域，不断提高医疗服务质量和技术水平，有效提升医院综合服务能力。

2.招聘专业技术人才。落实县级公立医院用人自主权，实行自主公开招聘，卫健、人社、纪检等部门可全程监督，实行人员编制备案制，职称晋升不受编制限制，招聘方案报医管会（理事会）审批后实施；政府协调相关部门制定招聘政策，放宽政策、降低标准（如大专以上），为乡镇卫生院定向招聘临床、医技人才，建设一支留得住、守得牢、长期坚持、服务百姓的基层医疗队伍，力争5～10年基本形成人才梯队，从而不断提高乡镇卫生院的医疗服务质量和技术水平，提升基层医院医疗服务能力，缩小城乡差距，实现“小病不出乡、大病不出县、康复回乡村”的便民就医目标。

（四）紧密型医共体运行机制不完善。

2019年以来，县医院先后与安边、白湾子、街道办卫生院组建紧密型医共体；中医院与杨井镇中心卫生院、姬塬镇中心卫生院组建紧密型医共体。但因没有相应的医保、医疗、医药配套政策支持，紧密型医共体运行艰难。

建议：协调上级部门出台“三医联动”和“医防结合”相关政策，推动紧密型医共体建设顺利实施。

（五）公立医院要各尽其能，各有所长。

根据国家有关规定，每个县城都要设置人民医院、中医院和妇幼保健院。人民医院是综合医院，是县、镇、村三级医疗机构的龙头，是全县的医疗服务中心。中医院主要提供中医或中西医结合为主的医疗服务（一般不设妇产科），还对乡村的卫生院进行中药的研究指导。妇保院主要为县域内妇女儿童的健康提供服务，还对乡村妇幼保健工作进行监督指导。所以，中医院应充分发挥中医或中西医结合特长，妇保院应充分发挥妇幼健康服务特长。

建议：整合公立医院医疗资源，统筹协调，合理配置，结合自身特点和功能定位，错位发展，各尽其能，各有所长，更好地为全县人民服务。

总之，医改是惠及全民的事业，需要全社会共同努力。医务人员是医改的主力军，要充分调动医务人员的积极性，鼓励他们以昂扬的斗志、饱满的热情，积极主动参与改革、支持改革、推动改革，传承“医乃仁术,大医精诚”的中国传统医德思想，弘扬敬佑生命、救死扶伤、甘于奉献、大爱无疆的崇高精神，加强医德修养和医风建设，不断提高自身素质和专业技能，关心和关爱患者，尽力为群众提供优质医疗服务。医疗卫生事业的改革和发展离不开社会的理解与支持，要充分发挥广大人民群众的能动作用，鼓励社会资源投入，引导舆论宣传医改和医疗卫生事业发展，营造尊重医学、尊重医务人员的社会氛围，构建和谐医患关系，形成社会各界关心支持医改和医疗卫生事业发展的良好局面。

2021年6月

（作者系榆林市人大代表　定边县人民医院院长）

一孔双视免气腹腹腔镜胆囊切除术100例体会

文 / 张少雄　张旭亮　王学广　张存渊　安彦军　韩茂林　高锦科

一孔双视免气腹腹腔镜胆囊切除术是腹部外科领域最新技术，其具有手术微创化的特点，借助腹腔镜系统在手术的照明、显露、显像和解剖分离等方面具有极大的优势，手术图像放大清晰，使手术操作更加精细、安全。本文总结了我院2009年12月—2010年3月完成单孔双视免气腹腹腔镜手术100例的资料，并结合文献就其临床意义进行探讨。现报道如下。

一、临床资料

1. 一般资料。本组100例中男32例，女68例：年龄16～74岁，平均48.5岁。术前均行B超检查明确诊断。其中慢性结石性囊炎45例，急性结石性囊炎48例，胆囊息肉7例，合并高血压10例，糖尿病6例，心肌供血不足15例。

2. 方法

（1）术前准备。常规检查，术前12h禁食、6h禁饮，无须下胃管、尿管、备腹腔镜器械

（2）麻醉选择及手术切口长度均采用硬膜外麻，其中3例硬膜外麻醉失败改为全麻，均采用剑突下偏右直切口，长度1.5～2.5cm，平均2.0cm。

（3）暴露与手术。开通腹腔镜电源及光源系统，调节白平衡，使显示屏图像清晰、逼真，用带冷光源显露器暴露胆囊三角区。牵引胆囊壶腹部，剪开胆囊管与胆总管交界处浆膜层，用吸剥器分离出胆囊管及胆囊动脉，近端两道钛夹结扎，远端一道，从中间剪断胆囊管及胆囊动脉，分出囊蓝色样面与膜板样结构，着力点在胆囊壁上，采用旋转移出分离法，通过旋转切力剥离胆囊。胆囊床若明显渗血用电凝铲止血，无明显渗血用止血绫或明胶海绵填塞，切口用可吸收线皮内缝合。

二、结果

98例顺利完成手术，2例延长切口探查后完成手术。手术用时20～50min，平均

30min，术后10h可下床活动，24h疼痛明显减轻，可进流食。住院时间3～6d，平均4d。全部病例甲级愈合。未发生并发症。2周即可从事轻型工作。

三、讨论

一孔双视免气腹腔镜外科手术又称双视微创部手术，是腹部微创外科领域最新技术。与当前盛行的内镜微创外科代表手术LC的微创比较，其一孔双视免气腹腔镜胆囊切除术到或超过LC的微创的效果。但它无须全麻和二氧化碳气腹，无须下胃管和尿管，也不需备皮，微小一孔（1.5～2.0cm），不需拆线，不碍美容，住院时间短、花费少，并发症低。既具有直视下看到的真正三维视野、显示更清晰、手眼相随操作更安全的特点，同时也可以在显示下操作，随手术配合更为准确。手术适应症更宽，对合并有心脏、呼吸系统疾病、年老体弱的也可以使用，易于教学、培训和科研，设备投资费用低，便于推广使用。

原载《现代中西医结合杂志》2010年第33期

小肠破裂48例诊治体会

文 / 丁海山 宋怀春 丁航山

小肠外伤性破裂虽在腹部损伤中较常见，但临床上延误诊断和处理不恰当者，仍时有发生。我院1995—2005年收治小肠破裂48例，现作回顾性分析，报道如下。

1.临床资料

本组男39例，女9例；年龄16~66岁，平均33岁。刀刺伤12例，交通事故伤16例，撞击伤11例，坠落伤5例，挤压伤4例。伤后至就诊时间0～24h，平均6h，均有不同程度的腹痛，有典型腹膜炎症状和体征者40例，伴有休克者15例，诊断性腹腔穿刺42例，共穿刺52例次，一次穿刺阳性者36例，两次穿刺阳性者4例。30例行腹部X线检查，发现气腹征19例。本组空肠破裂27例，回肠破裂21例。1处破裂38例，2处破裂6例，多处破裂4例。合并肠系膜损伤4例，肝破裂3例，胃损伤4例，肾损伤1例，脾破裂4例，胰腺损伤1例，结肠损伤4例，膈肌贯通伤4例，肋骨骨折和骨盆骨折各3例，颅脑外伤6例，胸外伤7例。

2.治疗方法

经过积极的术前准备，静滴抗生素，纠正休克的基础上，全部行紧急手术剖腹探查。手术方式：肠破裂单纯修补术29例，小肠部分切除肠吻合术15例小肠缝合加结肠造口，择期肠部分切除吻合术4例。伴有肝破裂、胃损伤、肾损伤、膈肌裂伤者，均行手术修补。脾破裂切除2例，脾修补术2例，肠系膜修补术4例。术中用生理盐水、甲硝唑液彻底清洗至清亮，放置引流管。术后继续抗生素及营养支持、维持水、电解质和酸碱平衡、止痛等治疗，另外，颅脑手术4例，胸腔闭式引流术8例。

3.结果

本组46例治愈，2例死亡，分别死于严重肝破裂，不可逆休克；延误诊断严重腹腔感染MOF。术后并发切口感染2例，肠粘连性不全梗阻3例，合并肺部感染、胸腔积液3例，均经非手术治疗治愈。

4.讨论

（1）诊断。早期正确诊断是减少小肠破裂病人死亡的关键。有典型外伤史和腹痛、腹膜炎体征则诊断不难。若有多发伤时病情复杂，术前诊断困难。我们认为以下几点应重点掌握：①有腹部外伤史；②外伤后腹痛持续，且伴胃肠道症状，体检时有腹部固定压痛，甚或肌紧张及反跳痛，本组占83.3%。有的病人体征并不典型（本组占12%），值得注意的情况有以下几点：①老年体弱患者（反应迟钝，痛觉阈值增高，记忆力下降，体质过差者可表现不典型）；②不同病期，不同体征，宜多次检查。如本组15.8%的病例腹痛较轻或仅有腹胀，压痛、肌紧张均不明显，术中所见穿孔较小、肠腔空虚、网膜包裹等，均可导致早期诊断困难，故需严密动态观察。③腹腔穿刺简单易行，阳性结果有助于诊断，本组阳性95.2%，腹穿抽得胆汁或食物残渣则可直接诊断，对可疑内容亦可作相应特殊检查(生化、涂片、找病原菌等)。④膈下游离气体阳性者，提示消化道穿孔，而阴性时亦不能排除穿孔可能。本组11例阴性可能与肠腔空虚，破裂孔小，局部水肿、痉挛、黏膜外翻、血肿堵塞破裂口而暂时不出现积气有关。⑤对意识不清、体征模棱两可者。Root1965年首先在临床应用腹腔灌洗术(Lavage)，Bernard R等报告，其正确率可达96%。Lavage阳性标准：吸出不凝固血10mL，或有食物残渣、异物、胆汁，镜检红细胞>100 × 10/L，白细胞 > 500 × 10/L，淀粉酶 > 175u/dL。

（2）剖腹探查的时机救治效果主要取决于伤后距手术时间早晚、有无休克、内出血脏器损伤程度、损伤脏器数目以及治疗技术等因素，但时间是最重要的，伤后2h获得正确手术治疗，90%以上可获救治成功。应及时确诊、及时手术探查。本组有63.2%因腹膜炎，内出血或发生休克于剖腹探查中发现诊断。近年来，应用腹腔镜探查诊断术（DL），对腹部损伤的诊断及部分治疗方面有较多的报告，提出DL可以降低或避免阴性的剖腹探查。Ivatary报告DL在腹部实质性器官和血管损伤的确诊率为87% ~100%，但对于空腔脏器损伤的确诊率仅占18%1。因此正确掌握剖腹探查时机十分重要。我们认为对于腹部外伤未确诊时，应果断及时扩容抗休克，给予抗炎、补液、禁食，观察4~16h.密切注意腹痛、腹部体征变化。只要具备下列情况宜及早果断地进行剖腹探查术，不要因过分强调是哪一个脏器损伤而延误救治时机：①腹部压痛、肌紧张及反跳痛加剧；②多次腹腔穿刺，1次以上阳性者；③复查胸腹联透出现膈下游离气体；④腹痛持续伴有全身情况恶化，不能排除内脏多发伤时。剖腹探查中切忌满足于一个诊断，我们曾有一例脾破裂术中漏诊小肠破裂，虽经再次手术全力抢救，但还是死于严重腹腔感染MOF。

（3）治疗早期手术是减少并发症、挽救病人生命的决定性措施，当发生多发伤时要严格按照先抢救致命伤，然后或同时处理肠破裂，本组3例与脑外科同台手术，7例胸外伤病人先行胸腔引流后再剖腹探查。探查时要全面仔细，逐段有序，以免漏诊。探查时应注意多脏器、多器官、同一器官多处损伤的可能性，尤其是隐蔽处、血肿下的损伤，如小肠系膜缘下，小血肿内。暴力撞击、挤压腹部损伤，小肠损伤位于暴力打击部位，及形成的暂时闭襻对侧缘肠壁破裂。高空坠落引起小肠损伤常位于Treitz韧带和回盲瓣附近。小肠破裂的手术原则应是尽可能保存有生机组织，恢复生理通道，缩短手术时间，减少再损伤发生。其术式主要根据损伤程度、部位及病人体质状况、麻醉及技术水平等决定，术式力求简单确切。对单纯的空肠、回肠破裂，伤后6h内诊断，无广泛损伤，无严重的多脏器损伤及肠系膜损伤者，可行单纯缝合修补术：对小肠短距离内的多发破裂，伴有肠系膜损伤、出血、水肿、血运不良者，应切除病变部位的肠管一期吻合，即使是一处破裂，如就诊时间晚，破裂处有严重出血、水肿或损伤周径超过肠管2/3以上者，也应切除吻合，吻合口处放置引流管。小肠缝合加结肠造口术，适用于小肠损伤合并有严重的结肠损伤者，待全身情况及局部炎症好转后（4~6周），行Ⅲ期手术。术中应用大量生理盐水冲洗腹腔至清亮，并灌洗甲硝唑250~500ml，充分放置腹腔引流。老年患者，尤其要做好围手术期处理，进行有效合理的营养支持，代谢调理治疗，有利于提高免疫力和组织修复能力、改善肠黏膜屏障功能减少腹腔至清亮，并灌洗甲硝唑250~500ml，充分放置腹腔引流。老年患者，尤其要做好围手术期处理，进行有效合理的营养支持，代谢调理治疗，有利于提高免疫力和组织修复能力，改善肠黏膜屏障功能，减少肠道细菌易位。抗生素应联合应用，尽量避免使用肾毒性抗生素，以免造成肾功能损害。

（原载《中国中西医结合外科杂志》2006年　第4期）

无Q波心肌梗死9例临床分析

文 / 贺伟 闫红梅 陕桂香

现将我院5年来9例无Q波心肌梗塞分析如下。

1. 临床资料

本组男2例，女7例，56～65岁6例，75岁3例；有明确冠心病史8例，高血压病史5例，Ⅱ型糖尿病2例，高脂血症7例，陈旧性心肌梗塞2例（正后壁1例，前间壁1例），肺心病1例。发病诱因：劳累1例，不洁饮食2例，肺部感染1例，无明显诱因5例。临床表现：典型的缺血性胸痛3例，上腹不适1例，心衰1例，阿斯综合征1例，症状不典型3例。心电图表现：除aVR导联外，均有广泛各导联ST段压低，压低最大值0.6mV，T波呈对称性7例，呈双相改变2例，频发室早搏伴左前半束支阻滞1例，双束支阻滞（完右加左前半1例，夏AVB1例。心肌酶均升高，以CPK升高最早，约为正常的2～7倍；其次为LDH，升高2～3倍。其中5例于外院行冠状动脉造影，3例为3支病变，即左冠前降支、回旋支及右冠，狭窄为95%~99%；2例为双支病变（右冠及右冠前降支），5例均有远端心肌侧支循建立。

2.讨论

无Q波心肌梗塞NQM1在临床上较QMI远远少见，其原因在于心电图中无Q波出现,故忽略了动态观察及仔细分析,易造成误诊、漏诊,结合本组9例患者分析特点如下：①以高龄为好发，女性多于男性，均为绝经后，诱因不明显；②酶峰较QMI相对低，持续时间短，有3例酶峰升高后约8小时基本恢复正常，这提示NQMI梗塞面积可能小于QML；③易误诊，早期仅表现为ST段压低或T波倒置。本组患者中1例表现为消化道症状，误诊为胆囊炎；1例因肺心病收住呼吸科；2例均因ECG提示ST段压低、冠状倒T及心肌酶升高诊断为NQM1；1例因阿斯综合征入院，心电图提示心肌泛缺血，3天后出现大倒T确诊，NQMI急性期并发症泵衰、心源性休克、严重心律失常、心脏破裂等较QMI明显降低，本组中出现AVB1例，无重度心衰。除1例自动出院外，其余均好转出院。通过5例患者行冠状动脉造影检查，给了我们很大提示。冠脉造影中显示多有多支病变，且狭窄的冠状动脉均有侧支循环供应远端的心肌，所以NQMI心肌坏死数量少，于梗塞区域残留有较多的存活心肌，冠状动脉完全闭塞率明显低于QMI以上观点提示了NQMI是否溶栓对生命质量将无明显变化。总之，NQM在AM中发病相对较少，可能与漏诊及误诊有关。如能及时发现，治疗效果相对QMI为好，但因病变广泛、远期效果差，且易反复。

（原载《中国临床医学研究》1997年第2辑）

N末端B型利钠肽原和尿酸水平在肺血栓栓塞症和慢性心力衰竭诊断中的评价

文/贺伟 张立平

肺血栓栓塞症（Pulmonary ThromboEmbolism，PTE）发病急、病情危重、死亡率高。慢性心力衰竭（Chonic Heart Failure，CHF）是各种心脏病的晚期表现。二者临床表现为急性呼吸困难，均无特异性临床表现，往往会出现误诊现象。因此在紧急状况下快速高效地鉴别PTE、CHF尤为重要，本研究旨在通过分析两类患者 NT-proBNP、血尿酸水平，探索其鉴别诊断的价值。

一、资料与方法

一般资料选自2013年5月—2018年6月来我院就诊的急性呼吸困难患者94例，后明确诊断将患者分为PTE组35例和CHF组59例，且入组时患者的一般临床资料详细全面。

（1）纳入标准：①急性症状为急性呼吸困难；②PTE的诊断参照2008年欧洲肺栓塞指南,CHF的诊断参照美国ESC制定的指南；③所有的诊断均经过辅助检查（肺血管造影、心电图、胸片、超声心动图）确诊。

（2）排除标准：①存在肾功能不全；②妊娠孕妇；③依从性差；④合并严重其他心脑血管疾病。

（3）观察指标：所有患者均于清晨取静脉血样5ml，采用德国罗氏诊断有限公司的电化学发光免疫分析仪检测患者血液 NT-proBNP，血尿酸的检测则使用奥林巴斯5800全自动生化分析仪测定，观察和比较2组患者NT- proBNP，血尿酸水平。

（4）统计学分析研究中的数据分析采用SPSS18.0软件，计量资料用均数 ± 标准差表示，2组计量资料的比较采用t检验，计数资料用率或者构成比表示，两组计数资料的比较则使用卡方分析。

二、结果

（1）两组临床资料比较（表1）经过对比分析，PTE组男性20（57.1%）例，BM（2.8 ± 3.2）kg/m^2，CHF组男性35（59.3%）例，BM（25.4 ± 3.5）kg/m^2，两组在性别、

BMI无统计学差异（P<0.05）。但PE组平均年（58.3 ± 7.9）岁低于CHF组（64.5 ± 7.3）岁。PTE组既往慢性心力衰竭、心绞痛、心肌梗死的发生率较低，而既往易栓症发生率较高；在伴随疾病中，PTE组伴随恶性肿瘤和深静脉血栓发生率较高；在症状和体征方面，PE组患者伴有端坐呼吸、阵发性呼吸困难、啰音等患者比例较，以上差异均有统计学意义（P<0.05）。

（2）两组检验资料比较（表2）CHF组NT-proBNP尿酸水平均显著高于PTE组，差异有统计学意义（P<0.05）。

表1　两组临床资料比较

		PTE(n=35)	CHF(n=59)	P
性别	男	20(57.1)	35(59.3)	0.54
	女	15(42.9)	24(40.7)	
年龄		58.3±7.9	64.5±7.3	<0.05
BMI		25.8±3.2	25.4±3.5	
既往史	慢性心力衰竭	1(2.9)	16(27.1)	<0.05
	心绞痛	10(28.6)	32(54.2)	<0.05
	心肌梗死	2(5.7)	18(30.5)	<0.05
	易栓症	6(17.1)	1(1.7)	<0.05
伴随疾病	慢性阻塞性肺病	8(22.9)	11(18.6)	<0.05
	糖尿病	11(31.4)	17(28.8)	0.10
	恶性肿瘤	7(2.0)	2(3.4)	0.86
	深静脉血栓	24(68.6)	1(1.7)	<0.05
症状与体征	端坐呼吸	4(11.4)	39(66.1)	<0.05
	夜间阵发性呼吸困难	2(5.71)	15(25.4)	<0.05
	咳嗽、咳痰	18(51.4)	35(59.3)	0.14
	啰音	8(22.9)2	40(67.8)	<0.05

表2　两组检验资料比较

	n	NT-proBNP(pg/ml)	尿酸(μmol/L)	P
PTE	35	2436.8±851.8	324.5±88.4	<0.05
CHF	59	6854.4±2143.3	482.1±89.4	<0.05

三、讨论

传统上，心脏超声是鉴别PTE和CHF的重要辅助工具，但紧急情况下，无床旁心脏超声往往会耽误患者的治疗时间。因此，简单易行的检测辅助鉴别方式尤为重要。本研究发现CHF组 NT-prOBNP、尿酸水平（6854.4 ± 2143.3）pg/ml、（482.1 ± 89.4）μmol/L显著高于PIE组（2436.8 ± 851.8）pg/ml、（324.5 ± 88.4）μmol/L，从而表明：实验室检测 NT-PrOBNP、血UA水平可作为鉴别诊断PE与CHF的参考指标。

（原载《血栓与止血学》2019年第4期）

高血压脑出血患者行微创血肿清除引流术疗效观察

文 / 王旭升

高血压脑出血是神经外科常见的疾病，预后很差，严重影响患者的生存质量。在治疗上一般采用手术治疗，传统的方法是行开颅血肿清除术，这种时间对于患者的创伤大，导致预后也不佳。随着医学技术的发展，微创血肿清除引流手术是近年来治疗高血压脑出血较为简便有效的办法，其治疗急性脑血管病的疗效已被国内外所公认。为此对34例高血压脑出血患者行微创血肿清除引流术，取得了比较好的效果，现报告如下。

一、资料与方法

1.一般资料:2005—2010年在我院收治的高血压脑出血患者中，选择合适的手术适应证患者34例，其中男18例，女16例，年龄44~82岁，平均56.5岁。入选条件：①患者发病至入院时间为4h内；②经CT证实，均为膜上和脑实质内出血；③呼吸和循环功能稳定；④排除有妊娠、1周前有细菌或病毒感染、慢性疾病等。根据入院顺序，我们把上述患者平分为治疗组与对照组各17例，两组一般资料情况比较，差异无统计学意义（P>0.05），具有可比性。

2.治疗方法：两组都受限采用常规内科对症治疗，脱水降颅压、预防感染、控制血压、吸氧、预防溃疡、营养支持等对症治疗。治疗组所有患者采用微创血肿清除引流术:依据头颅CT确定穿刺点，选择合适长度的穿刺针。钻穿颅骨及硬脑膜后，穿刺针换上钝圆头针芯，手动将穿刺针插至血肿中心，侧孔接引流管，用20ml注射器用适当力度抽出血肿中心已液化部分，然后用生理盐水反复冲洗，持续引流12~24h后血肿腔内注入尿激酶2万U后开放引流。对照组采用常规开颅血肿清除术。

3.观察指标：据1995年脑血管病会议制定的脑卒中患者临床神经功能缺损（CSS）

程度对两组治疗前后的评分进行统计分析，同时观察两组治愈、好转情况。

4.统计使用软件PSS18.0疗效比较采用$\chi2$检验，CSS评分统计采用t检验，以P<0.05为差异有统计学意义。

二、结果

1.在治疗结果：经过治疗后，治疗组17例患者治愈5例，好转9例，死亡3例，有效率为82.4%。对照组17例患者治愈2例，好转6例，死亡9例，有效率为47.1%。治疗组的治疗有效率明显高于对照组（P<0.05）。

2.CSS评分：治疗组患者经过治疗后，CSS评分都有所降低，治疗后7d降低幅度不大，到了治疗后14d，有了明显下降（P<0.05）。而对照组患者治疗前后CSS评分差异无统计学意义（P>0.05）。详见表1。

表1　治疗前后CSS评分比较（x±s，分）

治疗时间	治疗组	对照组
治疗前	34.63±6.25	34.85±6.89
治疗后7d	30.68±5.21	32.59±4.10
治疗后14d	27.85±6.25	30.59±5.36

三、讨论

外科治疗高血压脑出血最理想的目标是尽早尽可能多清除血肿，同时尽可能避免脑创伤。开颅手术清除血肿创伤大、脑组织损伤重，且高血压患者止血困难，要求技术较高，在基层医院不易开展。研究表明，血肿的平均吸收速度随血肿体积的增大而逐渐增加晚期速度比早期快，而甘露醇、止血药与血肿的吸收。

（原载《吉林医学》2011年9月）

康复训练配合腔内注射玻璃酸钠对膝骨关节炎清理术后功能康复的临床观察

文 / 张鸿翔

膝骨关节炎（OsteoArthritis,OA）是一种以局灶性关节软骨退行性变、骨丢失、骨磨损、半月板撕裂、关节间隙变窄或消失、骨囊性变、骨赘形成及关节畸形和软骨下骨质致密为特征的慢性关节疾病。临床上以疼痛及活动不便或活动受限为主要特征。本病患病率随年龄增长而增高，70岁以下及80岁以上人群在放射学上可证实的膝骨性关节炎患病率分别为274%和43.7%。44岁以下、45~59岁和60岁以上分别为6.2%、21.6%、42.0%,可见60岁以上人群的患病率明显升高。近年来临床多采用关节镜清理术配合康复训练，从而促进早期康复。我院自2004年8月—2009年6月，对OA病人行关节镜清理术，术后采用手法配合练功方法辅以膝关节腔注射玻璃酸钠，效果较好。现报告如下。

一、资料与方法

1.一般资料。本组80例OA病人均符合关节风湿学会提出的OA诊断标准。将全部病例随机分组，即康复训练组与对照组。康复训练组40例，男性18例18膝，女性22例29膝，平均年龄（65.4 ± 11.0）岁。对照组40例，男性24例26膝，女性16例18膝，平均年龄（63.6 ± 11.4）岁。两组性别、年龄疾病程度比较，无显著性差异（P>0.05），具有可比性。

2.方法。80例OA病人均行关节镜清理术，术后随机分为两组，即康复训练组，采用练功疗法；对照组，采用康复训练并配合关节腔注射玻璃酸钠治疗。

（1）对照组康复训练方法：①术后第1W指导病人行股四头肌等长训练，股四头肌静力收缩练习。即病人取仰卧位，膝关节伸直，绷紧股四头肌10秒，放松5秒，反复做20分钟为1次，2次/天。同时使病人坐在床上，行患肢直腿抬高练习，抬高时尽量维持数秒。在训练前先测出最大负荷量，然后取其三分之一作为日常训练负荷量，以15次为1组，每天早晚各1组。膝关节持续被动屈曲练习。即采用下肢功能锻炼机（CPM）做辅助训练，病人取仰卧位，患肢放于CPM机上，扎好固定带，起始角度为0°，终止角度为30°，在2分钟内完成1次屈膝活动，根据病人的耐受程度，每天逐渐增加至最大角度，1周内膝关节屈曲角度最少达90°。每次1小时，2次/天。②第2～3周，除继续CPM机训练外，可逐渐增加踝部牵引、屈膝牵引训练内容。踝部牵引，即病人坐在床边，患肢下垂，在踝部压上沙袋（1.5～3.5千克），每次压10-15分钟，2次/天；屈膝牵引，即病人俯卧在床上，大腿压上沙袋（起固定作用），然后行屈膝牵引，牵引重量为5～6千克，牵引时间每次20分钟，1次/天；下蹲练习，即病人双手扶床边，做下蹲动作，练习膝关节的屈伸活动度，每次15～20下，2次/天。③第4～5周，以股四头肌等张收缩为主，以加强膝关节的屈伸功能主动或抗阻能力，可进行蹬空自行车练习，每次20分钟，2次/天，同时可采用等张、等长、等速训练方法以进一步加强股四头肌和腘绳肌的肌力。

（2）治疗组在上治疗基础上40例于术后第2天关节腔内注射玻璃酸钠，每周1次，每次2.5毫升，5次为1疗程。

二、结果

疗效评定于一个疗程后，根据关节疼痛（静息疼及运动疼）、压痛、肿胀、活动度及行走情况综合评分，每项4级评分，正常0分，优1～2分，良3～5分，可6～10分，差>10分。统计学处理采用X^2检验。2组病人膝关节恢复效果比较见表1。

表1　两组疗效对比表（n）

组别	n	优	良	可	差
治疗组	40	32	5	2	1
对照组	40	20	6	9	5

注：X^2=11.032.　P<0.05.

从上表可看出：治疗组治疗效果明显优于对照组。

三、讨论

1.膝骨关节炎是慢性关节病，关节镜下清除得了关节内的病损组织、致炎因子及机械性运动障碍因素，使关节肿痛局部炎症缓解，改善了关节内环境，但是无法修复破坏了的软骨，无法清除关节畸形，也不能解决关节应力分布不均等问题。玻璃酸钠（透明质酸钠）是关节滑液和关节软骨基质的主要组成部分，在关节腔内起滑润、覆盖屏障、缓冲应力的作用。当发生OA后，病理状态下的关节滑液中透明质酸分子量减少，浓度明显降低，由此导致了关节滑液的生理作用障碍。给予外源性的透明质酸钠进行补充，则可润滑及缓冲关节应力，从而保护软骨，维持软骨基质完整性，同时可以调节滑膜的通透性，恢复滑膜的吸收功能，使肿胀减退，以及营养关节软骨，利于软骨修复，抑制炎症反应，缓解疼痛。单就手术、药物治疗而言，可以消炎、消肿、减轻疼痛，有助于关节活动，但它们不能增强膝关节的稳定性及阻断发病的恶性循环，所以难以获得稳定性疗效。在手术、药物治疗的基础上，参与适当的康复训练，动静结合，可刺激膝关节自身滑膜产生高分子量的透明质酸，并能促进关节内滑液的分泌和循环，改善滑润功能。此外运动训练能使肌肉收缩，牵伸关节囊及韧带，有效提高肌肉的肌力和耐力，保持膝关节的稳定。因此可以缓解症状，阻止病情发展,增加关节活动度,从而恢复或改善关节活动范围。这也是治疗组治疗效果优于对照组的原因。

2.膝骨关节炎病人膝屈伸肌力均有不同程度的下降，其主要是由于关节疼痛，活动受限，导致肌肉的废用性萎缩；此外由于关节疼痛通过神经系统反射，使得肌肉组织产生保护性抑制反应，也是肌力减退的原因之一。肌力下降直接影响膝关节nal的稳定性，导致胫股关节、髌骨关节面应力分布异常。因此提高膝关节的稳定性，增强股四头肌的肌力是OA康复的关键之一，OA病人的功能性行为能力与股四头肌肌肉功能密切相关。因此我们进行康复训练应以增强骨四头肌的肌力为主。早期采用等长训练并CPM机辅助训练，后者的作用是使肢体肌肉处于无收缩状态下的膝关节活动，加速关节滑液循环，消除肿胀，而且由运动不断将刺激信号经关节束的神经末梢上传给神经中枢，抑制了痛觉信号而止痛。单一的等长训练在提高肌力，改善肌肉功能方面有一定的局限性，因此中后期的等长、等张、等速相结合全幅度的练习是必要的，可使肌纤维增粗，萎缩的肌肉逐渐肥大，肌力和耐力得到增强和恢复，从而改善膝关节的功能。

3.康复训练疗法的有效性和适度掌握亦尤为重要，在第1周股四头肌静力收缩练习时，护士要指导病人训练动作到位，切不可只以时间与次数为标准，而忽略了训练的质量,否则训练只是形式。检查股四头肌静力收缩的方法是否正确的标准是把手放在膝关节的上方，感觉到髌骨向上移动，肌肉绷起劲来，就说明到位了，也可以用手推动髌骨，如推不动，就说明动作到位了。在整个训练过程中应循序渐进，注重个体化和适度。在进行蹬空自行车练习时，动作不要过于激烈，一般每分钟单腿50次为宜。适度以病人在训练后有大腿肌肉轻度酸感而不影响次日训练为度。CPM机应在术后第2天使用，至少训练2周以上。本组所采用的训练方法具体、可操作性强、操作简单且疗效好,是一种安全有效的康复训练方法。

（原载《现代中医药》2010年第30卷第2期　总第172期）

人性化护理模式对剖宫产术后患者的效果分析

文 / 李俐霞

剖宫产是指切开子宫娩出胎儿。随着医疗技术的提高，现在越来越多的产妇选择剖宫产，不能自然分娩的产妇，施行剖宫产可以挽救母婴的生命。剖宫产术是产科领域中的重要手术。由于麻醉学、输血、输液以及手术方式、手术缝合材料的改进和控制感染等措施的进步，剖宫产已成为解决难产和某些产科合并症，挽救产妇和围产儿生命的有效手段。剖宫产是除自然分娩外安全有效的生产方式，产妇术前术后身体、心理发生着巨大的变化，正确的护理方式可以缓解产妇的焦虑，促进术后子宫的恢复，提高护理满意度。本文就剖宫产产妇给予人性化护理模式的效果做了研究，现报告如下。

一、资料与方法

1.一般资料

选取我院妇产科2013年6月—2016年6月收治的剖宫产患者1200例，年龄22～38岁，平均（30.6±2.45）岁。均为初产妇，孕周36～42周，平均孕周（39.6±2.8），所有产妇均有剖宫产指征，并且手术过程顺利。纳入标准：经产前检查凝血功能、血小板，肝肾功、心电图均无异常。按照随机数字表法分为观察组和对照组，每组600例，两组患者的一般资料差异无统计学意义（P>0.05），具有可比性。

2.研究方法

两组产妇均给予剖宫产术后一般常规护理，观察组产妇在一般常规护理的基础上施行人性化护理模式，其主要内容包括以下几点：（1）术前健康宣教：对入院经检查需行剖宫产的产妇详细介绍手术的必要性，介绍主刀医生，责任护士自我介绍；将整个手术的过程做成动画的形式给患者放映，让其了解手术的全过程，耐心解答产妇所提出的问题；沟通交流的过程避免使用太过专业的医学术语，要通俗易懂，整个过程态度温柔、和蔼；在条件允许的情况下可带领产妇参观手术室；告知产妇剖宫产要准备的东西，例如术前产妇身体的准备，穿透气合适的睡衣；告知产妇术前禁饮食的时间，手术开始前责任护士陪同产妇进手术室。（2）术前心理调护：以热情的态度与产妇沟通交流，建立良好的护患关系，以缓解产妇紧张的情绪，勇敢面对手术，心中充满迎接宝宝的喜悦。（3）体位护理：指导产妇选择最适宜的体位，以平卧为主，同时合理调整产妇的作息时间，一般在术后6~7小时要侧卧位交替休息，每隔2小时翻一次身，术后8～10小时以半卧位休息，这种方法可较好地促进产妇的肠道功能恢复。（4）疼痛护理：疼痛会加剧产妇的痛苦，不利于产妇恢复，所以要选择恰当的镇痛方法，并注意安慰产妇，疏导患者的情绪，让产妇多与新生儿接触，以减轻产妇的不适反应。（5）术后观察及新生儿护理技巧指导：手术结束后2小时内严密监测产妇的生命体征，及时处理异常情况，尽早开奶可促进子宫的恢复；剖宫产术后是产妇最脆弱的时候，需要家人的关心，指导家属正确护理产妇；为产妇按摩乳房；观察阴道出血情况，及时发现有无大出血情况；告知产妇母乳喂养的好处，鼓励产妇母乳喂养，提高母乳的成功喂养率；教会家属及产妇护理新生儿的方法与技巧，并及时巡视病房，保证母婴同室以促进母子间的感情；每日监测产妇的子宫恢复情况，准确详细记录产妇病情变化，发现异常通知医生给予及时处理；尽量满足产妇的合理化要求。（6）出院指导：将出院指导内容详细给产妇讲解，包括新生儿接种时间、产后复查时间、家庭护理的注意事项等，将科室及主管医生责任护士电话号码告知产妇以方便产妇咨询，出院1周、出院42天、出院3个月、出院6个月均对产妇进行电话随访了解产妇恢复情况及有无身体不适，还有新生儿喂养情况。

3.观察指标

（1）术后疼痛评估。参考VAS疼痛评分标准，无痛记为0分，剧痛记为10分。

(2) 心理状况评估。参考 Zung 抑郁自评量表（SDS）标准，抑郁症状随分值的增高而增重。(3) 伤口愈合情况。①甲级愈合：切口愈合良好；②乙级愈合：切口有炎性反应，但没有化脓；③丙级愈合：切口愈合不良，化脓，需采用切开引流措施。(4) 护理满意度评价。采用我院自制量表，分为十分满意（85~100分）、比较满意（60~85 分）、不满意（＜60分）。(5) 记录住院时间。

4.统计学方法

应用SPSS13.0统计软件进行，计量资料以均值 ± 标准差（x ± s）表示，检验符合正态分布方差齐性行组间的t检验，计数资料用百分比表示，采用卡方检验（χ^2）；取P<0.05时差异具有统计学意义。

二、结果

1.两组产妇疼痛程度及心理状况比较

观察组的VAS疼痛评分与SDS评分均明显低于对照组，具有统计学意义（P<0.05）。见表1。

表1 两组产妇疼痛程度及心理状况比较（±s，分）

组别	例数	VAS疼痛评分	SDS评分
观察组	600	2.63 ± 0.44	42.94 ± 3.88
对照组	600	5.40 ± 1.23	53.59 ± 5.04
t		6.773	7.036
P		P<0.05	P<0.05

2.两组产妇术后切口愈合情况比较

观察组术后切口愈合情况明显优于对照组，具有统计学意义（P<0.05）。见表2。

表2 两组产妇术后切口愈合情况比较（n，%）

组别	例数	甲级	乙级	丙级
观察组	600	503(83.8)	74(12.3)	23(3.8)
对照组	600	447(74.5)	93(15.5)	60(10)
χ^2		9.247	1.008	5.441
P		P<0.05	P＞0.05	P<0.05

3.两组产妇住院时间和护理满意度的比较

观察组患者的住院平均时间短于对照组患者的住院平均时间，观察组护理满意度

(97.7%)高于对照组护理满意度(89.0%),具有统计学意义(P<0.05),见表3。

表3 两组产妇住院时间和护理满意度的比较

组别	例数	住院时间($\bar{x}$±s,d)	护理满意度(n,%)
观察组	600	5.21±0.34	586(97.7)
对照组	600	6.32±1.43	534(89.0)
组别	例数	住院时间($\bar{x}$±s,d)	护理满意度(n,%)
观察组	600	5.21±0.34	586(97.7)
t/χ^2		t=4.229	χ^2=7.291
P		P<0.05	P<0.05

三、讨论

人性化护理模式是指遵循“以人为本”的护理理念,是一种集个体性、整体性、创造性、有效性等特点为一体的新型护理模式,人性化的护理模式改变了护士传统只注重疾病的护理理念改变为关注病人的心理、生理的需求。随着医学的进步和不断地发展,产妇对护理提出了更高的要求。产妇初为人母,需要的是育儿的相关知识及生理心理的适应,原本想自然分娩的产妇需要接受剖宫产,可能很难接受现实,为了让手术不成为产妇痛苦的回忆,需要医务人员、家庭、社会多方面的关心和支持。很多产妇容易产后抑郁,对产妇的身体恢复及新生儿的健康成长不利,影响了家庭关系,通过有效的沟通和情绪的疏导及人性化的护理可减少产妇焦虑的心情,利于产后身体的恢复,减少产后出血及产后各种并发症的发生。我们通过应用人性化护理模式对产妇积极进行术前宣教,并予以产妇精心、细微的护理,做好出院指导,结果显示,观察组术后VAS疼痛评分与SDS评分明显较对照组降低,切口甲级愈合率达到了83.8%,这说明人性化护理模式能够有效地减轻产妇的痛苦,改善产妇的心理状况,利于产妇术后得到更好的恢复,缩短住院时间,提高产妇的护理满意度。人性化护理模式的应用缩短了产后子宫恢复的时间,减少了产后并发症的发生,其结果表明为缓解医患矛盾,增进护患感情,提高护理满意度,提升护理质量,患者需要的是理解与尊重,医护人员的换位思考,真心诚意地为患者着想,帮助患者。

综上所述,人性化护理模式对剖宫产术后的护理效果显著,减少了因手术造成产妇抑郁的不良情绪,增进了医患感情,建立了互相信任的关系,缩短了患者的住院时间及子宫恢复的时间,减少了术后出血及各种并发症的发生,值得在临床广泛使用。

探讨小剂量咪唑安定辅助腰硬联合麻醉在妇科腹腔镜手术中的可行性

文 / 延柏文

近年来，由于腹腔镜技术的发展，妇科腹腔镜术对机体的损伤较低，手术用时较少，因此妇科腹腔镜术在临床中的应用越来越广泛。传统全麻操作的恢复较慢，由于在妇科腹腔镜术中患者的呼吸状况与血液循环功能没有剧烈的波动，因此考虑在手术中实施腰硬联合麻醉。本文分析应用腰硬联合与小剂量的咪唑安定麻醉对行妇科腹腔镜术患者的血压和心率的影响及镇静效果，现报道如下。

一、资与方法

1. 一般资料

随机选取2015年3月—2017年3月在医院选择妇科腹腔镜术的100例患者为研究对象，随机将其分成对照组（n=50）与观察组（n=50）。对照组中，年龄23~58岁，平均（40.12 ± 9.24）岁；体重39~67kg，平均（48.89 ± 8.15）kg。观察组中，年龄24~59岁，平均（41.30 ± 927）岁；体重39~68kg，平均（49.03 ± 8.19）kg。两组一般资料比较，差异无统计学意义（P>0.05）。

纳入标准：①适用于开展全麻或者椎管麻醉的患者；②年龄<60岁者。排除标准：①伴有任何的严重性的器官病变者；②精神异常与意识障碍者；③糖尿病等慢性基础性疾病者。

2. 方法

全部患者均提前05h注射苯巴比妥钠（厂家：天津金耀药业有限公司；批准文号：国药准字H12020381）100mg与阿托品（厂家：上海禾丰制药有限公司；批准文号：国药准子H31021057）0.5mg。对照组患者给予异丙酚（厂家：西安力邦制药有限公司；批准文号：国药准字H20163040）与芬太尼（厂家：宜昌人福药业有限责任公司；批准文号：国药准字H20030197）全麻，在行气管插管后连接麻醉机，术后及时清除患者口腔与气道中的异物。观察组患者给予小剂量的咪唑安定（厂家：广东华润顺峰药业有限公司；批准文号：国药准字H20050325）和丙泊酚（厂家：西安力邦制药有限公司；批准文号：国药准字H20163040）在L2～3节段穿刺行腰硬联合麻醉，穿刺后首先注射2mL0.5%的布比卡因（厂家：上海朝晖药业有限公司；批准文号：国药准字H20056442）。然后静脉注射丙泊酚（20μg/kg）与芬太尼（0.003mg/kg），然后静脉注射咪唑安定（0.05mg/kg）。

3.观察指标及效果评价标准

比较两组患者的血压、心率及镇静评分、拔管时间与不良反应。镇静效果根据Ramsay标准进行判断，包含6个等级，分为1~6分，1分为患者烦躁不安，而6分为患者深睡且对呼叫没有任何反应，分值越高则镇静效果越强。

4.统计学方法

数据用SPSS22.0软件进行处理，计数、计量资料用n/% x ± s表示用X^2、t检验，以P<0.05为差异具有统计学意义。

二、结果

1.两组患者在不同时段的舒张压、收缩压、心率、镇静评分比较

观察组在不同时段的舒张压、收缩压、心率比较，差异不具有统计学意义（P>0.05）；对照组在给药后5、15min的舒张压低于给药前（P<0.05）给药后30min的舒张压高于给药后15 min（P<0.05）；对照组给药后的收缩压与心率均明显低于给药前（P<0.05）；两组在不同时段的镇静评分比较，差异不具有统计学意义（P>0.05），两组给药后的镇静评分均明显高于给药前（P<0.05）。见表1。

表1　两组患者在不同时段的舒张压、收缩压、心率、镇静评分比较（n=50，x ± s）

组别	时间	舒张压(mmHg)	收缩压(mmHg)	心率(次/min)	镇静评分(分)
对照组	给药前	75.26+7.14	122.75+8.31	81.78 ± 9.06	2.00 ± 0.00
	给药后5min	68.75+7.31*	116.93 ± 8.16*	71.99 ± 9.14*	5.08 ± 0.40*
	给药后15min	63.19 ± 7.05*	106.75 ± 8.11	65.98 ± 9.25	5.06 ± 0.52*
	给药后30min	71.57 ± 7.20#	115.39 ± 7.49*	70.76 ± 9.14*	5.04 ± 0.56*
观察组	给药前	75.28+7.12	122.87 ± 8.30	81.75 ± 9.05	2.00 ± 0.00
	给药后5min	74.17+7.09	121.44+8.46	79.49 ± 9.10	5.16 ± 0.45*
	给药后15min	73.08+7.16	120.79+851	79.17 ± 9.14	5.11 ± 0.40*
	给药后30min	74.25+7.18	121.26+8.07	79.31 ± 9.07	5.03 ± 0.39*

注:与同组给药前比较，P<0.05；与同组给药后15min比较，*P<0.05。

2.两组患者的拔管时间与不良反应总发生率比较

观察组的拔管时间和不良反应总发生率明显优于对照组（P<0.05，表2）。

表2　两组患者的拔管时间与不良反应总发生率比较（n=50）

组别	拔管时间(元 ± s,min)	不良反应(n/%)					
		恶心	呕吐	呛咳	反流	头痛	总发生率
对照组	23.48 ± 6.09	2/4.00	1/2.00	2/4.00	1/2.00	4/8.00	20.00
对照组	23.48 ± 6.09	2/4.00	1/2.00	2/4.00	1/2.00	4/8.00	20.00
观察组	11.98 ± 5.12*	1/2.00	1/2.00	0/0.00	0/0.00	0/0.00	4.00

注:与对照组比较，*P<0.05。

三、讨论

在临床中硬膜外麻醉虽起效速度快，对机体的损伤较低但其会造成患者迷走神经的过度兴奋，致使血压与心率过度波动，产生不良反应。因此本研究采用腰硬联合麻醉。本研究结果显示，观察组在不同时段的舒张压、收缩压、心率比较差异无统计学差异（P>0.05）；对照组在给药后5min和15min时的舒张压明显低于给药前（P<0.05），给药后30min的舒张压明显高于给药后15min（P<0.05）；对照组给药后的收缩压与心率均明显低于给药前（P<0.05）;两组患者在不同时段的镇静评分比较，差异均无统计学意义（P>0.05）两组患者给药后的镇静评分均明显高于给药前（P<0.05）。由此可知应用腰硬联合与小剂量的咪唑安定麻醉能够明显提高患者术中血流动力学稳定性，明显改善患者的呼吸抑制与血液循化体系，减少血压和心率的波动，由于咪唑安定用量较少可避免药物向上部扩散,确保麻醉平面的维持。

观察组的拔管时间和不良反应总发生率明显优于对照组（P<0.05）可知,应用腰硬联合与小剂量的咪唑安定麻醉能缩短行妇科腹腔镜术患者的拔管时间，安全性较高。由于咪唑安定用量较少,可减轻下肢神经的阻滞，患者在术后的感觉与运动功能恢复速度快，降低术中的牵拉反应对患者心理反应的影响。给予一定量的咪唑安定能够维持内脏迷走神经的稳定，避免单独给予腰硬联合麻醉无法有效降低患者在术中的意识的缺点，促进患者的遗忘，保证手术的实施与患者术后的治疗。

综上，应用腰硬联合与小剂量的咪唑安定麻醉对行妇科腹腔镜术患者的镇静效果优异，拔管时间短，安全性较高。

（原载《临床医学研究与实践》2018年1月）

对五例胃大部切除术护理体会

文 / 张存渊

胃大部切除术是外科常见手术，重视手术病人的护理，可以提高病人对手术的耐受力，预防并发症，保证手术的顺利复原。现就通过五例胃大部切除术谈谈自己的护理体会。

除过做好手术前后一般护理外，应特别注意：

一、病人一般的急诊入院，病情变化快而复杂，应协助医生诊断并及时做好处理。

二、营养状况：患者常常由于本身病变的影响，出现营养差，水电解质及酸碱平衡紊乱，胃出血者导致低血糖休克。术前要采取多种措施加以纠正，尽可能在接近生理状态下进行手术。

三、根据医嘱是否需留置胃管，术前一日唤患者清洁灌肠，禁食，病人要作特殊口腔护理。胃穿孔者术前给大量抗生素（静脉输液中加青霉素或四环素等），配血，但禁灌肠。

四、术后早期取半卧位，当血压平稳后即取半坐卧位，并鼓励离床活动。这样可以减轻腹部伤口缝合的张力，以避免疼痛，并且有助于伤口的愈合，另外还预防膈下水肿，促进肠蠕动恢复。

五、术后伴恶心、呕吐严重或腹胀明显，一般可拔出胃管，以减轻病人痛苦，尽可能针刺足三里、大肠俞等穴，多数病人术后1～2天排气排便。

六、输液及饮食管理：术后输液及饮食管理是胃切除病人护理的重要方面，不适当的饮食可造成不良后果，轻者使病人增加痛苦，重者则可引起并发症，甚至危及生命，术后禁食，输液时间根据病人具体情况而定。凡手术顺利，一般情况良好，术后无明显腹胀者，术后一日可试行少量饮水，如无不良反应，次日可给适量流质饮食，适当减少输液量，每日口服纳入量达1000ml以上，血化验正常则可停止输液。如果进食后出现恶心、呕吐，腹胀等症状，仍应暂停饮食，按液体疗法补充液体。

七、注忌术后并发症：

1.常见有术后消化道出血，一般在术后24小时内可以胃管引流出少量暗红色或咖啡色血性内容物，多为术中残留胃内积存的血汇或胃肠道缝合创面少量渗血的缘故，属于手术后的正常现象。如短期内自胃管引流出大量血液，尤其是鲜血，甚至呕血黑便，严重者发生失血性休克，则及时通知医生进行处理，作好术前准备。

2.十二指肠残端破裂多发生在术后4～7天，表现右上腹突然发生剧痛和局部明显压痛，反跳痛、肌紧张等腹膜症状，酷似溃疡病急性穿孔，一旦发生用导水管经残端破裂处作十二指肠残端造口并保持引流通畅，并要引流残端周围的腹腔。另一方面要补充因引流所丧失的水和电解质，并经静脉维持营养，大量应用抗生素预防感染。伤口周围涂氧化锌松膏，防止皮肤糜烂。

3.吻合口破裂和瘘多发生在术后5～7日，常引起严重的腹膜炎，如发生较臭，局部已形成粘连则多形成局部脓肿或日后向外穿破而发生胃肠吻合口外瘘，同吻合口破裂而发生腹膜炎者，应立即作好手术准备，术后保持可靠的胃肠减压和加强输血，输液等药疗法。如吻合口破裂发生较臭，已局限形成脓肿或外瘘，则进行有效引流，同时也要胃管减压和积极支持疗法。

4.吻合口梗阻常发生术后6～8天，表现进食后上腹饱、呕吐，吐出物为食物多不含胆汁。对机械性梗阻者要重新手术，作术前准备。吻合口因炎症水肿等造成暂时性狭窄或梗阻，则要采取禁食，胃肠减压，补液，激素等治疗。

5.综合征表现为进食后上腹饱胀，心悸、出汗、头晕、恶心，呕吐及肠鸣、腹泻等，一旦发生平卧几分钟后症状可减轻。此外还有吻合口远端，近端空肠多梗阻，复发性溃疡，营养性并发症等，都应注意观察，及时发现，报告医生。

1983.11.25

时 病 浅 论

文/ 中医科 赵云林

祖国医学十分重视人与自然的关系，认为人类生存在自然界，自然界存在着人类赖以生存的必要条件，如《黄帝内经 · 素问 · 宝命全形论》中说："人以天地之气生，四时之法成"。《素问 · 六节藏象论》中又说："天食人以五气，地食人以五味"，这就明确指出了人所需要的空气，饮食等都来源于自然界，所以自然界是人体生存的外环境。由于人与自然界息息相关，所以自然界的运动变化，无不直接或间接地影响着人体，而人体对这些影响也必然相应地发生生理或病理上的反应，因此《黄帝内经 · 灵枢 · 岁露论》中指示，"人与天地相参也，与日月相应也"。

自然界对人体的影响，主要表现在四时气候的变迁；地理环境的高下，昼夜明暗的交替等等。人类长期处于这种环境中，从进化的过程中逐步获得了对这些复杂环境的适应能力。以保持与自然变化的协调性，不致发生疾病。只有当自然界发生剧烈变化，超越了机体正常调解能力或机体调解适应能力低下而不能与正常自然变化相适应时，才能导致体内阴阳失调，从而发生疾病。

古代医家从长期的生活和医疗实践中逐步认识到自然界四时气候的变化与人体发病有着密切关系，通过对自然界变化规律的不断总结与验证，早在两千多年前就形成完整的"五运六气"学说。该学说是古人用以解释自然界气候变化及其对万物和人类影响的一门学说。从古到今一直用以掌握时病规律，指导临床实践，这一学说又经后世历代医家不断充实、发挥，直至温病学说形成后，才使这一"气因时变，病由气生"的外在病因学理论趋于完善，因此学习中医治疗时病一定要掌握这一规律，正如《黄帝 · 素问 · 阴阳应象大论》中所谓："必先岁气，无伐天和，无盛之，无虚之，而遗人殃，无致邪，无失正，绝人长命。"又说："治不法天之纪，不用地之理，则灾害至矣。不知年之所加，气之盛衰，不可以为工也。”清雷少逸说：“治时令之病，宜乎先究运气。”戴天章说：“不读五运六气，桥遍方书何济。”以下就四时气候与发病治疗的关系，作一线论绪谬之处，务请同道指正。

一、时令气候的形成

由于地球绕太阳公转，在一个回归年中，其日转轴不断发生倾斜，使这个球面体上出现阳光直射区和斜射区交替发生的现象，于是根据气候的差异，就分出春、夏、秋、冬四个季节。春温，夏热，秋凉，冬寒，如此周而复始。

我国从古到今经济发展主要是以农业为主的，所以农业生产发展相当迅速。为了适应农业发展的需求，一年中只粗略地划分成春夏秋冬四个气候阶段是不够的，于是古代历法家将每一季又划分成六个阶段，每一个阶段相当于15天左右，称之为一个节气，全年共有二十四个节气，并根据每一个节气的气候特点分别加以命名。它们是立春、雨水、惊蛰……有一顺口溜这样写道：春雨惊春清谷天，夏满芒夏暑相连。秋处露秋寒霜降，冬雪雪冬小大寒。每月两节日期，上半年是六廿一，下半年来八廿三。最多相差一两天，上半年6月21日至下半年8月23日，经过这种划分法，二十四节气能正确反映地球绕太阳一周的不同时刻所表现不同气候。掌握了一年中气候变化的规律，就能正确地指导农业生产。祖国医学论述时病的时间概念，就是建立在二十四节气基础上的（而不是以农历的月份为标准）。这是因为一年二十四节气时间的总和正好和一个回归年的时间相等，即365.25天。而农历所谓的月是根据月亮的圆缺来划分规定的，即每月的时间相当于月亮由朔到望再到朔所需要的时间。所以农历规定每月的最后一天一定是朔，每月的十五一定是望，由此推算农历十二个月的总和为354天，与回归年的时间相差11天。所以农业往往2～3年闰月一次，以此来保证与回归年保持时间上一致性。

由于二十四节气能正确反映地球绕太阳一周的不同时刻所出现的不同气候，所以它不仅准确地指导农时活动，祖国医学借此来阐述一年中不同气候对机体、生理、病理方面的影响。尤其与时病关系更密切，所以时病的时间概念就以节气为准了。现将节气与时病的关系附表说明：

六气	节气	时间	主气	自然界变化	主病
初之气	大寒立春雨水惊蛰	1.22—3.22	厥阴风木	大地解冻 气象更新 万物渐生	风温
二之气	春分清明谷雨立夏	3.22—5.22	少阴君火	春意浓眉 日暖气温 草木生荣	温热

续表

六气	节气	时间	主气	自然界变化	主病
三之气	小满芒种夏至小暑	5.22—7.22	少阳相火	积温成热 炎火流行 万物长养	暑温
四之气	大暑立秋处暑白露	7.22—9.22	太阴湿土	阴雨绵绵 热蒸湿动 万物茂盛	湿温
五之气	秋分寒露霜降立冬	9.22—11.22	阳明燥金	秋高气爽 凉动肃东 万物枯凋	秋燥
终之气	小雪大雪冬至小寒	11.22—1.22	太阳寒水	寒风凛冽 冰冻霜雪 万物闭藏	伤寒

从上表可以看出，一年二十四节气，每四个节气，共分六组，为六气。一年中六种气候的变化阶段分别与风、火、暑、湿、燥、寒相配，形成了“气因时变，病由气生”的外感病因学理论，治疗时病一定要掌握这一规律。

二、时令气候与发病

《素问 · 六微旨大论》曰：“上下之位，气交之中，人之居也。”人生存诊四时气候的变化之中，自然气候的变化无不对人体的生理病理发生影响。在生理方面，如夏季的腠理开而多汗，冬季的腠理闭而无汗等都是机体适应性的生理变化。如《灵枢：五瀶津液别篇》中说：“天暑衣厚则腠理开，故汗出，天寒则腠理闭，气涩不行，水留于膀胱，外为溺于气。”就说明了这一点。机体对外界环境变化的适应能力是有一定限度的，一旦正常气候变化超越了这种调节能力，于是就成为致病的因素了。

祖国医学将一年中正常的气候变化别称之为风、寒、暑、湿、燥、火六气。如春主风，夏主暑主火，长夏主湿；秋主燥；冬主寒。一般这种正常的气候变化是不会致病的，这一点我们在日常生活中是可以体会到的。当主气与主时不相适应或主气大甚时，此时的风、寒、暑、湿、燥、火就成为致病的因素。祖国医学称之为六摇。由于异常的气候变化，破坏或超越了机体的防御体系和适应能力，于是六摇外邪由表而入，导致时病的发生。所以《黄帝内经 · 灵枢 · 百病始生》中说：“天百病之始生也，皆生于风雨守暑，清湿喜怒。”《黄帝内经 · 素问 · 六微旨大论》中也说：“至而至者；至而不至，来气不及也，未至而至，来气有余也。”这里的来气不及或有余都指节与气不协调所出现的反常气候变化 ，就成为导致时病发生的外因了。

因时而异的外感病有哪些呢？一般来说，春季风当令，阳气升发，气候温暖多风，此时风热之邪流行，若素禀不足之人腠理失于致密，或因起居不慎触冒风热，感之者差而成病，则为风温。叶天士指出：“风温者，春暖风，其气已温。”吴鞠通也说：“风温者，初春阳气始开，厥阴谷令，风夹温也。”夏月气候炎热，暑热当令，暑热之邪流行，元气亏虚之极易感之而发生暑温。《黄帝内经 · 素问 · 热论》曰：“先夏至日者为病温，后夏至日者为病暑。”这就明确指出夏至前气候温暖，不至于炎热，故称病温。夏至以后，正值暑热气候此时发生的热病即称暑温。吴鞠通也说：“暑温者，正夏之时暑病之偏于热者也。”

长夏之时，天气炎热而多雨，地天潮湿而易蒸，湿热蒸腾，人居其中，若有脾胃不健，水湿内停之人或恣饮酒浆，露卧潮湿者极易感湿热之而发生湿温。所以吴鞠通说：“湿热者，在天时长夏之际，盛热蒸动湿气流行也。”明确指出湿温二病是由于长夏之际，热蒸湿动所致 。

秋季燥气当令，万物枯萎凋零，此时燥气流行或因起居不慎或因腠理失密，感之而病者为秋燥。正如俞根初说，“秋深初凉，西风肃杀，感之者多病风燥，若久晴无雨，秋阳似曝，感之者多病温燥”。即指此而言。

冬季天寒地冻，万物闭，毫无生机，此时寒气流行，触冒风寒而病者，则为仲景所谓伤寒病。

以上四时温、热、燥、湿、寒的气候规律，就是外感时病的发病外因，所以，时令气候的变迁在外感发病中起着决定因素，只有理解这一点，正确认识时病的发病外因，掌握时病的发病规律，才能进一步明确外感时病的诊断，进行正确的辨治。

三、时病的诊治规律

既然病气感，气由时变，因此治疗外感病一定要因而异，考虑时令气候对疾病的影响。前人对此不仅在理论方面做了精辟的阐述，并在实践中总结出了一套完整的治疗经验，足以借鉴。如清晋少逸所著的《时病论》中，对四时疾病的发生、转变及治疗方法等做了专门论述。又如清叶天士的《三时伏气外感篇》、吴鞠通的《温病条辨》；明吴呵的《温疫论》等对时病的认识和论治均有发挥。

时病的治疗原则总的来说也是根据辨证来施治的，它与内科杂病不同之处就在于将时令气候因素对疾病的影响加以结合考虑，最后制立出即合病情，又合时宜的治疗方案。

如春季多风，气候渐热，易患风温，春温。初见以发热，微恶风寒，咳嗽，口微渴，头痛咽疼，脉浮数，舌边尖红等肺部见证，为其特征。所以叶天士有“温邪上受首先犯肺”之说。吴鞠通有：“凡病温者始于上焦，在手太阴。”治疗方面，因受于风热风宣疏散，热宜凉解，所以辛凉疏散就成为治疗风温初起的原则了。方如银翘散、桑菊饮等就是针对风温所设，由于春季二方的应用广泛，所以这两个方剂就成为春季治外感病的时方。方中薄荷、银花、桑叶、连翘、菊花等均为清凉宣散之品，即合病情又合时宜，所以它们也就成为春令的时药，当风热之邪由表入里，传气入营等则属于病变进一步恶化，当做别论。

夏令多热，暑气流行，故易受暑热外感而病暑温，叶天士说："夏暑发自阳明"。所以暑温以壮热、烦渴、汗多等阳明胃热症候为主。在病变为发病急，转变快，并易伤津耗气，兼夹湿邪治疗，初起宜清暑、泄热为主，适甘寒益气生津或二者结合应用。常用时方如清暑益气汤、白虎加人参汤、六一散，三物香藿饮等，药多以石膏 、知母、滑石、香熏、青蒿、竹叶、瓜翠等为主。若耗气伤津则麦冬、人参、五味子等益气生津之品亦可加入。

长夏天气闷热，雨湿较多，热蒸湿动，湿热之气流行，人处于气交之中，易受之而为湿温。其临床多见身热不扬，胸脘痞闷，不饥头痛恶寒，食少倦怠，不渴，面色淡黄，苔腻脉滞缓等，脾胃见症为主。由于湿温病湿邪与热邪互结，如油入面，二者难解难分，故发病缓慢，病势缠绵，病程较长。治疗湿温证首先明辨湿与热孰轻孰重，这是进一步施治的关键所在。一般来讲，应重点从口渴与否及腻苔属白苔加以鉴别。治则以清利为主。初期阶段湿重于热的应以化湿为主，使湿去热孤。化湿之法有芳香化浊，苦温化湿，淡渗利湿等不同。临床根据具体症情灵活掌握，大抵湿郁焦以化为主，药如藿香、叩仁、豆豉等，方如三仁汤、藿朴苓汤。湿阻中焦的以苦燥为主，药如苍术、厚朴、半夏、草果等，方如平胃散、藿香正气散之类。湿盛下焦的以淡渗为主，药如滑石、通草、茯苓、仁之类，方用四苓汤等。若湿邪蕴蒸日久不解，进一步化热而形成热重于湿的，则治疗应以苦寒清热为主，兼以化湿，药如栀子、黄芩、黄连等。方如：王氏连朴饮、甘露清毒丹之类。至于发汗攻下，滋用苦法，本病初犯均应禁用。正如吴鞠通所说："汗之则神昏耳聋，甚则目瞑不欲言，润之则病深不解，下之则洞泻。"

定边地区常见有喝酒者，凉后出现类似湿温的症候，群众称之为"酒阴"或"慢阴伤寒"。其实从症状辨之，这是一种湿温病，不能当一般感冒治疗。又如前一段时间曾治疗三例西医诊断为伤寒"患者辨之为湿温症候"，分别用清利湿热治疗8-12天后痊愈，说明本病在我区虽没有南方多见，但还存在。如能辨症确当，一般治疗不难。秋季凉爽，燥气流行，感之易致秋燥。秋燥一病，顾名思义即以燥症其症候特点。初症见咽干、唇燥、口苦、发汗、干咳、少痰、皮肤干燥等，以肺部多见症为主。一般病情轻而易愈，治则遵《内经》燥者滞之，一法，药宜凉润，如沙、麦冬、玉竹、西洋参、甘草等。苦燥热伤肺，咯痰不利加贝母、桑叶、杷叶、柴胡、梨等凉润宣肺之品之若燥热上犯清窍，兼加薄荷、栀子皮、连翘等凉散之品，若凉燥在表佐以辛温；热燥在内佐以辛凉。常用方如桑杏汤，清燥救肺汤等。

冬季寒气流行，感之易成伤寒。由于风寒袭表，太阳经首当其冲，所以症候表现以恶寒重，发热轻，头身疼痛，鼻塞咳嗽，脉浮等苦太阳经症为主。总的治疗原则为解表散寒，用药如麻黄、桂枝、羌活、防风、白芷、紫苏等辛温解表药。在辨治风寒外感时，还需明确属伤寒还见中风，若风寒表症见无汗、脉浮紧者，宜用桂枝汤调和营卫。至于参苏饮，人参败毒散等则为外感风寒兼夹它症而设，小柴胡汤则属和解少阳半表半里之方，当做别论。

综上所述，时病的证治是有一定的规律，只要掌握住这一规律治疗外感时病就有章可循了。上边我所谈的只是四时外感病的一般规律，但任何事物的内部都存在着特殊矛盾，时病的发生、发展也是如此，可不能死搬硬套地用上述常法治疗一切外感时病。道理很简单，这是因为四时的气候有常有变，患病的机体有壮弱、老少的区别，同一时令今年与去年不同，同一季节，各人患病后的反映不同，因此不可一概而论。只有知常达变，因时因人制宜，权衡病情灵活掌握，这才是治疗时病的关键。

四、时病的预防

既然四时反常的气候是导致时病的外因，那么能否通过人的主观能动性来减少其发生呢？请看前人是如何认识的，《黄帝内经 · 素问 · 上古天真论》中说：“夫上古圣人之教下也，皆谓虚邪贼风，避之有时，恬淡虚无，真气从之，精神内守，病安从来。”又说：“正气存内邪不可干。”这些都说明了体质因素在发病过程中的重要意义。基于这一认识，祖国医学提出了“防病于未然”的预防原则。

时病的发生，也是内外作用的结果，内因如体质虚弱，卫气不固，腠理失密，外因如饮食不节，起居不慎。关于时病的预防亦从这两个方面着手。

1.增强体质，提高抗病能力

我们的祖先在漫长的医疗实践中早已认识到机体质在发病中的意义。对增强体质，抗防病的这一预防措施非常重视，这在《内经》中俯拾皆是。如《黄帝内经 · 素问 · 四气调神大论》中说：“夫四时阴阳者万物之根本也，所以圣人春夏养阳，秋冬养阴，从其根……逆其根则伐其本，坏其真矣。逆之则灾害生，从之则苛疾不起。”说明了根据四时阴阳来调养自身的阴阳，使阴平阳密，减少时病的发生。究竟如何根据四时阴阳来养生呢，请看下文。《黄帝内经 · 素问 · 四气调神大论》中谓：春三月，此谓发陈。天地俱生，万物以荣，夜卧早起，广步于庭。被发缓形 ，以使志生。此春气之应养生之道也。夏三日，此谓蕃秀，天地气交，万物华实，夜卧早起，无厌于日，使志无怒。此夏气之应，养长之道也。秋三月，此谓容平。天气以急，地气以明，早卧早起，与鸡俱兴，使志安宁，以缓秋刑，收敛神气。使肺气清，此秋气之应，养收之道也。冬三月，此谓闭藏。水冰地坼，无勿乎阳，早卧晚起，必待日光，使志若伏若匿，去寒就温，无泄皮肤，使气亟夺，此冬气之应，养藏之道也。《内经》这一段话明确指出如何根据四季的自然特点进行摄生。强调了顺从上时气候，不可逆之而妄行，这是预防时病发生的重要措施，应于继承和发扬，逆之则伤肾。

2.顺从四时，免受邪侵袭

既然外邪是时病发生的外因，那么避免外邪的侵袭就是预防时病的主要措施。如《素问 · 上古天真论》中说，“虚邪贼风，避之有时”。又说上古人之，其知道者，法于阴阳，和于术数，食饮有节，起居有常，不妄作劳，故能形与神俱，而尽终其天年，度百岁乃去。今时之人不然也，以酒为浆，以妄为常，醉以入房，以欲竭其精，以耗散其真，不知持满，不时御神，务快其心，逆于生乐，起居无节，故半百而衰也。这里古人强调“节制饮食，起居有常”是免受外邪侵袭的主要措施，是防止时病发生的重要环节，从发病学的角度来看，这一措施确是行之有效的。

以上就是我对时病的病因、病理及证治预防等方面的一点肤浅认识，从实践看来，我们所处地区时病与上述规律还有一些出入，如秋燥，暑温不多见，我诊断这地理环境因素的影响，今后须不断通过大量的临床实践，总结出一 套我区时病论证的规律，这对以后治疗质量的提高无非是一个重大贡献，也是我们应该努力去探索的。

200例心脏病心电图PV1终末电势的测量分析

文 / 王继红

近年来，国内外学者广泛注意到PV1终末电势（Pwave TerminalForce-V1；ptf-V1）在反映左心房血容量——压力负荷中的意义，对其测量分析的报道日渐增多，笔者对我院1975～1982年经临床确诊的200例各种心脏病患者心电图Ptf-v1进行了测量分析，现报告如下：

病例选择：见表1

测量方法：采用MOrris法，测量v1导联P浓的末端负向部分，量其振幅（电压，单位为毫米）及宽度（时间，单位为秒），二者之乘积为Ptf-V1值，单位为毫米/秒。

正常人在+0.01毫米/秒～-0.03毫米3秒，诊断左房肥大的数值：有人认为是Ptf-v1<-0.05毫米/秒，也有人认为是Ptf-v1≤-0.02毫米/秒，多数人认为是Ptf-v1<-0.03毫米/秒，本文采用Ptf-v1<-0.03毫米/秒为阳性结果。

测量结果：见表2

讨 论

心电图PV1终末电势的测定是Morris等于1964年开始进行的，他们对患者同时进行了心脏专科方向的检查，认为Ptf-v1负值越大，显示左心房扩大越明显，压力越高，并以为这是心电图估计左心房负荷的一个可行的方法同。近年来的研究发现不仅瓣膜病患者，甚至冠心病、心力衰竭、高血压性心脏病、肺心病也出现Ptf-v1负值增加现象。本文对200例各种心脏病患者的心电图Ptf-v1进行了测量，对其结果略加讨论如下：

风心病组阳性率为58.7%（由于房颤、房朴多为风心病充血性心衰症候之一，此时左房扩大，肥厚显著，实际阳性率会更高）；其Ptf-v1值率均值为-0.048，均为四类心脏病中最高者。风心病Ptf-v1负值增大原因是Pv1在除极时起始部主要为右心房除极产生，终末部主要由左心房除极产生。当二尖瓣病变时，左心房内压力增高，容积负荷过重，造成左心房肥厚，扩大及左心房内冲动传导障碍，除极过程延长，除极向后电势增加（左心房位于右心房的左右后面）在v1导联上出现P波终末部分倒置，时间延长。二尖瓣病变为Ptf-v1负值增加的主要和最常见的病因，并与二尖瓣病变的程度成正比例。有人认为对风心病所致左房扩大较二尖瓣P敏感，临床符合率达84.6%。

冠心病组阳性率及平均值均较低，分别为27.3%，-0.037毫米/秒，其原因是：1.冠心病在急性心肌梗死后或较长时期反复发作的心绞痛后可出现左心充血性心衰，继而影响左房的压力、负荷。或左房本身因供血不足及纤维化导致左房扩大。2.冠心病Ptf-v1负值增大原因可能是通向左心房的传导组织（Bachmann氏纤维）因缺血受到损害，左心房除极延缓的缘故。3.门诊所见不少冠心病患者病情轻无心功不全或只有少数心动不全有关。有人认为Ptf-v1负值增大对冠心病的诊断价值不亚于二级阶梯试验，有人认为对心梗有预后判断价值，更有人认为可预测心梗。

高血压性心脏病组的阳性率为36.4%较文献报道高，可能是由于本组病例心功不全病人较多所致，其Ptf-v1负值增大是由于持续的血压增高，左心室负荷过重并逐渐造成左心房肥厚，继而左心房负荷过重、肥厚、扩大所致。

肺心病Ptf-v1负值增大近年来频受重视，其发生机理一般认为是由于以下几点：

1.肺A压与左房压呈正相关，肺心病时有肺A高压，也应有左房压升高，左房压升高产生Ptf-v1异常；2.肺心病在缺氧，呼吸道感染，呼衰时使心房肌发生暂时或永久性的功能损害，因而发生Ptf-v1异常；3.老年肺心病患者可合并冠心病，通过前述机理致Ptf-v1负值增大；4.肺心病人心脏极度顺钟转位，左房回到右房的后方，左房性的倒置P在V1导联出现；5.也有人认为与严重的右房高压有关，本组病例阳性率为31.7%，平均值达-0.046，仅次于风心病组，有人认为阳性率达66.2%，并提议将此作为辅助性诊断指标之一，笔者认为其对肺心病的诊断具有较高的敏感性，但较之V1起始指数可靠性略低。

通过对上述200例心脏病心电图Ptf-v1的测量分析，笔者觉得该方法简而便行，在缺少其他心脏专科检查设备的基础医疗单位确实可作为一种心电图观察左心房压力、负荷的可行方法。

表1　200例心脏病的临床分类、性别年龄

项目 类型	总例数	性别		年龄(岁)				
		男	女			主要发病年龄		
				最小	最大	年龄	例数	百分比%
风心病	70	33	37	10	54	12～45	61	87.1
肺心病	60	36	24	19	71	40～71	47	78.3
冠心病	48	23	25	38	74	40～74	44	91.7
高血压性心脏病	22	12	10	29	70	50～70	16	72.7

表2　200例心脏病心电图Ptf-v1测量结果

项目 类型	测量例数	Ptf--v1阳性病例			阳性率(%)
		例数	负值增大最高值	平均值	
风心病	46	27	-0.12	-0.049	58.7
肺心病	60	19	-0.115	-0.046	31.7
冠心病	44	12	-0.06	-0.037	27.3
高血压型心脏病	22	8	-0.05	-0.033	36.4

注：1.风心病组中有房颤23例，房扑一例未测；2.冠心病组中有房颤3例，房扑一例未测。

胆囊系统常规造影X线片的阅读

文 / 孙玉贵

胆边系统包括胆囊和各级肝、胆囊。胆边系统疾病在临床上比较常见，X线检查在诊断上占有重要地位，选择适当的检查方法和拍片条件，可能获得较正确的诊断。胆系统造影的方法很多，常规造影指口服胆囊造影和静脉胆囊造影。一般都是先采用两种方法，必要时或在必要的条件下再选择其他方法，如：胆边梗阻等情况下作穿刺造影，在手术嘌呤和胆边造影于手术后可作经"T管"胆边造影等。以下着重讲述口服胆囊造影及静脉胆囊造影阅片时的区别及阅读方法，不同时间片的观察重点：胆囊周围组织的关系和异常X线片的常见原因，我们共同学习一下。

一、读片时的一般注意事项

第一，查对X线片上的号码，除注意片号与年、月、日外，口服般是在服药后12～15小时拍片一张或两张，（具体情况具体对待）以间隔1～2小时拍片为好，然后服脂1小时内再拍一次或数次。静脉法是在注射造影剂后20分钟至120分钟拍片，有时120分钟之后于洪军中拍1～2次，应同口服法。在口服法和静脉法的选择上，一般口服法观察胆囊病变比较理想，静脉法观察胆囊病变比较理想。

注：目前口服胆囊造影法有人主张在服药不冲服番泻叶，认为服番泻叶后，药物在肠边内没有较长时间的停留，影响造影剂在肠边的吸收造成胆囊不显形的机会较多。在拍片时间口服法一般拍14小时，15小时片和支后1小时的内片，静脉法拍30分钟和60分。

第二，识别体位及投照的方向。

A站立全投照的患者：观片时胆囊下垂，长轴与人体中线平行或底部更接近于中线，而且胆囊底部密度较浓，颈部看不到，有时可见造影剂的上部有分层现象（由胆汁和造影剂不均造成）。

B仰卧全投照者：胆囊的颈部及体部同样充盈，呈均匀浓度形，位置较高呈横位，长轴与肝下缘平行，此位置观察胆囊比较理想。

C俯卧位：胆囊各部呈同样浓密形，长轴趋向于斜行，自上内向下外或接近与脊柱平行，此位置是观察胆囊之常规位。

二、胆囊位置，形态，大小、轮廓、密度与结构的观察

第一，位置：胆囊一般位于2～3腰柱平面高位期，斜置于肝缘下，在强壮体质可高于及胸椎水平呈横形。在瘦弱体质胆囊有长蒂并呈直位，可低至第5腰椎以下。少数患者胆囊固定于左腋部。与十二指肠球部和十二指肠降部近端有密切关系。

第二，形态：正常胆囊形态多种多样，常见正常形态，一般说来，胖人呈圆形瘦人呈长形，一般人呈卵圆形。

异常胆囊有双胆囊、双房胆囊、葫芦状胆囊、胆囊憩室等。

以上正常胆囊改变的常见原因有：1.胆囊固定：（指变动体位时胆囊形态，不变）提示慢性胆囊炎伴发胆囊周围炎，使胆囊边缘正常之弧度形态，有局部变直现象。2.胆囊轮廓形态呈杨梅状者为胆囊胆固醇沉着症的特点。（是因代谢障碍使过多的胆固醇和其他脂质沉积于胆囊后黏膜层内所引走了）。3.胆囊周围组织炎症的粘连都可使胆囊变形（如胰腺炎、十二指肠炎等。）

第三，大小：胆囊容纳胆汁约40ml，长径平均为7~10cm，横径平均为3~4cm，长径因不同体位变异很大，而横径一般不超过5cm，如有增大视为病态胆囊，餐后缩小应在二分之一或三分之一以上，否则异常。下面着重把胆囊常见大小异常改变的原因叙述一下。

A胆囊肿大：常见于胆管不完全梗阻。是由胆囊颈部螺旋状粘肤皱后充血水肿，胆囊排出障碍，张力低，体积大，显形浅淡，有慢性淡症征象。

B胆囊缩小：胆囊体积小，密度浅淡，有慢性萎缩性胆囊炎。

C先天异常：先天性胆囊发育不良。

D餐后不收缩或收缩不足：提示胆囊后有纤维化改变。

E胆囊浓缩及排出功能强：为胆囊增生症表现。

第四，轮廓：正常胆囊的轮廓清晰自然，其边缘无中断规则现象，任何变直或不太齐征象均属异常现象。如常见的胆囊后钙化，畸形及周围组织粘连牵拉等。

第五，密度与结构：胆囊造形在开始充盈时密度较低而且由于胆汁与造形剂未完全混合而密度不均。但在充盈密度应该均匀一致，其密度高低大致与肋骨一样。任何原因引起的密度减胆囊内的充盈缺损征象均属异常征象。

第六，胆囊持续显形：有时可持续2~3天。其原因可能为胆囊松弛无力，脂肪餐后不够及肝肠循环所造成（造形剂由胆囊排至肠边时，部分造形剂由肠边再吸反复肝肠循环）。

三、胆管的观察

静脉造影：正常情况下60分钟内拍片，胆总管应该显影，正常胆管长6.5~7.5cm，在右上腹部自右上向左下走行，呈带状微弯曲，末端渐成圆锥状，胆总管的宽度约为0.6~0.7cm,超过1cm时视为异常。口服法在餐后1小时内连续拍片亦可看到。

胆管常见异常改变的原因：

A胆管持续显影：静脉法即20~30分钟显影后90~120分钟不消失，其浓度反而继续升高，甚至达120~360分钟，提示肝外胆管低位狭窄，结石、炎症、纤维化，肿瘤，周围组织压迫等，造成通过受阻的形成。

B胆管延迟显影：即40~60分钟显影不好，至120分钟显影良好。提示肝功不好，胆管不全梗阻或胆液滞留。

C肝外胆管扩张：提示低位梗阻，严重扩张者如肠管，见于先天性总管囊肿。

D肝外胆管充盈缺损：见于结石、蛔虫、肿瘤等。

四、胆囊、胆管周围组织的观察

第一，常与肝影及重叠于肝影的右下肺纹理误诊断肝内胆管的分支。肺纹理的特点是由下而上渐渐变粗，而肝胆管则相反。观察肝影注意其下缘，有些胆囊疾病伴有肝影增大。

第二，与第11~12肋骨及右肋弓鉴别，特别注意，肋软骨有无钙化。胆结石一般来说边缘比较规则，密度大都均匀，而肋软骨钙化影一般表现密度不均匀边缘不规则，在站立位或脂餐后结石位于胆囊内，而肋软骨钙化影则不同。

第三，右肾阴影：由于斜位投照，而类似胆囊影，但其影像较淡，而且靠近脊柱。有时肾盂，肾盏显影时也可误认为肝外胆。

第四，十二指肠球：可由于十二指肠内造影剂逆流而显影，再就是十二指肠球的炎症粘连对胆囊的牵拉，造成正常胆囊的变影。

第五，其他：如淋巴结钙化，肠气等。肠气常见与胆囊影重叠，影响胆囊的观察，误将阴性结石认为肠气叠影。

五、平片及不同时期造影片的比较观察

第一，胆囊区平片：一般要求在造影前拍，有人主张省去或造影后补拍，总之，发有平片应首先观察，平片可能得到的X线征象有：阳生结石，钙化胆汁，胆囊后钙化，胆边积气等。

第二，造影早期X线片：即口服法14小时左右拍片或静脉法60分钟前后X线片。在静脉法可见胆管，此时胆囊较大而密度较淡，可看到以下征象。

A造影剂沿胆囊后分布，使胆囊呈蛋壳状。

B在胆囊内出现密度减低影，似阴性结石，其原因为造影剂分布不均或胆汁过稠造成。

C立位拍片时造影下沉，其上部密度低，中间有分层征象。

第三，造影晚期X线片：指口服法14小时或静脉法90分钟以后X线片，此时胆囊已看不到，胆囊影较前缩小，密度较浓而且均匀，上述壳形，像阴性结石，分层等征象应消失，造影剂充盈于胆囊底及体部。

第四，餐后X线片：脂餐后胆囊应收缩三分之一至二分之一或基本排空，而密度可能更浓。连续拍片可见如下改变：在准备排出期，造影剂充盈至胆囊漏斗部及颈部。收缩期，可见胆囊及胆总管。收缩期后可见造影剂排入十二指肠部。

总之，我们临床大夫和放射科医生，在观片前首先应扼要地了解病史及临床诊断和目的的要求及术前准备情况，在观片时不能只观察胆囊的大小或形态，要全面观察，具体分析，结合临床，作出较正确的诊断。

以上因本人水平有限，经验不足，错误很多，望大家多提宝贵意见。

1983.11.28

红外线配合直流电水杨酸钠离子导入治疗风湿性关节炎

文 / 郭润霞

20例疗效观察：

风湿性关节炎不是单一疾病，而是风湿病在关节局部的表现。它是一种慢性但会反复急性发作的全身性变态反应性疾病。其病因至今尚未完全明了，一般认为与溶性链球菌感染有关，是患者对链球菌感染后的一种变态反应性疾病，受凉、外伤及感染可为诱因。在活动期，其关节滑膜及关节周围组织有肉芽肿或阿索凡体的小结发生，关节肿胀有渗出液，静止期有些病变可以吸收，关节不发生畸形。

一、临床资料

病例来源：门诊14例，住院病人6例。

性别：男性12例，女性8例。

年龄：24～50岁。

病程：最长16年，最短4天。

职业：工人4例，干部14例，农民2例。

治疗次数：最少5次，最多2个大疗程（24次）。

二、治疗方法

采用的理疗方式是太阳灯照射后继之作水杨酸钠离子导入治疗。

太阳灯功率250瓦，灯距患处约35厘米，照射时间15～20分钟。

离子导入采用直流感应电疗机，输出电压100伏，电流0～50毫安，铅板电极为5×15厘米，将制好的纱布衬垫（40层纱布厚）两块煮沸消毒，捞出拧至不滴水为度。有效极下放浸湿10%水杨酸钠溶液的双层纱布，单关节或双关节局部阴极导入对置法。电极放在衬垫之上用塑料布包盖再加压沙袋或松紧袋固定。

开机前，检查机器各旋钮是否零位，无误时，依次打开各旋钮，缓慢调整输出电量，每平方厘米0.05～0.1ma为度（此时治疗部位有蚁虫感）每日一次，每次15～20分钟，6次为一小疗程，12次为一大疗程，疗程间隔10天。

三、疗效标准

1.临床症状消失

一疗程结束后，患者局部疼痛或肿胀消失，活动灵活自如。

2.症状减轻

一疗程结束后，上述症状明显减轻。

3.无效：经治疗无变化，改用他种理疗

20例疗效表

疗效	5～12次	12～24次
显效	2	3
减轻	8	6
无效	1	
合计	11	9

疗效分析表

疗效						显效率		有效率		无效率	
显效		减轻		无效							
病例数（例）	占比（%）	病例数（例）	占比（%）	病例数（例）	占比（%）	病例数（例）	占比（%）	病例数（例）	占比（%）	病例数（例）	占比（%）
12	60	7	35	1	5	12	60	19	95	1	5

典型病例介绍：

1.董志平，男，46岁，干部，于1983年5月份来我院住院治疗。自诉双腿疼痛三月余并伴有麻木迟钝感，行走加重，天气变化疼痛加重，住院主管大夫诊断为风湿性关节炎。

用以上方法治疗4次后疼痛明显减轻，继续治疗6次后，临床症状消失，为巩固疗效，坚持治疗两个疗程，病人痊愈出院。随访病人，再未复发。

2.杜仲民，男，52岁，干部，于1983年4月来门诊理疗，自述四天前因天气突然变化引起右腿疼痛。

经用以上方法治疗一次后，疼痛明显减轻，连续治疗4次后，痛感消失，随访病人反应良好。

四、讨论

红外线与水杨酸钠离子导入配合应用治疗风湿性关节炎，有红外线的热作用，是目前优于药物治疗的有效方法。

1.红外线照射人体后，其热作用可使局部皮肤血液扩张充血，血流加快，组织温度升高，新陈代谢旺盛，从而加速组织的再生能力和细胞活动，促进炎症产物及代谢产物的吸收。同时，其热作用可降低神经末梢的兴奋性，有镇痛作用。

2.在直流电作用下，水杨酸极离子导入治疗部位后，在皮肤内聚集，能较长时间存留在局部皮肤表层，形成离子堆，以后逐渐再入组织间隙，随血流和淋巴流带至全身及相应病灶，发挥其解热，镇痛，抗风湿的药理作用。

3.红外线照射皮肤后，一方面减少了皮肤电阻，一方面改善了血液循环，此时再行离子导入药物，离子很容易再入皮肤，并形成较多的离子堆，是单纯口服药或注射液等不及的，故利用红外线加直流电水杨酸钠导入治疗风湿性关节炎，是一种有效的治疗方法，应该推广。

五、总结

观察20例中，显效率占60%，有效率95%，无效率5%。

由于我学习不够，时间短，病例有限加之缺乏经验，有很多问题需待再一步研究解决，不妥之处，请批评指正。

1983.12.10

（定边县人民医院档案室提供）

黄疸病探讨(以中医理论为依据)

文 / 党叔和

疸说文胆病也。经其色黄故名黄疸，其病是始于太阴成于阳明。而胆实为之。原太阴脾土喜燥，而恶湿，若受湿困则失其健运之常。若遇阳明之燥热，燥与湿相蕴蒸。而胆汁从胃底溢出，与湿热掺杂则随消化而遍及全身，而目尤为黄者，以肝开窍于目故也。是病也，虽由脾胃燥湿失常所造成，而胆火之溢出，亦不能舍去而不顾。故其病去。则往往伴有食少胀闷、胸痞等症，至此则胆胃脾肝俱病矣。以方有茵陈等方之治法也。陈被祛湿，栀子清热，五苓从小便利尿而排泄出之，面面俱倒矣，可谓神矣。但伴有胆炎脾大等则又非茵陈五苓所能概治，必须在此方内加入养肝平胆燥脾各药，方能克全功。不然挂一漏万，顾此失彼之后遗，转瞬即出斯时也。群龙无首，谁执牛耳。一有耽误后患无穷，医理即应加入熟地、山药、以养肝，黄芩、龙胆草、黄柏以平胆，大黄、郁金、丹皮、柴胡以解郁消胀，由茵陈、栀子、五苓去湿清热，以殿其后，则病可愈，所谓单刀直入无往不利者是也。若遇无识反谓病情复杂，难以治疗借口，打起退堂鼓，即谓自误误人也。古诗云：擒贼先擒王，即以择其主者先下之，不顾名不恤誉，任劳任怨而为之。所谓注也，意在斯乎！一己之见，愿引良玉。

1983.11.3

（定边县人民医院档案室提供）

补阳还五汤临床治验

文 / 中医科 拓生孝

补阳还五汤是我国清代医学家王清任所著《医林改错》一书中的一个重要方剂。方歌：补阳还五赤芍芎，归尾通经佐地龙。四两黄芩为主药，血中瘀滞用桃红。方中重用黄芪补气，使气足而血行，经络畅通，配合归尾、赤芍、川芎，桃仁，红花活血祛瘀。地龙通经疏络，共用起到补气活血，逐瘀通经的作用。

余者在十年来应用补阳还五汤治疗偏瘫、痿症、口眼歪斜、小儿麻痹63例，偏瘫18例，脑栓塞（西医诊断）8例，脑溢血（西医诊断）治疗3例，面神经麻痹（西医诊断、配合针灸）治疗30例，小儿麻痹（西医诊断）治疗10例。

治疗标准：

一、语言清晰，说话流利。

二、活动自如，生活自理。

医案举例：患者王某芝，男，65岁，于1983年4月13号入我院中医科住院治疗。其婿代诉：在1月前忽然偏瘫失语，当时到某医院检查诊断脑栓塞，脑溢血服中药，注射青霉素，维生素B等药物未见效，于4月13号入院治疗。自觉心烦、胸闷、头晕、失眠、口干口苦，症见失语、面瘫、伸舌偏右、口角偏左。鼻唇沟右侧变浅，舌质紫暗无苔。脉象细涩无力，中医诊断中分析为心气不足，气滞血瘀型。治宜补气活血，祛瘀通络，方药不阳还五汤加味。黄芪四两，当归尾6g，赤芍6g，川芎6g，红花

6g，桃仁6g，地龙6g，石菖蒲20g，水煎两剂，次日复诊，能自愈。胸闷减。面瘫，下肢不能活动，原方加羊藿40g，牛膝6g，全虫3g，3g水煎服。4月18号服药后说话面瘫，下肢均有好转。按此方，煎药服用一个月，说话清晰，面瘫症状消失，自己能去厕所。于5月14号出院，回家后日趋生活自理。体会：一、王清任用补阳还五汤活血药为3g，而我在实践中加量为6g。疗效满意。二、治疗西医诊断格林巴利氏综合症加羊藿、牛膝，小儿麻痹肌肉萎缩加鹿角胶，口眼歪斜加重防风。三、补阳还五汤在临床应用甚广，药证相合，切实能给患者解决很多疾苦。我行医20余载，经验不足，水平有限，所述点滴体会，可能谬误不少，敬请同行商榷指正。

（定边县人民医院档案室提供）

用云南白药保留灌肠治疗乙状结肠和直肠出血

文 / 崔志祥

自1972年以来，我院用云南白药治疗11例（其中7例经省、地级医院确诊）乙状结肠和直肠溃疡出血及不明原因出血。（一次出血量10~20ml最多可达200~300ml）效果满意。全部病人出血停止，随访7人，十年无复发。现报告如下，以供参考。

一、治疗方法

1.在条件允许的情况下，先行乙状结肠镜检或X线钡拍片，明确病变的性质与部位。

2.云南白药的用量为每千克体重0.05g将其溶于20~30ml的无菌水中调匀。

3.排便后将肛门周围常规消毒，按病变部位深浅插入导尿管，用注射器缓缓注入药液。

4.注药后取头低臀高位卧床休息半小时，保留时间越长，效果越好。

5.5~7次为一疗程，轻者隔日一次，重者一日一次，一般2~3次即可见效。

二、注意事项

1.灌肠后嘱患者安静休息，最好半小时以后到一小时排便。

2.个别病人注入药液后有下腹部不适及轻微腹痛、全身发冷等反应，排便后症状可很快消失，一般不需处理，必要时可给予少量镇静药。

3.在检查治疗受到限制的地区，也可用本法作为治疗出血用。若经用本法治疗仍有出血，需查明出血原因并做进一步治疗。

4.此法对肛裂及各种痔疮出血无效。

三、典型病例摘要

例1：患者白某，男，50岁，农民大便带血半年，贫血较严重，深感无力。先后在外省两处医院经乙状结肠镜检查，诊断为乙状结肠不明原因出血。经中西医治疗无效建议作乙状结肠切除术。因患者有顾虑未手术而来本院治疗，经用上述治疗5次而愈。随访十年无复发。

例2：高某，男，八岁，学生，间断性便血一年，曾在外地两处省级医院求治，经检查怀疑阿米巴痢疾，长期服用灭滴灵等药无效，后来我院经上法治疗三次而愈，随访六年未复发。

例3：李某，女，45岁，市民，血便半年，在外地医院和本院检查，确诊为乙状结肠溃疡炎症，经中西医治疗无效，后改用云南白药灌肠3次即愈。随访五年未复发。

例4：患者李某，男，65岁，农民，间断性便血十年。十余天来加重便血，呈鲜红色，每次量最多可达200~300ml，经中西医多方治疗无效，治疗前血红蛋白64%，红细胞347万每立方毫米，便镜检红细胞（++++）。直肠镜检发现距肛门15cm处有1.5cm大小乙状结肠溃疡，黏膜充血水肿。经用上法治疗一次，血便即止，五次治愈。随访三年未复发。

四、体会

1.药物直接作用于局部病灶，无疼痛感，病人容易接受。经多方观察，内服经胃肠道吸收，对于下消化道出血疗效远远不及灌肠明显可靠。

2.本法用药量大，部分吸收，余下的很快排出体外。

3.因长期便血而贫血严重者，除体质极差，需中西医配合治疗纠正身体情况外，一般不用任何辅助药品。

4.减少手术给病人造成的痛苦以及经济负担。

5.操作简便，易行。不用特殊设备，适用于任何地方。

（定边县人民医院档案室提供）

椎管内硬脊膜外脓肿一例

文 / 刘志光

椎管内硬脊膜外脓肿比较少见，将我们临床所遇到的一例报告如下：

患者：男性，26岁，农村教师。1982年4月4日因发冷、发烧，双臀部疼痛20天入院。开始因受凉后自觉头晕、咽痛、鼻塞、发烧、全身不适，按感冒治疗，第三日起双臀及骶部困痛、高烧、出汗、二便困难，有时尿道口疼痛，尿急、尿血。在当地以败血症治疗无效转本院，门诊以高烧原因待查，败血症，化脓性关节炎，收内科治疗。小时候经常髋关节痛，1976年换右臀部脓肿，切开引流后好转。1977年髋关节痛，在某院诊断髋关节结核，长期注射卡那霉素。体检T39.4度p108/分，发育营养中等，神经清晰，心肺无异常，肝脾未触及，腹部平坦、柔软、无压痛、反跳痛，肠鸣音区正常存在，两坐骨关节内侧压痛明显，无红肿，两下肢活力迟缓，髋关节无明显红肿及功能障碍，提睾反射减弱，右膝腱反射减弱，病理反射未引出。

实验室检查：红细胞350万/立方毫米血红蛋白10克。白细胞9800万/立方毫米，中性88%，淋巴10%，稀酸性2%，血沉一小时75毫米，尿蛋白微量。

X线拍片：骨盆不对称，右侧萎缩，右髋关节间隙模糊，关节密度增高，髋臼外上缘不规则，密度减低，左髋关节正常。

治疗经过：经肌注射青链霉素，静脉滴红氯霉素，两天无好转，请骨科会诊，排除化脓性关节炎。4月10日做腰穿与第四腰椎间隙穿刺，抽出淡黄色黏稠脓10ml，未抽出脑积液，脑科会诊意见：膀胱充盈，会阴部感觉迟钝，下肢肌力稍弱，第4、5腰椎刺突叩痛，腰穿刺脊膜抽出脓液，结合病史符合“硬膜外脓肿伴马尾神经受损”诊断。

于1982年4月11日，在局麻下取腰椎3、4、5正中切口，绞去刺突、椎板、可见白色脓液，吸出约80ml，清除肉芽组织，见硬脊膜外脂肪组织充血、水肿、经用骨蜡及明胶海绵止血，生理盐水冲洗，放入青霉素80万单位，链霉素1克，置入导尿管2条，生理盐水冲洗引流，逐层缝合脊上韧带，皮下组织，皮肤。

术后肌注青链霉素，输液、静脉点滴青霉素，输血，逐日好转，10日渐渐拔除引流导尿管，术后20日出院，伤口愈合，感觉运动恢复。

1983.12.01

（定边县人民医院档案室提供）

三花饮治疗多形红斑

文 / 李兴翠

渗出性多形红斑，发生于春秋季节，本病好发于青壮年。发病急，开始常有发烧，全身不适关节疼痛，皮肤损害，一般发病于手背、足背，严重延及腕和前后臂、小腿的伸侧，皮肤表现红斑、丘疹、水疱、风疹块、斑周围有红晕，典型红斑的中心呈紫红色，如虹彩状。口腔黏膜亦可受到损害，水疱破溃后形成糜烂面，疼痛加剧。

治疗原则：清热利湿，凉血解毒。

方剂：槐花12g、菊花10g、款冬花10g、地肤子30g、夜交藤10g、桂枝3g，煎服。

门诊用兰花饮治疗数例，疗效比西医治疗收效快，现介绍两例如下：

许某，女，17岁，定中学生。反复发生三年，今年发病较往年重，两手背及腕部起有黄豆大小之红斑及水疱，部分为斑，丘疹周围有红晕，中央色暗如鸡眼状，足部有类似损害，周身不适，头晕。

治疗：清利湿热，凉血解毒。

方剂：菊花15g、槐花12g、款冬花10g、地肤子30g、夜交藤12g、桂枝4g，4剂水煎服，服药后红斑消失，水疱干枯，头晕消失。菊花减量为10g，再服三剂皮损痊愈。

张某，男，18岁，两手背指背起风疹块，发痒，抓后部分丘疹发展为水疱。对称性散在性分布，其他未见异常。

治疗：清热利湿解毒。

方剂：地肤子30g、菊花12g、款冬花10g、槐花12g、羌活6g、夜交藤12g，三服水煎服。共服五剂，病情好转而愈。

三花饮的药理：方中的地肤子能清热除湿，去风止痒；菊花有强效的抗菌作用，并有防腐、消肿、祛风、解毒之功效，款冬花有抗炎作用，用入肺经，肺主一生只皮毛；夜交藤有宁心安神，通络活血；发于四肢加桂枝，引药达四末；发于上肢加羌活，使药直达病所。

（定边县人民医院档案室提供）

用针灸治疗脱肛点滴体会

文 / 延九锡

我于1977年开始用前人之经验和近代医家学说之指导，试用针灸治疗脱肛五例，取得较满意效果，治愈率可达85%，现将治疗方法介绍如下：

五例患者最大年龄48岁，最小者5岁；男4人，女1人；成年者1人，小孩4人。针刺最多者10次，最少者3次。

治疗方法：五例患者中除1例用针灸加补中益气丸外，其余4例均用针灸治疗。由于痔疮和大便干燥，排便时用力太过造成脱肛，湿热下注属实症，其症状有大便干燥难便，肛门脱出，甚至红肿、刺痛、发痒。

选穴：天枢、大阳俞、足三里、内关。

由于长期腹泻而致脱水，但又治疗不当者，即所谓中医理论中的久泄不止，正气不足，气虚下陷而致脱肛者为虚症。其症状是：眼窝下陷，面色萎黄，体弱力少，精神不振。

先穴：百会、神阙、气海、长强。

病例介绍：

史某，女，5岁，1982年2月下痢而致脱肛3月余，每次大便后，直肠脱出不收，必须由其母用手推回，小儿痛苦难堪，曾在当地赤脚医生处和公社医院治疗无效。后我用针刺疗法，先针长强穴，深8分，留针10～15分钟，留针期间，捻针7～8次，再针气海，足三里，大阳俞，灸神海，隔日一次，共四次而愈。

张某，男，48岁，1978年因痔疮、大便干燥而用力过大造成脱肛10余日，每次大便后，用手托回直肠，曾服中西药无效后经针刺内关、天枢、大肠俞、足三里等穴位，留针20分，强刺激共针10次而愈。

1983.12.06

（定边县人民医院档案室提供）

大量心包积液一例报道

文 / 付福春

一、病例介绍

患者：李某珍，女，36岁，定边县油房庄公社北店大队农民，住院号：354，入院日期：1982年3月14日。主诉：咳嗽、咳痰3月加重，伴心慌、气短、呼吸困难、浮肿1月。病史：三个月前不明原因慢性咳嗽、时轻时重、咳多量白沫状痰，有时伴有血丝，伴有午后发烧、盗汗、乏困、食欲不振，消瘦。近一个月来，上述症状加重，并有气短、气喘，呼吸困难，不能平卧，上腹胀痛，浮肿少尿，烦躁不安，休息不好，因家境贫苦，一直未治，最后实在经受不住，前来我院由门诊收入院。查：T、37度，P 110/分、R21次/分、Bp94/80mmhg，神志清晰，形体消瘦、精神萎靡、烦躁不安、面色灰暗，脉搏细弱，未发现奇脉，口唇及四肢末梢发绀，颜面浮肿，眼球结膜充血，因轻度充血，扁桃体肿大，颈软无抵抗，颈静脉怒张，桶形胸廓，肋间隙增宽、叩之呈过清音，两肺呼吸音粗糙，呼吸延长，可闻及多数散在干鸣及细小湿鸣，心尖转动不显，心界向两侧明显扩大。

心音遥远，心率110次/分，律齐，未闻及杂音，肺部膨隆，未发现静脉怒张现象，有明显波浪及移动性浊音，肝摸到在剑突下4cm，肋缘下2cm，质中等，过钝，表面平滑，轻度无疼，脾未触及，肝颈回流阳性，双下肢有显著高度压陷性浮肿，他无特殊。

辅助检查：肝功正常。

血常规：BC 350万、Hb30%、WBC410、N 66%、L 34%、ESR 65mm/h

胸法：两肺布满如粟粒大小阴影，边缘模糊，肺A段平直，心界向两侧扩大。

超声波探查：心界明显扩大，左缘达左缘前腺，右缘达右锁骨中线，心包腔内可探到三四厘米之液平段反射。

心电图提示：低电压，Ⅲ0房室传导阻滞，心肌损伤，心包炎。

腹水常规：黄色透明，显白，镜检未发现异常。

诊断：1.粟粒型肺结核。2.心包积液。

患者入院后，经过两周多的抗痨及对症处理，病情稍见好转。三日上午突然心慌气短，呼吸困难，脉搏细弱，四肢发凉，口唇发绀，躁动不安，当即在严密消毒下局麻，行左胸前心包液穿刺术，抽出黄绿色液体980ml，经化验符合渗出液，术后病人的心脏填塞症状消失，当即呼吸平稳，口唇转红，精神改善，心率减慢，每分钟90次，四天后浮肿全消，食欲大增，行动自如，唯时有咳嗽和黏痰，有时呈粉红色，下午低烧，估计与患粟粒型肺结核有关，经X线透视，超声波探查复查心界，明显偏小，但心包腔内仍有少量液体，患者及家属怕有风险，不愿接受第二次穿刺故仅给抗痨加激素治疗两周多，经胸部拍片发现粟粒结核病灶明显吸收，因经济窘迫，给予出院，嘱回去后继续抗痨两年，并每1~3月来医院复查。

二、讨论

心包炎为心包膜发生液性病变。它可由多种感染和若干非感染性病因所引起。常为全身疾病的一部分或有邻近组织病变蔓延而来。临床上将心包炎分为急性和慢性两种，急性心包炎常伴有心包积液，慢性心包炎常引起心包缩窄。

根据病因不同，临床上常见的有：风湿性、结核性、急性非特异性、化脓性心肌梗死、尿毒症性、创伤性等等。在国内结核性心包炎最为常见。

急性非特异性心包炎及风湿性心包炎，一般只能引起中等量心包积液。罕有需要穿刺抽液者，但是结合性、癌肿性及化脓性心包炎则可形成大量心包积液，心肌梗死时心脏破裂或心脏穿通伤偶尔也可引起大量心包积液。短期内心包大量积液，但会妨碍心脏舒张期的血液充盈，引起心脏的急性受压症状，这就称之为心脏填塞，表现为呼吸困难（表浅或急促）面色苍白、烦躁不安、紫绀、乏力，上腹部肿胀痛、浮肿奇脉、心动过速、休克等。最主要的急救措施，便是心包穿刺放液，一般一次抽出200~400ml即可缓解，但一次抽1000ml也不至于影响病人的安全。放液后根据不同病因，向心包腔内注射药物，如结核者，可应用链霉素0.5克溶液于生理盐水20～40ml注入心包腔内。

本病例系结核性心包炎，一次抽出心包液达980ml，在我院还是第一次，本人在定边工作二十余年中，所见者最多也不过只有600ml，故而在定边地区实属罕见，特予报道。至于心包穿刺术在过去要求很严，还必须主治大夫以上的医生方能操作，其实只要掌握好方法及要点，技术并不难，而是简便易行的。

（定边县人民医院档案室提供）

氨茶碱过量中毒一例

文 / 高德沛

方某，女，1.5岁，住院号：90。

发烧咳嗽三天，加重一天，于当天下午4时入院。体温38.5℃，脉搏124次/分，呼吸56次/分，发育中等，营养良好，神志清晰，急性病容，轻度缺氧外观，呼吸急促，鼻翼扇动，唇轻度发绀，双肺呼吸粗，可闻及散在的中小型湿鸣音，以右侧为主，有时可闻及喘鸣音，心率124次/分，节律齐，未闻及病理性杂音，腹平软，肝肋下触及质软，无压痛，脾未触及，无病理反射，白细胞7100 /每立方毫米，中性粒细胞59%，淋巴细胞41%，诊断哮喘急性支气管炎。

入院后给予青霉素40万单位肌注射，肌注链霉素0.15g，肌注两次，口服非那根6.25mg，六小时一次，vc 0.1g，一日三次，并给氧气及10%葡萄糖液150ml，青霉素200万单位，vc2g，氢化可地松20mg，静脉点滴维持于晚8时，咳嗽无明显好转，故肌肉注射氨茶碱1/3支（约0.5），约十分钟后发现患儿出现极度的烦躁不安，伴口渴，频繁的恶心，未吐，呼吸急促加重，每分钟90次，心率180次每分钟，肝较入院前增大，肋下1.5cm，急给肌注冬非各10mg，仍烦躁不安，呼吸率和心率无明显好转，肝肋下3cm，故于次日0点又给肌注冬非各10mg，静脉缓推50%葡萄糖10ml+毒毛旋花子甙0.008mg及5% 碳酸钠30ml，并给10%葡萄糖200ml、青霉素200万单位，15%的氯化钾5ml后，又先后给西地那30mg，肌肉注射共两次，又给冬非各10mg，肌注射共两次，于入院后第二天8时许，患儿的情况明显好转，呼吸70次每分钟，心率152次每分钟，这时给静脉林格氏液100ml，10% 葡萄糖液150ml，vc2g，15%氯化钾5ml，于下午2时许患儿渐安静，唇转红，呼吸平稳，50次/每分钟，心率135次/每分钟，于第三日因家庭经济困难，出院门诊治疗。

氨茶碱能抑制细胞内破坏环磷腺苷的磷酸二酯酶，增加细胞内环磷腺苷的含量，抑制组织胺等化学介质的释放。因而它具有松弛，支管平滑肌等作用，临床上用于治疗平喘，如喘息性支气管炎、心脏性哮喘、心脏性水肿等，在喘息性支气管炎时由于缺氧刺激，体内释放出较多的儿茶酚胺，支气管β2受体外肾上腺素药物的反应性降低，此时常选用氨茶碱配合肾上腺皮质激素等进行治疗，能互相增强疗效，故在临床上常用之，但氨茶碱的有效量和中毒量相差不远，且静脉肌注氨茶碱而致严重反应或死亡者并非少见，时宜严格掌握适用症剂量，严密注意可能发生的反应，儿科常用肌肉注射量为2~4mg/kg/次， 本例一次肌肉注射了80mg，超过正常用量的四倍多，故引起了较严重的反应，今后一定注意吸取教训，绝不能过量，特别是小儿植物神经功能不稳定，对氨茶碱较敏感，更应注意用量。

（定边县人民医院档案室提供）

编 后 语

医药界自古以来的代名词主要是橘井、杏林，那是因为橘井、杏林中蕴含着济世情怀妙手仁心的动人传说。在“底定边疆”历史的原野上，《定边县人民医院志》即是一栋拔地而起承载诸多动人故事的文字大楼，这栋依照体例毫无渲染虚构蕴涵真人真事的大楼，可喻称为“橘杏大厦”。

这栋大厦的决策者，以他们的独特理念、思维、智慧使得定边县人民医院管理井井有条，干部职工团结和谐，医护事业蒸蒸日上，发展步伐走向辉煌。

院长张少雄挂帅，书记丁银山主抓，编委会特邀顾问丁海山鼎力支持，各位副院长积极配合，所有科室主要负责人各司其职，拟定院志编纂工作方案，成立院志编纂工作领导机构，定边县人民医院史无前例的“橘杏大厦”文化工程于2021年6月初正式启动。

故此，决策并实施这栋大厦的建设，也是定边县人民医院最具有现实意义与历史价值的一桩“人事”。

一字似一砖，一图如一瓦，泱泱百万字，浩浩近千图。一年半时间，编辑部十多位持笔工匠，废寝忘食，不舍昼夜。翻开定边县人民医院久远的历史，一卷档案一卷档案查阅摘抄，一页资料一页资料甄别选用，一位知情者一位知情者登门采访，共收集原始资料两万余页，图片三千余张。随之一字一字砌筑，一图一图镶嵌，一页一页修饰。可谓一字一滴汗，一图一苦辛，一页一呕心。定边县人民医院80个春秋的人在这里被洗印定格，80载岁月的事在此处被提炼收藏。

80个春秋，80载风雨，定边县人民医院无论名称如何变，“厚德尚道、医者仁心”的精神始终不变，无论机构如何变，“生命至上、守护健康”的使命始终不变，无论领导职工如何变，“以人为本、强医为民”的宗旨始终不变。

在完成此项浩大工程的过程中，作为主导的编委会全体领导倾心付出，各科室负责人及医护人员倾力协助，医院部分退休老领导老职工倾情帮衬，如王全、王白石、杨继张、王荣昌等。值得一提的是，一些虽然没有在定边县人民医院工作过的退休老干部，却对《定边县人民医院志（1941—2021）》的编纂工作分外关注，如崔志杰、张增钧、王永义等诸位老领导，为编纂工作或提供有价值线索或整理鲜知资料或撰写纪实文章，本志中当特别示谢。档案局的诸位领导热忱帮助，工作人员高翔有求必应，侯东海后人侯小宁提供了定边县人民医院前身诸多弥足珍贵的文字与图片历史资料，一并表示感谢！

《定边县人民医院志（1941—2021）》，遵照体例要求，横未缺项，竖未断线，远略近详，主楼是定边县人民医院2000年后20年的史料构建，辅楼是前面60年史料所筑。

由于“施工者”有些方面技术不精、水平有限，还因医院档案史料有些地方残缺不全，一部分当事人提供史料简单或不准，个别人或事资料无法收集，致使文字纰漏难免，敬请现世、后世读者雅正谅解。当然，这栋“橘杏大厦”仅仅是一期工程，后续还有多少期？无法预期。但后来“施工者”肯定会饰前缺补前失，更胜一筹，更上一层楼。

蒋峰荣

2023年1月

杏林春暖沐盐州

——定边县人民医院院歌

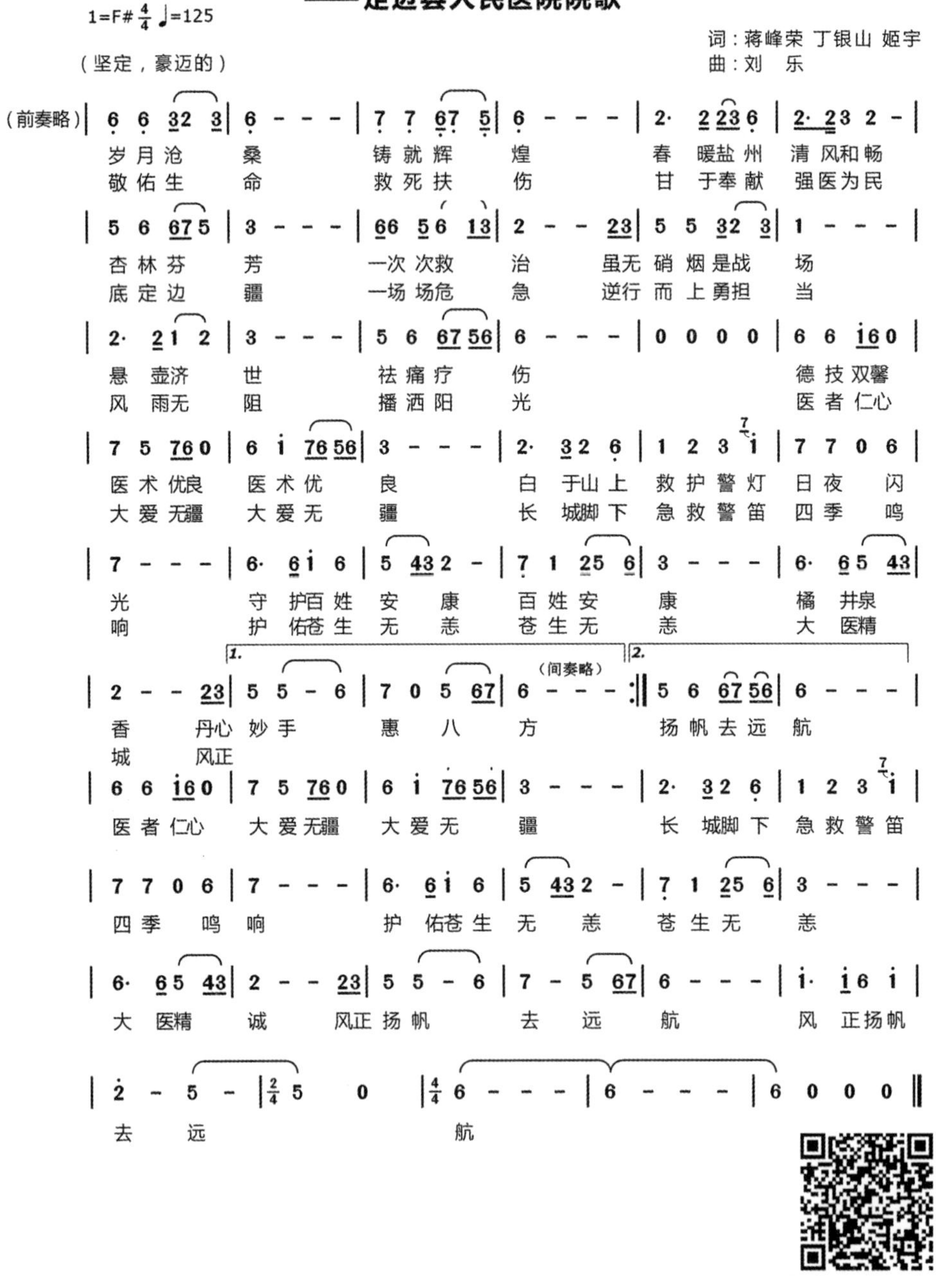

定边县人民医院院歌（视频）